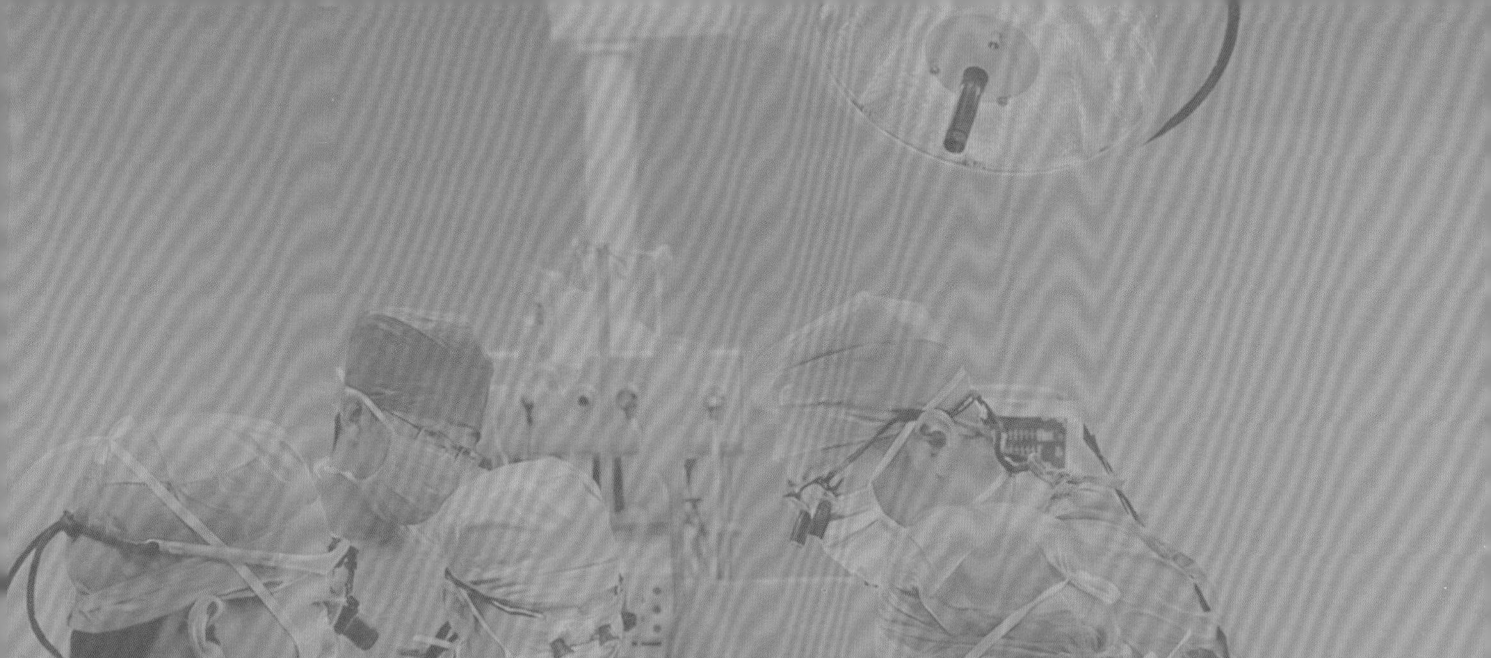

创面修复图解

主　编　杨　勇　沈余明　刘元波
副主编　李文军　胡骁骅　臧梦青

人民卫生出版社
·北　京·

图书在版编目（CIP）数据

创面修复图解 / 杨勇，沈余明，刘元波主编．—北京：人民卫生出版社，2023.10

ISBN 978-7-117-35486-8

Ⅰ.①创… Ⅱ.①杨…②沈…③刘… Ⅲ.①创伤外科学－修复术－图解 Ⅳ.①R64

中国国家版本馆 CIP 数据核字（2023）第 198949 号

创面修复图解

Chuangmian Xiufu Tujie

主　　编：杨　勇　沈余明　刘元波
出版发行：人民卫生出版社（中继线 010-59780011）
地　　址：北京市朝阳区潘家园南里 19 号
邮　　编：100021
E - mail：pmph @ pmph.com
购书热线：010-59787592　010-59787584　010-65264830
印　　刷：北京华联印刷有限公司
经　　销：新华书店
开　　本：889 × 1194　1/16　　印张：27
字　　数：855 千字
版　　次：2023 年 10 月第 1 版
印　　次：2023 年 11 月第 1 次印刷
标准书号：ISBN 978-7-117-35486-8
定　　价：258.00 元
打击盗版举报电话：010-59787491　E-mail：WQ @ pmph.com
质量问题联系电话：010-59787234　E-mail：zhiliang @ pmph.com
数字融合服务电话：4001118166　E-mail：zengzhi @ pmph.com

编　　者（按姓氏汉语拼音排序）

陈　飞　四川大学华西医院耳鼻咽喉头颈外科
陈子翔　中国医学科学院整形外科医院瘢痕与创面治疗科
杜伟力　首都医科大学附属北京积水潭医院烧伤科
范　飞　中国医学科学院整形外科医院鼻整形再造科
冯　光　中国人民解放军总医院第四医学中心烧伤整形医学部
韩婷璐　中国医学科学院整形外科医院瘢痕与创面治疗科
胡骁骅　首都医科大学附属北京积水潭医院烧伤科
蒋　玮　宁波市第六医院手外科
金光哲　苏州瑞华骨科医院手外科
巨积辉　苏州瑞华骨科医院手外科
李　斌　首都医科大学附属北京积水潭医院手外科
李大涛　上海交通大学医学院附属第九人民医院整复外科
李　峰　首都医科大学附属北京积水潭医院手外科
李峰永　中国医学科学院整形外科医院妇科整形科
李文军　首都医科大学附属北京积水潭医院手外科
李学渊　宁波市第六医院手外科
李养群　中国医学科学院整形外科医院尿道下裂整形科
凌　李　宁波市第六医院手外科
刘春军　中国医学科学院整形外科医院乳腺综合整形科
刘　均　四川大学华西医院耳鼻咽喉头颈外科
刘元波　中国医学科学院整形外科医院瘢痕与创面治疗科
覃凤均　首都医科大学附属北京积水潭医院烧伤科
沈余明　首都医科大学附属北京积水潭医院烧伤科
宋达疆　湖南省肿瘤医院乳腺肿瘤整形科
王　成　首都医科大学附属北京积水潭医院烧伤科
王　欢　中国医学科学院整形外科医院鼻整形再造科
王燕妮　首都医科大学附属北京儿童医院烧伤整形外科
武文明　中国人民解放军总医院耳鼻咽喉头颈外科医学部
徐伯扬　中国医学科学院整形外科医院乳腺综合整形科
杨　辰　首都医科大学附属北京积水潭医院手外科
杨　勇　首都医科大学附属北京积水潭医院手外科
杨　喆　中国医学科学院整形外科医院尿道下裂整形科
尹会男　中国人民解放军总医院第四医学中心烧伤整形医学部
臧梦青　中国医学科学院整形外科医院瘢痕与创面治疗科
张　琮　首都医科大学附属北京积水潭医院烧伤科
张　雷　北京大学口腔医院口腔颌面外科
张如鸿　上海交通大学医学院附属第九人民医院整复外科
周　荣　苏州瑞华骨科医院手外科
周　宇　中国医学科学院整形外科医院妇科整形科
朱　珊　中国医学科学院整形外科医院瘢痕与创面治疗科
纵　亮　中国人民解放军总医院耳鼻咽喉头颈外科医学部

主编简介

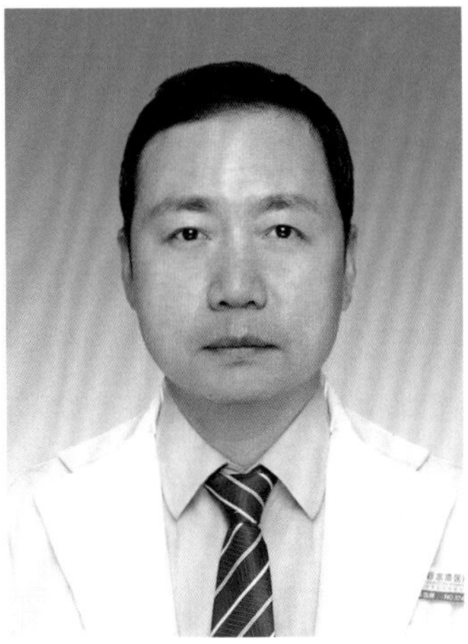

杨　勇

首都医科大学附属北京积水潭医院手外科主任医师，教授，国家骨科医学中心医学期刊中心副主任。现任北京医学会手外科学分会青年委员会副主任委员，中国康复医学会修复重建外科专业委员会康复学组副组长，中国医师协会手外科医师分会委员，中国医师协会显微外科医师分会北京积水潭医院显微外科技能培训中心教学主任，中华医学会手外科学分会青年委员会委员，中国医师协会显微外科医师分会周围神经工作委员会委员，北京医学会手外科学分会委员及秘书，中国康复医学会修复重建外科专业委员会小关节外科学组委员及学组秘书，中国研究型医院学会罕见病分会理事，中国康复医学会修复重建外科专业委员会四肢先天畸形学组委员，《中国修复重建外科杂志》青年编委。国际腕关节研究学组（IWIW）正式会员，北京市科协科技人才奖项评审专家，北京市科学技术委员会、中关村科技园区管理委员会科技项目评审专家。

主编《手外科临床思路及手术图解》和《显微外科基础培训和临床实践》，主译《先天性手部畸形及相关综合征》，主编科普作品《手健康，守健康》，副主编/主译及参编或翻译医学专著20部，第一作者或通信作者发表中、英文论著60余篇。主持国家级和省部级科研项目8项，其中智能仿生手和外骨骼的相关研究项目获得国家自然科学基金和国家重点研发计划“智能机器人”重点专项的支持。目前重点从事显微外科肢体功能重建和保肢的相关临床研究，以及智能仿生手和下肢外骨骼应用的基础研究。

主编简介

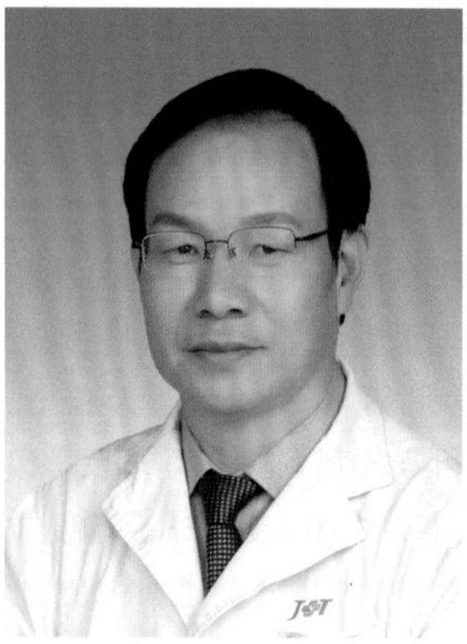

沈余明

首都医科大学附属北京积水潭医院烧伤科主任，主任医师，北京大学医学部教授。中华医学会烧伤外科学分会第十一届委员会副主任委员，北京医学会烧伤外科学分会第七届委员会主任委员，中国非公立医疗机构协会损伤与修复专业委员会主任委员，中国医药教育协会烧伤专业委员会副主任委员，中国研究型医院学会创面防治与损伤组织修复专业委员会副主任委员，海峡两岸医药卫生交流协会烧创伤暨组织修复专业委员会副主任委员，中国医疗保健国际交流促进会烧伤医学分会副主任委员，《中华烧伤杂志》和《中华损伤与修复杂志》常务编委等。国家卫生应急处置指导专家库成员，获得第七届“首都十大健康卫士”、第四届“国之名医·优秀风范”荣誉。

第一作者或通信作者在核心期刊发表论文 70 篇，其中 SCI 10 篇，获得专利授权 5 项，主编专著 4 部，主译 2 部，参与编写 10 部。获北京市科学技术进步奖二等奖 2 项，北京医学科技进步奖三等奖 1 项，北京市卫生局技术改进奖 1 项。擅长烧伤、电烧伤、整形及修复重建，特别是深度创面和瘢痕畸形的组织修复。对毁损性烧伤创面、创伤性皮肤缺损、骨外露、慢性骨髓炎、压疮、放射性溃疡、糖尿病足、血管源性溃疡、神经营养不良性溃疡、肿瘤源性创面、免疫源性创面、医源性创面及其他难治性创面的修复，对严重瘢痕增生、挛缩畸形的修复均有丰富的治疗经验。

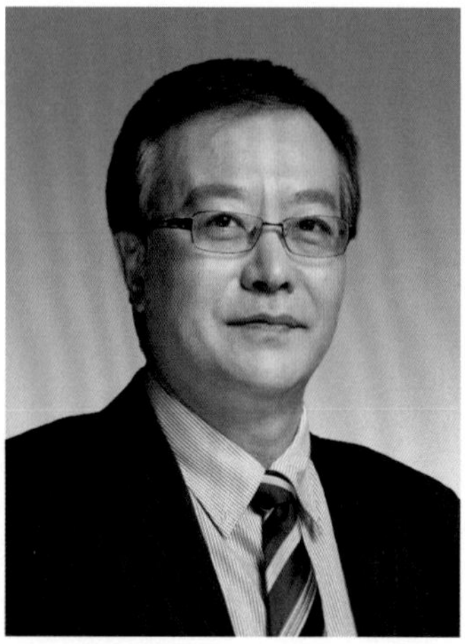

刘元波

中国医学科学院整形外科医院整形十一科（瘢痕综合治疗中心、四肢整形再造中心）主任，教授，博士研究生导师。1999 年于中国协和医科大学研究生院毕业，获得外科学博士学位。现任亚太重建显微外科学会中国部委员，北京医学会显微外科学分会委员，中国整形美容协会肿瘤整复分会副主任委员，中华医学会显微外科学分会委员，《中华整形外科杂志》和《中华显微外科杂志》编委。

主要从事整形外科和美容外科方面的工作，擅长应用皮肤扩张术、各种带蒂皮瓣、穿支皮瓣及吻合血管的游离皮瓣治疗各种皮肤软组织缺损和器官再造，在瘢痕综合治疗、体表恶性肿瘤切除后创面修复等各种难治性创面的修复重建领域积累了丰富经验。

前　言

创面的产生机制复杂，修复方式众多，然而很多严重创面和难愈创面的修复在临床工作中极具挑战。随着国民经济的发展，交通伤和机器伤等严重暴力造成的创伤逐年增多。此外，糖尿病人群的数量增加和人口老龄化的不断加剧，慢性创面的患者也越来越多。严重创面和慢性创面治疗困难，不但给患者和家属带来了极大的痛苦，也给社会带来了沉重的经济负担。因此，近年来创面修复的基础和临床研究备受关注，不断有新技术应用于临床，以往的治疗策略和手段也在悄然发生改变。

基础研究方面，再生医学领域在干细胞、生长因子和敷料等方面取得了很多进展，同时越来越多的新技术也在临床逐步开展并成熟。本书对其中一些取得良好效果的技术进行了详细介绍，如负压封闭引流技术、富血小板血浆、脂肪干细胞、人工真皮、皮肤扩张技术，以及皮肤牵引技术等。此外，对于临床长期应用效果稳定可靠的皮瓣和肌皮瓣，也重点阐述了其切取步骤和应用场景。除创面修复外，器官再造和重建同样是创面领域重要的研究内容。本书针对各种体表器官，包括面部、胸部、会阴部、肢端等的重建和再造进行了专门描述。

本书共分为三个部分。第一部分阐述了创面修复的原则和方法；第二部分根据创面部位，展开介绍适合该处创面修复的手术方式；第三部分详细阐述创面修复和器官重建常用的皮瓣和肌皮瓣，通过介绍手术要点并结合大量术中照片，便于读者掌握相应的手术方法。

本书由首都医科大学附属北京积水潭医院手外科、烧伤科，以及中国医学科学院整形外科医院牵头完成。主创单位在创面修复和器官再造方面经验丰富，参编专家为本书提供了丰富的理论内容和临床病例。此次撰写工作中，我们还邀请了中国人民解放军总医院和中国人民解放军总医院第四医学中心、北京大学口腔医院、首都医科大学附属北京儿童医院、上海交通大学医学院附属第九人民医院、四川大学华西医院、苏州瑞华骨科医院、宁波市第六医院、湖南省肿瘤医院等多家单位参与，进一步扩展了创面修复领域的精彩内容，在此对各位参编专家的辛苦付出表示衷心感谢。

杨　勇　沈余明　刘元波

2023 年 5 月　北京

目　录

第一篇　总　论

第一章　创面的分类 …… 2

一、按照创面产生的机制分类 …… 2

二、按照创面的污染程度分类 …… 3

三、按照创面深度分类 …… 4

四、按照创面病程分类 …… 4

五、按照创面部位分类 …… 5

第二章　创面的修复 …… 6

第三章　游离植皮 …… 10

一、刃厚皮片移植术 …… 10

二、中厚皮片移植术 …… 13

三、全厚皮片移植术 …… 15

四、带真皮下血管网皮片移植术 …… 16

第四章　随意型皮瓣 …… 19

一、局部皮瓣 …… 19

二、邻位皮瓣 …… 20

三、远位皮瓣 …… 21

四、皮管 …… 23

第五章　轴型皮瓣 …… 25

一、前言 …… 25

二、手术要点 …… 26

第六章　穿支皮瓣 …… 28

一、历史回顾 …… 28

二、穿支皮瓣定义与分类 …… 28

三、穿支皮瓣的命名 …… 29

四、临床应用 …… 29

第七章 预构皮瓣 ······ 31

一、组织预构皮瓣的命名与历史 ······ 31
二、预构皮瓣的血供基础 ······ 32
三、预构皮瓣的临床应用 ······ 33
四、预构皮瓣的优缺点 ······ 37
五、皮瓣预构的主要方式 ······ 37

第八章 游离皮瓣 ······ 40

第一节 躯干部游离皮瓣 ······ 40
一、胸部 ······ 40
二、腹部 ······ 40
三、背部 ······ 41
四、会阴、腹股沟和臀部 ······ 41
第二节 上肢游离皮瓣 ······ 42
一、肩胛胸壁部 ······ 43
二、上臂部 ······ 45
三、前臂部 ······ 46
四、手部 ······ 48
第三节 下肢游离皮瓣 ······ 50
一、腹股沟部 ······ 50
二、大腿部 ······ 51
三、膝部 ······ 53
四、小腿部 ······ 55
五、足部 ······ 58
第四节 静脉皮瓣 ······ 62
一、手术适应证 ······ 63
二、具体步骤 ······ 63
三、术后处理 ······ 68
四、静脉皮瓣的优点 ······ 68
第五节 分叶皮瓣 ······ 68
第六节 增压皮瓣 ······ 73
一、外增压 ······ 73
二、内增压 ······ 73
第七节 flow through 皮瓣 ······ 75
一、手术适应证 ······ 75
二、具体步骤 ······ 75
三、术后处理 ······ 76
第八节 桥式交叉皮瓣 ······ 76
一、手术适应证 ······ 77
二、具体步骤 ······ 77
三、术后处理 ······ 77

第九章 游离肌皮瓣 ······ 80

一、肌皮瓣的发展历史 ······ 80

二、肌皮瓣的血供研究 …… 80
三、游离肌皮瓣的适应证、优缺点及分类 …… 81
四、常用的游离肌皮瓣 …… 81

第十章 其他创面覆盖技术 …… 87

第一节 负压封闭引流技术 …… 87
一、手术适应证 …… 87
二、具体步骤 …… 87
三、术后处理 …… 90
第二节 皮肤软组织扩张器 …… 90
一、手术适应证 …… 90
二、具体步骤 …… 91
三、术后处理 …… 91
第三节 富血小板血浆 …… 94
一、手术适应证 …… 94
二、具体步骤 …… 94
三、注意事项 …… 96
第四节 脂肪干细胞 …… 98
一、脂肪干细胞的功能 …… 99
二、脂肪干细胞的制备 …… 99
三、脂肪干细胞的移植途径 …… 100
第五节 人工真皮 …… 100
第六节 皮肤牵张技术 …… 101
一、皮肤的结构与功能 …… 101
二、皮肤牵张技术理论的提出和演变 …… 101
三、皮肤牵张技术使用的禁忌证 …… 102
四、皮肤牵张技术的优缺点 …… 102
五、皮肤牵张技术使用的注意事项 …… 102
六、皮肤牵张技术的未来 …… 102

第十一章 儿童创面的修复原则 …… 105

一、常见的致伤原因及机制 …… 105
二、创面的分型及特点 …… 105
三、创面愈合过程 …… 106
四、创面愈合的影响因素 …… 106
五、治疗方法 …… 106
六、慢性创面治疗的 TIME 原则 …… 107

第十二章 烧伤创面的修复原则 …… 109

一、概述 …… 109
二、诊断 …… 109
三、修复原则 …… 110
四、康复 …… 115

第十三章 皮瓣血运危象的分类和处理 116
一、动脉危象的表现和处理 117
二、静脉危象的表现和处理 118
三、受区肢体血运障碍的表现和处理 120
四、导致皮瓣血运危象的常见原因分析 121
五、皮瓣血运危象的处理 123
六、皮瓣血运危象探查后皮瓣的转归 124
七、改良的皮瓣血运危象分类 125

第二篇 不同区域创面的修复方式

第十四章 头颈颌面部创面 128
第一节 耳廓缺损修复再造 128
一、急诊手术要点 128
二、耳廓后期修复再造手术 128
第二节 鼻再造 131
一、手术适应证 132
二、手术方式 132
第三节 舌重建 136
一、手术适应证 137
二、手术方式 137
第四节 口内重建 143
一、手术适应证 143
二、手术方式 143
三、术后处理 148
第五节 咽部重建 149
一、手术适应证 149
二、手术方式 149
三、术后处理 151
第六节 颅部创面 153
一、自体皮移植及头皮扩张术加钛网序贯治疗头皮大面积缺损及颅骨缺损创面 153
二、局部头皮皮瓣修复头部颅骨外露创面 155
三、带蒂下斜方肌肌皮瓣修复头枕部颅骨外露创面 156
四、游离背阔肌肌皮瓣修复头枕部颅骨外露及缺损创面 157
五、游离脐旁皮瓣修复颅骨外露创面 159
六、人工真皮(皮耐克)加自体刃厚皮片移植修复大面积颅骨外露创面 161

第十五章 胸部创面 163
第一节 乳房重建 163
一、手术要点 163
二、术后处理 169
第二节 胸壁缺损 169

一、硬性支持结构重建 …… 169
二、胸壁软组织缺损修复 …… 170

第十六章 腹部创面 …… 175

一、带蒂阔筋膜张肌肌皮瓣 …… 175
二、带蒂股前外侧肌肌皮瓣 …… 177
三、带蒂腹直肌肌皮瓣 …… 178

第十七章 背部创面 …… 181

一、背阔肌肌皮瓣 …… 181
二、肩胛皮瓣 …… 182
三、下斜方肌肌皮瓣 …… 184

第十八章 会阴部创面 …… 186

第一节 女性生殖器再造 …… 186
一、历史回顾 …… 186
二、解剖要点 …… 187
三、手术适应证 …… 189
四、具体步骤 …… 190
五、术后处理 …… 192
第二节 阴茎再造 …… 196
一、带蒂髂腹股沟皮瓣法阴茎再造术 …… 196
二、带蒂股前外侧皮瓣阴茎再造术 …… 197
三、肩胛皮瓣游离移植阴茎再造术 …… 199
四、前臂桡侧皮瓣游离阴茎再造术 …… 203
第三节 会阴部创面 …… 206
一、自体皮移植术 …… 206
二、髂腹股沟皮瓣移植修复会阴部创面 …… 207
三、股前外侧皮瓣移植修复会阴部创面 …… 209
四、脐旁皮瓣修复会阴部创面 …… 212
五、股薄肌肌皮瓣修复会阴部创面 …… 214
六、阴囊皮瓣 …… 215

第十九章 臀部创面 …… 217

一、手术适应证 …… 217
二、具体步骤 …… 217
三、术后处理 …… 219

第二十章 肩部创面 …… 220

一、手术适应证 …… 221
二、具体步骤 …… 221
三、术后处理 …… 223

四、注意事项 ······ 223

第二十一章 上臂创面 ······ 225

一、背阔肌肌皮瓣的解剖 ······ 225
二、带蒂背阔肌肌皮瓣的切取 ······ 225
三、术后处理 ······ 226

第二十二章 前臂创面 ······ 227

一、腹部皮瓣 ······ 228
二、髂腹股沟皮瓣 ······ 230

第二十三章 手部创面 ······ 232

第一节 指腹创面 ······ 234
第二节 指端缺损 ······ 235
第三节 拇指脱套伤 ······ 237
第四节 手指脱套伤 ······ 238
第五节 全手皮肤脱套伤 ······ 240

第二十四章 髋部创面 ······ 244

一、带腹壁下血管为蒂的胸脐皮瓣 ······ 244
二、髂腹股沟皮瓣 ······ 246
三、阔筋膜张肌肌皮瓣 ······ 247
四、股前外侧皮瓣 ······ 249
五、下肢剔骨皮瓣 ······ 250

第二十五章 大腿和膝部创面 ······ 253

一、股前外侧皮瓣 ······ 253
二、阔筋膜张肌肌皮瓣 ······ 254
三、膝上外侧皮瓣 ······ 255
四、膝上内侧皮瓣 ······ 257
五、腓肠肌肌皮瓣 ······ 258
六、腓肠内侧动脉穿支皮瓣 ······ 259
七、缝匠肌肌皮瓣 ······ 260
八、股薄肌肌皮瓣 ······ 262
九、游离皮瓣 ······ 263

第二十六章 小腿创面 ······ 266

一、腓肠肌肌皮瓣及腓肠内侧动脉穿支皮瓣 ······ 266
二、比目鱼肌肌瓣 ······ 268
三、小腿内侧皮瓣 ······ 269
四、腓浅神经营养血管筋膜皮瓣 ······ 271
五、腓肠神经营养血管筋膜皮瓣 ······ 272

六、腓骨短肌肌瓣联合小腿逆行岛状皮瓣移植术 …… 274
七、膝内侧皮瓣（隐动脉皮瓣） …… 275
八、缝匠肌肌皮瓣 …… 276
九、游离皮瓣移植 …… 276

第二十七章 足部和踝部创面 …… 278

一、胫后动脉穿支皮瓣 …… 278
二、腓浅神经营养血管筋膜皮瓣 …… 280
三、腓肠神经营养血管筋膜皮瓣 …… 281
四、腓骨短肌肌瓣联合小腿逆行岛状皮瓣移植术 …… 282
五、足背动脉皮瓣 …… 283
六、跗外侧动脉为蒂的足背外侧皮瓣 …… 284
七、跟外侧皮瓣 …… 285
八、足底内侧皮瓣 …… 286
九、足内侧皮瓣 …… 288
十、游离皮瓣 …… 289

第三篇 常用的游离皮瓣和肌瓣的切取技术

第二十八章 背阔肌肌皮瓣 …… 294

一、手术适应证 …… 295
二、具体步骤 …… 295
三、术后处理 …… 298

第二十九章 胸大肌肌皮瓣 …… 299

一、手术适应证 …… 299
二、具体步骤 …… 299
三、胸大肌肌皮瓣供区功能障碍的预防 …… 300
四、胸大肌肌皮瓣的术后护理 …… 300
五、胸大肌肌皮瓣的改良与发展 …… 301

第三十章 斜方肌肌皮瓣 …… 302

一、手术适应证 …… 303
二、具体步骤 …… 303
三、术后处理 …… 306

第三十一章 腹直肌肌皮瓣 …… 307

一、手术适应证 …… 309
二、具体步骤 …… 309
三、术后处理 …… 311
四、注意事项 …… 311

第三十二章 腹壁下动脉穿支皮瓣……312
一、手术适应证……312
二、具体步骤……312
三、术后处理……315

第三十三章 肩胛皮瓣……316
一、手术适应证……317
二、具体步骤……317
三、术后处理……318

第三十四章 髂腹股沟皮瓣和旋髂浅动脉穿支皮瓣……319
一、手术适应证……320
二、具体步骤……320
三、术后处理……323

第三十五章 胸脐皮瓣……324
一、手术适应证……324
二、具体步骤……324
三、术后处理……328

第三十六章 颞顶筋膜瓣……329
一、手术适应证……329
二、具体步骤……329
三、术后处理……332

第三十七章 大网膜瓣……334
一、手术适应证……334
二、具体步骤……334
三、术后处理……338

第三十八章 上臂外侧皮瓣……339
一、手术适应证……339
二、具体步骤……339
三、主要优点和缺点……343
四、注意事项……343
五、术后处理……344

第三十九章 上臂内侧皮瓣……345
一、手术适应证……345
二、具体步骤……345
三、术后处理……347

第四十章 桡动脉皮瓣 …… 348

一、手术适应证 …… 348
二、具体步骤 …… 348
三、术后处理 …… 352

第四十一章 尺动脉皮瓣 …… 353

一、手术适应证 …… 353
二、具体步骤 …… 353
三、术后处理 …… 358

第四十二章 股前外侧皮瓣 …… 359

一、手术适应证 …… 361
二、常规股前外侧皮瓣的切取 …… 361
三、分叶皮瓣的切取 …… 363
四、flow through 皮瓣的切取 …… 364
五、削薄皮瓣的切取 …… 365
六、术后处理 …… 368

第四十三章 股后侧皮瓣 …… 369

一、手术适应证 …… 369
二、具体步骤 …… 369

第四十四章 股薄肌肌皮瓣 …… 372

一、手术适应证 …… 373
二、具体步骤 …… 373
三、术后处理 …… 376

第四十五章 腓动脉穿支皮瓣 …… 377

一、游离腓动脉穿支皮瓣 …… 377
二、带蒂腓动脉穿支皮瓣 …… 379

第四十六章 腓肠内侧动脉穿支皮瓣 …… 381

一、手术适应证 …… 381
二、具体步骤 …… 381
三、术后处理 …… 384

第四十七章 足底内侧皮瓣 …… 385

一、手术适应证 …… 385
二、具体步骤 …… 385
三、术后处理 …… 389

第四十八章 足背皮瓣 …… 390
一、手术适应证 …… 390
二、具体步骤 …… 391
三、术后处理 …… 393

第四十九章 踇趾甲皮瓣 …… 394
一、拇指再造 …… 396
二、手指再造 …… 401
三、指端再造 …… 404
四、术后处理 …… 407

第五十章 踇趾腓侧皮瓣 …… 408
一、常规踇趾腓侧皮瓣 …… 409
二、第一跖背 - 趾背动脉踇趾腓侧皮瓣 …… 410
三、术后处理 …… 411

第一篇　总　　论

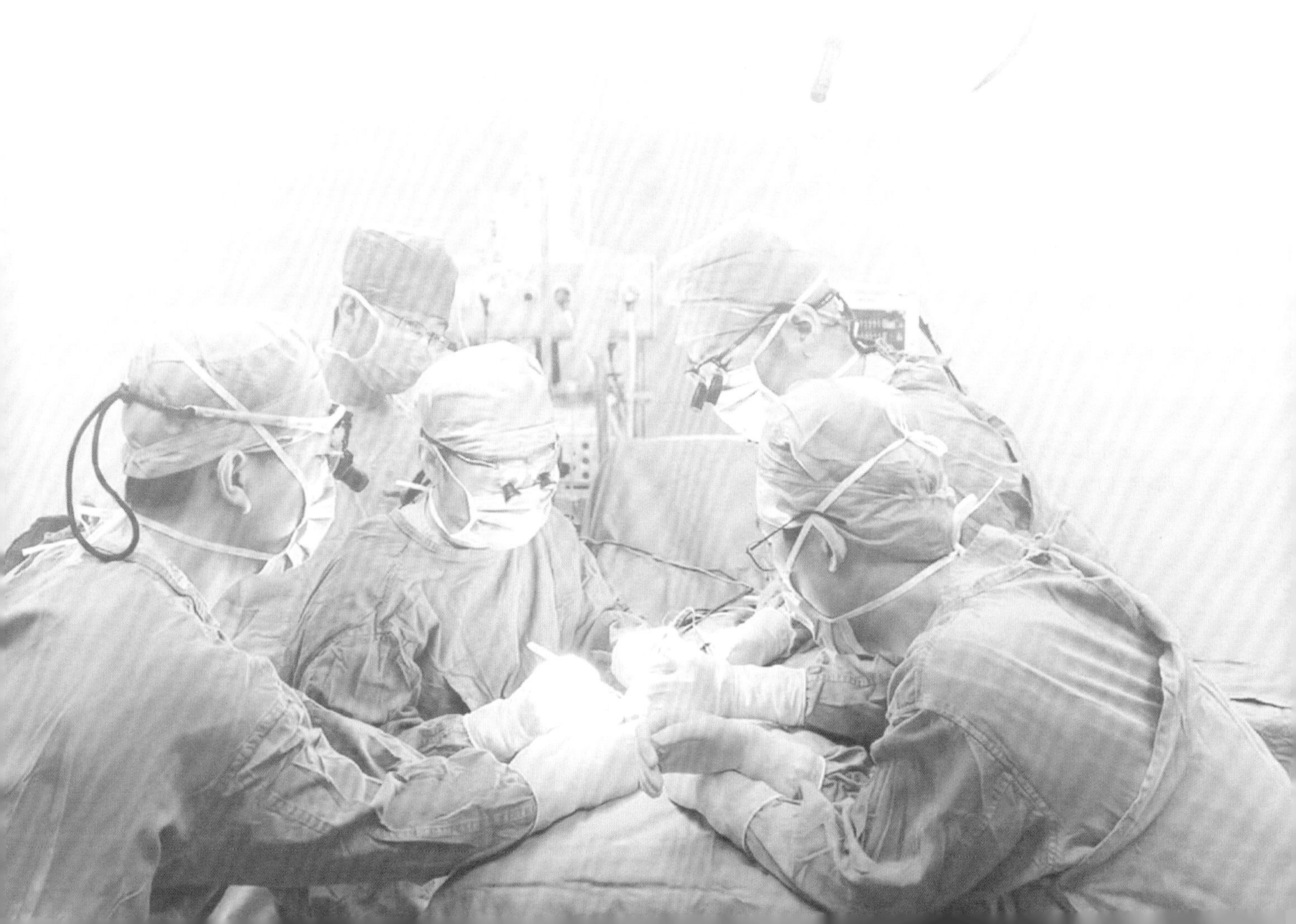

第一章　创面的分类

创面是由于机体在外界致伤因素或体内疾患因素作用下导致的皮肤和软组织缺损。创面形成后，皮肤所构成的人体天然屏障遭到破坏，人体组织可能受到细菌等微生物的侵袭，导致更为严重的感染和组织损伤。此外，创面还会造成深部组织暴露坏死，以及体液和营养成分的流失，大面积创面和慢性创面可以导致机体的严重消耗。

皮肤结构完整性破坏是创面形成的前提。皮肤是人体最外层的结构，也是最大的器官，占体重的15%～16%。皮肤具有保护、感觉、分泌、排泄，以及呼吸等重要功能。皮肤的厚度为 0.5～4mm 不等，由外至内分为表皮和真皮（图 1.1）。表皮是皮肤的最外层，由浅至深依次为角质层，透明层、颗粒层和生发层，表皮不含血管。真皮由致密结缔组织构成，包括乳头层和网状层。真皮富含血管、淋巴管、神经末梢、感觉小体、结缔组织和胶原蛋白。此外，皮肤还包括附属器结构，例如毛发、皮脂腺、汗腺、指（趾）甲等。皮肤附属器对于维持正常的皮肤功能具有重要作用，多分布在真皮和皮下组织中。创面形成后，表皮、真皮、皮下组织，以及皮肤附属器等均受到不同程度的破坏。

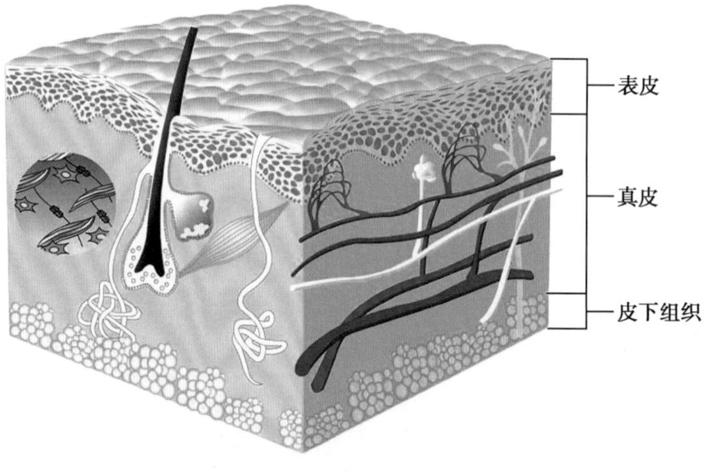

图 1.1　**皮肤的基本结构**

不同类型创面治疗方案的选择存在较大差异。创面可以根据产生的机制、污染程度、创面深度、创面病程，以及创面部位等特征进行分类。

一、按照创面产生的机制分类

按照创面产生的机制，可以分为外源性和内源性。外源性创面是由于外界致伤因素导致，常见的致伤原因包括机械、化学、生物、热、电、低温，以及医源性损伤等。例如锐器切割伤、电锯伤、压砸伤、撕脱伤、酸碱或洗涤剂灼伤、生石灰灼伤、人或动物咬伤、烫伤、冻伤、电烧伤、热压伤，以及肿瘤切除或肢体畸形矫正手术等导致的创面。内源性创面是由于患者所患疾病本身为主导因素所形成的创面。常见因素包括糖尿病、血管性疾患等（图 1.2）。

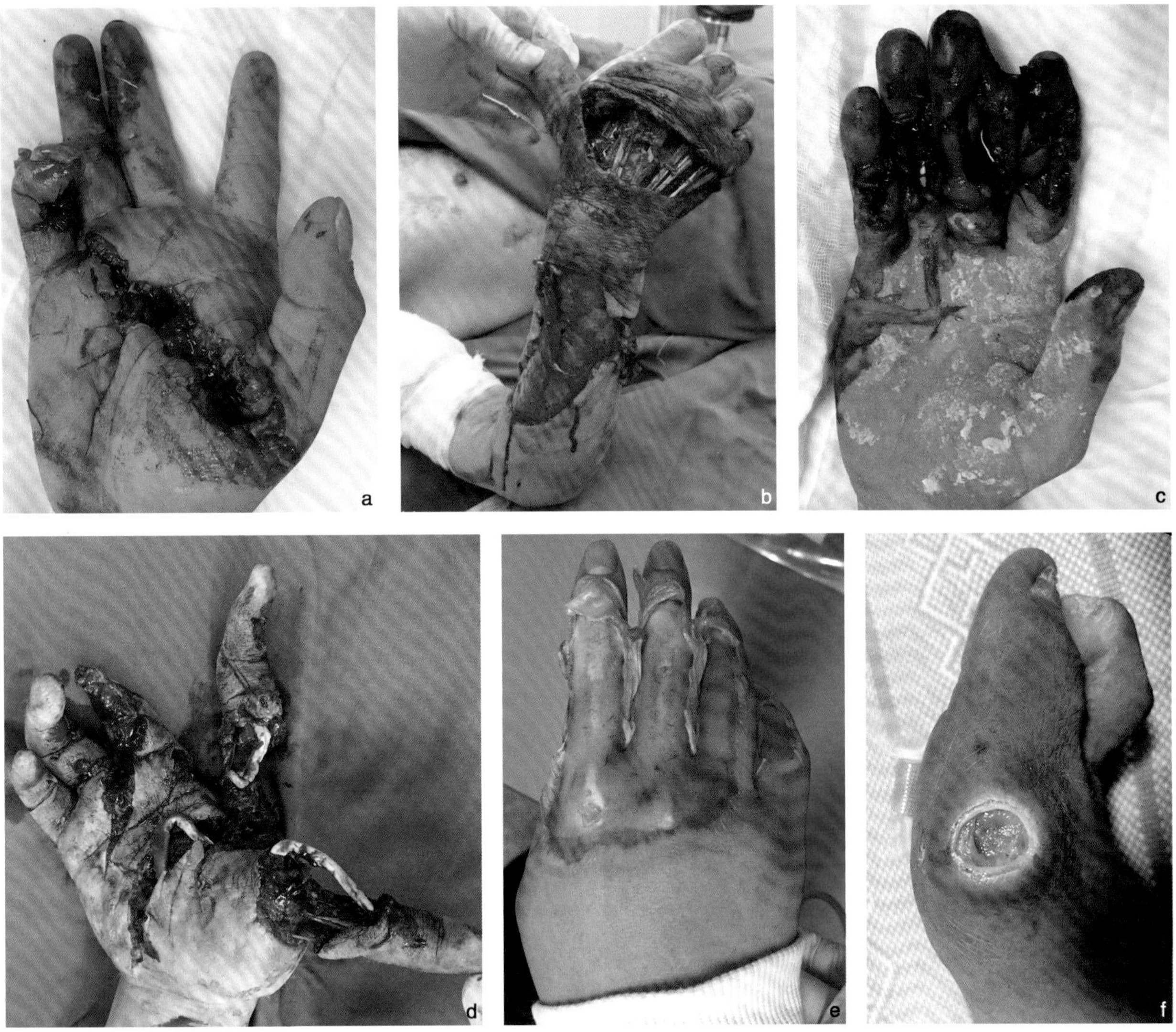

图 1.2 **常见的创面产生机制**

a. 电锯切割伤创面；b. 脱套伤创面；c. 压面机伤创面；d. 爆炸伤创面；e. 热压伤创面；f. 糖尿病足创面

二、按照创面的污染程度分类

根据创面的污染程度可以分为清洁创面、污染创面、严重污染创面和感染创面。清洁创面是指没有细菌等微生物或异物污染的创面，多为无菌创面，如瘢痕切除、肿瘤切除、先天畸形矫正等手术产生的创面，适合一期直接修复。污染创面是指相对清洁，但沾染污染物的创面。多为污染较轻的急诊创面，如锐器切割伤、电锯切割伤，以及骨折端刺破皮肤形成的创面。该类创面经清创后可成为清洁创面，争取一期修复。严重污染创面是指创面污染严重，并且组织损伤范围广泛的创面，如爆炸伤创面、严重机器伤创面、农机具创面、高压注射伤创面等，该类创面可能需要多次清创和扩创，对污染物和坏死组织进行反复清理，待创面条件稳定后，二期修复。感染创面是指明确存在组织感染的创面，该类创面存在大量的细菌和坏死组织，首先应当通过局部反复扩创和 / 或全身药物治疗和控制感染，待感染基本控制，全身情况稳定后，二期修复创面（图 1.3）。

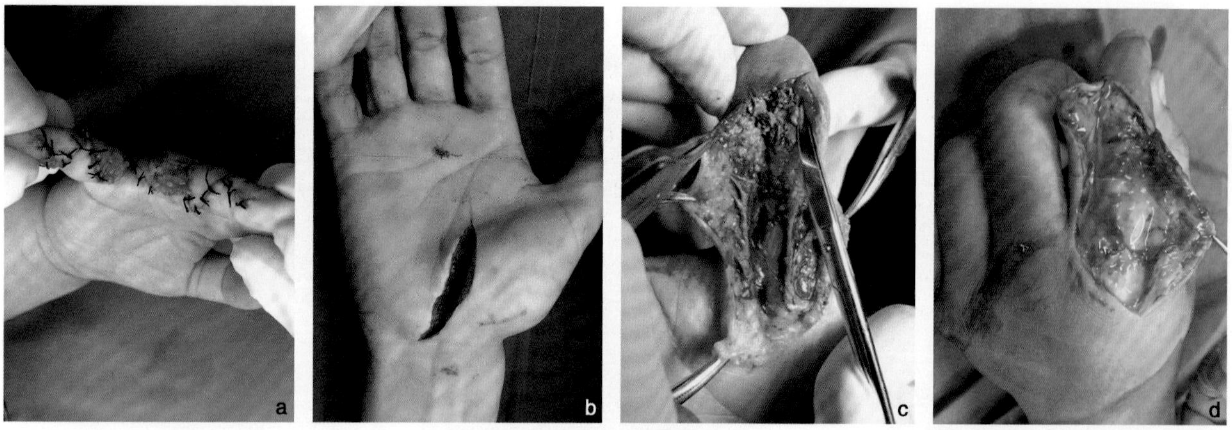

图 1.3 创面的污染程度分类

a. 清洁创面，并指分指术后指蹼处的无菌创面；b. 污染创面，手掌切割伤创面；c. 严重污染创面，高压注射伤所致创面；d. 感染创面，咬伤后感染的创面

三、按照创面深度分类

根据创面累及的层次可以分为浅表创面、浅层创面，以及深层创面。浅表创面仅累及皮肤表皮和浅层真皮，该类创面通过换药可自行愈合。浅层创面累及皮肤全层和部分浅筋膜层，但深筋膜、肌膜、腱周组织完整，无深部组织暴露，该类创面多可采用游离植皮修复。深层创面累及深筋膜、肌肉等，导致深部组织如骨关节、肌腱、血管、神经等重要结构暴露，该类创面多需要利用皮瓣或肌皮瓣修复（图 1.4）。

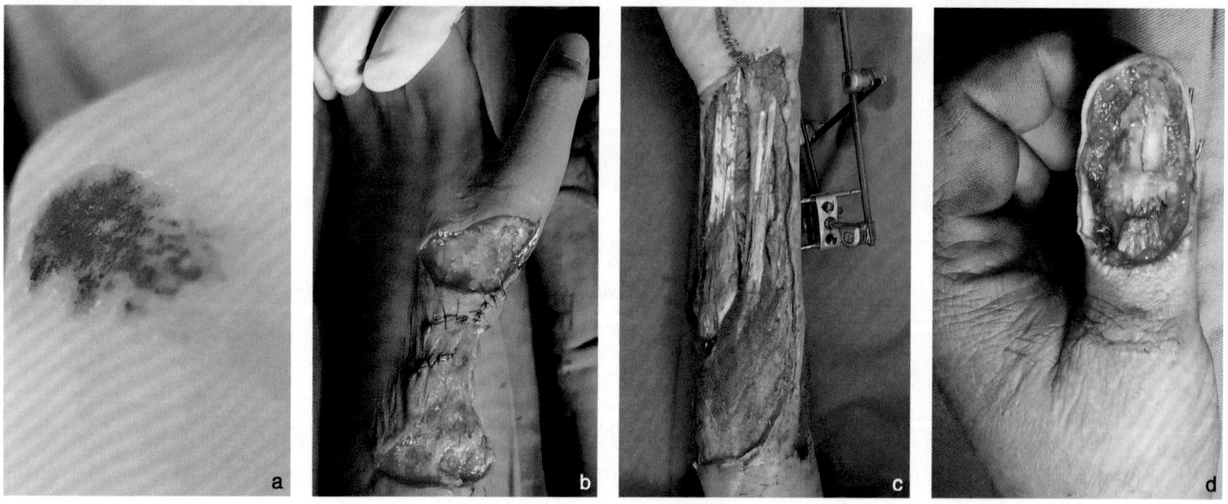

图 1.4 不同深度的创面

a. 浅表创面；b. 浅层创面，无深部组织外露；c. 深层创面，肌腱外露；d. 深层创面，骨关节外露

四、按照创面病程分类

按照创面病程时间可以分为急性创面和慢性创面。急性创面是指病程 3 周以内的创面，多由于外源性致伤因素导致的皮肤和软组织损伤与坏死，如创伤、烧伤，以及手术后造成的创面等。若创面 3 周未获得愈合，则进入创面延迟愈合阶段。该阶段中，若创面在各种内外因素的作用下，无法通过正常有序的修复达到解剖和功能上完整状态，将会进入病理性的炎症反应状态。当创面超过 3 个月仍未愈合，则可以定义为慢性创面。

近年来，随着慢性创面研究的逐步深入，有关慢性创面的产生机制、临床特征和治疗方案也越来越受到创面修复专业医生的关注。宏观上，慢性创面的形成主要是由血管生成不足、神经支配受损以及细胞迁移障碍等因素造成；微观上，慢性创面的修复是炎症细胞、修复细胞、细胞外基质及细胞因子等多因素共同参与并高度协调、相互调控的复杂过程。慢性创面根据病因学目前可以分为 8 种类型，包括：①静脉型慢性创面，周围血管病、静脉曲张、静脉栓塞等因素造成；②缺血型慢性创面，动脉硬化、血栓闭塞性脉管炎导致；③压力型慢性创面，如压疮等；④代谢型慢性创面，糖尿病、痛风等代谢类疾病引起；⑤感染型慢性创面，细菌、真菌、寄生虫等感染造成；⑥恶性慢性创面，原发性皮肤肿瘤、转移性皮肤肿瘤、Kaposi 肉瘤（卡波西肉瘤）、放射性溃疡等；⑦创伤型慢性创面，烧伤、冻伤、严重骨折或皮肤撕脱伤等造成；⑧其他类型慢性创面，如脓皮病、脉管炎、高血压性溃疡等。

五、按照创面部位分类

创面也可以根据不同的解剖部位进行分类，例如头部、面部、颈部、躯干、上肢、下肢、会阴等。由于创面所处人体的解剖位置和结构特点不同，因此可以选用不同类型的创面修复方式。此外，特殊部位如手部、面部、胸部、会阴部等部位创面的处理不仅包含创面修复的问题，还进一步涉及重要器官功能与外观的重建，因此上述部位的创面修复方案更为复杂。

（杨　勇）

第二章 创面的修复

创面形成后，机体将激活自身修复机制进行创面的修复，通常需要经历炎症期、肉芽期和瘢痕重塑期三个阶段。创面愈合过程的各个阶段间并不是独立的，而是相互交叉重叠，涉及多种炎症细胞、修复细胞、炎症介质、生长因子和细胞外基质等共同参与的结果。创面愈合的方式可以分为两种，即直接愈合和二期愈合。直接愈合是指无菌或清洁伤口，通过无张力缝线、钉皮机或胶水对合创口边缘之后的愈合过程。直接愈合时，胶原结缔组织持续补充修复，伤口达到顺利愈合，直接愈合需要1～2周。二期愈合是指在创面愈合过程中，由肉芽组织取代缺损组织，进而创面获得愈合。二期愈合过程中，肉芽组织转变成瘢痕组织，并由上皮最终覆盖。二期愈合的持续时间可能需要数周，并取决于伤口缺损的范围。

创面修复的关键环节包括：感染控制、创面床准备、敷料应用和手术。这些关键环节可以单独或联合进行，最终实现创面的直接愈合或二期愈合。感染控制需根据创面细菌培养和药敏结果在全身和局部应用抗生素，并清创去除坏死失活组织和定植在创面内的细菌。创面床准备时，通过控制炎症和感染，调整水分平衡和创缘上皮推进，以达到创面床渗出最少，血管化良好的状态。合理的应用敷料可以调节伤口愈合环境，保持适宜温度和湿度。手术能够将上皮边缘直接对合，若不能直接闭合，则通过植皮或皮瓣的方式关闭创面。

在创面修复的关键环节中，需要外科手术干预的主要内容包括清创和关闭创面。清创常用的五种方式分别为自溶清创、酶清创、机械清创、生物清创和手术清创。自溶清创依赖人体自身的蛋白水解酶和吞噬细胞进行清创，溶解产物随着渗出物从伤口中排出，该过程缓慢温和，保持伤口湿润环境有助于增强自溶清创的进程，常用产品为水凝胶。酶清创术中，酶制剂仅分解创面内的坏死组织，而不作用于健康的活性组织，因此适合早期选择性地清创坏死组织，常用产品为植物酶。机械清创采用物理方式清除创面内的坏死组织和碎屑，包括使用湿性和干性敷料，以及生理盐水和抗菌冲洗液冲洗创面。机械清创适用于存在大量失活组织的创面，临床常用的装置为医用脉冲冲洗枪。生物清创是一种古老、快速、高选择性的清创方法，通常使用灭菌蝇蛆在远离重要器官或深部创面内清除坏死组织。研究表明，生物清创在治疗压力型创面、静脉淤滞型创面和神经型足部创面中，均取得良好疗效，但该清创方式的主要缺点为患者存在生理和心理的不适感。手术清创高效精准，利用外科器械如手术刀和刮勺等清除创面内坏死和感染组织。清创后，血小板激活凝血，从而启动伤口愈合的第一阶段，即炎症阶段；同时手术清创能够清除创面内定植的细菌，进而将慢性创面转变为急性创面，重启创面愈合的生理过程。近年来，水刀系统开始应用于临床，该系统通过高速、高压生理盐水在创面内精确切割坏死组织，并同时将清除的失活组织抽吸移除（图2.1）。

创面修复的最终目标是实现创面的顺利关闭，恢复体表皮肤的完整覆盖。目前，创面关闭最经典的策略仍为“重建阶梯”方案（图2.2）。1982年，Mathes和Nahai提出了创面修复的重建阶梯治疗策略，并针对不同类型的创面提出了相应的修复方案。创面修复应采用最简单，同时也是最有效的方法。针对具体的创面条件和全身情况，注意控制局部感染、避免创口张力、改善局部血运、纠正全身营养状况、调整血糖，以及严密的伤口护理，最终确保创面的顺利愈合。

重建阶梯方案中，对于没有组织缺损的急性清洁伤口直接缝合修复。范围较小不能直接闭合的创面可以通过二期愈合关闭。对于创面软组织条件良好，并且没有深部组织暴露的新鲜浅层创面，以及面积较大的肉芽创面，采用植皮修复。植皮是覆盖浅层创面的重要手段。根据皮片的厚度可以分为全

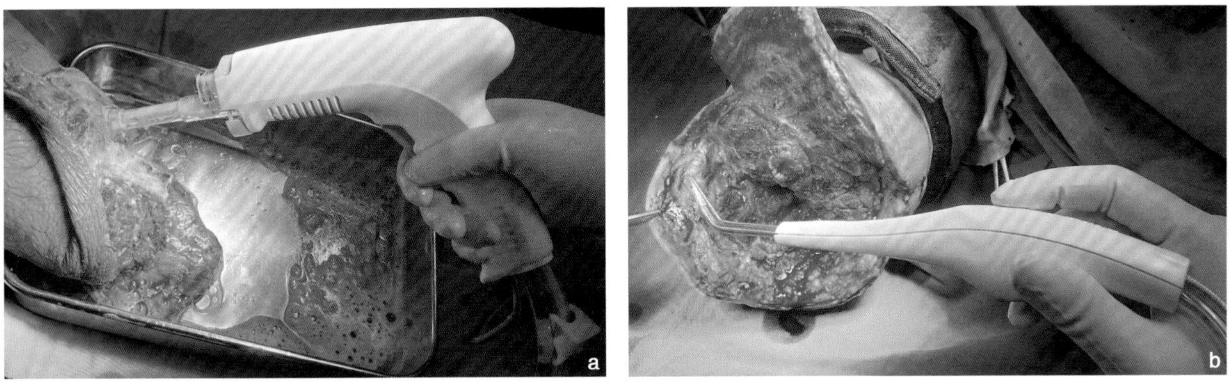

图 2.1　**术中部分清创方式**
a. 医用脉冲冲洗枪；b. 水刀清创系统

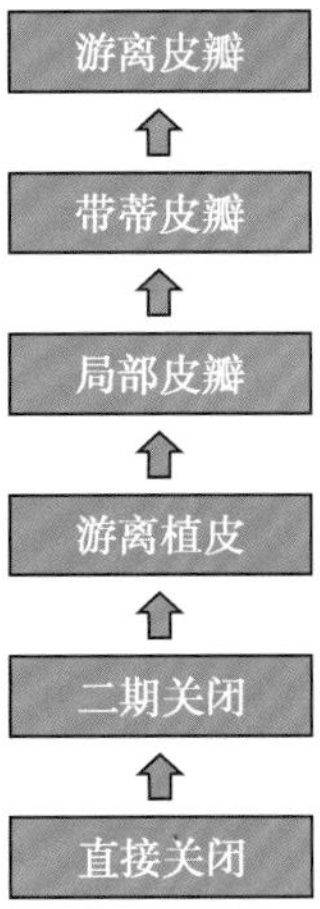

图 2.2　**创面的重建阶梯方案**

厚皮片、中厚皮片和刃厚皮片。全厚皮片包括皮肤表皮和真皮，皮片成活后质地和色泽良好，但对受区条件要求较高，多适用于中小面积新鲜浅层创面。中厚皮片包括皮肤的表皮和部分真皮，主要用于条件相对较好的健康肉芽创面和大面积的新鲜浅层创面，成活后皮肤的挛缩程度和色素沉着相对较轻，也相对耐磨。刃厚皮片菲薄，仅包含表皮，容易成活，常用于条件较差的肉芽创面，但成活后远期容易出现挛缩和色素沉着，并且耐磨程度较差（图 2.3）。

对于神经、血管、肌腱，以及骨关节等“白色”深部组织暴露的创面，需要行皮瓣、筋膜瓣或肌皮瓣等进行创面修复。按照重建阶梯理论，手术由简单至复杂依次选择局部皮瓣、远位皮瓣，以及游离皮瓣或肌皮瓣进行创面覆盖。局部皮瓣是将创面毗邻的皮肤进行移位覆盖创面，常用的局部皮瓣包括局部旋转皮瓣、V-Y 推进皮瓣等。远位皮瓣是将远离创面的皮肤进行移位，临床常用的远位皮瓣包括腹部皮瓣、髂腹股沟带蒂皮瓣等。游离皮瓣或肌皮瓣是将身体其他部位的皮肤连同其血管蒂移位，移位后皮瓣或肌皮瓣的血管蒂需要和受区的血管进行吻合，以保障皮瓣的血运。局部皮瓣和远位皮瓣无需吻合血管，手术风险和技术难度相对较低；游离皮瓣或肌皮瓣修复创面需要手术医生具备显微外科技术，但其修复创面的方式灵活自由，因此在临床上的应用也很普遍。上述不同类型的皮瓣和肌皮瓣均会在后续的相关章节进行详述（图 2.4）。

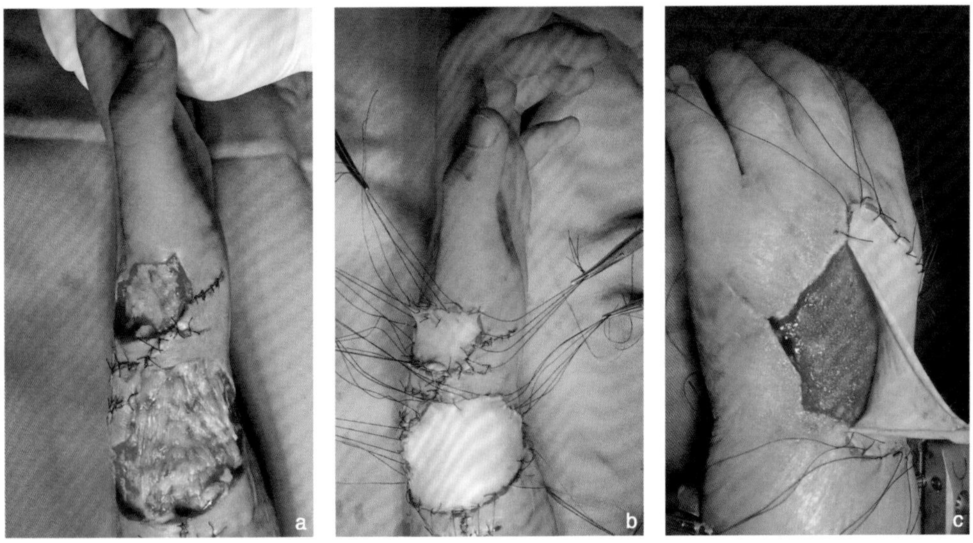

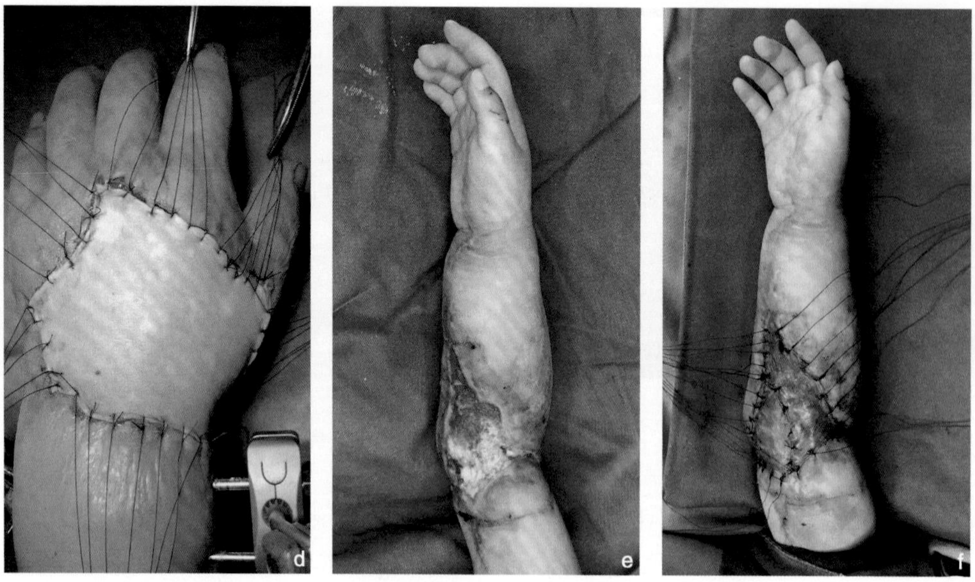

图 2.3 **植皮术中皮片的类型**

a、b. 全厚皮片应用于新鲜浅层创面；c、d. 中厚皮片应用于健康的肉芽创面；e、f. 韧厚皮片应用于条件相对较差的肉芽创面

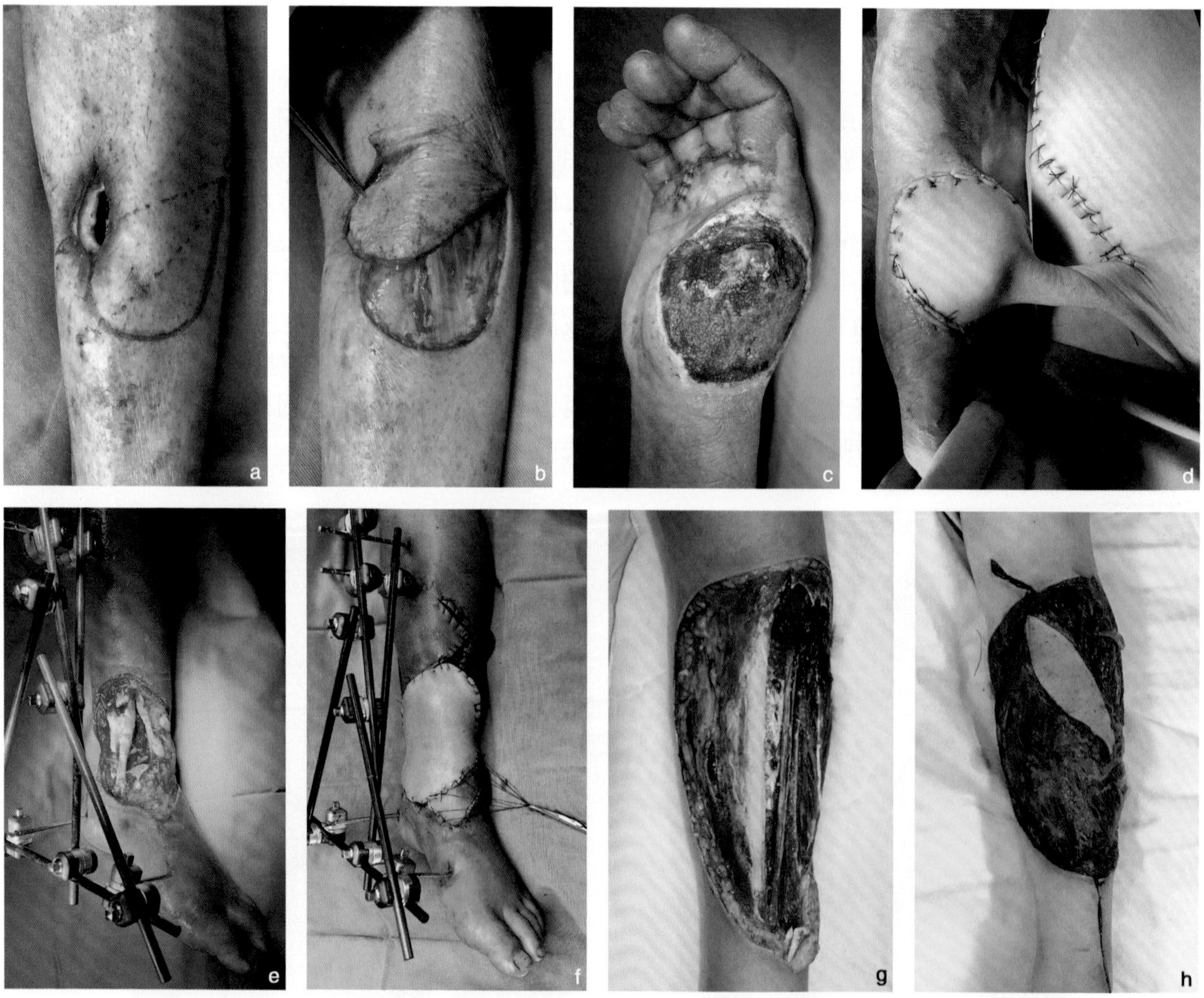

图 2.4 **常用的皮瓣和肌皮瓣**

a、b. 局部皮瓣的应用；c、d. 带蒂皮瓣的应用；e、f. 游离皮瓣的应用；g、h. 游离肌皮瓣的应用

近年来，随着创面修复手段不断增加和改进，重建阶梯理论也在调整和变化。一方面，随着显微外科技术的普及和穿支血管解剖研究的进展，显微外科手术的成功率进一步提高，游离皮瓣、肌皮瓣、穿支皮瓣等复杂手术被广泛应用于创面修复，修复方式常常直接跨级采用重建阶梯中最高层次的游离皮瓣或肌皮瓣。另一方面，随着多种新技术在创面修复领域的应用，包括负压封闭引流技术、人工真皮、富血小板血浆、脂肪干细胞、皮肤扩张技术、皮肤牵引技术等不断发展，使得原来需要复杂修复技术覆盖的创面，可以采用更加简单安全的方式进行治疗。因此，创面修复方案的制定应当根据创面的特点，依据重建阶梯理论，并结合术者具备的经验和治疗手段，进而为患者选择最为合理的治疗方案（图 2.5）。

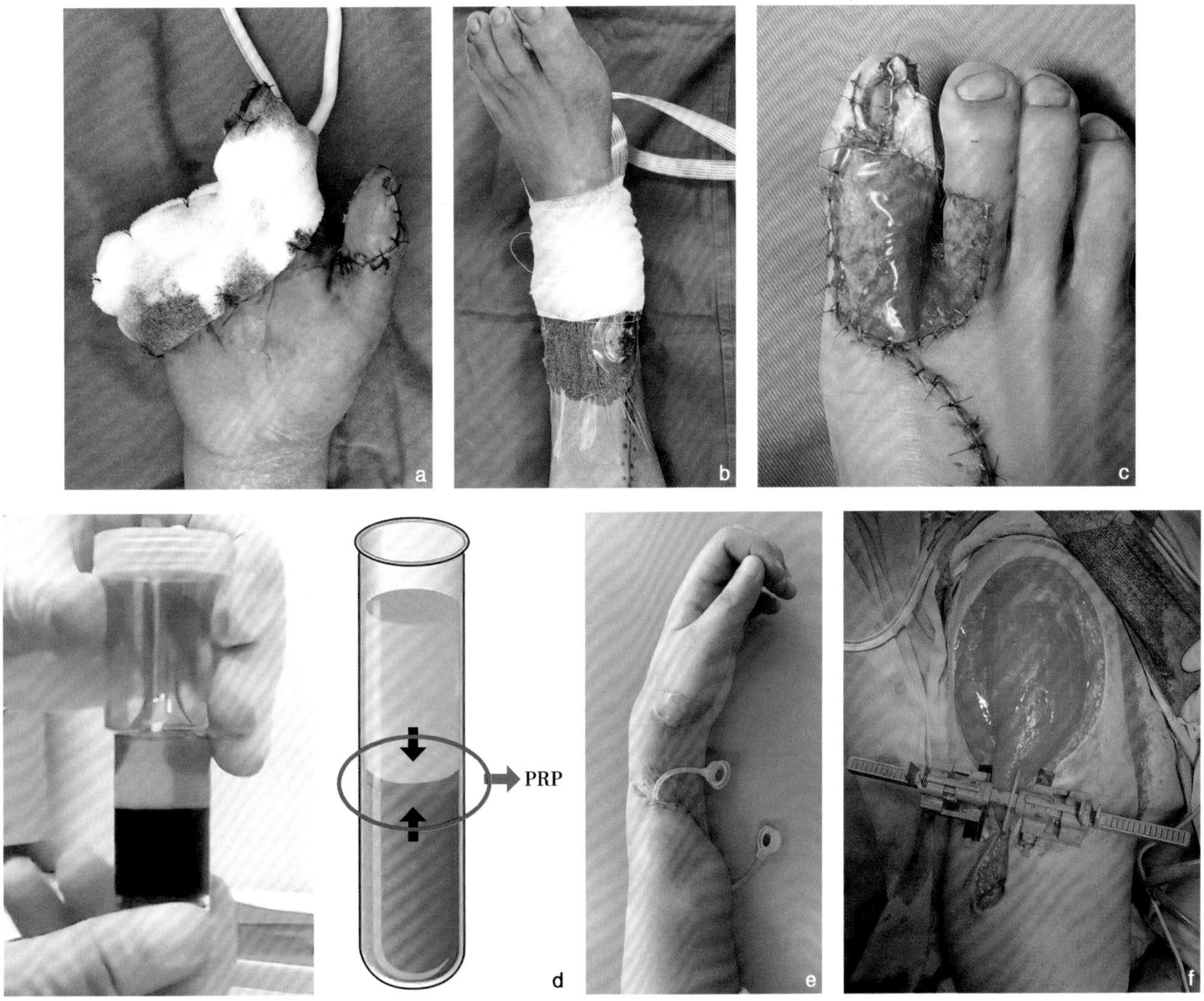

图 2.5　**创面修复中一些常用的新技术**

a、b. 负压封闭引流装置；c. 人工真皮；d. 富血小板血浆；e. 皮肤扩张器；f. 皮肤牵引器

（杨　勇）

第三章　游离植皮

游离植皮术，即把健康的皮肤从身体的一部分移到另一部分或从一个个体移到另一个个体从而代替损伤或失去的皮肤。首次成功进行自体游离皮肤移植是在 1804 年 Baronio 用羊进行的试验；1822 年 Bunger 报告了应用人的全厚游离皮片自体移植修复鼻缺损成功。皮肤移植术（植皮术）包括大块植皮、网状植皮、邮票植皮、间隔植皮、混合植皮[包括大张异体（种）皮打洞小块自体皮移植法、微粒皮移植、脱细胞异体真皮及自体表皮移植等]，根据创面的不同需要切取不同厚度的游离皮片，皮片是指一块单纯的皮肤，或不含皮下脂肪组织的皮肤。

游离植皮是整形外科治疗中最基本、最常用的一种封闭伤口和消灭创面的简单而有效的方法。根据皮肤移植的解剖厚度，皮片移植术可分为：①刃厚皮片（表层皮片）移植术；②中厚皮片（断层皮片）移植术；③全厚皮片移植术；④真皮下血管网皮片移植术。

皮片移植术的缺点是皮片在成活后缺乏正常皮肤的弹性，皮片会有不同程度的回缩，干燥、感觉差、不耐磨，皮肤色泽上深于正常皮肤。皮片越薄越易回缩、耐磨性更差、色泽改变较重。

一、刃厚皮片移植术

刃厚皮片（又称薄皮片）仅含有少量真皮，皮片菲薄，在成人厚度为 0.15～0.25mm。移植后很容易成活，供皮区不遗留明显痕迹，但皮片成活后耐磨性差，收缩性大。

1. 手术适应证　刃厚皮片主要用于封闭创面，以下各种创面可行刃厚皮片移植术。

（1）烧伤、创伤及感染等所致的肉芽创面、慢性溃疡。

（2）非功能及外观部位的大面积皮肤缺损，深度烧伤早期切、削痂创面，皮肤撕脱伤和体表肿瘤切除后的创面。

（3）瘢痕溃疡、皮瓣供区创面的临时覆盖，待其愈合后，以便在无菌条件下进行整形外科手术。

（4）不适合功能部位植皮和整形手术。

2. 手术方法

（1）皮片切取：目前常用滚轴刀（图 3.1）和电动取皮机（图 3.2）取皮，当基层没有条件或所需皮片面

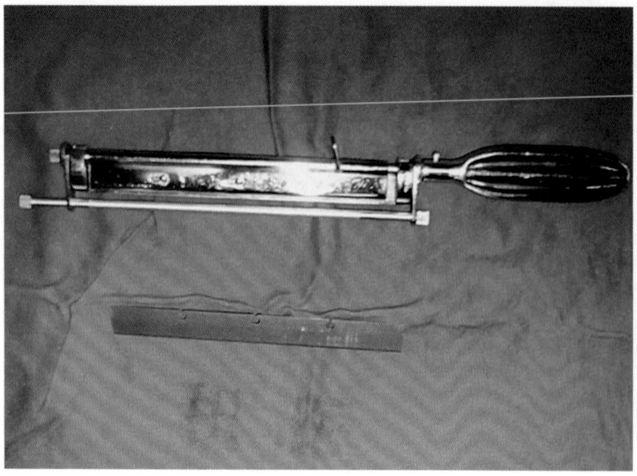

图 3.1　**滚轴刀**

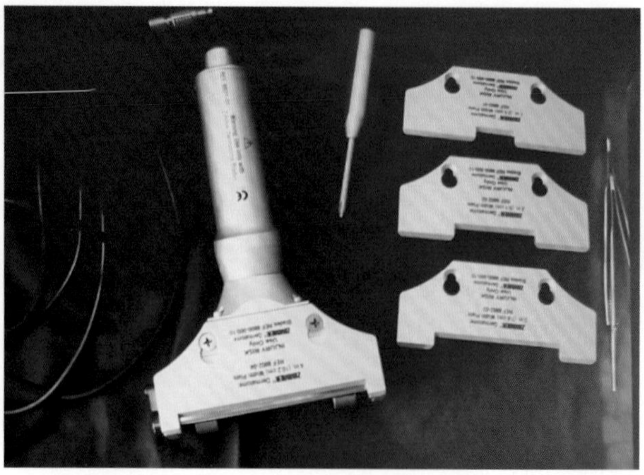

图 3.2　**电动取皮机**

积很小时，可徒手持取皮刀片，或用止血夹持保险刀片取皮。用滚轴刀取皮，取皮前应在刀片和供皮区涂一些液体石蜡，以防因干涩刀片不易在皮肤上移动。助手用双手掌或用木板将供皮区两侧压紧绷平，术者下刀时使刀片和皮肤表面呈 20°～30°，将刀片从一端开始向另一端作前后幅度不大的移动。取皮时，应注意取下皮片的厚度，皮片的厚度取决于刀片倾斜的角度、调的刻度及取皮时所用的力量。电动取皮机取皮切取规则、厚薄均匀。

（2）皮片移植：植皮区创面充分止血，要求创面基底血运良好。将切取的皮片覆于创面上，真皮面朝下，将皮片边缘与创缘固定并留长线，取单层凡士林油纱覆盖皮片，其上填充网眼纱，使网眼纱将整个创面均匀压实。整理预留缝合长线，打包固定，外层纱布料包扎。

1）整张打孔皮片移植法：对深度烧伤早期切、削后的新鲜创面和自然脱痂后的肉芽创面，在非重要的功能和外观部位，可用整张打孔刃厚皮片移植，既增加植皮面积，又利于创面引流。四周间断缝合固定皮片，也可用皮肤缝合器固定皮片，盖上一层凡士林纱布，再覆盖干纱布和棉垫后加压包扎（图 3.3）。

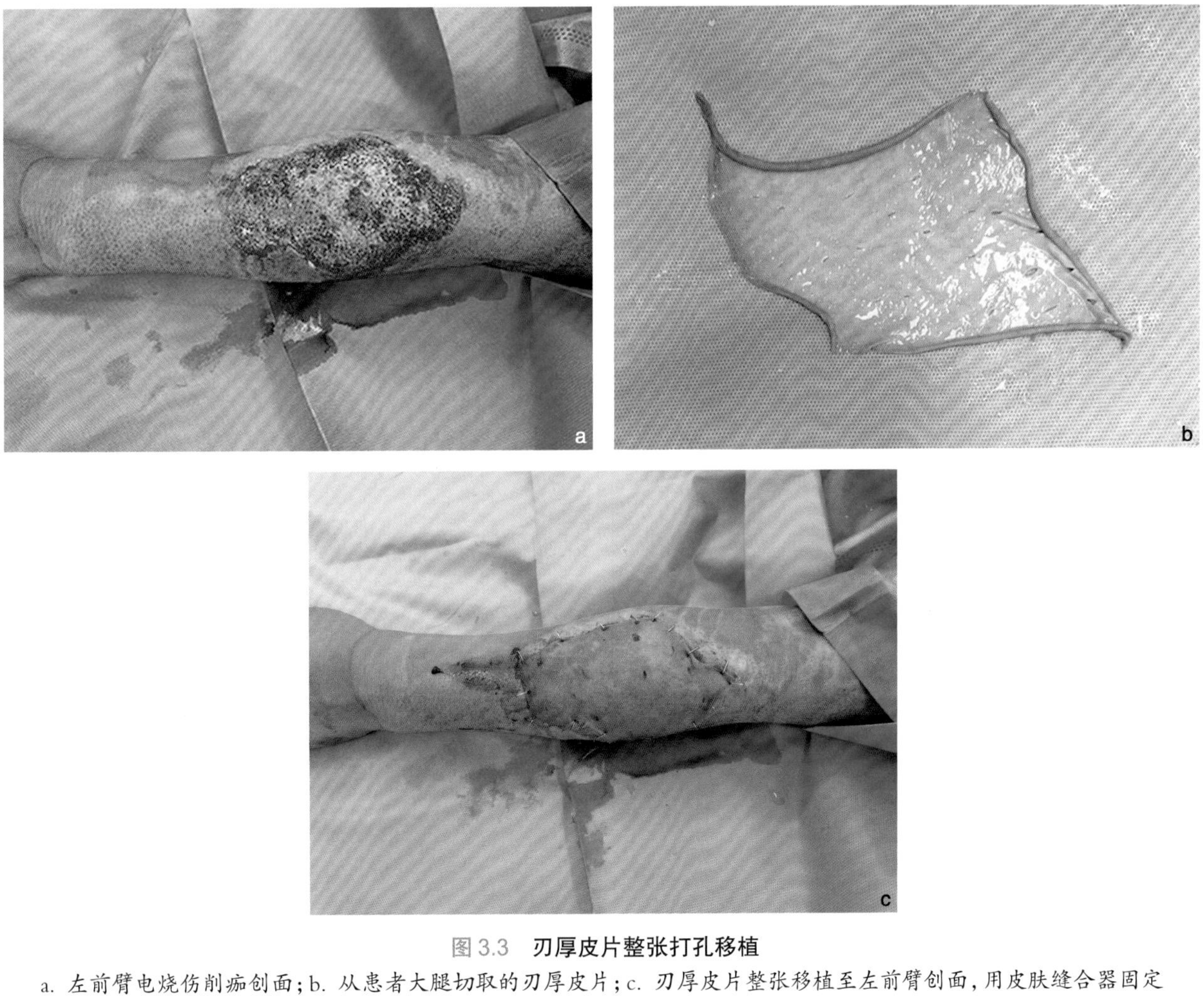

图 3.3　刃厚皮片整张打孔移植

a. 左前臂电烧伤削痂创面；b. 从患者大腿切取的刃厚皮片；c. 刃厚皮片整张移植至左前臂创面，用皮肤缝合器固定

2）邮票状植皮法：对烧伤及创伤后肉芽创面、慢性浅表溃疡，可将刃厚皮片剪成普通邮票大小（2cm × 2cm 左右），移植于创面上，皮片间距 0.5cm 左右，覆盖一层网眼纱布固定后，再用无菌外敷料加压包扎（图 3.4）。

3）包模植皮法：对眼窝再造、外耳道成形等，可取刃厚皮片，将皮面包于预制的模具上，对边缝合后，移植于腔穴创面，皮片边缘与腔穴创缘缝合后打包固定。

4）微粒皮移植法：取自体刃厚皮片，将其剪碎成 1mm 以内的微粒，通过水面漂浮，使微粒皮均匀分

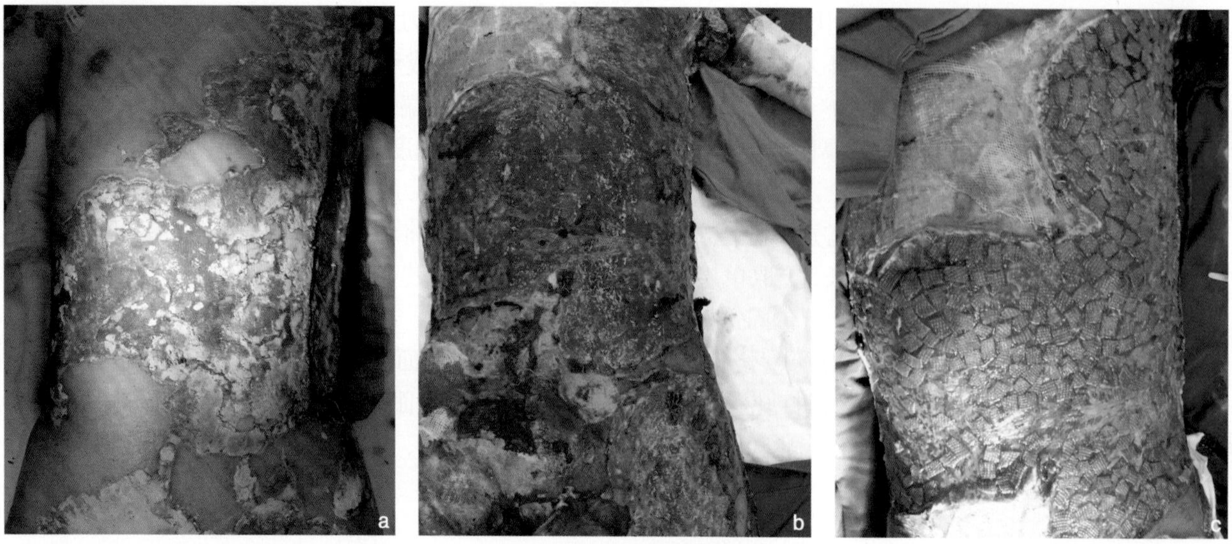

图 3.4 **刃厚皮片邮票状移植**

a. 大面积烧伤患者躯干前侧Ⅲ°创面；b. 躯干前侧创面坏死组织已去除，基底为新鲜肉芽组织；c. 刃厚皮片剪成邮票状，移植于躯干前侧创面

散在绸布上，其表面向外，然后覆盖在同种异体(种)皮的真皮面上，揭去绸布，将制备的附有自体微粒皮的同种异体(种)皮移植到受皮区，盖上一层凡士林纱布，再覆盖干纱布和棉垫后加压包扎，其扩展比率可达 18∶1，适用于大面积烧伤、自体皮缺乏的患者(图 3.5)。

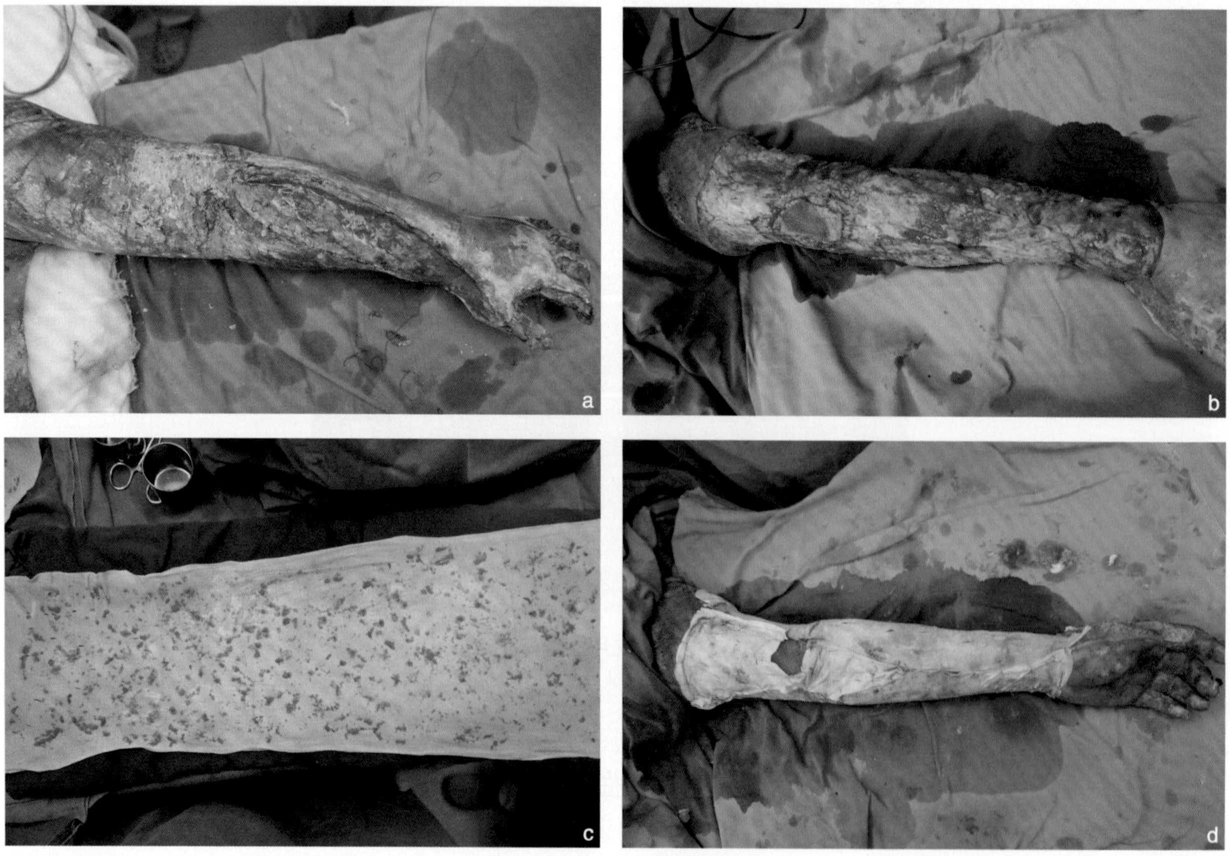

图 3.5 **刃厚皮片微粒皮移植**

a. 大面积烧伤患者左上肢Ⅲ°创面；b. 左上肢创面切痂后；c. 刃厚皮片剪成微粒皮，转移至异种皮上；d. 附有自体微粒皮的异种皮移植到左上肢创面

3. 术后处理

（1）肢体关节部位植皮术后石膏托外固定，防止移植皮片移动。

（2）应用抗生素 3～5 天防止感染；术后 3～7 天植皮区拆线、拆包，查看皮片成活。

二、中厚皮片移植术

中厚皮片包括表皮和真皮的 1/3～2/3，在成人厚度为 0.3～0.8mm，易于成活，富含弹力纤维，耐磨性好，收缩性小。由于皮片较厚，成活能力较刃厚皮片差。因此，对受皮区创面要求较高，受皮区基底应有较好的血液循环。供皮区可以自愈，但所需时间较长，一般需 3～4 周。供皮区常形成不同程度的瘢痕。中厚皮片供皮区常形成增生性瘢痕，皮片成活后也可能有色素沉着，影响美观，并伴有奇痒、溃疡形成等弊病。因此，供皮区不宜选择在暴露区域。

1. 手术适应证

（1）无菌手术创面，如体表肿瘤切除后创面的修复。

（2）新鲜创伤的皮肤缺损。

（3）功能及外观部位的健康肉芽创面。

（4）深Ⅱ°或Ⅲ°烧伤早期切、削痂后的创面。

2. 手术方法

（1）皮片切取：根据创面大小切取皮片。①手术刀取皮法：所需中厚皮片面积较小时可用普通手术刀取皮。根据受皮区所需皮片面积、形状在供皮区画出轮廓线，依所需厚度切开边缘后，再从切口一端掀起皮片一角。为便于操作，可在掀起的皮片上作 1 或 2 针牵引线，术者左手持牵引线，并用左手示指桡侧顶住皮片，使皮片与真皮基底分开，用手术刀在同一层次剥离，直至取下。如果取下的皮片厚薄不太均匀，再用剪刀加以修整。供皮区残存的真皮再予以切除。取皮面积小的可以直接闭合创面。创面较大时，伤口的边缘作潜行剥离，增加边缘皮肤的移动性，再直接缝合创面。②滚轴刀取皮法：滚轴取皮刀由刀架、刀柄、调节厚度的旋钮、刀片及滚轴组成。取皮前，装好刀片，转动调节旋钮观察滚轴与刀片间的距离，调好即将取皮的厚度。具体操作见刃厚皮片取皮法。③鼓式取皮刀（图 3.6）或电动取皮机切取。供区创面用一层凡士林纱布覆盖，再用纱布、棉垫覆盖，加压包扎，并妥善固定。

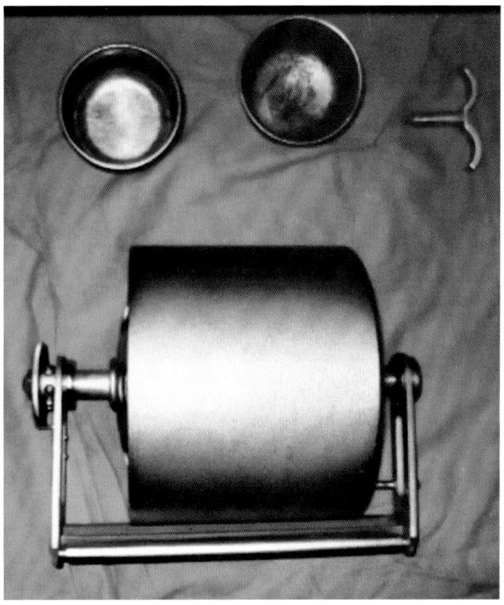

图 3.6 鼓式取皮刀

（2）皮片移植：受皮区创面充分止血，将皮片真皮面朝下置于受区创面，皮缘与创缘间断缝合固定。多层布加压包扎，使皮片与创面紧密相贴。如受区在肢体，则应妥善固定、抬高，防止皮片移动。不好包扎的地方皮片可以打包固定。

1）整张植皮：将切取的中厚皮片平铺于彻底止血后的新鲜创面，使其大致与创面贴合，用细丝线作定点缝合并留长线打包加压包扎。当受皮区创缘较厚时，为消灭残腔，在创缘的皮下缝 1 针，再向创缘皮肤穿出打结，可使皮片与创缘及其基底完全接合。剪除创缘多余的皮片，使皮片保持适度的张力，然后作连续缝合或间断缝合，也可用皮肤缝合器间断固定。用等渗盐水冲洗皮片下创面，清除积血及小凝血块，用一层凡士林纱布平整覆盖于受皮区，外加多层打散的网眼纱布及湿纱布打包加压，使皮片与创面密切接触且有一定的压力再加干布和棉垫加压包扎。四肢关节及颈部活动部位需用石膏或夹板塑形固定。位于面部或关节等重要功能及外观部位的健康肉芽创面，植整张中厚皮片加压包扎固定，有利于功能及外形的恢复（图 3.7）。

2）网状植皮法：用鼓式取皮机或电动取皮机取下大张中厚皮片，将皮片平铺于胶木板上用轧皮机轧成网状，然后移植于受皮区创面，皮片边缘间断缝合或用皮肤缝合器间断固定，加压包扎。此法适用于烧伤切、削痂创面，可节省自体皮。目前常用的轧皮机皮片扩张比例包括 1.5∶1、2∶1、3∶1 及 4∶1 四种。自体皮连续成网，创面愈合较快，瘢痕较轻，功能恢复较好，但形态欠佳，整形外科少用（图 3.8）。

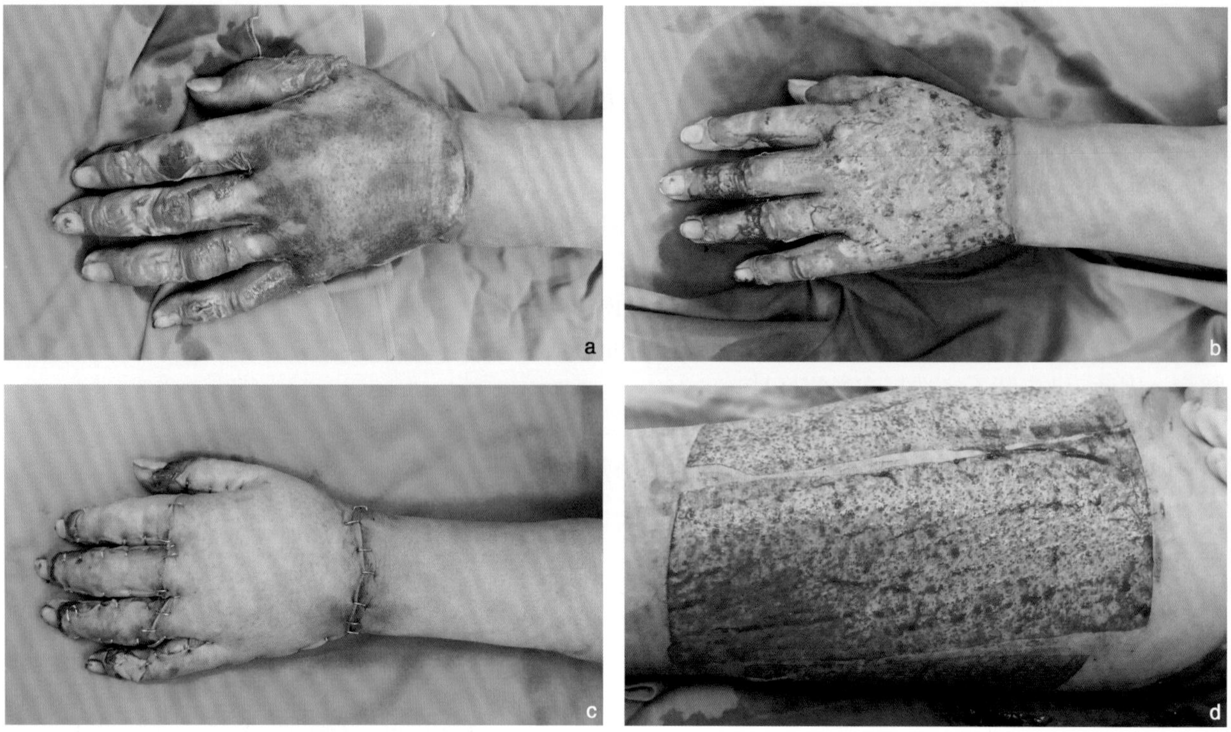

图 3.7　**中厚皮片整张移植**

a. 左手背酒精火焰烧伤Ⅲ°创面；b. 左手背Ⅲ°创面削痂后；c. 中厚皮片整张移植到手背创面，用皮肤缝合器固定；d. 大腿中厚皮片供皮区

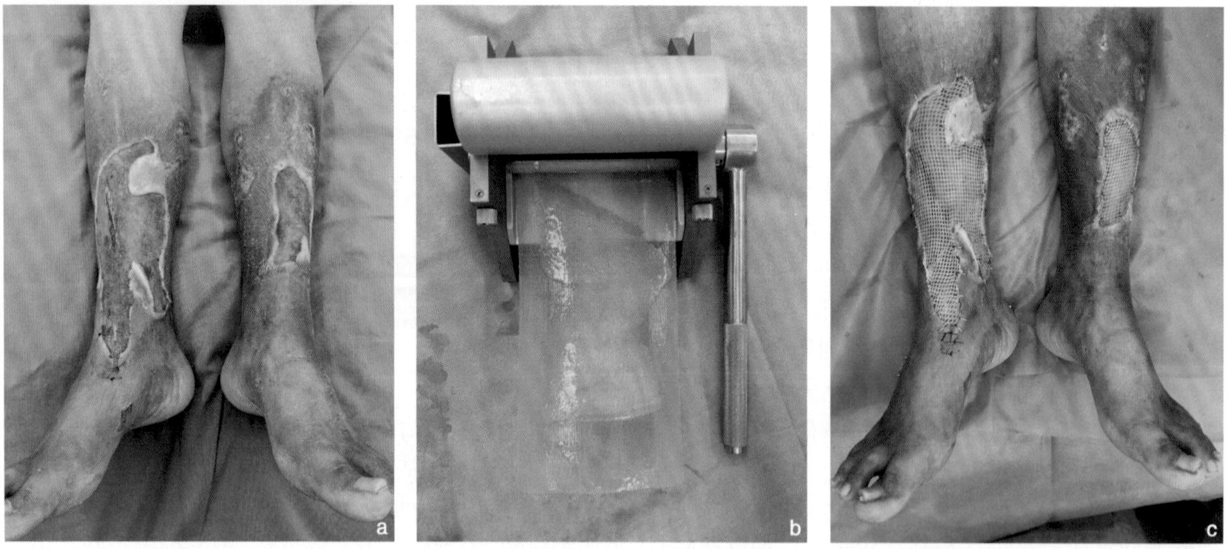

图 3.8　**中厚皮片网状植皮法**

a. 双小腿溃疡创面；b. 用拉网机制备网状皮；c. 网状皮移植到双小腿创面，用皮肤缝合器固定

3. 术后处理

（1）一般卧床 7～10 天，抬高患肢。下肢植皮卧床 3～4 周，下床初期可用弹力带，促进回流，直至皮片不出现水为止。

（2）污染创面和肉芽创面植皮后 1～3 天更换敷料检查创面，无菌创面 8～10 天检查创面，术后 10～12 天拆除缝线。

（3）必要时选用合适抗生素治疗。

二、全厚皮片移植术

全厚皮片也称 Wolfe-Krause 皮片，包括表皮和真皮的全层，但不带有脂肪组织。全厚皮片的实际厚度因人、身体不同部位而异，是游离植皮中效果较好的一种皮片。该皮片优点为移植成活后质量较高，挛缩程度小，色泽与正常皮肤近似，有弹性，活动度好，坚固柔韧，耐压耐磨。缺点为抗感染能力较差，在污染创面及肉芽创面上成活比较困难，一般仅能在新鲜创面生长。且移植后血运建立较慢，因此在血运较差的部位也不易成活，对植皮技术的要求相对较高。同时因皮片供区已无上皮组织残留，不能自行愈合，在小面积全厚皮片切取后，须将创面予以直接拉拢缝合，如所需的全厚皮片面积较大，则须另取刃厚皮片或中厚皮片覆盖供区，因此在皮片的使用面积上容易受到限制，一般多适用于在面积不大的无菌创面上进行移植。

1. 手术适应证

（1）颜面部创面的修复。

（2）负重部位（如手掌、足底）无菌创面的修复。

（3）功能活动部位（如颈部）无菌创面的修复。

2. 手术方法

（1）皮片切取：供区按照植皮区创面的大小和形状，用亚甲蓝或甲紫标记出皮片切取范围。沿标记线切开皮肤全层，用单钩牵引皮片（或用丝线缝合 1 针），于深筋膜浅层锐性剥离切取皮片。如皮片附有脂肪组织，则用利剪剪除脂肪组织，用等渗盐水纱布包裹待用。供区可直接缝合者予以缝合，否则切取中厚皮片修复。

（2）皮片移植：将所切取的全厚皮片平铺于已彻底止血、清洗的创面上，使其大致与创面吻合，先间断缝合，固定几个定点，之后修剪皮片边缘，使皮片与创面吻合且保持一定的张力，然后将皮片细致地缝合固定于创缘，缝合完毕用 0.9% 生理盐水反复冲洗皮片下面，使积血、小的血凝块或线头等异物不致存留于皮片下，影响皮片存活。包扎时用一层凡士林纱布平整覆盖创面，凡士林纱布表面散乱堆积疏松的湿盐水纱布，然后再放置数层干纱布、棉垫，用绷带加压包扎使皮片与创面密切接触。四肢等活动部位，包扎后还可加用石膏托固定，以防止肢体活动造成皮片移位影响存活。如创面位于活动性较大，凹凸不平的部位，敷料不易固定，普通加压包扎难以施行时，可采用打包包扎法。即在植皮区四周留置数对长固定线。在敷料放置妥善后，将留置的长线相对结扎于敷料的上面，可以防止敷料移位。打包后四周围以凡士林纱布，然后加盖适量的疏松纱布与棉垫再以绷带加压包扎（图 3.9）。

3. 术后处理

（1）术后 10～12 天拆除缝线。

（2）其余术后处理同本章“中厚皮片移植术”。

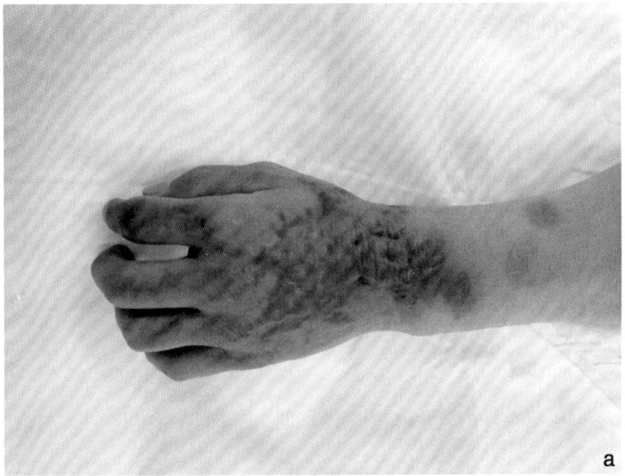

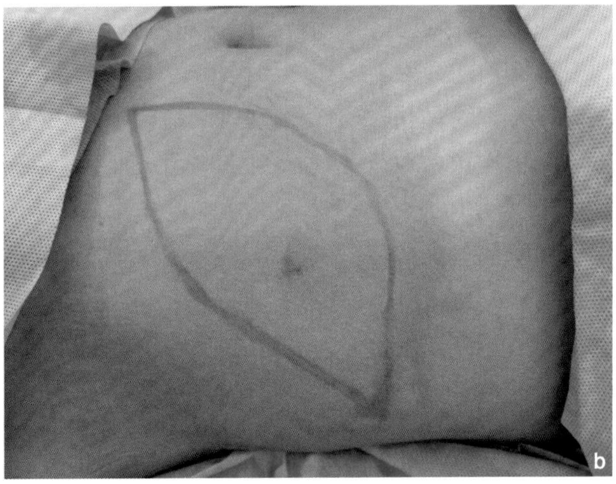

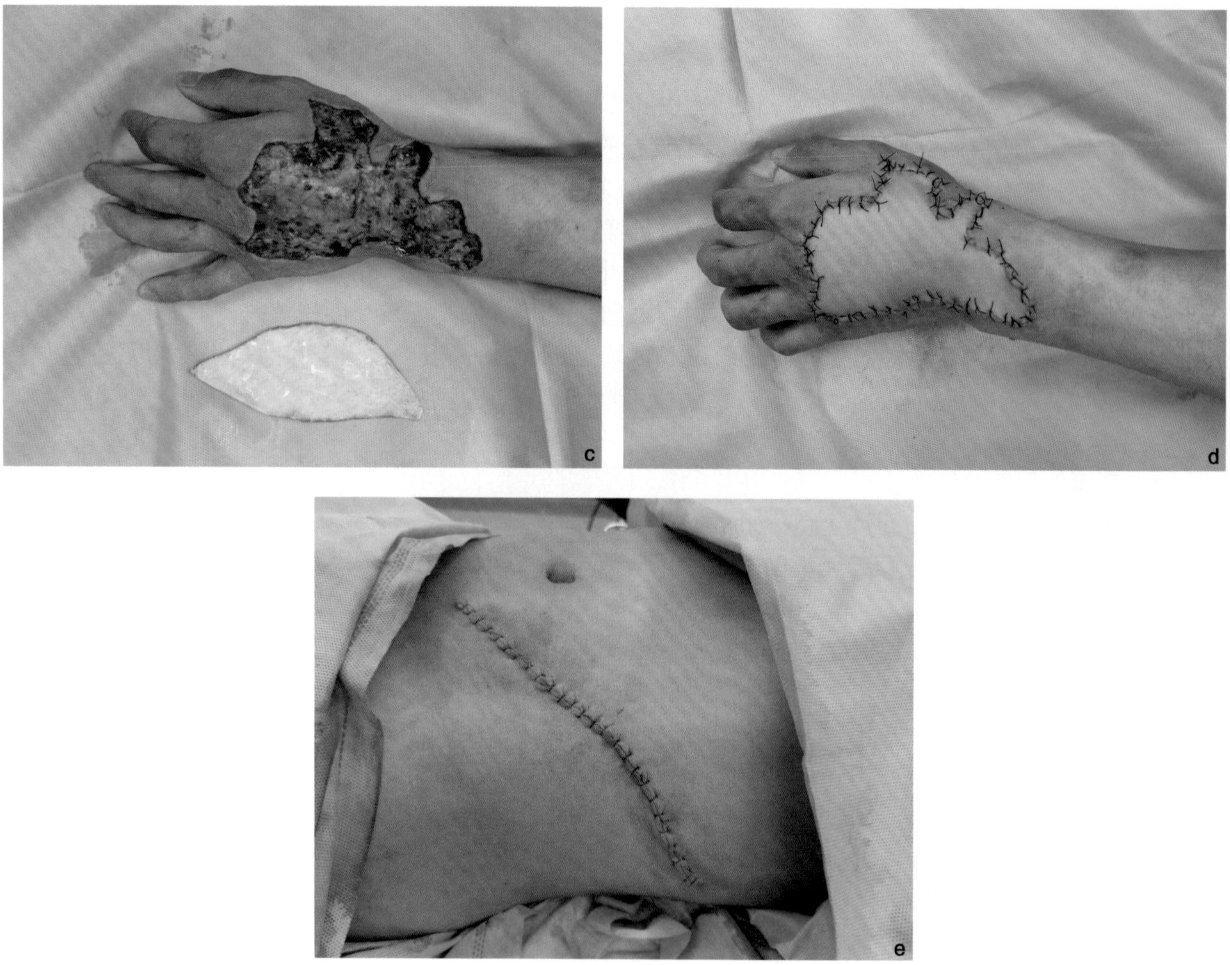

图 3.9 全厚皮片移植

a. 左手背瘢痕增生畸形；b. 腹部全厚皮片供皮区；c. 全厚皮片切取后，准备移植到左手背瘢痕切除创面；d. 全厚皮片移植到左手背创面，间断缝合固定；e. 腹部供皮区直接拉拢缝合

四、带真皮下血管网皮片移植术

带真皮下血管网皮片于 20 世纪 70 年代末由日本的冢田贞夫所创用，20 世纪 80 年代初我国各地学者也开始采用。该皮片包括全层皮肤及真皮下的血管网，并常带有少量皮下脂肪组织，是游离皮片中最厚的一种。

该皮片优点为：①若该皮片成活良好，则其外形色泽、质地与功能均较全厚皮片为优。耐磨性强、色泽佳、晚期挛缩较轻、较丰满、有弹性，且有充填少量组织缺损的作用。②形态上优于臃肿的皮瓣，不需要二期手术去脂修薄且手术操作相对简单。③功能恢复早且理想，活动度好，可以满足关节活动的需求，利于早期功能锻炼。④该皮片移植于面部，面部表情恢复较好。⑤该皮片因保留了大部分皮肤附属器及末梢神经，所以皮肤的分泌及感觉功能较好。并可有毛发生长。

该皮片缺点为：①成活率不够稳定，抗感染能力不及中厚皮片，游离移植不易全部成活，易出现表层真皮坏死呈小疱、花斑等缺陷，导致愈合后不够满意，如发生部分不成活或散在小面积成活，则其外观效果反而不如全部成活的全厚皮片。②术后至拆线期间，不能打开加压包，少数有皮片下血肿患者不能及时发现并清除，延误弥补机会。

1. 手术适应证

（1）面部、前额、下睑及鼻翼等皮肤缺损的修复。

（2）轻度凹陷缺损部位的修复。因皮片较厚，具有薄皮瓣的作用，可改善外观，起到填充而外形丰满的效果。

（3）手掌、足底等功能部位缺损也可试用本手术，如移植全部成活，或即使有散在小面积不成活，仍可耐磨和负重。

2. 手术方法

（1）皮片切取：①根据缺损区创面的大小、形状于供区做好标记；②用手术刀沿标记线切开皮肤，深达皮下脂肪层，连同部分脂肪层一同切下；③制备真皮下血管网皮片时应保留 1～2mm 厚的皮下脂肪层，特别注意勿损伤皮下脂肪层间的真皮下血管网，尽量保持其完整性，修剪后以透光可见血管网为宜。如果能在放大镜下仔细剔除真皮下血管之间的多余脂肪球，而保留完整的真皮下血管网，则能提高其成活率。较大块血管网皮片则可用大头针将其伸展固定于木板上，用小镊子夹起脂肪球，小心剪除皮下脂肪组织。修好的皮片浸泡于生理盐水中。

（2）皮片移植：创面病变组织必须切除干净，并使创面平整，彻底止血，清洗。将皮片平铺于受皮区，展开舒平并保持适当张力，使皮片与创面紧密贴合，不留任何死腔。间断缝合固定皮片与创面周缘皮肤，缝合完毕用注射器吸生理盐水反复冲洗皮片下面，使积血、小的血凝块或线头等异物不致存留于皮片下，影响皮片生长。包扎时用一层凡士林纱布平整覆盖创面，凡士林纱布表面散乱堆积疏松的湿网眼纱布，然后将留置的长线相对结扎于敷料的上面打包包扎，维持受皮区均匀一致的压力。打包后四周围以凡士林纱布，然后加盖适量的疏松纱布与棉垫再以绷带加压包扎。包扎压力为 30mmHg 左右较为适宜。包扎后肢体可用石膏或硬板外固定。供区直接拉拢缝合或用刃厚皮片修复（图 3.10）。

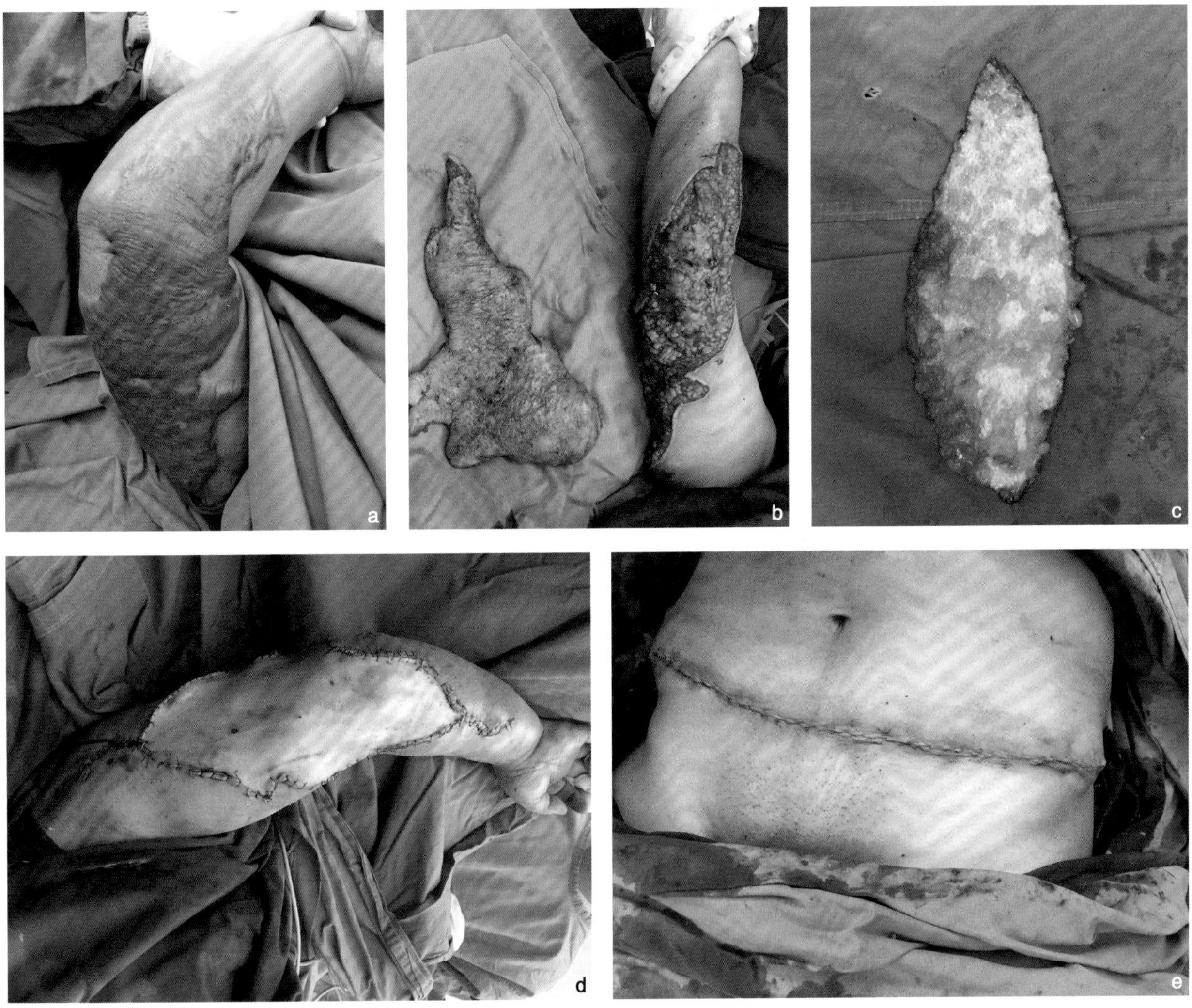

图 3.10 **带真皮下血管网皮片移植**

a. 右上肢瘢痕增生畸形；b. 右上肢瘢痕切除后创面；c. 带真皮下血管网皮片制备；d. 带真皮下血管网皮片移植到右上肢创面，间断缝合固定；e. 腹部供皮区直接拉拢缝合

3. 术后处理 带真皮下血管网皮片移植后，植皮区应适当加压包扎。宜在移植后 2～3 周更换敷料，不宜过早更换。因带真皮下血管网皮片从受区获得血供的时间较长，易产生水疱，表皮坏死，愈合后常遗留表浅瘢痕，色素加深或脱失，形成花斑状外观，影响疗效。

（覃凤均 沈余明）

第四章 随意型皮瓣

MeGregor 和 Morgan 于 1973 年根据血供特点将皮瓣分为随意型皮瓣和轴型皮瓣。随意型皮瓣，即在皮瓣中不含轴型血管或知名血管，仅有真皮血管网、真皮下层血管网，但没有携带动脉轴型血管。因此，在身体各个部位均可形成，但在皮瓣移植时应注意长宽比例。在操作时注意分离平面的层次，并力争皮瓣平整，厚薄深浅一致，以保持血管网的延续性不受损伤。随意型皮瓣按供区距受区部位的远近可分为局部皮瓣、邻位皮瓣及远位皮瓣 3 大类。

一、局部皮瓣

局部皮瓣又称邻接皮瓣，是利用缺损区周围皮肤及软组织的弹性、松动性和移动性，在一定条件下重新调整局部皮肤的位置，以达到修复组织缺损的目的。局部皮瓣因色泽、厚度、柔软度与受区相似，且手术操作比较简便。可以即时直接转移，手术多可一次完成，不需断蒂，一般修复效果比较理想，因而是整形外科最基础且常用的方法之一。

1. 手术适应证

（1）瘢痕挛缩引起某一方向部位皮肤不足，邻近另一方向部位有可以利用的皮肤组织。

（2）某些皮肤肿瘤切除后，邻近可动用的皮肤组织足够时，皮瓣修复的外观较好。

（3）某些器官部分缺损的再造，如鼻翼、耳垂的再造。

（4）洞穿性缺损的修复。

（5）创面有大血管、神经、肌腱、骨、关节外露，邻近部位有可以利用的皮肤组织。

2. 手术方法

（1）皮瓣设计：根据缺损大小，设计皮瓣的部位、大小、转移方式、是否需要延迟，供瓣区的处理及对于供区功能和外形的影响。皮瓣的长宽比例一般为（1.0～1.5）∶1，头颈部可达 2.5∶1。皮瓣长轴和局部血管走向一致，部位于近心端者血液供应较好。一般主张避免皮瓣跨越人体前、后体表中线。若皮瓣设计必须超出这些限制，最好先行延迟手术。

（2）皮瓣切取与转移：在受区创面处理完后，沿设计线切开皮瓣边缘皮肤，于深筋膜浅面分离、掀起皮瓣，推移或旋转到受区，与创缘缝合。术中应注意观察皮瓣血运，防止蒂部过度扭曲，术后包扎时亦应避免压迫皮瓣蒂部（图 4.1）。

3. 术后处理

（1）观察血运：术后每 2～4 小时内检查 1 次皮瓣血运以便发现问题，及时处理。术后前 3 天应经常观察血运，1～2 周拆线。

（2）皮瓣下血肿的处理：因为血肿时皮瓣张力增加会引起皮瓣血运障碍，且血细胞分解产物会加重缺血时的组织损伤，所以一旦发现皮下血肿应及时清除，如有活动的出血点应予结扎。大多数血肿发生在术后 24 小时内，术后当天晚上应多加注意。

（3）皮瓣血运障碍的处理：术后皮瓣发生血运障碍，应检查有无血肿、皮瓣蒂部有无受压或扭曲、体位是否影响静脉回流，并给予相应处理。同时注意镇痛、保温、补充血容量，使用降低血液黏稠度和扩张血管的药物有利于解除动脉痉挛、增加皮瓣循环血量。

（4）皮瓣感染的处理：术后发生感染应充分引流，如有必要可考虑皮下持续用抗生素溶液滴注冲洗

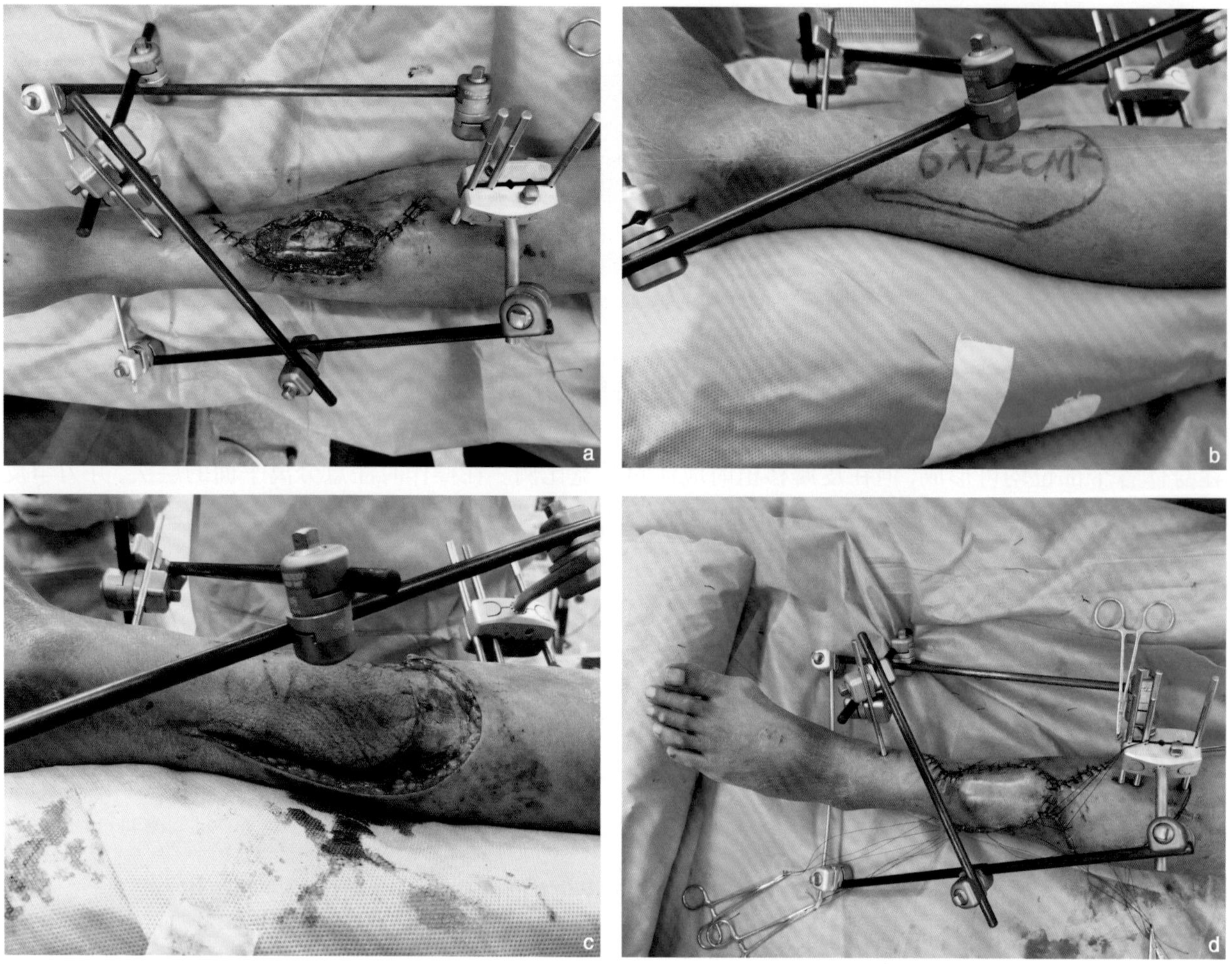

图 4.1 **局部皮瓣转移**

a. 左小腿外伤皮肤坏死，胫骨外露创面；b. 于创面外侧设计局部皮瓣；c. 局部皮瓣于深筋膜层掀起；d. 局部皮瓣转移至胫骨外露创面，间断缝合固定，供瓣区行中厚皮片移植覆盖

或伤口用抗生素溶液湿敷，全身配合抗生素治疗。

二、邻位皮瓣

邻位皮瓣与局部皮瓣不同之处在于其与创面不相连，供瓣区与创面需修复区之间有正常皮肤或组织器官。皮瓣移到受区时须跨越这些正常组织，或形成皮下蒂。若带蒂皮瓣跨过正常组织部位到受区时，则须行第二期手术断蒂。这里需要说明的是，这些邻位皮瓣的设计既可能是随意型皮瓣，而更多的是选用带知名血管的轴型皮瓣，因为血供好，转移更安全，并非均属随意皮瓣。

1. 手术适应证

（1）受区附近缺乏正常皮肤者，可选用邻近正常皮肤，形成皮瓣修复。

（2）其他适应证同局部皮瓣。

2. 手术方法

（1）皮瓣形成前，须先用逆行设计法反复测试，确保皮瓣移植后无张力。

（2）皮下蒂或岛状皮瓣的蒂部形成时，操作应特别仔细，勿损伤蒂部血管。蒂部所经过的皮下隧道必须足够宽大，以免蒂部过紧受压，影响皮瓣供血或静脉回流（图 4.2）。

3. 术后处理 同本章“局部皮瓣”。

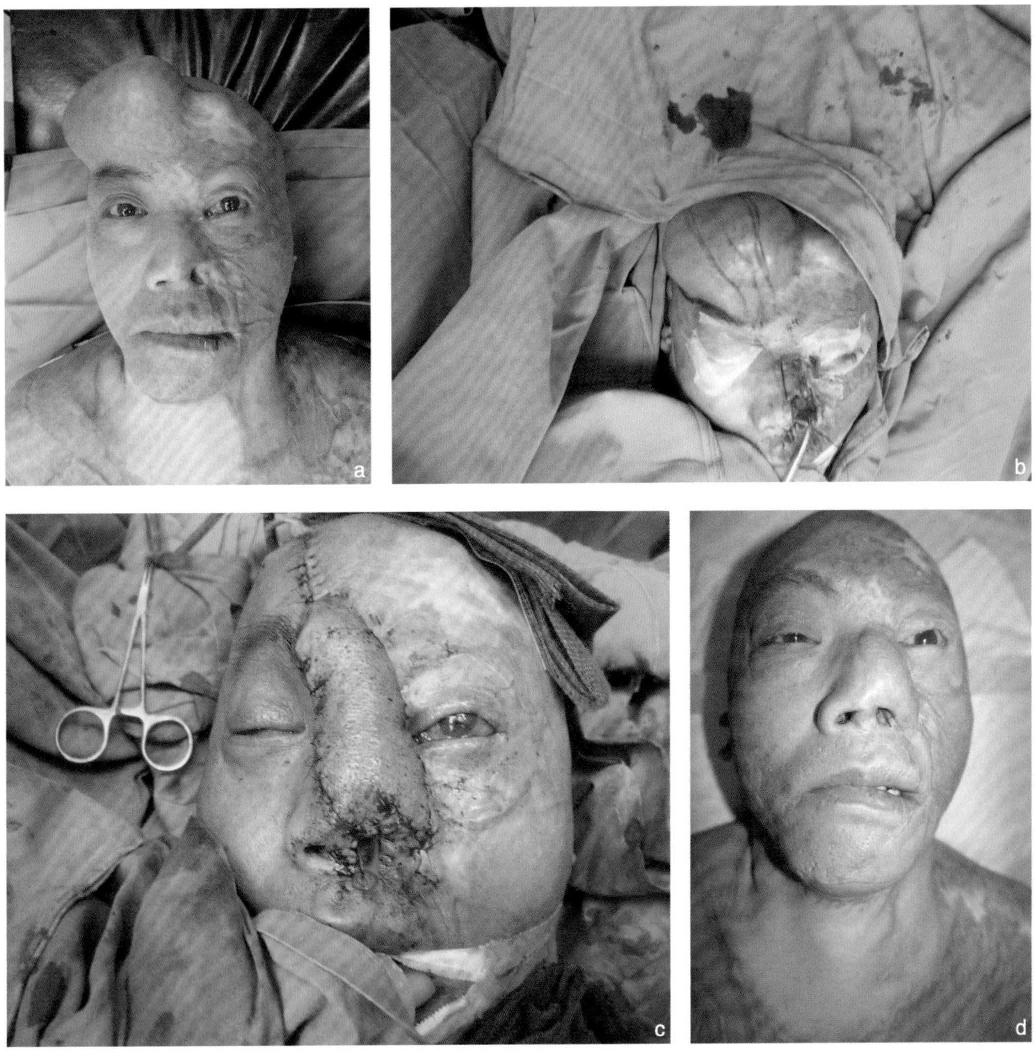

图 4.2 **邻位皮瓣转移**

a. 左侧鼻翼部分缺损；b. 头额部扩张邻位皮瓣的设计；c. 头额部皮瓣带蒂转移覆盖左侧鼻翼缺损创面；d. 皮瓣断蒂后外观

三、远位皮瓣

1. 手术适应证

（1）肢体远端皮肤及皮下组织受损，无法用游离植皮修复，需用皮瓣修复，而邻近部位又无适合的组织可利用时，可从躯干或对侧肢体形成皮瓣来修复。

（2）面、颈部修复需较大皮瓣时，可用前臂作为中转站从胸腹部携带大面积皮瓣到面、颈部。

2. 手术方法

（1）皮瓣设计：皮瓣设计时应充分考虑到既可以使患者处于较自然的姿势，又不会使皮瓣蒂部扭曲、受压或张力太大。用布样按缺损的大小和形状剪裁，将病变肢体放置于供区（如腹部或对侧肢体）适当位置，能使患者处于较自然的姿势时，将布样一侧由肢体外延至供区来设计蒂部长度，然后移去肢体，将布样在供区展开，即为设计的皮瓣大小。

（2）皮瓣切取与转移：根据设计线切开皮肤，从筋膜浅层掀起皮瓣，供区创面游离植皮或直接缝合。肢体移至供区，将皮瓣缝合于缺损创面上。将肢体固定于供区，必要时用石膏带固定。3～4 周后行断蒂手术。术前用肠钳阻断蒂部血运，进行观察，如阻断 1 小时皮瓣远端颜色正常，即可切断皮瓣蒂部，创口分别缝合（图 4.3）。

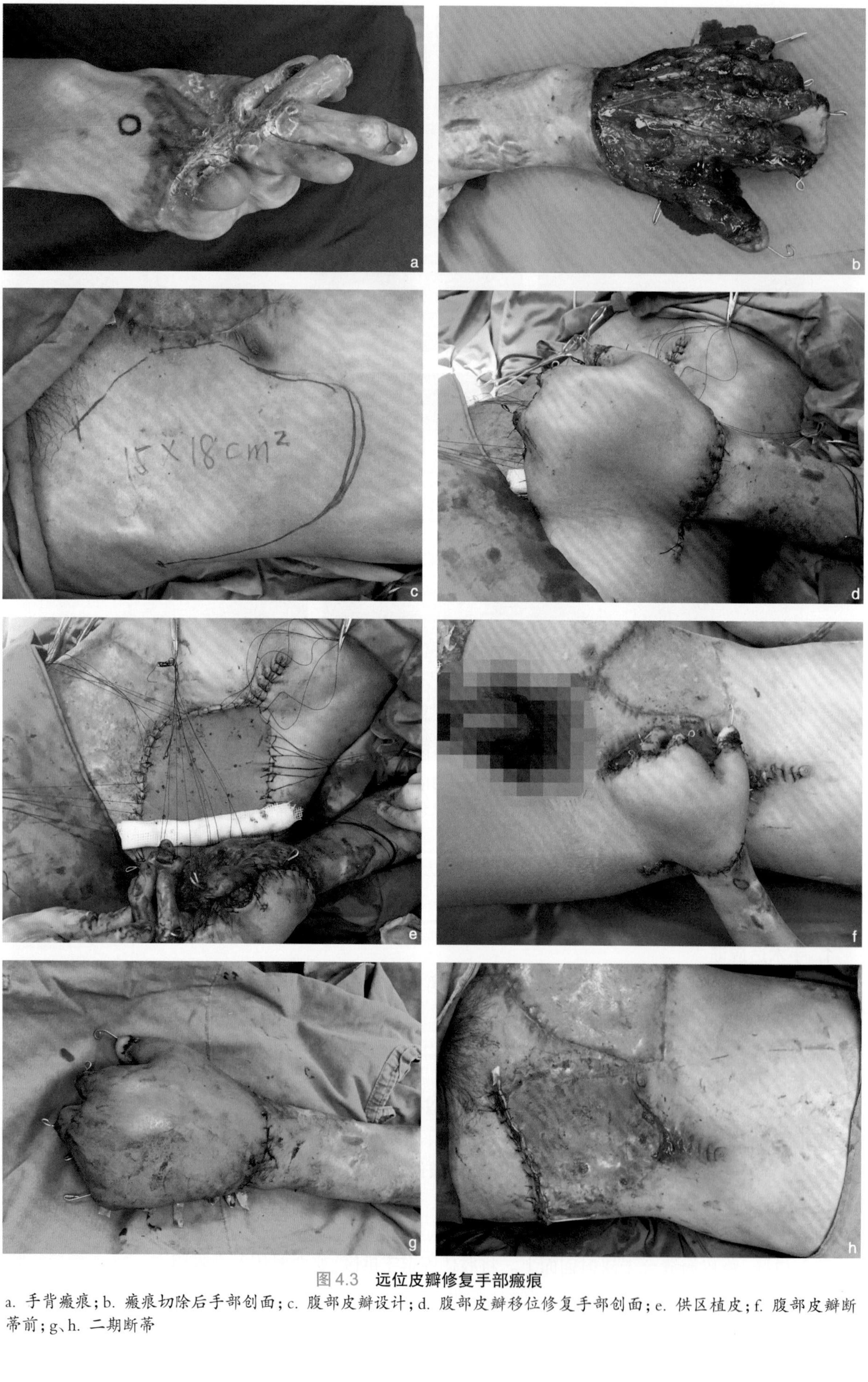

图 4.3 **远位皮瓣修复手部瘢痕**

a. 手背瘢痕；b. 瘢痕切除后手部创面；c. 腹部皮瓣设计；d. 腹部皮瓣移位修复手部创面；e. 供区植皮；f. 腹部皮瓣断蒂前；g、h. 二期断蒂

3. 术后处理　术后前几天因姿势固定，患者可能感觉固定的关节不适与疼痛，烦躁不安，可给予对症处理。皮瓣的观察处理同“局部皮瓣”。

四、皮管

皮管也称管状皮瓣，是远位皮瓣的一种特殊形式。在皮瓣转移过程中将皮瓣卷成管状，因没有创面暴露，易于护理，患者生活也方便一些。自从游离皮瓣、软组织扩张术出现以后，管状皮瓣的应用已明显减少，但在部分适当的病例，仍可取得其他方法不能替代的效果。

1. 手术适应证

（1）面部皮肤缺损及器官再造，邻近皮肤不够或不愿意破坏面、颈部皮肤时，可用胸部或上臂皮肤形成皮管来修复，如用上臂皮管行鼻再造。

（2）远位皮肤的性状较邻近皮肤更适合器官再造所需时，可采用皮管修复的方法，如前臂皮管行阴茎再造。可用前臂作为中转站，携带腹部皮瓣至面部或下肢远端。

2. 手术方法

（1）皮管设计：在选择好的部位画出两条平行线作为边界，其间距为皮管的宽度。皮管的长宽比例一般不超过 2.5∶1（图 4.4a）。当需要更长的皮管时，在中间留出 2cm 皮肤不切断，称为“桥”，3 周后再将这部分切断卷成皮管。

（2）皮管形成与转移：沿设计切口线切开皮肤，从一侧切口起，在深筋膜浅面锐性分离至与对侧切口相通，将皮瓣边缘缝合卷成皮管。供区创面的封闭，一般皮管形成后的创面宽度若在 7～8cm 内，多可通过游离切口线两侧皮下组织而直接拉拢缝合，还可在其边缘作辅助切口，一方面是为了减少张力，更重要的则是解决了皮管两端角区的闭合（使此处创面能在无张力下一期愈合，避免裂开出现创面）。为消灭三角区创面而设计的辅助切口方法主要有 Pick 法、Bunnell 法 及 Limberg 法（图 4.4b～d）。供区无法直接缝合时，可行游离植皮修复供区创面。3 周后可将皮管一端切断，并缝合到拟修复的缺损处。转移前可用肠钳或橡皮筋阻断欲切断一端的血运，如观察 1 小时皮管颜色正常，方可行皮管转移手术。

（3）皮管断蒂：转移 3～4 周后将皮管另一端切断，缝合到拟修复的缺损处。再过 2～3 周将皮管展平。断蒂前也应进行血运阻断试验。

3. 术后处理

（1）皮管形成后要防止受压，疑有皮管内血肿时应及时处理。术后勤观察，如发现皮管血运不良，应给予扩张血管药物等处理。如无好转，可先将皮管拆开，缝回原处，相当于一次延迟，待 3 周后还可以再形成皮管。

（2）皮管转移后注意避免蒂部受压、过度扭曲和张力过大，以免影响皮瓣血运。

（3）余同本章“局部皮瓣”。

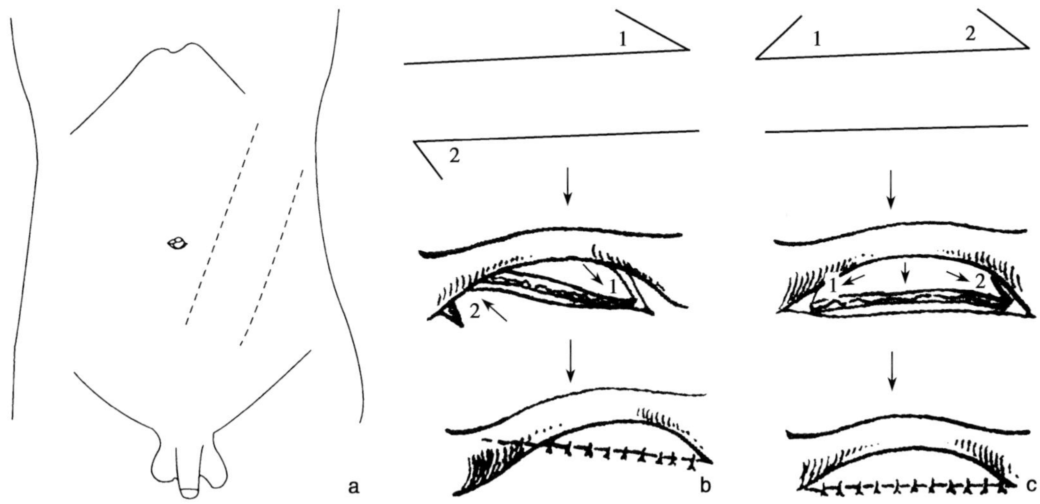

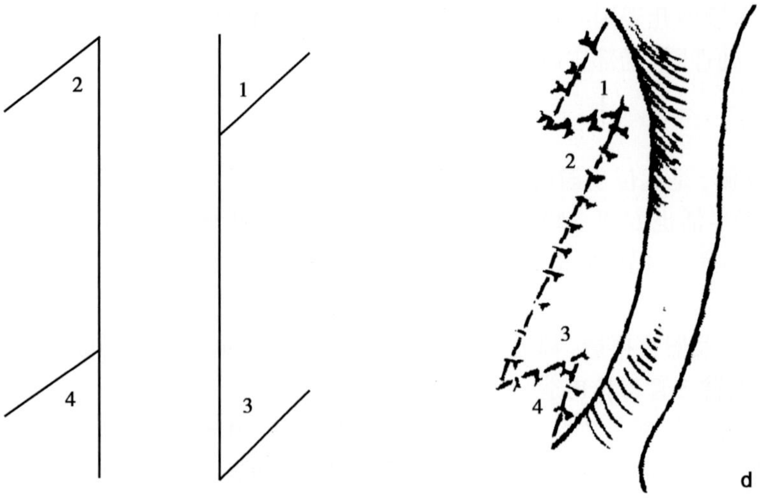

图 4.4 **皮管的设计方式**

a. 皮管的切口设计；b. Pick 法皮管蒂部辅助切口的设计与缝合；c. Bunnell 法皮管蒂部辅助切口的设计与缝合；d. Limberg 法皮管蒂部辅助切口的设计与缝合

（覃凤均 沈余明）

第五章　轴型皮瓣

一、前言

（一）历史简介

20世纪50年代以前，临床医生对皮肤血液灌注的规律认知有限，所应用的大多是遵循“长宽比例”原则的“任意型皮瓣”，临床医生只能通过增加皮瓣的宽度或采用皮瓣延迟术来获取较大面积或较长的皮瓣。20世纪50年代以后，人们开始寻找“轴型皮瓣”。1965年，Bakamjian报道了以胸廓内动脉为蒂的胸三角皮瓣，用于修复肿瘤切除术后造成的咽-食管缺损，被认为是轴型皮瓣的首次报道。1973年，McGregor和Morgan根据皮瓣的供血特点首次提出了轴型皮瓣的概念，即以知名的、沿皮瓣轴线走行的直接皮肤动静脉为供血来源的皮瓣，皮瓣血供稳定，皮瓣设计不受长宽比例的限制，无需延迟即可获得较大面积或较长的皮瓣，满足了更多的修复重建外科需求。1989年，Koshima和Soeda首次提出穿支皮瓣的概念，该类皮瓣的支配血管为管径细小的皮肤穿支血管，也属于轴型皮瓣范畴，穿支皮瓣的切取对供区的损伤较小，是对轴型皮瓣概念的完善和发展。

随着对皮肤血管解剖研究的不断深入，越来越多的轴型皮瓣被发现，分布于头面部、颈部、胸腹部、腰背部、臀部、四肢、会阴部等全身各处，由早期较少的几个皮瓣供区，逐渐发展到数十个皮瓣供区。随着穿支皮瓣概念的提出，轴型皮瓣的种类进一步增加，给予临床医生更多的修复选择。因此，临床医生可以依据就近取材、血供可靠、简单易行、部位隐蔽、供区损害小的原则选择皮瓣，遵循这一原则，有些皮瓣越来越受到青睐，有些则逐渐被淘汰，这就是皮瓣外科发展过程中出现的皮瓣种类“由少到多，又由多到少”现象。

（二）解剖要点

轴型皮瓣的主要解剖要点是：在皮瓣供区内，有沿皮瓣长轴走行的轴型血管束（轴型动脉和轴型静脉），这套轴型血管在皮瓣内形成以动脉供血和静脉回流为基础的一套完整的血液循环系统，从而保证皮瓣正常的生理状态，皮瓣以该套轴型血管束为蒂进行带蒂转移或与受区血管吻合进行游离移植。

1. 皮瓣血供类型　根据皮瓣轴型血管的来源、位置、走行和分支方式等，可将轴型皮瓣血供类型分为以下四种。

（1）直接皮肤血管：自血管主干发出后，在深筋膜下走行，不穿过肌肉和肌间隔，也不发出营养肌肉的分支，直接穿出深筋膜后平行于皮下组织走行，行程较长，逐渐浅出，沿途发出分支营养皮下组织和皮肤。该类型血管因位置较表浅，解剖剥离相对容易，但穿出深筋膜的位置变异性较大，因此也在一定程度上增加了皮瓣切取的难度。侧胸部皮瓣、髂腹股沟皮瓣、额部皮瓣等均属于该类型血管供血皮瓣。

（2）肌间隔皮肤血管：主干血管位置较深，位于肌层深面，皮动脉从主干血管发出后经过肌间隙，沿途也可发出营养肌肉的肌支，然后穿过深筋膜浅出，发出分支营养皮下组织及皮肤。该类型血管在穿出深筋膜以前走行于肌间隙内，解剖剥离容易，手术操作难度较小，可获取较长的血管蒂，术中可根据实际需要灵活调整血管蒂长度。颈肩部皮瓣、胸三角皮瓣等均属于该类型血管供血皮瓣。

（3）主干带小分支血管：有一条动脉主干贯穿皮瓣供区全长，沿途发出很多管径细小的分支供养皮瓣。该类皮瓣血管管径粗大，皮瓣血液供应充足，游离移植时血管吻合较为容易，前臂皮瓣、足背皮瓣等属于该类型血管供血皮瓣。在切取该类皮瓣时必须牺牲一条主干血管，因此该类皮瓣供区需存在两条以上主干血管，且需要有很强的侧支循环代偿能力，必要时，需要用静脉移植或人造血管来修补被切取的血管主干，以恢复主干血管的连续性，从而保证肢体远端的血供。

（4）肌皮血管：由深部的血管主干发出，进入肌肉后发出分支营养肌肉组织，穿过肌肉及深筋膜后，进入皮下组织及皮肤。

2. 轴型皮瓣的血管体区 1987年，Taylor和Palmer通过解剖学研究首次将由特定源动脉营养的三维复合组织单位命名为该源动脉的血管体区（cutaneous angiosome）。血管体区可以包括肌肉、神经、结缔组织、骨骼和皮肤，血管体区如同拼图一样组合起来构成人体，不同的血管体区之间或通过血管口径逐渐变小的choke血管吻合或通过血管口径不发生改变的真性血管吻合互相联系，后者在很多肌肉或皮肤中可以看到，特别是在血管和皮神经伴行的地方。血管体区和相邻体区之间相互联系的理论具有重要的临床意义，是设计皮瓣的重要理论基础。例如，沿着被真性吻合所连接的血管轴线设计皮瓣，皮瓣的成活长度会增加；当满足一定条件时，如延迟手术后，遵循血管体区间的动态血流压力均衡原理，血管体区间的choke血管吻合会开通，血流突破了血管体区的限制，流入相邻的血管体区，从而可获取较大面积的皮瓣，这也是跨区供血轴型皮瓣设计的理论基础。

二、手术要点

（一）术前血管探测

术前准确定位血管位置是确保手术成功的重要环节，尤其对于创伤造成正常血管解剖结构破坏或肿瘤切除术后遗留创面的病例，术前精准的血管定位尤为重要。目前，临床上常用的血管探测方法有以下四种，每种方法各有优缺点，外科医生可以根据情况进行个性化选择。

1. 便携式多普勒超声（hand-held Doppler，HHD） 操作简单、便携、价廉，是目前临床工作中最常用的皮瓣血管定位仪器，但研究表明，HHD探测结果具有较高的假阳性率。

2. 彩色多普勒超声（color Doppler ultrasound，CDS） 可提供血管起源、口径、走行及血流动力学等更为详细的信息，准确性较高，但探查所需时间较长，对检查者技术的依赖性较大，且对深层组织内血管走行无法提供直观的信息。

3. CT血管成像（computed tomography angiography，CTA） 可以对包括深层组织在内的血管位置、数目、口径、走行及与周围组织的解剖关系等提供精确的信息，具有很高的敏感性和特异性，目前已成为多种皮瓣手术前血管定位的“金标准”。但CTA具有辐射性，是一项有创检查，对检查人员具有一定的依赖性，图像制作及解读耗时较长，禁用于肾功能不全、过敏体质及体内有金属植入物的患者。

4. 吲哚菁绿血管成像（indocyanine green angiography，ICGA） 为近年来辅助血管探测的新方法，可提供实时动态的血管影像，并可应用仪器携带软件对图像进行定量分析，从而可以精准、直观地呈现出皮肤浅表血管，更有利于优化皮瓣设计。但ICGA仪器造价昂贵、机身较重，且探测深度有限，无法对位置较深的血管提供准确信息。

（二）皮瓣设计

轴型皮瓣设计遵从“点”“线”“面”原则。“点”即术前探测到的皮瓣血管蒂的体表投影，是皮瓣的旋转点；“线”即设计皮瓣的方向，为蒂血管走行的体表投影线，皮瓣设计应以这条线为轴线，依据缺损的大小和形状设计皮瓣范围；“面”即皮瓣切取的面积，一般不超出蒂血管的血液灌注范围。当皮瓣以带蒂形式转移时，皮瓣旋转点至皮瓣最远端的距离应稍大于（≥1cm）旋转点至创面最远端的距离，以此来设计皮瓣的长度；皮瓣宽度应稍大于创面的宽度（≥0.5cm），确保皮瓣转移后能无张力覆盖创面。通常，皮瓣旋转点距离缺损越近，所需的皮瓣长度越短。

（三）手术具体操作

1. 血管探查及剥离 按术前皮瓣设计先切开皮瓣一侧作为探查切口，根据需要可在筋膜上或筋膜下进行剥离，对于传统轴型皮瓣，血管探查及皮瓣剥离是顺向进行，在术前定位的血管蒂周围进行仔细分离，先显露源动脉；而对于穿支皮瓣而言，血管剥离需逆向进行，即先确定穿支血管，再沿穿支血管逆行解剖至起源血管，根据需要决定需要剥离的血管蒂长度。在剥离血管过程中，可在血管周围保留一定的筋膜或脂肪组织，对血管蒂起到一定的保护作用，操作均应尽量精细、轻柔，尽可能减少对血管蒂的损伤，一旦术中出现血管危象，可以局部应用利多卡因等药物，确保血管通畅。

2. 皮瓣掀起及转移 血管蒂剥离完毕后，切开皮瓣的另一侧，完全掀起皮瓣。当皮瓣带蒂转移时，注意避免牵拉、扭曲血管蒂；当皮瓣游离移植时，则将分离好的皮瓣血管蒂分别与受区动静脉吻合。皮瓣转移至受区后，应无张力缝合切口，避免血管蒂受压，避免皮瓣表面形成张力带导致皮瓣血运障碍等情况的发生。

3. 皮瓣血运评估 临床医生主要通过观察皮瓣的颜色、质地、指压反应、皮缘渗血等来判断皮瓣的血运情况，但这些方法多为主观判断，可靠性差。近年来，多种可以辅助评估皮瓣血运的新技术被引入修复重建外科，在一定程度上降低了皮瓣并发症的发生率。① ICGA：术中可提供实时、动态的、可量化的皮瓣血液灌注情况，研究表明，ICGA 在评估皮瓣血运方面准确性较高，可有效减少皮瓣术后并发症。但也有研究表明，ICGA 预测的皮瓣坏死范围相对保守，在某些情况下可能会造成皮瓣的浪费。②近红外光谱血氧饱和度检测技术：可以实时显示检测部位的血氧饱和度，常用于皮瓣术后血管危象的监测，具有较高的敏感度和特异性。目前，最新研发的手持式血氧饱和度检测仪还可以用于术中定量检测，具有造价相对低、便携、无创等优点，但检测结果也易受血红蛋白浓度、检测部位等多因素的影响。③红外热成像技术：可通过检测人体表面皮肤的温度来评估皮肤局部循环情况，目前已逐渐被用于皮瓣血液灌注监测。新型手持式热成像检测仪价格低廉、无创、操作简便，评估结果具有较好的可靠性，但是，监测结果易受到外界环境温度等多因素的影响。外科医生可根据实际的临床情况来灵活选择皮瓣血运检测方法。

4. 供区处理 ①一期直接缝合；②供区不能直接缝合时则可采取皮片游离移植（通常为中厚皮片），或转移另一个皮瓣（接力皮瓣）来关闭供区创面。

5. 术后处理

（1）引流：一般情况下，供区和受区下均应放置引流管，且注意引流管位置应尽量避开血管蒂区域，以免损伤血管蒂，术后密切关注引流量及引流液的颜色，拔除引流管时也应尽量避免损伤血管蒂。

（2）包扎：术毕皮瓣表面给予适当压力包扎，避免压力过大导致皮瓣缺血。

（3）观察皮瓣血运，相关并发症的处理：通常情况下，皮瓣如有血运障碍，术后 24 小时内可出现相关征象，外科医生需及时分析原因并进行处理。①如为动脉灌注不足，皮瓣通常表现为颜色苍白，指压反应不明显，如切口缝合张力过大，则可以适当拆除部分缝线，同时可给予罂粟碱等缓解动脉痉挛的药物，此外，也可给予局部烤灯照射等促进皮瓣局部血液灌注。②如为静脉回流不畅，皮瓣局部通常会表现为颜色加深，呈紫红色或紫色，指压反应较快，可通过皮瓣局部按摩、针刺放血等方法促进皮瓣静脉回流；在某些情况下，也可通过局部适当加压包扎来促进回流。③在少数情况下，患者可能因术后出血过多或本身凝血、造血障碍等导致血红蛋白浓度过低，导致皮瓣供氧不足，需要及时准确地分析原因，并进行对症处理。④如考虑因皮瓣血管蒂出现问题，如吻合口栓塞、血管蒂牵拉等，而导致血运障碍，则需及时进行手术探查，去除造成皮瓣血运障碍的原因。

（4）预防感染：皮瓣发生感染也是皮瓣坏死或伤口延期愈合的一大原因，术后可根据实际情况给予抗生素，定期伤口换药。

（韩婷璐 臧梦青 刘元波）

第六章 穿支皮瓣

穿支皮瓣是指仅以管径细小的皮肤穿支血管供血，由皮肤和皮下组织构成的一种皮瓣类型，其供血血管为穿支血管（包括动脉穿支和静脉穿支）。穿支皮瓣依靠其特殊的血液供应模式，摆脱了对肌肉组织供血的依赖，以更加轻盈灵活的姿态出现在修复重建的舞台上，为临床上大部分创面提供了良好的一期修复效果，同时更重要的是，避免了供区肌肉功能的损害，是一种更加微创的修复工具。

一、历史回顾

穿支皮瓣自首次被报道以来，已近 30 年，无数患者因这一技术而受益，这一全新的皮瓣类型和技术理念，从最初的不被接受发展到现在，已被广泛应用。关于穿支皮瓣的起源存有争议，但是学界一般认为，1989 年，Koshima 等发表的以腹壁下动脉为蒂的、不带腹直肌的下腹部皮瓣报道是穿支皮瓣研究的开端，并认为穿支皮瓣不但保留了肌皮瓣可靠的血供，还可极大降低供瓣区损害、减轻患者术后疼痛、加快康复进程；针对不同缺损，还可对穿支皮瓣进行准确设计、修剪，获得较长血管蒂；穿支皮瓣处于血液高灌注状态，切取超长穿支皮瓣时，皮瓣亦可成活。穿支皮瓣发展的历史可以分成三个阶段。第一阶段（1989—2000 年）：概念提出和发展。在这一阶段，为数不多的专家学者执着于穿支皮瓣的研究和普及工作，进行了大量开拓性的工作。第二阶段（2000—2010 年）：全面普及。随着有关穿支皮瓣概念、术语和分类等共识的形成，穿支皮瓣的研究和使用在世界范围内逐渐深入和普及。第三阶段（2010 年至今）：推广应用，回顾反思。2010 年以后，穿支皮瓣的概念和技术在更多医学专业得到进一步推广应用，学者们对穿支皮瓣的应用经验进行深入回顾和反思。

二、穿支皮瓣定义与分类

从穿支皮瓣提出之日起，关于穿支皮瓣这一概念就存在巨大争议。2001 年 9 月，第五届国际穿支皮瓣教程在比利时根特召开，针对存在的争议，与会专家就穿支血管和穿支皮瓣的定义及分类进行了探讨，讨论结果以专家共识形式发表，这就是大家后来熟识的穿支皮瓣“根特”共识。该共识将穿支血管分成 5 种类型：①仅穿过深筋膜的直接穿支血管；②主要为皮下组织提供血液供应的间接肌肉穿支血管；③主要为肌肉提供血液供应，并发出次级血管分支，为皮下组织提供血液供应的间接肌肉穿支血管；④穿过深筋膜前，在肌肉纤维之间的肌束膜内走行的间接肌束膜穿支血管；⑤穿过深筋膜前，在肌间隔内走行的间接肌间隔穿支血管。并就此提出了穿支皮瓣的 6 个释义：①穿支皮瓣由皮肤和 / 或皮下脂肪组织构成，为皮瓣提供血液供应的血管为穿支血管，这些穿支血管有可能穿过深层组织（主要是肌肉），或在深层组织（主要是肌肉）之间走行；②肌肉穿支血管是指穿过肌肉，并为其上的皮肤提供血液供应的血管；③肌间隔穿支血管是指仅通过肌间隔，并为其上的皮肤提供血液供应的血管；④由肌肉穿支血管提供血液供应的皮瓣称为肌肉穿支皮瓣；⑤由肌间隔穿支血管提供血液供应的皮瓣称为肌间隔穿支皮瓣；⑥必须按照营养动脉或血管来命名穿支皮瓣，而不是按照皮瓣下方的肌肉来命名穿支皮瓣；如果以 1 条血管为蒂可以切取多个穿支皮瓣，就应该依据皮瓣解剖学位置或其下肌肉的不同，对每一个穿支皮瓣进行命名。“根特”共识将此前有关穿支皮瓣的认识进行了很好的总结，极大促进了穿支皮瓣的推广与普及，很好地汇总了当时人们对穿支皮瓣的认知。

三、穿支皮瓣的命名

学者们曾尝试应用不同的方法对穿支皮瓣进行命名，包括按照解剖学位置（如股前外侧皮瓣）、源动脉（如胸背动脉穿支皮瓣）或皮瓣下的肌肉（背阔肌穿支皮瓣），众说纷纭。为了交流方便、消除混乱，关于穿支皮瓣的标准命名法，学界认为应按照发出穿支血管的源动脉命名穿支皮瓣。例如，对于传统的股前外侧皮瓣，如果其穿支血管来自旋股外侧动脉，且穿过股外侧肌抵达股前外侧区，则应命名为旋股外侧动脉穿支 - 股外侧肌皮瓣（LCFAP-VL）。但是，上述命名方法也存在不足，比如对于穿支血管类型、源血管情况、血管解剖学变异情况都没有体现。基于此，许多学者提出了自己的解决方案。例如，为了同时体现近端源血管、血管剥离方法、穿支类型和穿支血管穿过的肌肉，Sinna 等提出了更为复杂的穿支皮瓣命名方法。举例来说，如果以来自旋股外侧动脉降支、穿过股外侧肌的 2 条肌皮穿支血管为蒂切取穿支皮瓣，则将这一皮瓣命名为：LCFA-DB-VL-mc（2）perforator flap，即旋股外侧动脉 - 降支 - 股外侧肌 - 肌皮穿支血管（2 条）穿支皮瓣。这种命名法的优点在于尽可能详细地说明了穿支皮瓣的特性，缺点是过于繁复，不易推广。目前学界尚缺乏一种广为接受的命名法，为了学科发展，急需一种完善的穿支皮瓣命名方法。我们认为，理想的命名法应该做到：①充分尊重传统；②有利于对手术进行准确记录；③便于不同的学者之间进行学术交流；④尽量简练，从而易于掌握和推广。

四、临床应用

30 年来，文献中报道了数量众多的穿支皮瓣，这些皮瓣各有适应证和技术要点。随着时间推移，有些皮瓣在临床上被广为接受，成为修复缺损和再造器官的常用修复材料；有些皮瓣则逐渐淡出，不再被使用或很少使用。在为数众多的穿支皮瓣中，有 4 个穿支皮瓣，因研究深入、应用广泛而被称为 4 个伟大的穿支皮瓣（the great four flaps），以下进行简述。

（一）腹壁下动脉穿支皮瓣

1989 年，Koshima 和 Soeda 首次报道该皮瓣；1994 年，Allen 和 Treece 报道应用该皮瓣实施乳腺癌乳腺切除后的乳房再造。目前，该皮瓣已取代下腹部横行腹直肌肌皮瓣，成为自体组织乳房再造的“金标准”，极大降低了腹部供瓣区的损害和畸形，缩短了患者术后的康复时间。有关该皮瓣的解剖、穿支定位、皮瓣设计、塑形等，已得到深入研究，应用腹壁下动脉穿支皮瓣实施乳房再造已成为融会外科技术和美学的一门艺术。该皮瓣还可用于头颈部和下肢缺损的修复。

（二）股前外侧皮瓣

1984 年，Song 等首次报道该皮瓣。目前，股前外侧皮瓣是临床应用最多的皮瓣之一，广泛用于修复头颈部和四肢缺损。旋股外侧动脉发出众多分支，为大腿前侧的肌肉、筋膜和皮肤提供血液供应；嵌合组织瓣可根据受区需要，切取包含不同类型组织的复合组织瓣，更加精准地修复缺损。采用 flow through 皮瓣技术，股前外侧皮瓣在修复肢体缺损的同时，还可避免损伤或重建重要的肢体血管。作为近端蒂或远端蒂带蒂皮瓣，可修复自下腹部、大转子区、会阴部，至小腿近端的缺损。股前外侧皮瓣位置隐蔽、供区继发损害小、设计灵活，被誉为修复重建外科领域的万能皮瓣。

（三）胸背动脉穿支皮瓣

1995 年，Angrigiani 等首次报道该皮瓣。胸背动脉穿支皮瓣设计灵活、血管蒂长，可切取面积较大的皮瓣。作为游离皮瓣，可广泛用于修复头颈部、躯干和四肢缺损；带蒂转移可用于乳房再造、腋窝和胸壁缺损的修复。

（四）臀上动脉和臀下动脉穿支皮瓣

1993 年，Koshima 等报道以骶骨旁穿支为蒂的臀动脉穿支皮瓣。1995 年，Allen 和 Tucker 报道应用臀上动脉穿支皮瓣实施乳房再造。对于不能或不适合切取下腹部皮瓣的患者，可切取臀部皮瓣用于乳房再造，具有供区损害轻、与对应的肌皮瓣相比血管蒂长、无需静脉移植、脂肪组织量充足、切口瘢痕隐蔽等优点。

现在，各种类型穿支皮瓣移植已成为修复重建外科缺损修复和器官再造的常用手段之一。还有一些基于穿支皮瓣的概念被不断提出和应用。1991 年，Hyakusoku 等提出螺旋桨皮瓣的概念；2006 年，Hallock 提出穿支蒂螺旋桨皮瓣。这种设计新颖的局部皮瓣转移方式已成为缺损修复常用方法。2004 年，Wei 和 Mardini 首次撰文报道自由设计的穿支皮瓣，核心理念包括：①用多普勒超声等工具探测到穿支血管信号；②采用逆向剥离方法获得足够长度的血管蒂。以上述穿支血管为蒂，切取穿支皮瓣，既可带蒂转移，也可游离移植。而据 Taylor 的解剖学研究发现：人体皮肤口径≥0.5mm 的穿支血管平均为 374 条。如此众多的穿支血管构成潜在的穿支皮瓣供血血管。现在，外科医生在修复缺损和再造器官时，可供选择的组织瓣类型多样，数量众多，可针对不同患者定制个性化的治疗方案。

（臧梦青　刘元波）

第七章　预构皮瓣

公元前600年，印度医生Sushruta首次描述延迟前额旋转皮瓣重建鼻部，此后由于技术失传，直至17世纪，Gaspare Tagliacozzi用延迟前臂管状皮瓣修复鼻部缺损才被再次文字记载。20世纪后，随意型皮瓣（旋转皮瓣、推进皮瓣）、游离植皮、轴型皮瓣被应用于创面修复领域。20世纪70年代后，得益于信息、科技的发展使创面修复技术得以蓬勃发展，肌瓣、筋膜皮瓣、游离皮瓣、穿支皮瓣被陆续报道，开启创面修复领域新纪元。然而在皮瓣修复创面的临床应用中，由于理想的供区缺少轴型血管供血使复杂创伤的修复具有一定困难。为了解决这一问题，从20世纪六七十年代起，有学者开始了预构皮瓣的基础研究与临床应用，用于修复复杂组织缺损。这一技术能够在将可供吻合的血管束转移到原本不具有轴型血管的供瓣区下，再血管化成具有轴型血供的复合组织瓣。

一、组织预构皮瓣的命名与历史

"预构"的概念最早在20世纪三四十年代由心脏外科医生提出，使用各种方法转移血管组织使心脏再血管化。预构皮瓣（prefabricated flap）最早由沈祖尧教授在20世纪70年代末提出并且应用于临床。1981年，我国学者沈祖尧在将血管束植入任意皮管形成轴型皮瓣，并首次提出植入的层次与受区接触的密切程度对预构皮瓣再血管化有重要意义。1982年，沈祖尧利用股外侧血管预构大腿内侧皮瓣游离移植修复颈部瘢痕。沈祖尧教授所提出的预构皮瓣是将轴型血管载体（知名血管蒂或筋膜组织瓣）移植于本来没有知名血管的部位（或区域）的某一层次（常用的是皮下组织层），使随意性血供的皮肤软组织区域形成轴型血供，以植入的血供为蒂形成新的轴型皮瓣进行转移。例如，将颞浅筋膜瓣翻转至颈部皮下并埋置扩张器，二期利用扩张的颈部皮肤来修复面部缺损，这一携带了颞浅筋膜作为血供的颈部扩张皮瓣是预构皮瓣。1999年，美国学者Pribaz报道了十年来有关皮瓣预构的临床应用及基础研究的经验，特别指出皮瓣预构的本意：①改变皮瓣的血管蒂，使随意型皮瓣获得轴型血管蒂；②轴型皮瓣的移植（吻合血管或岛状移位）。时至今日，大网膜血管蒂、单纯血管束（动静脉束，单纯静脉，或通过动、静脉环路使静脉动脉化）、肌肉血管蒂等均可作为预构皮瓣的血供来源，而身体各部位都可被预构成轴型皮瓣。同时为了减少供区损伤，Hirai等采用了异体冷冻血管预构皮瓣，认为异体血管可作为过渡性血液通道，排斥反应发生时皮瓣已基本存活。经过3～6周的血管再生，预构皮瓣成熟后，形成轴型皮瓣转移修复。

本章秉承了预构皮瓣概念提出者沈祖尧教授的最初想法，不建议将皮瓣移植前的处置，如预先构造成形，放入软骨、骨及生物性支架材料，甚至将皮瓣延迟、扩张，在筋膜瓣上先期植皮再转移等均冠以"皮瓣预构"。而现在有许多作者在文章及教科书中扩大"预构"的含义，将上述皮瓣移植前的处置均冠以"皮瓣预构"。最容易混淆的概念为预制皮瓣（prelaminated flap）。1994年，Pribaz首先引入了"预制（prelamination）"的概念，并将预构皮瓣与预制皮瓣加以区分。他认为预构皮瓣是指将血管载体（如血管束、肌肉瓣、筋膜瓣）埋置在皮瓣下方所构建的轴型皮瓣组织，而预制皮瓣是指将不同组织、器械和材料等埋置在皮瓣下方，用以构建"定制"的复杂结构，如鼻、耳等组织。现在临床应用较广泛的动静脉环路重建术（arteriovenous loop，A-V loop）也并不应归为预构皮瓣之列，A-V loop主要是为解决在游离组织移植时，皮瓣受区没有可供吻合的血管，而采用大隐静脉移植。在受区附近找到口径匹配可以和大隐静脉吻合的知名动静脉血管，形成动静脉短路，在一期或者二期将大隐静脉切开后，与需要移植的游离皮瓣动静脉相吻合，实质上是达到延长游离皮瓣血管蒂的目的。

预构皮瓣的概念从1981年的首次提出至今已有30多年历史。预构皮瓣研究进展多集中于通过一系列干预手段来加快血管的再生及皮瓣的存活，包括药物刺激干细胞移植、高压氧治疗、低氧模拟剂预处理、生物材料使用、神经植入、组织扩张器应用和显微外科技术等，多种方式的合理联合应用，能更好地促进预构皮瓣的血管再生，最终实现皮瓣存活，为复杂组织缺损的修复开拓新途径。如 2016 年，Taş 等提出通过精细解剖血管蒂的预构皮瓣，缩短了预构皮瓣血管化的时间，解决了静脉充血和皮瓣部分坏死的问题。2021 年，有学者提出在不同时间段注射富血小板血浆以提高预构皮瓣成活率。

二、预构皮瓣的血供基础

预构皮瓣的形成过程，本质为轴型血管（筋膜）蒂与供区皮肤软组织再血管化的过程。预构组织再血管化的理论基础是神经、血管侧支发芽。沈祖尧教授通过动物实验、微血管造影等先进的实验技术已经观察到血管化的过程。血管束植入 2 天后即有新生血管从血管旁原有的微动脉、微静脉及毛细血管以发芽的形式向外呈角状或球形生长，并逐渐形成丰富的树丛状血管网，术后 4～6 天开始出现血管间的吻合。吻合血管早期呈毛细血管样，渐向静脉样转变，最后呈动脉样结构。术后 1～2 周血运就开始建立但还不够充分，术后 3～4 周有较多的新生血管形成并连接血管束与真皮下血管网，术后 6～8 周血管束与真皮下血管网间的毛细血管丛已减少（图 7.1）。

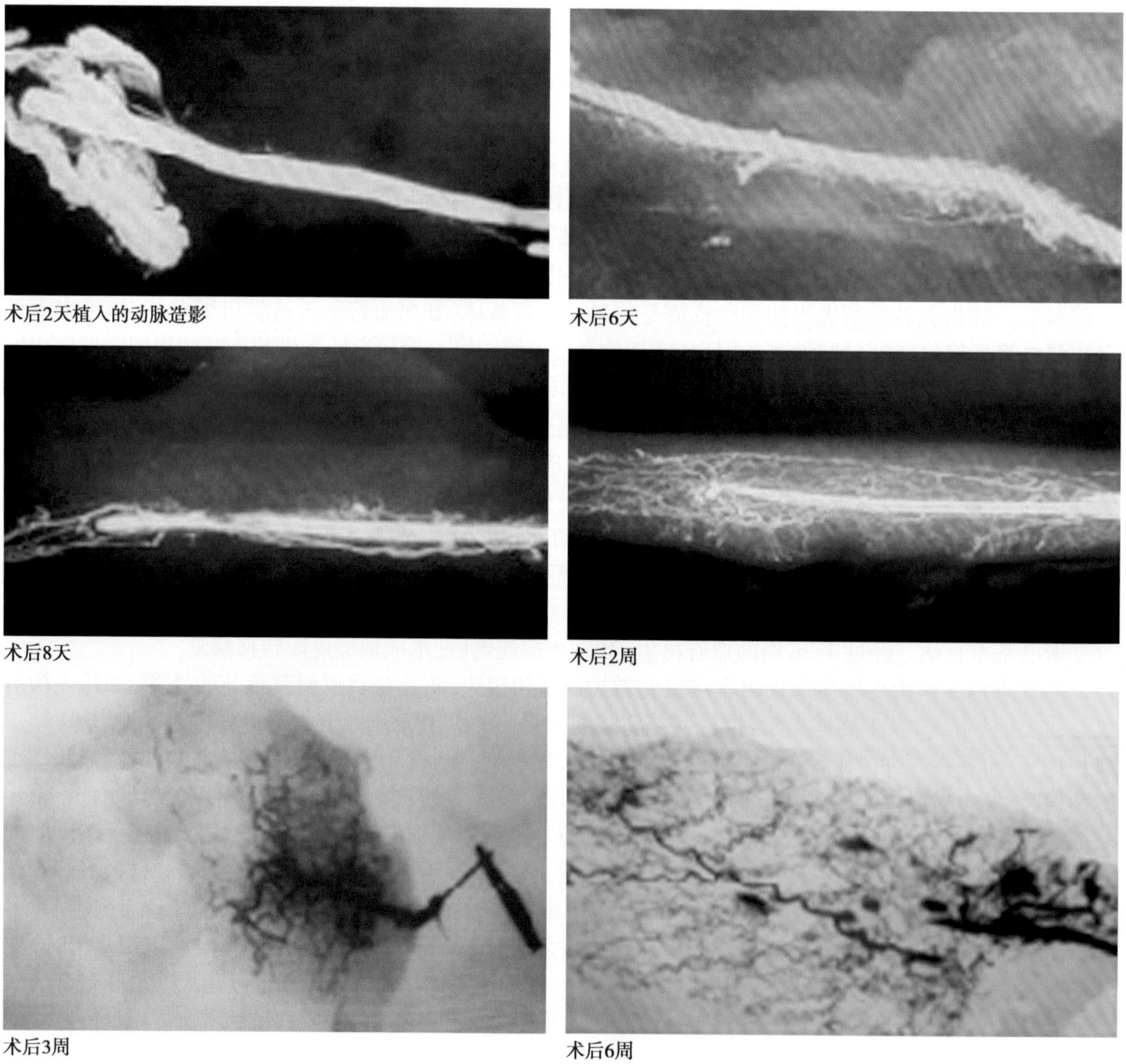

图 7.1 动脉造影显示血管植入后生长过程

这一血管化的过程还存在很多影响因素，其中血管束植入的层次与受区切接触对再血管化非常重要，预构皮瓣血管化过程是由植入血管束远端及围绕血管束为中心开始逐渐遍布整个皮瓣。另外，血管束的新生能力与组织缺氧、巨噬细胞、血管内的压力高低及血管周围组织内血管分布的密度有关。部分学者认为预构皮瓣在术后 14 天就可以完全成活，多数学者认为术后 3～4 周更安全可靠，亦有部分学者坚持 8 周更为确切。为了加快血管化过程，国内外学者尝试了很多办法，目前所知的有：①携带一部分筋膜血管植入预构区，以加快皮瓣血管化的进程；②血管蒂组织下放置硅胶膜，通过阻止血管化过程向下发展，以促进血管化向皮瓣下生长过程；③扩张术与预构皮瓣相结合，能明显缩短二次手术时间，同时使皮瓣变薄，血运更加丰富；④植入血管束的同时进行皮瓣手术延迟手术，在皮瓣相对缺血的条件下更利于预构皮瓣的血管化；⑤转化生长因子 -β（TGF-β）、碱性成纤维细胞生长因子（bFGF）以及血管内皮生长因子（VEGF）等血管形成因子，均可加快预构皮瓣的血管化过程，增加肉芽组织形成；⑥通过在不同时间段注射富血小板血浆来提高预构皮瓣成活率。此外，使用临床上已经用于治疗疾病的低氧模拟剂去铁胺，也能显著促进预构皮瓣血管化。Pribaz 等在研究中发现预构皮瓣术后会出现“一过性”静脉淤血征象，皮瓣延迟、延长获取皮瓣的时间、加大筋膜蒂与皮瓣的接触面积、额外静脉吻合以静脉减压、药物湿敷、避免皮瓣折叠压迫等可以使这一问题得到改善。

三、预构皮瓣的临床应用

皮瓣预构技术由两期手术组成：一期向组织供区植入血管（筋膜）蒂，经过一段时间的血管化，形成新的轴型组织瓣后实施二期手术，形成以植入的血管蒂为血供来源的预构皮瓣，带蒂或游离移植修复组织缺损。一期植入血管蒂的过程可以游离移植，也可以带蒂转移，还可以结合扩张器的使用，设计较为灵活多样。目前临床上常用用于预构的血管（筋膜）蒂有如下几种。

（一）大网膜预构皮瓣

我国学者沈祖尧是将预构皮瓣应用于临床的先驱者，1979 年，沈祖尧等将患者的一片大网膜从腹腔引出到腹部皮下，预制成以胃网膜动、静脉为蒂的腹部轴型皮瓣，作为吻合血管的游离皮瓣移植。具体以一侧网膜动、静脉为蒂将大网膜埋植于腹部单蒂皮瓣下方（浅筋膜层）。术后 2 周切断皮瓣蒂部行延迟术，5 周后以网膜动、静脉为蒂，从大网膜深层分离形成轴型皮瓣，最大面积为 25cm × 18cm，行吻合血管的游离移植修复大面积颅骨外露和下肢组织缺损。1990 年，Erol 采用同样的方法预构大网膜复合组织瓣修复乳房缺损，最大面积达 57cm × 19cm。

沈祖尧教授开展的第一例预构皮瓣的临床应用是大网膜预构皮瓣。患者，男，46 岁，工人。于 1973 年 5 月 28 日工作时接触 1 万伏高压电，烧伤头部及左下肢。在当地急救治疗，因左下肢坏死，在小腿中 1/3 水平做了截肢。10 月 10 日转入我院。入院时头部有 19cm × 15cm 的大块头皮缺损及颅骨外露，颅骨全层坏死，双眼有外伤性白内障。头部创面经分次手术，清除坏死颅骨，分别用前臂携带腹部皮瓣、头皮局部转移皮瓣及硬脑膜上游离植皮等多次手术，消灭了头部创面。双眼做了白内障摘除手术。遗留颅骨全层缺损出院。

1978 年 5 月 9 日，患者因上次出院后一直有头痛、头晕、恶心等症状第二次入院。于坐、立位半小时后，即可见颅骨缺损区皮肤明显塌陷，伴有头痛、头晕、恶心，平卧后即消失。顶、额部为以前手术的皮瓣及游离植皮覆盖。游离植皮区 12cm × 7.5cm，颅骨缺损范围 18cm × 15cm，该处可见与心率一致的搏动。分析以上症状与颅骨缺损范围过大有关，决定修复缺损的颅骨，而修复颅骨缺损前需先用皮瓣更换硬脑膜上的游离植皮。但患者左小腿已截除，右下肢静脉已栓塞，足背游离皮瓣无法使用。腹壁一侧曾取过皮瓣，而且皮下脂肪过厚，切取髂腹股沟皮瓣很不理想。为了免除再次应用上肢携带法转移皮瓣的痛苦，从而设计应用了大网膜轴型皮瓣游离移植。

1978 年 6 月 2 日，在硬膜外麻醉下行第一期手术，通过上腹正中切口，分离结扎胃网膜左动脉、静脉和附着于胃大弯及横结肠处的系膜及血管。游离一片以胃网膜右血管为蒂的、保留完整血管网的大网膜，面积 20cm × 15cm。在右上腹设计一 15cm × 11cm 的皮瓣，皮瓣蒂位于外侧，从浅筋膜层掀起皮瓣，将大网中膜平铺于创面上，周缘与创面固定数针以防卷缩。大网膜血管蒂（即胃网膜动脉及静脉）自腹腔穿出至皮下。为了防止腹壁绞窄血管蒂，缝合腹壁切口时，将血管周围的腹白线作环形剪除，使成一直径

1.5cm 的圆孔。腹部皮瓣缝回原处。术后 2 周，腹部皮瓣部行延迟手术。完全切断皮蒂底部，并在大网膜深层游离皮瓣基底，范围约为 1/4。皮瓣血液循环良好，然后重新缝合皮肤切口。又 3 周再次手术。先探查皮瓣的血管蒂，发现胃网膜血管通畅，动脉搏动良好。将皮瓣自深筋膜层连同大网膜完全游离，只保留胃网膜动脉及静脉相连。观察皮瓣色红，毛细血管反应迅速，血运良好，证明双游离的皮瓣已完全由胃网膜血管供给血运。同时在头部解剖右颞浅动、静脉，并切除覆盖在硬脑膜上的游离植皮。将取下的大网膜轴型皮瓣移至头部皮肤缺损处。胃网膜右动脉直径 1.8mm，静脉直径 2mm，分别与颞浅动、静脉吻合。静脉间断缝合 12 针，动脉缝 8 针。皮瓣血运重建后一直保持良好。伤口一期愈合，皮瓣完全成活。术后患者可坐 3 小时以上而不再出现头痛、头晕、恶心等症状。这可能与大网膜轴型皮瓣较厚韧，坐位时不再发生软组织塌陷有关。至今已随访 8 个月，上述症状未再出现，估计无需重建颅骨（图 7.2）。

（二）颞浅筋膜预构皮瓣

颞浅筋膜由颞浅动、静脉供养，血管蒂较粗、较长且在筋膜内的分支丰富，是理想的预构皮瓣血供来源。可以游离移植到身体其他部位形成轴型皮瓣，也可以带蒂向下翻转至颈部形成轴型皮瓣，结合扩张器的使用，特别适合于修复半侧面部缺损。由于颈部紧邻面部，修复后的色泽质地与面部的匹配程度要明

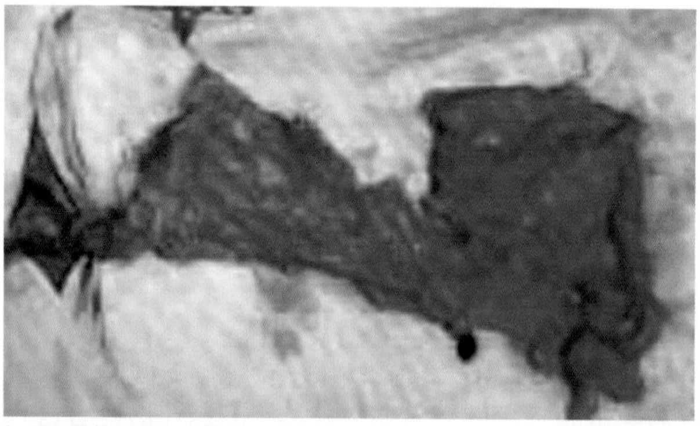

切取以胃网膜右动静脉为蒂的大网膜

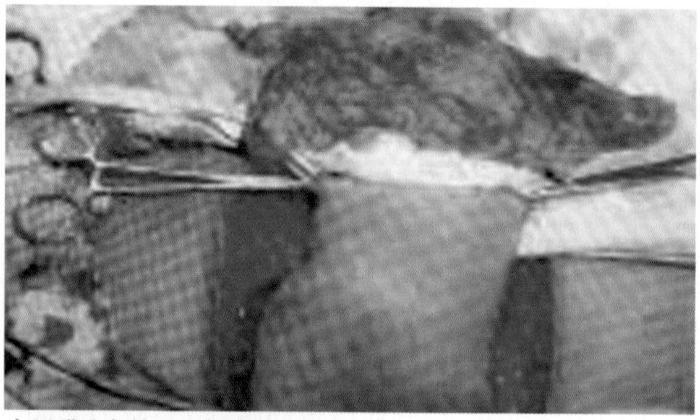

大网膜准备植入腹部带蒂皮瓣下

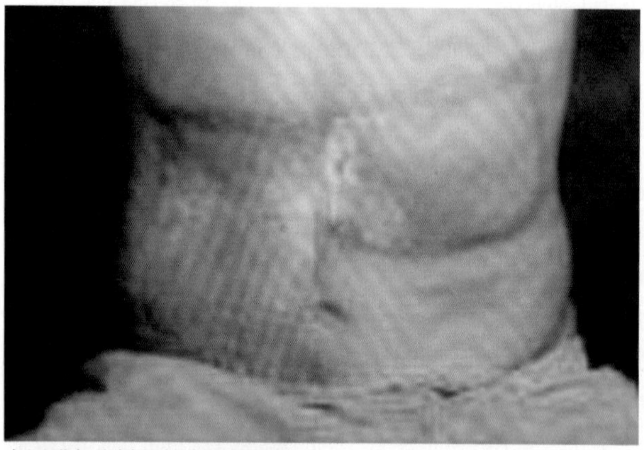

大网膜与皮瓣相结合预构皮瓣

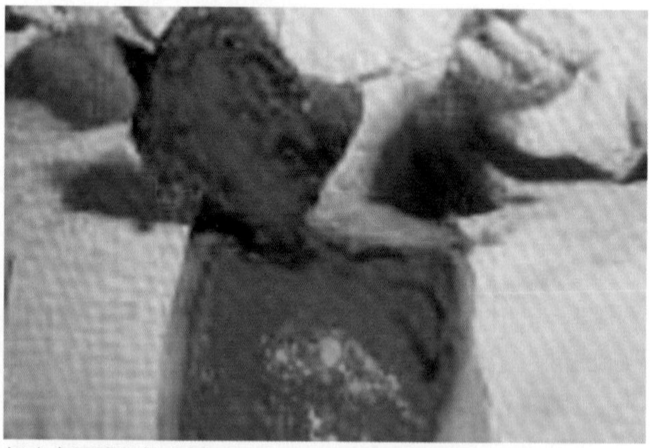

切取大网膜预构皮瓣

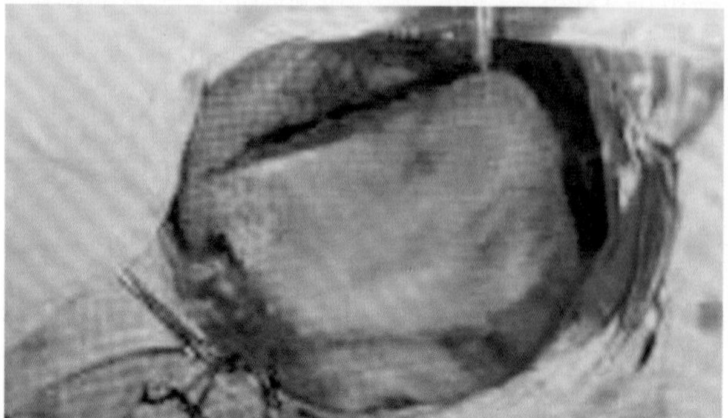

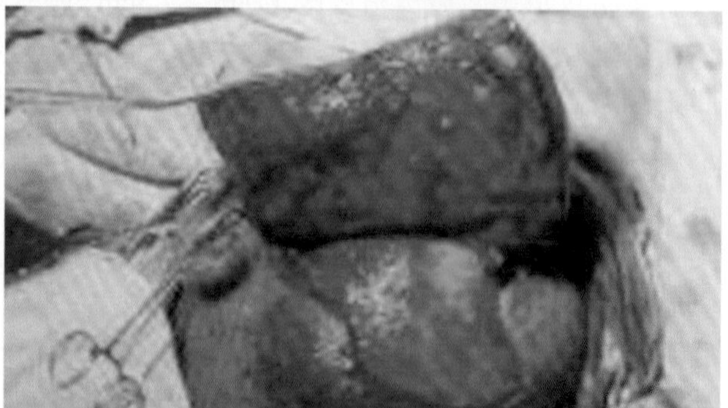

预构皮瓣转移

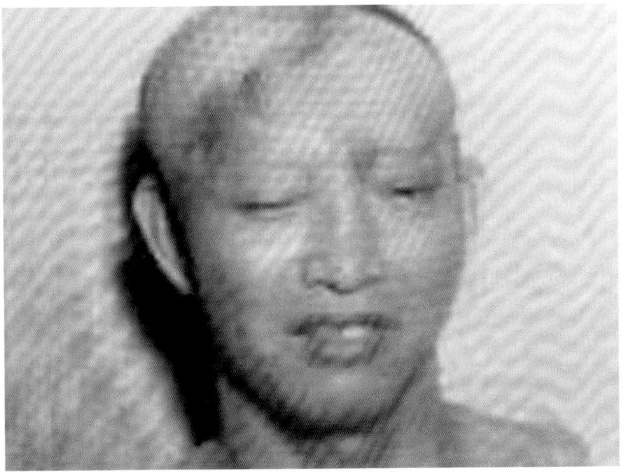

半年后复查皮瓣愈合好

图 7.2　大网膜预构轴型皮瓣

显优于其他皮瓣。该手术不需要吻合血管，操作相对简单，修复效果好，有很大的推广价值。1981 年，沈祖尧教授将颞浅血管束植入颈部皮管中段，3 周后切断皮管的两端，以植入的血管束为蒂携带皮管移转修复耳轮缺损（图 7.3）；将面动脉远端 2cm 植入颈部皮瓣内，5 周后以植入的面动脉为蒂将颈部皮瓣移转修复小口畸形；将掌指动脉植入 13cm × 7cm 的腹部皮瓣内，术后 9 天以植入的掌指动脉携带腹部皮瓣修复手部烧伤后严重畸形。1984 年，Guyuron 将以颞浅血管束为蒂的颞浅筋膜埋植于乳突区皮下组织内，3 周后将颞浅筋膜及其表面皮肤一同掀起，以颞浅血管为蒂形成筋膜皮瓣修复眶区缺损，供瓣区原位缝合。1987 年，Hyakusoku 分离出颞浅血管束，远端与同侧面动、静脉吻合。3 周后以颞浅血管远端勾蒂（实为面动、静脉为蒂），将发际区有毛发皮瓣移转修复上唇组织缺损。并切取 13cm 长腹壁下动、静脉血管束，一端与颞浅血管吻合，一端结扎后沿发际埋入耳后头皮下方，2 周后以植入的血管为蒂，将头皮瓣移转修复眉毛缺损。

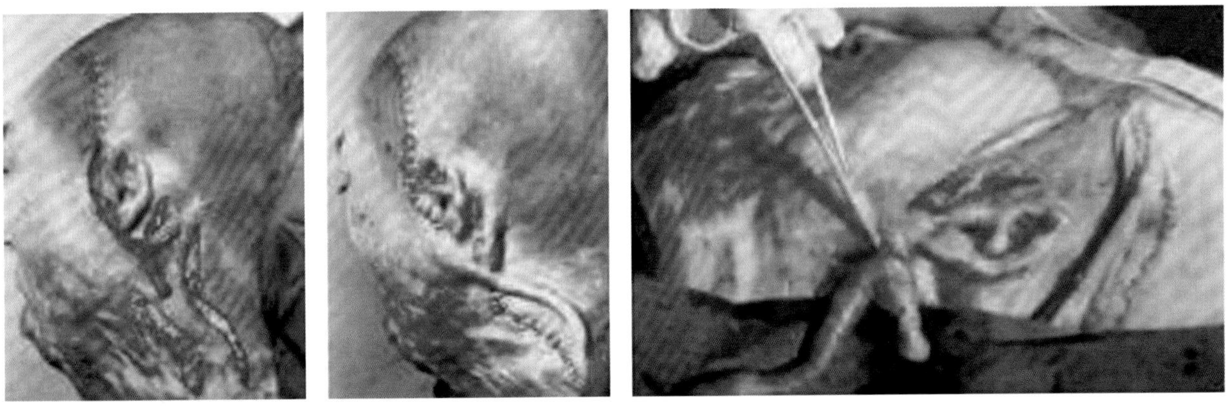

颞浅血管束植入颈部皮管

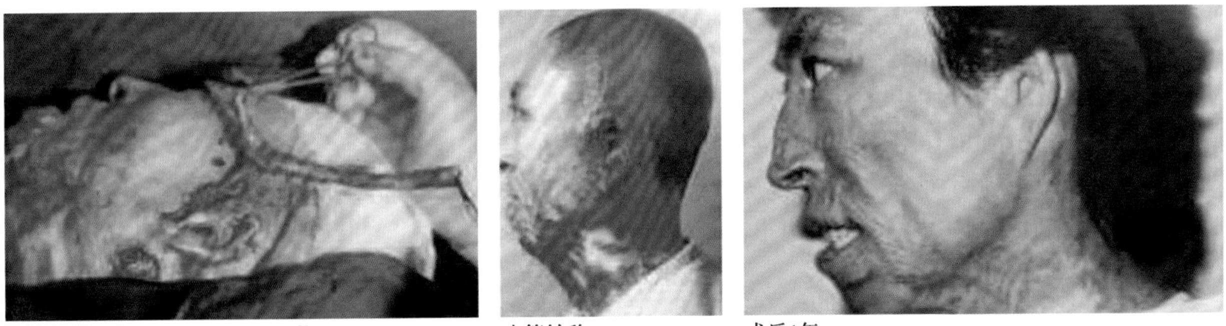

6周后皮管断蒂仅以植入血管为蒂　　皮管转移　　术后1年

图 7.3　颞浅动静脉血管束植入颈部皮管耳轮廓再造（本图由沈祖尧教授提供）

（三）旋股外侧动脉降支预构皮瓣

旋股外侧动脉降支由股深动脉发出，向下走行于股外侧肌与股直肌之间，沿途发出穿支营养大腿前外侧皮肤及股外侧肌。作为股前外侧皮瓣的营养血管，旋股外侧动脉降支具有蒂长、直径粗的优点，非常适合做吻合血管游离移植，因此也适合作为预构皮瓣的血管载体。沈祖尧教授 1982 年曾将旋股外侧动脉降支植入缺乏常规轴型皮瓣的大面积烧伤患者大腿内侧皮瓣下，8 周后利用植入动脉及皮瓣内原有的大隐静脉做血管吻合游离移植修复颈部瘢痕挛缩，皮瓣面积达 26cm × 16cm，成活良好，预构的皮瓣比股前外侧皮瓣薄（图 7.4）。李青峰等将旋股外侧动脉降支及其附属肌膜移植至颈胸部皮下，同期埋置扩张器，制作预构扩张皮瓣修复面部缺损，结合外增压技术，可以形成较大面积的皮瓣，用于修复面部大面积缺损。

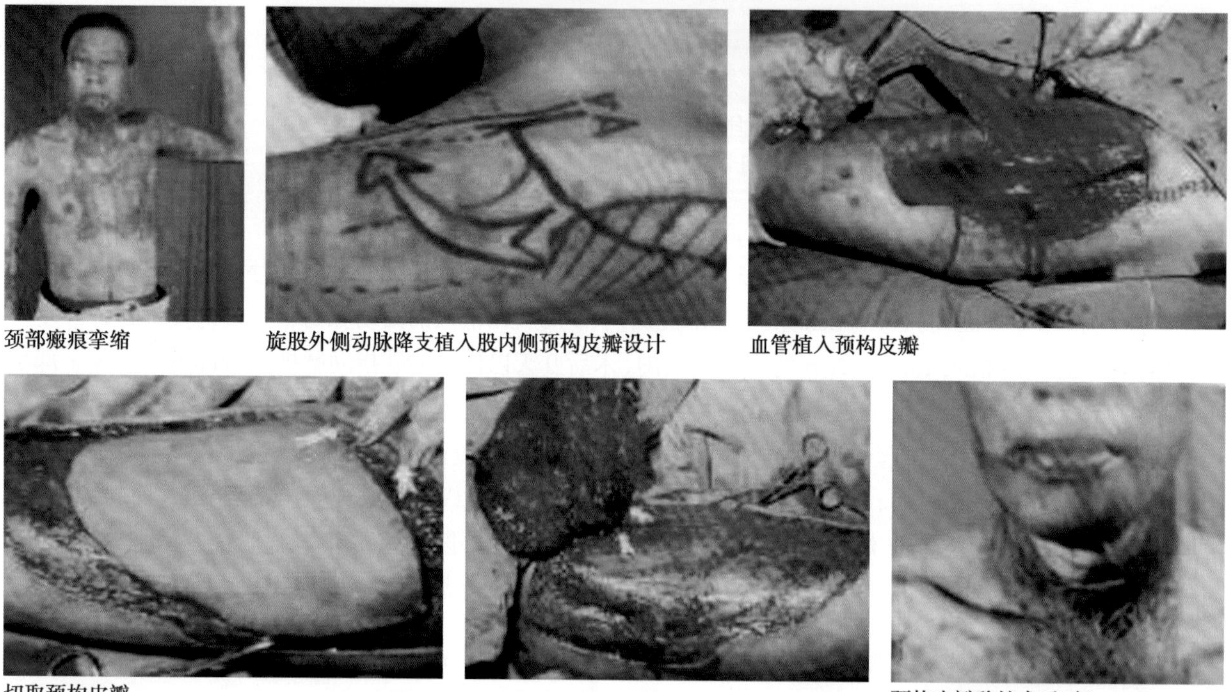

颈部瘢痕挛缩　旋股外侧动脉降支植入股内侧预构皮瓣设计　血管植入预构皮瓣

切取预构皮瓣　预构皮瓣移植术后1年

图 7.4　旋股外侧动脉降支预构皮瓣

（四）胸背动脉预构皮瓣

胸背部尤其是侧胸部皮肤具有供区面积大、埋置扩张器效果好、供区隐蔽等优点，且该部位皮肤是除颈部和前胸以外与面部最接近的皮肤，因此是修复面部缺损的良好皮肤供区。然而侧胸部皮肤的营养血管变异较大，一共有 3 支主要供养血管，较难形成大面积的轴型皮瓣。但是如果将胸背血管束携带部分肌肉从背阔肌内解剖游离，放置于皮下并放置扩张器，就可以重构出新的胸背动脉扩张皮瓣，用于修复大面积缺损。这种轴型血管层次的重构，也是预构皮瓣的形式之一。沈祖尧教授 1982 年分离出胸背动脉，形成 12cm × 3cm × 1cm 的肌肉血管蒂，植入同侧胸壁皮下组织内，5 周后以胸背动、静脉束为蒂预构成 32cm × 24cm 的皮瓣，经吻合血管游离移植修复颈部瘢痕挛缩畸形；沈祖尧等最早报道用背阔肌的胸背动、静脉血管束和腹直肌的腹壁下动、静脉血管束分别在背部和下腹部做预构扩张皮瓣，皮瓣面积最大 35cm × 25cm（图 7.5）。1982 年，Shintomi 和 Ohura 报道将胸背动、静脉血管束游离，带一条 12cm 长小指粗细的肌肉束，移位植入同侧上臂内侧，经一段时间后将上臂内侧皮瓣移位修复面部皮肤缺损，不必做吻合血管移植，手术简单安全，效果良好。李华等使用胸背动脉的前锯肌支，携带部分前锯肌筋膜，游离移植与甲状腺上动脉吻合，在前胸部可形成较大的扩张皮瓣用于修复面部缺损，因该预构组织携带了前锯肌及其筋膜，其血管网比单一的血管束丰富，预构的皮瓣血供较为可靠，二期一般不需要做外增压即可修复大面积面部缺损。

（五）桡动脉预构皮瓣

与旋股外侧动脉降支一样，桡动脉具有蒂长且粗、适合做游离移植等优点，Khouri 将桡动、静脉血管

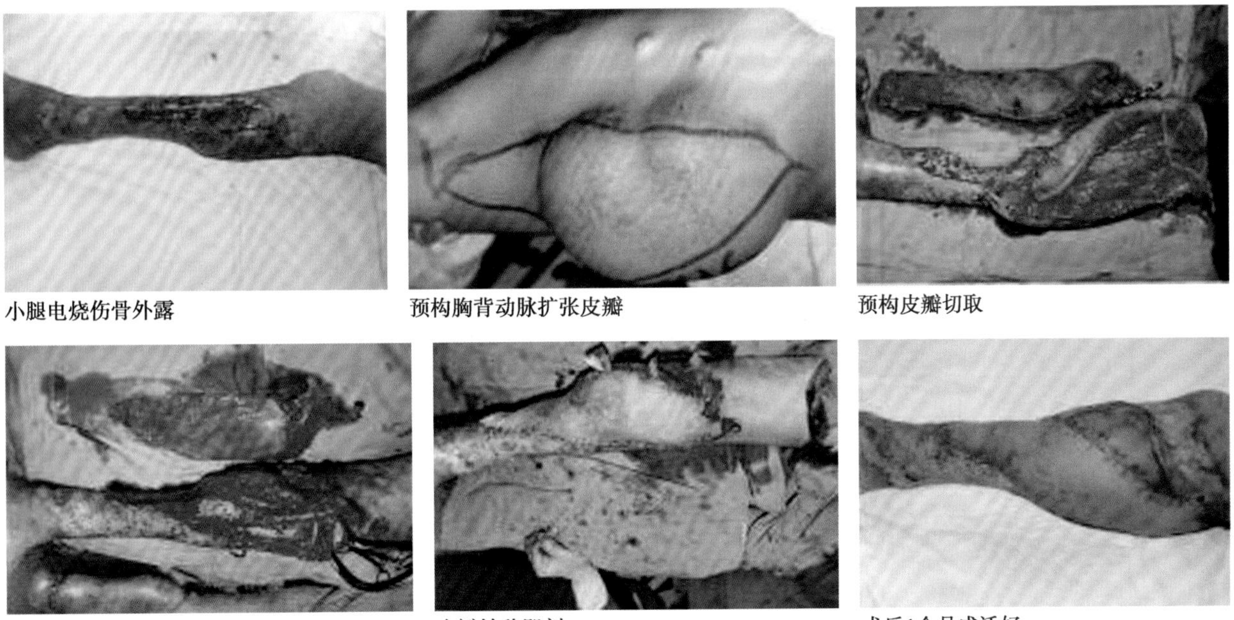

小腿电烧伤骨外露　预构胸背动脉扩张皮瓣　预构皮瓣切取

预构皮瓣切取　皮瓣转移即刻　术后1个月成活好

图 7.5　胸背动脉预构扩张游离皮瓣

束及周围筋膜作为载体游离移植于锁骨上区，与面动、静脉相吻合，结合组织扩张器用于修复面部大面积缺损，也取得了良好的效果。但是从保护供区的角度出发，该预构皮瓣牺牲了前臂的一条主要供养血管，创伤较大，不推荐优先考虑此方法。

四、预构皮瓣的优缺点

组织预构技术是复杂的整形外科技术，涉及显微外科技术、组织扩张技术、穿支皮瓣技术等。其最大的优点在于没有轴型血管的皮肤部位预构轴型皮瓣，可以较自由选择皮瓣供区，可将供区损伤最小化，受区美观及功能最大化为设计前提，而不局限于轴型血供，根据医生的需要来“定制”组织用于修复缺损，这是传统皮瓣所不能具备的。特别是在面部修复方面，预构皮瓣有着其他方式无法代替的优势，能形成与面部皮肤色泽、质地最接近的大面积轴型皮瓣，还能复合骨及软骨等支架结构，同期再造耳、鼻等复杂器官，是比较理想的整形修复手段。可选用较隐蔽的供区预构皮瓣；预构的皮瓣较薄，大而平整；可选择比较适宜口径的血管，提高了皮瓣移转时血管吻合的成功率；皮瓣蒂较长，耐扭曲及牵拉；组织损耗少，可以制成含有神经的有感觉的皮瓣；手术设计灵活方便；植入的血管蒂可以重复用于皮瓣预构，尤其适于复杂损伤或畸形的皮瓣修复。虽然这种技术随着人们对全身皮肤血管分布的了解，使用有所减少，但在一些特殊病例，轴型皮瓣供区缺乏的部位或轴型皮瓣供区受损的情况下仍不失为一种较好的方法。预构皮瓣的主要缺点是手术需分期进行，或需要延迟，整个治疗周期较长。

五、皮瓣预构的主要方式

皮瓣预构的主要方式有三种，可以根据不同的临床需要选择不同的预构方式。

（一）血管束移植预构法

当理想的供区无明确的轴型血管作为该部位血供来源时，临床医生可以将其他部位的知名血管移植至该部位皮下来构建修复所需的轴型皮瓣。

1. 血管束移植　一般选择切取后对局部或全身功能外观无明显影响的知名血管作为皮瓣预构的血管来源，与预构皮瓣供区相邻的知名血管是最理想的选择，一般需要移植至少一根动脉及其伴行静脉才能满足血管化的需求。此外，根据缺损设计供区皮瓣的形状，将剥离好的血管束移植于供区皮肤深层，使移植血管与拟切取皮瓣的长轴平行。血管移植到皮瓣供区后的处理方式有多种，产生的血管化效果有所差异。平濑雄一、Buncke 等在动物模型中对移植的血管进行了不同处理：①移植的动、静脉不做结扎等任何处理，保持血管血流通畅；②将移植的动、静脉远端相互吻合，使其形成动静脉环；③血管束移植后单纯结扎动脉远端；在这些血管处理方式中，第一种处理方法的皮瓣预置效果最佳。此外，可以用硅胶膜包绕血管束，便于二期手术时对血管蒂的辨认和剥离（图 7.6、图 7.7）。

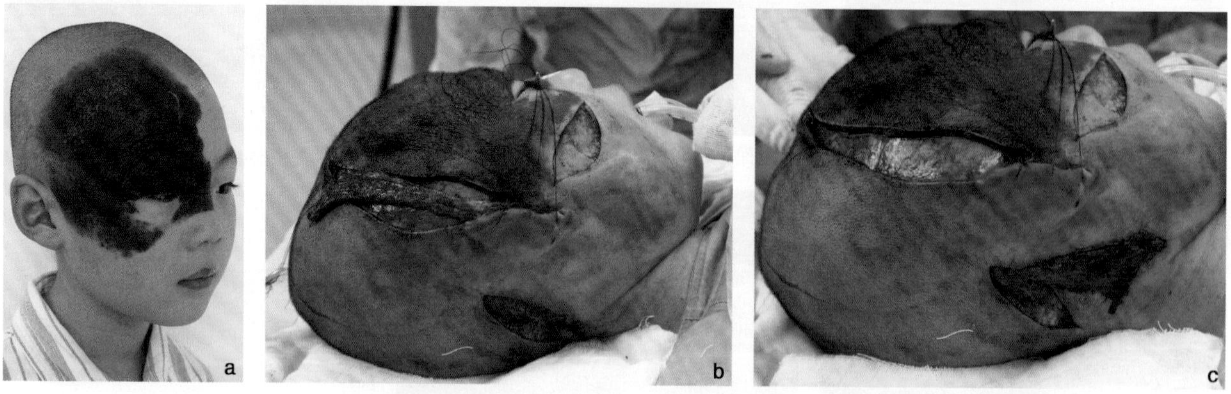

图 7.6 头面部巨痣患儿，应用血管束移植皮瓣预构技术修复缺损

a. 术前像；b. 在耳后乳突区剥离皮肤软组织腔隙，切取颞浅筋膜岛状瓣；c. 颞浅筋膜瓣通过皮下隧道转移至耳后，在筋膜瓣下埋置扩张器

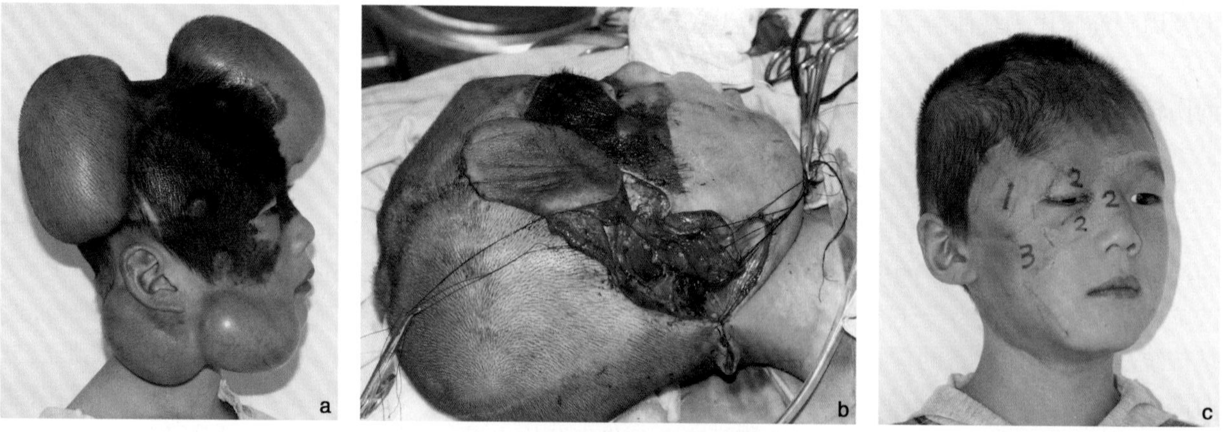

图 7.7 预构皮瓣转移，修复缺损

a. 扩张完成像；b. 以移植的颞浅筋膜瓣为携带，切取耳后乳突区岛状皮瓣；c. 术后像，预构皮瓣修复颞区黑痣切除后遗留创面

2. **皮瓣转移** 目前，临床医生对于皮瓣预构所需要的血管化时间尚未形成统一的共识，一般认为移植血管与皮瓣建立有效血液循环需要 3～8 周的时间。移植血管的供血范围决定了切取预构皮瓣的大小，临床医生可以借助吲哚菁绿血管成像等显示皮肤灌注的先进技术来判断预构皮瓣切取的安全范围。皮瓣切取转移时，临床医生可以根据临床需要来对血管蒂进行不同程度的剥离：如果皮瓣转移的距离近，可以只对血管蒂做简单的剥离；如果需要进行远位转移或游离移植，则需要对血管蒂进行仔细解剖，以获取足够长的血管蒂。

（二）皮片移植预构法

将皮片游离移植于包含知名血管的组织表面，待皮片成活并与该血管建立血运后，形成的复合组织可作为轴型皮瓣进行转移修复创面。这种预构方法一般用于以下几种特殊情况：①由于知名血管支配区域的皮肤与拟修复创面所在区域的皮肤存在特性上的差异，例如，颞浅血管为蒂的头皮瓣带有毛发，如将其用于耳廓缺损修复，则可以一期应用皮片移植的方法进行无毛皮瓣的预构。②因外伤等原因，知名血管表面缺乏皮肤。③知名血管表面由非正常组织覆盖（如瘢痕组织等）。皮片供区一般选择较为隐蔽的部位，如切取全厚皮片，则供区一般选择切取后创面可以直接拉拢缝合的部位。此外，需要选择与拟修复部位皮肤特性相似的区域取皮。一般游离移植的皮片会在术后发生不同程度的回缩从而引起皮瓣大小的变化，所以，一般选择在术后3个月，皮片稳定后进行皮瓣的切取转移。

（三）血管转位结合皮肤扩张预构法

供瓣区存在轴型血管，但血管位于肌肉深面且无直接穿支支配皮肤，可使用血管转位预构皮瓣，并结合皮肤扩张术增加皮瓣面积，修复较大面积的缺损。

1. 血管转位与皮瓣预扩张　先将血管束在肌肉组织内或肌肉下剥离游离，将血管远端结扎并离断，随后将游离的血管束转位，沿拟切取皮瓣长轴方向放置于浅筋膜层或浅筋膜下，近端血管蒂可用硅胶膜包绕，以便二次手术时分离血管蒂部。将合适大小的皮肤软组织扩张器放置于转位的血管束深层，待伤口愈合后定期向扩张器内注水。

2. 皮瓣切取及转移　待皮瓣血管轴型化、预扩张完成后即可切取皮瓣并进行转移。根据供血血管走行及拟修复创面形态设计皮瓣方向及形态；掀起皮瓣时，将扩张器表面的纤维囊保留，以保证轴型血管包含在皮瓣内。

上述三种方法是较为常用的预构皮瓣方式。当皮瓣血管化程度不足时，可能发生部分或全部皮瓣坏死，为了增加皮瓣切取范围，提高皮瓣存活率，可以行皮瓣延迟手术，以增加皮瓣血运，再行二期皮瓣转移。

（沈余明　陈子翔　刘元波）

第八章　游离皮瓣

第一节　躯干部游离皮瓣

躯干部存在多种可以用于游离移植的组织瓣，包含各种皮瓣和肌皮瓣。本节将躯干分为胸部、腹部、背部以及会阴、腹股沟和臀部四个区域，并对各区域内常用的游离组织瓣进行简要介绍。

一、胸部

胸廓内动脉穿支皮瓣

胸廓内动脉穿支皮瓣是以胸廓内动脉穿支血管为蒂形成的皮瓣，在穿支血管的概念未提出以前，该皮瓣被称为胸三角皮瓣（deltopectoral skin flap）。1974 年，Harii 等首次报道应用吻合血管的胸三角皮瓣修复面部软组织缺损，皮瓣以第二肋间穿出的胸廓内动脉穿支血管为蒂。胸廓内动脉穿支皮瓣的颜色和特性接近面部皮肤，是良好的面部缺损修复工具。该皮瓣也可以通过去除表皮的方法形成真皮脂肪瓣，游离移植用于矫正面颈部凹陷畸形。胸廓内动脉穿支血管口径较小（平均为 0.9mm），血管蒂也较短，在穿支血管水平进行血管吻合，操作较为困难。该皮瓣的血管蒂可以剥离到胸廓内动脉主干水平，不但可以延长血管蒂长度 2～3cm，动、静脉口径也会相应增加（动脉口径平均 2.1mm，静脉口径平均 2.9mm），如此可以降低血管吻合的难度。

二、腹部

（一）大网膜瓣

大网膜瓣是最早见于文献报道的几个游离组织瓣之一，常以胃网膜右动脉为蒂。胃网膜右动脉发自胃十二指肠动脉，沿胃大弯走行，发出四条粗大的分支为大网膜提供血液灌注，同时还发出多个较短的分支，形成胃动脉，所以，大网膜瓣也可以携带一部分胃大弯的组织形成复合组织瓣进行游离移植。大网膜瓣的面积大（平均长度 35cm，平均宽 25cm），血管蒂较长（10～30cm），血液灌注良好，并且有一定的血管再生能力，可以用于修复大面积的头皮或下肢软组织缺损、慢性缺血性或者放射性溃疡。大网膜切取造成的供区损伤是限制大网膜瓣应用的主要因素。最近的临床研究表明应用腹腔镜切取大网膜瓣可以极大地降低供区损伤。

（二）腹外斜肌瓣和腹内斜肌瓣

腹外斜肌下半部分的血液供应主要来自旋髂深动脉（94%），极少数情况下这部分肌肉的血液供应来自髂腰动脉（6%）。以旋髂深血管为蒂，可以切取下部腹外斜肌肌瓣进行游离移植，也可以切取肌皮瓣或者携带部分髂骨形成复合组织瓣进行游离移植。复合组织瓣可以用于同期修复下颌骨缺损和口内软组织缺损，也可以用于下肢合并骨组织和皮肤软组织缺失的复杂缺损修复。也有作者报道应用腹外斜肌肌瓣游离移植矫治面瘫。

腹内斜肌的主要血液供应来自旋髂深动脉升支，以旋髂深动脉为蒂可以切取腹内斜肌肌瓣或者携带髂骨和髂嵴表面的皮肤形成复合组织瓣进行游离移植，然而，不能以旋髂深动脉为蒂切取纯粹的肌皮瓣，这是因为旋髂深动脉升支在腹内斜肌表面不发出任何穿支血管供应表面皮肤。复合组织瓣游离移植可以用于修复合并软组织缺损的颌骨或者下肢骨缺损。

如果以旋髂深动脉为蒂切取腹外斜肌肌瓣，在血管蒂剥离结束前，应小心保护旋髂深动脉到腹内斜肌的分支，这是因为少数患者腹外斜肌肌瓣的血供来自髂腰动脉，如果存在上述变异，则可以切取腹内斜肌肌瓣作为后备肌瓣保证修复手术的顺利进行。

（三）腹直肌肌瓣和腹壁下动脉穿支皮瓣

1979 年，Holmstrom 首次报道腹直肌肌瓣，作者报道的腹直肌肌瓣以腹壁下动脉为蒂。后来，Hartrampf 等应用以腹壁上动脉为蒂的带蒂腹直肌肌皮瓣再造乳房。1989 年，Koshima 等成功切取保留了腹直肌的、单纯以穿支血管为蒂的腹壁下动脉穿支皮瓣，极大地降低了供区损伤。现在，腹壁下动脉穿支皮瓣已成为乳房再造的“金标准”。

以腹壁下动脉为蒂可以切取单纯的腹直肌肌瓣、肌皮瓣（肌皮瓣的皮岛可以纵向、横向或者斜向设计），或者穿支皮瓣进行游离移植。皮岛横向设计的横行腹直肌肌皮瓣和腹壁下动脉穿支皮瓣游离移植可以用于乳房重建，也可以用于修复其他部位的软组织缺损，例如面部和下肢的软组织缺损。腹直肌肌皮瓣携带的皮肤较厚、皮岛可以灵活设计，适用于面部复杂缺损的三维重建；在下肢重建中，腹直肌肌皮瓣的肌肉组织可以用于填充死腔、覆盖暴露的骨组织，同时皮岛可以用于修复皮肤缺损。腹壁上动脉发出的肋缘动脉和肌膈动脉滋养第 7～10 肋骨，因此，腹直肌肌瓣可以携带第 7～10 肋骨形成复合组织瓣用于修复面部的骨与软组织缺损。

三、背部

（一）肩胛皮瓣和肩胛旁皮瓣

早在 1889 年，Manchot 就描述了旋肩胛动脉的皮肤分支情况，该分支穿出三边孔后，随即分为横支、降支、升支，其中横支和降支分别为肩胛皮瓣和肩胛旁皮瓣供应血液。后来，dos Santos 和 Nassif 分别报道了肩胛皮瓣和肩胛旁皮瓣的临床应用。1985 年，Koshima 首次报道了应用复合肩胛、肩胛旁皮瓣修复大面积下肢软组织缺损。将旋肩胛动脉皮支的所有主要分支包含在内，可以切取更大面积的皮瓣，称为超大肩胛皮瓣（extended scapular flap），这是人体最大的皮瓣之一。旋肩胛动脉也发出分支滋养肩胛骨外侧缘的骨组织，因此可以携带部分肩胛骨组织形成复合组织瓣。旋肩胛动脉与胸背动脉汇合形成肩胛下动脉，以肩胛下动脉为蒂可以携带胸背动脉支配的背阔肌肌肉组织和肩胛下角的骨组织形成形式多样的复合组织瓣。以旋肩胛动脉皮支为蒂的游离背部皮瓣血运可靠，广泛用于修复头颈部、躯干、四肢的大面积软组织缺损。

（二）背阔肌肌皮瓣

1906 年，Tansini 首次报道了应用背阔肌肌皮瓣修复乳房切除后的软组织缺损，但却没有引起广泛的关注，直到 1976 年，Olivari 才再次发表了应用背阔肌肌皮瓣修复胸壁放射性溃疡的报道，随后，背阔肌肌皮瓣才被广泛用于乳房重建。背阔肌肌皮瓣以胸背动脉为蒂，可以进行游离移植，胸背血管粗大，血管蒂较长，这些优点使背阔肌肌皮瓣逐渐成为修复重建领域最常用的游离皮瓣之一。以胸背动脉为蒂，可以切取背阔肌肌瓣、肌皮瓣或者骨肌瓣，也可以直接以胸背动脉的穿支血管为蒂切取穿支皮瓣，组织瓣携带的成分可以灵活设计，用于修复身体各部位不同的组织缺损。背阔肌肌皮瓣最大切取面积可达 20cm×35cm，利用和旋肩胛动脉的连接及其自身发出的前锯肌肌支，胸背动脉可以携带更多不同成分的组织，例如前锯肌、肋骨或者肩胛骨部分骨组织、肩胛皮瓣和肩胛旁皮瓣，复合组织瓣游离移植可以用于修复更加复杂的缺损。例如，下肢远端因外伤缺乏可用的受区血管，此时可以设计较长的背阔肌肌皮瓣修复远端的缺损，胸背动脉可以与下肢近端的血管进行血管吻合，避免了静脉移植带来的风险；游离的背阔肌肌瓣可以作为功能性肌肉游离移植恢复前臂或者手指的屈伸功能；携带肋骨的背阔肌肌皮瓣可以用于修复下颌骨肿瘤切除后骨缺损以及软组织缺损。

四、会阴、腹股沟和臀部

（一）髂骨骨瓣

以旋髂深动脉为蒂可以切取髂骨骨瓣，游离移植修复骨组织缺损。髂骨骨瓣提供的骨组织较宽且厚，并具有与颌骨相似的弯曲度，因此多用于头颈部修复重建。然而，自游离腓骨骨瓣被报道以来，髂骨骨瓣的应用逐渐减少，供区损伤成为限制其应用的最主要因素。目前，髂骨骨瓣多用于下肢血管解剖变异或者动脉疾病的患者，此时髂骨骨瓣可以替代腓骨骨瓣进行颌骨的重建。最初，髂骨骨瓣是以旋髂浅血管为蒂进行游离移植，现在，以旋髂深血管为蒂切取髂骨骨瓣已成为常规，有些医生会同时将旋髂深动脉发出的营养腹内斜肌的升支也包含在血管蒂内，以增加骨瓣的血运。以旋髂深动脉为蒂还可以同时切取以旋髂深动脉穿支为蒂的穿支皮瓣进行皮肤缺损覆盖。髂骨骨瓣常用于下颌骨的修复，半侧的下颌骨缺损可以应用具有相似轮廓弧度的同侧髂骨骨瓣进行重建。髂骨骨瓣也可以用于上颌骨的重建，髂骨骨瓣具有足够的宽度和厚度，可以在恢复上颌骨轮廓的同时为牙种植体提供良好的基底；携带腹内斜肌肌肉成分的复合组织瓣则多用于修复累及眶骨的Ⅲ型上颌骨缺损，腹内斜肌或者皮肤成分也可以作为衬里用于修复鼻腔和口腔黏膜缺损。

（二）髂腹股沟皮瓣

以旋髂浅动脉为蒂的髂腹股沟皮瓣是修复重建领域内首个移植成功的游离皮瓣，因此具有重要的历史意义。髂腹股沟皮瓣的供区隐蔽，备受儿童和女性患者的青睐。游离髂腹股沟皮瓣可以用于面部缺损以及口内黏膜缺损的修复，筋膜瓣可以用于面部凹陷的填充和其他部位软组织容量不足引发畸形的矫正。但传统的髂腹股沟皮瓣如今应用越来越少，这是因为皮瓣的血管变异较常见，给皮瓣切取带来了很大的困难。近年来，学者们运用穿支皮瓣理念对传统髂腹股沟皮瓣的切取进行了改良，提出了旋髂浅动脉穿支皮瓣的概念。该穿支皮瓣以旋髂浅动脉发出的穿支血管为蒂，携带一小部分旋髂浅血管主干用于血管吻合，以单一的穿支血管为蒂可携带 10cm × 20cm 大小的皮瓣；切取该皮瓣时，可以去除穿支血管周围的脂肪组织，使其成为人体最菲薄的皮瓣之一。但穿支皮瓣存在血管蒂较短的缺点（2～5cm），所以比较适合于修复足背、手背以及上肢和下肢远端的缺损，因为这些区域的受区血管较浅，便于进行血管吻合；穿支血管对穿支血管的吻合可以克服血管蒂比较短的问题，然而需要应用超级显微外科技术，技术难度较大，需要较长的学习曲线。

（三）臀大肌肌皮瓣

1975 年，Fujino 首次报道了吻合血管的臀大肌肌皮瓣游离移植；1980 年，Le Quang 应用以臀下动脉为蒂的游离臀大肌肌皮瓣进行了乳房重建；但游离臀大肌肌皮瓣的血管蒂比较短，且造成的供区损伤较大，极大限制了该肌皮瓣的临床应用。随着穿支皮瓣技术的不断进步，臀上动脉穿支皮瓣和臀下动脉穿支皮瓣得到了广泛的应用，穿支皮瓣保留了臀大肌的功能，降低了供区损伤，并具有较长的血管蒂，这些明显的优势使之逐渐取代臀大肌肌皮瓣。Allen 将游离的臀部穿支皮瓣用于乳房再造，乳房重建成为目前游离臀上动脉和臀下动脉穿支皮瓣应用最多的领域。如果患者的腹部接受过吸脂或者腹壁整形手术，或者因为其他创伤造成过多的腹部瘢痕，腹壁下动脉穿支皮瓣将不适合用于乳房再造，此时则可以考虑应用游离的臀部穿支皮瓣进行乳房重建。

（臧梦青 刘元波）

第二节 上肢游离皮瓣

皮瓣是有自身血液供应系统，包含皮肤和皮下组织、能独立成活的组织块，而游离皮瓣是一种由皮肤和皮下组织组成，可以一期移位到远处受区部位并通过显微血管吻合技术进行血运重建的、活的组织块。

游离皮瓣最基本的要素是皮肤和皮下组织及营养该组织的血液供应系统（图 8.1）。广义的皮瓣可以是该血液供应系统及其分支所营养的任何组织的复合，比如复合骨、肌肉、神经组织的皮瓣（图 8.2）。理论上讲，随着显微镜和材料技术的发展，只要血管的口径能够被放大到肉眼可见且有相当粗细的缝合线做吻合，切取该血液供应系统营养的任何大小的复合组织块均可以作为游离皮瓣来移植。依据这样的理念，上肢游离皮瓣的供区将以血液供应系统的基准来描述。

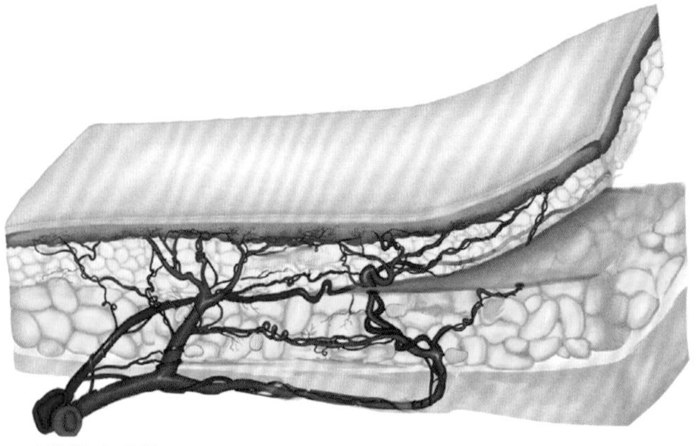

图 8.1 **单纯游离皮瓣示意图**
仅包含皮肤、皮下组织及其营养血管蒂的皮瓣

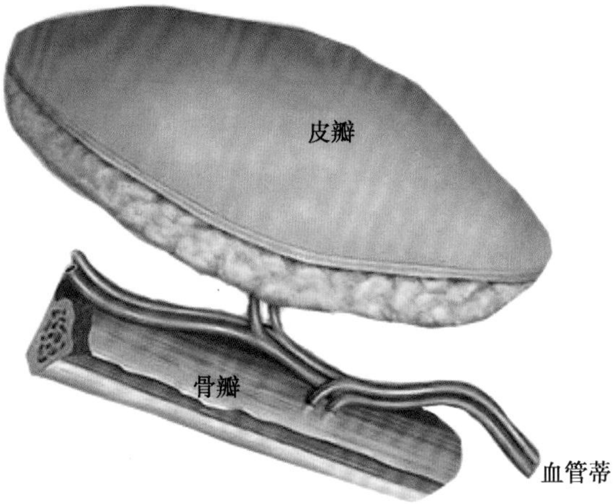

图 8.2 **复合游离皮瓣示意图**
包含皮肤、皮下组织及同一血管蒂营养的骨瓣或肌肉的复合组织游离移植

人体上肢血液供应以腋动脉为主，腋动脉起始于第一肋骨外侧缘的锁骨下动脉，其走行到大圆肌下缘延续为肱动脉，肱动脉在肘窝桡骨颈部位分为桡动脉和尺动脉来联合供应前臂及手部的营养。本节将上肢游离皮瓣分为肩胛胸壁部、上臂部、前臂部和手部来描述。

一、肩胛胸壁部

该部位以胸小肌为界将腋动脉分为三段（图 8.3），其中第一段的分支为胸上动脉，第二段的分支为胸肩峰动脉和胸外侧动脉，第三段的分支为肩胛下动脉和旋肱前、后动脉。

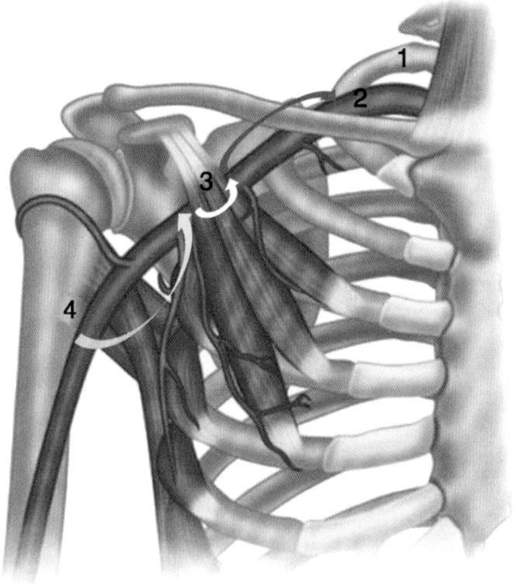

图 8.3 **腋动脉及其分支示意图**
1. 第一肋骨；2. 锁骨下动脉；3. 胸小肌；4. 大圆肌；蓝色箭头范围为腋动脉第一段；白色箭头范围为腋动脉第二段；黄色箭头范围为腋动脉第三段

（一）胸肩峰动脉游离皮瓣

胸肩峰动脉是腋动脉第二段的分支，位于锁骨中外 1/3 结合部下方，胸小肌后方，其以短干形式从腋动脉发出后在胸小肌腱性部分内侧穿出，起始部通常与胸小肌上部纤维重叠。穿过锁胸筋膜后常分为四支，包括胸肌支、锁骨支、肩峰支、三角肌支营养胸大肌、胸小肌、三角肌前部纤维以及锁胸筋膜及其皮肤（图 8.4）。前胸部的皮肤血液供应包括：胸肩峰动脉、胸廓内动脉、胸外侧动脉和肋间动脉的分支。胸肩峰动脉的分支除锁骨支外，其他分支都可以供切取皮瓣使用。胸肌支切取后并不会影响胸肌的血供，其还有胸外侧动脉、胸上动脉以及胸廓内动脉的肋间穿支供血。以胸肩峰动脉为营养血管的皮瓣可以复合胸大肌锁骨部肌肉。三角肌支一般横跨胸小肌并沿胸大肌三角肌间隙走行，与头静脉伴行。肩峰支跨过喙突，沿三角肌深面走行后与肩胛上动脉分支吻合。锁骨支沿着胸大肌的锁骨部分向内侧延伸，供应锁骨下肌和胸锁关节。Zhang 等研究表明，胸肩峰动脉的穿支血管穿出于胸大肌的锁骨头和胸肋头之间，体表投影是锁骨中线与肩峰和与剑突连线的垂线交叉点，平均口径 0.7mm。三角肌支和肩峰支一般都有较大口径的穿支可以作为游离皮瓣用（图 8.4），二者的穿支沿着胸三角肌间隙走行。

胸肩峰动脉游离皮瓣的适应证一般为中等大小皮肤缺损为好，小于 10cm × 6cm 最好，这样供区可以直接闭合，术前多普勒超声没有探测到穿支血管、局部有瘢痕或患者不愿意遗留胸部瘢痕为禁忌证。

（二）胸背动脉游离皮瓣

胸背动脉是锁骨下动脉第三段分支肩胛下动脉的属支。肩胛下动脉起始直径为 3～7mm，长平均

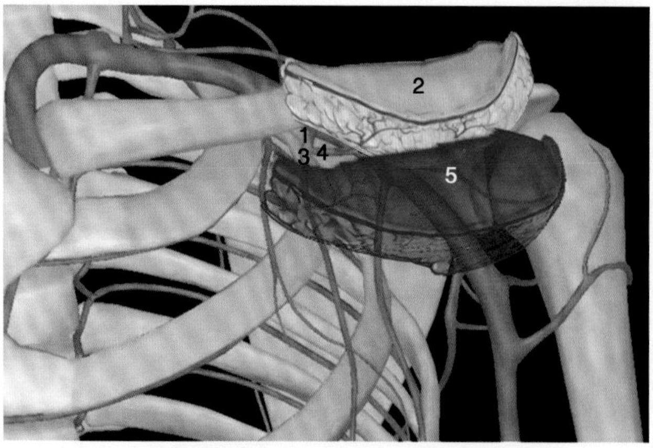

图 8.4 胸肩峰动脉游离皮瓣示意图

1. 胸肩峰动脉；2. 胸肩峰动脉三角肌支游离皮瓣；3. 胸肩峰动脉胸肌支；4. 胸肩峰动脉三角肌支；5. 胸肩峰动脉胸肌支游离皮瓣

为 18mm，然后发出旋肩胛动脉和胸背动脉。偶有胸背动脉直接从腋动脉发出或胸外侧动脉发出，占 3%～5%。胸背动脉平均长约 8.5cm、外径 1.6～2.7mm，有两条伴行静脉，外径 3～4mm。胸背动、静脉从腋部沿着背阔肌前缘后方 2～3cm 的内表面肌膜下走行，Heitmann 等研究表明胸背动脉入肌点大约在肩胛骨下缘 4cm 部位，在此分为水平支（或内侧支）和降支（外侧支），二者之间有交通支，其中外侧支平行肌肉外侧缘走行，发出 2～3 支皮支，第一穿支穿出点位于腋后襞下约 8cm；第二穿支点位于第一穿支点起远端 2～3cm 处。胸背动脉内侧支发出 1～3 只肌皮穿支，第一穿支位于肩胛下角水平线上方 1～2cm，除了肌皮穿支外，约 47% 的标本发现营养皮肤源于胸背动脉的肌间隔穿支。

胸背动脉皮瓣供区相对隐蔽，特别适用于女性患者。游离移植可以修复四肢、头颈、躯干浅表创面，供区最好能直接闭合，如切取供区较大不能直接缝合，需要采用局部其他血供来源的穿支皮瓣旋转覆盖（图 8.5）。

（三）旋肩胛动脉游离皮瓣

旋肩胛动脉是腋动脉第三段分支肩胛下动脉的分支之一，平均长度 4cm，平均直径 4mm，3% 是由腋动脉直接发出的。旋肩胛动脉沿小圆肌下缘走行，经由小圆肌、大圆肌和肱三头肌长头构成的三边孔，在肩胛骨腋缘分为深支和浅支。其中深支为肌支，浅支为直接皮动脉。该皮动脉绕肩胛骨腋缘后发出升支、横支和降支来营养肩胛背区皮肤。旋肩胛动脉浅支各分支之间相互交通，并与胸背动脉、肩胛上动脉、肋间动脉的皮支广泛吻合。横支恒定存在，直径为 1.0～2.5mm，降支直径为 0.8～1.2mm，均可以设计为游离皮瓣修复四肢或躯干及颈部的组织缺损（图 8.6）。

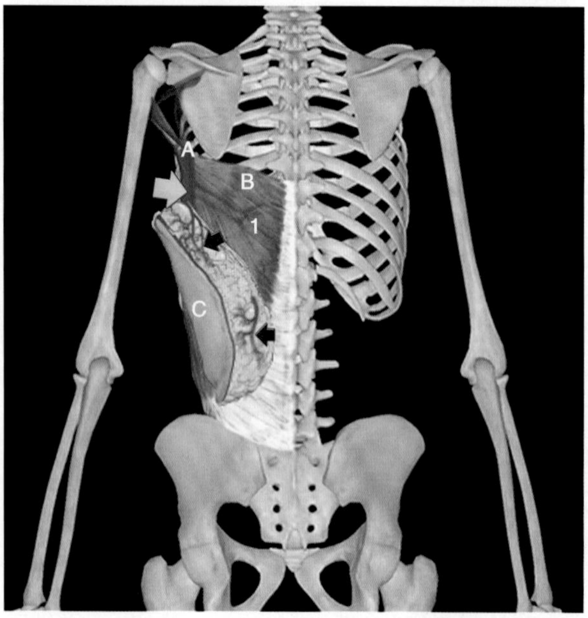

图 8.5 胸背动脉游离皮瓣示意图

A. 胸背动、静脉；B. 背阔肌上缘；C. 胸背动脉外侧支穿支皮瓣；1. 胸背动脉内侧支；黄色箭头示胸背动静脉外侧支；黑色箭头示穿支血管

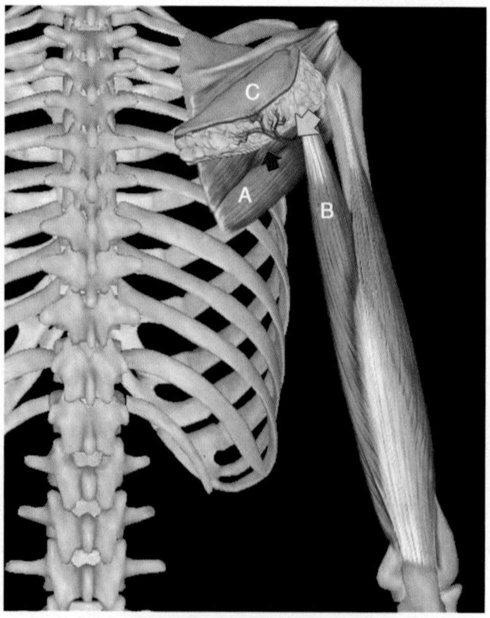

图 8.6 旋肩胛动脉游离皮瓣示意图

A. 大圆肌；B. 肱三头肌长头；C. 旋肩胛动脉游离皮瓣；黑色箭头示小圆肌；黄色箭头示三边孔及从中穿出的旋肩胛动、静脉及其分支

旋肩胛动脉皮瓣供区皮肤质地好，切取宽 8～10cm 的皮肤大多可以直接闭合，尽量不植皮。

二、上臂部

上臂部的游离皮瓣是以肱动脉及其属支为供血动脉的游离皮瓣，肱动脉是在大圆肌下缘延续腋动脉而来。近端穿过喙肱肌和肱二头肌之间，然后从肱二头肌和肱三头肌（长头和内侧头）之间进入肘窝。肱动脉常有两根伴行静脉，其最大的分支是肱深动脉，外径在 1.25～2.70mm，其次是尺侧上副动脉和尺侧下副动脉（图 8.7）。

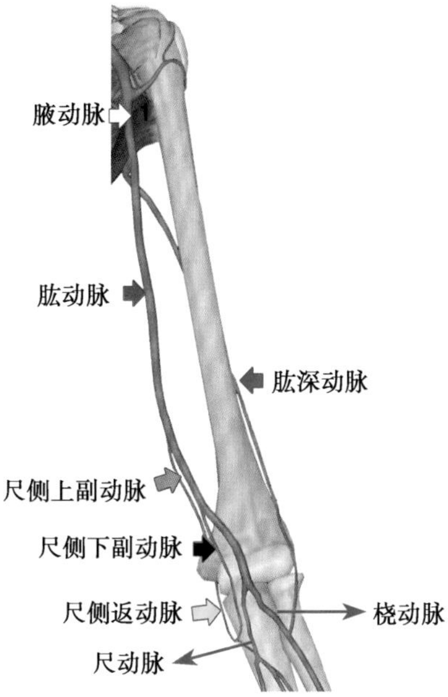

图 8.7 **肱动脉及其分支示意图**

1. 大圆肌，其下缘是腋动脉延续为肱动脉的起始部

（一）桡侧副动脉游离皮瓣

桡侧副动脉游离皮瓣也就是常说的上臂外侧游离皮瓣，是以桡侧副动脉后支为供血动脉的皮瓣。该动脉是肱深动脉的分支。肱深动脉从肱动脉的后内侧发出，与桡神经伴行，在桡神经沟部位发出分支桡侧副动脉和中副动脉。桡侧副动脉在三角肌止点下方 4cm 处分为前支和后支。前支与桡神经伴行穿外侧肌间隔经肱桡肌和肱肌间达肘前部；后支贴附臂侧肌间隔后方，在肱桡肌与肱三头肌之间下行并逐渐浅出至肘后外侧与桡侧返动脉吻合。桡侧副动脉后支外径为 0.7～2.5mm，有两支伴行静脉。切取该皮瓣时以三角肌止点至肱骨外上髁连线为臂外侧肌间隔和桡侧副动脉后支的体表投影。以该线为轴线设计皮瓣（图 8.8）。

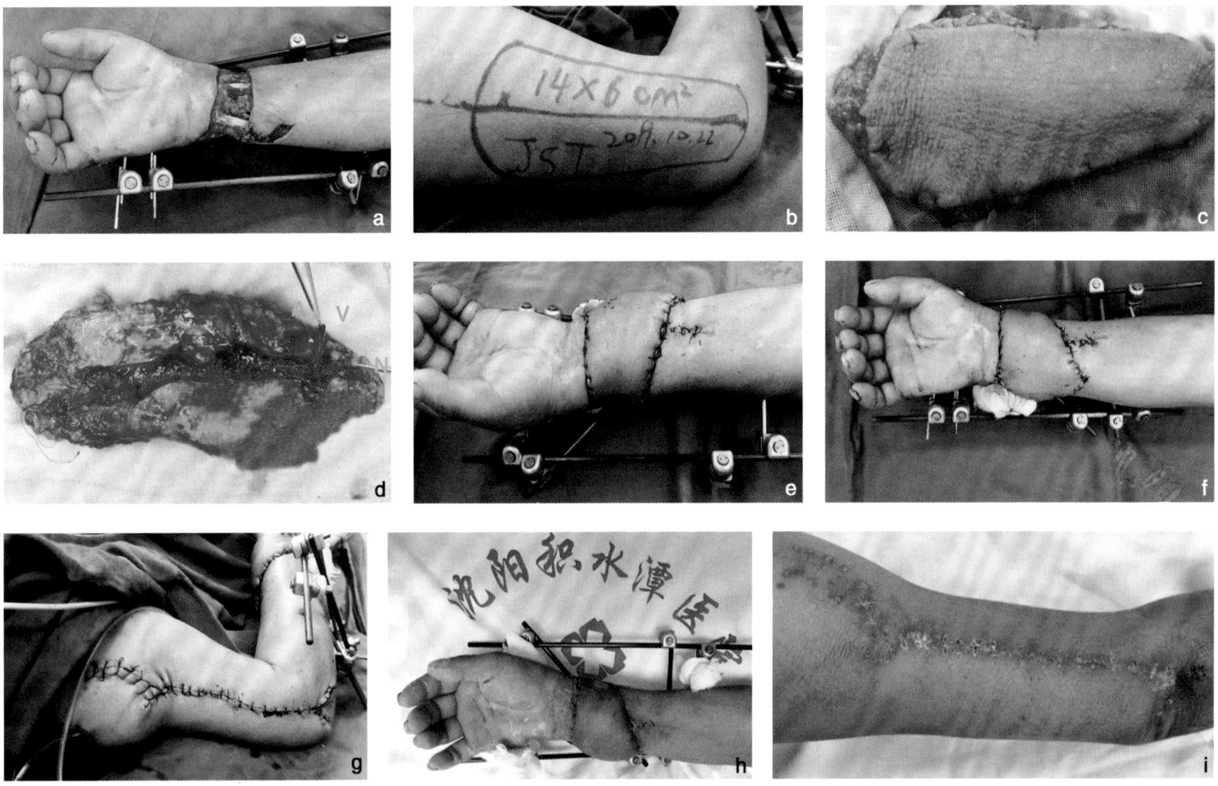

图 8.8 **桡侧副动脉游离皮瓣（沈阳积水潭医院手外科朱柯楠提供）**

a. 前臂外伤性皮肤缺损；b. 设计前臂外侧桡侧副动脉为供血动脉的游离皮瓣，面积为 14cm × 6cm；c、d. 切取后的游离皮瓣，A. 桡侧副动脉；V. 桡侧副静脉；N. 臂后皮神经；e、f. 修复创面后供血良好，部分不能覆盖的创面，游离植皮覆盖；g. 供区皮肤直接闭合；h. 术后皮瓣成活良好；i. 术后供区皮肤现状（瘢痕）

桡侧副动脉游离皮瓣质地好，皮瓣薄，游离移植适合修复手部、腕部、颌面和颈部等部位的中小面积浅表创面，供区最好直接缝合，术中注意桡神经的保护。

（二）尺侧上副动脉游离皮瓣

上臂内侧皮瓣的主要供血动脉有尺侧上副动脉、尺侧返动脉和尺侧下副动脉。其中尺侧上副动脉是上臂内侧皮瓣的主要动脉。该动脉大多数发自上臂中段的肱动脉，约占 88.6%，少数也有来自肱深动脉，约占 8.6%，外径为 0.8～2.5mm，平均 1.7mm，沿尺神经前面，经臂内侧肌间隔后方下行。皮瓣的中点应设计在肱骨内上髁上 10cm 处，该处皮肤穿支恒定而口径较粗大；皮瓣的前后界位于上臂前后正中线，近侧至腋窝，远侧至肱骨内外上髁连线（图 8.9）。

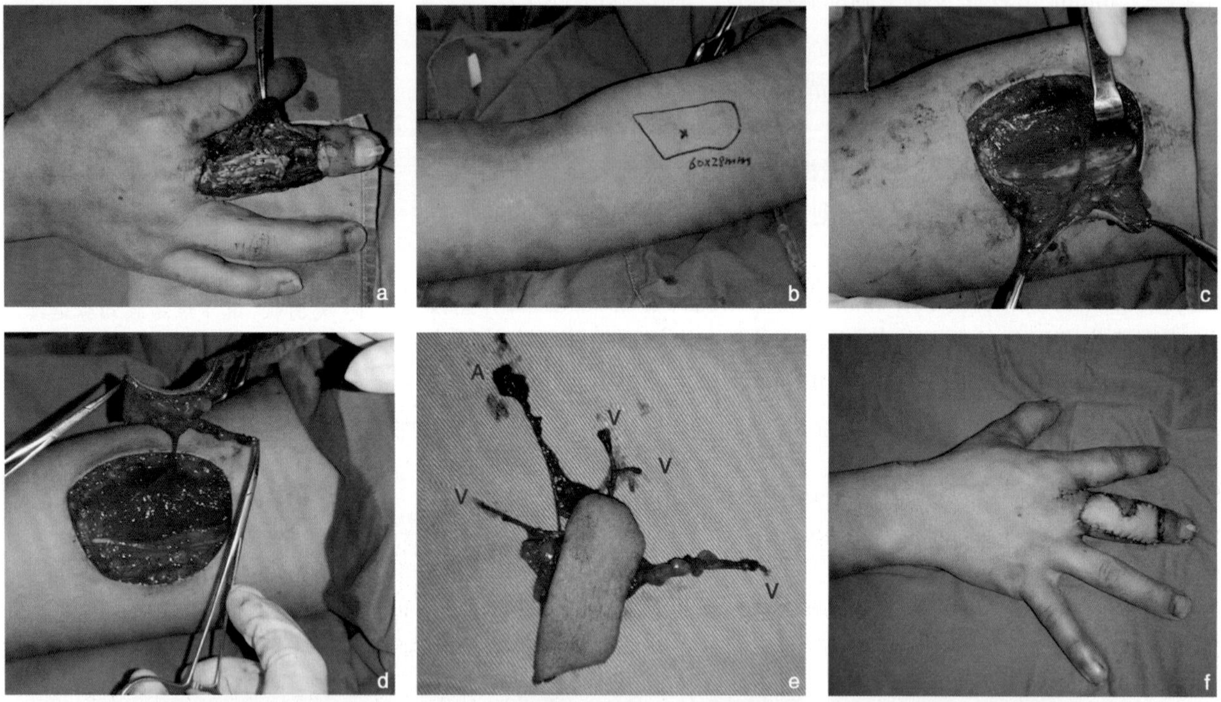

图 8.9 尺侧上副动脉游离皮瓣修复手指背侧皮肤缺损（台州恩泽医疗中心恩泽医院王成提供）

a. 中指手背皮肤缺损；b. 设计尺侧上副动脉游离皮瓣，以肱骨内上髁上 10cm 为动脉穿出点，皮瓣大小 6cm×2.8cm；c、d. 找到皮下浅静脉以及肱三头肌和肱肌之间的尺侧上副动脉穿支，切取皮瓣；e. 图中 A 示尺侧上副动脉，V 示上臂浅静脉；f. 尺侧上副动脉游离修复手指背侧皮肤缺损，皮瓣血供好

上臂内侧游离皮瓣皮肤薄，质地柔软，富于弹性，位置隐蔽。供区创面小可以直接缝合，如果面积较大，可以植皮。不足的是该皮瓣的动脉口径较细，需要高超的超级显微外科技术来进行血管吻合。

三、前臂部

前臂部游离皮瓣是以桡动脉、尺动脉和骨间总动脉为供血动脉的皮瓣。

（一）桡动脉游离皮瓣

桡动脉是肱动脉在平桡骨粗隆部位，肘横纹远端 2.2cm 部位发出，起始外径为 3～3.5mm，近乎是肱动脉的延续，供应前臂桡侧。该动脉近端位于肱桡肌内侧和旋前圆肌外侧，远端位于肱桡肌肌腱内侧和桡侧腕屈肌外侧之间。在腕横纹近端，桡侧腕屈肌内侧可以触摸到桡动脉搏动，此处的血管外径一般为 1.0～3.4mm。桡动脉在下行过程中，有两根恒定的伴行静脉，皮瓣回流可以选用头静脉，也可以选伴行静脉。桡动脉游离皮瓣也称为“中国皮瓣”，是由杨果凡（1981 年）首先报道其临床应用结果。皮瓣以肘窝中点至腕部桡动脉搏动点为纵轴线，切取面可以根据受区大小来定，上界到肘部，两边可以包括整个前臂皮肤（图 8.10）。

桡动脉皮瓣血管恒定，口径粗，易于吻合，而且这个部位的皮肤质地色泽好，特别适用于面、颈部软

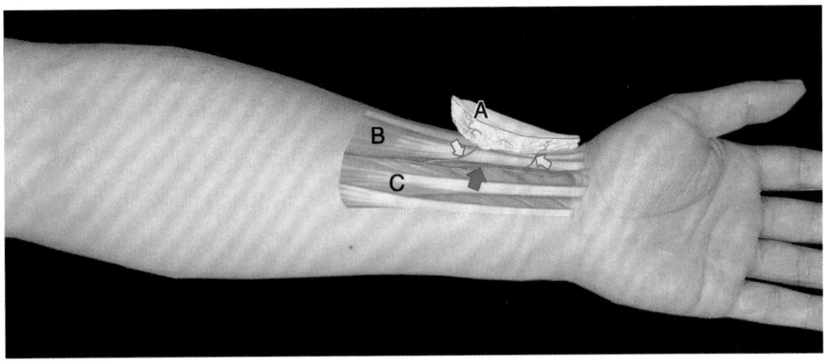

图 8.10 桡动脉游离皮瓣示意图

A. 皮瓣及穿支血管；B. 桡侧腕屈肌；C. 掌长肌；蓝色箭头示桡动脉；黄色箭头示桡动脉皮肤穿支血管

组织缺损及器官再造，但该皮瓣切取后牺牲桡动脉主干，对手部的血供有一定影响，此外，术后局部留下的瘢痕也会影响美观，尤其对于女性患者选择要慎重。特别要强调的是，不能轻易切取这个部位的皮瓣去修复下肢等次要部位的皮肤软组织缺损。

（二）尺动脉游离皮瓣

尺动脉是肱动脉的分支之一，在桡骨粗隆水平以近直角发出。在前臂近端尺动脉从旋前圆肌深头下方斜向尺侧穿行于指浅屈肌和指深屈肌之间（图 8.11），并沿着内上髁至豌豆骨间连线下行，此时其位于尺侧腕屈肌外侧和指浅屈肌内侧。在前臂远端 1/3、腕关节近端 2～3mm、尺侧腕屈肌桡侧部位可以触摸到尺动脉搏动，通常有两根伴行静脉。尺动脉在下行至腕部前发出 3～8 组肌间隔皮动脉营养筋膜、皮下组织和皮肤。每组皮动脉皆有两条静脉伴行。切取皮瓣以肘窝中点至豌豆骨为纵轴线，切取面可以根据受区大小来定。

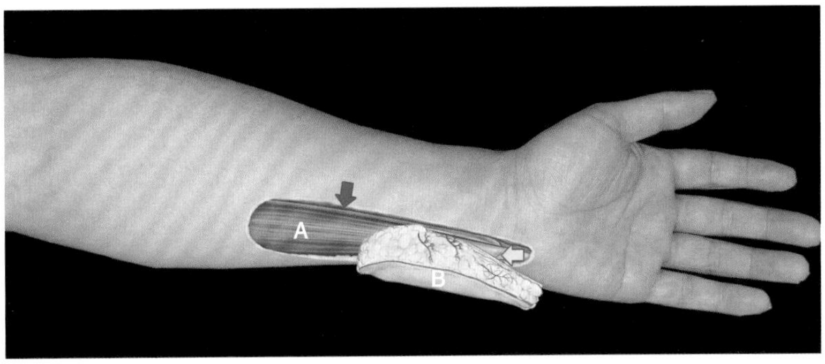

图 8.11 尺动脉游离皮瓣示意图

A. 尺侧腕屈肌；B. 尺动脉游离皮瓣；蓝色箭头示尺动脉主干；黄色箭头示尺动脉腕上皮支，该皮支分出上行支和下行支，可以切取作为游离皮瓣而不损伤尺动脉主干，但血管较细，需高超的显微外科吻合技术，也可以将尺动脉发出腕上皮支的部位切取一段，以利于血管吻合，然后修复尺动脉主干

尺动脉皮瓣血管恒定，口径粗，易于吻合，而且这个部位的皮肤质地色泽好，特别适用于面、颈部软组织缺损及器官再造，但该皮瓣切取后牺牲尺动脉主干，对手部的血供有影响，此外，术后局部留下的瘢痕也会影响美观，尤其对于女性患者选择要慎重，这是该手术明显的缺点，因此，修复四肢其他部位组织缺损时，一般不主张应用尺动脉游离皮瓣，而且尺动脉为手部主要供血动脉，如果切取，建议移植血管修复。

（三）骨间后动脉游离皮瓣

骨间总动脉是尺动脉的最大分支，发出后下行不到 2cm 就分为骨间背侧动脉和骨间掌侧动脉，其命名是以动脉位于桡尺骨骨间膜掌侧和背侧为依据的。骨间后动脉大约在肱骨内外上髁连线远端 10cm 穿过骨间膜进入前臂背侧旋后肌深面。然后经旋后肌和拇长展肌之间，在前臂伸肌之间下行，在前臂的下段位于小指伸肌和尺侧腕伸肌之间。动脉起点外径为 1.4mm ± 0.2mm，远端外径为 0.7mm ± 0.1mm，平均长度为 13.7mm ± 0.8mm。在尺骨茎突以近 2.5cm 水平与骨间前动脉有弧形吻合支相连。该吻合支恒定，出现率高，外径为 0.8mm ± 0.1mm，并有两条小静脉伴行。骨间后动脉在前臂发出 7～14 支肌间隔动脉营养前臂背侧皮肤，这些皮支的投影位于肱骨外上髁至远尺桡关节中点的连线上。皮瓣的设计按照顾玉东院士提出的点、线、面原则进行。术前可以用高频超声定位皮支穿出点，轴线一般位于肱骨外上髁与尺骨头桡侧缘连续上，在此轴线上据肱骨外上髁 9.6mm ± 3.2cm 和尺骨头近端 4.3mm ± 1.7cm 的位置都会恒定出现多个皮支，切取皮瓣面积依据受区的大小来定（图 8.12）。

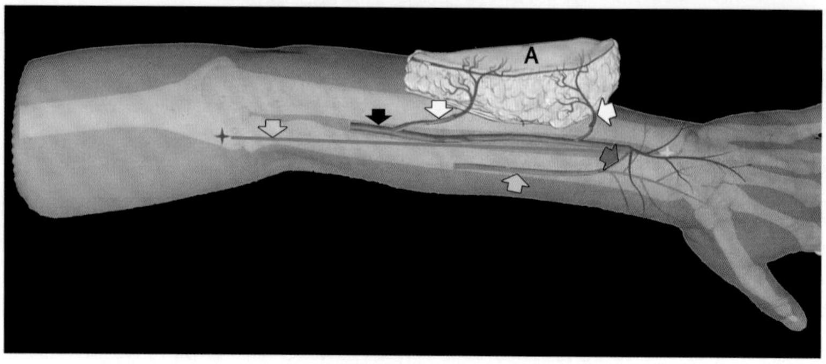

图 8.12 骨间后动脉游离皮瓣示意图

红星示肱骨外上髁；黄星示尺骨头桡侧部位，黄色箭头示皮瓣的轴线（蓝色线）；A. 骨间后动脉皮瓣；黑色箭头示骨间后动脉主干，白色箭头示骨间后动脉两个分支，二者可以设计为分叶皮瓣；粉色箭头示骨间前动脉和骨间后动脉交通支，一般位于尺骨茎突上方 2.5cm 处；绿色箭头示骨间前动脉

骨间后动脉游离皮瓣皮肤质地柔软、弹性好，且穿支较多、恒定，适合手部中小创面的修复，也可以做成游离分叶皮瓣修复手部掌背侧皮肤联合缺损。

四、手部

手部绝大多是游离皮瓣修复的受区，即使切取皮瓣也多数是局部带蒂皮瓣来修复手部小创面。近年来，随着穿支皮瓣技术的普及与应用，再加上对供区保护理念的日益加强，手部也可以作为游离组织瓣的供区来修复手指的小面积组织缺损。

桡动脉掌浅支游离皮瓣：桡动脉掌浅支是桡动脉在绕过舟骨结节部位进入鼻烟窝前发出的最后一个分支。Radunovic 等对 100 只铸型人体手标本的研究表明，桡动脉掌浅支 100% 会出现在腕关节部位，其位于桡侧屈腕肌外侧，桡骨茎突水平。桡动脉发出该分支的起始外径为 2.9mm ± 0.34mm，一般在 2.4～3.5mm 之间，而桡动脉掌浅支的起始外径为 1.52mm ± 0.49mm，一般在 0.8～2.7mm 之间。张文龙等的研究表明，该动脉起始外径为 1.26mm ± 0.36mm，该血管的粗细程度取决于该动脉营养范围的大小，但不论其粗细如何该动脉都会发出皮支来营养拇短展肌及腕部表面的皮肤。该皮瓣设计以桡骨茎突近端 1～3cm 范围内桡动脉搏动最明显处至舟骨结节尺侧缘为轴，根据创面大小设计腕横纹部或鱼际部皮肤皮瓣，需要注意保留进入皮瓣的 1～2 条浅静脉。此皮瓣可以复合携带正中神经掌皮支修复指神经（图 8.13），也可以作为 flow through 皮瓣来重建手指的远端血供（图 8.14）。

该皮瓣质地好、厚薄适中、相对无毛，且血管位置较为恒定，属于直接皮支皮瓣，切取较简单，且取后仅在供区留下线形手术瘢痕，也不牺牲主干血管，对供区损伤小。但是，此皮瓣切取面积有限，对手术者的显微外科技术要求高。

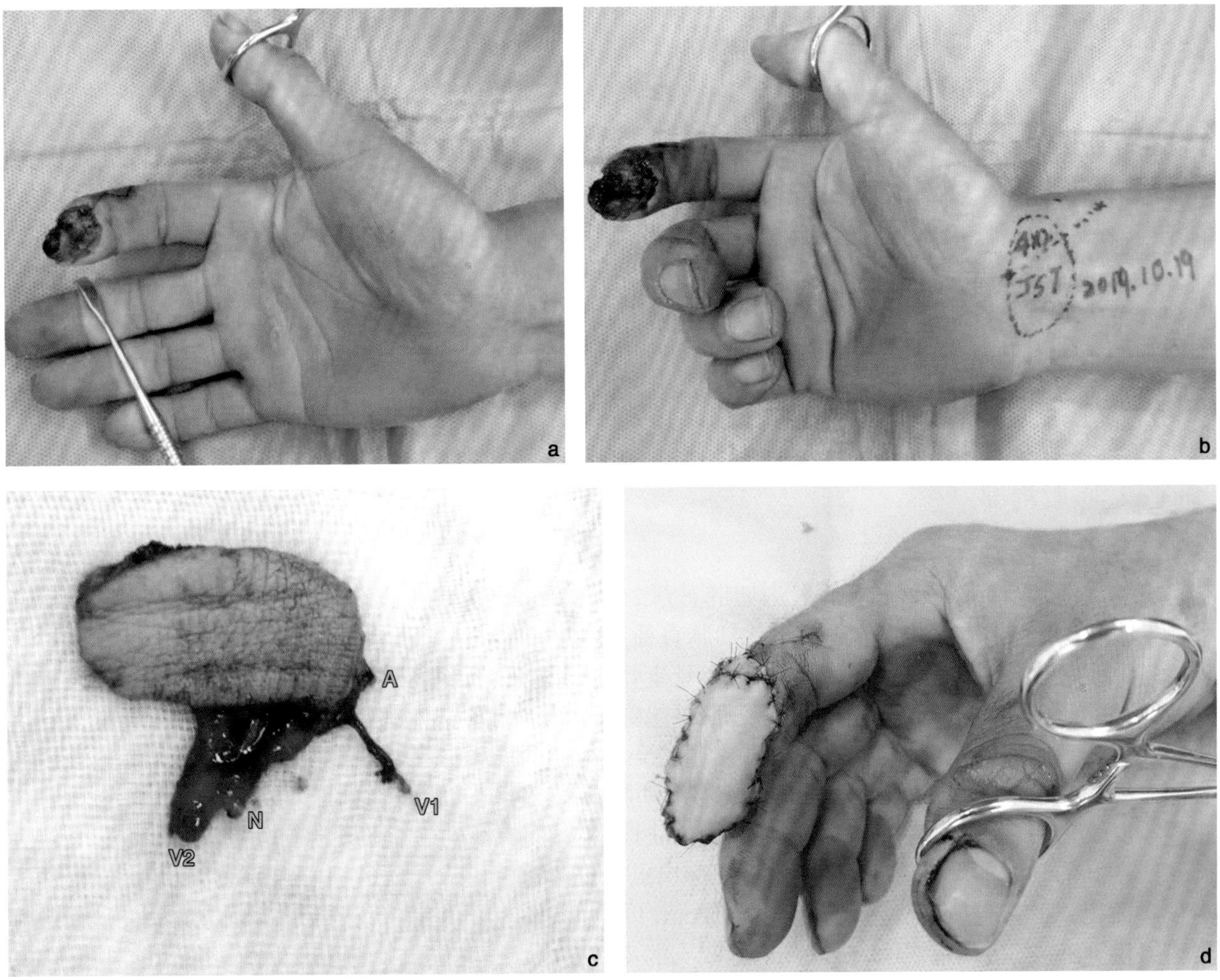

图 8.13 **桡动脉掌浅支游离皮瓣（沈阳积水潭医院手外科朱柯楠提供）**

a. 右手示指指腹外伤性缺损创面；b. 设计携带正中神经掌皮支的桡动脉掌浅支游离皮瓣，大小为 4cm×2cm；c. 皮瓣切取游离后，A 为桡动脉掌浅支，V1 和 V2 为静脉，N 为正中神经掌皮支；d. 皮瓣覆盖创面与受区指动脉直接吻合，血供良好

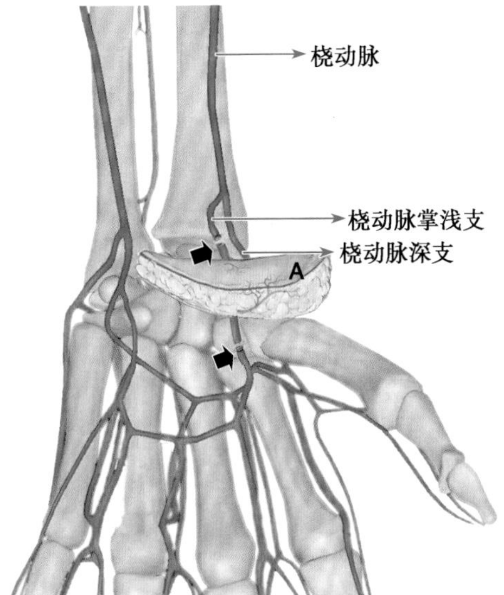

图 8.14 **桡动脉掌浅支 flow through 皮瓣示意图**

A. 皮瓣；黑色箭头示掌浅支主干的近远端切断部位

（李文军）

第三节 下肢游离皮瓣

游离皮瓣是利用显微外科技术重建血供后具有独立血供的、活的组织块，其最基本的要素是皮肤和皮下组织及营养该组织的血液供应系统，广义的皮瓣可以是该血液供应系统及其分支所营养的任何组织的复合，比如复合骨、肌肉、神经组织的皮瓣。本节将以下肢血液供应顺序来描述下肢常用的游离皮瓣。

人体下肢血液供应以股动脉为主，其是髂外动脉的直接延续。髂外动脉沿腰大肌内侧缘下降，经腹股沟韧带中点的深面至大腿前部，移行为股动脉；股动脉在股三角内下行，穿过收肌管后出收肌腱裂孔至腘窝，移行为腘动脉；腘动脉在腘窝深部下行，至腘肌的下缘分为胫前动脉和胫后动脉，其中胫前动脉至踝关节前方移行为足背动脉，而胫后动脉经内踝的后方转至足底，分为足底内侧动脉和足底外侧动脉两个终支。本节下肢游离皮瓣将分为腹股沟部、大腿部、膝部、小腿部、足部来分别描述。

一、腹股沟部

旋髂浅动脉游离皮瓣

旋髂浅动脉及其伴行静脉在腹股沟韧带下方 2.5～3.0cm 处起始于股动脉及其伴行静脉，一般从其前外侧壁发出，是直接皮动脉血管。旋髂浅动脉直径为 0.8～1.8mm，在股动脉外侧 1.5cm 处分为浅支和深支（图 8.15）。浅支随即穿出深筋膜向髂前上棘走行；深支继续在深筋膜下向上外方向前行，沿途发出肌支及肌穿支（直径为 0.3～0.5mm）后于缝匠肌外缘穿出深筋膜，并发出相应皮支营养腹股沟前外侧皮肤。

旋髂浅动脉浅支是直接皮动脉，而深支通常会走行于深筋膜深层，通常需要在靠近缝匠肌或该肌内分离血管蒂，解剖难度较浅支更大。切取旋髂浅动脉游离皮瓣时按照点、线、面的方式来设计。首先标记腹股沟皮纹，其是腹股沟韧带下方 4～6cm 的皮肤自然皱褶，在线的中点股动脉搏动处至髂前上棘划线为旋髂浅动脉的轴线，用多普勒超声确定皮支穿出点为皮瓣血管供应皮肤的中心点，然后以受区缺损面积为皮瓣面积，切取时其长宽要大于受区边缘 2cm，以防止切取后的皮肤皱缩导致皮瓣张力较大，从而影响皮瓣血供。Suh 等的研究表明，旋髂浅动脉浅支的皮支穿出点一般位于尺骨结节外侧 4.5cm，向上 1.5cm，约 4.2cm × 2cm（垂直 × 水平）的椭圆形范围内（图 8.16）。

切取皮瓣时先切开皮瓣的下外侧边缘，深度为浅筋膜和深部脂肪层之间，此部位会有一层明显的白色筋膜组织，在此层切取皮瓣可以避免损伤淋巴系统，而且此层筋膜相对乏血管，有助于在相对无血条件下找到浅支的皮肤穿支，并进一步找到旋髂浅动脉主干。该皮瓣的静脉可以选取伴行静脉，也可以选取浅静脉，一般走行于髂前上棘至耻骨结节方向，游离皮瓣时要注意保护，皮瓣的切取最好在放大镜下进

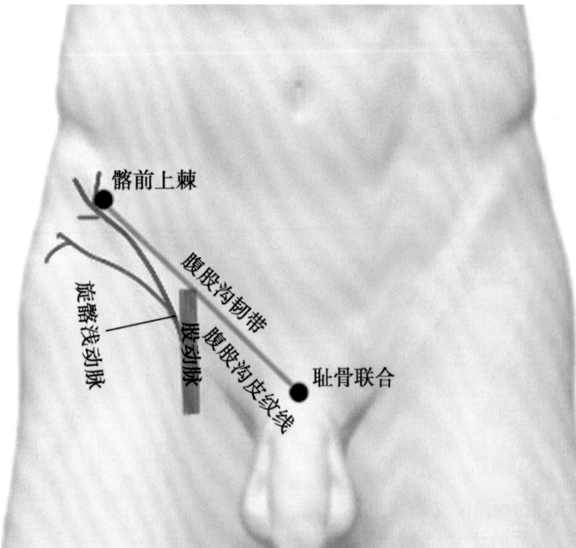

图 8.15 旋髂浅动脉体表投影示意图

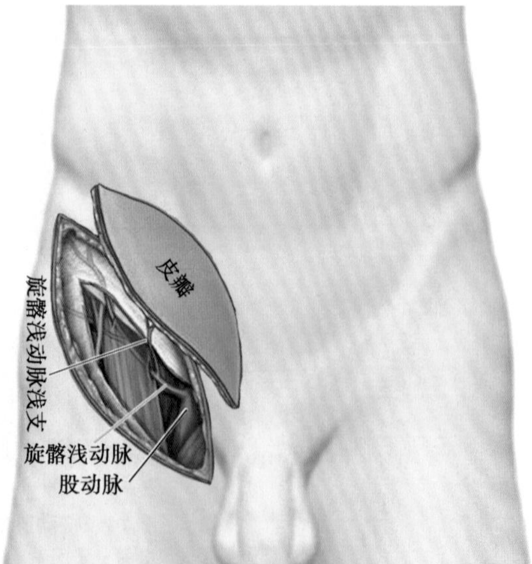

图 8.16 旋髂浅动脉浅支皮瓣切取示意图

行，如果发现血管很细，建议在显微镜下操作，有助于皮瓣血管蒂的游离。

旋髂浅动脉游离皮瓣的优点是供区隐蔽，且皮瓣相对较薄，质地好，不损伤主干血管，可以同时切取髂骨或淋巴结作为复合组织皮瓣游离移植，可作为四肢中小面积皮肤缺损（可以切取 4cm × 3cm 到 12cm × 35cm）、皮肤骨缺损或淋巴水肿治疗的修复；供区直接闭合后皮肤瘢痕小，是目前对供区损伤很小的"泳裤供区"，也逐步成为修复重建的主力皮瓣。该皮瓣的缺点是血供口径较小，且血管蒂部较短，需要高超的超显微外科吻合技术，此外，切取皮瓣的学习曲线相对较长。

二、大腿部

（一）旋股外侧动脉游离皮瓣

1984 年，我国学者徐达传首先报道了股前外侧皮瓣的解剖学研究，后 Song 等首次介绍了以旋股外侧动脉降支为血供的股前外侧皮瓣修复术，随后这个皮瓣逐渐被临床广泛使用，成为现代修复重建外科的主力武器之一。

旋股外侧动脉大多在靠近股深动脉根部发出后向外侧走行，在缝匠肌和股直肌后方分为升支、横支和降支，但该动脉也可来自股动脉和髂外动脉。

旋股外侧动脉降支最粗大，行程最长。降支动脉起始处外径为 3.4mm，静脉为 3.9mm，通常二者伴行，一般其中一条静脉口径会远大于另一条，临床选择吻合静脉需要给予关注。降支会在股直肌和股外侧肌之间下行，平均走行 20.5cm。降支在髌骨上方 6～10cm 处进入股外侧肌，在这个区域降支动脉外径为 1.0～2.0mm，静脉外径为 0.8～2.0mm，而在髌骨上缘 15cm 左右，降支动静脉外径都在 1.0～3.0mm。降支最终在膝关节周围与膝上外侧动脉或股深动脉分支交通，构成膝关节周围动脉网。Smith 等回顾性分析了降支皮支的分布和数量，结果表明，临床研究的皮支数量平均为 2.1 支，要少于解剖学研究的 2.7 支，大多数研究记录的皮支口径大于 0.5mm，其中 79.2% 为肌皮穿支；研究结果也发现临床中 5.4% 的降支没有皮支发出（包括术中探查和术前多普勒超声探查以及高频超声和 CTA 检查），而所有的解剖学研究结果都表明有至少 1 支皮支发出。这样的研究结果也提醒临床医生在术前准备要告知患者及家属可能出现的情况。通过 250 例的临床经验，Lin 等提出利用肢体体表解剖标记的 ABC 系统可以很准确地确定皮支穿出点，魏在荣等在此基础上设计了股前外侧皮瓣三纵五横线法的切取方案，也能准确定位皮瓣穿支的位置。

旋股外侧动脉横支和升支在起始部位常常共干。升支在髋关节外侧的阔筋膜张肌下方沿转子间线上行。Hubmer 等的尸体标本研究表明，97.8% 的升支起源于旋股外侧动脉，2.2% 起自股深动脉，而横支出现率是 45/45（100%），其中 33/45（73.3%）起自升支，6/45（13.3%）与降支共干，5/45（11.1%）从降支发出。升支一般会可预测性地出现在髂前上棘与髌骨外侧缘连线上，距髂前上棘远端 7.5～11cm 范围内；升支口径为 2.9mm，长度为 3.79cm，常常有两条伴行静脉，口径在 2.8～2.5mm。横支是旋股外侧动脉最细的分支，从外侧越过股中间肌前方后穿过股外侧肌盘绕股骨。

旋股外侧动脉皮瓣皮肤穿支点的研究表明，10% 皮支为直接皮动脉，37% 为肌间隔皮动脉，53% 为肌皮穿支，57% 的皮支经股直肌和股外侧间隙走行，62% 的穿支从降支发出，10% 来自横支，28% 来自升支。

旋股外侧动脉游离皮瓣切取时也要按照点、线、面的方式设计，其中点，即旋股外侧动脉皮支穿出点，大多位于髂前上棘至髌骨外侧缘连线（髂髌线）中点 3cm 为半径圆形的外下象限内；线，即旋股外侧动脉的轴心线，位于腹股沟韧带中点下方股动脉搏动点至髂髌线中点的连线；面，即切取的面积，需要根据受区的大小决定，一般要比受区宽 1cm。设计的皮瓣一般为外侧 2/3，内侧 1/3。切取时可以采用传统切取法，先切开皮瓣的内侧缘，直接切开阔筋膜，沿阔筋膜深层可以看到进入皮肤的穿支，然后牵开股直肌和股外侧肌，一般在间隙可以找到旋股外侧动、静脉主干，利用会师法分离皮瓣的血管蒂，然后切开皮瓣的另一侧边缘，观察皮瓣血供后，切断皮瓣血管蒂（图 8.17）。

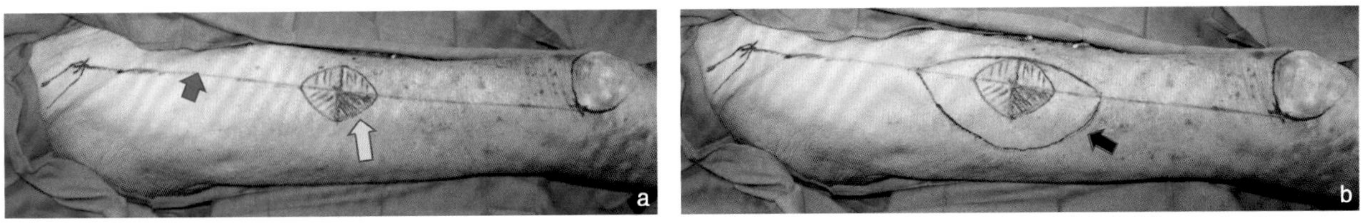

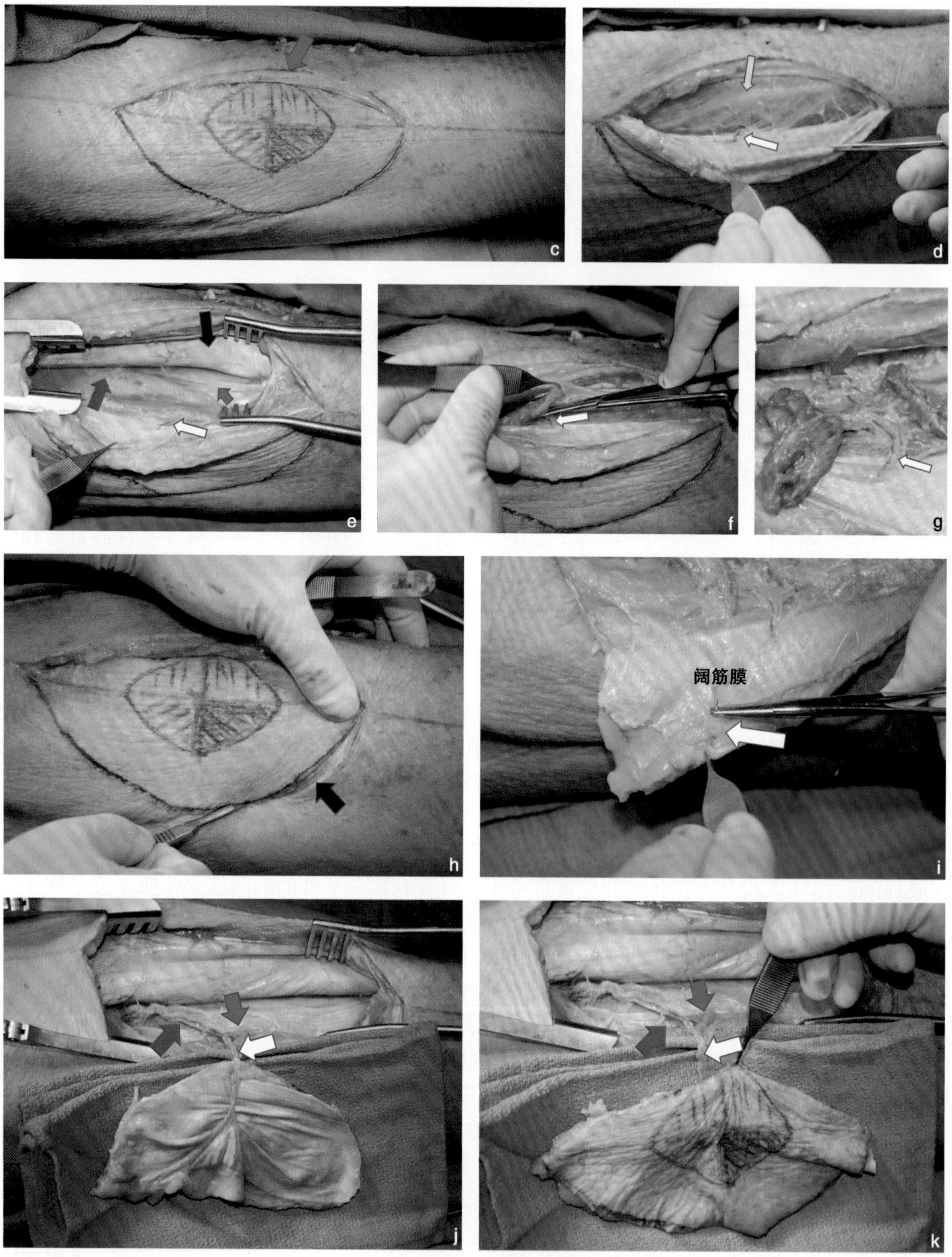

图 8.17 **旋股外侧动脉游离皮瓣切取步骤**

a. 髂髌线和皮瓣穿支点，蓝色箭头为髂髌线，绿色箭头阴影部分为常见皮支穿出点；b. 黑色箭头为皮瓣边缘，皮瓣面积设计为 1/3 在髂髌线内侧，2/3 在髂髌线外侧，一般边缘较缺损面积大 1cm；c. 先从皮瓣内侧缘解剖，切开阔筋膜，蓝色箭头示切开的皮瓣内侧边缘；d. 牵开阔筋膜，在其深层找到血管穿支，白色箭头所示；e. 找到股直肌和股外侧肌间隙，一般会有脂肪将二者隔开，分开后会看到旋股外侧动、静脉主干，黑色箭头为股直肌，蓝色箭头为股外侧肌，红色箭头为旋股外侧动静脉主干，白色箭头为皮瓣穿支血管；f. 采用会师法(从主干至分支，从分支至主干的方法)分离肌内走行的血管，为减少血管的损伤，可以适度携带肌肉组织，白色箭头为皮瓣穿支；g. 分离血管蒂，红色箭头示旋股外侧动脉主干，白色箭头示皮瓣血管穿支；h. 黑箭头示切口皮瓣外侧边缘；i. 白色箭头示缝合阔筋膜和周围筋膜组织，防止皮瓣分离中剥脱损伤血管蒂；j、k. 红色箭头示旋股外侧动、静脉主干，蓝色箭头示旋股外侧动脉主干分支后的远端，白色箭头示旋股外侧动脉动、静脉穿支血管，如果做 flow through 皮瓣，将蓝色箭头所示的远端也要充分游离足够长度后切取旋股外侧动脉游离皮瓣的优点是供区相对隐蔽，切取皮瓣面积大，血管蒂长且口径大，切取后对供区损伤小，可以同时切取肌肉和神经作为复合组织游离修复创面，是修复重建临床的主力皮瓣之一。

（二）股深动脉穿支游离皮瓣

股深动脉在腹股沟韧带下方 2～5cm 处起于股动脉，向后内下方走行，行程中发出旋股内侧动脉分布于大腿内侧肌群及 3～4 条穿动脉至大腿后群、内侧群和股骨。Angrigiani 等于 2001 年首次报道了股深动脉肌皮穿支皮瓣带蒂修复坐骨结节部或会阴部皮肤缺损覆盖，以及游离移植修复颈部烧伤瘢痕的经验，此后该皮瓣并没有得到广泛应用，直到 2010 年，Allen 在墨西哥城国际穿支皮瓣教育课程中报道了用游离股深动脉穿支皮瓣（profunda artery perforator，PAP）为一位 52 岁乳房重建手术失败后的女性患者重新施行乳房重建并取得了成功，临床上逐渐开始广泛使用这个皮瓣。DeLong 等对 100 侧下肢 CTA 的研究结果表明，每侧下肢至少 2 支皮支出现，其中 85% 有 3 支或以上穿支存在，臀纹下平均 61.9mm 部位皮支出现概率最多。血管蒂从发出部位至进入皮肤部位平均长度 100.7mm，起始直径平均 2.7mm，大多为肌间隔或肌皮穿支，从股薄肌后方进入皮肤，最大面积可以切取 28cm × 8cm。

切取 PAP 时，需要根据受区情况决定切取体位，可以仰卧位也可以俯卧位，最好是漂浮体位消毒整个臀部和下肢，以方便术中变换体位切取皮瓣。切取时要依据点、线、面的原则。术前可以用多普勒超声探查大腿后内侧皮肤穿支点位置，一般位于股薄肌后方，采用大腿“4”字试验，内侧紧绷的肌肉是长收肌，其后内侧就是股薄肌，然后在股薄肌后方探查穿支点位置，根据受区面积大小，皮瓣可以纵向也可以设计为横向椭圆形，皮瓣的最大以能直接闭合为好，可以采用手指提捏的方式来初步确定皮瓣可以缝合的宽度（图 8.18、图 8.19）。

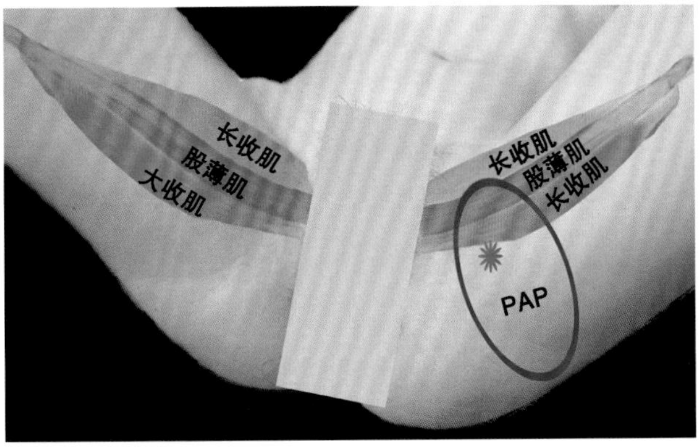

图 8.18 PAP 设计示意图

“4”字试验中最绷紧的肌肉为长收肌，长收肌后内侧为股薄肌，星号为术前多普勒超声皮支穿出点，蓝色圈为 PAP 皮瓣大小

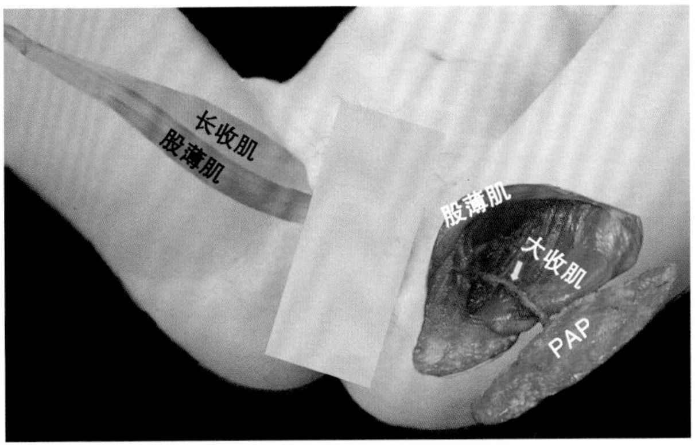

图 8.19 PAP 切取示意图

按照术前设计皮瓣穿支点设计皮瓣，在股薄肌后方找到血管蒂后分离，一般血管蒂会从大收肌内走行一段距离，需要在大收肌内分离血管蒂，直至皮瓣完全游离，黄色箭头为股深动脉穿支血管蒂

PAP 最大的优点是供区隐蔽、切取体位方便、皮瓣外形及组织量与乳房相似，其营养血管长度为 8～10cm，口径与胸廓内动脉极为匹配，容易游离吻合，成为游离皮瓣重建乳房的优良供区，尤其是腹部供区不能用的患者，也是修复四肢大中面积缺损的很好供区。

三、膝部

膝下外侧动脉游离皮瓣

股动脉在穿出收肌腱裂孔后移行为腘动脉，走行于膝部后面的深方，分为膝上、膝中和膝下三个区域，并分别发出膝上外侧动脉和膝上内侧动脉、膝中动脉、膝下外侧动脉和膝下内侧动脉，是构成膝关节动脉网的主要组成部分（图 8.20）。膝上外侧动脉在膝关节水平近端平均 38.5mm ± 9.4mm 范围起始于腘动脉，27% 与膝中动脉共干，起始外径平均为 2.0mm ± 0.2mm，常有两条伴行静脉，粗支外径为 2.7mm，细支外径为 1.4mm，血管蒂长度为 93.6mm ± 14.0mm。膝上外侧动脉走行恒定，发出后沿着股骨远端后外侧向外侧走行，

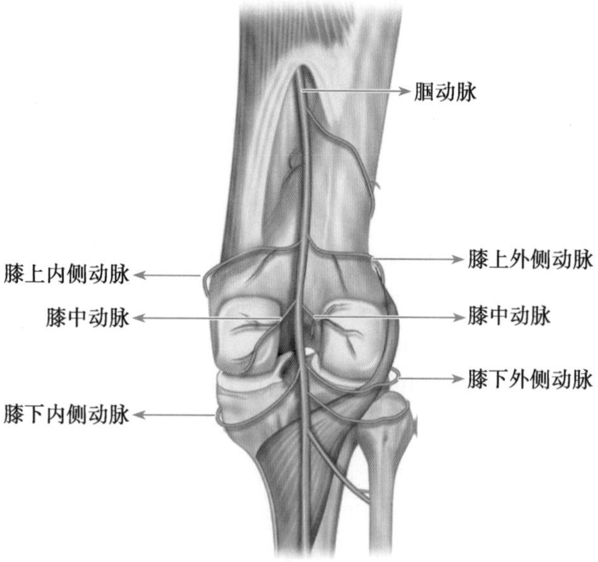

图 8.20 膝关节动脉网示意图

穿外侧肌间隔之前紧贴骨膜，发出 3 支骨膜支和数支肌肉分支，然后在股骨外上髁近侧 3.8cm 处穿髂胫束进入股骨远段外侧皮肤，供应皮肤面积可以切取到 28cm × 10cm，骨瓣面积可以达 8.2cm × 3.4cm。

游离膝下外侧动脉游离皮瓣要按照点、线、面原则来切取。股骨外上髁以近 4cm 为皮支入皮点，大腿外侧正中为皮瓣轴心线，术前应用“提捏试验”判断供区皮肤质地、弹性、松弛度，测量皮瓣可切取宽度（供区直接缝合情况下）和厚度。多普勒超声血流探测仪或手持多普勒超声沿股骨大转子与腓骨小头连线探测并标记膝上外侧动脉的穿支穿出深筋膜点，一般在股骨外上髁以近 4cm 为穿出点，或者在腓骨小头上方约 8.6cm 处；皮瓣的前界一般为髌骨外侧缘，后界为股二头肌后缘，下界为髌骨上缘水平线，最好根据能够缝合的宽度来设计皮瓣（图 8.21）。

膝上外侧动脉皮瓣的优点很多：①供区位于股后外侧中下段，皮瓣质地较股前外侧穿支皮瓣更薄，供区相对隐蔽，带蒂移位修复腘窝部软组织缺损，一次手术即可修复，操作简便，无需吻合血管，不损伤主要血管。②皮瓣穿支血管相对恒定，既可带蒂移位，也可游

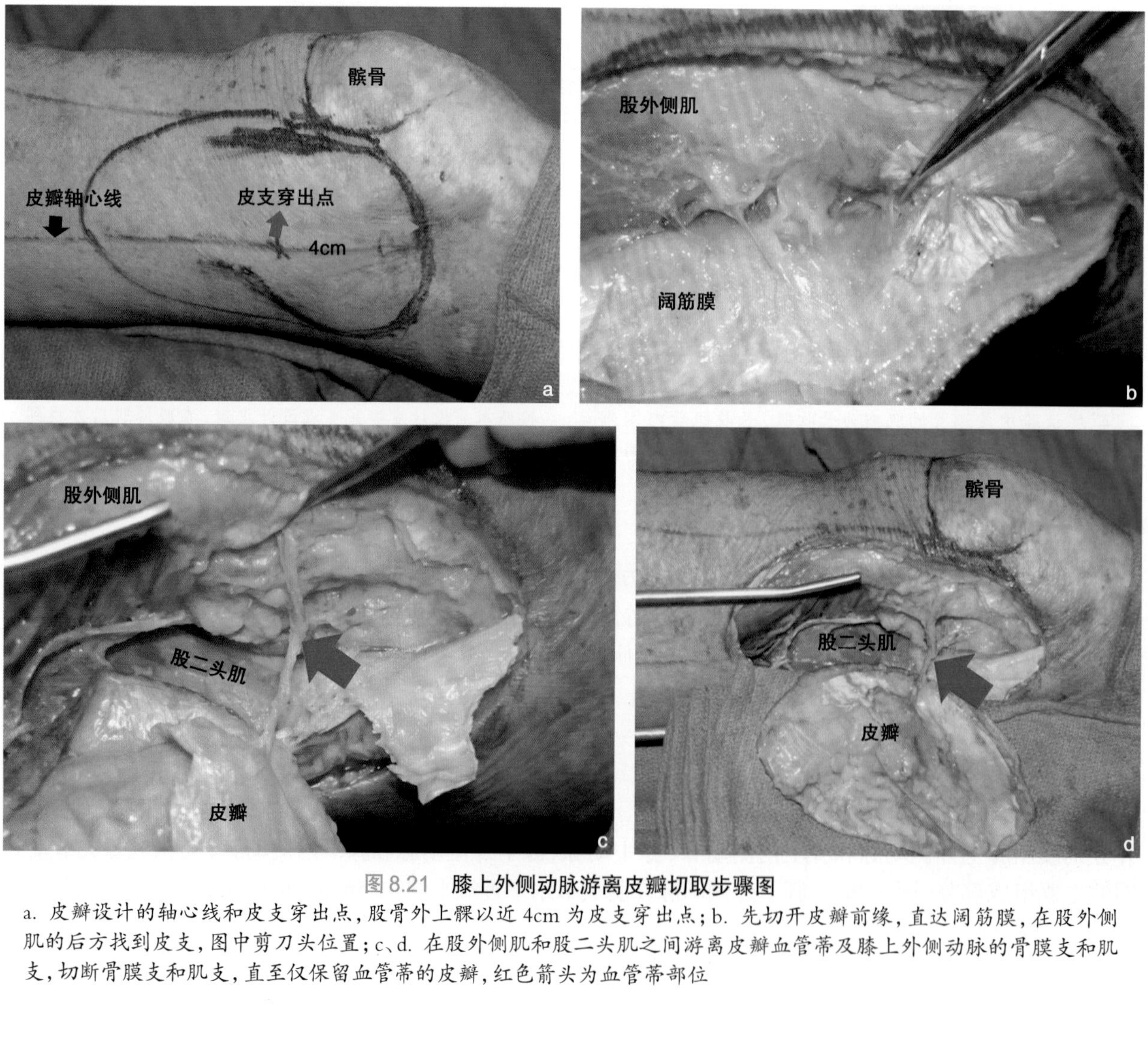

图 8.21 膝上外侧动脉游离皮瓣切取步骤图

a. 皮瓣设计的轴心线和皮支穿出点，股骨外上髁以近 4cm 为皮支穿出点；b. 先切开皮瓣前缘，直达阔筋膜，在股外侧肌的后方找到皮支，图中剪刀头位置；c、d. 在股外侧肌和股二头肌之间游离皮瓣血管蒂及膝上外侧动脉的骨膜支和肌支，切断骨膜支和肌支，直至仅保留血管蒂的皮瓣，红色箭头为血管蒂部位

离移植；既可切取单纯穿支皮瓣，也可切取嵌合穿支皮瓣，临床应用形式多样。带蒂移位适合修复膝外侧、髌前、腘窝部创面，游离移植适合修复前臂、手部、胫前和足背等浅表创面，但皮瓣的下缘尽量不超过髌骨上缘水平线，以防止术后影响膝关节功能，而且此皮瓣也只能用来修复中小创面。

四、小腿部

（一）腓肠内侧动脉游离皮瓣

早在 1975 年，Taylor 和 Daniel 就首次提出腓肠内侧动脉穿支皮瓣可以作为供区使用，但直到 2001 年，Montegut 首次将其应用于临床后，腓肠内侧动脉穿支皮瓣才逐步被学者们所推崇，目前已经成为临床上普遍使用的主力游离皮瓣之一。

腘动脉位于腘窝部，上界为内侧半腱肌以及半膜肌、外侧股二头肌，下界为腓肠肌内外侧头之间构成的菱形间隙深层，腘动脉位于腘静脉和胫神经的浅层。腓肠内侧动脉起始于股骨髁水平的腘动脉部位，起始外径 2.58mm ± 0.44mm，平均 1.4mm，而伴行静脉外径为 1.4～5mm，发出后向后下走行，并在腓骨头水平进入腓肠肌内侧头，肌外长度为 2.6～5cm，其主干全程走行于肌肉内，并分为内侧及外侧 2 支（图 8.22），穿支均来自这 2 个分支，一般是 1～4 个穿支，全部为肌皮穿支，国内外的研究结果均表明腓肠内侧动脉穿支会恒定出现，是该皮瓣切取的解剖学基础。

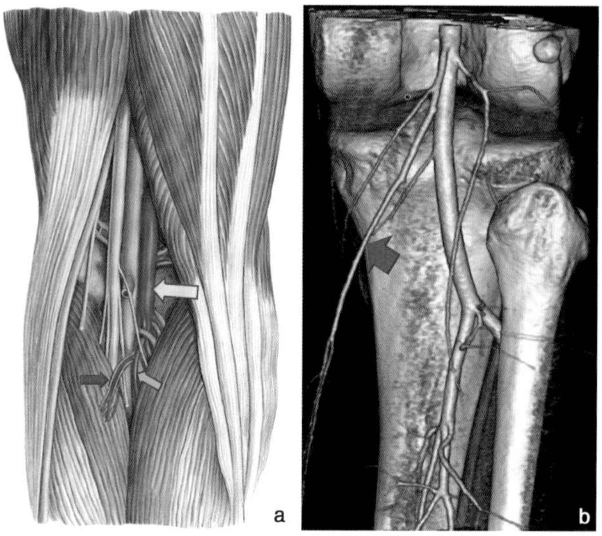

图 8.22　**腓肠内侧动脉解剖**
a. 腓肠内侧动脉示意图，蓝色箭头为腓肠内侧动脉，红色箭头为腓肠外侧动脉，黄色箭头为腘动脉；b. CTA 血管重建显示腓肠内侧动脉（红色箭头所示）

皮瓣的切取按照点、线、面的原则来进行。术前采用多普勒超声血管探测仪标记腓肠内侧动脉皮穿支部位，设计该部位为皮瓣的中心点；以内踝后缘与腘窝中心连线为皮瓣轴线。皮瓣比创面大 1cm，皮瓣宽度小于 5cm 均可以直接闭合供区，也可以切取分叶皮瓣来扩大皮瓣的宽度。通常，先切开皮瓣的前缘以便于探查穿支的部位（图 8.23）。

腓肠内侧动脉游离皮瓣的优缺点包括：①该皮瓣血管蒂长，血管管径较粗，尤其是伴行静脉，且管壁较薄，适合与前臂及足部血管吻合；②腓肠内侧动脉常有 2～3 条穿支，可以切取分叶皮瓣同时修复多个创面；③腓肠肌内侧头血运丰富，切取腓肠内侧动脉后，不影响肌肉血供，且该血管位于肌肉浅层，易于分离且不损伤支配肌肉的运动神经，适合行游离移植；④小腿后侧脂肪层相对较薄，切取皮瓣后外形良好，可以不用二期修薄手术；⑤小腿后侧供区相对隐蔽，该皮瓣的切取常用来修复中小创面，因此，供区大部分可直接缝合；⑥由于腓肠内侧皮神经位于皮瓣解剖区域，容易携带并与受区神经缝接以恢复受区

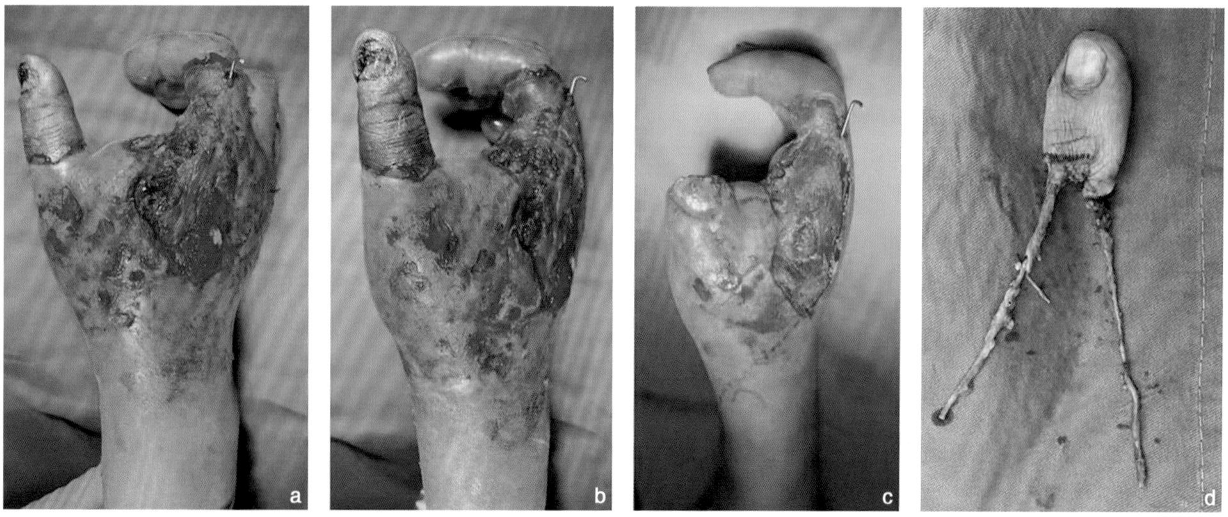

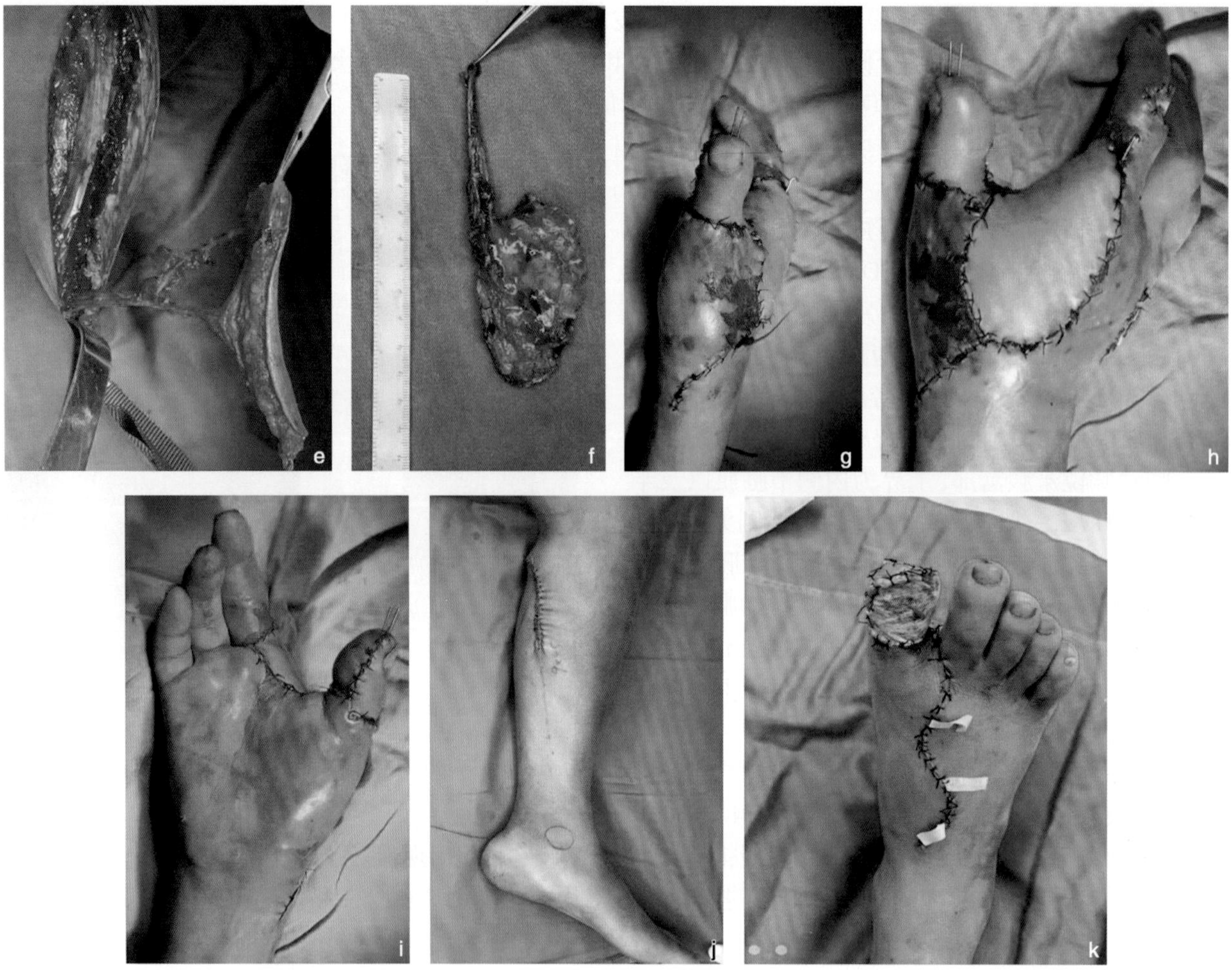

图 8.23 腓肠内侧动脉游离皮瓣联合䠻甲皮瓣修复手部创面（北京积水潭医院手外科杨勇提供）

a、b. 手部挤压伤修复术后拇指坏死，手虎口部皮肤缺损；c. 清创后拇指缺损，手部皮肤缺损；d～f. 切取䠻甲皮瓣和对侧肢体腓肠内侧动脉游离皮瓣移植；g～i. 再植拇指和虎口部皮肤缺损修复；j. 腓肠内侧动脉游离皮瓣切取后，供区直接缝合；k. 䠻甲皮瓣供区采用人工真皮覆盖

一定的感觉，尤其是手部和足部皮肤的修复；⑦可以做成复合皮瓣，携带部分腓肠肌填塞受区死腔；⑧该皮瓣虽穿支出现恒定，但具体穿出深筋膜的位置不确定，因此，术前的多普勒超声或 CTA 就显得尤为重要，有助于皮瓣的切取和设计；⑨皮瓣切取时，先切开后缘，自后向前于深筋膜表面分离皮瓣容易发现皮肤穿支，术中需要根据穿支的情况来最终调整决定皮瓣的方向，最好佩戴头戴式放大镜以方便切取；⑩皮瓣的静脉最好重建两条，切取时要保留皮瓣内的浅静脉，以备与受区静脉吻合；⑪皮瓣以修复四肢中小创面为好，以便供区直接闭合，也可以用来代替桡动脉皮瓣来重建舌缺损。

（二）腓动脉穿支游离皮瓣

腓动脉是小腿后外侧的主要供血动脉，源自胫后动脉起始处，发出部位在腓骨头远端 6～8cm 处，在小腿深后间室向外下走行并跨过胫骨后肌表面，在腓骨与䠻长屈肌之间向下，终于外踝支，主要营养邻近的肌肉、腓骨、胫骨。该动脉起始外径为 3～4mm，在小腿近 1/3 的远端，沿腓骨并贴腓骨方向走行发出分支营养腓骨，其穿支位置分布相对恒定，由腓动脉发出后水平或稍向下走行，全程分为比目鱼肌穿支、长屈肌穿支、肌间隙穿支、腓骨长短肌穿支等。研究结果发现，直径大于 0.5mm 且来源于腓动脉的穿支平均为 4.5 条，主要位于腓骨头下 5～30cm，而且部分穿支血管在穿深筋膜前形成 Y 形分支，由一主干分成 2～3 条分支后穿出深筋膜。穿支血管是以肌皮穿支还是肌间隔穿支为主的研究结果不一，但一般来讲小腿上 2/3 腓动脉穿支以肌皮穿支为主，通常会在腓骨后缘 3cm 内发出，平均为 1.8cm 范围，穿支血管外径平均为 0.6mm。Schaverie 等的研究表明，腓动脉的穿支通常在近段会出现在比目鱼肌和腓骨长肌之间的后侧肌间隔，而远段穿支会从䠻长屈肌和腓骨短肌之间穿出，穿支一般在腓骨全长的 13～18cm 段部位发出比较集中（图 8.24）。腓动脉皮支的体表投影以腓骨头为标志，分别位于腓骨头下方 9cm、15cm、20cm 处穿出小腿后肌间隔，也就是说在腓骨头下缘的 9～20cm 处可以找到这三个穿支。

术前要评估足背动脉和胫后动脉的搏动情况，是否需要做 CTA 或下肢血管造影需要根据具体患者情况来定。皮瓣切取按照点、线、面的原则来进行。点是穿支血管的轴心部位，术前最好采用多普勒超声血管探测仪标记来帮助定位，但有时并不准确，因此，皮瓣大小和切取位置的最终设计需要等看到穿支后再决定。以内踝后缘顶点与腘窝的皮肤皱襞中心点连线为皮瓣轴线，根据创面的大小、形状设计皮瓣，皮瓣要比创面大 1cm，皮瓣的跨度在 5cm 范围均可以直接闭合，可以切取分叶皮瓣来扩大皮瓣的宽度。

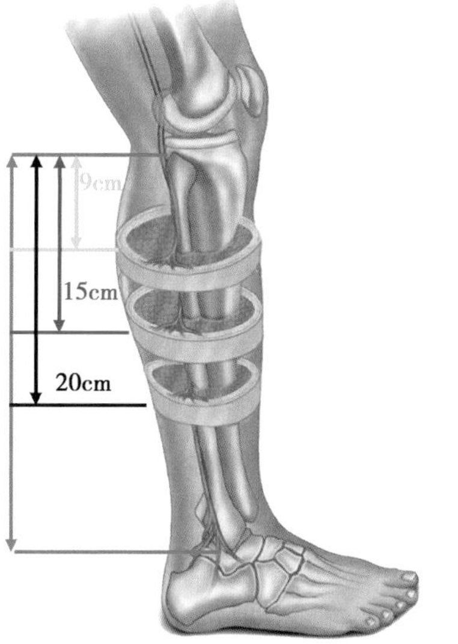

图 8.24　**腓动脉皮肤穿支部位示意图**
腓骨头下 9cm、15cm 和 20cm 处有皮支穿出，切取腓骨复合腓动脉穿支皮瓣时，腓骨远端至少要保留至外踝上 8cm

切取皮瓣采用仰卧位，通常选取左侧肢体，有利于右利手医生的操作。膝关节屈曲 90°，先切开皮瓣后缘，不超过小腿后中线，切开后在筋膜上找到小隐静脉和腓肠神经，予以保留，需要的话小隐静脉可以作为移植静脉用。在找到小隐静脉和腓肠神经后，开始筋膜下解剖，按照解剖学定位，皮支一般沿小腿后间室走行，位于腓骨长肌在前方、比目鱼肌在后方、比目鱼肌在浅层而䠚长屈肌在深层的间隙，如果需要以腓动脉主干为血管蒂的游离皮瓣，不可避免会解剖一段肌内走行的血管，可以作为复合肌肉的组合皮瓣部分来切取。如果需要切取的血管蒂较长或切取 flow through 形成的游离皮瓣，可以先从腓动脉的近端分离，这个部分的血管与腓骨距离较远，有助于操作，可以用橡皮条将分离好的近端血管牵开，以方便游离远端的血管，血管蒂游离好后，就可以很精准地切取所需要面积的皮瓣了。皮瓣切取过程不同程度的会造成䠚长屈肌血供的影响，可以把缺血的肌肉去掉，以免挛缩最终出现䠚趾屈曲畸形。皮瓣宽度小于 5cm 可以直接缝合，如果不能直接闭合，可以游离植皮，以免强行缝合后出现骨筋膜隔室综合征（图 8.25）。

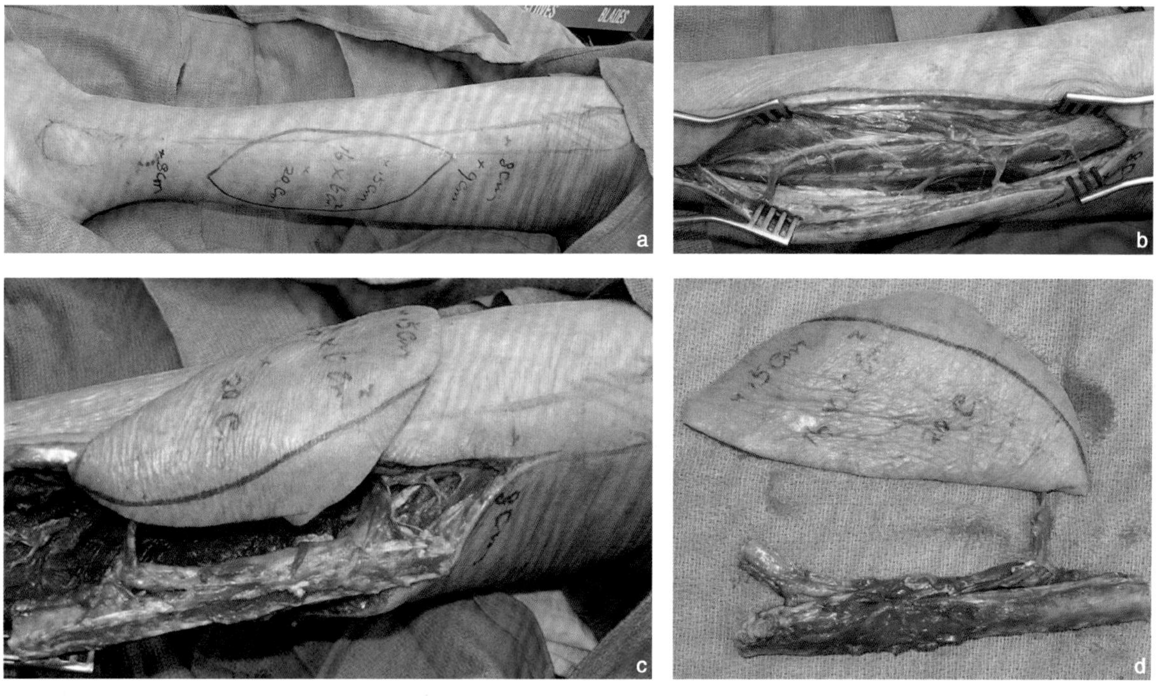

图 8.25　**游离腓动脉穿支皮瓣**
a. 画出腓骨的轮廓，并分别标记外踝上 8cm，以及腓骨头下 9cm、15cm 和 20cm 部位，并用多普勒超声确认皮支穿出点，标记皮瓣的大小和位置；b. 切开皮瓣的前缘方便寻找从腓骨后方出来的皮肤穿支，以粗大的 20cm 部位为皮支设计皮瓣；c. 如果有需要，可以连同腓骨一起切取，形成游离腓动脉腓骨骨皮瓣，如果是单纯切取腓动脉穿支游离皮瓣，可以根据受区血管蒂的长度要求来确定是否游离腓动脉主干；d. 完全游离的腓动脉游离皮瓣

重建外科医生一直都在不遗余力地寻找优质的游离皮瓣，而腓动脉穿支游离皮瓣应该就是其中之一，①其穿支位置一般较恒定，术前可以通过超声标定；②小腿部的皮肤较薄，质地好，对供区损伤小；③皮支发出平均 4～5 支，可以制作为分叶皮瓣使用；④可以用于修复四肢及口腔颌面的中小创面和组织缺损；⑤可以作为 flow through 或复合肌肉骨的游离组织瓣。由于腓动脉是小腿供血系统的一部分，对于患有周围血管闭塞性疾病的患者是相对禁忌证，可以切取不携带主干的穿支皮瓣。

五、足部

（一）足底内侧动脉游离皮瓣

足底内侧动脉是胫后动脉经内踝后方转至足底时发出的主要分支（图 8.26），其发出的起始位置一般位于内踝前后丘间沟远端平均 3.2cm ± 0.4cm 的部位。1954 年，有学者首次报道通过 3 次手术以足底内侧动脉为蒂的局部转移皮瓣修复足跟部皮肤组织缺损，这一皮瓣逐步流行开来，2003 年 Koshima 等报道了第一例游离足内侧穿支皮瓣成功修复手指挤压伤后指腹瘢痕痛。由于该皮瓣皮下结构质地致密、感觉丰富、耐磨、稳定性好，逐渐成为修复足跟及足底区域软组织缺损以及手部缺损的首选皮瓣之一。

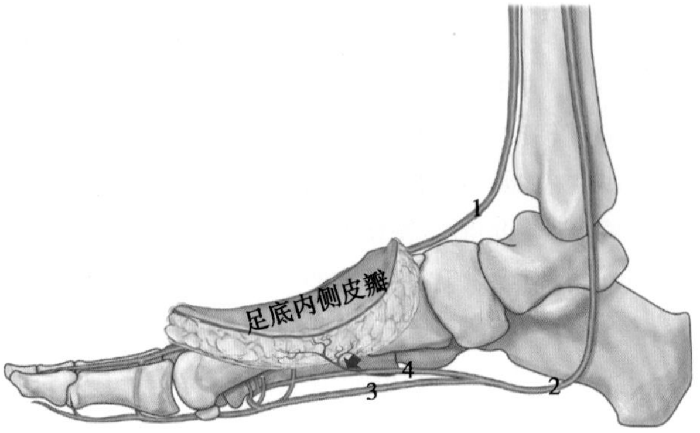

图 8.26 足底内侧动脉游离皮瓣示意图

1. 足背动脉；2. 胫后动脉；3. 足底外侧动脉；4. 足底内侧动脉；蓝色箭头为足底内侧动脉浅支及其皮瓣血管蒂

随着足底内侧动脉及其分支蒂皮瓣的解剖研究及临床应用越来越多，学者们对该动脉及其穿支系统认识越来越清晰。足底内侧动脉经踇展肌深面于舟骨粗隆后方分为浅支和深支，深浅支一般分布在踇展肌和趾短屈肌。研究结果显示，白种人浅支的外径为 0.95mm ± 0.22mm，深支外径为 1.15mm ± 0.48mm，而亚洲人种足底内侧动脉深支的外径为 1.37mm ± 0.34mm，长度为 13mm ± 4.7mm，并且观察到足舟骨粗隆附近有恒定的穿支血管，表明亚洲人种的足底内侧动脉及其分支血管口径大于白种人。此外，足底内侧动脉浅支及其皮支和足底内侧动脉深支之间存在吻合，若以浅支为蒂，血管蒂长度可增至 4.0～5.0cm，管径 1.1mm ± 0.3mm；足底内侧动脉深支内侧支蒂长 2.6cm ± 0.2cm，起始处血管外径 1.0mm ± 0.1mm。该皮瓣供区有深、浅两套静脉系统回流，深静脉为足底内侧动脉浅支的伴行静脉，浅静脉为大隐静脉属支。深、浅静脉之间存在交通支，以确保皮瓣可靠的静脉回流。皮瓣神经支配为隐神经终末支或足背内侧皮神经内侧支，与受区感觉神经缝接可恢复受区感觉。足底内侧动脉深支是足底内侧动脉的直接延续，沿途发出多条穿支，近端穿支穿过踇展肌，与足内侧动脉浅支、内踝前动脉、跗内侧动脉吻合，在第一跖趾关节近端发出关节支、皮穿支和交通支 3 条穿支。

游离皮瓣的切取原则依然是根据点、线、面来进行。术前使用便携式多普勒超声血流探测仪探查足内侧供区血管走向及皮支穿出点为皮瓣轴心点，以舟骨粗隆至第一跖骨头内侧连线为轴心线，根据受区软组缺损面积设计切取皮瓣的面积大小。先切开皮瓣上缘，在浅筋膜内切取走行在足内侧皮瓣的大隐静脉属支。如果需重建感觉功能，要在静脉周围仔细寻找隐神经分支并切取备用。继续向深层解剖，在深筋膜层游离至踇展肌上缘后再切开皮瓣内侧缘，携带踇展肌肌膜并分离皮瓣至第一跖骨下缘，在踇展肌与趾短屈肌之间仔细分离出足底内侧动脉浅支穿支，将浅支包含于皮瓣。如果需要携带较长血管蒂或需要携带足底内侧动脉主干，则可以先在踝穴部位显露胫后动、静脉，然后向远端游离并找到足底内侧和外侧动脉的分叉处，继续向远端游离并切取所需皮瓣。供区取腹部或小腿内侧全厚皮植皮（图 8.27）。

足底内侧动脉游离皮瓣是少数无毛皮肤的供区之一，皮瓣质地好、菲薄，适合修复中小创面的皮肤缺损，尤其适合与其他皮瓣组合再造手指。其优点是：①足内侧皮肤靠近足底的部分组织结构及色泽与掌部皮肤质地相似，近足背部皮肤与指背及腕部皮肤相似，是修复手部掌侧瘢痕挛缩的理想供区；②足内侧皮瓣血供来源丰富，穿支血管位置恒定，其口径与手部血管相近，含有可缝合的神经，使皮瓣带有感觉；

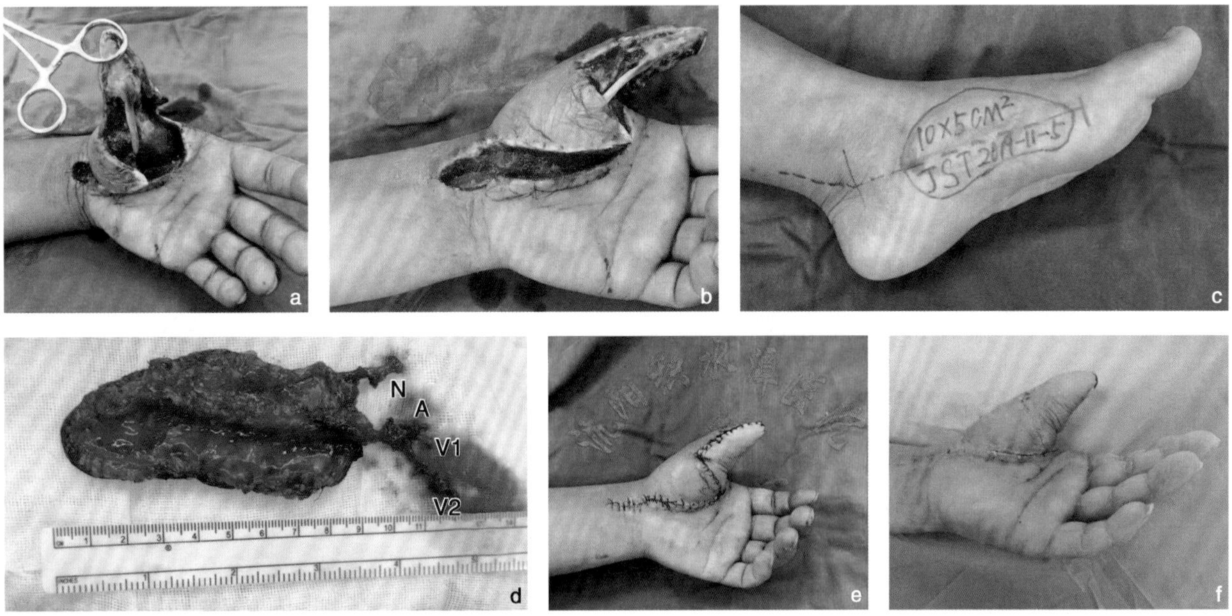

图 8.27　**足底内侧动脉游离皮瓣修复手部感染创面（沈阳积水潭医院手外科朱柯楠提供）**

a、b. 手部感染多次清创后遗留拇指桡掌侧为主的皮肤缺损创面，肌腱外露；c. 设计足底内侧动脉游离皮瓣；d. 切取以足底内侧动脉浅支游离皮瓣，N 为皮神经，A 为足底内侧动脉，V1 和 V2 为静脉；e. 术后皮瓣血供良好；f. 术后随访皮瓣颜色、质地和外形良好，感觉和运动功能恢复中

③皮瓣取自足内侧区，供区隐蔽且不在负重区，按穿支皮瓣的切取方式，不牺牲主干血管，对供区血供及功能影响小；④皮瓣有深、浅两套静脉，术后发生静脉危象可能性低。但任何皮瓣都有其缺点：①供区切取多不能直接缝合，需植皮覆盖供区；②对术者操作技术要求较高，且需熟练掌握小血管吻合技术。

（二）足背动脉游离皮瓣

足背动脉游离皮瓣是由 O' Brien 和 Shanmugan 首先描述的，主要用于下肢、头、颈和手部的组织缺损修复。足背动脉是胫前动脉的直接延续，经踇长伸肌肌腱和趾长伸肌肌腱之间前行，在跖骨基底部位发出弓形动脉，继续前行至第一跖骨间隙的近侧，发出第一跖背动脉和足底深支两个终支。足背动脉位置表浅，在踝关节前方，内外踝前方连线的中点，踇长伸肌腱的外侧可以触及其搏动。

郭世垅将足背动脉的外形和走行部位分为 6 种类型：①正常型，占 59.0%；②弓型，占 23.0%，其中粗弓型占 6.0%，细弓型占 17.0%；③偏外型，占 7.5%；④偏内型，占 3.5%；⑤纤细型，占 6.5%；⑥缺如型，占 0.5%。偏外型即足背动脉经趾长伸肌肌腱深面达跟骰关节背面，再转向前内，经外侧楔骨背面达第一或二跖骨间隙近端。6 型中的纤细型和缺如型，在触摸检查足背动脉时，可能摸不到动脉的搏动。依据动脉来源和其分布区域，足背动脉分布到足背皮下组织的血管分支基本上可以归纳为 2 组：① 中央组，是指直接从足背动脉或第一跖背动脉发出的分支，一般为 4～7 支；②中央旁组，是指由跗内侧和跗外侧动脉发出的分支，前者分支一般为 2～4 支，后者分支为 5～7 支。足背动脉皮瓣的静脉可以是伴行静脉，也可以使用皮瓣中进入的大隐静脉或小隐静脉属支。

足背动脉游离皮瓣的切取也要遵循点、线、面的原则，术前可以通过触摸足背动脉搏动或多普勒超声确定皮支穿出点，以内外踝连线中点与第一、二趾蹼间中点连线为皮瓣的轴心线。切取范围根据所需覆盖的缺损面积大小来设定，可以从踝下至趾蹼间，两侧分别至足的内外侧缘均可设计为皮瓣。如果需要重建皮瓣感觉可以同时切取由外侧向内下行的腓浅神经以及第一、二趾蹼间的腓深神经来吻合（图 8.28、图 8.29）。

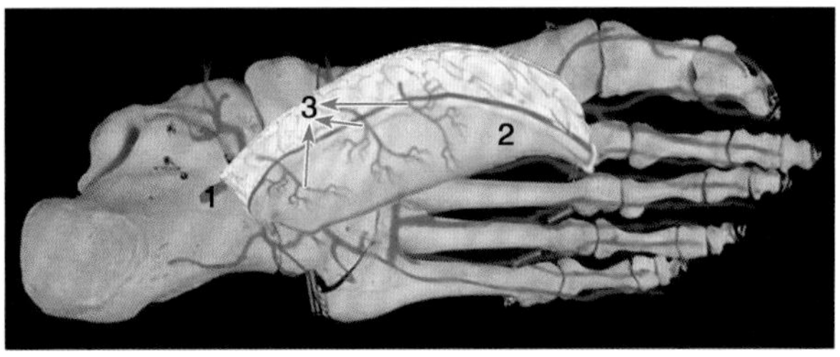

图 8.28　**足背动脉游离皮瓣示意图**

1. 足背动脉；2. 足背动脉游离皮瓣；3. 蓝色箭头为足背动脉皮肤穿支

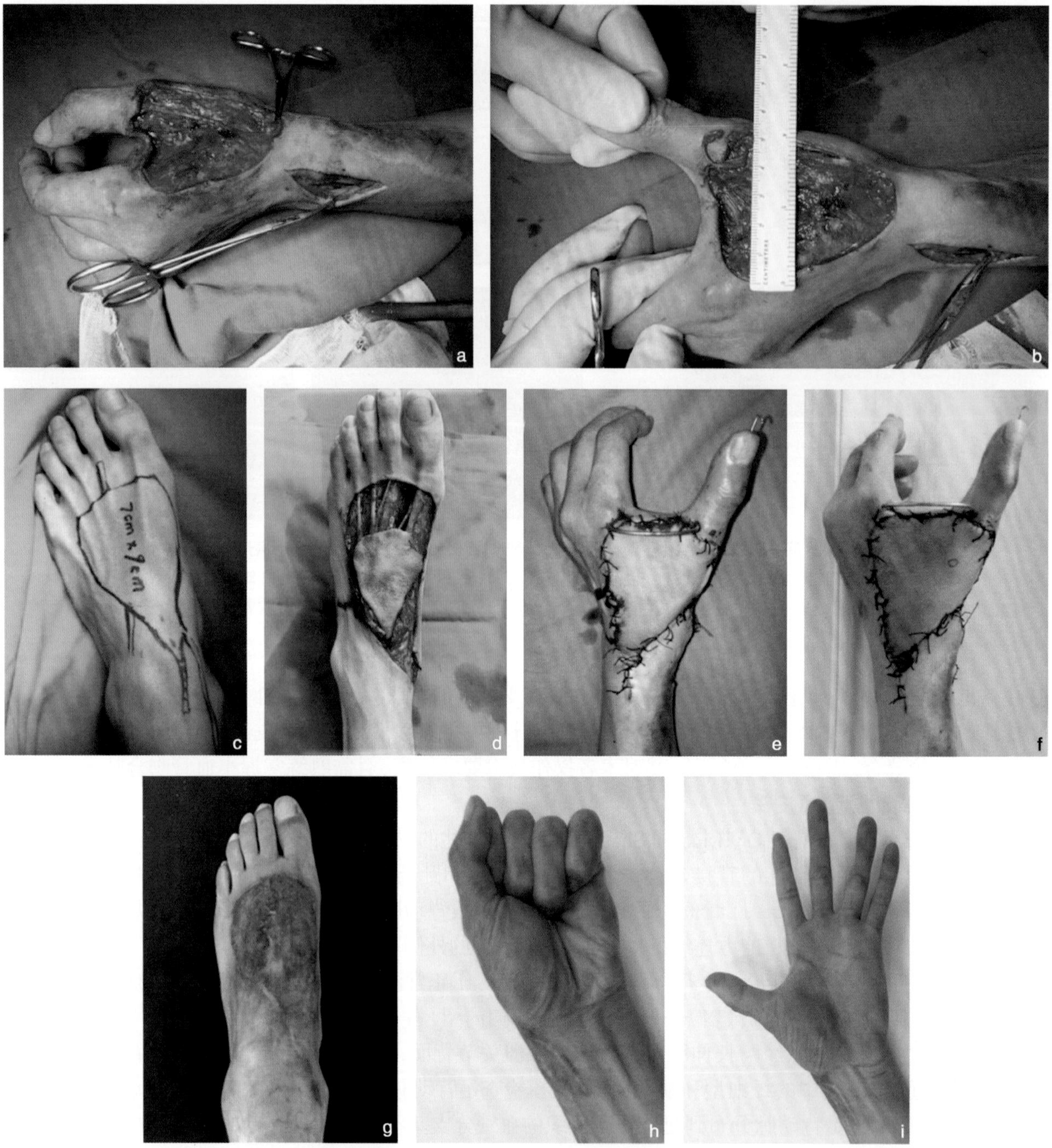

图 8.29 **游离足背动脉皮瓣修复虎口皮肤缺损（天津医院手外科李津提供）**

a、b. 虎口挛缩切除瘢痕皮肤后遗留虎口部皮肤缺损创面；c、d. 设计足背动脉皮瓣游离移植修复；e、f. 皮瓣移植后血供良好；g. 足背供区植皮后的外观；h、i. 手部功能和外观良好

传统的足背动脉游离皮瓣血管蒂长、血管口径大，位置恒定，易于解剖和吻合，皮瓣移植的成功率也高，而且可以携带感觉神经，主要用来修复手部、足部以及口底的皮肤缺损修复，尤其适用于手部肌腱、感觉和皮肤缺损的重建，但由于足背皮肤本身面积所限，一般切取面积为 15cm × 10cm 大小。此皮瓣最大的问题是供区的覆盖，可以采用游离植皮，但术中切取一定要保留腱周组织，否则植皮容易坏死；如果需要切取肌腱移植，可以先采用人工真皮覆盖后二期植皮，也可以切取其他部位的游离皮瓣，比如游离股前外侧皮瓣或腹股沟游离皮瓣来覆盖供区。

（三）趾背动脉游离皮瓣

弓形动脉行至第一跖骨间隙的近侧发出第一跖背动脉（first dorsal metatarsal artery，FDMA）和足底深支两个终支，其中 FDMA 发出踇趾腓侧和第二趾胫侧趾背动脉，而弓形动脉从凸侧缘发出 3 支跖背动脉，后者又向前各分出 2 支趾背动脉，分布于第 2～5 趾的相对缘。众所周知，第一趾背游离皮瓣、踇甲皮瓣、踇趾腓侧游离皮瓣、第二足趾移植等手术多以 FDMA 为主要供血动脉，然而，FDMA 的解剖变异度较大，其走行及口径并不恒定（图 8.30）。

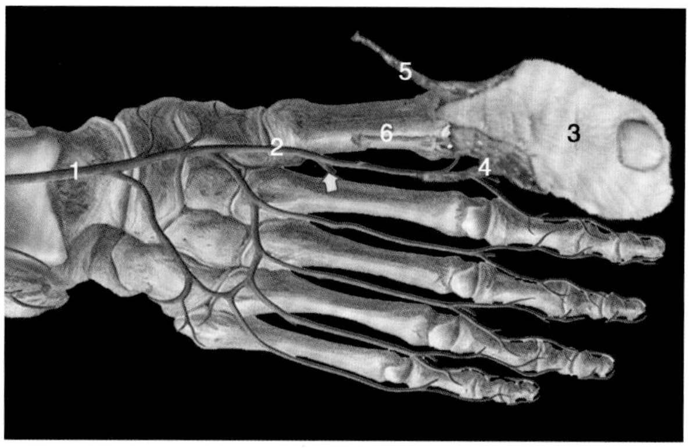

图 8.30　**第一跖背动脉游离皮瓣示意图**
1. 足背动脉；2. 第一跖背动脉；3. 甲皮瓣；4. 踇趾腓侧趾背动脉；5. 静脉；6. 皮神经；黄色箭头示第一趾背动脉的跖底深支

很多学者都对 FDMA 通过解剖学研究确立动脉分型，其中被最为广泛接受的是 Gilbert 分型，该分型最早是在 1976 年美国圣路易斯举行的显微外科研讨会交流上提出的，Gilbert 将 FDMA 分为 3 型：Ⅰ型，占 66%，分为 a 和 b 两个亚型，Ⅰa 型跖背动脉非常浅表，与皮肤仅间隔背侧骨间肌肌腹后部的小部分肌腹，Ⅰb 型跖背动脉走行于背侧骨间肌内，但位置浅表，易于分离。Ⅱ型，占 22%，也分为 a 和 b 两个亚型，其中Ⅱa 型跖背动脉在第一背侧骨间肌深面向远端前行并跨过跖骨头深横韧带，从第一趾蹼之间浅出，在进入跖骨间隙之前，足背动脉发出一支细小分支浅行于背侧骨间肌表面，这个分支通常与跖背动脉在趾蹼间隙的前部有吻合，Ⅱb 血管和Ⅱa 位置相同，但没有浅表分支，Ⅱa 和Ⅱb 中，跖底动脉常常在跖骨间隙的中部骨间肌下方由跖背动脉发出。Ⅲ型，并不常见，占 12%，动脉在骨间肌中走行，位置表浅，但血管纤细，仅提供足趾的侧支血供。

为了方便切取组合皮瓣再造手指，劳杰、顾玉东等利用 200 例足新鲜标本对第二跖背动脉的解剖进行了详细研究，第二跖背动脉按解剖位置、动脉起始点（D1）及与交通支吻合后（D2）两者口径分为四型二类：①四型，Ⅰ型（浅表型），69 例，占 34.5%，口径 1.44mm ± 0.32mm；Ⅱ型（肌内型），72 例，占 36%；Ⅱ型 a 类（D1>D2），64 例，占 32%；Ⅱ型 b 类（D1<D2），8 例，占 4%；Ⅲ型（肌下型），43 例，占 21.5%，Ⅲ型 a 类（D1>D2），37 例，占 18.5%，Ⅲ型 b 类（D1<D2），6 例，占 3%。Ⅳ型（缺如型），16 侧，占 8%。②按口径分，小支型，小于 1mm，27 例，占 14.67%；正常型，大于 1mm，157 例，占 85.33%。③按趾蹼处分支情况分，分叉型，79 例，占 97.28%；主干型，4 例，占 2.17%，细支型，1 例，占 0.54%。总体而言，以足背动脉为蒂并携带跖背动脉游离第二足趾时，可通过第一、第二跖背动脉提供两套血供的概率为 92%。这些研究结果为临床实际操作奠定了很好的解剖学基础，但随着穿支皮瓣和对供区保护理念的提升以及超级显微外科技术的提高，目前对跖背动脉和趾动脉游离皮瓣的切取越来越“随意”，损伤也越来越小，充分实现了临床“缺多少补多少，缺什么补什么”的要求。

切取跖背动脉游离皮瓣也需要根据点、线、面的原则，采用多普勒超声确定皮支穿出点，以第一指蹼间隙为轴线，如果是 Gilbert Ⅲ型或血管纤细不适合吻合跖背动脉时，可以采用跖底动脉桥接静脉或直接指 - 趾动脉吻合来重建皮瓣血供，切取皮瓣的大小要根据缺损的大小精心设计。根据术者的技能、习惯以及所需组织块的组成（单独皮瓣、甲皮瓣或骨甲皮瓣等）来选择切开部位，但不论如何选择切口，首先要分离皮瓣的静脉系统，然后再游离动脉和神经，如果是切取第二趾关节结构的复合游离皮瓣，一定要携带关节的神经支，以防止出现骨萎缩或吸收。为了减少对供区的损伤，尤其是足踇趾的损伤，保留踇趾胫侧趾固有动脉和神经的皮瓣设计是一种很好的选择（图 8.31）。

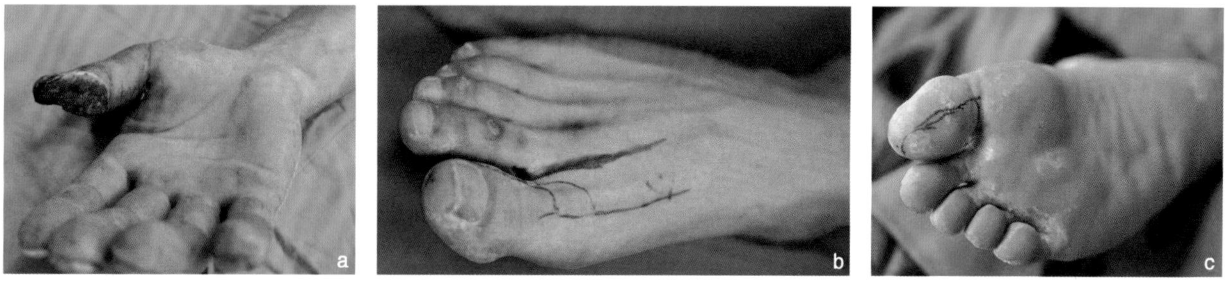

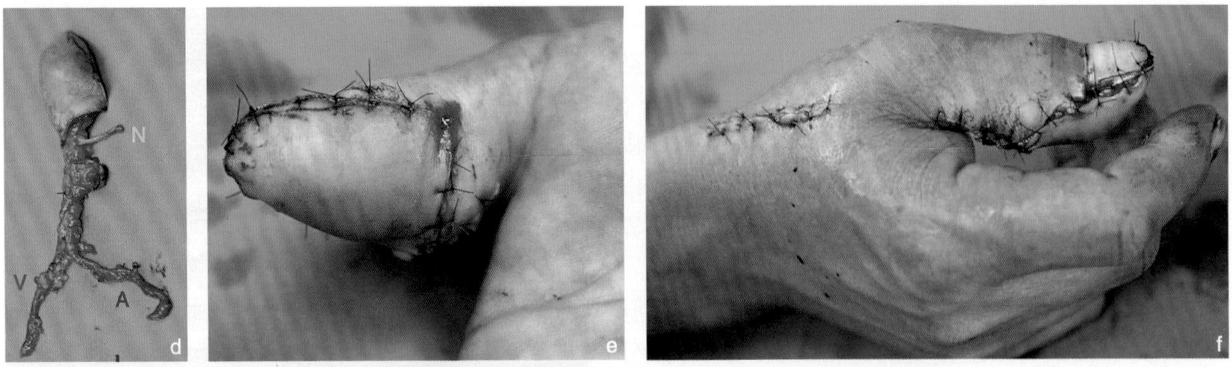

图 8.31 游离第一趾背动脉皮瓣游离移植重建拇指指腹皮肤缺损

a. 拇指指腹外伤性缺损；b、c. 设计足踇趾侧腹皮瓣，以第一跖背动脉及大隐静脉属支为蒂，术中保留踇趾腓侧足底动、静脉及神经血管蒂；d. 切取的侧腹皮瓣，A 为第一跖背动脉，N 为踇趾腓侧跖底神经，V 为大隐静脉属支；e、f. 修复后皮瓣血供良好

（李文军）

第四节 静 脉 皮 瓣

静脉皮瓣（venous flap）是指依靠全静脉供血的一种非生理性皮瓣。对于动脉缺如的受区而言，是一种可取的修复方式，由于靠静脉血进入组织供养皮瓣，使成活率及存活后组织的质量有一定影响，比如色素沉着、继发性瘢痕挛缩、外观不佳等情况。因此在问世之初受到了一定质疑，不是首先考虑的修复方式。随着对静脉皮瓣研究的深入和临床应用的增多，静脉皮瓣也从全静脉供血演变成动脉供血，即动脉化静脉皮瓣。动脉化静脉皮瓣可以理解为皮瓣内只有静脉网构成，以动脉血灌注整个血管网，滋养皮瓣，皮瓣存活率可达到 98% 以上，从而改善皮瓣质量，使得存活后的皮瓣接近生理皮瓣。目前静脉皮瓣较普遍的分型依据是供血及回流方式，可分为Ⅰ、Ⅱ、Ⅲ型。Ⅰ型静脉皮瓣内包含单根静脉，皮瓣为全静脉血供养；Ⅱ型静脉皮瓣内包含 H 形静脉网，皮瓣覆盖创面后直接与远近端的静脉吻合，皮瓣仍为全静脉血供养；Ⅲ型静脉皮瓣为动脉血灌注皮瓣。

随着对静脉皮瓣研究的深入，发现网状的静脉通路可以适应不同方向的血流灌注及回流。不同于穿支血管存在一定变异的可能，肉眼下即可清晰地辨别皮下静脉，术者可根据创面损伤情况结合不同血流方向设计修复方案，摆脱了传统轴型皮瓣对供区与受区的限制。同时静脉皮瓣的大小不再像生理皮瓣那样受到穿支灌注范围的影响，Woo 等及 Herlin 等报道 10.0cm × 12.0cm 大面积的动脉化静脉皮瓣修复软组织缺损的案例，国内学者也有较大面积静脉皮瓣（3.5cm × 7.0cm～4.0cm × 10.0cm）存活的报道。供区主要集中在前臂及小腿。国内目前应用面积范围最广的是单边小于 4.0cm 的静脉皮瓣，小于该面积的静脉皮瓣存活率有保证。静脉皮瓣供区多，且可以很隐蔽，如足背、肋间。综上所述，静脉皮瓣在设计和手术时更加便捷、灵活，静脉管腔粗大也降低了对显微操作的要求。

静脉血流皮瓣最早于 1981 年由 Nakayama 等人描述，同年，Nakayama 和他的同事通过动物实验证明了动脉血流入静脉可滋养到皮瓣的远端。Chen、Goldschlageretal 等模拟动脉血在静脉皮瓣内传入和传出模型，确立了动脉化静脉皮瓣的分级制度，更细致描述了皮瓣内静脉的复杂分支和分流限制。Wolff 等认为动脉化静脉游离皮瓣是静脉游离皮瓣中最安全的。国内对于静脉皮瓣的研究起步较早，顾玉东等（1987）对该型皮瓣进行了少量的研究报道。1998 年，陈德松发表了《静脉皮瓣成活的机理与应用》，全面系统介绍了静脉皮瓣的成活机理（机制），并对静脉皮瓣的应用进行了归类。同时指出相关并发症及注意事项。目前临床对静脉皮瓣应用越来越多，有学者在 Chen 分型的基础上对Ⅲ型静脉皮瓣根据不同方向的血流灌注及回流进行了更详细的分型。但在存活机制上尚无统一认识，仍在做进一步的观察和探索。

一、手术适应证

目前以修复手部浅表软组织缺损为主，急诊、择期手术均可应用。静脉皮瓣的共同点是利用皮瓣内原有的静脉管道，与受区的单纯静脉、动静脉吻合形成Ⅰ、Ⅱ、Ⅲ型三种形式。

二、具体步骤

（一）Ⅰ型静脉皮瓣

该型静脉皮瓣为最早应用的静脉皮瓣，皮瓣内包含单根静脉。早期应用时静脉皮瓣为全静脉血供养，因此较多应用于指背的缺损。皮瓣覆盖创面后直接于远近端的静脉吻合。因静脉血供养皮瓣，术后皮瓣的质地、外观均欠佳，易色素沉着、继发性挛缩，目前临床应用较少。

1. 供区选取 这种以 1 条静脉干为轴心血管的皮瓣，在四肢有浅静脉的部位均可切取，供区广泛；手背、前臂、小腿均可。

在供区设计皮瓣时需比创面缺损面积略大 20%。切开皮肤后自浅筋膜掀起皮瓣，即可在背面看到所需的静脉，两端留取适当长短的静脉后结扎，完全游离皮瓣。

2. 皮瓣的固定和血管的吻合 无需反转皮瓣，直接按原远近端覆盖创面后，两点法缝合静脉的远近端。此方向为顺静脉瓣方向。血管吻合通血后，皮瓣立即转为红润，毛细血管反应灵敏，皮瓣轻度肿胀，边缘出血。第 2～4 天，皮瓣张力逐渐增高，皮肤颜色转为暗红色，皮缘渗血，第 4 天为峰值，出现细小水疱。第 6～7 天开始缓解（图 8.32）。

（二）Ⅱ型静脉皮瓣

该型静脉皮瓣在Ⅰ型静脉皮瓣的基础上进行了改良，皮瓣内包含 H 形静脉网。依旧较多应用于指背、掌背的缺损。皮瓣覆盖创面后直接于远近端的静脉吻合。术后皮瓣的质地、外观均有改善。

1. 供区选取 H 形静脉网均匀置于皮瓣内，在四肢有浅静脉的部位均可切取，供区广泛；手背、前臂、小腿、足背均可。

在供区设计皮瓣时需比创面缺损面积略大 20%。切开皮肤后自浅筋膜掀起皮瓣，即可在背面看到所需的静脉，四个端留取适当长短的静脉后结扎，完全游离皮瓣。

2. 皮瓣的固定和血管的吻合 无需反转皮瓣，直接按原远近端覆盖创面后，两点法缝合静脉的远近端。此方向为顺静脉瓣方向。血管吻合通血后，皮瓣立即转为红润，毛细血管反应灵敏，皮瓣轻度肿胀，边缘出血。第 2～4 天，皮瓣张力逐渐增高，较Ⅰ型低，皮肤颜色略呈暗红色，第 4 天为峰值，偶发细小而散在的水疱。第 6～7 天开始缓解（图 8.33）。

（三）Ⅲ型静脉皮瓣

该型静脉皮瓣在Ⅰ、Ⅱ型静脉皮瓣的基础上进行了改良，不再是以全静脉血灌注皮瓣，而是和生理皮瓣一样采用动脉血灌注皮瓣。术后皮瓣的质地、外观明显改善。

Thatte 等、Chen 等、原林等通过对Ⅲ型静脉皮瓣的应用和研究，又在此基础上分出了三个亚型。

1. 第一种亚型是皮瓣内仅单根静脉，倒置后与动脉远近两端吻合，即Ⅰ型静脉皮瓣内动脉血灌注，

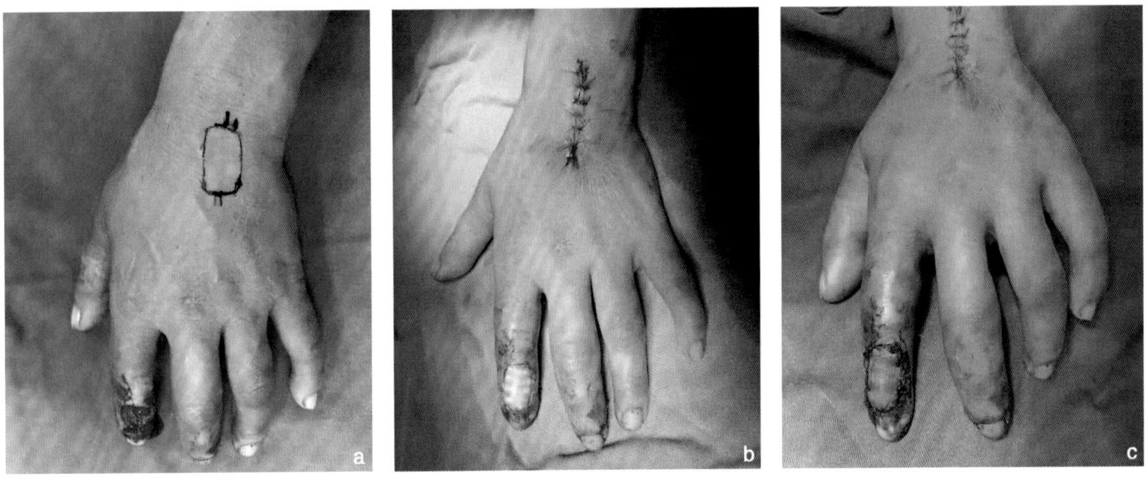

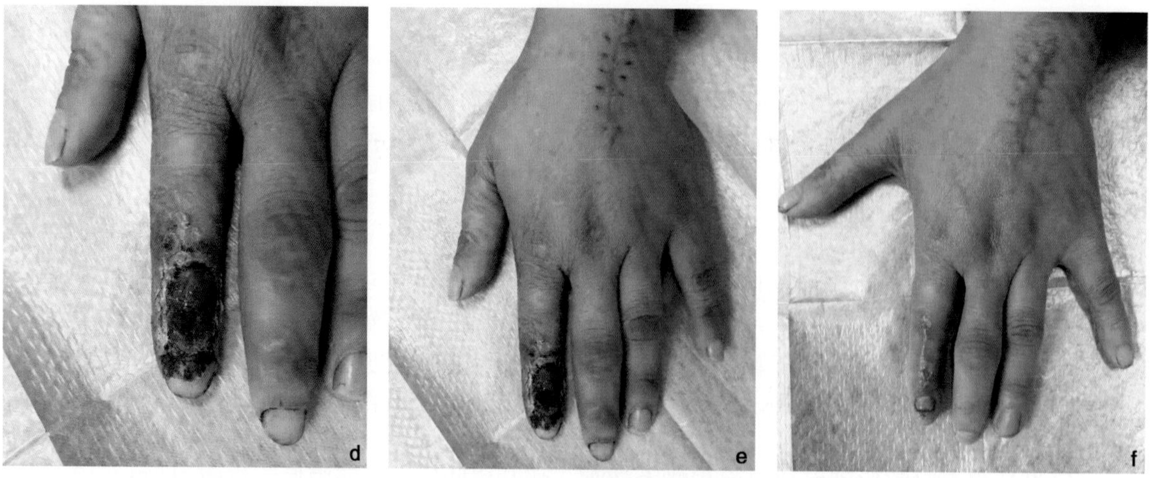

图 8.32 Ⅰ型静脉皮瓣

a. 切割伤致左示指 DIP（远指间关节）关节背侧 2.0cm×1.0cm 皮肤缺损，急诊麻醉下清创后在同侧手背设计Ⅰ型静脉皮瓣；b. 切取皮瓣后，远端于甲弧影处的静脉吻合，近端于中节指背的静脉吻合，供区直接缝合；c. 1 周后皮瓣存活，色红润，血运好，张力可，皮温暖；d、e. 2 周后色素沉着，局部干硬；f. 4 周后创面愈合良好，瘢痕增生，局部继发性挛缩

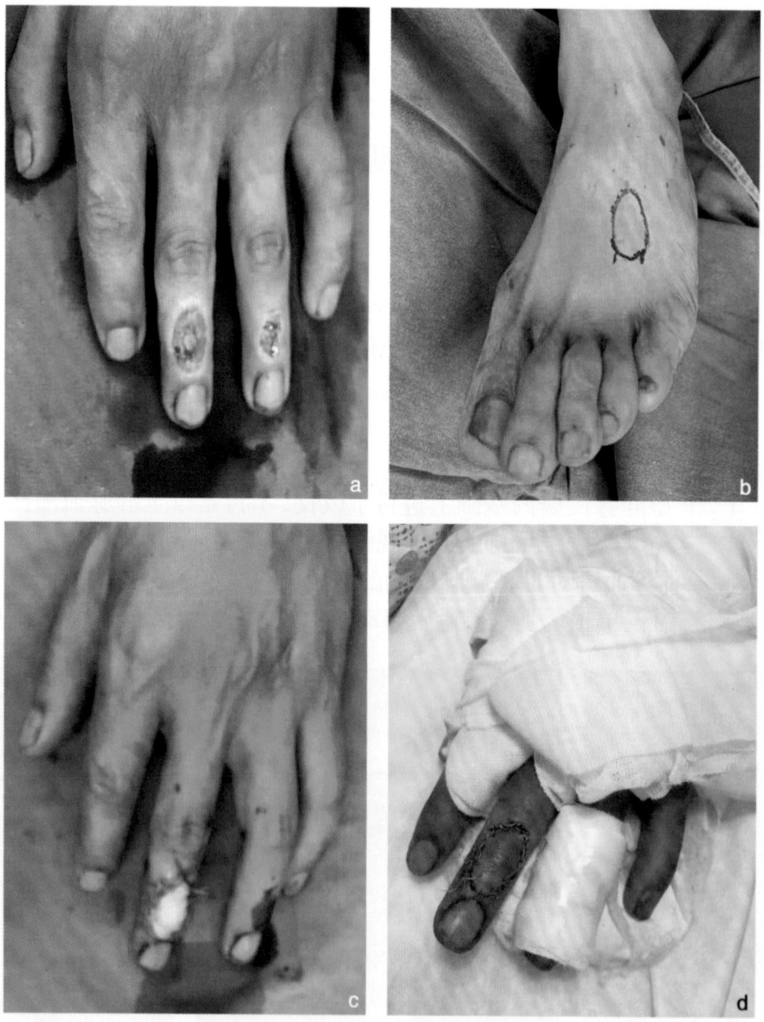

图 8.33 Ⅱ型静脉皮瓣

a. 切割伤致左中指 DIP 关节背侧 1.8cm×1.0cm 皮肤缺损；b. 急诊麻醉下清创后在同侧足背设计Ⅱ型静脉皮瓣；c. 切取皮瓣后，远端于甲弧影处的静脉吻合，近端于中节指背的静脉吻合，供区直接缝合；d. 1 周后皮瓣存活，色红润，血运好，张力可，皮温暖

因此皮瓣的面积会受到一定的限制。

（1）供区选取：这种以 1 条静脉干为轴心血管的皮瓣，在四肢有浅静脉的部位均可切取，供区广泛；手背、前臂、小腿、足背均可。

按缺损面积设计皮瓣即可。切开皮肤后自浅筋膜掀起皮瓣，即可在背面看到所需的静脉，两端留取适当长短的静脉后结扎，完全游离皮瓣。

（2）皮瓣的固定和血管的吻合：皮瓣需反转 180°，覆盖创面后，两点法缝合指动脉的远近端。此方向为逆静脉瓣方向。血管吻合通血后，皮瓣立即转为红润，毛细血管反应灵敏，皮瓣轻度肿胀，边缘少量渗血。皮瓣张力无明显增高，皮肤颜色红润，第 4 天出现细小水疱。第 6～7 天开始缓解（图 8.34）。

该型皮瓣目前临床应用于断指再植皮肤缺损、指屈曲畸形瘢痕切除后的皮肤缺损。

2. 第二种亚型是皮瓣内 2 条静脉，1 条静脉逆静脉瓣方向灌注，1 条静脉顺静脉瓣回流。模拟了生理皮瓣的动静脉血交换机制，第二种亚型在静脉游离皮瓣中最安全。

（1）供区选取：这种以 H、V、U、Y 形静脉网分布的皮瓣内，在四肢有浅静脉的部位均可切取，供区广泛；手背、前臂、小腿、足背均可。

按缺损面积设计皮瓣即可。切开皮肤后自浅筋膜掀起皮瓣，即可在背面看到静脉网，网内可见交叉的静脉分支，两端留取适当长短的静脉后结扎，完全游离皮瓣（图 8.35）。

（2）皮瓣的固定和血管的吻合：皮瓣无需反转，覆盖创面后，静脉的一端两点法于指动脉的近端缝合，

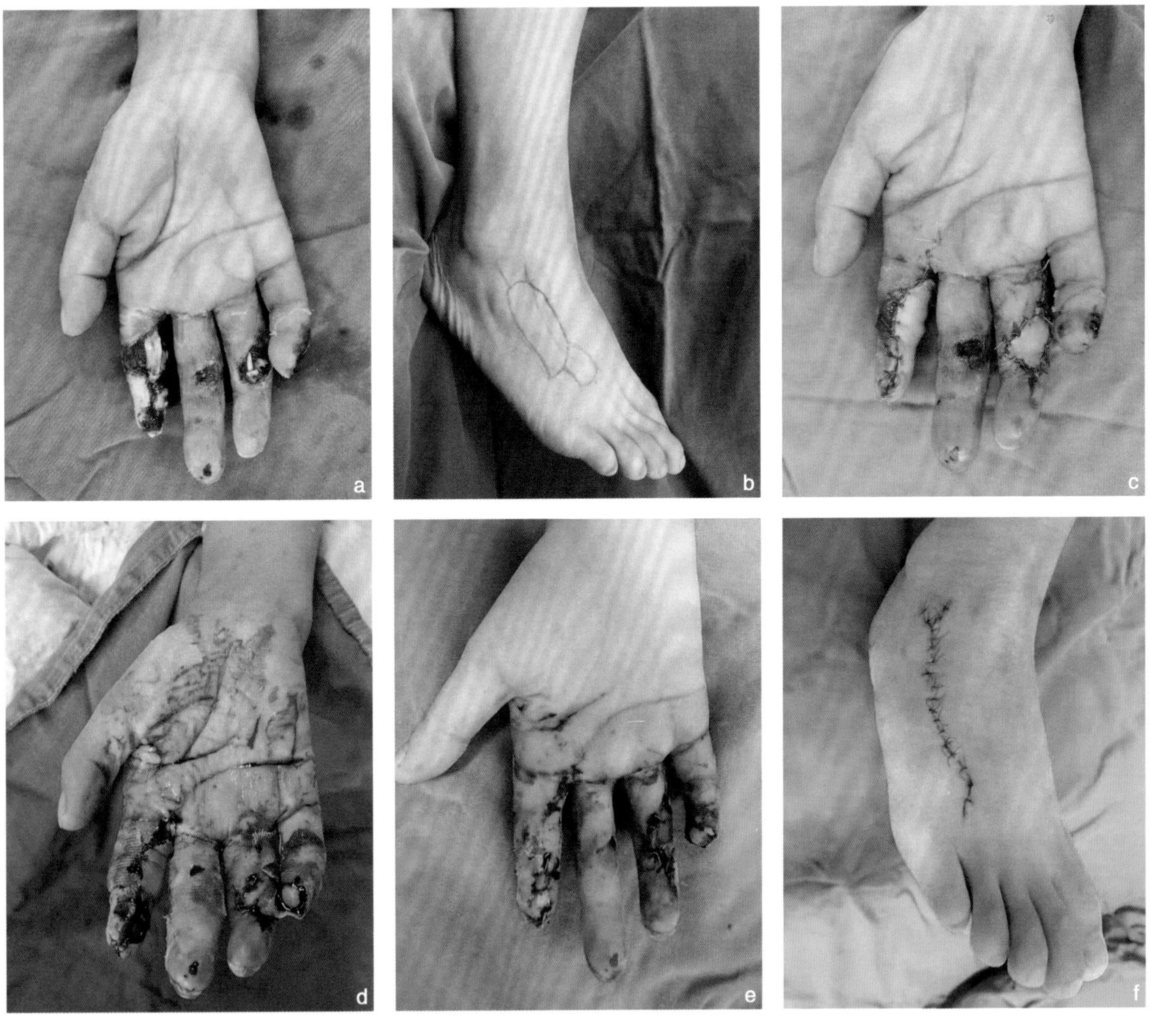

图 8.34　**Ⅲ型静脉皮瓣**

a. 热压伤致左环指 DIP 关节掌侧 1.6cm×1.0cm 皮肤缺损，二期麻醉下行Ⅲ型静脉皮瓣修复；b. 足背按缺损面积设计Ⅲ型静脉皮瓣第一种亚型；c. 皮瓣需反转 180°，覆盖创面后，两点法缝合指动脉的远近端；d. 1 周后皮瓣存活，色红润，血运好，张力可，皮温暖；e. 2 周后皮瓣存活，局部色素沉着；f. 供区直接缝合

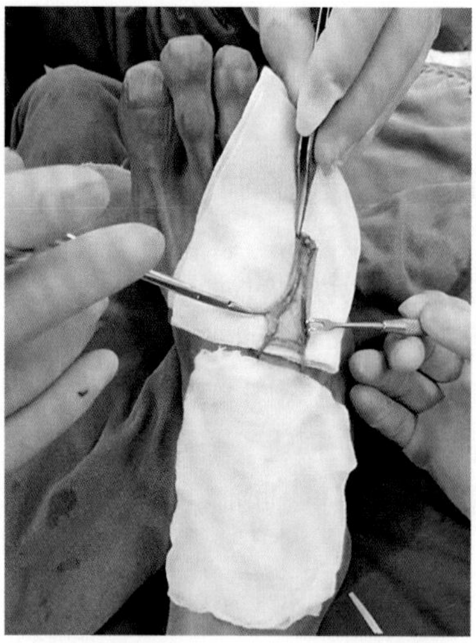

图 8.35 **静脉网在皮瓣中的分布**
切开皮肤后自浅筋膜掀起皮瓣，即可在背面看到静脉网，网内可见交叉的静脉分支及静脉网

动脉血逆静脉瓣灌注皮瓣，另一端两点法于指背静脉缝合。血管吻合通血后，皮瓣立即转为红润，毛细血管反应灵敏，皮瓣轻度肿胀，边缘少量渗血。皮瓣张力无明显增高，皮肤颜色红润，第 4 天出现细小水疱。第 6～7 天开始缓解(图 8.36、图 8.37)。

该型皮瓣目前临床应用比较广泛，结合动脉供血及静脉回流后存活率高。

3. 第三种亚型与第二种亚型的灌注方向相反，使动脉血顺静脉瓣供血和回流。目前对于这两种亚型有一定的争议，主要集中在浅表静脉的静脉瓣对血流阻挡是否真正有效。

(四)大面积的动脉化静脉皮瓣

上述介绍的是小面积的静脉皮瓣，下文将介绍较大面积的动脉化静脉皮瓣。对于静脉皮瓣修复较大面积缺损仍有争议。国内外学者已有报告对于供区在前臂、小腿的较大面积静脉皮瓣的相关研究。有学者报告 10.0cm × 12.0cm 的大面积动脉化静脉皮瓣修复软组织缺损的成功病例。大面积的静脉皮瓣血流动力主要是动脉血灌注静脉后整个血管网扩张充血(图 8.38)。

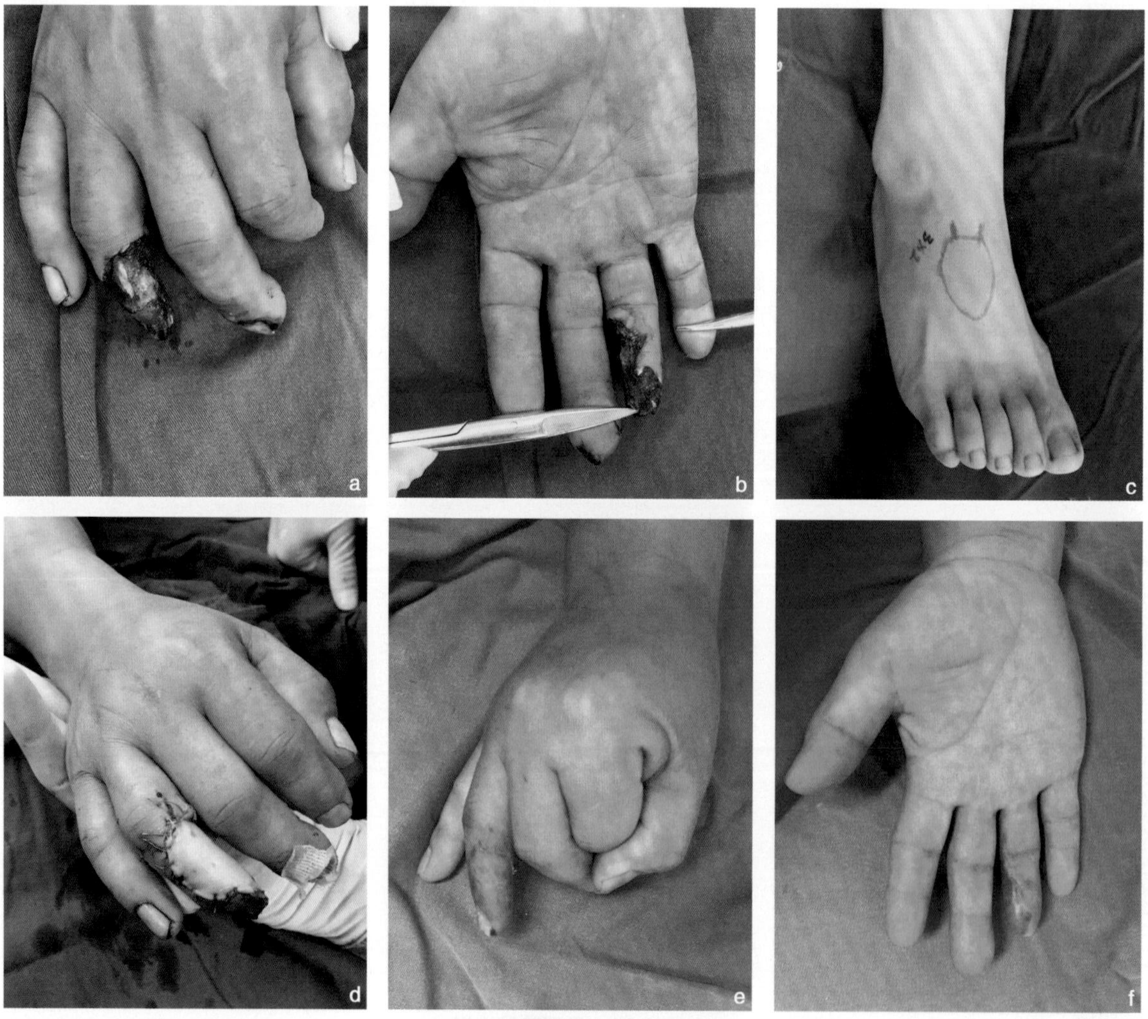

图 8.36 **Ⅲ型静脉皮瓣第二种亚型**
a、b. 切割伤致右环指桡侧 2.5cm × 1.5cm 皮肤缺损，急诊麻醉下清创后在同侧足背设计Ⅲ型静脉皮瓣；c. 足背按缺损面积设计Ⅲ型静脉皮瓣第二种亚型；d. 皮瓣无需反转，覆盖创面后，静脉的一端两点法于指动脉的近端缝合，动脉血逆静脉瓣灌注皮瓣，另一端两点法于指背静脉缝合；e、f. 4 周后创面愈合良好，无瘢痕增生，无继发性挛缩

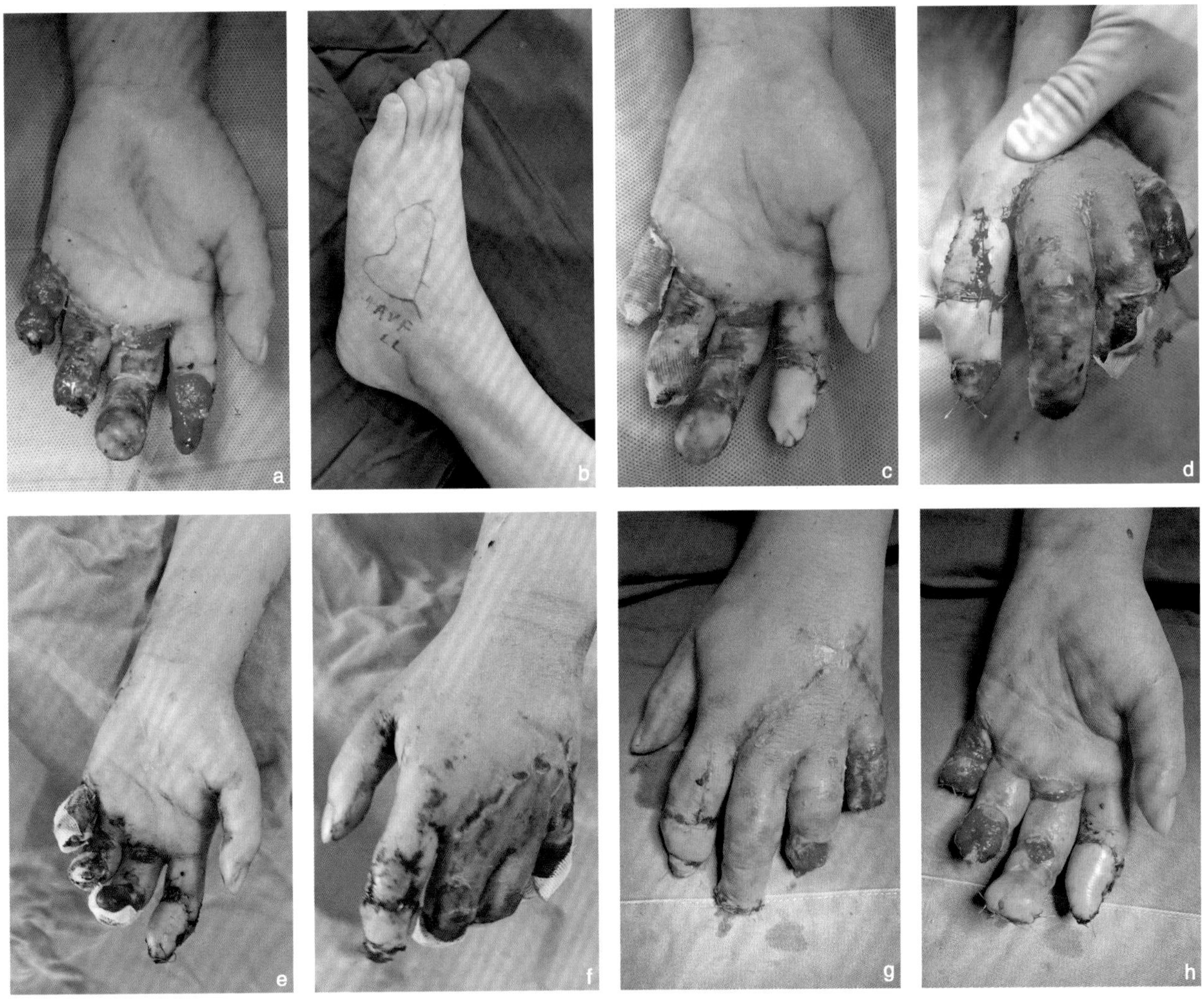

图 8.37　Ⅲ型静脉皮瓣第二种亚型

a. 撕脱伤致左示指 PIP(近指间关节)关节以远皮肤缺损，择期麻醉下清创后在同侧足背设计Ⅲ型静脉皮瓣；b. 足背按缺损面积设计Ⅲ型静脉皮瓣第二种亚型；c、d. 皮瓣无需反转，覆盖创面后，静脉的一端两点法于指动脉的近端缝合，动脉血逆静脉瓣灌注皮瓣，另一端两点法于指背静脉缝合；e、f. 1 周后皮瓣存活，色红润，血运好，张力可，皮温暖；g、h. 2 周后皮瓣存活

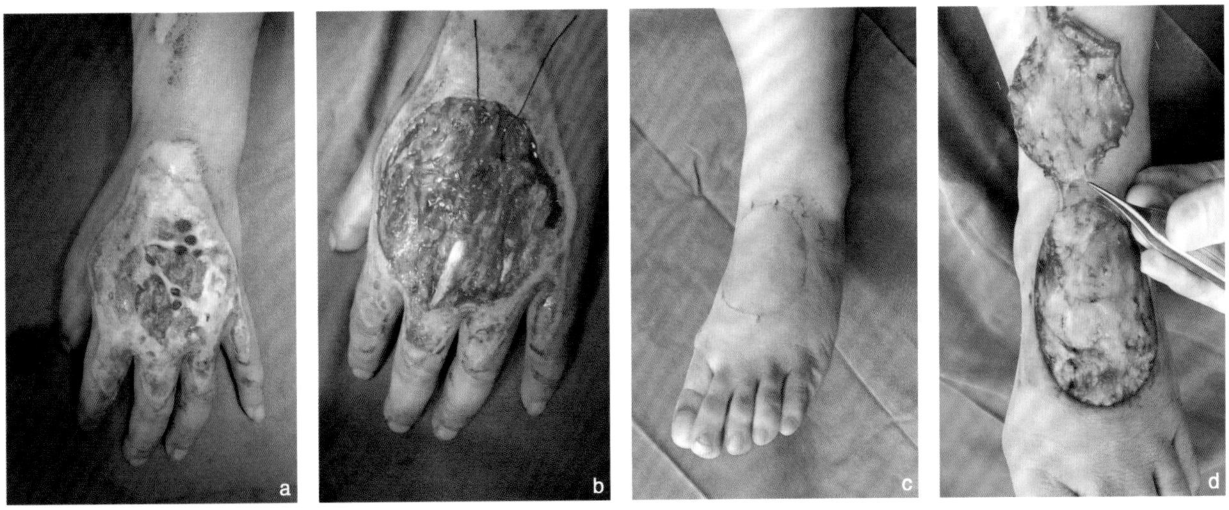

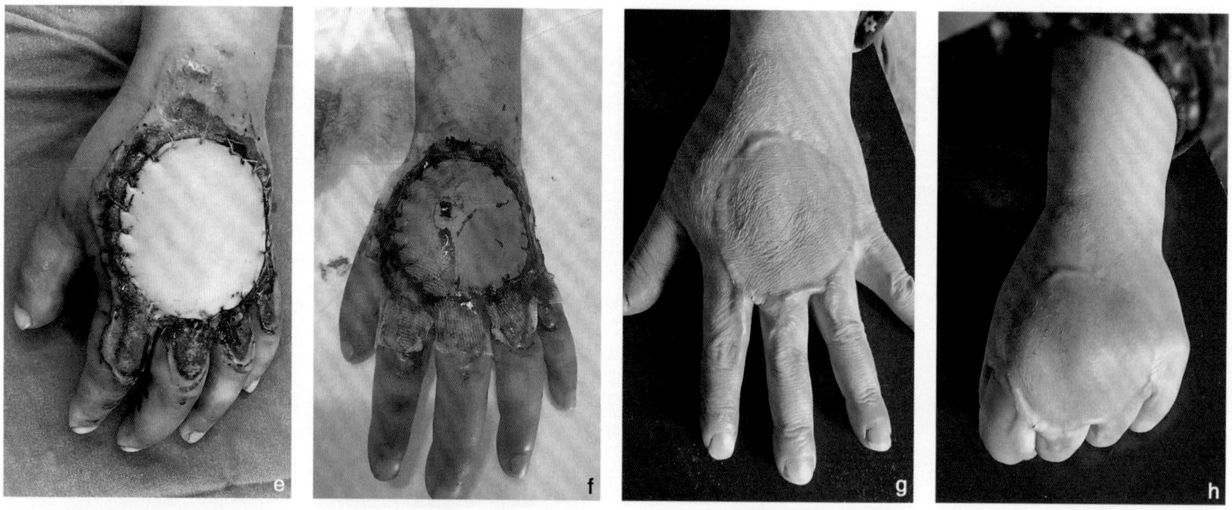

图 8.38　**大面积的动脉化静脉皮瓣**

a. 热压伤致手背皮肤坏死；b. 择期麻醉下行清创后可见整个手背软组织坏死伴伸肌腱外露；c、d. 足背按缺损面积设计Ⅲ型静脉皮瓣第二种亚型，掀起皮瓣后可见皮下静脉网及足背神经；e. 皮瓣无需反转，覆盖创面后，选取鼻烟窝处的桡动脉供血，动静脉按逆静脉瓣供血行端侧吻合，顺静脉瓣回流，按 1 条动脉、2～3 条静脉的数量比吻合血管，保证回流通畅，确保皮瓣存活；f. 1 周后皮瓣存活，色红润，血运好，张力可，皮温暖；g、h. 2 个月后皮瓣存活，患肢功能恢复正常

三、术后处理

1. 严格卧床，患肢石膏托外固定制动，烤灯持续照射。
2. 术后观察皮瓣存活情况，每 2 小时观察一次血运情况。
3. 常规使用解痉、抗凝和抗生素药物。

四、静脉皮瓣的优点

1. 静脉皮瓣被誉为“廉价的皮瓣”，只需要牺牲皮下静脉，而不需要动脉。皮瓣包括皮肤和浅表脂肪组织，供区损伤小。
2. 静脉皮瓣是狭长的皮瓣，其特征是异常的长宽比（4∶1～8∶1）。
3. 静脉皮瓣是最薄的皮瓣。
4. 静脉皮瓣在移植修复时可附带神经。
5. 供区解剖非常简单和快速。
6. 可靠地进行血管吻合。
7. 静脉皮瓣均出现静脉充血，10～14 天后消退。在大多数病例中，术后过程相对平稳。在特殊情况下，部分发生坏死和延迟愈合。
8. 当受体区域需要一个“完美”的功能结果时，比其他的外科解决方案，如神经血管岛状转移更容易接受。另外，当局部组织缺失时，动静脉游离皮瓣是一种成功的方法。

（李学渊　凌　李）

第五节　分叶皮瓣

皮瓣是有自身血液供应系统、包含皮肤和皮下组织且能独立成活的组织块，如果以自然界物种作为比拟的话，最合适的莫过于植物的根系、茎和叶子的结构，其中根系相当于皮瓣的血管主干，茎相当于分支血管，叶子相当于皮瓣本身（图 8.39）。分叶顾名思义就是多个叶子结构的组合，分叶皮瓣是指能成活的具有独立血供的两个或多个皮瓣的组合。

分叶皮瓣的发生与发展是随着人类对于自身皮肤血供研究的不断进步而逐渐被学者们认识的。1982 年，钟世镇在直接皮肤血管和肌肉皮肤血管的基础上，报道了肌间隔皮肤血管，人体皮肤的供血模式就有了 3 种形式，主干血管直接皮动脉、主干血管肌肉动脉以及主干血管肌间隔动脉（图 8.40）；随后在 1986 年，Nakajima 等提出 6 种类型的深筋膜穿支血管，分别是：① Ⅰ型，直接皮肤血管；② Ⅱ型，直接肌间隔皮肤血管；③ Ⅲ型，来自肌肉血管的皮肤穿支血管；④ Ⅳ型，来自肌肉血管的直接皮肤分支血管；⑤ Ⅴ型，肌间隔穿支血管；⑥ Ⅵ型，肌皮穿支血管；这个分类方法对于认识皮肤血管的来源、走行和分布具有重要的意义，但过于细碎，不适合推广。Mathes 和 Nahai 对 Nakajima 的分类方法予以简化，将筋膜皮瓣的营养血管分成 3 种类型，即Ⅰ型：直接皮肤血管；Ⅱ型：肌间隔血管；Ⅲ型：肌皮血管，这个分型与钟世镇分型类似。随着显微外科技术的日益发展与成熟，关于由一支特定的主干血管供血的血管体区理论已逐步成为设计皮瓣的重要依据之一，这促进了对人体皮肤血供规律研究的日益深入，而对供区组织结构和功能保护理念的日益提升，也使得传统肌皮瓣的缺点如厚且臃肿，以及对皮肤筋膜深部肌肉的损害日益突出，按照解剖学规律设计损害更小，更薄，更适合四肢、头颈部组织缺损的修复皮瓣，迫在眉睫，在这样的历史背景下，分支皮瓣的设计应运而生。

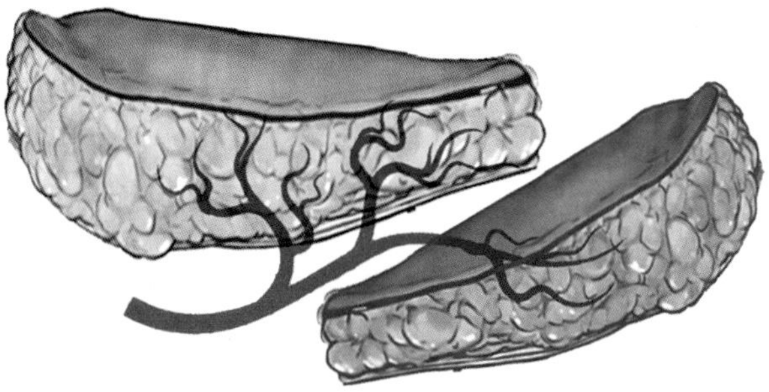

图 8.39 **皮瓣与血管蒂示意图**

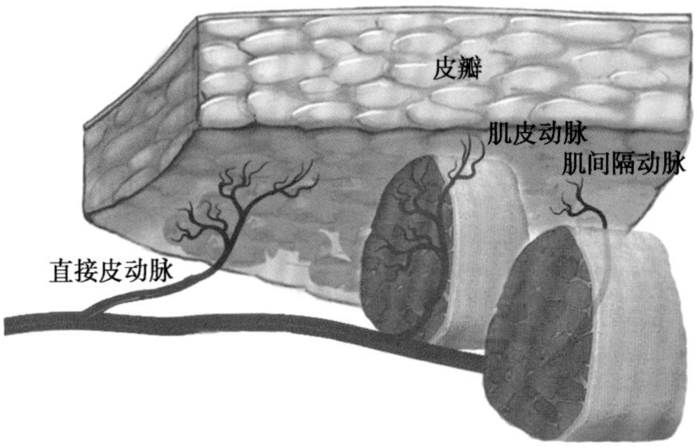

图 8.40 **皮瓣的 3 种血供示意图**

1984 年，王炜首先设计了一蒂双叶皮瓣游离移植修复形态变化的手部皮肤缺损，其中较为典型的设计是肩胛部的双叶皮瓣，该皮瓣由一束动、静脉蒂，携带肩胛旁皮瓣和横行肩胛皮瓣一并移植，由于皮瓣的双叶形状酷似蝴蝶，被命名为“蝶形游离皮瓣”，这种皮瓣其实是典型的单蒂双叶型皮瓣，当时还设计了包括肩胛背皮瓣、背阔肌肌皮瓣，前臂、小腿内侧、足底跖弓区皮瓣以及腹股沟和下腹部的皮瓣，这些供区都可以制成双叶皮瓣或串联皮瓣，这是由于这类皮瓣的血管蒂均可携带各自具有血液供应的双叶皮瓣，也就是所谓的分叶皮瓣。

1995 年，许亚军等在解剖学基础上，设计了以足背动脉为主干，以第一跖背及跗外侧血管为分支的分叶皮瓣，成功修复了手部软组织的多发缺损。1996 年，许亚军等设计了以胫前动脉、足背血管为主干，以跗内侧动脉、第一跖背动脉、跗外侧动脉为分支，构成足内侧、第一跖背、足外侧的三叶皮瓣，成功移植同时修复多指皮肤缺损；此后，受到穿支皮瓣理念和应用成熟的影响，分叶皮瓣的设计和切取更加符合修复重建外科微创化、小型化、随意化要求，也逐步趋于完善。

以皮肤的供血模式为基准，广义上，分叶皮瓣可以分为 2 种类型：Ⅰ型，带蒂分叶皮瓣，也就是不用进行血管吻合，直接转移的分叶皮瓣，其中Ⅰa 型为多源性血供带蒂分叶皮瓣，Ⅰb 型为单蒂血供带蒂分叶皮瓣；Ⅱ型：游离分叶皮瓣，需要吻合血管，可以用来远位移植修复组织缺损的皮瓣，其中Ⅱa 型为单主干多分支型游离分叶皮瓣，Ⅱb 型为多主干组合型游离分叶皮瓣。

1. Ⅰa 型多源性血供带蒂分叶皮瓣最常见的是腹部带蒂带状皮瓣，可以用来修复不同意切取足趾甲皮瓣再造，但有保留手指长度意愿的单指或多指中远节或末节的皮肤剥脱伤病例（图 8.41、图 8.42）。

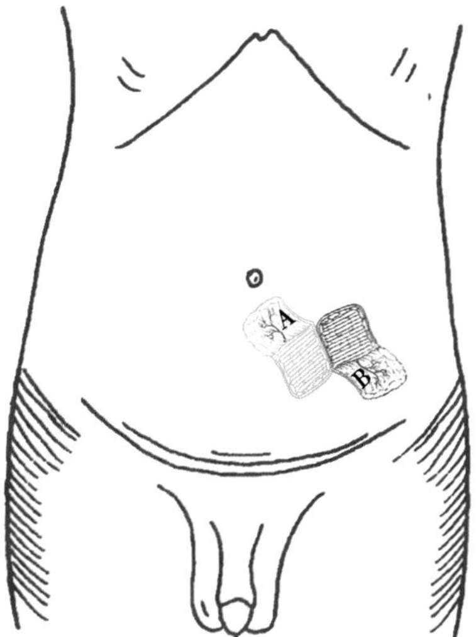

图 8.41 **Ⅰa 型分叶皮瓣示意图**

A、B. 分别代表两个不同血供的带蒂皮瓣，缝合为管状皮瓣覆盖创面

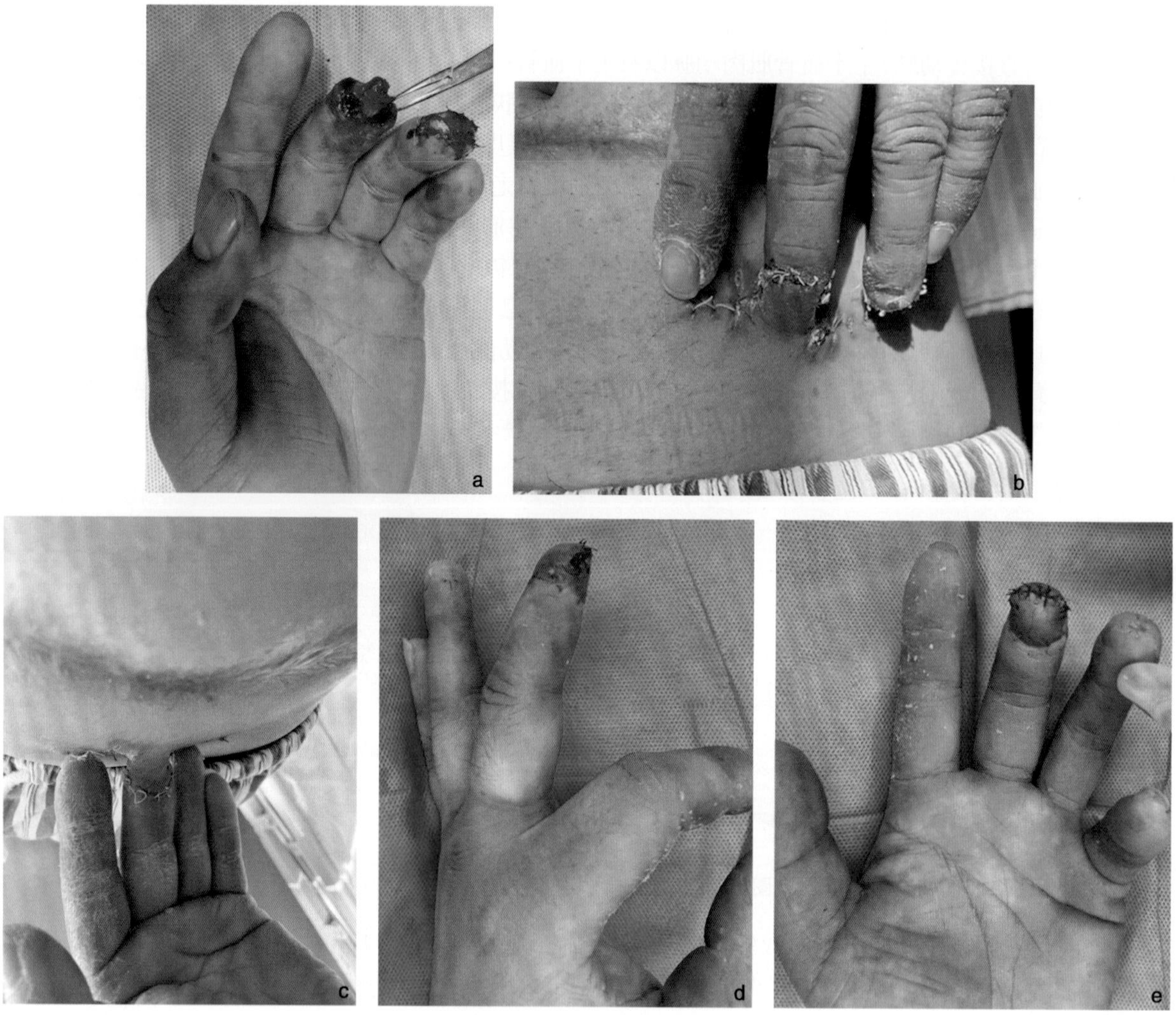

图 8.42 腹部带蒂分叶皮瓣修复手指末节皮肤剥脱伤

a. 中指末节皮肤包括指甲剥脱伤缺损；b、c. 设计分叶带蒂皮瓣，缝合为管状覆盖缺损；d、e. 二次手术断蒂后指腹外观饱满，血运良好

两个皮瓣分别单独设计后成为独立的管状皮瓣，覆盖手指创面，此皮瓣可以保留部分手指长度，但需要二期手术断蒂，且指腹的感觉恢复需要较长时间。

2. Ⅰb 型单蒂血供带蒂分叶皮瓣可以用来修复宽大皮肤缺损，以减少单皮瓣对于供区的损伤（图 8.43）。利用局部的分叶皮瓣设计可以将两个皮瓣组合为一个宽大的皮瓣，然后带蒂转移修复近位的大面积缺损。

3. Ⅱa 型单主干多分支型游离分叶皮瓣可以用来修复远位的宽大创面或多个不连续创面，以减少供区的损伤（图 8.44）。

4. Ⅱb 型多主干组合型游离分叶皮瓣的随意度更大，理论上讲由于这种类型的皮瓣是不同部位皮瓣的组合，除了能修复复杂宽大复合创面外，还能显著降低对供区的损伤，但会明显增加手术难度（图 8.45）。

分叶皮瓣的切取与普通游离皮瓣的切取原则是一致的，也要遵循点、线、面的原则，术前尽可能获取分叶穿支点的位置以方便切取，如果是带蒂分叶皮瓣要注意皮瓣旋转弧度，以免蒂部扭曲造成皮瓣血供的障碍，特别是穿支带蒂皮瓣的转移更要注意皮瓣蒂部的处理，要将蒂部裸化，使得蒂部可以自由旋转，这样就形成了仅保留血管蒂的带蒂皮瓣来修复近距离的宽大组织缺损。远位、宽大的复杂创面需要多个分叶或多个皮瓣组合来覆盖，以减少供区损伤，但受区的血管需要是健康的血管，要有足够的血流动力学才可以成为供血和回流血管，如果肢体仅有一根主干血管，必须采用端侧缝合的方式，而切取的皮瓣中可以结合内增压、外引流或超引流技术来增加皮瓣血供的稳定，提供移植成功率。

分叶皮瓣设计理念的提出是人类对皮瓣血供来源的认识和切取技术不断深化的结果，也是人类对自

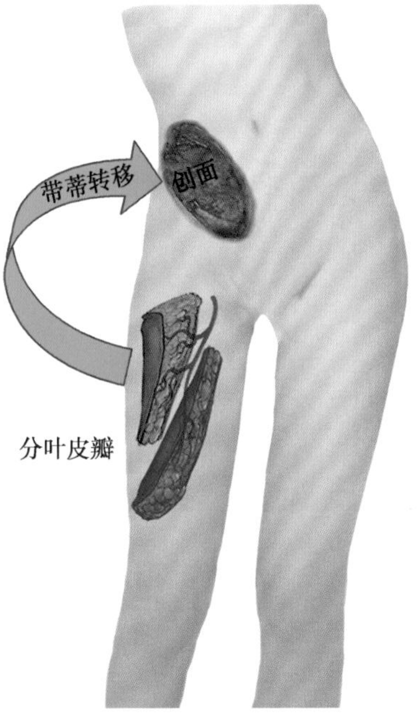

图 8.43 带蒂分叶皮瓣设计转移修复创面示意图

图中所示的分叶皮瓣血供为旋股外侧血管，以两个分支切取两个宽度能直接闭合的皮瓣，连同旋股外侧动、静脉主干旋转后修复腹壁缺损，分叶皮瓣重新缝合后可以修复宽大创面，也就是临床所讲的“以长度换宽度”的组合方式来降低对供区的损伤

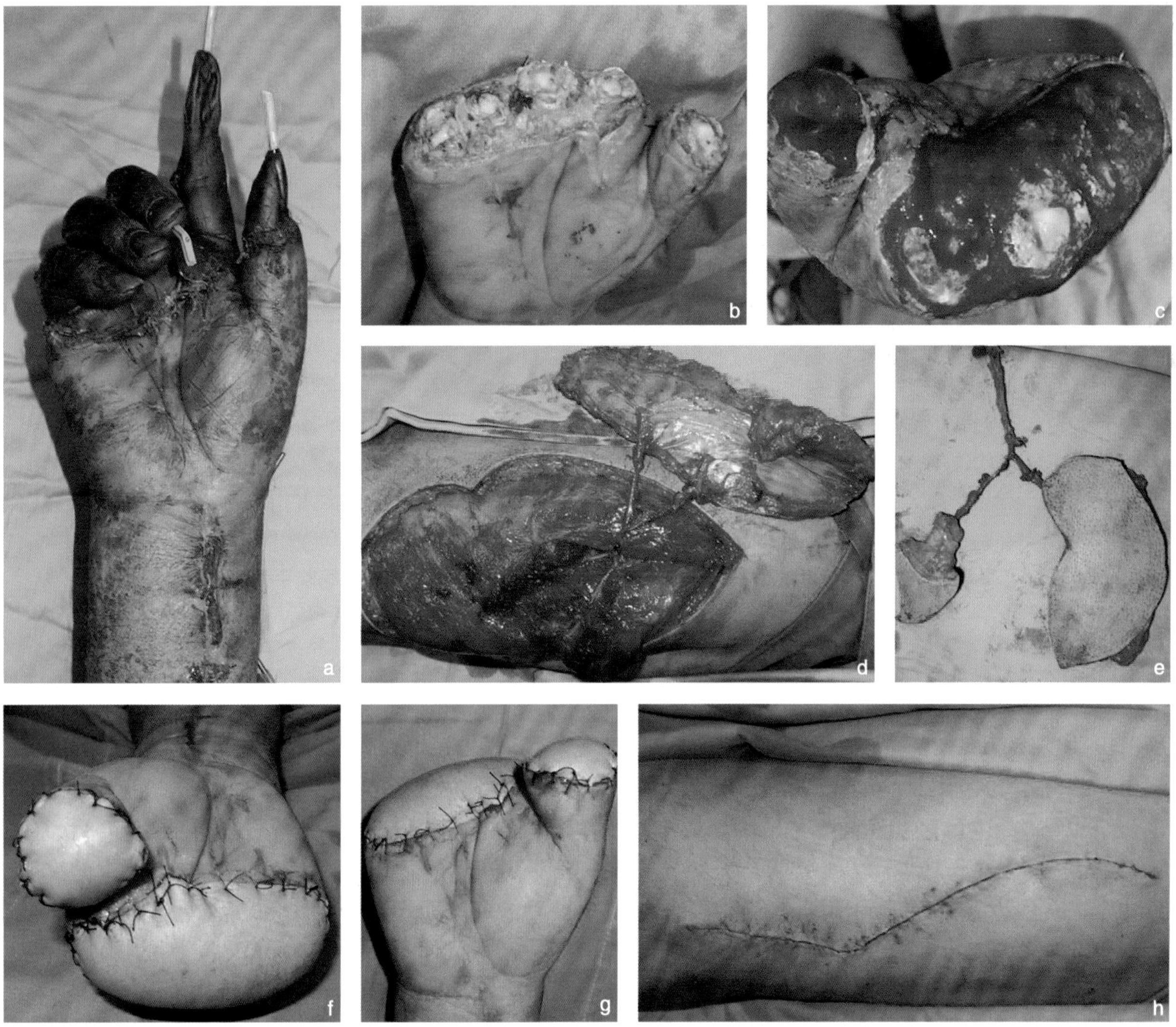

图 8.44 游离分叶皮瓣修复手部创面（北京积水潭医院手外科童德迪提供）

a. 手部外伤后手指坏死；b、c. 清创截除坏死手指后遗留手掌部和拇指的独立创面；d、e. 设计旋股外侧动脉降支游离皮瓣，共干分叶；f、g. 创面覆盖后皮瓣血供良好；h. 供区直接缝合

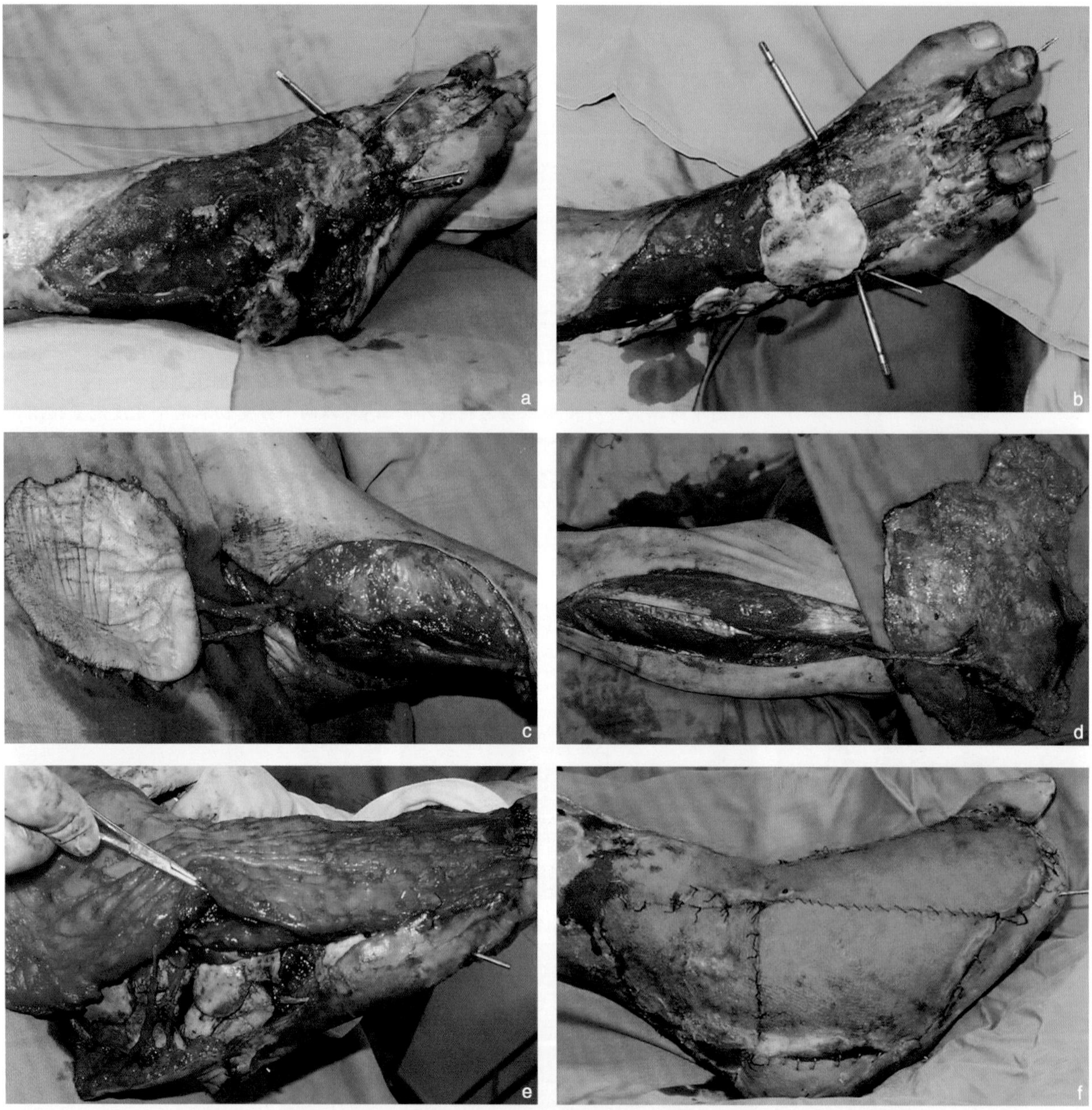

图 8.45 多主干组合型分叶皮瓣联合移植修复足背大面积创面（北京积水潭医院手外科童德迪提供）
a、b. 足背部巨大软组织缺损合并足跟部皮肤缺损与感染；c、d. 多次扩创后，创面组织肉芽新鲜，分别设计并切取对侧足底内侧动脉游离皮瓣和同侧旋股外侧动脉降支游离筋膜瓣；e. 以胫前动脉和大隐静脉为受区供血动脉，将切取的游离组织瓣分别串联组合成分叶皮瓣，覆盖足背和足底负重区创面；f. 感染控制且创面修复外观良好

身组织缺损修复理念不断更新和挑战的结果，其最大的优点是基本实现了皮瓣设计和切取的自由化、微创化、个性化，以及组织结构相似化。切取的皮瓣可以携带不同的组织结构，包括骨、肌肉、肌腱、神经等复合组织结构，也可以在不同部位分别切取不同的皮瓣后组合成分叶皮瓣，形成针对性的个性化修复方案，从而实现创面与功能修复的统筹与兼顾。分叶皮瓣的缺点也是显而易见的，明显增加了手术的难度，对技术人员的要求更是达到前所未有的程度，尤其是要熟悉每一个要切取皮瓣的供血模式，以准确切取所需要的分叶皮瓣。需要强调的是，受区的处理对分叶皮瓣成活十分重要，特别是对受区的清创与供血血管健康程度的判定。

（李文军）

第六节　增压皮瓣

当皮瓣面积大于血管蒂的血供范围时，需要通过额外的血管吻合增加皮瓣有效的灌注面积，这种通过额外吻合血管增加皮瓣血运的技术称为皮瓣增压。皮瓣增压包括单独吻合动脉或静脉，以及同时吻合动脉和静脉，进而改善皮瓣的血液循环。增压皮瓣目前广泛应用于皮瓣修复中，尤其适合超大面积皮瓣，如联体皮瓣等。按照额外动脉血供的来源，可以分为外增压（supercharge）和内增压（turbocharge）。

一、外增压

外增压是指利用受区非皮瓣供血主要动脉的其他动脉，通过血管吻合技术，额外增加皮瓣血供的方法。1981 年，日本学者 Harii 等首先报道在修复腹壁大面积缺损，切取背阔肌和髂腹股沟联体皮瓣，以旋髂浅血管为蒂移位的同时，将胸背血管与受区血管进行吻合，为皮瓣提供额外的血供，取得了良好的效果。1991 年，Pernia 等采用近端蒂腹直肌瓣治疗心脏术后切口感染，同时在颈部利用受区动脉和腹壁下动脉进行吻合，增加肌瓣血供。并首次将该附加血管吻合技术命名为 supercharge（外增压）。目前，该技术已经广泛应用于超大面积皮瓣（图 8.46）。

二、内增压

内增压是指通过将皮瓣内与主干血管不共干的穿支动脉与主干血管的远端或主干血管的分支进行吻合，为皮瓣部分区域建立辅助血运的技术。例如，旋股外侧动脉降支的肌肉分支或降支远端均可与不共干的穿支进行吻合，进而增加皮瓣的有效灌注面积。1992 年，Core 等以旋股内侧动脉为蒂进行

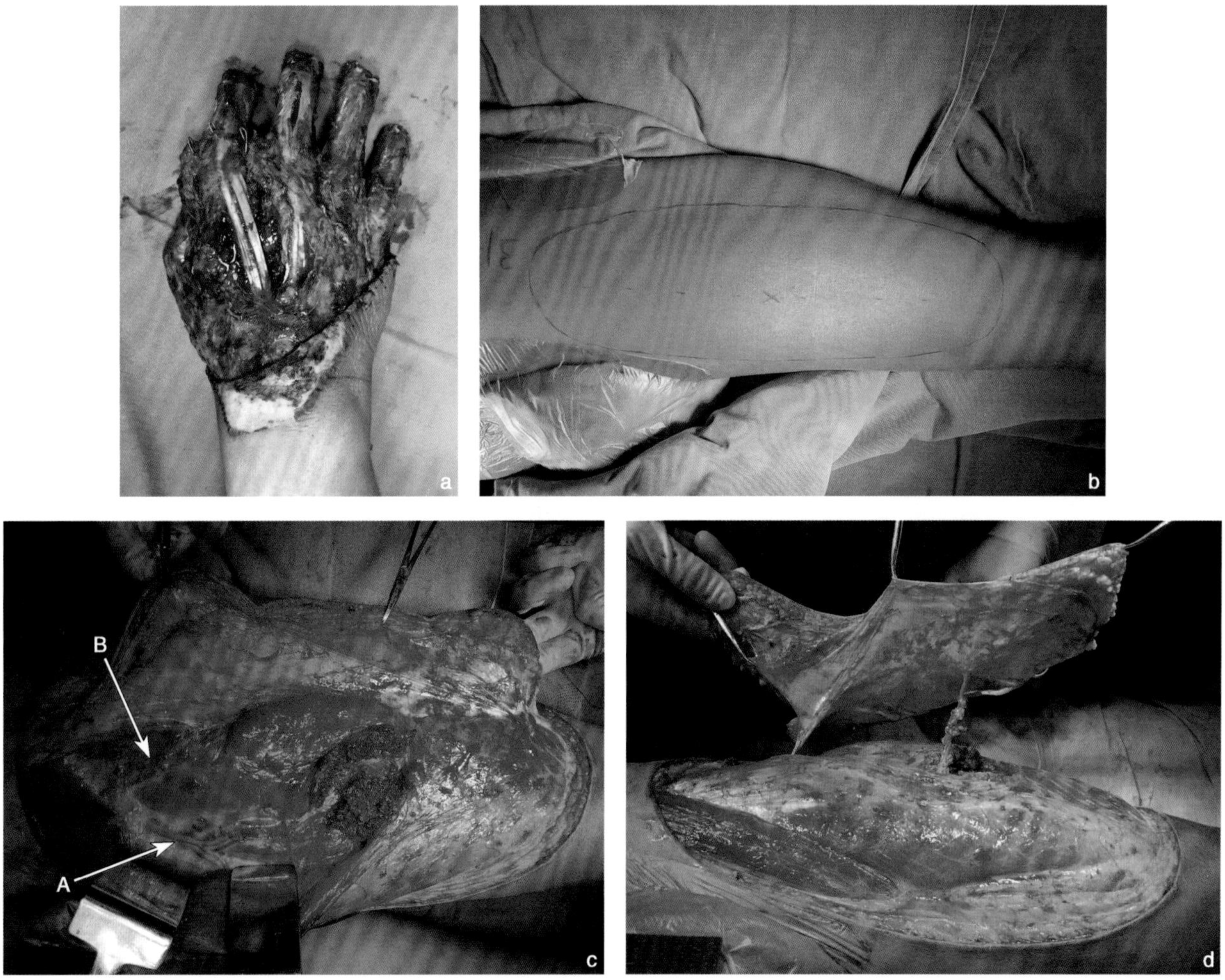

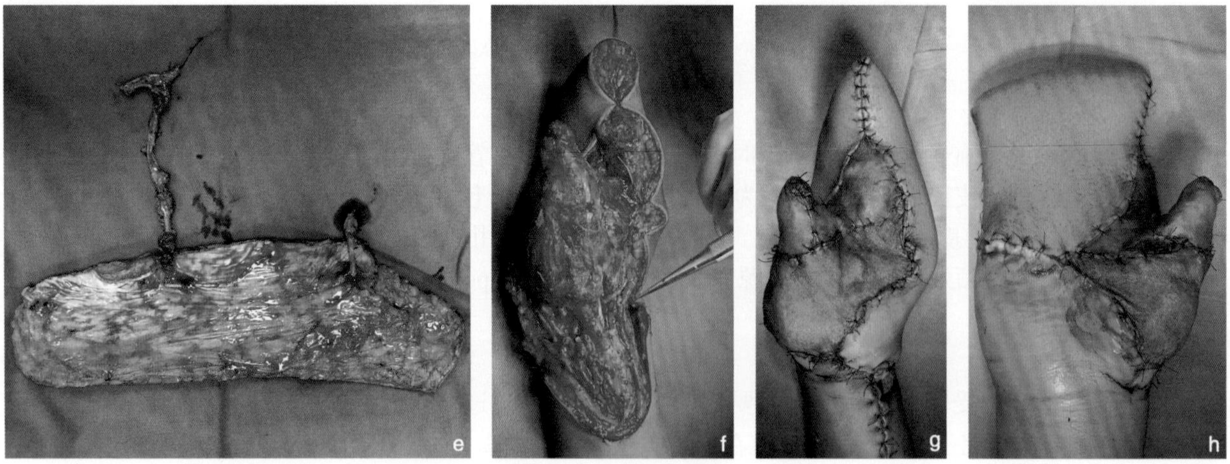

图 8.46 **外增压皮瓣**

a. 手部脱套伤创面；b. 设计大面积股前外侧皮瓣；c～e. 术中见斜支（B）和旋股外侧血管主干（A）不共干；f. 受区桡动脉的远端和近端分别与旋股外侧动脉主干和斜支进行吻合，增加皮瓣有效灌注；g、h. 术后外增压皮瓣血运良好

股薄肌皮瓣游离移植时，将皮瓣远侧的一根穿支血管与旋股内侧动脉的一个分支进行吻合，有效提高了皮瓣远端部分的血液灌注，并将该技术命名为 turbocharge（内增压）。尽管内增压主要应用于受区无合适额外动脉进行增压的情况下，但临床实践证实该技术对于皮瓣远端部分的血液循环改善可靠有效（图 8.47）。

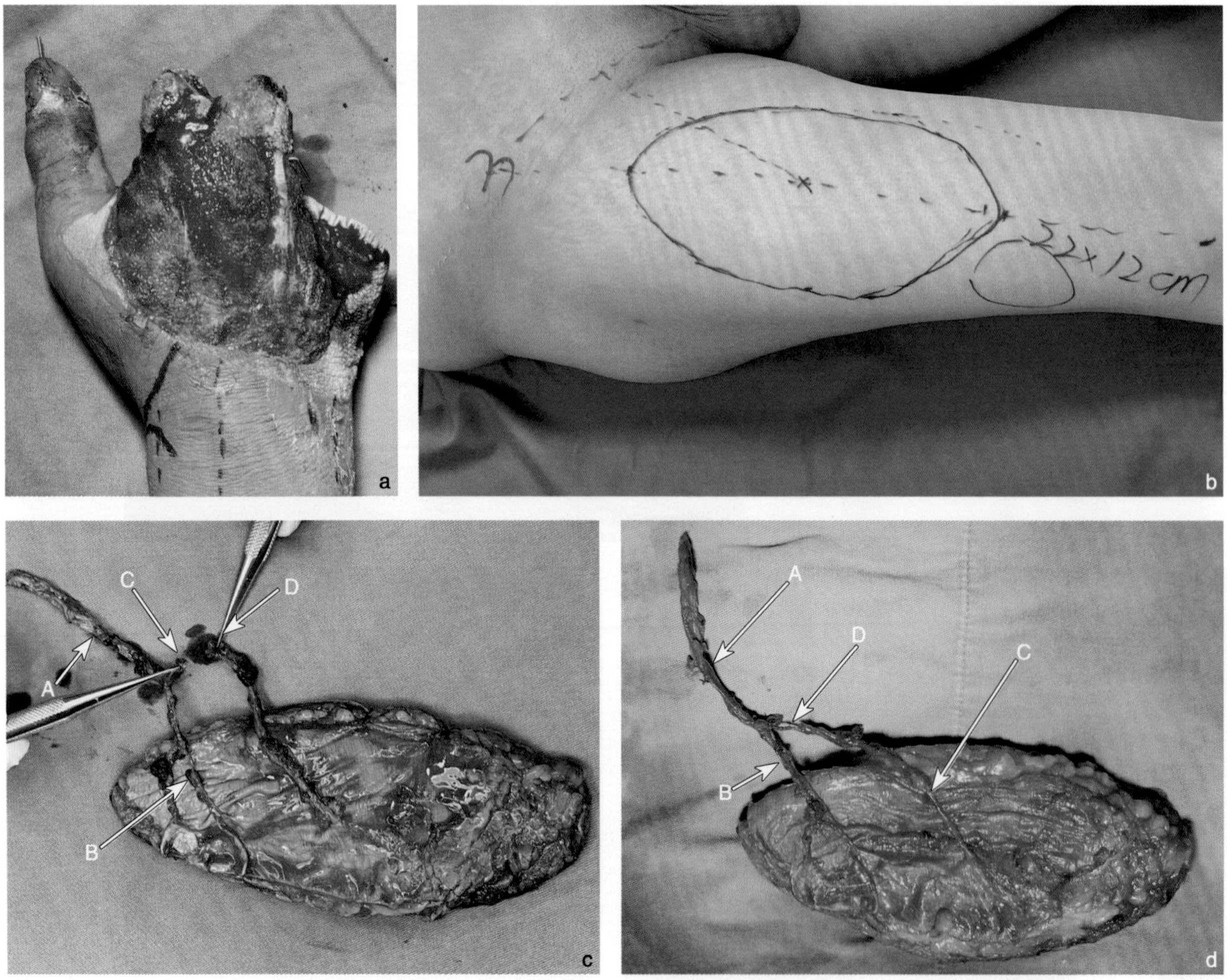

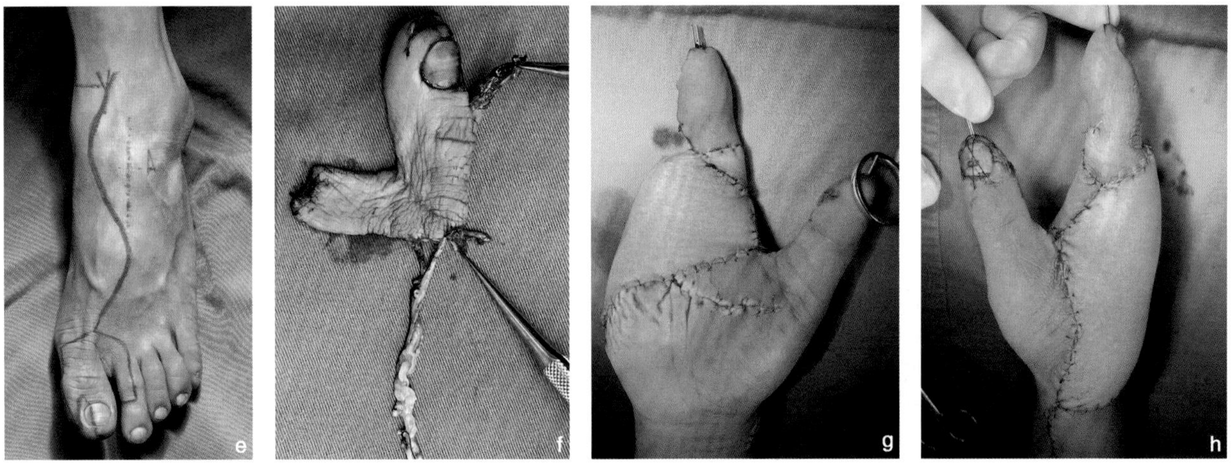

图 8.47 **内增压皮瓣**

a. 手部脱套伤创面；b. 设计大面积股前外侧皮瓣；c. 内增压前准备，A. 旋股外侧动脉降支主干，B. 主干穿支，C. 旋股外侧动脉远端，D. 斜支及其穿支；d. 血管吻合完成内增压，A. 旋股外侧动脉降支主干，B. 主干穿支，C. 斜支及其穿支，D. 旋股外侧动脉远端和斜支近端的吻合口；e、f. 同期切取改良踇甲皮瓣再造示指；g、h. 术后内增压皮瓣和再造手指血运良好

（杨 勇）

第七节 flow through 皮瓣

flow through 皮瓣是指在受区内同时吻合皮瓣血管蒂的远端和近端，完成创面修复的同时，利用皮瓣的血管蒂重建受区远端的血供。flow through 皮瓣是在 1983 年由 Soutar 等学者首先提出。1984 年，Foucher 等最早报道将桡动脉 flow through 皮瓣应用于临床。此后，学者们开发出很多该类皮瓣，如股前外侧 flow through 皮瓣、胫后动脉穿支 flow through 皮瓣、尺动脉腕上皮支 flow through 皮瓣、骨间后血管 flow through 皮瓣，以及静脉 flow through 皮瓣等。flow through 皮瓣技术实用，合理使用能够在临床上解决很多棘手的病例，应用非常广泛。

本节以股前外侧 flow through 皮瓣为例，介绍该类皮瓣的特点和应用。股前外侧皮瓣作为 flow through 皮瓣的解剖基础包括：①旋股外侧动脉降支长度较长，22.5～37.1cm；②旋股外侧动脉远端和近端的直径均可供吻合，其中近端直径 2.2～4.0mm，远端直径 0.9～1.8mm。因此，通过吻合皮瓣血管蒂近端和远端血管，既可以满足皮瓣血供，又能够同时重建肢体远端或其他部位的血供。

一、手术适应证

flow through 皮瓣主要应用于深部组织暴露的创面，同时合并主干血管损伤的病例；尤其适合断肢和断指再植时，肢体主干血管缺损的病例。

二、具体步骤

（一）皮瓣设计

皮瓣点、线、面均参考常规股前外侧皮瓣，参见相关章节。

（二）皮瓣切取

1. 皮瓣切取和穿支的显露步骤同常规股前外侧皮瓣的切取。

2. 术中确定创面血管缺损的长度后，在游离旋股外侧动脉降支的远端部分时，充分向远端游离。通常情况下，切取旋股外侧血管降支主干的长度应当大于创面动脉缺损长度 2cm 以上。

3. 皮瓣移植后，旋股外侧动脉降支的近端和远端分别和受区创面内主干动脉的近端和远端吻合（图 8.48）。

三、术后处理

参见股前外侧皮瓣章节。

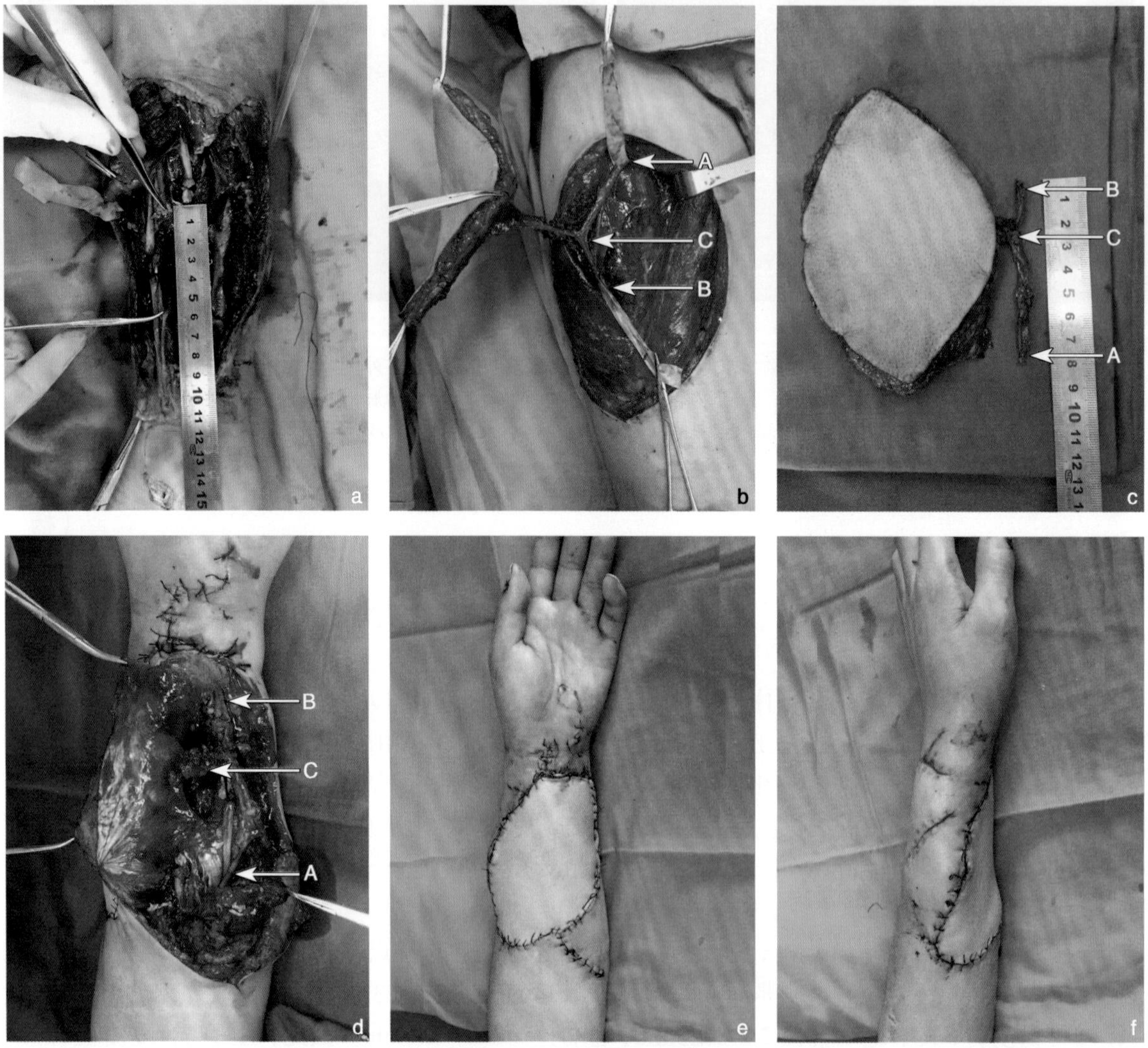

图 8.48 flow through 股前外侧皮瓣

a. 前臂创面，尺动脉缺损 6cm；b. 切取 flow through 股前外侧皮瓣，箭头 A 为旋股外侧血管降支近端，B 为旋股外侧血管降支远端，C 为皮瓣穿支发出部位；c. 完整切取皮瓣及血管蒂，箭头 A 为旋股外侧血管降支近端，B 为旋股外侧血管降支远端，C 为皮瓣穿支发出部位；d. 动脉的吻合情况，箭头 A 为旋股外侧动脉降支近端与尺动脉近端吻合部位，B 为旋股外侧动脉降支远端与尺动脉远端吻合部位，C 为皮瓣穿支；e、f. 术毕肢体远端和皮瓣血供良好

（杨 勇）

第八节 桥式交叉皮瓣

桥式交叉皮瓣是指利用健侧肢体血管蒂，通过血管蒂搭桥的吻合方式，重建覆盖患侧创面皮瓣或肌皮瓣血运的手术方法。目前，主要应用于小腿严重创伤后造成的创面修复。1994 年，于仲嘉首先报道了游离背阔肌皮瓣桥式交叉修复小腿的皮肤缺损，取得了良好效果。该方法最大的优点是供区血管蒂和皮瓣血管蒂均是正常血管，吻合后通畅率高。虽然双下肢固定在一起会造成患者体位不适和护理不便等缺点，但当受伤肢体主要动脉已损伤或已行修复，受区内无安全血管可用时，该术式仍是重要的修复方法之一。

近年来，下肢高能量严重创伤的保肢策略日趋完善，但该类创伤常伴有肢体大血管损伤和大范围软组织缺损。如果创面不能获得很好的处理，最终难以获得满意疗效。当创面周边软组织条件差，同时若伴主干血管损伤，例如胫前、胫后动脉仅保留一支的情况下，即使切取游离皮瓣或肌皮瓣后应用端侧吻合或 flow through 等手术方式，由于主干血管位于创伤炎症反应区内，手术风险仍然较高。若出现不可挽救的血管危象，不仅游离皮瓣或肌皮瓣会发生坏死，肢体的血供也会遭到破坏，甚至导致截肢。因此对于该类严重肢体损伤，桥式交叉皮瓣是一种合理的选择。

桥式交叉皮瓣，术者可以选择自己熟悉的供区，其中背阔肌肌皮瓣和股前外侧皮瓣是最常用的肌皮瓣和皮瓣。二者均可以切取很大面积用于覆盖创面，并且血管蒂较长。健侧的血管优选胫后血管，次选胫前血管。以胫后血管作为血管蒂，术后可以平行放置双下肢，减轻术后长期固定的痛苦，并且护理相对方便。血管吻合后可以采用皮瓣瓦合包裹或全厚皮片包裹血管蒂和吻合口。当采用皮瓣瓦合包裹血管蒂时，既可以设计胫后动脉穿支皮瓣，也可以采用局部转移皮瓣。近年来，为了减少健侧主干血管移位后对健侧肢体远端灌注的影响，有学者提出利用 Y 型动脉蒂通过 flow through 的方式，同时灌注患侧受区的皮瓣 / 肌瓣和健侧的远端肢体。Ⅱ期断蒂后，健侧胫后动脉可以重新吻合，包裹血管蒂的胫后动脉穿支皮瓣或小腿随意皮瓣也重新缝合于原位，以减少对供区的损伤。

一、手术适应证

下肢严重损伤伴有深部组织外露的创面，创面周边无可用的带蒂皮瓣，患肢残留的主干血管不适合与游离皮瓣或肌皮瓣的血管蒂进行吻合。

二、具体步骤

（一）术前评估

通过血管造影或 CT 血管造影（CT angiography，CTA）明确双侧小腿胫前、胫后及腓动脉通畅情况。通过以上评估确定患肢无可供游离皮瓣吻合的血管，并明确桥式交叉游离皮瓣的健侧血管蒂。

（二）手术步骤

1. **受区处理** 扩创，并测量创面面积。

2. **切取皮瓣** 根据创面测量结果，选择面积、形状适合的皮瓣或肌皮瓣，并游离切取备用。具体内容参考相关章节。

3. **健侧血管蒂准备**

（1）胫后血管：从踝关节平面向近端游离胫后动脉及伴行静脉，长度 10～15cm。

（2）胫前血管：从踝关节平面向近端游离胫前动脉及伴行静脉，长度 10～15cm。

（3）大隐静脉：游离大隐静脉备用。

4. **健侧血管蒂皮瓣** 根据选取的健侧血管蒂和血管蒂穿支情况，选择下列一块皮瓣用于覆盖桥式血管蒂。健侧血管蒂皮瓣供区人工真皮或植皮覆盖。

（1）胫后动脉穿支皮瓣：若游离胫后血管时探及粗大穿支，可设计胫后动脉穿支皮瓣。

（2）小腿内侧随意皮瓣：若游离胫后血管时未探及粗大穿支，可设计以近端为蒂的随意皮瓣。

（3）小腿前侧随意皮瓣：若选用胫前血管作为血管蒂，可设计近端为蒂的随意皮瓣。

5. **固定双下肢** 外固定架或斯氏针固定双下肢。

6. **桥式血管蒂吻合** 调整皮瓣和健侧移位血管蒂合适张力，行端端或端侧吻合皮瓣或肌瓣与健侧小腿的血管蒂血管，若静脉管径不匹配，可以利用健侧大隐静脉回流。皮瓣或肌瓣与健侧小腿血管蒂皮瓣瓦合包裹血管蒂。也有报道利用游离植皮包裹血管蒂，但优选瓦合皮瓣（图 8.49）。

三、术后处理

1. 术后密切观察皮瓣或肌皮瓣皮岛的血运，常规应用抗凝、解痉和抗生素药物。
2. 术后辅导患者练习在特殊体位下解大小便，若患者尤其是确实小便困难，可以保持尿管 1～2 周。
3. 术后 4～6 周，血管蒂夹闭训练皮瓣或肌皮瓣血运稳定后断蒂。同期修复胫后动脉，供区皮瓣复原修复。

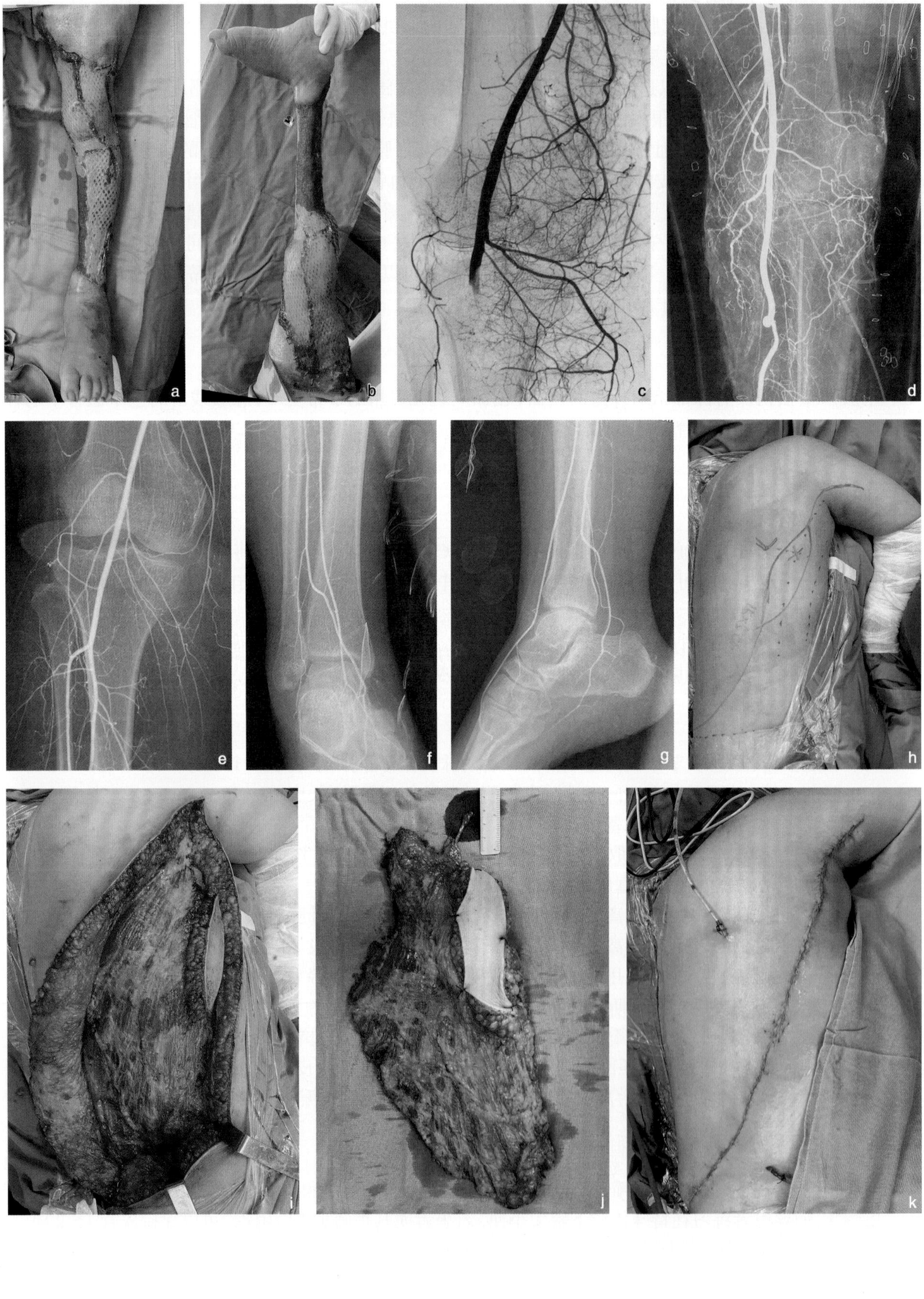
a
b
c
d
e
f
g
h
i
j
k

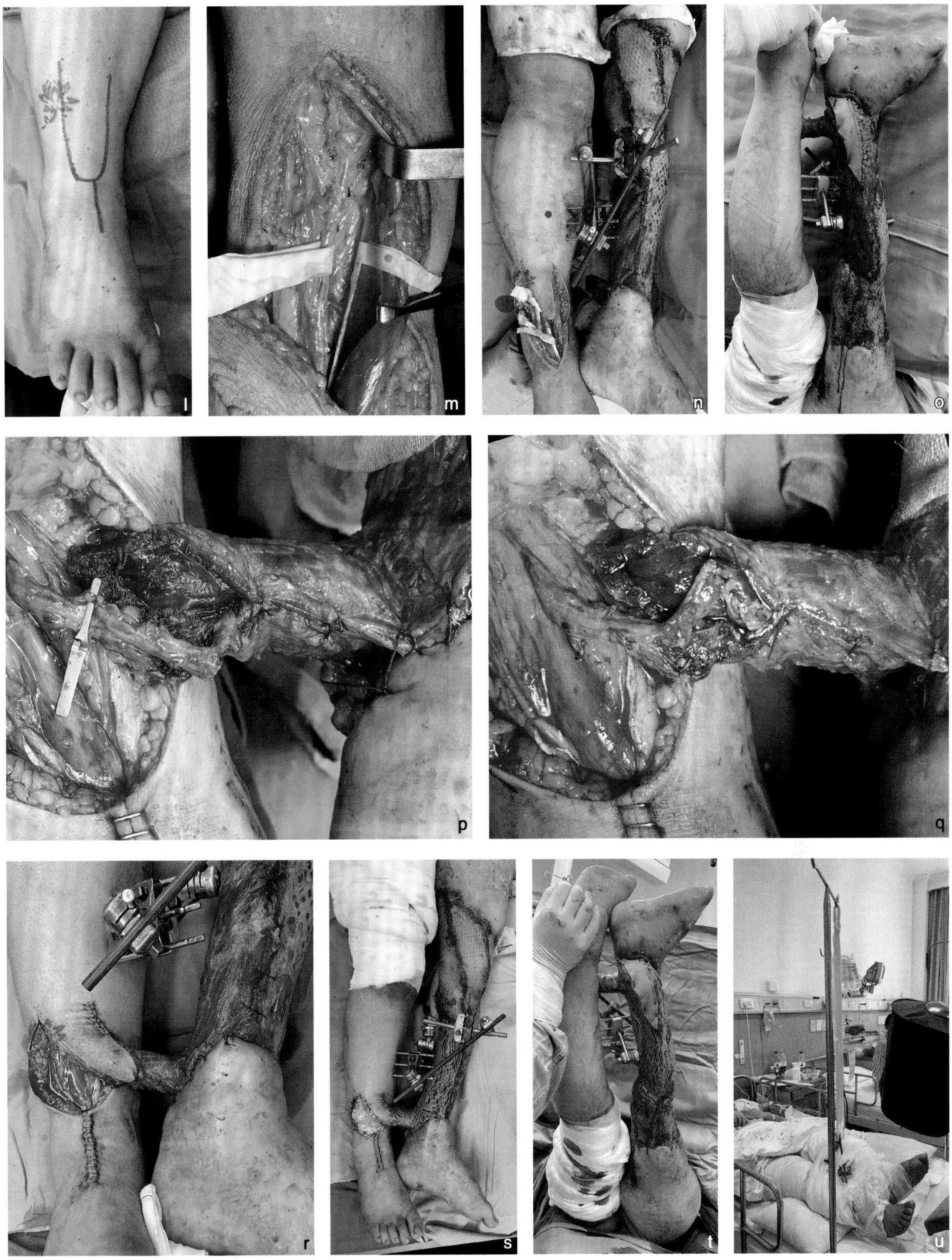

图 8.49　**游离背阔肌皮瓣桥式交叉修复小腿的皮肤缺损**

a、b. 下肢大面积创面，前期拉网植皮覆盖大腿和小腿近端创面，小腿中远段后方仍残存 25cm×20cm 创面；c、d. 患侧胫后血管缺如，急诊时修复腓动脉后，术前和术后的造影情况；e～g. 健侧小腿胫后动脉在小腿近段和中段缺如，近踝关节水平腓动脉延伸为胫后动脉；h～k. 切取健侧背阔肌肌皮瓣；l. 健侧切取胫前血管和小腿前侧随意皮瓣；m. 游离胫前血管 10～15cm；n、o. 根据血管蒂位置，调整双下肢合适体位，并行外固定架固定；p、q. 血管蒂吻合，胸背动脉和胫前动脉端端吻合，胸背动脉伴行静脉和一根胫前动脉伴行静脉吻合后，另一根胫前动脉伴行静脉和胸背动脉伴行静脉端侧吻合；r. 背阔肌肌皮瓣和小腿前方随意皮瓣瓦合覆盖血管蒂；s、t. 肌肉表面拉网植皮覆盖；u. 肌皮瓣位于小腿后方，悬吊双下肢避免压迫肌皮瓣，并且便于观察皮岛血运

（杨　勇）

第九章　游离肌皮瓣

肌皮瓣，顾名思义，是指肌肉及其表面的皮肤与皮下组织一起转移的复合组织瓣。肌皮瓣可以带蒂转移，即不切断该组织瓣的血管神经蒂，也可以做吻合血管的游离移植，即游离肌皮瓣。

一、肌皮瓣的发展历史

肌皮瓣应用的过程就是人类对自身皮肤血供的认识逐步丰富的过程。1855 年，意大利 Iginio Tansini 首先报道了采用携带皮肤的背阔肌肌肉移植来重建肿瘤切除后的乳房，此技术在当时取得了极大的成功，但到了 20 世纪 30 年代，由于肿瘤的复发，再加上当时对皮肤血供模式的认识有限，学者们在皮瓣形式上始终严格遵循长宽比例不超过 2∶1 这一经典的整形外科规范，此术式也逐步被学者们放弃，而这个组织块移植的实际意义并没有被真正认识到。直到 1972 年，Orticochea 在提出肌皮瓣概念的基础上采用携带皮肤的股薄肌带蒂皮瓣直接转移修复了远位的足踝部创面，这打破了远位转移中的管状皮瓣需要“迟延”才能保证皮肤血供的原则，使得肌皮瓣有了能够转移到其他任何部位的临床基础。1975 年，Taylor 等的研究认为人类皮肤血供有两种类型，其少数部位的动脉由深部动脉干直接发出，在穿过深筋膜后直接进入皮下组织和皮肤，而多数部位则是血管先进入深层肌肉后再从肌层发出分支供应相应皮肤，并逐步建立了血管体区的概念，为皮瓣的流行奠定了解剖学基础。1989 年，Koshima 和 Soeda 报道应用不带腹直肌，以腹壁下动脉为蒂的下腹部皮瓣，修复口底和腹股沟缺损，这一报道为穿支皮瓣研究的开端，并认为穿支皮瓣不但保留了肌皮瓣可靠的血供，还可极大降低供瓣区损害，这也是肌皮瓣尤其是游离肌皮瓣走行成熟的标志。

二、肌皮瓣的血供研究

McCraw 在注射对比剂后发现数百条小血管经过深筋膜供应皮肤，利用与皮肤接触的肌肉均有分支血管进入皮肤的这一规律，原则上体表任何一块肌肉连同其表面的皮肤均可制成肌皮瓣来移位。1982 年，钟世镇在直接皮肤血管和肌肉皮肤血管的基础上，报道了肌间隔皮肤血管。Mathes 和 Nahai 通过对进入肌肉的血管口径、位置、数量等的研究，将肌肉血供分为五种类型：Ⅰ型肌肉为单一血管蒂供应，如腓肠肌、股直肌、阔筋膜张肌，是临床上理想的肌皮瓣供区；Ⅱ型肌肉为一条主要血管及一些次要血管供应，人体大多数肌肉属于此种类型，如股薄肌、胸锁乳突肌、半腱肌、腓骨长短肌、股外侧肌、斜方肌、比目鱼肌、外展小指肌、拇内收肌等，这些肌肉可以形成长形肌皮瓣，最常用的是股薄肌肌皮瓣；Ⅲ型为两头血管供应的肌肉，如股直肌、臀大肌、半膜肌等；Ⅳ型为节段性血供的肌肉，有很多分支血管供应，如拇长屈肌、伸指总肌、缝匠肌、胫前肌等，一般不适合整块肌肉切除形成肌皮瓣；Ⅴ型为多重血供，是由一根主要血管蒂，另外有一些同样重要，但与主干血管非同源血供的分支，如胸大肌和背阔肌，但主干血管足以提供该肌皮瓣的血液供应（图 9.1）。这些研究结果是临床切取肌皮瓣的解剖学基础。

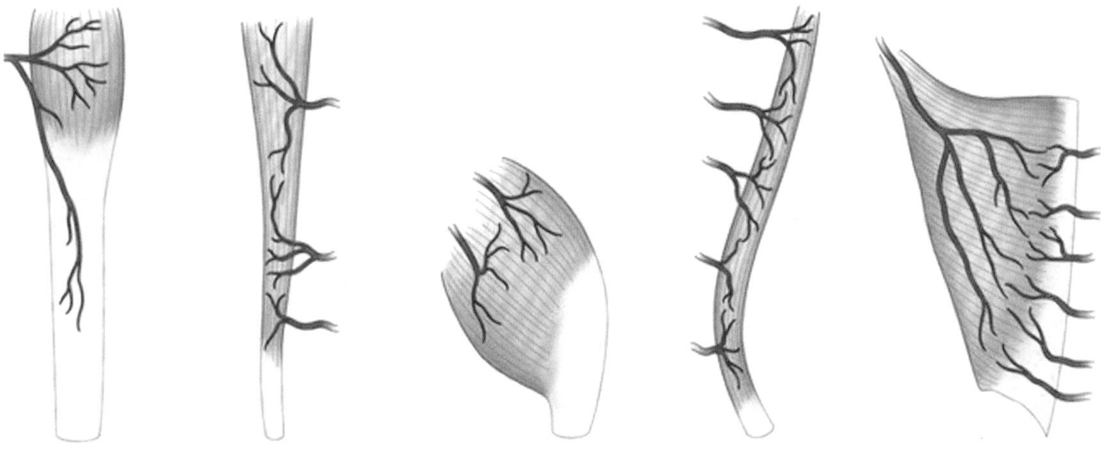

图 9.1 **肌肉血供类型示意图，一般分为五种类型**

三、游离肌皮瓣的适应证、优缺点及分类

1. 肌皮瓣的适应证 ①皮肤及其深层组织缺损。肌皮瓣包含皮肤、脂肪、筋膜及肌肉组织，体积较大，可以充填较大空腔，避免局部死腔形成。②病灶局部血液循环较差，营养状况不良，形成难以愈合或伴有组织缺损的创面，如慢性放射性溃疡、慢性骨髓炎伴有大面积皮肤瘢痕、压疮及深层重要组织结构或器官外露。肌皮瓣血运丰富，移植后能够改善局部组织的血液循环，有利于创面愈合。③组织器官再造，如乳癌术后乳房再造等。④用于运动功能的重建，如脊髓灰质炎后遗症，屈肘、屈腕、对掌等肌肉缺损或功能丧失等。

2. 肌皮瓣的优缺点

（1）优点：①肌皮瓣血运丰富，创面易于愈合；②有较强的抗感染力，可以改善创面局部的血液循环；③肌皮瓣手术操作相对容易，尤其带蒂转移肌皮瓣；④应用广泛，几乎身体所有表浅部位肌肉均可就近取材；⑤肌皮瓣含有较厚的肌组织，缓冲作用大，有良好的衬垫作用，可用于覆盖创面，充填缺损；⑥带有神经的肌肉组织，移植后仍保持肌肉组织的生物学作用，可用于一些病损肌肉的功能重建；⑦应用显微外科技术，肌皮瓣可进行远位转移。

（2）缺点：①肌皮瓣为复合组织，整体比较厚，在某些情况下外观臃肿，需二期皮瓣整形；②供区因丧失肌肉而致肌力减弱，对供区功能造成一定医源性障碍；③供区常有凹陷畸形，影响美观，应严格掌握适应证。

3. 肌皮瓣的分类 根据肌皮瓣的作用，可以分为功能性肌皮瓣和非功能性肌皮瓣两类：①功能性肌皮瓣，指带神经血管蒂的动力性肌皮瓣，通过吻合血管、神经的游离移植用来重建肢体和躯干运动功能；②非功能性肌皮瓣，指仅用于修复缺损创面和充填空腔或消灭感染创面的局部转移或游离移植肌皮瓣。

四、常用的游离肌皮瓣

临床中选择游离肌皮瓣的目的有：功能性移植，起到重建肢体和躯干功能的作用；非功能性移植，起到修复缺损或充填死腔或感染创面的作用。从理论上讲，每一块与皮肤贴近的肌肉均可以制作成游离肌皮瓣来使用，但实际应用中，必须要考虑到对供区功能和外观的损害情况，需要遵循以次要功能肌肉来修复肢体主要功能的原则，在此基础上，最常用的游离肌皮瓣有背阔肌肌皮瓣和股薄肌肌皮瓣。

（一）游离背阔肌肌皮瓣

背阔肌位于人体躯干的背侧，位置表浅，是人体最大的阔肌。背阔肌的主要血供来自胸背动脉，由胸背神经伴行，血管管径粗大，解剖恒定，切取面积大。背阔肌既可以局部转移修复头颈、上肢和骶尾部创面，又可以游离移植修复远位的创面。此外，作为一个完整的神经肌肉运动单元，还能够局部转移或游离移植，进行肢体的功能重建。1855 年，Tansini 首先报道了将背阔肌移位进行乳房重建。1976 年，Olivari 报道利用背阔肌修复胸部放射性皮肤缺损，此后该肌皮瓣的临床应用逐渐广泛。

1. 应用解剖 背阔肌位于躯干背部的下半部及胸部的后外侧，为全身最大的扁肌，以腱膜起自下 6 个胸椎的棘突、全部腰椎棘突、骶正中嵴和髂嵴的后 1/3 部。肌束向外上方集中，以扁腱止于肱骨小结节嵴。背阔肌的血供为多源性，包括胸背动脉和后肋间动脉穿支（图 9.2）。背阔肌主要血供来自胸背动脉，其直径 1～2.5mm，蒂长 11～16cm。腋动脉发出肩胛下动脉后，很快发出旋肩胛动脉，而肩胛下动脉的主干则延伸为胸背动脉。胸背动脉向下方越过大圆肌，沿背阔肌前缘深面和前锯肌之间向下内方走行，至肩胛下角水平入肌。血管进入肌肉后分为内侧支和外侧支，外侧支在距肌肉前缘 2～3cm 处继续下行，内侧支与肌肉上缘平行并向后正中走行。背阔肌靠近棘突起点部分的血供由节段性的后肋间动脉穿支供应。在第 10、11 和 12 肋骨下缘，距离正中线 5cm 处，后肋间动脉穿支进入背阔肌。背阔肌的血供属于 Mathes 和 Nahai 分型的Ⅴ型血供，但胸背动脉足够营养整块背阔肌及其携带的皮肤组织结构。

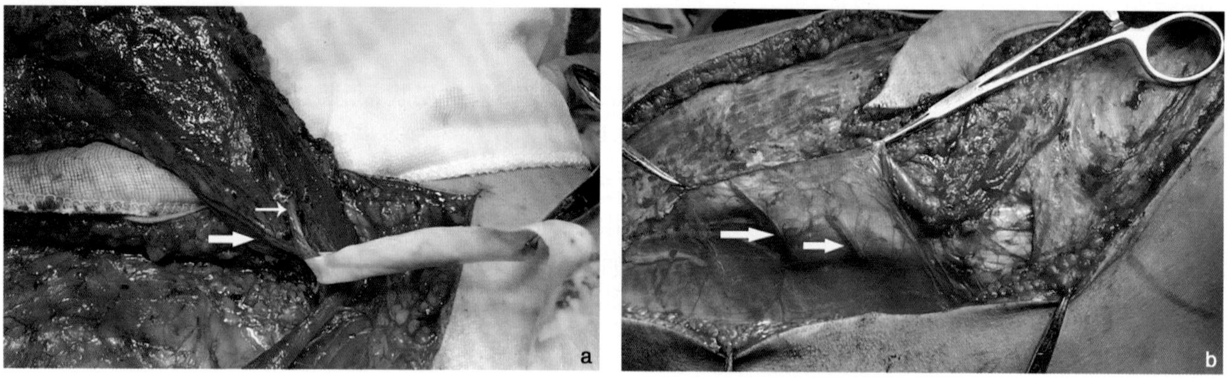

图 9.2 背阔肌的血供（北京积水潭医院手外科杨勇提供）

a. 粗箭头所指为胸背血管蒂；b. 箭头所指为后肋间动脉穿支

2. 游离背阔肌肌皮瓣的适应证 作为游离肌皮瓣，游离背阔肌肌皮瓣可以修复全身各处的创面（感染或外伤性缺损）和进行肢体的功能重建，由于肌瓣的面积较大，背部切取相同面积大小的皮肤后张力大，一般无法直接闭合，需要采取局部穿支皮瓣转移覆盖或切取可以直接缝合的皮肤面积，其余不够的皮肤可以直接在背阔肌表面植皮覆盖。

3. 游离背阔肌肌皮瓣的切取方法 以胸背动脉为蒂的游离背阔肌肌皮瓣的切取要遵循皮瓣切取的点、线、面原则，其中点：胸背血管蒂的入肌点位于肩胛下角和腋后线交汇，以入肌点为中心设计背阔肌携带皮肤的大小；线：腋窝后角至第 4、第 5 腰椎棘突，该轴线为皮肤切开的轴线；面：血运监测皮岛面积需保证供区皮肤能够直接缝合，通常血运监测皮岛宽度小于 6～8cm。皮瓣切取时患者侧卧位，肩外展，按照术前设计切口切开皮肤和皮下，至背阔肌表面；首先显露背阔肌前缘，并在肌膜浅层向前外侧掀起皮瓣，直至暴露位于腋中线水平的背阔肌前缘。掀起背阔肌前缘，显露胸背血管蒂的入肌点，此后向背侧后正中掀起皮瓣，显露背阔肌起点，包括第 7 胸椎至第 5 腰椎的胸腰筋膜和髂嵴后 1/3 部分。于背阔肌深面掀起在胸腰筋膜处的止点，分离并结扎切断第 10、11、12 后肋间动脉穿支；切断背阔肌起点，向止点方向逆行游离背阔肌，直至位于肱骨小结节嵴的止点部分并切断背阔肌止点的腱性部分，从神经血管蒂入肌点处，沿血管神经蒂向近端游离，游离过程中需要分别结扎和切断营养前锯肌的血管分支和旋肩胛血管，然后在肩胛下血管从腋动、静脉的发出部位切断血管，以获取最长的血管蒂（图 9.3）。

4. 游离背阔肌肌皮瓣的优缺点 背阔肌面积大，可以覆盖大面积的创面并消灭死腔，且血管管径粗大、血管蒂长、解剖恒定，相对容易切取，为了进一步减少对供区的损伤，可以采用人工智能及内镜辅助下切取，也可以同时切取胸背神经作为功能游离肌肉移植来重建四肢肢体功能。缺点是腋部会形成瘢痕，可能影响肩关节外展，除了设计时尽可能避开腋部做切口之外，皮瓣的面积要以直接闭合的大

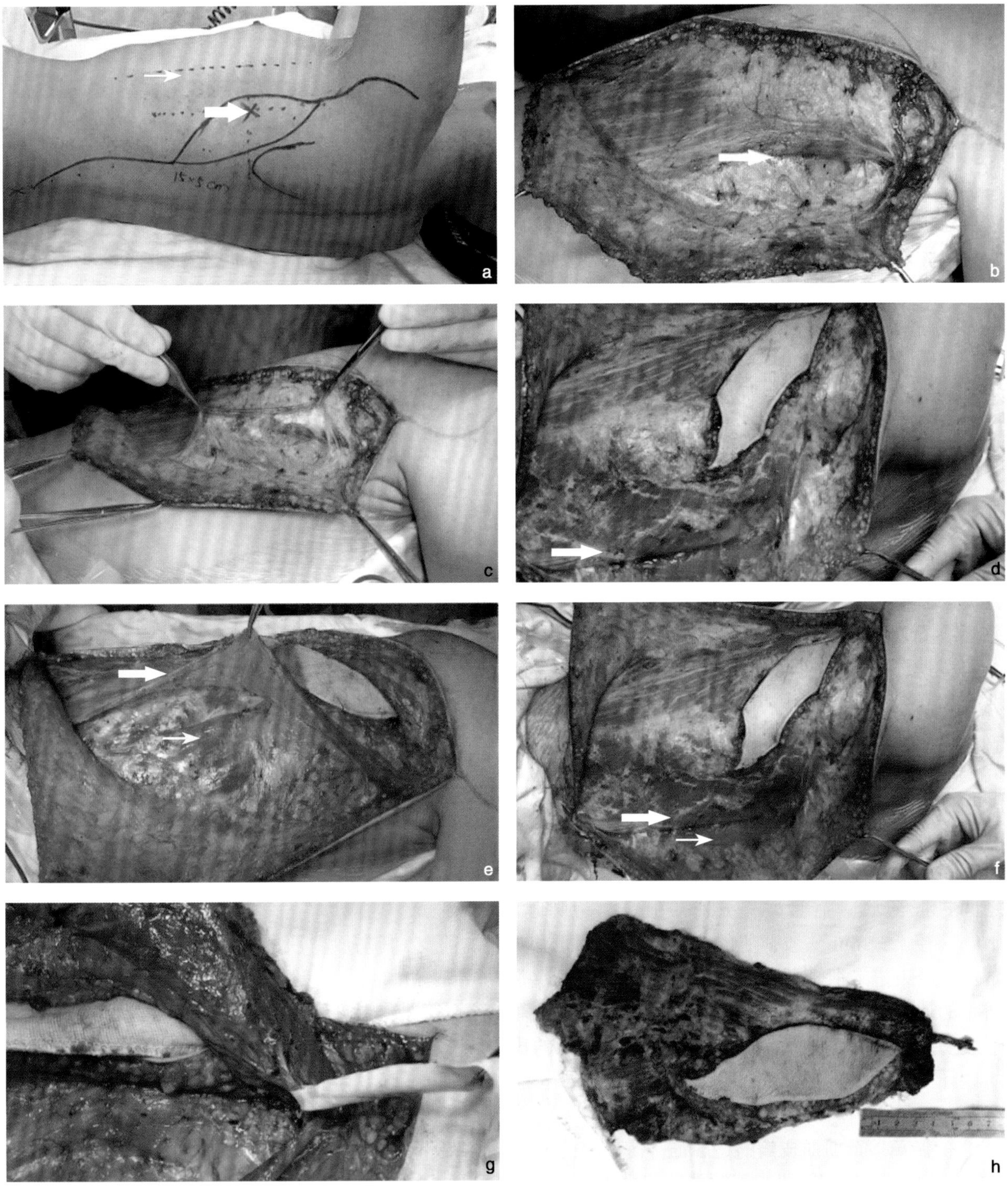

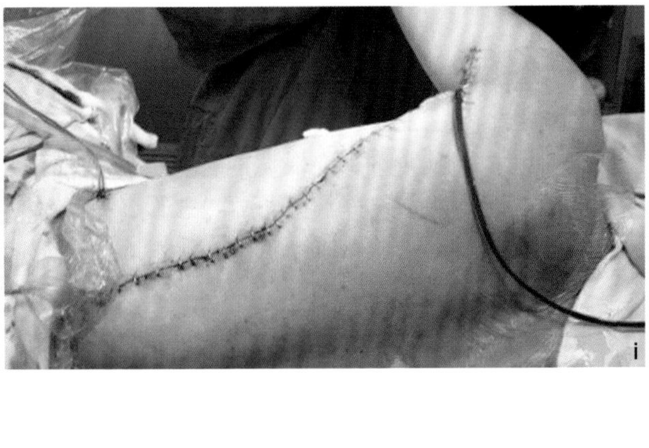

图 9.3　**背阔肌的切取技术（北京积水潭医院手外科杨勇提供）**

a. 皮肤和皮岛切口设计，细箭头所指为腋中线，即背阔肌的前缘水平，粗箭头所指为胸背血管蒂的入肌点位置，即腋后线和肩胛下角的交汇处；b. 向前侧掀起皮瓣，箭头所指为显露的背阔肌前缘；c. 掀起背阔肌前缘，可见胸背血管蒂的入肌点；d. 向后正中掀起皮瓣，暴露背阔肌的起点；e. 背阔肌前缘掀起后，显露深面的前锯肌；f. 细箭头所指为斜方肌；g. 从胸背神经血管蒂的入肌点，逆行向近端游离；h. 完整切取背阔肌、皮岛，以及神经血管蒂；i. 供区留置引流后，直接缝合小为宜，如果切取了较大面积的皮瓣，最好采用周边的肋间动脉穿支螺旋桨皮瓣来覆盖，不能直接植皮。由于供区创面大，术后供区容易出现血肿和血清肿，因此，切口关闭前留置多根抗压负压引流，并且尽可能引流量少于 5～10ml 后再拔除引流管。此外，由于背阔肌滑程较短，功能重建后关节的活动幅度有限。

（二）游离股薄肌肌皮瓣

顾名思义，游离股薄肌肌皮瓣是由股薄肌连同其表面的部分皮肤一起切取做游离移植的肌皮瓣，可以覆盖填塞空腔或功能重建。股薄肌因解剖位置隐蔽、血管蒂和支配神经恒定、易于切取、供区损伤小、肌腹收缩幅度大、滑程长以及腱性部分长等特点，最适合用于重建上肢肌肉功能，因此临床应用最为广泛，尤其适用于重建前臂屈指、屈肘功能。此外，由于其相对肌腹扁而薄，经裁剪后特别适合面肌瘫痪患者的游离功能移植重建，但需要注意面部重建时，皮肤组织容量都足够，因此，组织块一般是带闭孔神经前支的单肌肉游离移植。

1．应用解剖 股薄肌位于大腿内侧内收肌筋膜室内，是一条细长的带状肌。在内收肌群的位置最为表浅，且偏后内侧，不论患者体形胖瘦，均可以触及其收缩和位置（图 9.4）。该肌肉的肌腹近端宽，远端逐渐变窄，肌纤维明确纵向走行，与邻近的缝匠肌纤维短斜向走行截然不同，是切取时一个明确的鉴别点，其远 1/4 部分逐渐移行为腱性结构且呈圆锥形向下并逐渐变细。股薄肌近端起自耻骨体和耻骨下支，远端腱性部分绕过股骨内侧髁，止于胫骨粗隆邻近区域。股薄肌的作用是辅助内收大腿和屈曲膝关节。股薄肌肌皮瓣的动脉来源有多处，有股深动脉和旋股内侧动脉，但主要血管是来自股深动脉的股薄肌支，有两条伴行静脉。血管发出后，在长收肌深面行向下内，在耻骨结节下方 8～12cm 之间进股薄肌。血管蒂长 60～70mm，动脉起始处外径 1～2mm。股薄肌的支配神经源自闭孔神经的前支，其与股薄肌的股薄肌支及伴行静脉构成血管神经束进入股薄肌肌肉。由于股薄肌的血供是 Mathes 和 Nahai 分型的Ⅱ型血供，该肌中下 1/3 有细小的股浅动脉分支进入，这是股薄肌的次要血供，该血管是结扎不携带的，但其近端的血供足够供应股薄肌的应用。需要注意的是，由于该肌肉的皮肤穿支是以肌间隔血管为主，因此切取皮瓣时皮岛的设计要靠近股薄肌肌腹的近端，而且要携带长收肌的肌膜，以方便剥离和保持皮肤营养供应的皮肤穿支。

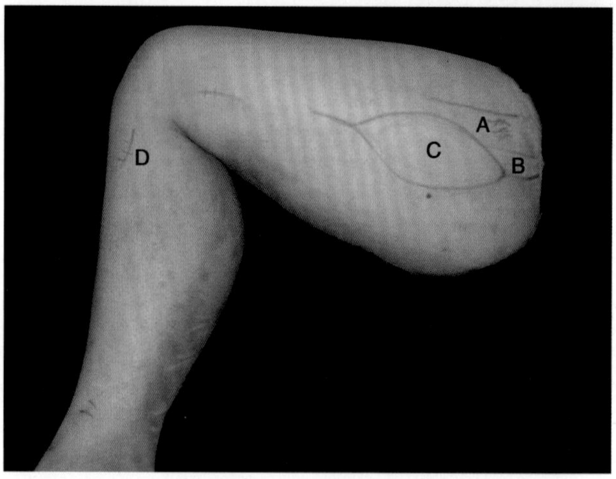

图 9.4 **“4”字试验**

A. 最绷紧的肌肉长收肌；B. 长收肌的后内侧为股薄肌；C. 皮岛设计，偏前方为好；D. 股薄肌肌腱止点部位

2. 游离股薄肌肌皮瓣的适应证 游离移植可以是填塞死腔和消灭创面的非功能性移植，但大多是用于上肢的屈肘、伸腕、屈指等功能性移植，尤其适用于肢体再植、缺血性肌挛缩、全臂丛神经损伤后的手部和肢体功能重建，也可以用来重建乳房。此外，股薄肌近段游离移植也特别适合面肌瘫痪患者的功能重建。

3. 手术方法

（1）游离股薄肌肌皮瓣皮瓣设计：以耻骨结节和股骨内侧髁为肌皮瓣轴线，根据前臂皮肤缺损面积，设计皮瓣切取面积，但最好是直接闭合供区皮肤，在耻骨结节与股骨内侧髁连线的近端 2/3 设计皮瓣，以耻骨结节下方 8cm 处的血管蒂位置为皮支穿出点和入肌点。

（2）皮瓣切取

1）逆行切取法，即先找到股薄肌的腱性部分，逆行寻找。先于股骨内侧髁处做纵行切口，长约 5cm，切开皮肤及皮下组织，切开深筋膜，显露大收肌，用手指伸向大收肌后方，即可勾出股薄肌腱性部分。然后在胫骨内侧髁水平做横行切口，显露肌腱止点。向远端牵拉股薄肌腱性部分，再次触探近端的股薄肌肌腹，并确定肌腹走行方向。在皮瓣远边界处切开皮肤及皮下组织，向近端切开皮肤，再次向远端牵拉肌腱，确认肌腹后缘之后在后缘后方 2～3cm 切开皮瓣后边界。掀起皮肤及肌腹后缘，注意保护皮瓣及肌瓣之间的筋膜组织，在肌腹近段即可看到发自股深动脉的股薄肌支及神经。完全切开皮瓣前缘，在股薄肌和长收肌之间进入，显露血管蒂及神经束，继续沿长收肌下方，向前方游离血管蒂，结扎营养长收肌的血管分支，将血管游离至股深动脉起点处为止。将肌腹游离至耻骨起点腱膜处。切断股薄肌远近端止点，彻底游离肌皮瓣。供区创面直接缝合。

2）顺行切取法（图 9.5），即先找到肌腹的方法，尤其适合于单纯肌瓣移植。做髋关节屈曲外旋的“4”字试验，摸到耻骨结节部位，其中触摸到最绷紧的肌肉是长收肌，位于其后内侧的肌肉就是股薄肌，皮岛设计可以为横向椭圆形，也可以纵向，但要偏长收肌一侧为好，首先切开前侧皮瓣直接至大收肌肌膜，有时会碰到大隐静脉，可以将其分开不带入皮瓣，然后在大收肌和长收肌间找到进入股薄肌的血管，可吸收缝合线将皮瓣和大收肌肌膜缝合，防止皮瓣分离，逐步向近端游离股薄肌血管蒂，直至找到源动脉，一般为股深动脉，如果位置深在，可以在长收肌的外侧分离进入，向深部游离以方便寻找血管蒂的近端。同时找到并游离闭孔神经的前支，尽可能向近端游离，越靠近近端神经越集中成大束，这有助于吻合，当然需要根据具体神经吻合需求切取长度为宜。血管神经蒂游离充分后，结扎长收肌的营养分支，切开皮岛的内后侧，根据肌肉走行可以连续切开皮肤，也可以切几个小口，直接将肌腱止点切断，然后切断肌肉的耻骨起点部位，切断并结扎血管蒂近端的近端，彻底游离肌皮瓣，供区创面直接闭合并放置引流管。需要注意的是，由于股薄肌动静脉血管的管壁都比较薄，最好将静脉和动脉分开并单独游离一定长度后再分别结扎，有时需要做合适的标记，以方便切断后辨认和正确吻合，否则极有可能将动静脉错接，造成严重后果。

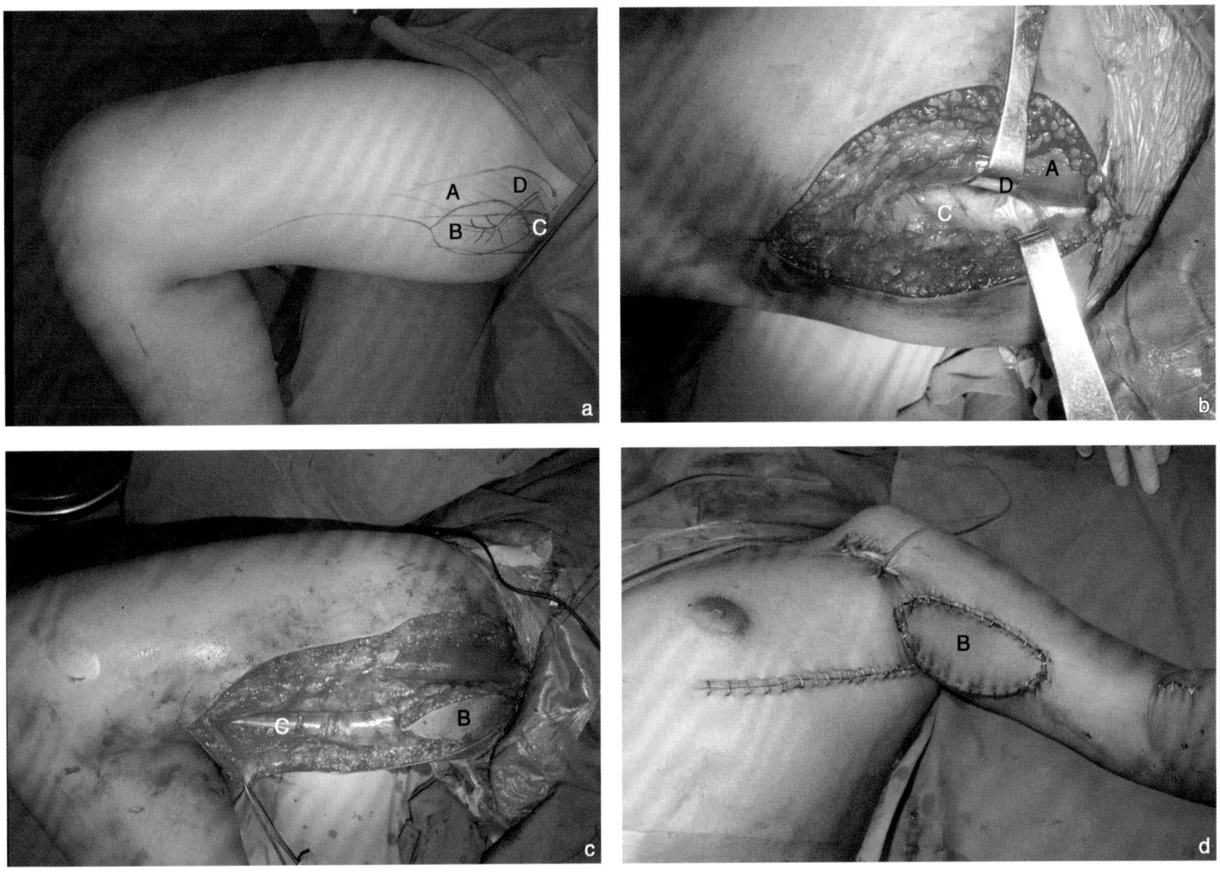

图 9.5 **游离股薄肌肌皮瓣移植重建屈肘功能**

a. 皮瓣设计；b. 首先切开皮瓣前缘，携带大收肌肌膜，牵开大收肌就可以看到供应股薄肌的血管；c. 股薄肌肌皮瓣；d. 转移重建屈肘功能；A. 大收肌；B. 股薄肌肌皮瓣的皮岛；C. 股薄肌；D. 股薄肌血管

4. 游离股薄肌肌皮瓣的优缺点 股薄肌位置隐蔽，外观影响小，供区创面可一期修复，损伤小，肌肉切取后不影响下肢功能，且血管蒂和神经走行基本恒定，可以采用顺行、逆行结合的方法，易于切取是其优点，目前为了减少对供区的损伤，越来越多的学者对皮瓣设计趋向于横向皮岛的设计。但缺点是该肌皮瓣的血液供应为节段性，因此皮肤切取范围有限，而且手术切取容易将皮瓣切取太靠后，导致营养皮瓣的皮支不能充分供应皮瓣，容易出现术后危象，甚或皮瓣坏死，因此出现皮瓣供血危象，需要积极应对，仅是皮瓣穿支血供的问题可以将皮岛切除。

（李文军）

第十章　其他创面覆盖技术

第一节　负压封闭引流技术

创面处理是外科治疗最根本的措施，主要包括清创、感染防治和创面修复等。传统创面处理方法是在外科手术清创的基础上，局部使用外用药物和敷料，并根据创面深度待其自然愈合或移植皮肤修复。深度皮肤创面坏死组织自然溶解脱落较为缓慢，大量坏死组织附着于创面，往往会引起创面感染，进而造成创面愈合延迟甚至难愈。由此可见，外伤创面局部清创、引流是创面处理的重要步骤之一。

1954 年，Redon 等提出真空负压伤口引流技术的概念，并于 1959 年将真空负压伤口引流装置应用于外科临床，达到了增强引流效果、减轻感染、促进伤口愈合的目的。1977 年，Fox 等首先提出持续负压吸引可加速创面愈合的观点。1993 年，Fleischmann 等创造性地将传统负压引流与现代封闭性敷料相结合，该新型引流技术首先被用于治疗感染创面并取得显著疗效。1997 年，Argenta 和 Morykwas 采用多孔的聚氨酯海绵为负压封闭材料，达到了更好的引流效果，并获得了美国食品药品监督管理局的认可，在北美和欧洲等地推广应用。1994 年，负压技术引入国内，研发出 VSD（负压封闭引流）技术和装置，之后各种负压治疗产品也陆续进入国内市场，在普通外科、骨科、烧伤科广泛应用并取得良好效果。

负压治疗可保护创面，促进创面肉芽化和愈合，提高植皮成活率，提高患者的舒适度等。其机制为减少创面分泌物，提供湿润环境；减轻水肿，改善局部血运；促进血管化、肉芽形成；加速上皮细胞生长和创面上皮化；防止外界环境中微生物侵袭感染；促进创基血管化，固定皮片；减少换药频率，减轻换药疼痛，控制创面的渗出与异味。另外，负压治疗还可减轻护理工作，缩短住院时间，预防并发症。

一、手术适应证

负压治疗较多地应用于成人或小儿深Ⅱ度烧伤创面、创伤创面、电烧伤创面、热压伤创面、肉芽创面、真皮替代物移植创面或植皮创面床术前准备、植皮创面术后固定，同时也适用于慢性创面，包括糖尿病足溃疡、压疮、静脉溃疡等。

二、具体步骤

（一）创面的处理和准备

在外伤创面使用负压治疗前，创面需要清除坏死组织，尽可能多地将明确坏死的筋膜，肌肉，肌腱等组织去掉。清创时注意不要暴露骨组织，血管、神经组织。如果有血管、神经、肌腱暴露，尽量用周围的筋膜或者肌肉覆盖。如果有大血管暴露，使用负压吸引装置有可能造成大出血，造成严重后果，所以需要充分止血，不要暴露血管。创面内亦不要残留异物。

（二）负压封闭引流装置的安放和负压值的调节

创面准备充分后，将聚氨酯海绵按照创面大小剪裁，放置创面覆盖，皮肤缝合器或者缝合线间断固定，表面覆盖半透膜。连接负压，如果聚氨酯海绵因负压抽吸压缩变小，并有引流液引出，说明负压有效。检查有无漏气，如有漏气需要补充半透膜封闭（图 10.1、图 10.2）。

负压治疗的负压值大小与治疗效果、并发症的发生均有着密切关系，因此，负压值设定十分重要，应

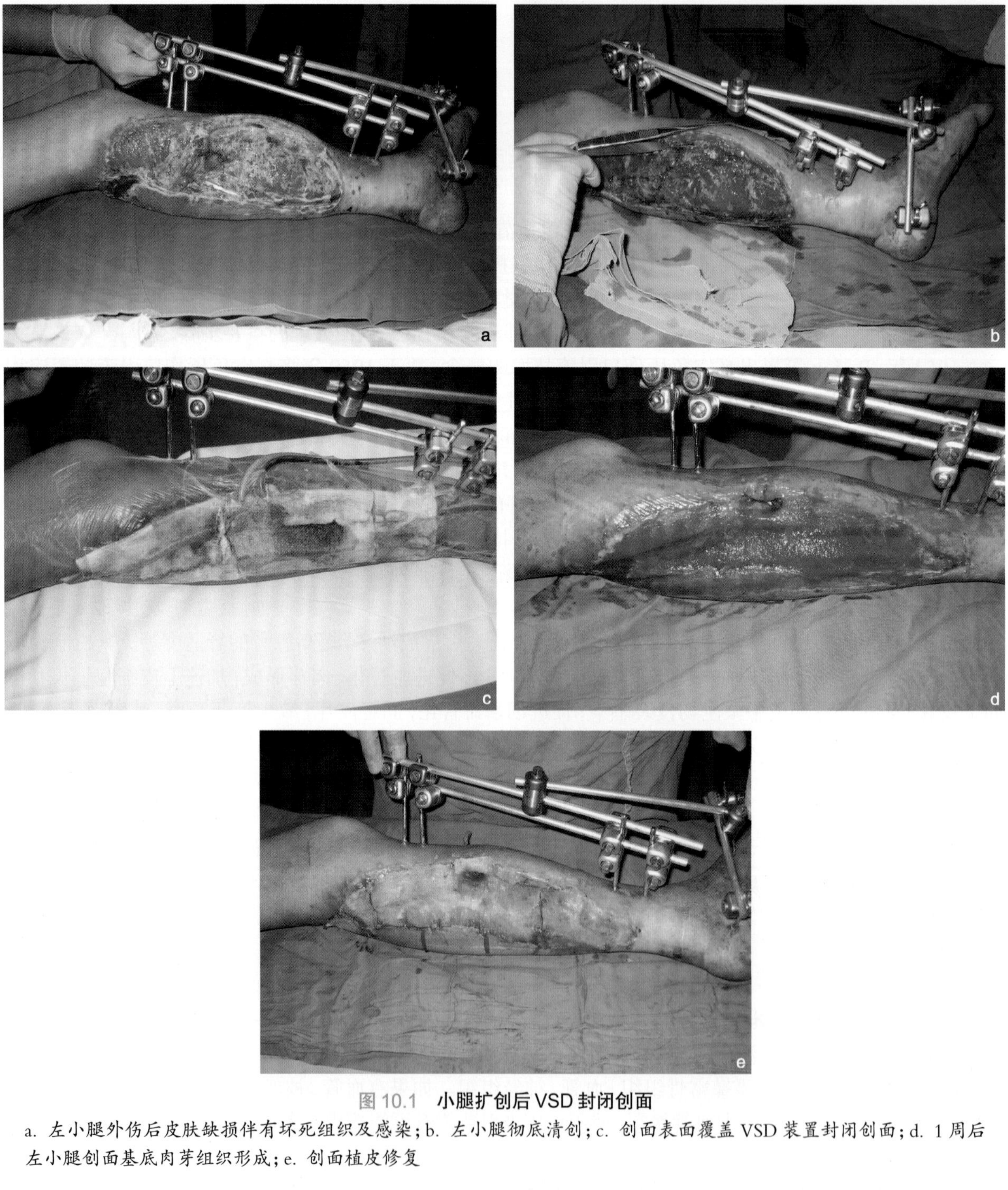

图 10.1 **小腿扩创后VSD封闭创面**

a. 左小腿外伤后皮肤缺损伴有坏死组织及感染；b. 左小腿彻底清创；c. 创面表面覆盖 VSD 装置封闭创面；d. 1 周后左小腿创面基底肉芽组织形成；e. 创面植皮修复

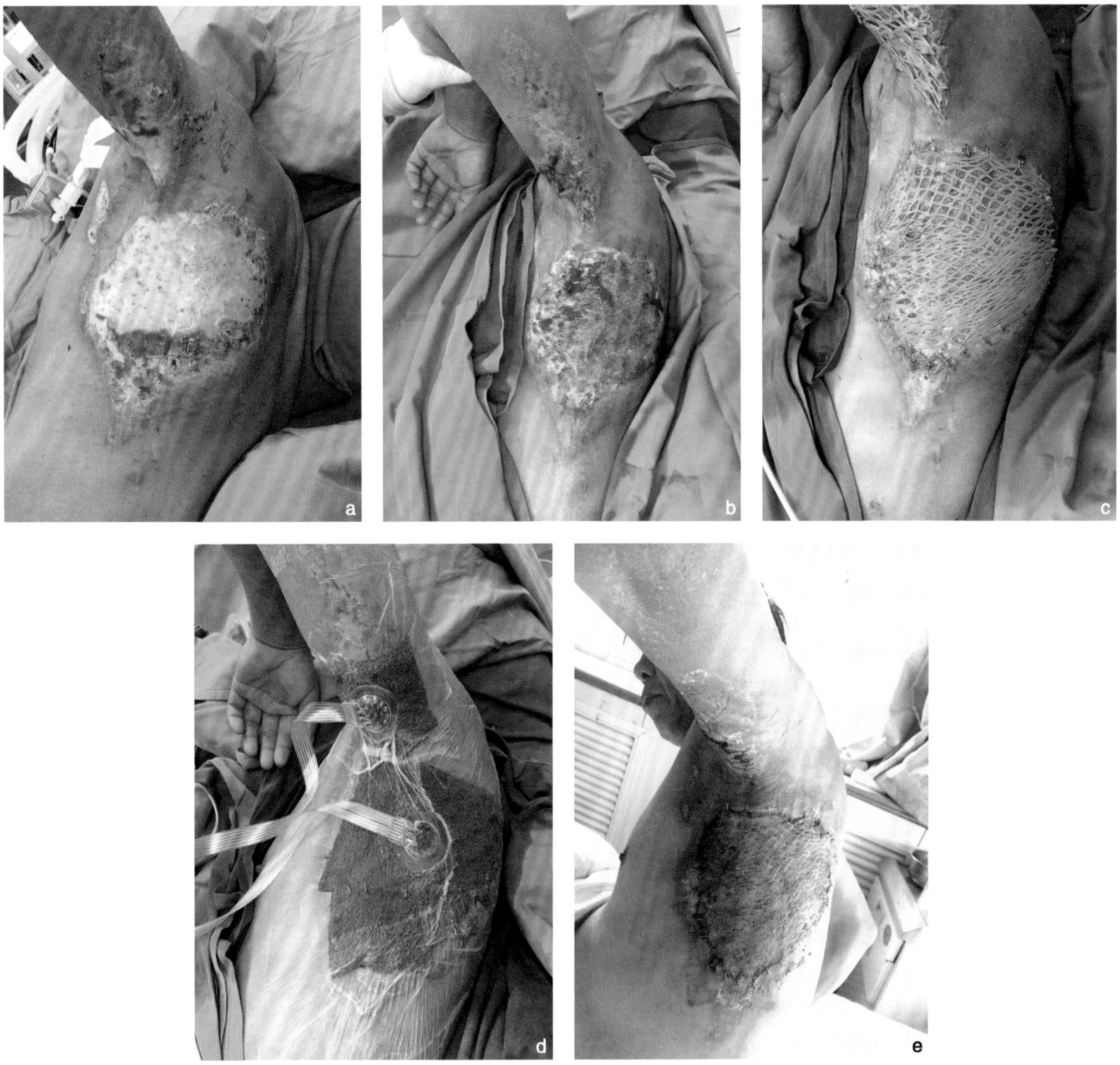

图 10.2　VSD 在植皮中的应用

a. 左上臂和左侧胸烧伤创面；b. 切除坏死组织；c. 创面表面移植网状皮片修复；d. 植皮表面覆盖 VSD 装置加压固定；e. 植皮成活良好，创面修复

根据患者和创面的具体情况进行设定。就负压技术而言，负压表显示的“负压值”其实并不是创面表面真正接收到的负压值，创面实际受压往往低于设定负压值。选用的材料及负压监测仪不同，引流管长度以及管道并联程度不同，会使得创面实际接收到的负压值与所设定的负压值有所不同。目前国内负压装置分为 2 种，一种是可移动式负压调控仪器，在创面处设置负压感受器，设定的负压基本接近创面实际受压；另一种是采用病房墙壁中央负压装置，通过连接管道与负压引流管连接，所设定的负压通过连接管道逐渐衰减，至创面后实际受压低于设定的负压值。由此可见，使用病房墙壁中央负压装置时，负压值设定应稍大。Morykwas 等进行负压治疗尝试，使用的负压值范围为 −53.2～0kPa，观察到 −16.6kPa（−125mmHg）的负压治疗最有利于增加局部血运。同时他们提出，与持续模式比较，间歇模式能显著增加局部血运及促进肉芽组织生长。因此，既往认为 −16.6kPa 为最佳负压值。但近年来的大量基础和临床研究认为，−10.6kPa（−80mmHg）是血流灌注和细胞生长的最佳负压值。负压过高可引起组织缺血，尤其是患者患有外周血管疾病、糖尿病足及在烧 / 创伤早期时等。也有引起出血的风险，疑似凝血功能障碍的患者应避免使用过高负压。目前认为较低的负压更适合大多数创面，对糖尿病足、血管损

伤性创面等而言，一般 -10.6～-8.0kPa(-80～-60mmHg)的负压较为合适。严重污染、水肿创面起始治疗时，应该选择较高的负压值。使用面积较大或者客观原因导致创面封闭不严密时，亦应适当增加负压值。

负压治疗模式有 3 种，即持续、间歇和循环模式。间歇模式常为持续吸引 5 分钟，暂停 2 分钟。某些血运欠佳创面或必须环形包扎的创面，可应用间歇模式行负压治疗。该负压模式造成泡沫敷料舒张和紧缩变化，有时会引起创面疼痛。循环模式是指负压值在设定的范围内[-16.6～-6.6kPa(-125～-50mmHg)]规律性循环变动，创面始终处于负压状态，治疗效果与间歇模式类似，但疼痛明显减轻。目前该模式临床应用较少，操作参数设定有待进一步实践。一般认为，间歇模式的负压效果优于持续模式，可以根据创面类型进行选择或联用。

三、术后处理

1. 严密观察负压吸引装置负压值范围，不要过高或者过低。

2. 观察负压吸引装置有无破损、漏气，如果出现漏气，聚氨酯海绵会膨胀变大，需要找出漏气部位，加用半透膜封闭。

3. 肢体使用负压吸引装置需要观察肢端血运情况，如果出现血运障碍，需要及时拆除负压吸引装置。

4. 利用负压封闭引流对植皮区域进行加压固定后，植皮成活揭取海绵敷料时动作轻柔，避免损伤已经成活的植皮。

（王 成）

第二节 皮肤软组织扩张器

皮肤软组织扩张术早在 1957 年就由 Neumann 应用于临床，但直到 1976 年 Radovan 发明可控式皮肤软组织扩张器(soft tissue expander，STE)后才获得推广，并逐渐在全世界得到广泛应用。在我国，张涤生等于 1985 年最先报道软组织扩张术在 10 例烧伤后遗畸形中的应用。皮肤软组织扩张术能提供与受区组织色泽、质地、厚度相近的皮肤组织，而且可以最大限度减少供区的损害，对体表器官缺损、先天性畸形、瘢痕修复等达到前所未有的治疗效果，被誉为继显微外科技术之后的又一里程碑。正如张涤生院士所言："组织扩张技术是整形外科历史上最有创造性的成就，改变了整形外科拆东墙补西墙的一贯做法，许多患者得到了前所未有的满意结果，组织扩张技术是整形外科技术进步的一个标志性成就"。近几十年来，随着基础研究的不断深入，STE 的临床应用范围日益增宽，方法也被进一步改进，已成为整形外科常规治疗手段之一。

一、手术适应证

1. **片状完全性秃发** 皮肤扩张术仍是当前用于修复外伤、感染、肿瘤等原因引起秃发的首选治疗。研究证实，头皮扩张法已能保证面积在 50% 以下的瘢痕性秃发被一次性修复，毛发密度虽有降低但生长情况正常。

2. **体表良性皮肤病变切除术后创面的修复** 常见有皮肤瘢痕、色素痣、皮肤纤维瘤、神经纤维瘤病、皮脂腺瘤、严重爆炸伤性文身、不能被激光治愈的皮肤文饰等。

3. **体表恶性肿瘤切除后的创面修复** 如皮肤鳞状细胞癌、基底细胞癌等。

4. **皮肤缺损创面修复** 单纯性外伤后皮肤缺损、局部皮肤感染性坏死和放射性皮肤坏死。

5. **体表器官再造** 皮肤扩张术已在鼻再造、耳再造、阴囊再造、乳房再造、拇指再造等器官再造中得到应用。

6. **功能重建** 皮肤扩张术用于功能重建已不是一般的创面修复问题，而是功能重建的预备手术。

二、具体步骤

（一）软组织扩张器（STE）的选择及面积计算

STE 的选择应根据以下几点：①拟修复的部位，如头皮可选择长方形、圆柱形；额部可选择长方形；眶周、耳区选择新月形；颈部选择圆柱形；躯干和四肢选择肾形或长方形等。②扩张后修复皮肤面积的估计，修复各部位同等大小的缺损（1cm × 1cm）所需扩张量不相同。鲁开化等建议：注水头部需 4ml，面部需 6～8ml，颈部需 12～14ml，躯干需 4～6ml，四肢需 6～8ml，全鼻再造额部需 200～300ml，全耳廓再造需 140～160ml。在临床上，先根据患者缺损面积计算出扩张囊所需的注水量，确定选用多大容积的扩张器，注水到最后，再以注水总量测算出可能修复的面积，决定取扩张器的手术时间。③拟修复受区的形状，呈复杂而不规整的形状时，可在其周围埋植大小、形状不同的多个扩张器。扩张器在使用前要清洗灰尘以及抽空囊内空气，然后高压或煮沸消毒，植入前要检查扩张器是否有破损、渗漏。

（二）软组织扩张器植入术（Ⅰ期手术）

1. 扩张区域的选择原则 ①扩张部位的选择宜遵循先局部、邻位，后远位的原则。首选受区周围肤色、质地相匹配的供区，若局部无足够可利用的皮肤时，再选用远位轴型皮瓣供区。②皮瓣的蒂部保留，勿损伤主要血管，要充分利用轴型血管作为血供来源，提高转移后皮瓣的成活率。③供区的继发畸形要较为隐蔽，不损伤供区的功能，不引起周围组织器官的变形。

2. 扩张器的埋置深度 在不同的供区扩张器的埋置深度不同。①头皮：埋置于帽状腱膜深面，骨膜浅面。枕、颈部因剥离困难一般不选为扩张区，否则，可埋置于枕肌浅面。②额部正中：可埋置于额肌深面，在其两侧方可埋置于颞区的皮下层。③面颊部：埋置在皮下组织深层，表情肌浅面，不能超过 SMAS（浅表肌腱膜系统）层。④颈部：埋置在颈阔肌浅面或深面。⑤躯干和四肢：埋置于深筋膜和肌膜之间。

3. 手术方法 切开皮肤至拟植入层次，均匀剥离手术层面，剥离的腔隙应充分，一般应大于扩张囊周缘 0.5～1.0cm。彻底止血后，植入 STE，缝合皮肤前先将皮瓣与切口下深部组织缝合固定数针，以保 STE 不会移位到切口下造成扩张器外露，术前 0.5 小时预防性使用抗生素，术后使用一段时间抗生素。根据术中的情况决定是否引流，一般为负压引流，拆线时间视切口愈合情况而异，一般为 7～14 天。

（三）注水扩张

皮肤软组织扩张术中常用的注水扩张方法有急性扩张、亚急性扩张、常规扩张、慢速扩张等，众所周知，扩张术治疗的主要缺点是周期较长，患者都希望以最短的时间取得最好的治疗效果。但是，注水扩张不可操之过急，皮肤软组织注水扩张有其自身规律，操之过急将适得其反。如无特殊情况，术后 3 天即可开始，如渗血或出血较多，术中、术后当日即可注水，通过 STE 充盈和表面加压包扎，产生双向加压止血的作用，也可选择术后 10～14 天，即已拆完线后开始。每次注水量占扩张器容量的 10% 左右，达到设计量时停止注水。注水扩张存在如下问题：①术中注水量不足，术中尽量多注水，使扩张囊充盈不产生皱褶，更主要的是从开始就给皮肤软组织适当的压力，尽快刺激皮肤，促进上皮细胞分裂增殖。②早期注水过急过快，使其囊内压过高，局部皮肤苍白，血运障碍，易出现毛细血管扩张。此时若继续扩张，就会出现毛细血管栓塞，形成局部皮肤坏死破溃，扩张器外露。③过快的超量扩张，使扩张区中央皮肤越来越薄，后期皮瓣转移时远端会出现血运障碍。

（四）扩张器取出和扩张后皮瓣转移术（Ⅱ期手术）

扩张后皮瓣转移的时间一般在注水 2 个月左右，受、供区尽量一期闭合，皮瓣转移的方法以滑行推进、旋转及易位 3 种皮瓣为基础，可以单用或联合使用。扩张后皮瓣的设计主要取决于受区的要求和供区的条件，一般遵循以下原则：充分舒展具有三维立体结构的扩张组织，最大可能利用扩张获得的组织；尽可能减少辅助切口；皮瓣应沿血液循环的方向设计，如为任意皮瓣其长宽比例可略大；皮瓣远端携带的未扩张皮肤不宜超过 3～5cm（图 10.3、图 10.4）。

三、术后处理

1. 严密观察术后埋藏扩张器部位有无出血，如有渗血需要充分引流，如有小动脉出血，需要重新手术止血。

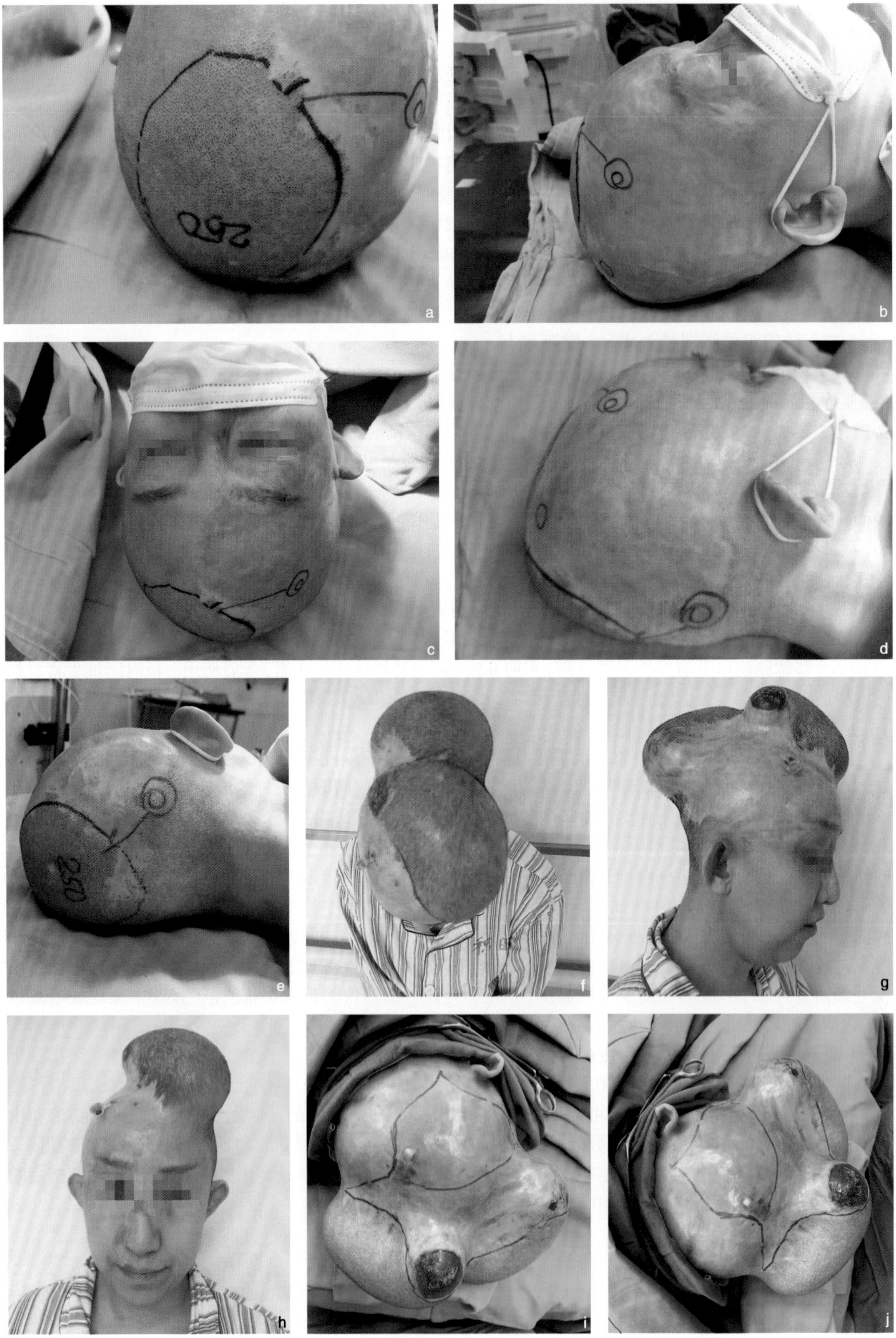
a
b
c
d
e
f
g
h
i
j

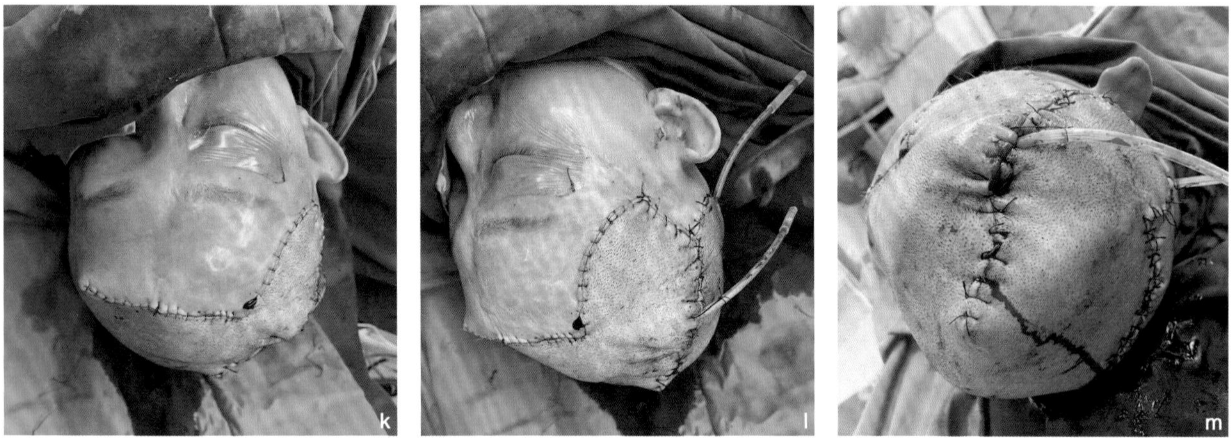

图 10.3　**秃发畸形埋藏扩张器**

a～e. 术前根据需要修复的瘢痕面积和位置，设计扩张器的位置和大小；f～h. 术后定时向扩张器内注水，直到预定量；i、j. 术前设计手术切除瘢痕的区域；k～m. 切除瘢痕，将扩张的头皮舒展覆盖

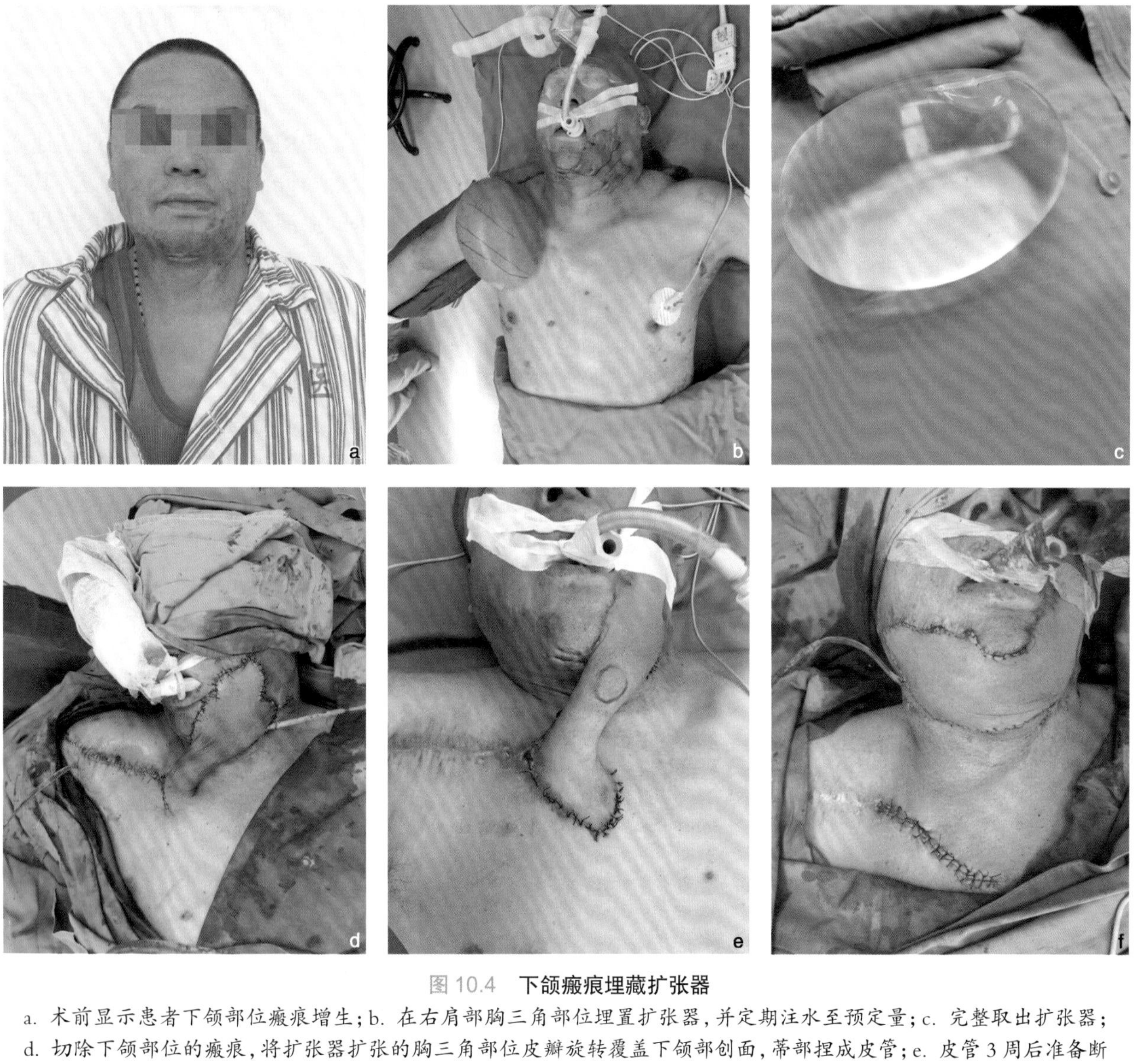

图 10.4　**下颌瘢痕埋藏扩张器**

a. 术前显示患者下颌部位瘢痕增生；b. 在右肩部胸三角部位埋置扩张器，并定期注水至预定量；c. 完整取出扩张器；d. 切除下颌部位的瘢痕，将扩张器扩张的胸三角部位皮瓣旋转覆盖下颌部创面，蒂部捏成皮管；e. 皮管 3 周后准备断蒂；f. 将下颌其他部分瘢痕切除，胸三角蒂部舒展覆盖下颌部切除瘢痕部分的创面

2. 术后给予抗感染治疗，如果出现术后术区感染，经过抗感染无效，需要将扩张器取出。

3. 术后如果因意外扩张器破裂，需要将扩张器取出。

（王　成）

第三节　富血小板血浆

富血小板血浆（platelet rich plasma，PRP）是指浓缩血小板血浆，其血小板浓度较正常浓度高4～10倍。其内包括各种生长因子，如血小板源性生长因子（platelet-derived growth factor，PDGF）、表皮生长因子（epidermal growth factor，EGF）、转化生长因子β（transforming growth factor-β，TGF-β）、成纤维细胞生长因子（fibroblast growth factor，FG）、胰岛素样生长因子（insulin-like growth factor，IGF）、血管内皮生长因子（vascular endothelial growth factor，VEGF）等，这些生长因子作用广泛，主要涉及组织修复及再生，如促进胶原纤维磷酸化，为细胞和组织分化提供一个中央连接器，调动周皮细胞，刺激细胞有丝分裂扩张使组织有序化，参与诱导上皮间质转化，使胶原蛋白表达增加，促进趋化、细胞黏附、有丝分裂、增殖和血管生成等。在临床使用中，PRP可以促进骨再生、提高骨密度，可促进骨髓基质干细胞迅速增殖，有效促进骨髓基质干细胞向成骨细胞分化；可以减轻慢性炎症疼痛，显著改善功能；促进创面愈合、止血、抑菌等。

1975年，Oon和Hobbs第一次发现PRP，首次被Ferrari等用于心脏手术，此后PRP被运用于多学科如骨科、颌面外科、整形外科等，主要用于修复软组织缺损及微创手术。PRP是新鲜血液通过高速离心获得，常规提取方案均为二次离心法，如Petrungaro法、Landesberg法、Aghaloo法、Anitua法，其中Landesberg法制备的PRP血小板浓度最高。近些年，使用自体单采技术的血液采集装置制备PRP，即自体单采血小板技术逐渐成为主流。二次离心法与自体单采血小板因采集方法不同，应用范围也不尽相同。主要区别在于二次离心法所制备量少，不能用于如大容积腔隙窦道、大面积创面等；费用昂贵；对术者技术要求较高，需要具备足够经验才能制备出较高浓度PRP；提取的PRP浓度及血小板数量没有明确可供参考数值或临床指导；操作过程中，容器和管路均不密闭，易污染。自体单采血小板技术具有提取方式为智能机器操作，提取血小板数量及浓度可根据临床需要调控，数值更精确，避免人工提取血小板操作上的人为误差，密闭管路避免污染，费用低廉等优势。

使用PRP技术治疗急慢性创面优点是：①清创范围无需过度扩大，减轻患者损伤；②血小板采集方法成熟，简单易行，安全可靠；③制备成PRP凝胶方法简单；④对窦道填充严密；⑤PRP与激活剂注射入窦道内为混合溶液，流动性好，可彻底填塞窦道，静置后形成胶冻状凝胶可固定在窦道内，与窦道壁紧密结合；⑥抗感染，刺激肉芽组织增生，促进创面愈合较常规换药或负压治疗效果明显。

一、手术适应证

1. 适应证　急慢性创面，特别是各类基底组织活性差的慢性创面。

2. 禁忌证　血液性疾病，如血小板功能障碍、严重贫血、血源性感染、凝血酶过敏。

二、具体步骤

（一）术前检查

明确血常规、生化各项指标，排除禁忌证。

（二）采集

Landesberg法适用于面积较小的创面，制备PRP为1～5ml，操作步骤为：①用装有ACD-A（枸橼酸-葡萄糖抗凝溶液）抗凝剂的针筒，以18G针头取血，摇匀（具体取血量及抗凝剂量根据手术需要）；②第1次以2 000rpm/min的离心力离心10分钟，吸取全部上清液直达交界面下3mm；③将吸取液移入另一离心管中，平衡后再以 3 000rpm/min 的离心力离心 15 分钟，吸弃上清液；④最终 50ml 全血制备出约 5ml PRP（图 10.5）。

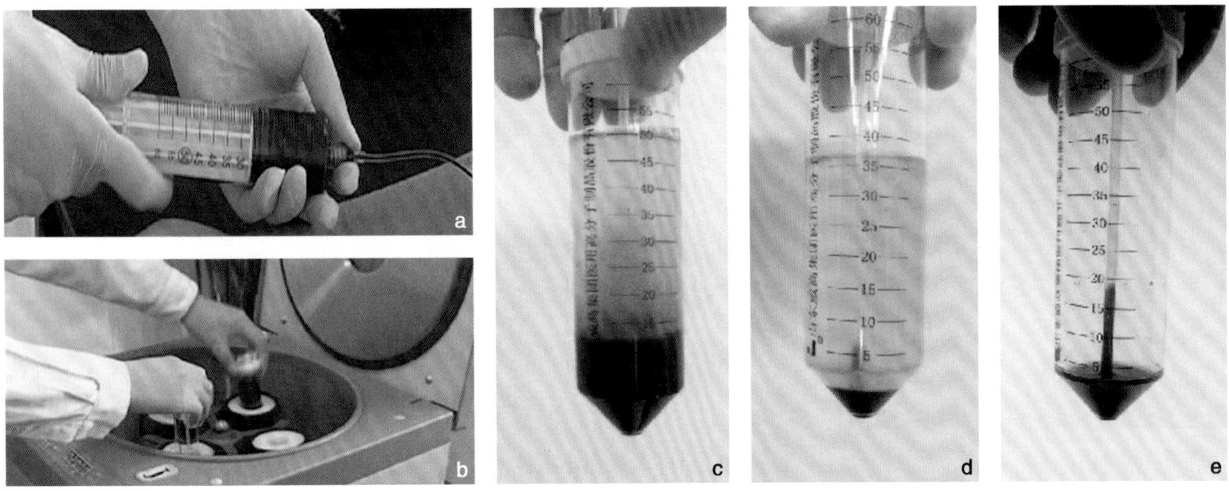

图 10.5　Landesberg 法采集

a. 静脉采血：用装有 ACD-A 抗凝剂的针筒，以 18G 针头取血，摇匀（具体取血量及抗凝剂量根据手术需要）；b. 离心：第 1 次以 2 000rpm/min 的离心力离心 10min，第 2 次以 3 000rpm/min 的离心力离心 15min；c. 第 1 次离心后外观，吸取全部上清液直达交界面下 3mm；d. 第 2 次离心后外观，吸弃上清液；e. 制作 PRP 完毕，50ml 全血制备出约 5ml 的 PRP

自体单采血小板技术其制作主要步骤为：①上臂选择合适的静脉建立静脉通道，使用全自动血液采集装置及血液成分分离机配套管路采集血小板，持续 60～80 分钟，过滤血量 2 300～2 600ml，平均输入速度 33～37ml/min，采集血小板 220～250ml（血小板计数 140×10^3～180×10^3/μl）；②将采集好的血小板根据手术用量分为 1～5 份，1 份术中使用，其余血小板则采用特殊血小板冷冻技术保存，备后期手术及换药使用；③将术中使用的 1 份血小板使用血细胞离心分离机在 4℃恒温下进行离心（2 500rpm/min）15 分钟，吸取上层清亮血清，剩余底层 PRP 10～15ml。使用自体单采技术制备 PRP 因浓度高、提取量大，适用于修复面积容积较大、使用次数较多的创面（图 10.6）。

（三）创面清创处理

对创面进行彻底清创，清创范围包括创缘 0.5cm 内瘢痕组织、创面基底肉芽组织、裸露内固定物、坏死骨质，窦道内部所有肉芽组织，异物如缝合线及止血海绵等，清创后，用 3% 过氧化氢溶液、碘伏溶液、盐水反复冲洗，以确保清创后创面的清洁无菌程度。

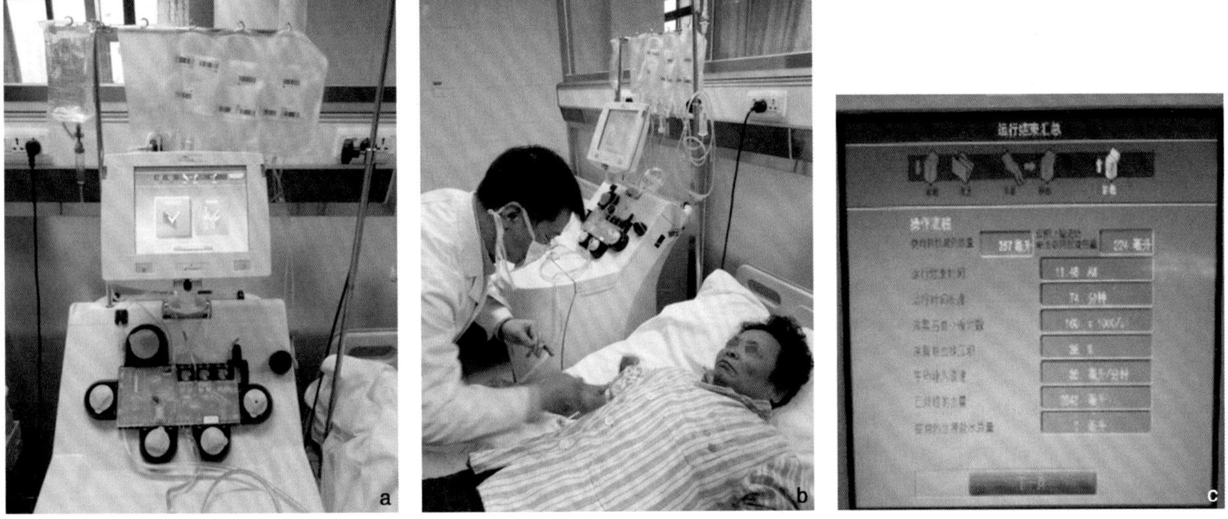

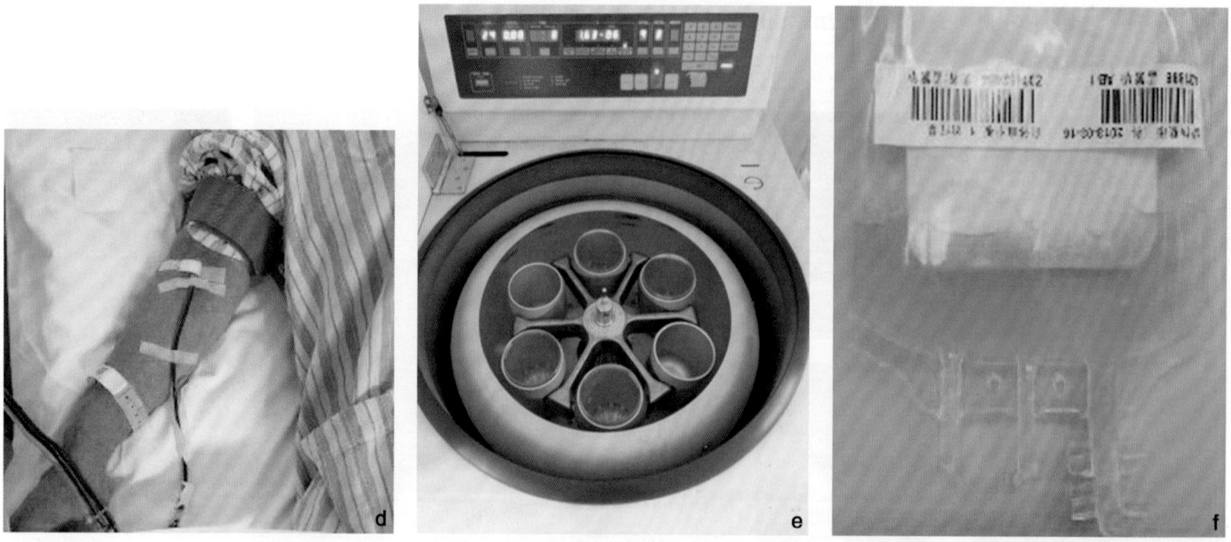

图 10.6 **自体单采血小板技术采集**

a. 将全自动血液采集装置与血液成分分离机配套管路连接好，连接分装袋，并检查机器；b. 于上臂选择合适的静脉建立静脉通道；c. 根据患者具体需要，设置全自动血液采集装置机器参数；d. 开始采集血小板，持续 60～80 分钟，过滤血量 2 300～2 600ml，平均输入速度 33～37ml/min，采集血小板 220～250ml（血小板计数 140×10^3～180×10^3/μl）；e. 将术中使用的 1 份血小板使用血细胞离心分离机在 4℃恒温下进行离心（2 500rpm/min）15 分钟，吸取上层清亮血清；f. 剩余底层 PRP 10～15ml

（四）PRP 激活

将提取制备好的 PRP 置于无菌注射器中。制备激活剂：用 10% 葡萄糖酸钙注射液 3ml 配制 500U 凝血酶冻干粉后置于注射器中。

将 PRP 与激活剂同时均匀喷洒于创面或窦道内，静置直至成为凝胶；或将 PRP 与激活剂注入容器中，静置直至成为凝胶，将凝胶覆盖于创面。注入窦道时应慢速以保证窦道内无死腔，再将配制好的激活剂用注射器缓慢注射于 PRP 上，静置形成果冻状凝胶后用干纱布沿凝胶边缘吸附析出的血清。

（五）术区处理

根据手术具体情况，可选择封闭创面与敞开创面两种方式。

若创面较大，无法直接缝合，可用生物蛋白海绵、脱细胞异种真皮基质、纳米银离子辅料等覆盖凝胶后，外用封闭式负压引流装置覆盖，负压管路接可控压力间断负压机或中心负压。

若创面可一期缝合，则按逐层对位缝合，留置引流管，外接封闭式负压引流装置；术后 3 天拔除引流管继续行负压治疗，择期拆线（图 10.7、图 10.8）。

三、注意事项

1. 手术清创后应彻底冲洗创面，保证创面清洁，避免感染。

2. 如为窦道创面，则应尽量将窦道内肉芽、坏死组织、分泌物清除干净。

3. 如为平整创面，基底无明显腔隙、窦道，则可将 PRP 与凝血酶、钙剂注入容器内，形成凝胶后，再将其覆盖于创面。

4. 如创面存在窦道及腔隙，则应将 PRP 与凝血酶、钙剂同时注入窦道及腔隙内，使其在窦道内形成凝胶。

5. 如清创彻底，使用 PRP 凝胶填塞窦道后可直接缝合封闭创面。

6. 若直接封闭创面，应制作半管引流条，置于低处，外用负压封闭；更换负压时可挤压伤口周围组织已确认无积液，若仍有积液，则应更换引流条。

7. 需多次使用 PRP 的创面，可于第 1 次术后 5 天更换敷料时，消毒后再次使用 PRP，外用敷料包扎或使用持续性密闭式负压吸引治疗。

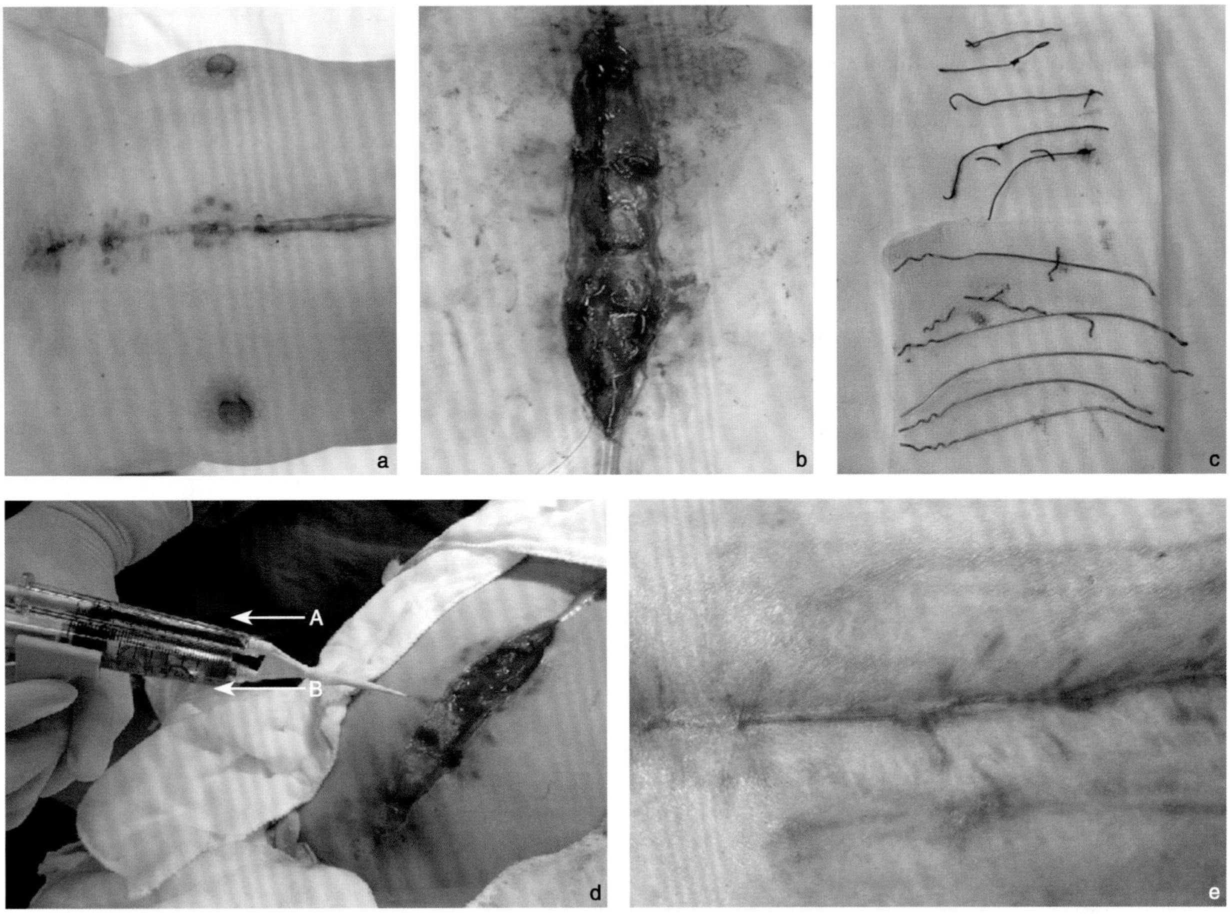

图 10.7　Landesberg 法治疗病例

a. 开胸术后不愈合病例，术后切口多处破溃，术前可探及钢丝外露；b. 对创面进行彻底清创，清创范围包括创缘 0. 5cm 内瘢痕组织、创面基底肉芽组织、裸露内固定物、坏死骨质，窦道内部所有肉芽组织，异物如缝合线及止血海绵等，清创后，用 3% 过氧化氢溶液、碘伏溶液、盐水反复冲洗，以确保清创后创面的清洁无菌程度；c. 术中拆除的异物及坏死骨质；d. 将使用 Landesberg 法采集好的 PRP（A）与激活剂（B）同时快速均匀喷洒于创面，后逐层对位缝合；e. 术后 2 周折线，复查愈合良好

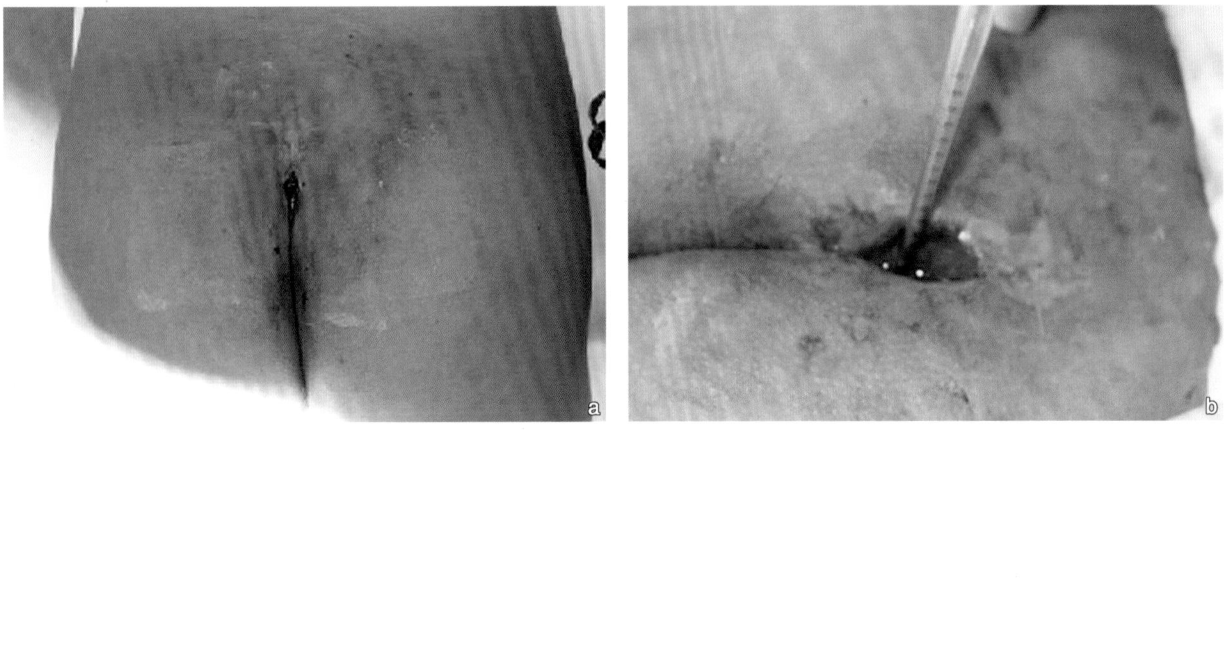

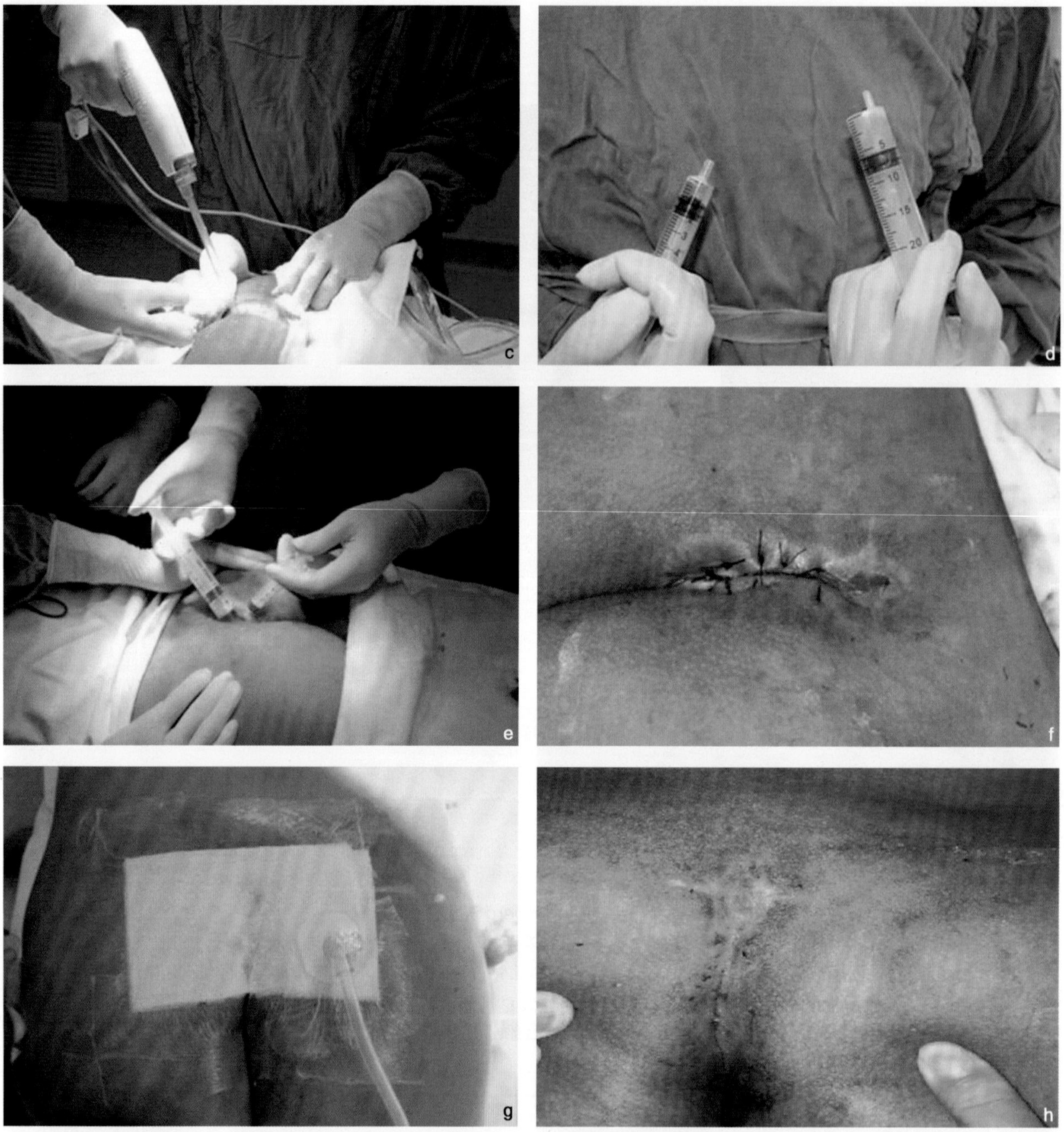

图 10.8 **自体单采血小板技术治疗病例**

a. 骶尾部术后难愈性切口；b. 术前探查，深度 6cm，可探及骨质；c. 对创面进行彻底清创，反复冲洗，以确保清创后创面的清洁无菌程度；d. 将使用自体单采血小板技术采集好的 PRP 与配制好的激活剂，分别放入注射器中；e. 将 PRP 与激活剂注入窦道内，静置后成胶；f. 逐层对位缝合；g. 外用封闭式负压引流装置覆盖，负压管路接可控压力间断负压机或中心负压；h. 术后 2 周拆线，愈合良好

（冯 光）

第四节 脂肪干细胞

干细胞在组织修复与再生中的作用越来越受到重视。胚胎干细胞（embryonic stem cell，ESC）、脐带间充质干细胞（umbilical cord mesenchymal stem cell，UCMSC）和诱导多能干细胞（induced pluripotent stem cells，iPSC）因免疫原性、难以长期保存和伦理学等问题使其应用受到限制，而自体间充质干细胞

（mesenchymal stem cells，MSC）因其免疫相容性好、无伦理学争议、易于获取等优势已成为干细胞治疗的主要细胞。成体脂肪干细胞（adipose derived stem cell，ASC）作为间充质干细胞的一种，因其分布广泛、来源充足和对自身损伤小等优点，在 2001 年被 Zuk 等一经发现即被大量研究和应用。

脂肪干细胞是从脂肪组织中分离得到的一种具有自我更新能力和多向分化潜能的干细胞，可分化成多种细胞系，如脂肪细胞、内皮细胞、上皮细胞、软骨细胞、心肌细胞和神经细胞等，还可分泌多种生长因子和细胞因子，如血管内皮生长因子（VEGF）、表皮生长因子（EGF）、碱性成纤维细胞生长因子（bFGF）、转化生长因子 -β1（TGF-β1）、胰岛素样生长因子 - Ⅰ（IGF- Ⅰ）、肝细胞生长因子（HGF）、肿瘤坏死因子 -α（TNF-α）、IL-6、IL-8 等。

一、脂肪干细胞的功能

ASC 具有调节炎症反应、促进血管再生和再上皮化等功能，在促进创面愈合方面具有潜在的应用价值。

1. ASC 具有调控创面炎症反应的作用。创面修复的炎症期主要是清除异物与自身伤亡的细胞，同时启动分泌多种细胞因子诱导修复细胞的迁移与增殖。适度的炎症反应有助于组织修复，而过度的炎症反应则导致慢性难愈合创面。ASC 分泌 TGF-β，可促进巨噬细胞的募集和巨噬细胞由 M1 型向 M2 型转变，进而分泌抗炎细胞因子降低炎症反应。M1 型巨噬细胞与促炎反应有关，而 M2 型与抗炎反应有关。体外研究表明，ASC 还可通过分泌细胞外囊泡（extracellular vesicle，EV）调节细胞中炎症因子的水平，抑制过度炎症反应，促进创面愈合。

2. 大量研究证明，ASC 在组织修复时可诱导血管新生。ASC 可分泌多种生长因子如 VEGF、IGF- Ⅰ、HGF、bFGF、TGF-β 等，这些生长因子可刺激 ASC 和成纤维细胞向内皮细胞分化。植入 ASC 的大鼠创面新生血管密度是对照组的 1.6 倍，bFGF 和 VEGF 的表达也明显增强。还有研究表明，ASC 通过与内皮细胞和巨噬细胞相互作用，增加单核细胞趋化蛋白 -1（monocyte chemoattractant protein-1，MCP-1）和 VEGF 分泌，从而调节血管再生。ASC、成纤维细胞与巨噬细胞间的交互作用可增加生长因子和细胞外基质的分泌，从而有利于血管新生。此外，ASC 表达的 HIF-1α 还可调节内皮细胞 *VEGF* 基因的表达。动物实验表明，烧伤创面注射自体 ASC 可增加新生血管形成，并与 VEGF 的表达增加有关。ASC 可刺激慢性放射性创面成纤维细胞的增殖并增加 VEGF 分泌，进而增加毛细血管密度。临床研究证实 ASC 输注到严重肢体缺血患者体内，6 个月后 66.7% 的患者症状改善，数字血管造影显示，血管之间形成大量侧支循环。血管新生与创面肉芽组织形成密切相关，因此血管新生有利于创面的愈合。

3. ASC 可通过加速创面上皮化促进创面愈合。静脉注射、肌内注射和局部外用 ASC 均可加速小鼠皮肤缺损创面的再上皮化，进而促进创面愈合。动物实验发现，ASC 通过加速小鼠创面角化细胞增殖促进创面上皮化。ASC 相关的条件培养基可以明显促进成纤维细胞增殖。ASC 还可分化为成纤维细胞，从而加速肉芽组织形成，促进创面上皮化。烧伤创面愈合速度与 ASC 在局部存在和使用的数量相关。TGF-β 可通过激活 ASC 分化、促进 ASC 分泌细胞外基质、调节角化细胞分化与成熟从而在创面愈合中发挥重要作用。

二、脂肪干细胞的制备

包括取材、分离、纯化、培养和保存五个部分。

1. 脂肪干细胞来源于脂肪组织，脂肪组织主要通过手术切除和吸脂术获得。吸脂术损伤小，并发症发生率低，是目前脂肪获取的主要方法。吸脂方法（注射器吸脂和真空泵负压吸引）以及麻醉药如利多卡因等对脂肪干细胞提取效率是否有影响目前尚不清楚。年龄、性别、取材部位对脂肪干细胞产量、增殖速度和分化能力的影响大小目前也没有明确统一的认识。

2. 脂肪干细胞分离方法目前主要采用胶原酶消化法。通常采用 0.075% 的Ⅰ型胶原酶在 37℃下振荡消化 1 小时。各实验室胶原酶消化法基本一致。此法获得的细胞成分中脂肪干细胞约占 10%，不同学者每毫升吸脂术提取的脂肪组织中分离出的脂肪干细胞数差异较大，为（5×10^3）个～（4×10^5）个不等。除了酶消化法，还有组织块贴壁法、吸附柱法、直接离心法、机械振荡法、胎牛血清法等，这些方法优点是避免异种蛋白污染，但是消化时间长，干细胞产量低。

3. 脂肪干细胞的纯化主要是利用干细胞贴壁的特性。Zuk 等发现脂肪干细胞接种后 4 小时贴壁，24 小时完成贴壁。除脂肪干细胞和成纤维细胞可以贴壁外，基质血管成分中其余大多数细胞无法贴壁，而原代培养 48 小时后，所有贴壁的活细胞均为脂肪干细胞。除此之外，还可使用流式细胞技术和免疫磁珠分选法等其他纯化方法。

4. 脂肪干细胞在传代后 24 小时内增殖速度较慢，细胞贴壁生长，48～72 小时是增殖速度最快的阶段，3～5 天后生长显著加快。脂肪干细胞抗衰老能力强，1 代没有出现衰老迹象，10 代后衰老的细胞少于 5%，15 代仍低于 15%。10 代是脂肪干细胞各项功能的临界点。

5. 脂肪干细胞的冻存需采用防冻液并程序降温 1.0～2.0℃/min，冻存于 -80℃冰箱或液氮中。使用时放入 37℃水浴箱中解冻。对于保存时间目前尚无统一认识。有研究表明，脂肪干细胞在液氮中保存 6 个月并不影响细胞的增殖和分化能力。另有研究表明，在 -80℃保存 14 天，细胞活力维持在 97%。

三、脂肪干细胞的移植途径

包括注射和局部移植。注射移植可采用局部注射和全身注射。局部注射主要注射在真皮内或皮下组织，而全身注射主要为静脉内注射。局部移植一般采用与支架的复合移植。支架包括天然的生物材料与合成的生物材料。天然材料的支架包括胶原、透明质酸、纤维蛋白和壳聚糖等，而合成材料的支架包括聚乙二醇、聚已酸内酯和聚乙醇酸等。支架的作用主要是模仿细胞外基质及其作用，为细胞的生长、增殖和分化提供一个微环境。

脂肪干细胞对于创面特别是慢性创面具有潜在的治疗价值。目前脂肪干细胞方面的研究以动物实验和离体实验为主，临床试验多为病例报道，病例数相对有限。未来主要研究方向可能集中在脂肪干细胞的特异性标记物、纯化方法，脂肪干细胞促进创面愈合的机制、移植时机、途径和剂量以及大规模的临床试验。通过上述问题的研究，脂肪干细胞可能成为创面治疗的又一有力武器。

（尹会男）

第五节 人 工 真 皮

临床上应用的真皮材料分为天然真皮替代物和人工合成真皮替代物。天然真皮替代物是将天然的生物材料，如异体皮、羊膜等，去除具有抗原性的细胞成分，制作出保留胶原结构的各种脱细胞基质。尽管天然真皮替代物具有完整的胶原三维结构和真皮支架，含有一定的孔隙率、适于细胞生长，具备良好的生物相容性等优点。但同时也存在制作过程复杂、天然生物材料来源有限，以及存在疾病传播风险等缺点。

人工真皮替代物是采用生物原料或高分子聚合物等制备而成的真皮支架材料。人工真皮的优点：①瘢痕形成和挛缩程度轻，外观好；②操作简便，可批量生产；③免疫排斥反应小。人工真皮的缺点：①可能需Ⅱ期手术植皮；②无抗感染性，创面一旦出现感染，人工真皮容易发生溶解。本节以皮耐克（可吸收性敷料）为例，介绍人工真皮的结构特点和使用方法。

皮耐克是一种胶原海绵敷料，由猪肌腱中提取的胶原蛋白加工而成。皮耐克呈立体的网状结构，便于细胞长入和代谢，并有利于真皮血管化顺利进行。该人工真皮属于组织工程学支架材料中的高分子材料，为多孔三维支架结构，空隙为 70～110μm，适合毛细血管和纤维母细胞长入。

皮耐克人工真皮为双层结构，上层为硅胶层，主要作用为保护创面和防止创面水分过度蒸发；下层为抗原性极低的去端胶原蛋白海绵层。人工真皮植入创面后，创面内成纤维细胞和毛细血管从周围进入胶原蛋白海绵层，增生并生成新的基质，人工真皮内原本的胶原蛋白分解吸收，最终在 2～3 周时转化成真皮样肉芽组织。

人工真皮应用时，首先对创面进行彻底清创和止血，明确没有感染的前提下，按照创面形状和面积剪裁人工真皮。人工真皮用生理盐水浸泡 3～5 分钟，充分湿润。胶原蛋白海绵层朝下，将人工真皮置入创面，并与创缘缝合固定。纱布敷料以适当力度轻柔压迫人工真皮并包扎，患肢石膏制动。术后 2～3 周拆除缝线，揭除外层的硅胶膜，显露真皮样肉芽组织。取刃厚皮片或中厚皮片植皮。若创面面积小，则无需植皮，待其自行上皮化（图 10.9）。

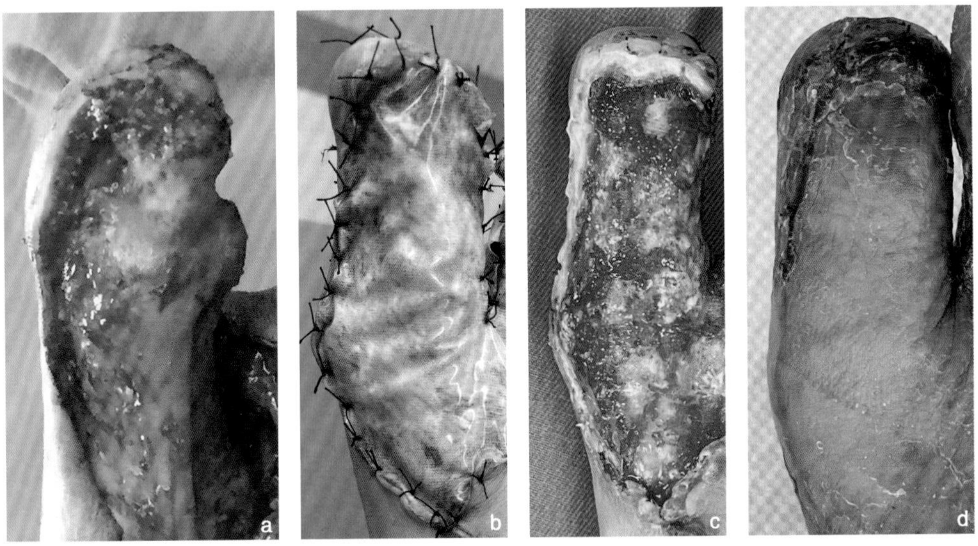

图 10.9 **人工真皮的应用**

a. 创面内深部组织包括肌腱和趾骨暴露；b. 人工真皮覆盖创面；c. 术后 3 周，拆除硅胶膜，显露真皮样肉芽组织；d. 中厚皮片植皮术后 3 个月外观

（杨 勇）

第六节 皮肤牵张技术

一、皮肤的结构与功能

皮肤是人体最大的器官之一，覆盖人体表面，面积为 1 500～1 700cm²，约占体重的 16%。人体不同部位皮肤的厚度和特性均不尽相同，厚度从 0.4～3mm 不等，耳后和眼睑等处的皮肤最薄，臀部、背部、项部、手掌、足底以及生毛发的头皮处皮肤最厚。足底和手掌部的无毛皮肤其组织结构特别，耐磨且感觉丰富，是其他部位组织很难替代的部分。皮肤与外界接触，是人体的屏障，有调节体温、物质代谢，尤其是感知外界的重要作用。皮肤由表皮、真皮和皮下组织（浅筋膜）组成，皮肤的弹性是由真皮乳头层和网状层内的弹力纤维和胶原组成，二者共同形成纤维束并分布于真皮全层，其中弹力纤维使皮肤保持弹性，创口会变得越来越大就是由于弹性纤维收缩。人体皮肤缺损会造成深部组织的裸露，严重影响机体功能。

二、皮肤牵张技术理论的提出和演变

外伤、肿瘤根治性切除或瘢痕引起的皮肤缺损，尤其是特殊部位的皮肤比如手掌、足跟部或大面积的缺损，对外科医生来说是一个巨大的挑战。皮肤移植或局部转移皮瓣是解决这个难题的基本方法。随着显微外科技术的进步和人类对自身皮肤供血模式认识的逐步提高，游离组织移植或穿支皮瓣是皮肤缺损非常理想的解决方法，但由于周围组织体积不足的困境，修复中“拆东墙补西墙”的魔咒也一直困扰着临床医生。

Wilson 在观察到伤口皮肤能在持续拉伸中增长后提出了组织扩张的概念。随后 Gibson 和 Kenedi 等

从细胞水平研究了持续牵拉延长后皮肤的机械力学特性，结果表明皮肤胶原纤维的再排列和结构变化是皮肤可以逐步延长的始动因素。在此基础上，Barrre 等于 1976 年设计了皮肤牵张器，用于较小皮肤病变切除和缺损的修复，随后经过国内、外众多学者的参照和设计改进，目前临床上已有多种皮肤牵引装置，各有优缺点，总的原则是利用一些器具，包括单纯弹性胶带、克氏针、骨圆针等结合弹性胶带、扣锁式缝合器或外固定架等方式逐步缓慢牵引皮肤，以使皮肤缓慢延长，最终实现无张力闭合皮肤伤口的目的。

三、皮肤牵张技术使用的禁忌证

理论上讲，任何部位的皮肤缺损都可以使用皮肤牵张技术来逐步闭合，但由于受到牵张时间以及人体部位和皮肤质地、年龄等因素的影响，以下情况应列为手术禁忌证：皮肤缺损面积较大伴有维持生命器官暴露，需要立即或在较短时间闭合创面的，比如胸壁、腹壁缺损等；幼儿患者皮肤较薄，皮下穿针困难，且抗拉力弱，易哭闹，治疗不配合，不宜使用；有精神障碍者；皮肤弹性差、组织再生能力差的老年患者；肥胖患者因皮下脂肪较厚，皮肤伸缩性差，应慎用。皮肤剥脱患者只要皮肤及皮下组织挫伤不重，皮缘血供良好的，也可行皮肤牵张术。由于皮肤牵张闭合伤口的时间相对较长，而且过程也需要患者及家属积极配合与理解，因此，术前充分沟通和知情同意是非常重要的。

四、皮肤牵张技术的优缺点

损伤小、技术难度较低易于掌握、能打破“拆东墙补西墙”的魔咒，而且皮肤质地基本与缺损皮肤相同，牵拉扩展后的皮肤色泽同正常皮肤感觉正常，毛发生长正常，不臃肿，一次不成功可重复操作等，都是皮肤牵张技术的优点。此外，如果采用克氏针或骨圆针结合弹性胶带方法，费用低且不需要特殊的器械，适合在基础医院开展，也可以作为大创面变为小创面从而减少供区皮肤切取面积的补充方法。如图 10.10 所示方法不需要特殊的皮肤牵引装置，取材方便，可根据伤口形状安置牵引针，不规则的伤口也能应用，牵引力大小调节方便，一次不成功，可重复操作，因本方法牵拉皮肤是在持续张力、弹性牵引下缓慢进行，克氏针对皮肤组织切割应力小，但此技术也是有缺点的，如治疗需要时间长。对于大面积皮肤缺损且伴有深部重要组织需要修复的创面，游离组织或游离复合组织（携带肌腱、骨）移植仍是首选。

五、皮肤牵张技术使用的注意事项

皮肤牵张技术相对比较容易把握，但要想达到很好的效果，以下几个方面要加以注意：①牵引皮肤长期受到切割容易被撕裂，尤其是局部不规整或炎性反应较重的区域，真皮内胶原纤维丰富，抗拉力强，因此，应将针穿于真皮内或真皮与脂肪层交界面，对皮下组织无影响，也不影响皮缘的血供，皮下组织多为脂肪组织，抗拉力弱，应避免在皮下组织内穿针。②可以根据创面的不同形状和大小以及部位的不同，选用不同的器械，也可以自制多方向的牵拉装置，以利于皮肤多部位受力，最终实现直接缝合伤口。③根据牵拉皮肤的延展情况进行实时多次调整，以利于牵拉顺利进行。④牵张成功后，皮肤间断缝合时，皮缘应切成新鲜创面，因受牵张的皮肤有弹性回缩力，因此，缝合皮肤后弹性牵张装置不能马上去除，待皮肤愈合拆线后一并去除，以防切口裂开（图 10.11）。⑤若出现深部感染或患者不能耐受牵拉时，建议放弃此法。⑥如果是皮肤角质层厚的区域牵拉，由于角质层的代谢脱落会影响牵拉效果，可以多次更换牵拉缝合器。

六、皮肤牵张技术的未来

虽然皮肤牵张技术可以治疗一些合适的中小创面，但此技术目前并不能完全代替皮瓣移植或转移等传统疗法，对于皮肤缺损过大的创面，通过皮肤牵张很难完全闭合创面，骨长期外露易致感染、坏死，不利于骨愈合，仍需行皮瓣转移术。有些理论问题，如皮肤最大伸展范围、不同部位皮肤牵张后的伸展速度等也有待进一步研究。此外，皮肤牵张技术除了覆盖创面，也可以作为术前皮肤牵拉延长的方法，比如并指畸形，通过牵拉能扩展皮肤面积，以降低植皮概率，但具体如何规范化使用，效果如何等仍需要今后进一步探讨。

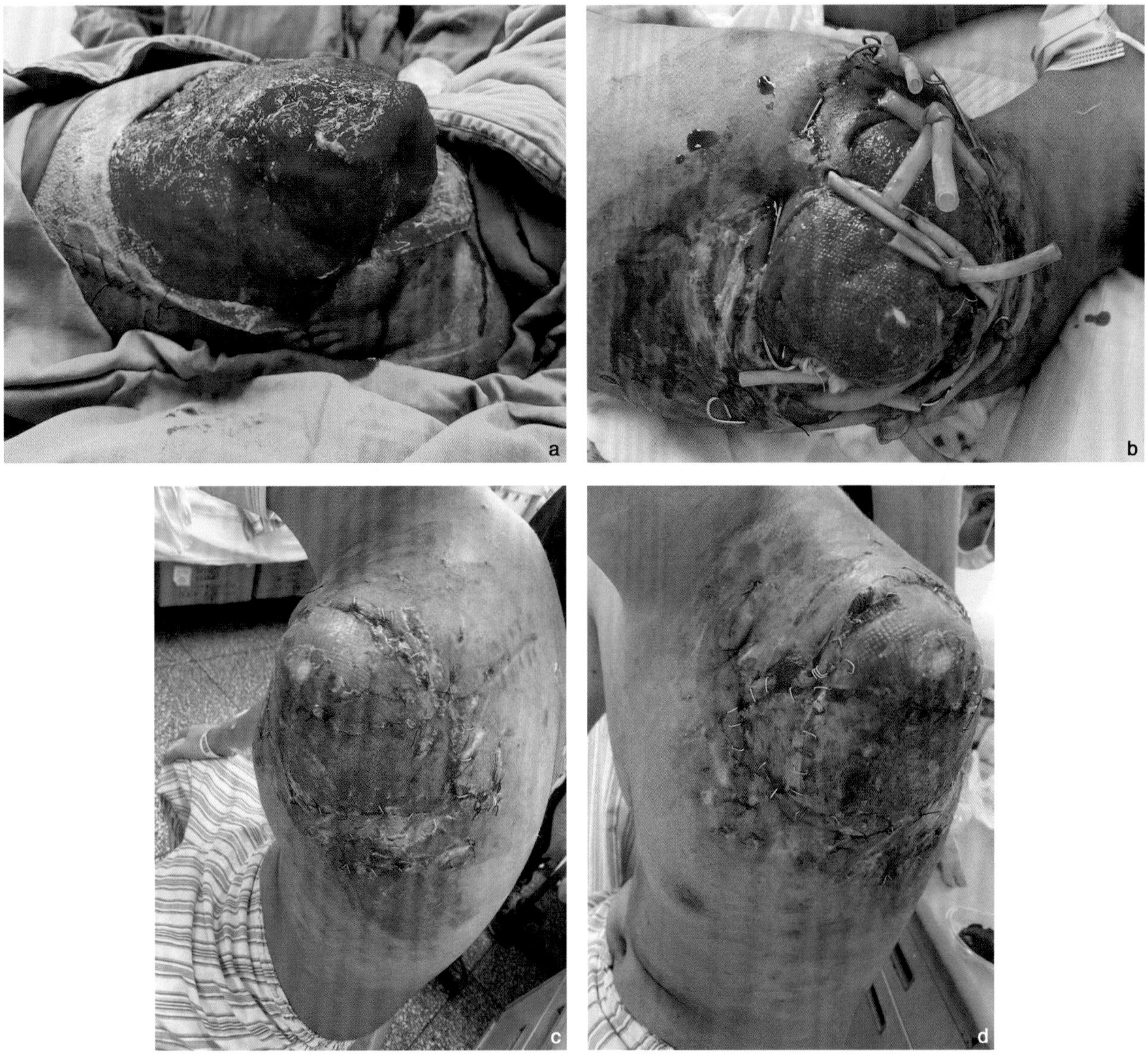

图 10.10　**外伤性肩关节离断创面皮肤牵张**

a. 肩关节离断大创面外观；b. 采用克氏针加弹性胶带牵引技术，逐步牵拉缩小创面，术后 1 周；c、d. 牵拉维持 1 周稳定后取中厚皮片移植

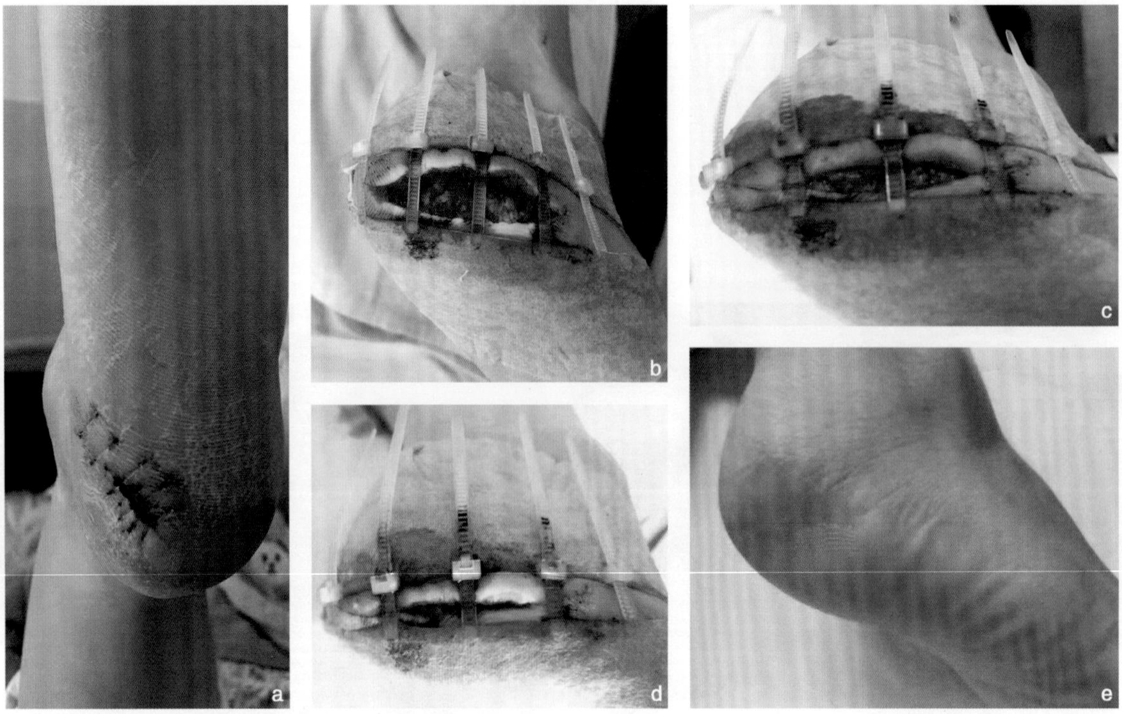

图 10.11 **足跟负重区黑色素瘤切除后扩大切除，皮肤缝合器牵拉逐步闭合皮肤**

a. 足跟部肿物切除后病理为黑色素瘤，肿瘤部位；b. 考虑到足跟负重区皮肤无可替代，扩大切除后皮肤缺损采用皮肤缝合器粘贴逐步牵拉；c、d. 每天一个锁扣缓慢牵拉，1 周后皮肤逐步闭合，并维持直至伤口愈合；e. 术后 3 个月皮肤色泽、质地同对侧，几乎看不到瘢痕，功能好，感觉正常

（李文军）

第十一章　儿童创面的修复原则

创面是正常皮肤(组织)在外界致伤因子如外科手术、外力、热、电流、化学物质、低温,以及机体内在因素如局部血液供应障碍等作用下所导致的损害。常伴有皮肤完整性破坏以及一定量正常组织的丢失,同时,皮肤的正常功能受损,也称为伤口或者创伤。创面修复即伤口修复。创面愈合是指由于致伤因子的作用造成组织缺失后,局部组织通过再生、修复、重建进行修补的一系列病理生理过程。本质上是机体对各种有害因素作用所致组织细胞损伤的一种固有防御性适应性反应。

婴幼儿皮肤的外观、结构、功能与成人存在差异。在外观上,婴幼儿皮肤饱满光滑,色泽光亮粉红。在结构上,婴幼儿角质层厚度比成人薄 30%,表皮比成人薄 20%～30%,真皮总厚度也较成人低。新生儿皮肤厚度只有成人的 1/10,皮肤及皮下纤维组织较薄,角质层细胞间彼此联系松弛,基底细胞发育不完全,表皮和真皮的联系不够紧密。婴幼儿真皮中颗粒层及基层所占比例较成人低,这可能是儿童创面愈合较成人快的原因。婴幼儿真皮中胶原蛋白以Ⅲ型为主,而成人以Ⅰ型为主。绝大多数弹力纤维是出生后形成的,到 3 岁左右与成人相仿,因此婴幼儿皮肤弹性差。功能上,新生儿期,皮下脂肪中饱和脂肪酸含量高,熔点高,容易出现皮肤硬肿及冻伤。婴幼儿皮肤脂肪含量高,脂溶性药物容易透过皮肤。婴幼儿体表面积相对较大,皮下脂肪少,皮肤薄,血管丰富,对药物及毒性物质吸收比例较成人高。早产儿皮肤屏障较足月儿发育更不完善,角质层更薄,真皮结构蛋白更少。

儿童伤口愈合有其特殊性。胎儿期,组织损伤可无瘢痕愈合,主要是由于炎症期的肉芽组织显著减少,羊水中透明质酸的浓度、胶原蛋白和腱蛋白的表达和排列等细胞外基质修饰所致。小儿正处于生长发育阶段,相对来说生长能力强,只要创面处理正确,避免感染,其创面愈合能力较成人迅速。这是唯一区别于成人的优势。在儿童时期,增生性瘢痕的形成与组织机械力持续时间及强度有关。因此,应该尽可能避免不必要的手术,辅助治疗(硅胶、按摩、支具、水疗等)对伤口愈合有效。伤口愈合后,身体的生长速度可能会导致特定的并发症,如瘢痕挛缩、脱发。

一、常见的致伤原因及机制

婴儿常见的皮肤损伤有先天性皮肤缺损、手术损伤、压力性溃疡、药物性损伤、化学和热力损伤等。随着年龄的增长,儿童皮肤屏障发育逐渐完善,户外活动逐渐增加,皮肤外伤因素也逐渐发生变化,皮肤裂伤、烧烫伤的发生率升高。摔伤、动物咬伤和交通意外在我国儿童意外伤害的主要原因中名列“前三名”。在美国,每年有 200 万～500 万例患儿急诊均为动物咬伤,占总急诊量的 1%。临床上所见狗咬伤创面可以很小,如抓伤、淤青,也可以是很深的开放性伤口,深的穿刺伤、组织撕脱或者挤压伤。2/3 猫咬伤发生在患儿上肢,被抓伤位置多为上肢或面部。如果是手部贯通伤常会引起骨髓炎或化脓性关节炎。车祸是造成儿童意外伤害及死亡的主要原因之一。烧伤在 5 岁以下儿童中多见于沸水烫伤,而 5 岁以上儿童除沸水烫伤,还有化学物、火焰和电烧伤等。家用运动器材变得越来越受欢迎的同时,家长很可能没有意识到便利的电动跑步机会给孩子们带来潜在危险。跑步机受伤好发于 2～16 岁儿童。其中脱套伤、撕裂伤、扭伤和骨折对患儿及家属来说是痛苦的,其耗时长且治疗费用昂贵。

二、创面的分型及特点

根据创面的愈合周期,分为急性创面和慢性创面。急性创面包括:手术切口、皮肤擦伤、烧烫伤、车祸伤、动物咬伤、锐器割伤、虐伤等。慢性创面包括：压力性损伤、血管异常导致的皮肤缺血坏死、代谢异常引起的皮肤损伤等。儿童期急性创面更常见。慢性创面微环境变化损伤了愈合机制，导致炎症反应期的延长，是造成慢性创面愈合延迟的主要原因。血液灌注不良和缺血是造成创面愈合延缓的主要原因。

三、创面愈合过程

无论年龄大小，伤口的愈合都会经历三个阶段：炎症期、增生期、重塑期。儿童伤口愈合快于成人。①炎症期：从皮肤受伤开始，该过程需要 3 天。皮肤受伤以后，受损部位血管通透性增高，炎症性因子释放，中性粒细胞及巨噬细胞向受伤部位聚集，清除细胞碎片和杀灭细菌。②增生期：主要包括血管生成、纤维组织增生、表皮细胞新生等过程。③重塑期：是肉芽组织向瘢痕组织转变过程，通常于受伤后 3 周开始，持续数月甚至数年。

四、创面愈合的影响因素

儿童伤口愈合受很多不利因素影响：创面感染、组织水肿、血流灌注不足、自身营养不足等。

（一）感染因素

由于新生儿免疫系统发育不完善，非常容易因创面细菌定植引起菌血症，进而危及生命。坏死性筋膜炎（necrotizing fasciitis，NF）为罕见的严重软组织感染性疾病，感染可沿深、浅筋膜扩散，通常不累及深部肌层组织，可于血管内形成血栓，引起相应区域内皮肤、皮下组织、筋膜坏死。在新生儿及婴幼儿期因早期症状不典型，进展迅速，死亡率高，应引起临床医生的特别重视。儿童坏死性筋膜炎的年发病率仅为 2.93/1 000 000，但病死率高达 5%。

（二）组织灌注不足与组织氧合因素

局部组织氧合和血液灌注在伤口愈合中起到关键作用。尤其是新生儿及低龄儿童，如果存在低血压、贫血及心脏畸形等问题，将产生组织灌注不足及缺氧，影响伤口愈合。

（三）营养因素

营养摄入不足或缺乏某种营养元素将影响伤口及创面的愈合。营养不良也有可能是皮肤损伤前就存在的。相较于成年人，婴幼儿及新生儿更容易出现营养不良，治疗时应特别关注。

（四）药物因素

特别是糖皮质激素类药物，将引起伤口不愈合。抗肿瘤药物影响细胞分裂，同样影响伤口愈合。

（五）基础疾病

一些内分泌代谢疾病可对伤口愈合产生影响，如糖尿病。

五、治疗方法

（一）保守换药

换药是治疗创面的最基本手段，通过换药，去除创面坏死组织，引流组织液，为创面提供相对无菌、适于生长的环境，促进创面愈合。儿童伤口清洁常选用组织刺激性小的消毒液如碘伏、聚维酮碘、苯扎溴铵等。表皮的消毒可采用酒精及碘酒，使用碘酒时应注意脱碘。目前有抗菌、杀菌作用的辅料也在临床中广泛使用。

（二）物理治疗

利用天然或人工的物理因子来达到疾病治疗的方法，临床中有高压氧疗、红外线、超声波等方法。对创面局部主要起到提高组织温度、改善微循环、增加氧分压、促进毛细血管再生等作用。

（三）负压吸引

负压吸引技术为儿童创面治疗提供新的思路，创面局部形成负压，增加创面血供，改善创基微循环，有效清除坏死组织，为肉芽生长提供相对清洁的环境。除出血、创面、癌性或溃疡癌变，以及大的血管神经暴露外，适用于各种急慢性创面。广泛用于儿童急慢性创面的治疗，对缓解创面疼痛、缩短治疗时间、减少创面渗出起到积极作用。

（四）手术治疗

1. 清创术 清创是创面处理的首要任务，旨在不损伤正常组织的基础上，清理创面的坏死组织、潜在病菌及污物。以烧伤创面为例，烧伤后 6 小时创面即可有大量细菌繁殖，并开始进入皮下组织，伤后 8 小时细菌已进入淋巴系统。伤后 5 天以内，每克烧伤组织细菌数量可高达 10^4～10^5 以上，伤后 1 周，烧伤痂下每克组织细菌数量大于 10^8 者，约达 11%；第 2 周上升为 55%，第 3 周可高达 75%。在清创的程度上，“过度”和“不彻底”都是不可取的。所谓“过度”清创，是指针对难愈性创面清创时，不恰当地清除了具有潜在复活能力的间生态组织（包括血管、濒死的肌腱等），不仅可导致创面组织不必要的损失，而且可能因为阻断了间生态组织中包含的血管，使得创面范围进一步扩大，影响创面愈合。而所谓“不彻底”清创，是指清创时创面坏死组织去除不彻底，未有效去除坏死组织。判定组织无活力应坚持的标准是：切之不出血、触之软如泥、夹之不收缩。因此及时清创，即清除失活组织，破坏细菌生存环境，减少细菌定植，是急性创面处理的首要任务。早期清创可对创面感染控制起到至关重要的作用。清创的过程中，可以去除失活及不健康组织，使窦道充分暴露，为创基生长提供良好的条件。目前对于烧伤创面，也主张超早期清创。

2. 植皮术 植皮术是覆盖急性及慢性创面的良好方法。按照皮肤厚度可分为刃厚皮片、中厚皮片、全厚皮片移植，分别适用于不同的创面。刃厚皮片（0.2～0.3mm）适用于烧创伤及感染所致的肉芽创面、慢性创面、深度烧伤后的切痂创面、非功能及对外观要求低的部位。因耐磨性差、易收缩，不适用于颜面部、双手及关节部位。中厚皮片（0.30～0.45mm）耐磨性较刃厚皮片稍好，可用于颜面部及关节部位。全厚皮片包括表皮及真皮全层，皮片移植后收缩性小，色素沉着少。主要用于修复面颈部、足底、手掌、上下眼睑等部位。

3. 皮瓣移植 皮瓣是具有血液供应的皮肤及皮下组织，移植过程中依靠皮瓣的蒂部，与供区相连，以保持皮瓣的供血，用以修复局部或远处组织的缺损。主要适用于新鲜的皮肤软组织缺损，并伴有重要的神经、血管、骨关节外露创面，经久不愈的溃疡创面，颜面部及双手等重要部位组织缺损通过皮瓣移植改善外观及功能，各种烧创伤引起的深部组织损伤。

4. 疼痛治疗 相比成人，儿童对疼痛更敏感，还应该关注伤口疼痛对儿童的影响。因此，在治疗小儿伤口时应选择适应其不同年龄特点、伤口部位与伤口类型的方案。

六、慢性创面治疗的 TIME 原则

TIME 原则在 2002 年 6 月国际创面愈合年会上由 Sibbald 提出，此后创床准备的概念走入人们的视野。TIME 是为创面愈合打造良好的基础条件。TIME 原则经过不断完善及反复验证，已成为现代伤口处理的基本模式之一。

1. T 指清除创面坏死组织（tissue）。清除创面内失活或缺乏活力的组织，引流脓性分泌物，消灭无效腔，从而有助于刺激细胞因子、生长因子等物质分泌，变慢性创面为急性创面，从而使创面进入正常愈合过程，为下一步创面修复创造条件。这一过程中需对伤口进行综合评估，避免清创过度和不彻底。同时，清创也是清除微生物及毒素，从而减轻炎症反应、减少细菌负荷的过程。对于部分严重感染创面，清创也可减轻组织间炎症水肿的高张力状态。

2. I 指控制炎症、减轻感染（infection/ inflammation）。创面或伤口内有细菌并不一定代表感染已经发生。但如果发生感染，将会加剧炎症反应，影响创面愈合。创面的细菌等级可以分为：污染、菌落聚集、局部感染以及感染扩散。污染是指创面有微生物但没有繁殖，不影响创面愈合。菌落聚集指创面有微生物繁殖，但菌落并不引起宿主细胞损伤，不影响愈合。局部感染指细菌处于菌落聚集和感染扩散之间。严重的菌落聚集创面愈合往往非常困难。慢性创面的典型特点是细菌大量定植，有时也可以是真菌或其他生物体。感染可以通过多种机制来影响创面愈合，如造成创面持续的炎症反应，炎症因子释放及中性粒细胞增加，进而释放细胞毒性物质及氧自由基，使局部微血栓形成。持续的炎症反应也可使蛋白酶含量增加，损伤创基组织，延缓上皮化及胶原沉积，干扰创面愈合的正常生理反应。

3. M 指保持创面正常的湿度(moisture),为肉芽组织生长和创面上皮化创造条件。创面过于干燥或者温润潮湿对创面的生长都是不利的。创面过于干燥时会减慢创面爬行,限制表皮再生,创缘结硬痂,严重者出现创缘坏死。创面湿度适宜有利于肉芽生长。

4. E 指去除创缘迁移受损的表皮(epidermis, non migrating),促进伤口边缘上皮化。

(王燕妮)

第十二章　烧伤创面的修复原则

一、概述

烧伤从狭义上是指单纯由热力所造成的皮肤或其他组织的损伤。从广义上是指由物理以及化学因素等各种因子所造成体表及其下面组织的损伤、坏死，并可引起全身一系列病理改变的损伤。其中热烧伤最多见，导致皮肤烧伤的烧伤阈温度为43℃。

同样原因造成的烧伤，因烧伤深度不同、烧伤面积差异所造成的烧伤损伤程度完全不一样。一小片表浅烧伤，局部红肿，甚至没有水疱，几天就可以愈合；而较大面积的深度烧伤，除了局部烧伤外还会引起全身的病理生理变化及感染，严重的会引起死亡。

二、诊断

烧伤诊断应包括烧伤面积、深度、部位等。

（一）烧伤面积的计算

1. 手掌法　伤员本人五指并拢时，一只手掌的面积占体表面积的1%。此法常用于小面积或散在烧伤的计算。

2. 中国九分法　将全身体表面积分为11个9等份。其中成人头、面、颈部为9%；双上肢为2×9%；躯干前后包括会阴为3×9%；双下肢包括臀部为5×9%+1%=46%。

3. 儿童烧伤面积计算法　小儿躯干和双上肢的体表面积所占百分比与成人相似。特点是头大下肢小，随着年龄的增长，其比例也不同。其中头、面、颈部面积百分比为［9+（12−年龄）］%，双下肢面积百分比为［46−（12−年龄）］%。

（二）烧伤深度的判断

烧伤深度一般采用三度四分法，即Ⅰ度、Ⅱ度（又分浅Ⅱ度、深Ⅱ度）和Ⅲ度烧伤。烧伤深度可因时间、条件的变化而继续发展，如在烧伤后48小时左右，Ⅰ度烧伤可因组织反应继续进行而转变为Ⅱ度；深Ⅱ度烧伤处理不当可变为Ⅲ度。在烧伤48小时后和创面愈合过程中，应分别对损伤深度重新复核。

1. Ⅰ度烧伤　局部皮肤较干燥，皮肤充血呈红斑状、微肿，无水疱。

2. 浅Ⅱ度烧伤　局部红肿明显，有大小不等水疱形成，内含淡黄色血浆样液体或蛋白凝固的胶冻物。创面潮红，质地软，温度高，疼痛剧烈，感觉过敏，表皮破裂后创面渗出较多。

3. 深Ⅱ度烧伤　局部肿胀，可有水疱或无，创基微湿，基底红白相间，质地较韧，感觉迟钝，温度较低，拔毛微痛。非功能部位予以清创、包扎，3～4周勉强愈合，愈后会留有瘢痕，功能部位深Ⅱ度烧伤建议早期植皮修复。

4. Ⅲ度烧伤　致伤原因不同，局部表现可为苍白、黄褐、焦黄，严重者炭化，皮肤失去弹性，触之硬如皮革，创面干燥，无渗液，发凉，感觉消失，拔毛不痛，可见栓塞的树枝样血管网，需手术植皮或皮瓣修复。

（三）烧伤严重程度分类

为了设计治疗方案，需要对烧伤的严重程度进行分类，一般分为4类：①轻度烧伤，Ⅱ度烧伤面积在9%（小儿在5%）以下。②中度烧伤，Ⅱ度烧伤面积在10%～29%（小儿6%～15%）；或Ⅲ度烧伤面积在 10%(小儿 5%)以下。③重度烧伤,总面积在 30%～49%;或Ⅲ度烧伤面积在 10%～19%(小儿总面积在 16%～25% 或Ⅲ度烧伤在 6%～10%);Ⅱ度、Ⅲ度烧伤面积虽达不到上述百分比,但已发生休克、严重呼吸道烧伤或合并其他严重创伤或化学中毒者。④特重度烧伤,总面积在 50% 以上;或Ⅲ度烧伤面积在 20% 以上(小儿总面积 25% 以上或Ⅲ度烧伤面积在 10% 以上);或已有严重并发症者。

三、修复原则

(一)非手术治疗

烧伤创面处理因烧伤创面深度不同,其治疗原则也不相同。非手术治疗一般适合较浅的烧伤创面,如Ⅰ度烧伤、浅Ⅱ度烧伤和部分深Ⅱ度烧伤。Ⅰ度烧伤一般不需要特殊处理,保护好创面,3～5 天后局部由红转为淡褐色,表皮皱缩、脱落,露出红嫩光滑的上皮面而愈合。浅Ⅱ度烧伤一般需要清创,大的水疱应予以引流,水疱表皮保留在原位,创面可外用油性纱布或其他生物辅料包扎,一般 7～14 天痊愈,愈后不留瘢痕,可能会有色素沉着。非功能部位的深Ⅱ度烧伤创面应予以清创、包扎,3～4 周勉强愈合,愈后会留有瘢痕。Ⅱ度烧伤创面可使用无菌技术清理,有条件患者局部应用近似人体皮肤的材料覆盖,如人工皮、异种皮或者其他生物辅料等,促使烧伤创面自行愈合。必要时烧伤局部应用表皮生长因子、成纤维细胞生长因子或神经生长因子等都可使烧伤创面愈合加快。相关研究表明,烧伤创面瘀滞带组织的发展决定烧伤局部损伤的程度,如果瘀滞带处理不好,会使创面加深,严重的进一步发展到全层皮肤,可导致血液循环停止,出现全层皮肤坏死的现象,因此,通过改善瘀滞带微循环的方法逆转烧伤创面处理阶段,对烧伤创面的愈合影响十分关键,如使用溶血栓制剂、负压封闭引流等,促进创面早期愈合。

(二)手术治疗

1. 清创术 Ⅲ度烧伤和部分功能部位的深Ⅱ度烧伤创面一般均需切、削痂和植皮手术。目前提倡在全身情况稳定后采用早期手术,深度烧伤创面清创方法很多,相对微创、精准的清创方法包括磨痂术、水刀清创术等,一般适合深Ⅱ度烧伤创面,特别在一些功能部位。对一些大面积Ⅲ度烧伤创面,目前更多采用切痂术或削痂术,切痂的层次一般在深筋膜层,削痂的层次一般在痂下正常组织层如脂肪层、真皮网状层。

2. 常用的植皮方法

(1)微粒皮移植法:此法可有效解决在特大烧伤创面治疗中自体皮皮源严重不足的问题,这是北京积水潭医院在 20 世纪 80 年代首先发明的,利用大张异体皮加自体微粒皮混合移植方法,采用有限的自体皮很好解决了特大面积烧伤创面早期覆盖的问题,成功抢救了数以万计的大面积深度烧伤患者。目前该方法依然是特大面积深度烧伤创面修复的主要方法之一,并在得到不断发展和广泛应用的同时也日益得到改善。微粒皮片的制作以刃厚皮片为宜,皮粒越小,创面的有效覆盖率就越大,成活率也越高,供植比例以 1∶15 最佳(图 12.1)。

(2)皮肤混合移植法:此法诞生于 20 世纪 60 年代,上海交通大学医学院附属瑞金医院经过多年的临床摸索总结出了皮肤混合移植法,适用于大面积深度烧伤的创面修复,即于大张异体皮上,开洞嵌植小块自体皮片,采用异体皮和自体皮混合移植的方法,有效解决了深度烧伤患者自体皮皮源不足的问题。混合皮移植大约 3 周后,宿主开始出现对异体皮排斥的现象,出现真皮与表皮脱落,而邻近的自体表皮铺在它们之间,形成夹心现象,自体表皮迅速替代异体表皮的位置,从而促进烧伤创面的修复。

(3)Meek 植皮法:MEEK 微型皮片移植技术创立于 20 世纪 50 年代,由于技术和设备的限制,此技术并没有在临床上广泛应用。经过不断研究、改良,荷兰科学家于 20 世纪 90 年代创建了完整配套的 MEEK 植皮技术,临床应用获得了很好的效果。我国于 2003 年引进该技术,并在临床广泛开展。此设备包括电动取皮刀、MEEK 切皮机、软木盘载体、专用胶水和可扩展聚酰胺双绉纱载体。手术步骤包括取皮,把皮片表皮面朝上平铺在软木盘上,切割皮片,皮片喷胶,转移至有不同比例的可扩展聚酰胺双绉纱载体,双向展开绉纱,移植至清创后的创面上,再包扎固定。皮片扩展比有 1∶3、1∶4、1∶6、1∶9 等,术后皮片间逐渐上皮化(图 12.2)。

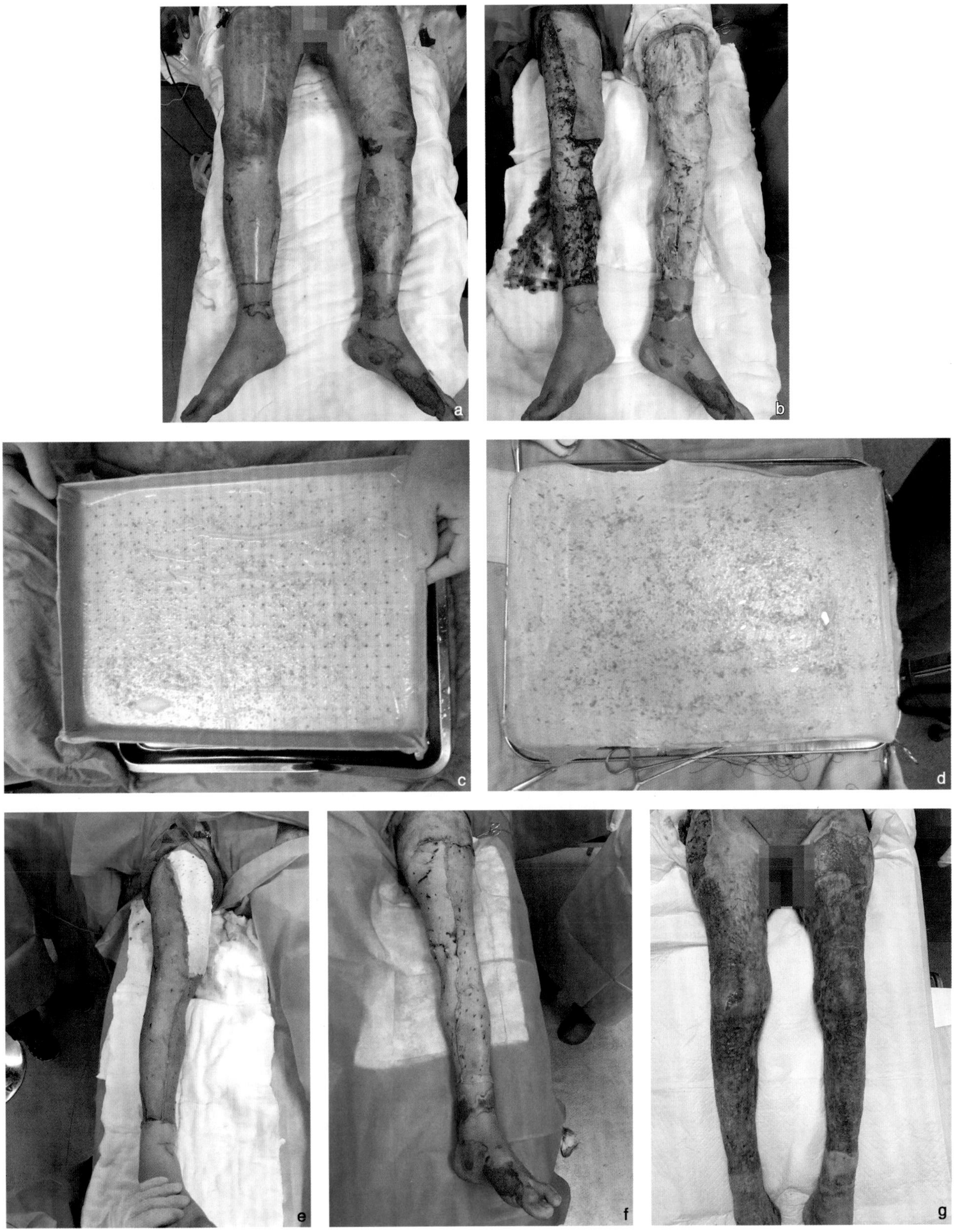

图 12.1　**双下肢深度烧伤切痂后采用微粒皮加大张异体皮混合移植**

a. 双下肢Ⅲ度烧伤；b. 双下肢切痂后；c、d. 微粒皮与大张异体皮制备；e、f. 双下肢微粒皮与大张异体皮混合移植；g. 双下肢混合移植术后 2 个月

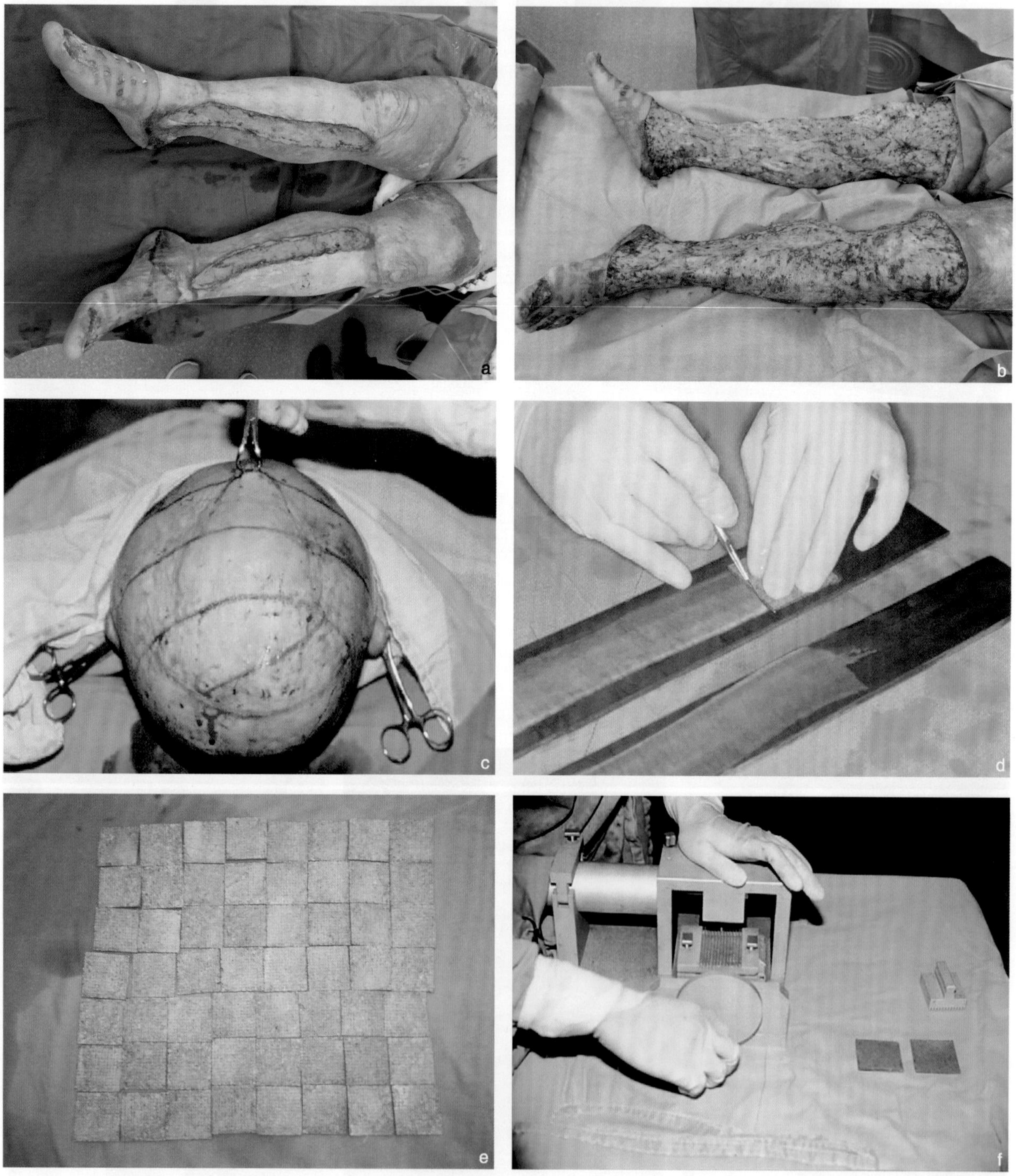
a
b
c
d
e
f

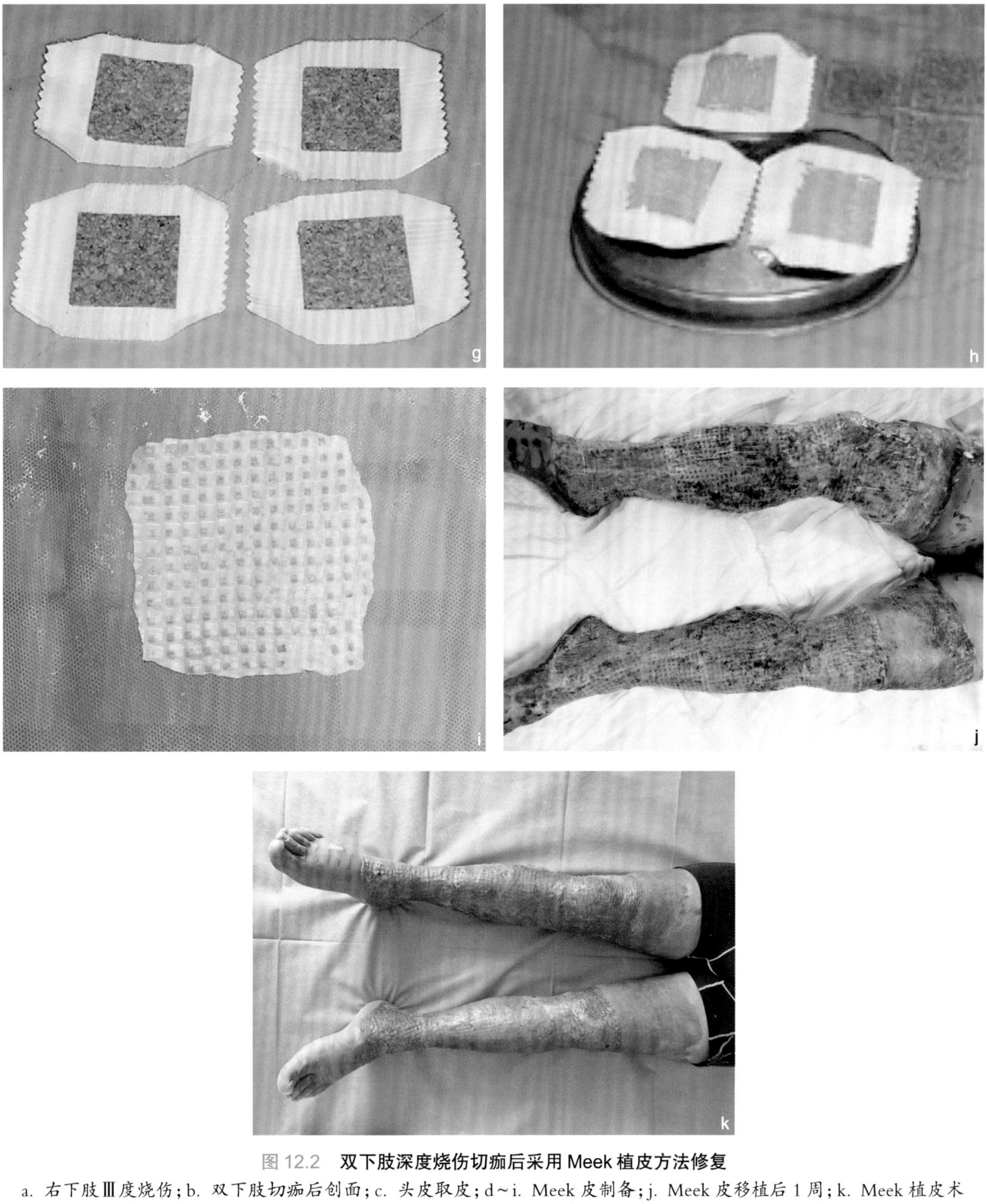

图 12.2　**双下肢深度烧伤切痂后采用 Meek 植皮方法修复**

a. 右下肢Ⅲ度烧伤；b. 双下肢切痂后创面；c. 头皮取皮；d～i. Meek 皮制备；j. Meek 皮移植后 1 周；k. Meek 植皮术后 1 年随访，皮片愈合好，瘢痕轻，外观平整

（4）网状植皮法：该方法在 1964 年由 Tanner 提出。具体方法是：把取下的一块自体皮片用网状轧皮机根据不同比例压轧成许多纵横交错的裂缝，在移植于创面上时，拉开，四周缝合固定，使移植后的皮片在创面上呈网状。此法最大可使皮片扩大到原来的 6 倍（图 12.3）。

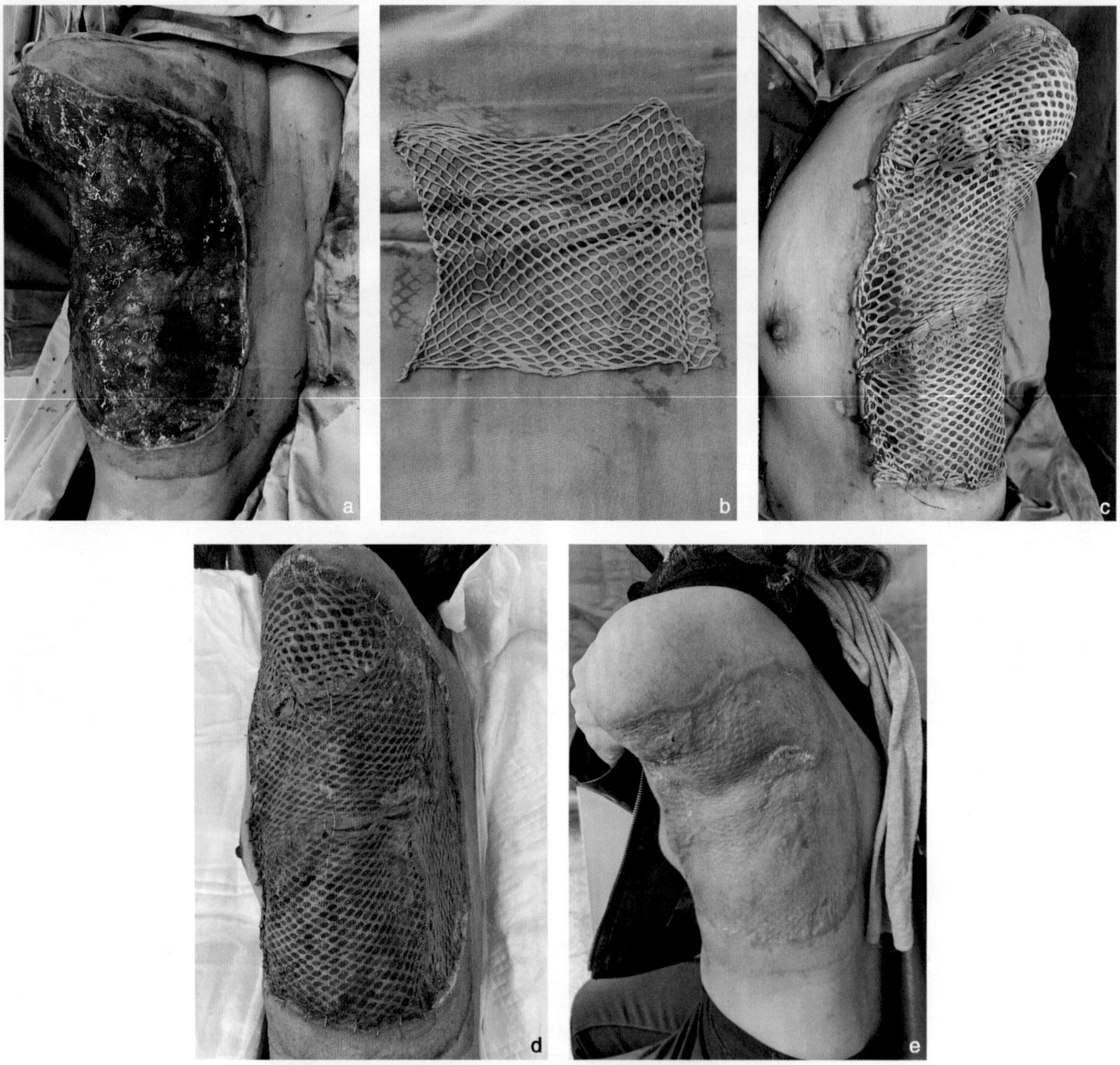

图 12.3 外伤后左肩背部皮肤缺损采用网状皮片移植

a. 皮肤缺损；b. 网状皮片已制备；c. 网状皮片移植；d. 网状皮片移植后 5 天；e. 半年后复查，网状皮片愈合好

上述 4 种都是大面积烧伤植皮常用的方法，当然植皮方法还有很多，常用的包括邮票植皮法、大张皮片移植法等，不同的创面、不同面积的创面、不同部位的创面所采用的植皮方法都不一样，所植的皮片厚度也不一样。中小面积的创面常采用邮票植皮或大张皮片，功能部位的创面常采用中厚或全厚的大张皮片（图 12.4）。

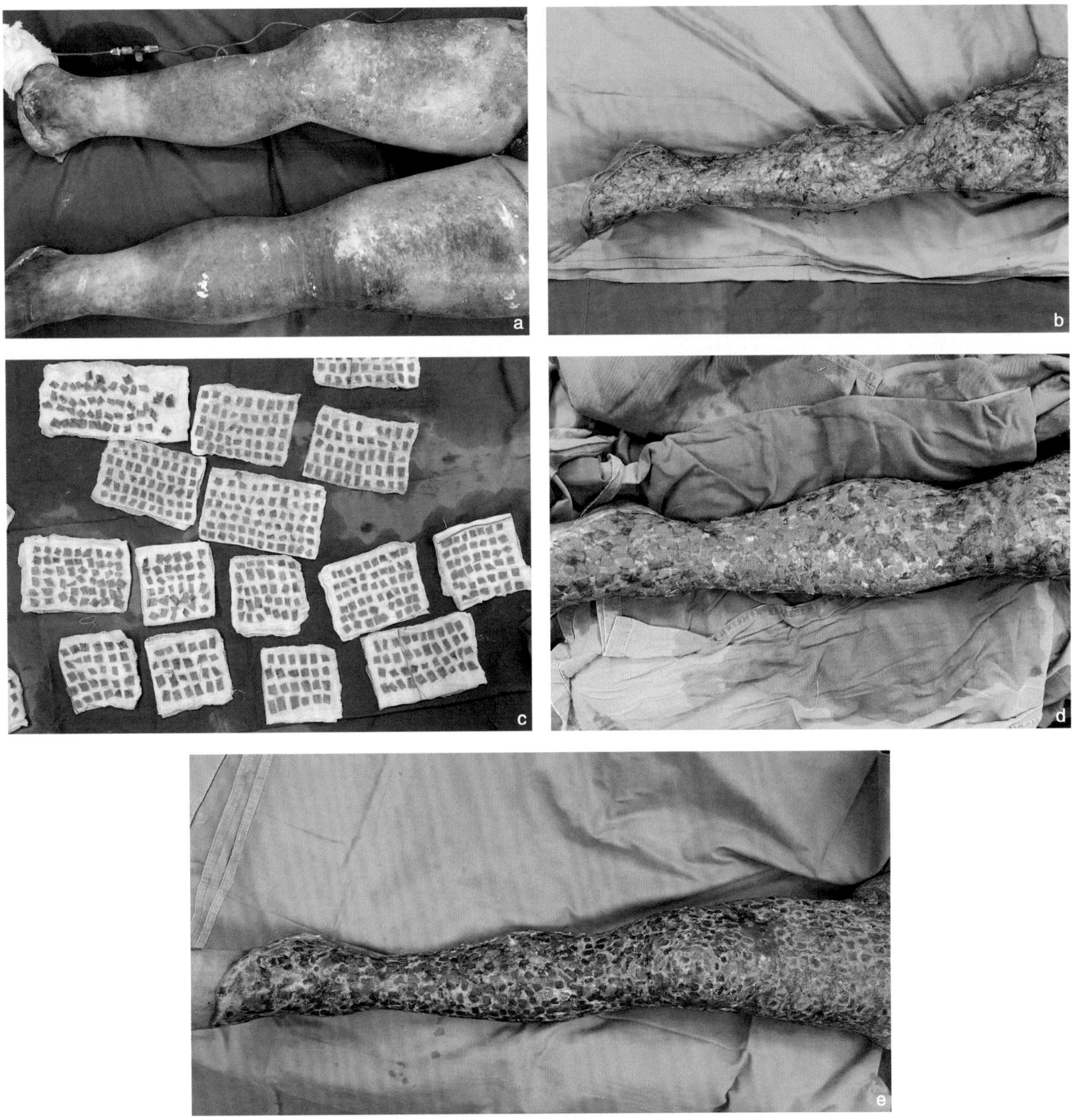

图 12.4　**左下肢深度烧伤切痂后采用邮票皮移植**

a. 双下肢Ⅲ度烧伤；b. 左下肢切痂；c. 邮票皮制备；d. 下肢创面邮票皮移植；e. 皮片移植后 10 天成活良好

四、康复

皮片成活、创面愈合后应早期行康复与功能锻炼，积极预防瘢痕增生与挛缩，加强各关节的活动，尽早恢复患者的功能与外形，使其走向社会。

（沈余明）

第十三章　皮瓣血运危象的分类和处理

尽管带蒂皮瓣和游离皮瓣的技术均已经非常成熟，然而还是存在一定概率的皮瓣危象，进而导致部分皮瓣发生坏死。目前，游离皮瓣术后总体的成功率大于95%，术后出现血运危象的比例为6%～12%，探查成功率为50%～70%。近年来，越来越多的皮瓣微循环监测技术在术中和术后开展应用，包括近红外光谱（吲哚菁绿、荧光素等）、植入或体外多普勒超声血流测量仪、血管造影、红外热成像，以及超声等方式。这些技术手段有助于早期发现皮瓣的血运异常。然而，上述技术仅能协助初步判断皮瓣血运危象的发生原因，但仍无法确定引起皮瓣血运危象的具体因素。造成皮瓣血运危象的因素多种多样，除了常见的血管因素外，还有感染，特别是由于厌氧菌感染，还包括术后严重血容量不足、凝血功能障碍、出血、血肿、皮瓣缝合张力过高，以及局部使用肾上腺素等。随着穿支皮瓣在临床逐渐普及，以及复合组织瓣和多块组织瓣同时游离移植，导致血运危象的相关因素可能更为复杂。因此，完善游离皮瓣术后血运危象的分类，是临床上亟待解决的问题。本章从传统分类方法入手，介绍临床目前最常用的皮瓣血运危象分类方式和处理原则，同时还将介绍我们目前应用的改良分类方式。

皮瓣血运危象可以发生在术中和术后，按照累及的血管分为动脉危象和静脉危象，按照发生机制又可以进一步分为血管痉挛和血管栓塞。静脉危象多以栓塞为主，动脉危象时血管痉挛和栓塞均较常见。皮瓣血运危象的常见原因包括血管吻合质量不佳、血管蒂受压、血管过长迂曲、创面感染未完全控制，以及移植组织张力过高等，上述情况相对容易发现和处置。还有一些少见的情况，包括动脉和静脉错接、受区血管选择不当造成的肢体血运障碍等。不同类型的血运危象形成机制不同，处理原则差异较大（图13.1）。

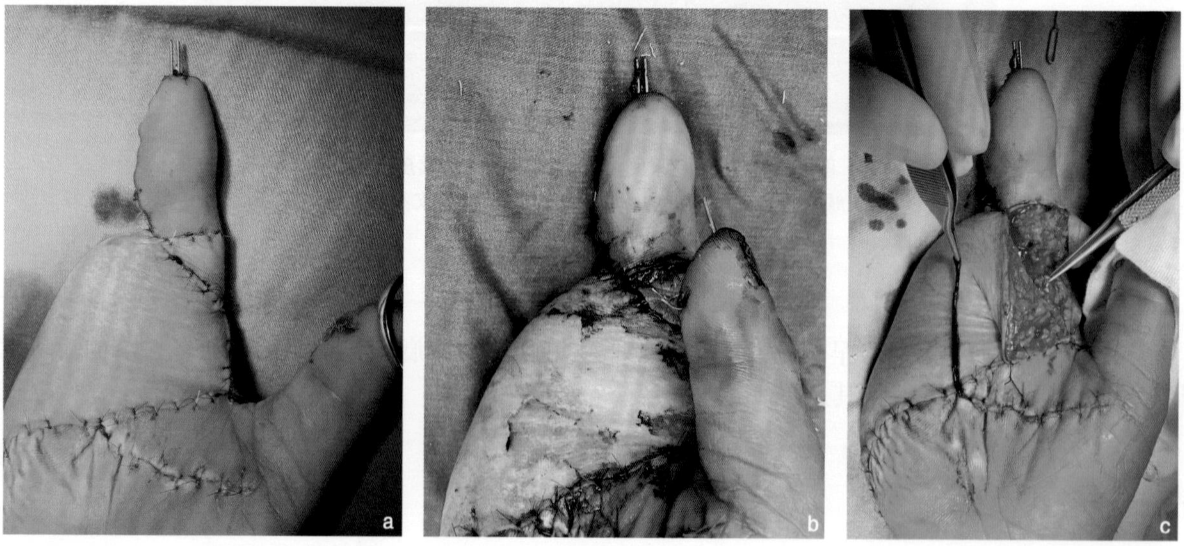

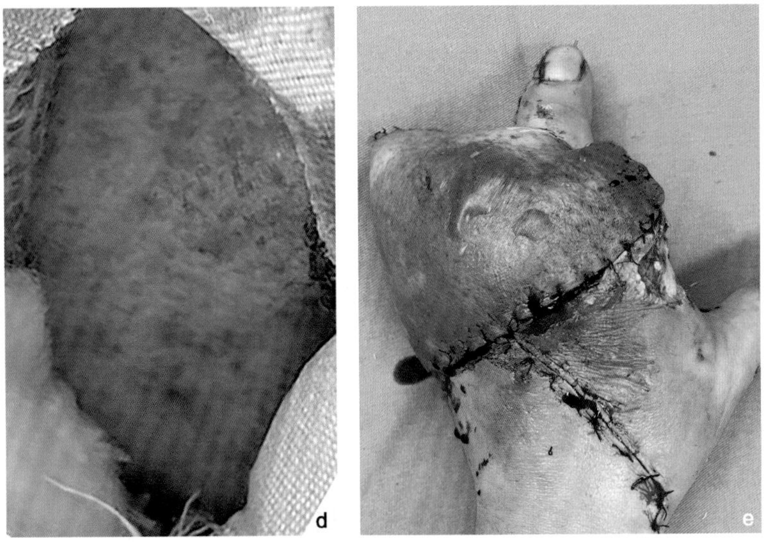

图 13.1 **动脉危象和静脉危象的临床表现**

a～c. 动脉危象：术后即刻再造手指颜色红润，张力和毛细血管反应时间正常（a），术后 4 小时，再造手指苍白，张力和皮温降低，毛细血管反应消失（b），术中探查见吻合口血栓形成（c）；d、e. 静脉危象：皮瓣术后 18 小时，皮瓣颜色暗紫，张力较高（d），皮瓣出现张力性水疱（e）

一、动脉危象的表现和处理

动脉危象发生概率小于静脉危象，但动脉危象尤其是术后动脉危象相对静脉危象不容易及时发现，容易耽误探查时机，且探查成功率低于静脉危象。因此，临床上应该更加重视动脉危象的特征性表现。

（一）术中动脉危象

术中最常见的皮瓣血运危象为动脉危象，包括动脉痉挛和动脉栓塞。

1. 动脉痉挛 术中动脉痉挛表现为血管变细，断端无搏动性喷血。若动脉吻合后，则表现为动脉突然变细，吻合口远端通血不畅，勒血通畅试验阳性；游离组织皮缘无新鲜的活动性出血。术中可以升高室温，完善镇痛，补充血容量；同时温热生理盐水纱布热敷，肌内注射或静脉小壶给予罂粟碱 30mg，或痉挛血管周围软组织直接注射少量罂粟碱；也可以用显微外科组织镊或持针器夹持血管外膜，对血管挛缩部位进行轻柔的机械性牵张以解除血管痉挛。

2. 动脉栓塞 术中动脉栓塞时，吻合口近端的管径增粗，吻合口远端管腔充盈差，管壁塌陷，勒血通畅试验和抬举试验阳性，游离组织皮缘无新鲜的活动性出血。此时，可以拆除吻合口 1～2 针缝线，观察吻合口中是否存在血栓。多数情况下，吻合口的栓塞与血流速度慢和内膜损伤有关。因此，血管栓塞后，在全身补充血容量的同时，仔细检查吻合口的血管内膜情况，若吻合口的血管内膜存在损伤和血管壁分层等情况，建议切除该段血管，重新进行血管吻合。血管长度不足时，取静脉移植。

（二）术后动脉危象

术后动脉危象的原因可能为动脉痉挛或动脉栓塞，二者临床表现和处理原则的区别见表 13.1。

表 13.1 术后动脉痉挛和动脉栓塞的表现和处理

	动脉痉挛	动脉栓塞
形成原因	疼痛、体温或室温低、血容量不足	血管内膜损伤、血容量不足、血流缓慢、血管吻合质量差
出现时间	多发生于术后 24 小时之后，麻醉药物完全代谢之后	多发生于术后 24 小时之内
临床表现	皮肤颜色苍白、干瘪、皮温降低，毛细血管反应减慢或消失	皮肤颜色苍白、干瘪、皮温降低，毛细血管反应减慢或消失

续表

	动脉痉挛	动脉栓塞
升高室温	可能有效	无效
解痉药物	可能有效	无效
交感神经阻滞	可能有效	无效
处理原则	解痉处理（升高室温、补充血容量、解痉药物、交感神经阻滞）	积极手术探查

二、静脉危象的表现和处理

（一）术中静脉危象

1. 静脉痉挛 术中静脉痉挛多表现为该段静脉变细，吻合口近端通血不畅，勒血通畅试验阳性；由于静脉回流受阻，吻合口远端静脉管径显著增粗；游离组织皮缘出血速度加快，出血颜色加深。术中可以升高室温，完善镇痛，补充血容量；同时温热生理盐水纱布热敷，肌内注射或静脉小壶给予罂粟碱 30mg，或痉挛血管周围软组织直接注射少量罂粟碱；也可以用显微外科组织镊或持针器夹持血管外膜，对血管挛缩部位进行轻柔的机械性牵张以解除血管痉挛。移植静脉容易出现血管痉挛，吻合前对移植血管多进行肝素盐水液压扩张，解除静脉痉挛。

2. 静脉栓塞 术中静脉栓塞时，吻合口远端静脉管径增粗，近端静脉管腔充盈差，管壁塌陷，勒血通畅试验和抬举试验阳性；游离组织皮缘出血加快，颜色发暗，并可以表现出组织张力增高。此时，可以拆除吻合口 1～2 针缝线，观察吻合口中是否存在血栓。多数情况下，吻合口的栓塞与血流速度慢和内膜损伤有关。因此，在全身补充血容量的同时，仔细检查吻合口的血管内膜情况，若吻合口的血管内膜存在损伤和血管壁分层等情况，建议切除该段血管，重新进行血管吻合。血管长度不足时，取静脉移植。

（二）术后静脉危象

术后静脉危象以静脉栓塞为主，需要尽早探查处理。术后静脉栓塞和动脉栓塞的特点不同，具体表现参见表 13.2。

表 13.2 术后动脉栓塞和静脉栓塞的表现

	动脉栓塞	静脉栓塞
发生时间	多于术后 4 小时内出现	多于术后 4 小时后出现
进展速度	迅速	缓慢
皮肤颜色	苍白	早期紫红点状，逐渐融合成片
皮肤张力	下降	肿胀
皮肤温度	下降	下降
毛细血管反应	延长或消失	早期缩短，晚期消失
皮缘或针刺出血	缓慢或无新鲜出血	暗红色出血

静脉栓塞后，由于皮缘出血能够代偿部分静脉回流，因此出现皮瓣血运危象的表现要晚于动脉。因此，在关闭切口前，需要仔细观察皮缘的出血速度和颜色，如果存在异常，应当及时探查处理（图 13.2）。

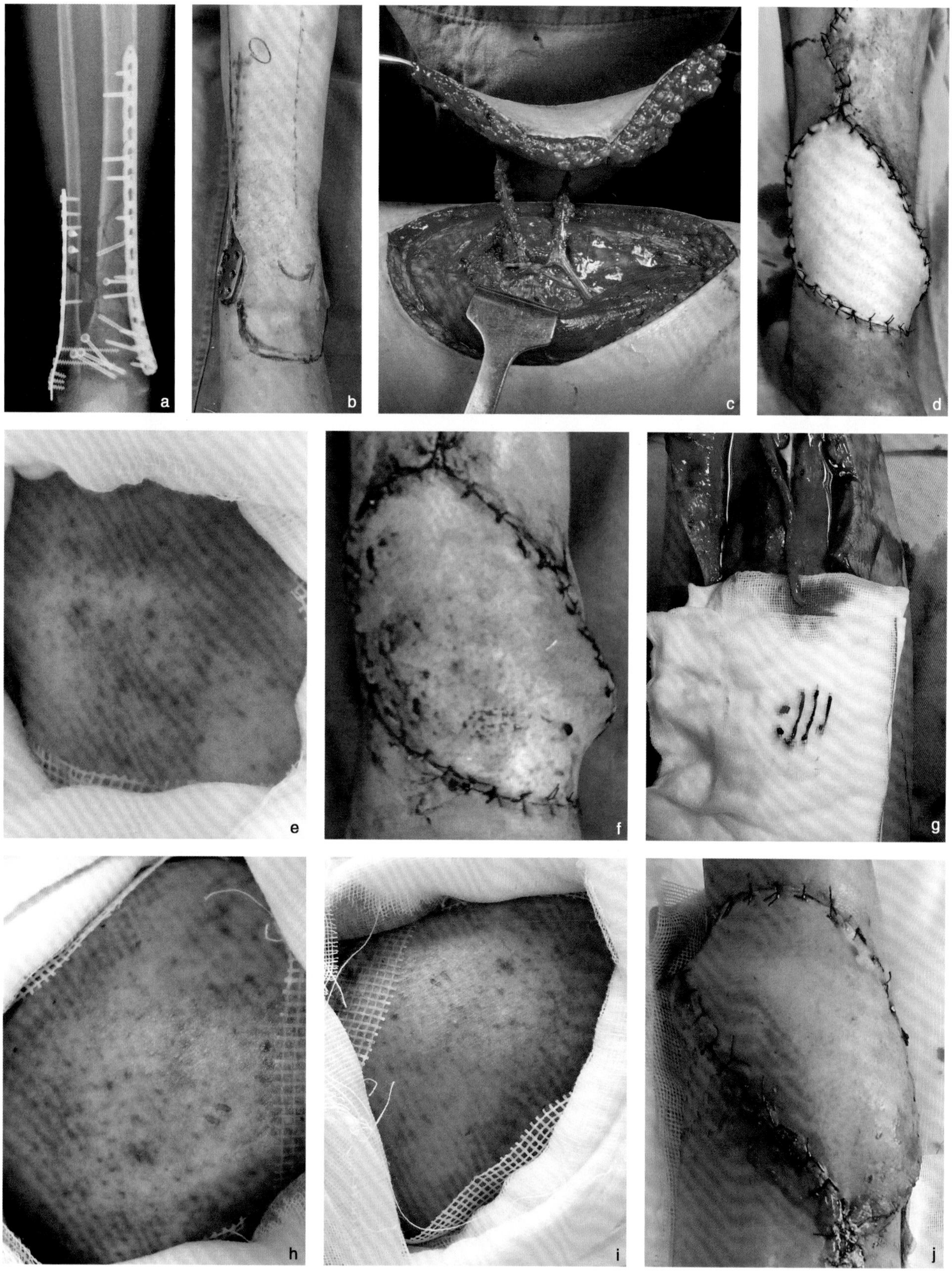

图 13.2　**皮瓣静脉危象的临床表现和处理**

a. 胫、腓骨远端骨折内固定术后；b. 内踝和外踝内固定物外露；c. 股前外侧皮瓣和局部旋转皮瓣覆盖创面，皮瓣动脉与胫前动脉吻合，皮瓣静脉与大隐静脉吻合；d. 术后即刻皮瓣血运好；e. 术后 6 小时皮瓣出现紫红色瘀点；f. 术后 10 小时紫红色斑点融合成片状；g. 术中探查见静脉内血栓形成，大隐静脉回流不畅，遂将皮瓣静脉与胫前静脉吻合；h. 重新吻合术后 14 小时，片状瘀斑变为点状；i. 术后 3 天；j. 术后 2 周皮瓣血运稳定

三、受区肢体血运障碍的表现和处理

受区肢体血运障碍多为创面覆盖或肢体功能重建时，损伤肢体供血的主要动脉，或将该动脉作为皮瓣或肌瓣的血供来源，进行切断吻合，进而造成了受区肢体的血运障碍。患者术后肢体出现剧烈疼痛，肢体远端皮肤苍白或花斑，皮温降低，毛细血管反应速度缓慢或消失，针刺皮肤出血缓慢或无新鲜出血。受区肢体血运障碍为严重的并发症，需要及时手术干预，以避免肢体发生肌肉神经的缺血损伤，甚至肢体坏死。

避免造成受区肢体血运障碍的预防性措施包括：①了解前期的手术内容，具体掌握肢体血管的损伤和修复情况；②完善术前检查，尤其是血管造影，明确受区肢体目前的血供情况；③设计手术方案时，在保障肢体血运的前提下，选择合理的方案覆盖创面，如选择带蒂皮瓣、flow through 皮瓣，以及血管采用端侧吻合的方式等。若术后发生受区肢体的血运障碍，应当积极尽早手术，重建肢体血运（图 13.3）。

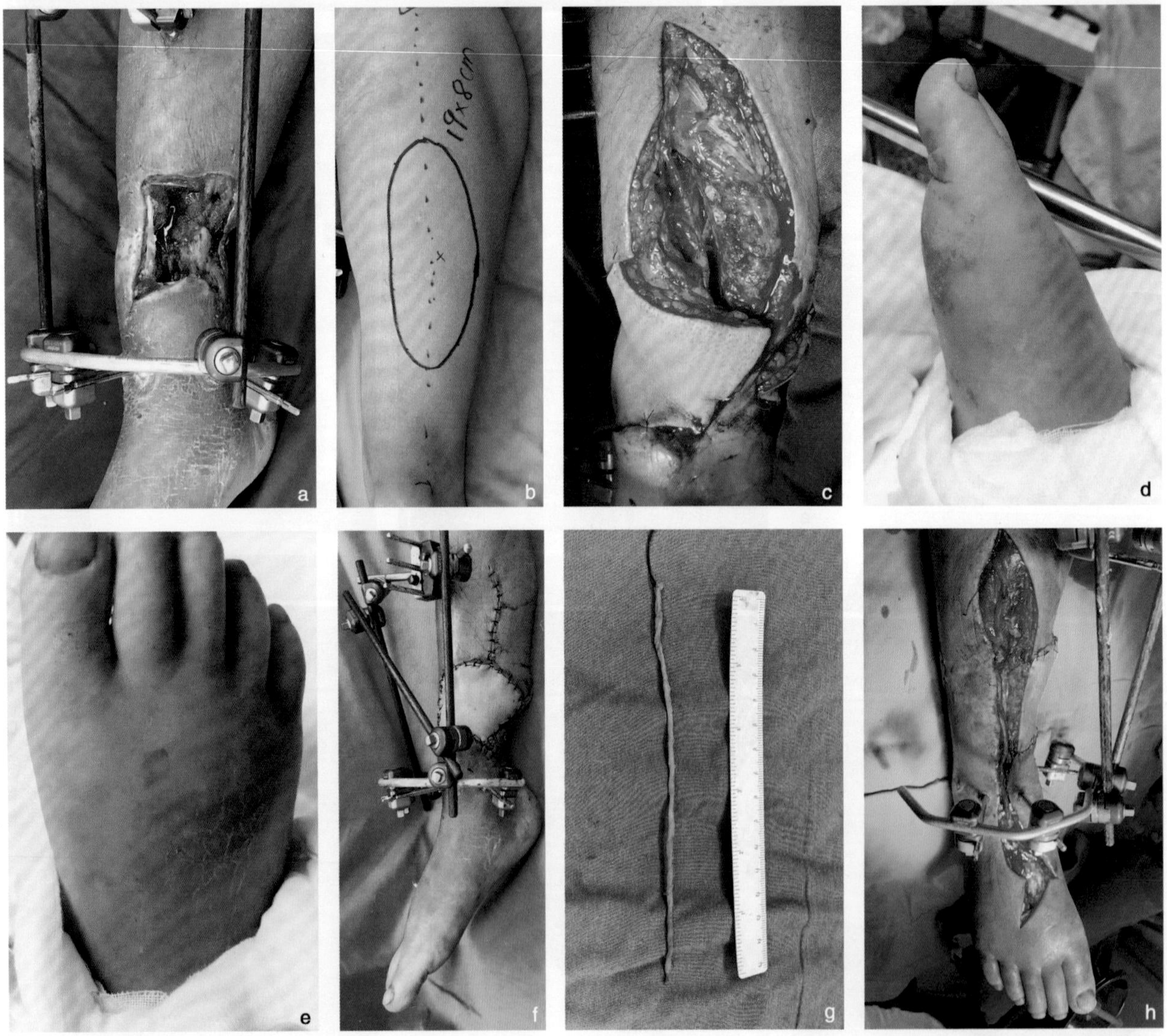

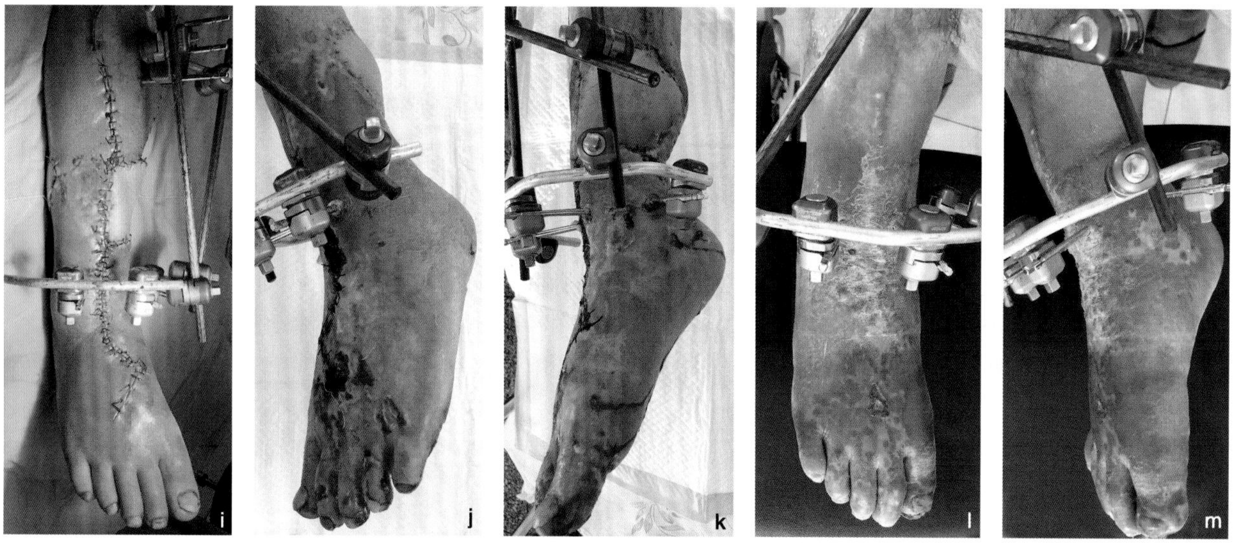

图 13.3　**受区肢体血运障碍的表现和处理**

a. 小腿创面；b. 切取股前外侧皮瓣；c. 术中将胫后动脉与皮瓣动脉行端端吻合；d、e. 术后出现足趾颜色苍白，皮温显著降低；f. 探查术前足部的血供表现；g～i. 重新将胫前动脉和足背动脉进行吻合，取对侧大隐静脉移植；j、k. 术后2周；l、m. 术后6个月，足部血运稳定

四、导致皮瓣血运危象的常见原因分析

（一）血管吻合质量

血管吻合质量不佳是导致皮瓣血运危象的最常见原因。影响血管吻合质量的因素除了操作者的经验和熟练因素外，其他常见原因还包括血管长度和张力调整不当、受区血管选择不当、血管管径不匹配，以及血管错接等。

1. 血管长度和张力　血管长度和张力调整不当是初学者容易出现的问题。通常在皮瓣或肌皮瓣初步缝合固定后，再进行血管蒂长度的调整。血管蒂过长，容易出现血管折弯，造成血流速度减慢，导致血栓。血管吻合口张力适度，吻合口附近的血管分支需要结扎切断，避免分支牵拉导致的吻合口张力异常。

2. 受区血管选择　受区血管选择，尤其是静脉的选择非常关键。创面周围，尤其是慢性创面周围的受区血管长期处于炎性反应的组织中，血管条件较差。因此，对于该类创面，常常选择距离创缘有一定距离的血管。受区血管需要检查血管弹性、断端血管壁条件、动脉是否射血有力、静脉出血是否良好等。若组织瓣的血管蒂长度不足，可以进行血管移植，直至吻合部位受区的血管条件良好。

3. 血管管径匹配度　血管管径不匹配是游离组织修复创面术中的常见问题。吻合口管径不匹配，一方面，可造成血管吻合操作困难，导致血管壁损伤和吻合口漏血等问题；另一方面，管径不匹配也容易造成吻合口周围的异常湍流，导致血栓形成。对于管径差别小于2～3倍的情况，可以通过将吻合口修剪为斜面、褥式缝合等方式确保端端吻合的质量。对于管径差别过大的的情况，则需要采取端侧吻合，或血管移植的方式来确保吻合口的质量（图 13.4）。

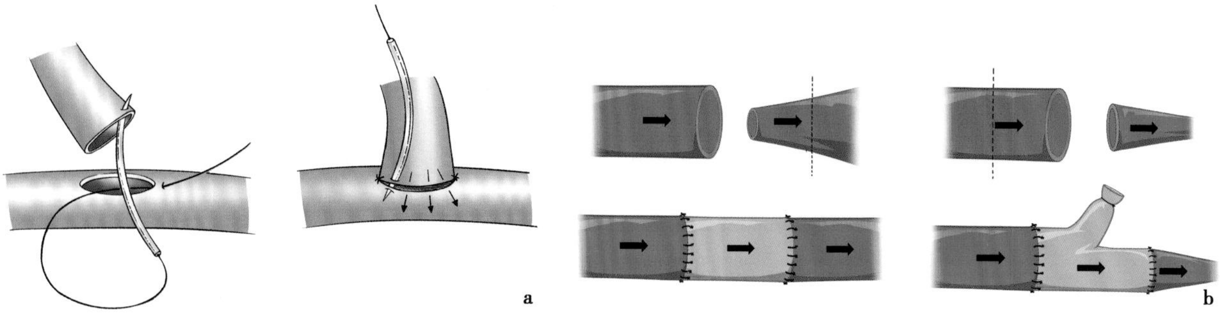

图 13.4　**血管管径不匹配的处理**

a. 端侧吻合示意图；b. 血管移植解决管径不匹配示意图

4. 血管错接 血管错接主要为动静脉错接。动静脉错接可能发生于游离皮瓣和肌瓣的移植手术中。当切取的血管蒂较细时，动脉和静脉管壁在形态上不易区别，加之二者在位置上如果排列不规则，则血管蒂切断后，可能会出现误判，导致动静脉错接。我们以股前外侧皮瓣为例介绍错接后的表现：①动脉吻合后皮瓣无血供。由于皮瓣静脉的管腔中存在静脉瓣，因此受区动脉与皮瓣静脉吻合后，动脉血液并不能灌注至皮瓣中，因此动脉吻合后皮瓣苍白，皮缘无新鲜出血点。②与受区动脉吻合的皮瓣静脉血管仅表现为短距离充盈。同样由于静脉瓣的作用，与受区动脉错接的皮瓣静脉并不能全程充盈。③未吻合的另一条皮瓣静脉血管迅速反流动脉血。血管蒂中的两条静脉间有交通支，因此受区动脉血进入皮瓣血管蒂中的一条静脉后，动脉血通过交通支迅速从另一条未吻合的静脉中反流。④皮瓣动脉无充盈。

避免错接的主要措施是在血管断蒂前，将动脉或静脉用显微缝线进行标记，以避免在血管吻合时发生错接。确定错接后，需要重新进行血管吻合。通过错接后血管反流的表现，明确皮瓣血管蒂中的动脉和静脉，重新将受区动脉与皮瓣血管蒂中的动脉进行吻合（图 13.5）。

（二）创面条件判断

创面条件也是影响血管和皮瓣的常见因素。感染创面和炎症反应严重的创面均不适合游离皮瓣修

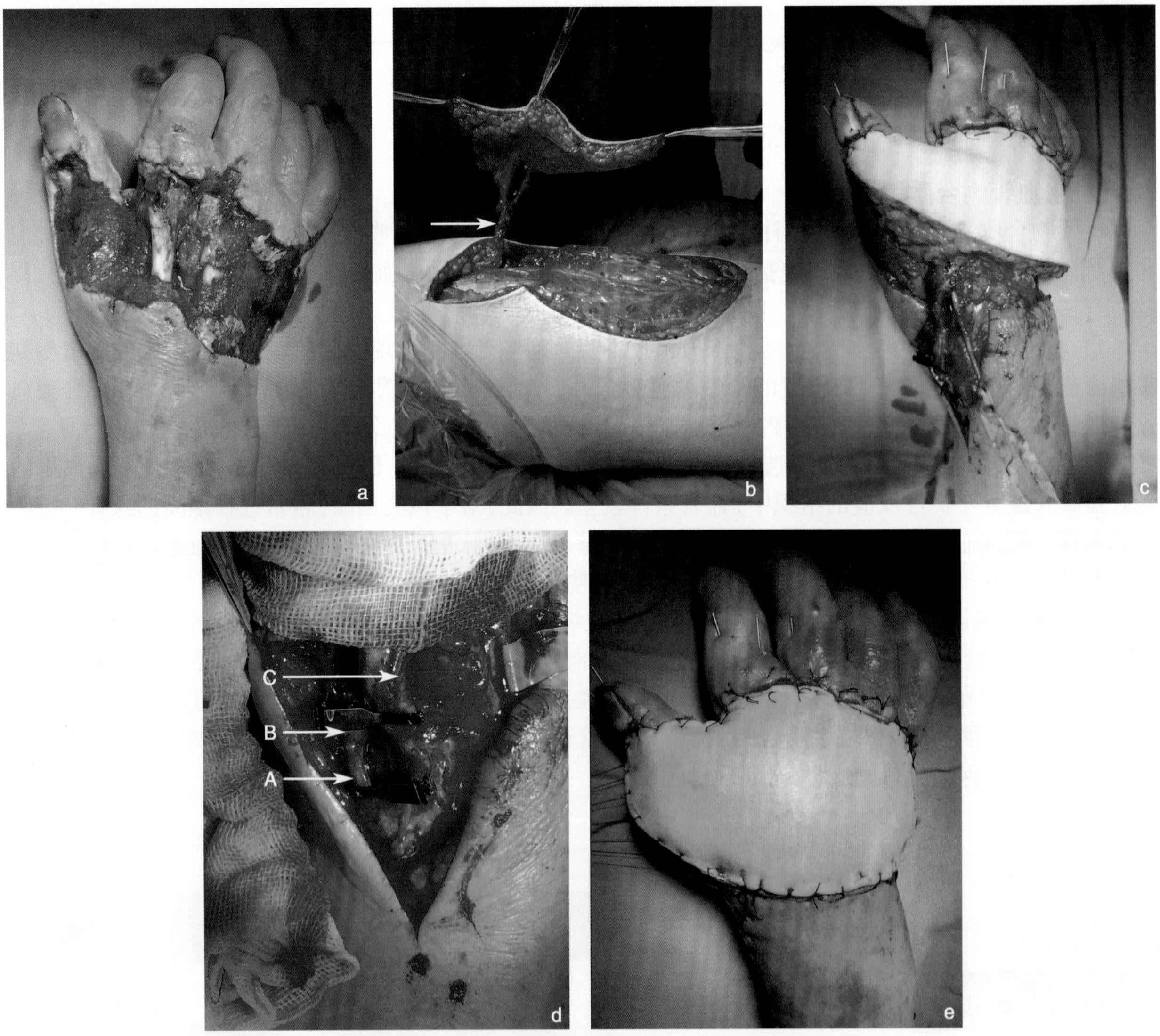

图 13.5 **动脉和静脉错接后的术中表现和处理**

a. 手背创面，深部组织外露；b. 股前外侧皮瓣选用高位穿支，但本病例高位穿支起始部的管径细小，断蒂后发现动、静脉很难区别；c. 皮瓣“动脉”吻合后，皮瓣颜色苍白，皮缘无活动性出血点，而另一条静脉回血迅速，为动脉血；d. 探查见受区动脉（A）错与皮瓣静脉（B）吻合，导致另一条伴行静脉（C）反流动脉血，而皮瓣无血供；e. 重新调整吻合后，皮瓣血供良好

复。术前需要对创面进行严格评估，存在下列情况则不适合进行游离组织移植手术：创面较多渗出、有脓性分泌物、大量失活组织存留、存在明显异味等。当出现上述情况时，应当再次扩创，直至创面稳定后，再考虑游离组织移植覆盖创面（图 13.6）。

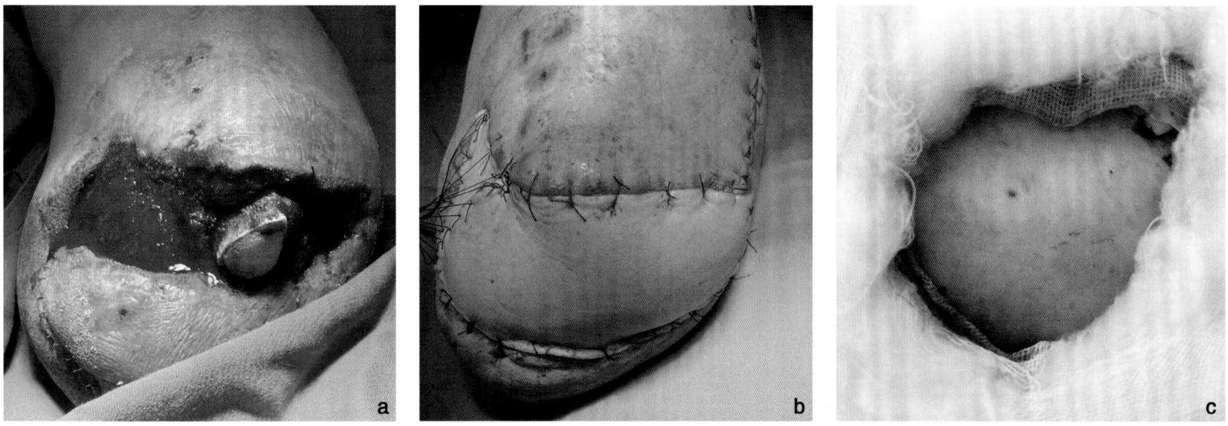

图 13.6 **创面炎性反应严重，游离股前外侧皮瓣术后皮瓣血运危象导致皮瓣坏死**

a. 术前创面中尽管无脓性分泌物，但创面下方创腔中渗出较多；b. 股前外侧皮瓣修复创面；c. 术后 1 天，皮瓣血运危象，术中探查动脉、静脉及微循环广泛栓塞

（三）移植组织张力

移植组织张力过高也可能造成皮瓣血运危象和移植组织坏死。张力过高时，动脉灌注的阻力增加，血流速度减缓，容易造成动脉血栓，导致术后动脉危象。此外，移植组织高张力也可能压迫血管蒂部，造成皮瓣血运危象。造成移植组织张力较高的常见原因包括皮瓣等移植组织切取过小、创面或皮瓣大量活动出血形成血肿等因素。术中发现移植组织张力高，可以拆除部分缝线减张，利用移植组织覆盖关键部位，其他创面利用植皮或人工真皮覆盖，以避免由于移植组织张力过高造成皮瓣血运危象。术后出现张力过高，可以拆除部分缝线。若术后明显血肿形成，可以尽早清创止血。

五、皮瓣血运危象的处理

绝大多数皮瓣血运危象出现在术后 3 天以内，其中超过一半发生于术后 1 天内，因此早期的血运观察非常关键。术后皮瓣血运危象出现后，嘱患者禁食水，升高室温，补液，给予罂粟碱解痉。动态密切观察 30～60 分钟，若血运无改善，尽快安排探查手术。

（一）原发因素处理

首先探查吻合口，观察血管是否存在痉挛或血栓，是否存在张力过低，血管有无打折等，若存在上述问题，需要进行相应的处理，并重新进行血管吻合或血管移植修复。若存在移植组织张力过高时，需要拆除部分皮瓣或肌皮瓣的缝线，降低张力，并同时检查和处理血管吻合口。若由于创面感染或受区炎症反应重造成皮瓣血运危象，此时皮瓣内的微循环很可能也已经严重受累，血管探查成功挽救移植组织的可能性很低。

（二）游离组织条件判断

剪开静脉和动脉吻合口，清除管腔内血栓，用肝素盐水从动脉端对游离组织块进行反复灌注，若静脉端无清亮液体流出，则游离组织内的微循环可能形成了广泛栓塞，无法重建血液循环，该游离组织无保留价值。若静脉端有清亮液体流出，可以先吻合动脉，若静脉端顺利回血，则重新吻合静脉，组织块有挽救的可能；若吻合动脉后，静脉端仍无回血，则表明该游离组织无法重建血液循环，无保留价值。

（三）游离组织不具备挽救条件创面的处理

探查后游离组织抢救的成功率在 40%～50%，对于探查术中血管重新吻合后，皮瓣仍不能恢复灌注的病例，应当放弃。此时，对于创面的修复可以考虑以下方式。

1. 创面旷置，游离植皮或人工真皮临时覆盖，二期进一步修复创面。

2. 更换其他皮瓣进行创面修复。若创面和受区血管条件好，患者和家属积极配合，也可以考虑更换其他带蒂或游离皮瓣覆盖创面。

六、皮瓣血运危象探查后皮瓣的转归

皮瓣血运危象探查后，通常有两种典型的转归方式，一种方式是皮瓣血运逐步恢复，皮瓣颜色、张力、皮温逐渐趋于正常，最终皮瓣完全成活或大部分成活。另一种方式是皮瓣由于没能重建血液循环，组织得不到血液灌注和营养，最终坏死（图 13.7）。

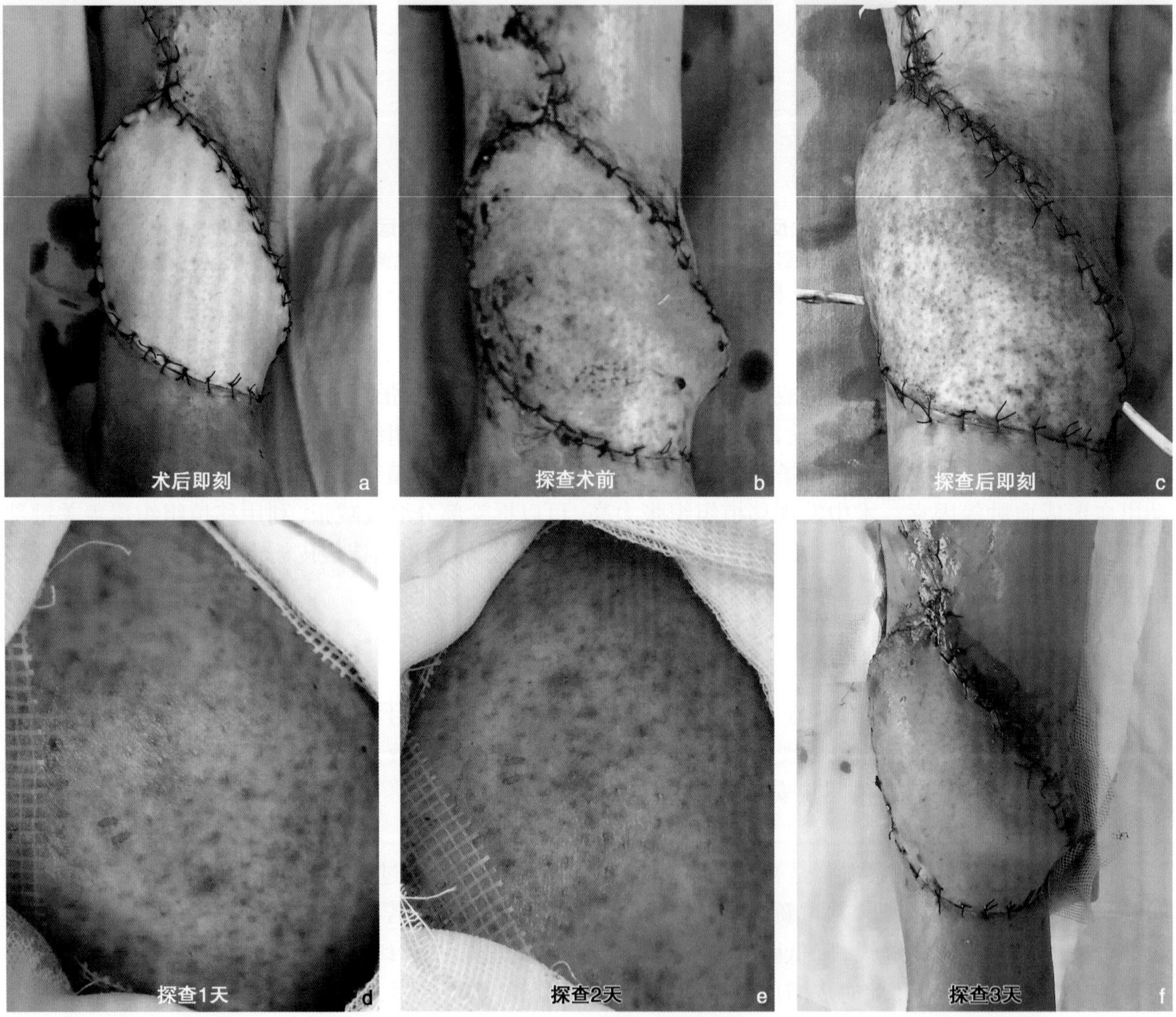

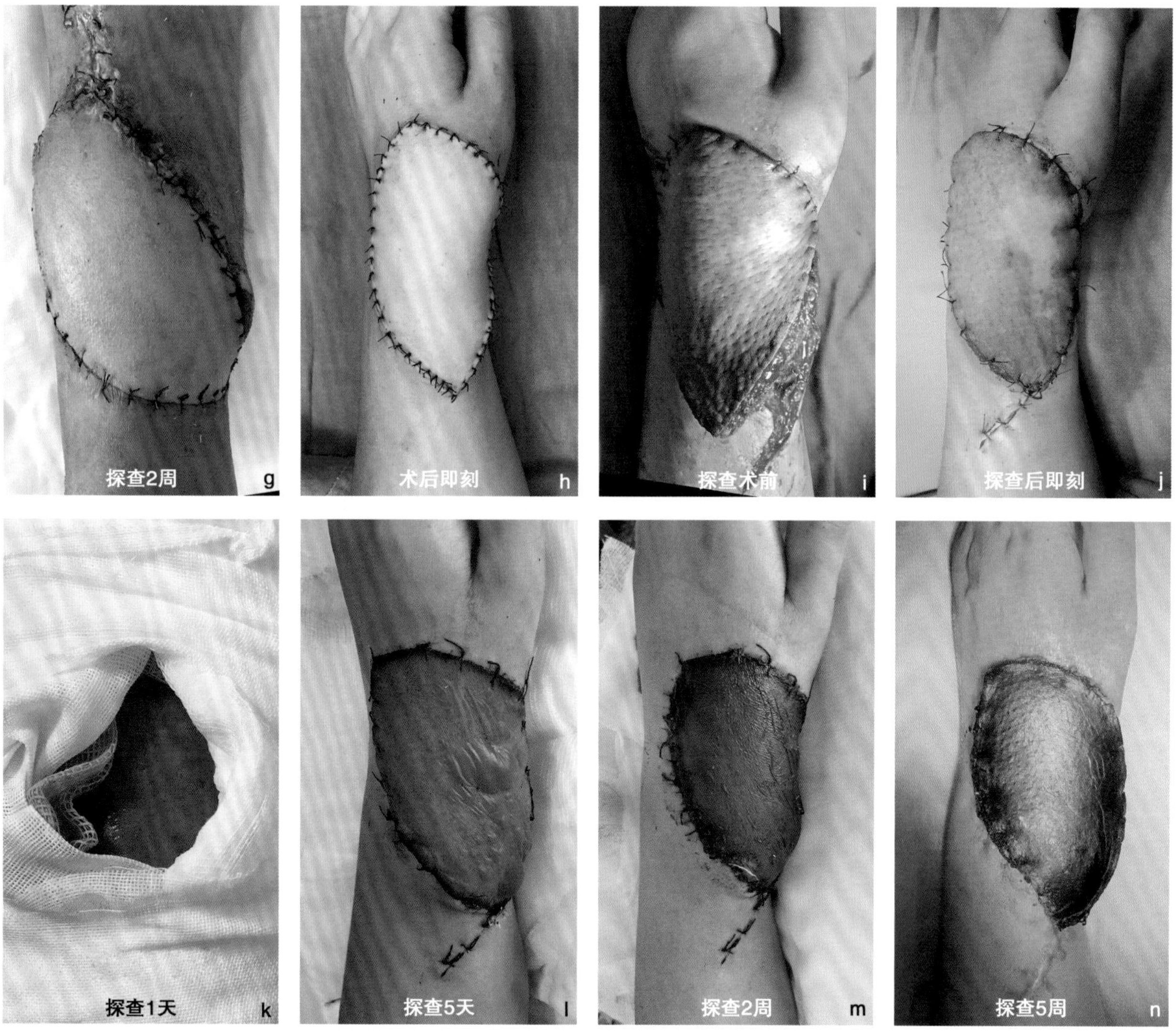

图 13.7　**皮瓣血运危象探查后两种典型的转归表现**
a～g. 探查成功后的转归表现；h～n. 探查失败后的转归表现

七、改良的皮瓣血运危象分类

前述的皮瓣血运危象分类相对简单，但无法解释所有血运危象的深层次原因。尤其是随着穿支皮瓣在临床逐渐普及，以及多种复合组织瓣和多块组织瓣同时游离移植，进一步导致血运危象的相关因素可能更为复杂。

在临床实践中，我们发现造成游离皮瓣术后血运危象的主要因素分为三种：血管因素、皮瓣因素和受区因素。①血管因素中，常见的原因包括血管栓塞、血管痉挛、血管打折受压，以及静脉回流建立不充分等。②皮瓣因素包括皮瓣缝合张力过高，进入皮瓣的穿支数目少，管径细小等。③受区因素包括受区创面感染、受区止血不彻底形成血肿等。上述分类进一步深入明确皮瓣血运危象的机制，指导血管探查的手术方案，并有助于判断皮瓣危象探查术后的转归。

通过对某单位近 10 年游离皮瓣术后血运危象病例的研究发现，总体血运危象探查的成功率为 60%。影响探查成功率的主要因素包括血运危象的类别、探查手术距离发现皮瓣血运危象的时间（皮瓣缺血时间）、同期多块游离皮瓣移植。但目前入组病例总数相对较少，下一步将结合多中心研究，进一步验证改良皮瓣血运危象分类的合理性，并确定影响探查术后成功率的主要因素。

（杨　勇）

第二篇　不同区域创面的修复方式

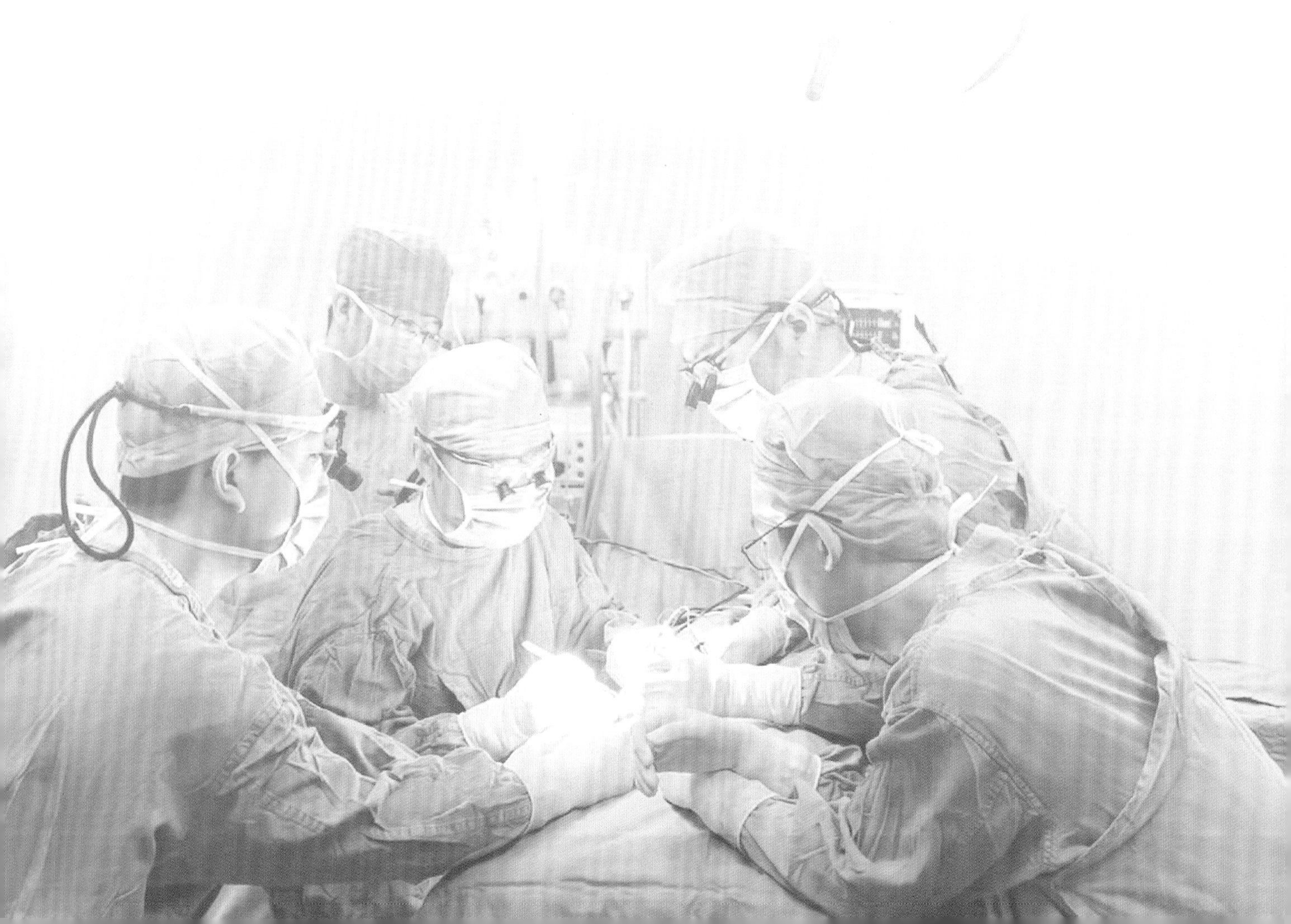

第十四章　头颈颌面部创面

第一节　耳廓缺损修复再造

耳廓外伤的原因很多，常见的有咬伤、切割伤、车祸撕脱伤、挤压伤、烧伤等，外伤后耳廓缺损形态差异比较大，轻的仅小部分缺损，严重的全耳廓缺损，甚至耳廓周围大面积皮肤软组织毁损。

耳廓外伤急诊处理原则：耳廓皮肤裂伤或部分耳廓离断，血运正常，可以直接清创缝合；如耳廓未完全离断，清创时尽量保留相连的蒂部，清创后根据蒂部大小及离断组织远端血运情况决定是否行显微血管吻合；一些全耳廓撕脱伤耳垂部有蒂部相连，因该部位血运丰富，离断组织远端仍有血运循环，离断组织无血管吻合也能成活。如蒂部较小需行显微血管吻合。

一、急诊手术要点

（一）手术适应证

1. 外伤后耳廓部分离断。
2. 外伤后耳廓完全离断。

（二）手术方式

1. 显微再植术　完全离断的耳廓组织需行吻合血管的显微再植手术。通常全耳廓离断靠近根部血管相对较粗，血管吻合成功率也较高，有时由于血管撕脱严重，需行静脉桥接。靠近周围的小块耳廓组织完全离断也可以尝试显微血管吻合，但通常血管较细，静脉吻合相对困难。如只能吻合动脉，可以术后采取针刺放血或水蛭吸血的方法改善静脉循环。显微血管吻合术后注意补足血容量，肝素抗凝。术后注意抗生素预防感染。

2. 丢弃离断耳廓的清创缝合术　通常情况下，医生和患者放弃小块离断耳廓组织，做出不尝试离断组织再植的决定很困难。但是如果血管条件和显微技术不可靠，不建议再植，直接清创缝合闭合创面。总的原则是：尽量不要破坏耳廓周围局部的皮肤，为后期的耳廓重建手术保留皮肤，除非血管吻合条件良好和吻合技术可靠，可以尝试再植。

如最终耳廓血运循环无法建立，部分或全部坏死，待坏死界限清晰后行清创手术。局部瘢痕软化后修复耳廓。不建议离断耳廓组织内的软骨并埋置于耳后或身体其他部位，因该耳廓软骨埋置后形态结构及支撑力消失，后期修复时无法起到支撑作用。应用埋置的耳软骨作为支架修复效果均不理想。如埋置耳后皮下会破坏局部皮肤，对后期耳廓修复造成很大困难。

二、耳廓后期修复再造手术

通常耳廓局部瘢痕软化后进行耳廓缺损修复，术前需要按照正常侧耳廓用胶片剪出耳廓模片。通过模片明确缺损的位置、形态、大小，并做出标记。手术时按照模片标记切取、雕刻耳甲腔软骨或肋软骨，以此作为支架呈现耳廓结构。

根据缺损位置评估覆盖软骨支架的皮肤状况。耳部皮肤无瘢痕且比较松弛是覆盖软骨支架最理想的状态。术中尽量减少切口，确保皮瓣血运良好。首先考虑应用局部皮瓣覆盖耳甲腔软骨或肋软骨支架，如局部皮瓣不足以覆盖支架，则考虑颞浅筋膜瓣、耳后筋膜瓣或者局部扩张皮瓣，如这些方法均无条件应用则建议种植义耳。

（一）手术适应证

1. 外伤后耳廓部分缺损畸形。

2. 外伤后耳廓全部缺损畸形。

（二）手术方式

1. 耳甲腔软骨＋局部皮瓣耳廓缺损一期重建术　耳甲腔软骨作为支架可用于外耳轮边缘缺损的修复，缺损长度不超过2.5cm或不超过耳甲腔的长度，缺损宽度不超过0.5cm或缺损累及耳廓结构不超过2个，局部皮肤条件良好的患者。缺损超过全耳廓1/4或2个以上结构，不能切取耳甲腔软骨作为支架，因为即使切取全部的耳甲腔软骨也只能修复2个耳廓结构或全耳廓的1/4。

切取耳甲腔软骨的优点是切口隐蔽，患侧或正常侧耳甲腔均可以切取，术中注意保留耳轮脚。切取方法正确一般不会对耳廓形态有明显改变。

覆盖软骨的支架采用局部舌形推进皮瓣，设计皮瓣应根据原伤口瘢痕判断皮瓣血运情况，分离皮瓣时注意保护真皮下血管网（图14.1）。

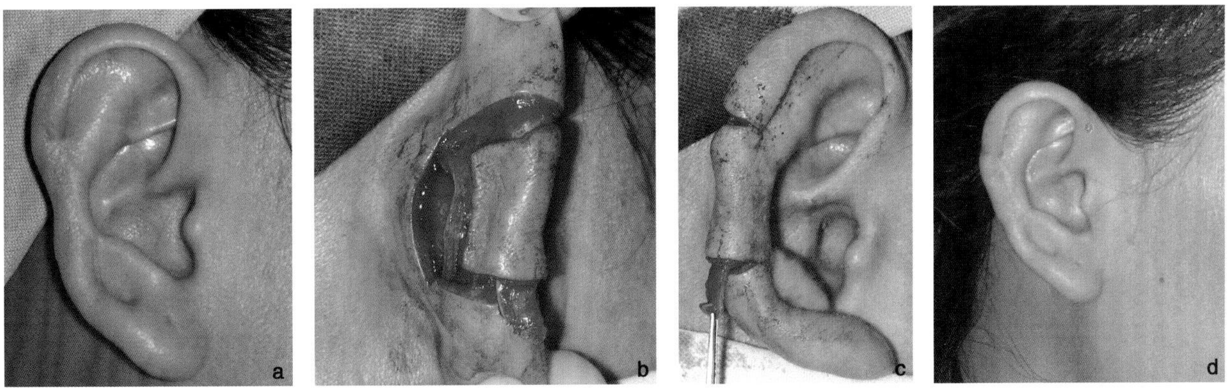

图14.1　**耳甲腔软骨结合局部皮瓣重建耳廓缺损**

a. 外耳轮、耳舟缺损；b. 切取耳甲腔软骨，皮瓣推进；c. 耳甲腔软骨支架支撑；d. 术后6个月

2. 肋软骨支架＋隧道皮瓣一次成形耳廓重建术　耳廓缺损未累及对耳轮及对耳轮上脚，或者耳垂部缺损不超过1cm，这种缺损可以采用隧道推进皮瓣一次成形，尤其适用于耳廓中段的外耳轮和耳舟缺损。可以用一块第7肋软骨雕刻出缺损的外耳轮及耳舟。通常第7肋软骨宽度和长度足够修复单纯外耳轮及耳舟缺损。切取肋软骨时采用平行肋弓缘的切口，根据标记的耳廓缺损模片大小决定切取肋软骨的位置及长度。剥离肋软骨时软骨膜保留，尽量避免气胸。缝合软骨膜后在肋下缘肋间神经处行局麻药注射，肋间神经阻滞。肌肉层间断缝合时注意将肌膜一同闭合。

隧道皮瓣分离时尽量减少切口，保证皮瓣血运，同时分离皮瓣时注意保护真皮下血管网（图14.2）。

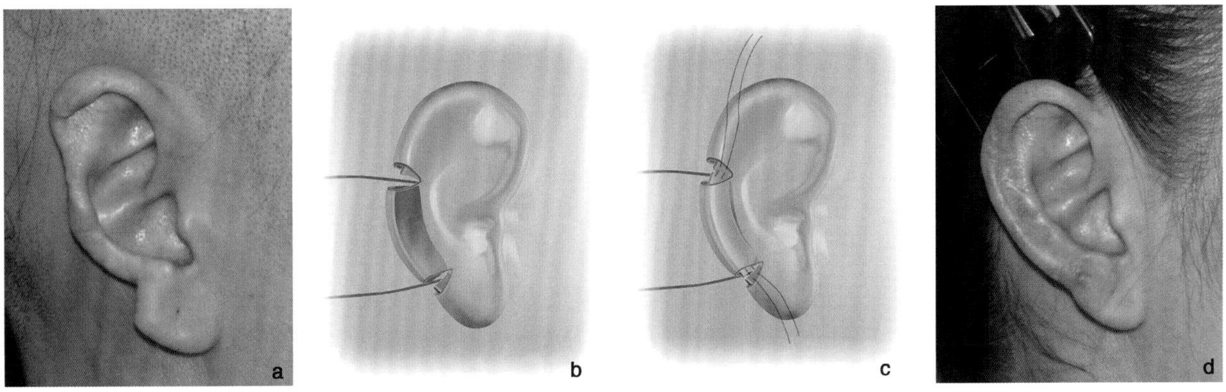

图14.2　**肋软骨支架结合隧道皮瓣重建耳廓缺损**

a. 外耳轮、耳舟外伤缺损；b. 隧道皮瓣；c. 雕刻肋软骨支架植入；d. 术后11个月

3. 肋软骨支架＋局部皮瓣耳廓二期重建术 耳廓中部缺损累及对耳轮及上下脚，尤其耳廓上极和下极缺损宽度超过 1cm，周围皮肤推进范围有限，需要分两期手术完成，第一期植入软骨支架，4～6 个月后掀起支架，创面植皮。

（1）肋软骨的切取：通常采用平行肋弓缘的切口，该切口可以根据需要切取第 6、7、8 肋软骨，耳廓上极缺损较宽，往往需要切取第 6、7 肋软骨作为底板，第 8 肋软骨作为外耳轮。

（2）肋软骨支架的雕刻：通常第 6、7 肋软骨联合部作为上极底板，在底板挖槽呈现对耳轮及上下脚的形态，如高度不足，可以额外雕刻对耳轮及上下脚 Y 形软骨结构，钢丝固定于外耳轮及上下脚上。外耳轮通常用第 8 肋软骨雕刻，成年患者软骨弹性差，用 U 形雕刻刀挖槽增加外耳轮的顺应性，避免支架植入后外耳轮断裂成角畸形。软骨支架用 0.2mm 钢丝固定。支架棱角明显处修整，避免术后轮廓不够平滑自然。支架植入时再次与模片比对，确认缺损范围及形态匹配。

应根据原伤口瘢痕判断皮瓣血运情况，分离局部皮瓣时注意保护真皮下血管网，无张力状态下覆盖肋软骨支架。二期手术根据修复部位及正常侧颅耳角大小，可以在掀起的支架后保留筋膜，在筋膜上植皮。如缺损大，掀起后需要支撑物形成颅耳间沟，可以再次切取肋软骨，耳后筋膜翻转覆盖支架后，筋膜上植皮（图 14.3）。

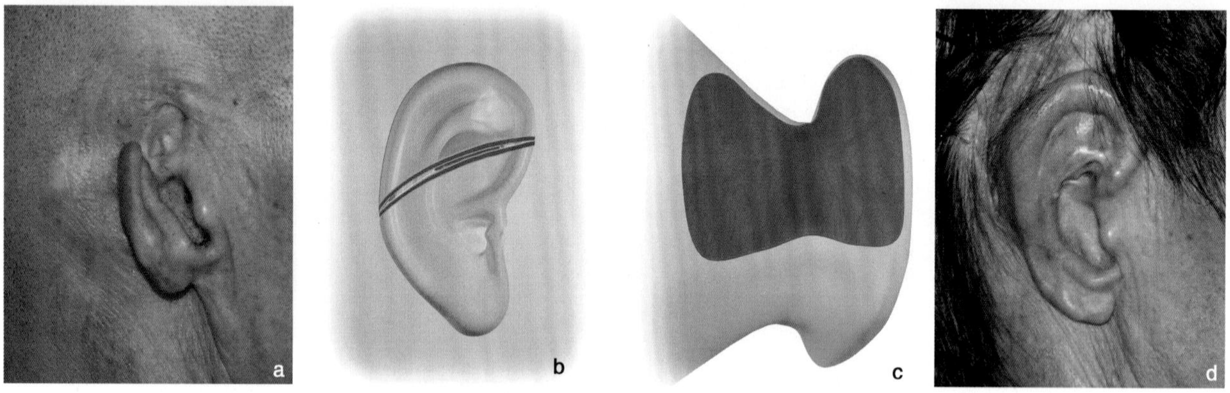

图 14.3 **肋软骨支架结合局部皮瓣二期重建耳廓**

a. 外伤后耳廓上半部缺损；b. 切取第 6、7、8 肋软骨雕刻支架植入；c. 二期重建颅耳间沟植皮；d. 二期术后半年

4. 颞浅筋膜翻转植皮耳廓重建术 耳廓周围局部皮肤残存较多瘢痕，局部皮瓣无法利用的患者，在多普勒超声检查颞浅动静脉血运正常情况下，可以行颞浅筋膜瓣翻转覆盖肋软骨支架，头皮皮片移植。翻转颞浅筋膜瓣时注意剃光头发，沿颞浅动静脉轴向锯齿状切口切开，掀起头皮瓣，暴露颞浅筋膜。颞浅筋膜瓣翻转包裹支架后，放置 2 根负压引流管预防血肿，头皮来源的断层皮片覆盖筋膜瓣创面。3 天后拔除引流管。筋膜血运条件良好的情况下可以覆盖支架前后两面，一次完成再造手术。局部筋膜条件差、面积不足，可以第一期仅覆盖支架前部，1 年后二期手术掀起支架耳后植皮重建颅耳间沟（图 14.4）。

5. 义耳种植术 当局部皮肤无法利用，颞浅动静脉和枕后动静脉毁损，无法利用头皮筋膜瓣覆盖或者患者肋软骨已钙化无法用于支架雕刻均可种植义耳。

（三）并发症

1. 感染 耳廓再造手术常见的并发症。严重的感染会导致软骨吸收，耳廓变形。术前应剃光周围头发，清洗头皮，消毒外耳道。术中、术后应用抗生素。如果明确感染发生，需要保持引流通畅，根据药敏结果应用针对性抗生素。

2. 软骨支架外露 主要原因是皮瓣局部坏死、皮瓣张力较大或者皮瓣设计不当。2mm 以下的外露，局部如无感染，肉芽可覆盖自行愈合。如面积较大且有感染，应控制感染后及早局部筋膜覆盖植皮，筋膜应足够大，松弛状态下固定于外露周围正常皮肤下。

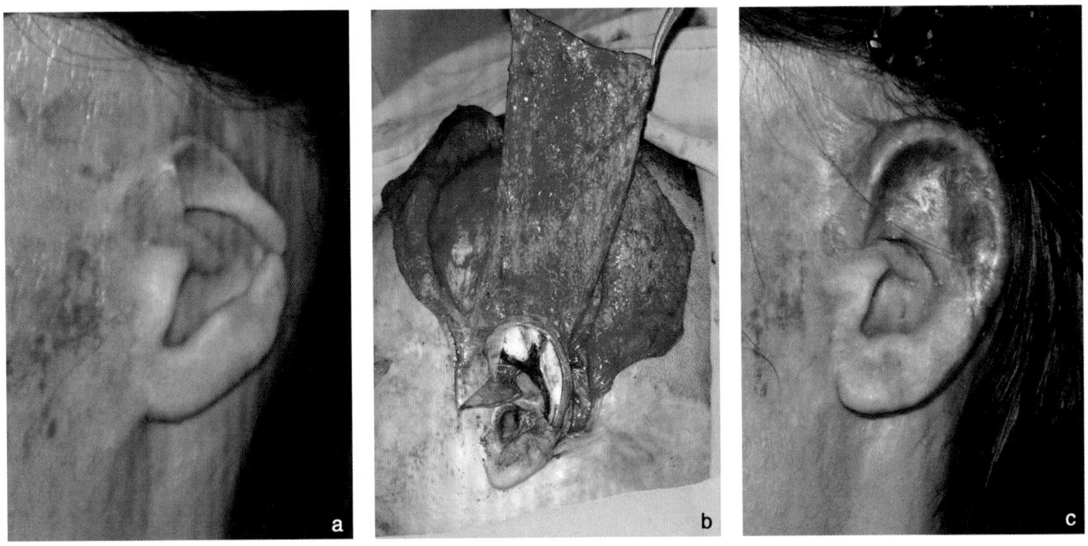

图 14.4 **颞浅筋膜翻转植皮重建耳廓**

a. 烧伤后耳廓缺损；b. 颞浅筋膜翻转包裹肋软骨支架；c. 一次成形术后3年

（李大涛　张如鸿）

第二节　鼻　再　造

鼻部位于面部正中，从解剖上可以将其分为鼻腔、鼻窦和外鼻。鼻腔和鼻窦的功能包括参与通气、嗅觉、共鸣和辅助发音等，而外鼻则是面部重要的美学单位，也参与表情活动。鼻腔和鼻窦是鼻功能的解剖基础，外鼻则是影响面部形态和美观的重要器官。

鼻腔由鼻前庭、固有鼻腔和黏膜组成。鼻前庭位于鼻腔前部，从前鼻孔至鼻阈，鼻前庭由皮肤覆盖，有毛发生长，富含皮脂腺、汗腺和毛囊。固有鼻腔简称鼻腔，起自鼻阈止于后鼻孔，由黏膜覆盖。鼻腔内侧壁即鼻中隔，由鼻中隔软骨、筛骨垂直板和犁骨组成，外被骨膜和黏膜。鼻腔外侧壁有 3 个阶梯排列的长骨片突出卷曲，外被黏膜，分别称为上、中、下鼻甲，各鼻甲下方与鼻腔外侧壁形成的间隙分别称为上、中、下鼻道。固有鼻腔各部位有蝶窦、筛窦、额窦、上颌窦以及鼻泪管、咽鼓管等的开口。鼻腔黏膜按结构和功能分为嗅区黏膜和呼吸区黏膜，分别承担嗅觉以及调节吸入空气温、湿度的功能。

进行鼻修复重建时，外鼻是处理的主要对象，但也一定要兼顾鼻腔的通气功能。外鼻形似三边椎体，由骨 - 软骨构成支架，外被皮肤和软组织。皮肤的厚度自鼻背向下至鼻尖逐渐增厚，在鼻尖和鼻翼区域皮脂腺也比较丰富。皮肤和鼻骨 - 软骨支架之间的软组织可以分为 4 层：浅表肌腱膜系统（SMAS）、纤维肌层、深部脂肪层和骨 - 软骨膜层。外鼻部主要的表浅血管和运动神经都走行在深部脂肪层内。鼻部的肌肉较薄，参与表情并可以维持面部肌肉张力平衡。鼻部肌肉都由第 7 对脑神经支配，主要有降眉间肌、鼻肌、鼻翼降肌、降鼻中隔肌等。其中降鼻中隔肌起自上颌骨前鼻棘的下方，有时和口轮匝肌的一些纤维融合，延伸至鼻小柱基底，止于内侧脚。动态时该肌肉可以降低鼻尖调节气流，在美容方面的意义在于降鼻中隔肌可以减少鼻唇角，松解该肌肉不仅可以减少鼻尖降低的程度，也可以导致上唇的轻度下垂。

外鼻的血供来自颈内和颈外动脉系统。内眦动脉紧贴鼻面交界走行，发出鼻背动脉，为外鼻提供了主要的血供，并与筛前动脉和滑车下动脉有交通。眶下动脉也为外鼻提供一部分血运。鼻小柱动脉发自上唇动脉，也是面动脉的分支，鼻小柱动脉恒定出现，但可能为单侧或双侧。外鼻的静脉均与相应的动脉伴行。

外鼻大部分区域的感觉神经为三叉神经的上颌支和眼支。眶上神经和滑车上神经接受外鼻头侧部分的感觉传入，鼻小柱尾侧和鼻翼的感觉神经则为眶下神经。

鼻部支架系统由鼻和软骨组成。鼻骨、侧鼻软骨组成鼻背和侧壁的支撑，侧鼻软骨与鼻中隔软骨的背侧缘融合形成一个复合体。鼻尖由软骨三脚架结构支撑，双侧鼻翼软骨的内侧脚组成三脚架的一个脚，双侧鼻翼软骨的外侧脚分别组成三脚架的另外两个脚。鼻支架系统是维持外鼻形态的重要解剖基础。

鼻缺损的病因包括外伤、肿瘤和先天畸形等。缺损的范围因病因不同也有很大差异，可以累及皮肤外被、骨软骨支架和黏膜。因此鼻再造的一个难点就是重建这三层结构的形态完整性。在缺损范围不同的情况下，重建的策略也应不同，很多时候单纯对缺损部位进行简单修复不能取得良好的效果，而是需要将部分残存的正常组织结构去除后进行整体再造。Burget 和 Menick（1985）提出了鼻再造的亚单位原则，将外鼻分为成对的鼻翼、侧壁、软三角，以及单独的鼻根、鼻背、鼻尖和鼻小柱，根据亚单位原则，在某个亚单位出现部分缺损时应当将整个亚单位去除后进行再造。在亚单位基础上，可以依缺损范围和邻近组织条件选择额部皮瓣、鼻唇沟皮瓣、上臂皮瓣和游离的复合组织瓣等进行修复。

一、手术适应证

1. 外伤、烧伤等导致的不同范围鼻缺损。
2. 肿瘤导致的各种鼻缺损。
3. 先天畸形导致的鼻缺损。

二、手术方式

（一）局部皮瓣

本例患者为先天性面裂，右侧鼻翼部分缺损（图 14.5a），在鼻翼和鼻面交界处设计局部皮瓣。在鼻面交界切开皮肤，形成一个三角形皮瓣，将此皮瓣与鼻背侧面形成的三角形皮瓣换位形成“Z”改形（图 14.5b），松解右侧鼻翼皮下组织和黏膜，使得鼻翼整体向下方推进。自鼻翼缺损切迹处全层切开鼻翼，形成三角形鼻翼复合组织瓣向内下方旋转推进。在右侧鼻翼皮下剥离形成腔隙，在此腔隙内植入耳软骨形成支架（图 14.5c）。分别缝合鼻翼复合组织瓣的黏膜侧和皮肤侧，修复鼻翼缺损（图 14.5d、e）。局部皮瓣法更适合修复先天性鼻畸形导致的缺损，而外伤等原因导致的鼻翼缺损虽然有时外观看起来组织缺损并不多，但切除瘢痕并松解瘢痕挛缩后缺损面积往往更大，需要术前评估缺损的实际情况。局部皮瓣动员邻近组织，皮瓣颜色、质地均与周围接近，形态也较自然，但局部皮瓣尚有附加切口多，可能会影响患侧鼻翼发育等不足，很多情况下应与其他皮瓣和软骨移植物结合使用。

（二）游离耳廓复合组织瓣

本例患者为外伤后鼻翼内侧部分缺损（图 14.6a），切除缺损部位的瘢痕后，松解鼻翼和鼻尖皮肤组织的瘢痕挛缩，将黏膜侧松解形成面积较大的受区创面并测量缺损范围（图 14.6b）。按照缺损形态和范围在右侧耳轮近耳屏处设计切取组织瓣的范围（图 14.6c）。沿设计线全层切开，切取包含前后皮肤和其间软骨的复合组织瓣，供区皮肤松解后直接拉拢缝合。将复合组织瓣游离移植于鼻翼缺损处受区（图 14.6d），鼻腔内填塞，组织瓣表面加压包扎。耳廓复合组织瓣游离移植适用于较小的鼻翼缺损，优点在于此组织瓣边缘可以形成与鼻翼边缘接近的全层形态，并提供适当软骨支撑，而供区耳廓形态并无明显改变。但此方法存在组织瓣移植后不成活的风险，术后也常有色素沉着、组织瓣挛缩等问题。

（三）鼻唇沟皮瓣

本例患者为外伤后左侧鼻翼缺损（图 14.7a），于左侧鼻唇沟设计蒂在上方的随意皮瓣，按设计切开皮肤，在皮下剥离掀起皮瓣，适当松解蒂部皮下组织，确保皮瓣可以转移至受区覆盖缺损范围（图 14.7b），供区两侧皮肤皮下游离松解后直接拉拢缝合。受区准备切开缺损处瘢痕，松解瘢痕挛缩，将部分瘢痕向下翻转形成衬里，于衬里表面移植适量耳软骨形成支架（图 14.7c）。将鼻唇沟皮瓣转移覆盖受区缺损后缝合（图 14.7d）。鼻唇沟皮瓣邻近受区，质地和颜色都接近受区，可以修复鼻翼、鼻尖、鼻小柱等处缺损。也可以设计面动脉 - 内眦动脉穿支皮瓣，使得皮瓣转移更加灵活，供区瘢痕更小。鼻唇沟皮瓣的缺点主要在于供区相对不易隐蔽，能提供的皮瓣面积也相对较小。

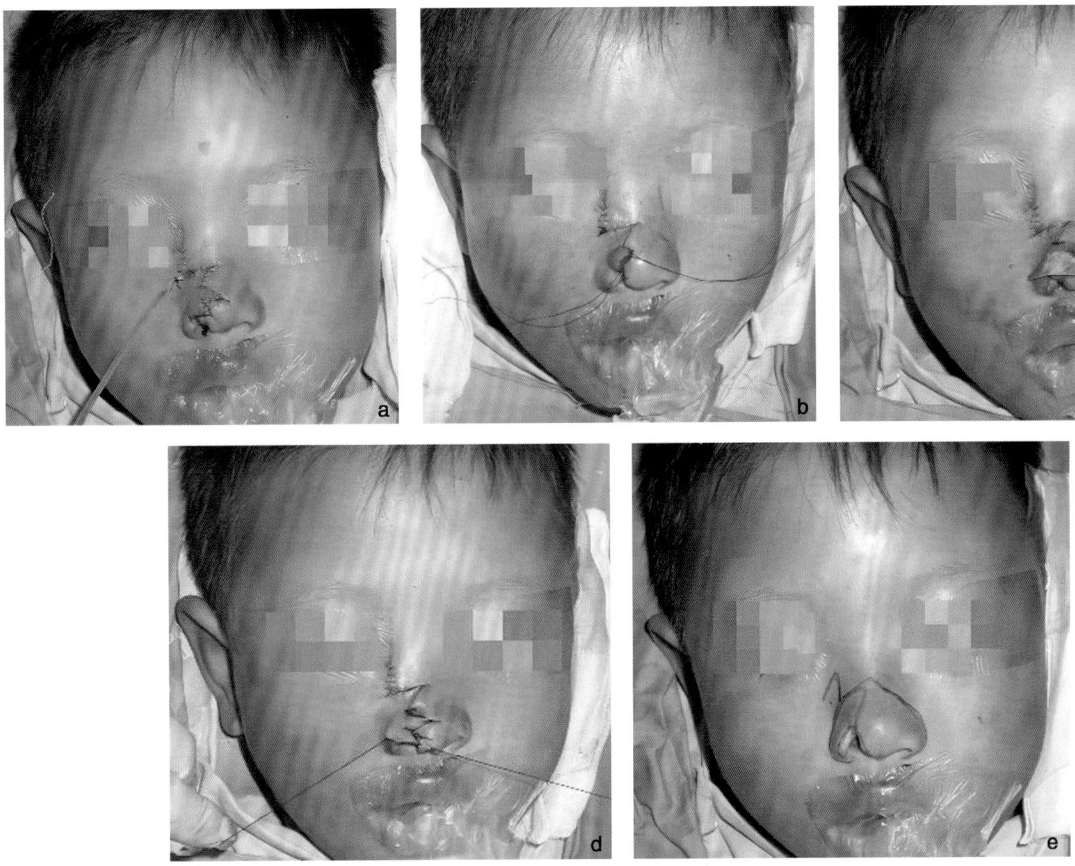

图 14.5　局部皮瓣鼻再造

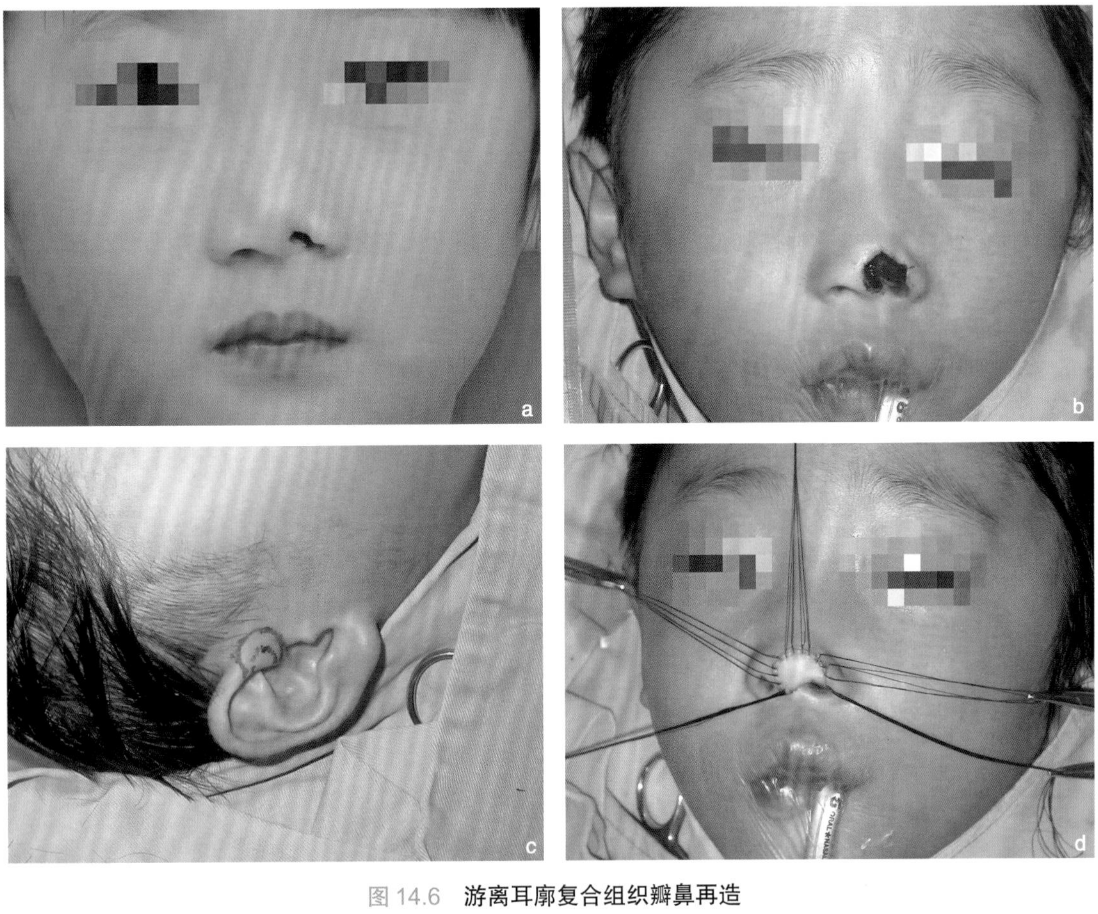

图 14.6　游离耳廓复合组织瓣鼻再造

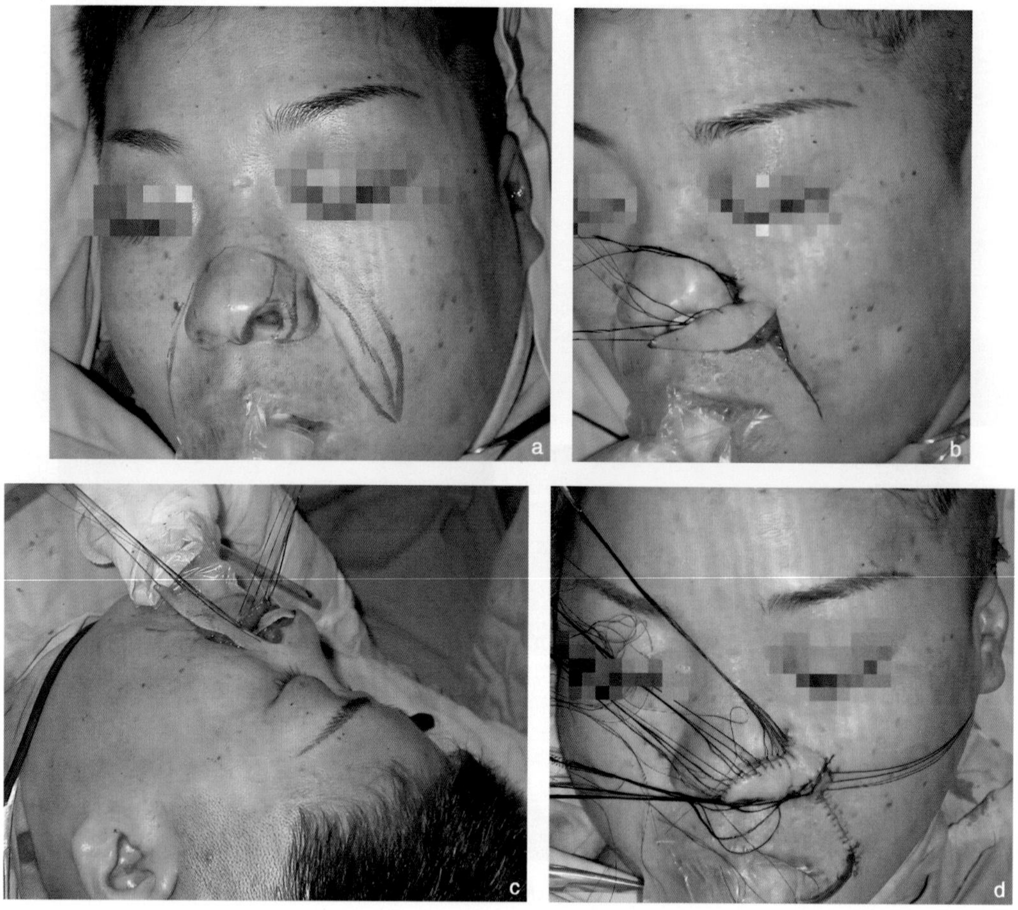

图 14.7 **鼻唇沟皮瓣鼻再造**

（四）额部皮瓣

患者 1 为左侧鼻翼外伤后缺损。切除缺损处瘢痕并行瘢痕挛缩松解。设计同侧滑车上动脉携带的轴型皮瓣（图 14.8a）。沿设计线切开额部皮肤，于骨膜浅层剥离掀起额部皮瓣（图 14.8b）。将皮瓣向下方旋转覆盖缺损创面缝合（图 14.8c）。皮瓣两侧边缘缝合形成皮管，蒂部创面植皮覆盖（图 14.8d）。

患者 2 为外伤后鼻尖、鼻小柱和部分鼻中隔缺损。一期手术额部行皮肤软组织扩张器置入术，扩张器置于额肌下，间断注水扩张 3 个月（图 14.9a）。设计以右侧滑车上动脉为蒂的额部皮瓣。切开鼻部瘢痕，松解并翻转瘢痕形成衬里。以肋软骨搭建鼻背、鼻小柱和鼻翼支架（图 14.9b）。沿设计线切开额部皮肤，形成皮瓣，取出扩张器（图 14.9c）。将额部皮瓣向下转移覆盖鼻部缺损，并与衬里皮瓣缝合重建皮肤

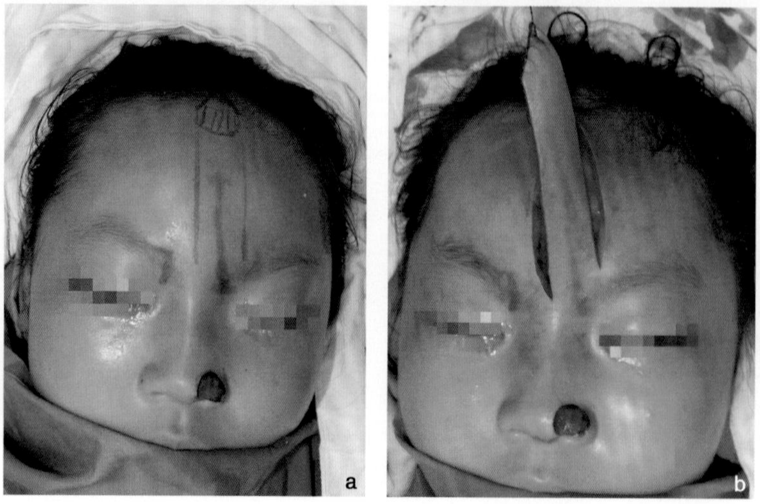

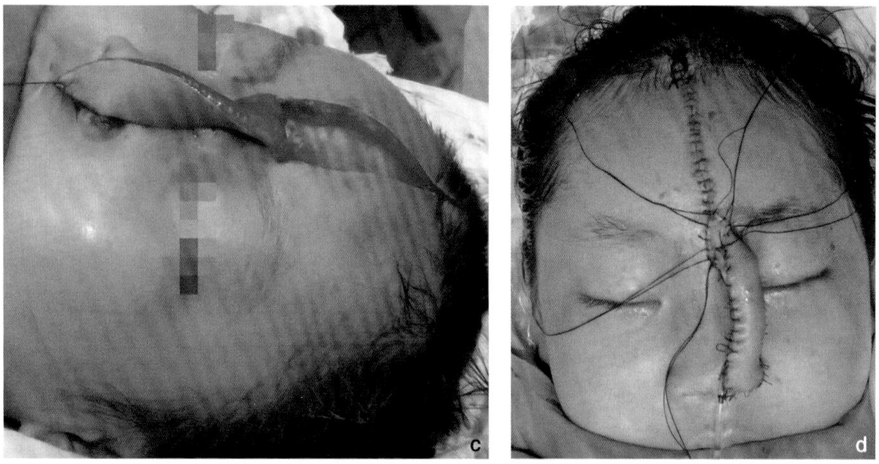

图 14.8　**额部皮瓣鼻再造**

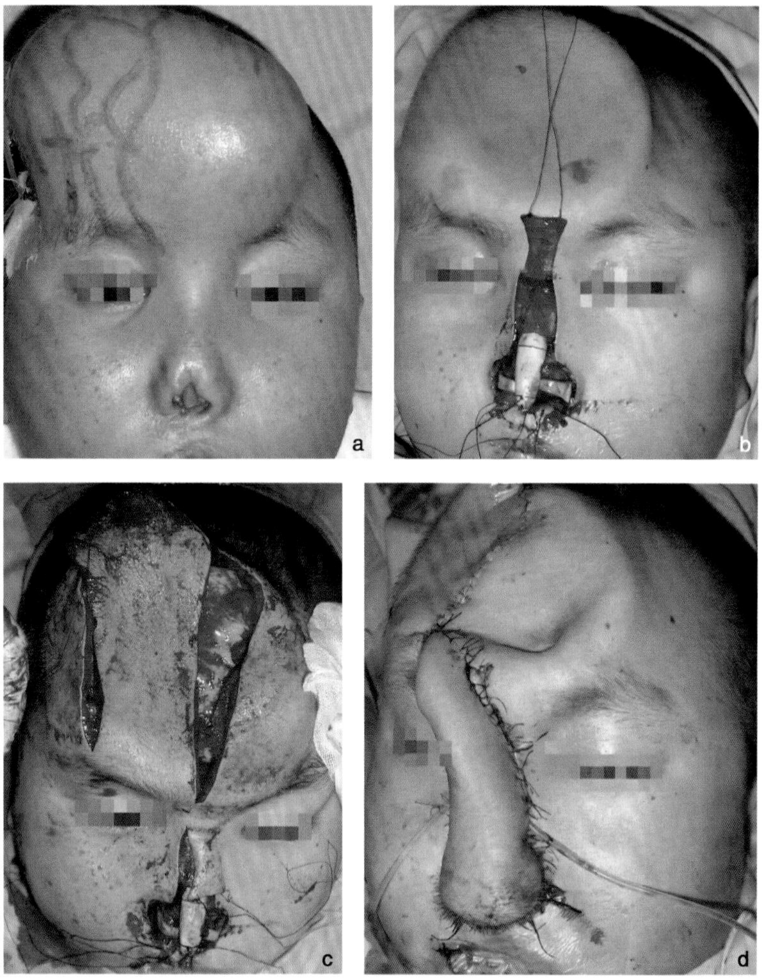

图 14.9　**额部皮瓣鼻再造**

外被。皮瓣蒂部缝合成皮管，供区拉拢缝合（图 14.9d），放置引流管。手术后 4 周行额部皮瓣断蒂术。皮瓣远端有毛发生长，可于断蒂后择期行脱毛治疗。

额部皮瓣是大面积鼻缺损修复的首选皮瓣，因其可以提供的皮瓣面积大、皮肤质地、厚度和颜色等都与受区接近，供区瘢痕相对隐蔽。缺损较小时可直接切取皮瓣，如果缺损较大可以先行额部皮瓣扩张后再进行转移。很多缺损范围较大的患者需进行衬里和骨 - 软骨支架重建，鼻部受区周围的瘢痕往往可以翻转后用于形成衬里。

（五）上臂皮瓣

本例患者为手术后皮瓣坏死导致的鼻小柱和部分鼻尖缺损（图 14.10a）。鼻小柱进行受区准备，切除瘢痕，松解皮肤和黏膜的瘢痕挛缩。设计左上臂内侧舌形随意皮瓣，皮瓣的蒂部位于前臂远端（图 14.10b）。沿设计线切开左上臂皮肤，于深筋膜的浅层剥离掀起皮瓣。供区两侧皮肤游离后直接拉拢缝合，适当修薄皮下脂肪，皮瓣两侧切口缝合形成皮管，蒂部切口以 V-Y 推进缝合（图 14.10c）。皮瓣远端修整形后缝合至鼻小柱创面（图 14.10d）。左上肢需外固定制动 3～4 周后断蒂。左上臂皮管的多余部分可以剖开后回植于供区。上臂内侧皮瓣也可以提较大的皮瓣，必要时可一期先于上臂内侧形成皮管，二期行皮管断蒂转移修复鼻缺损。该皮瓣厚度适中，供区相对隐蔽，转移比较灵活，血运也比较可靠，是面部皮肤软组织修复的常用皮瓣。此皮瓣缺点是在转移过程中需要较长时间固定体位，皮肤颜色与受区往往也有差异。

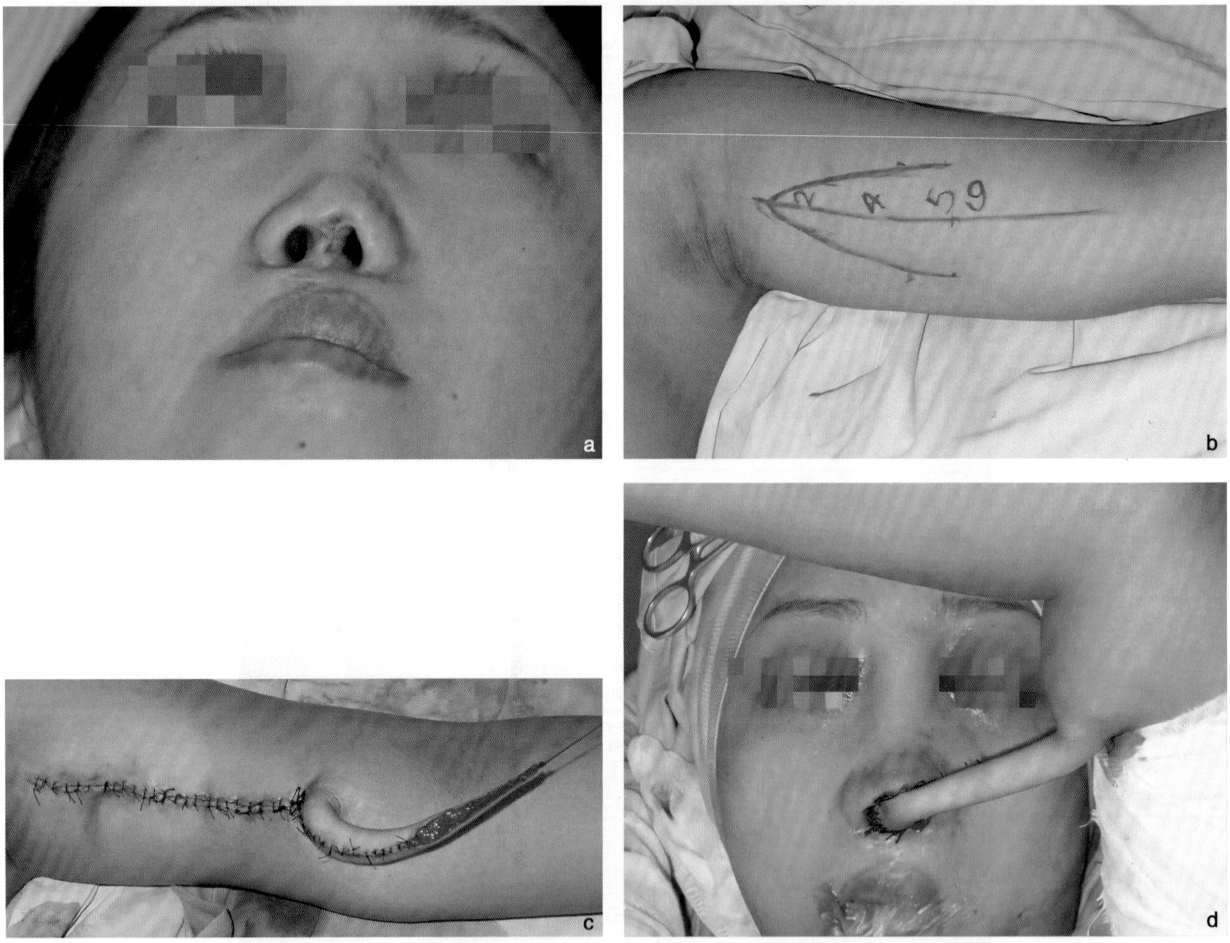

图 14.10 **上臂皮瓣鼻再造**

（王 欢 范 飞）

第三节 舌 重 建

舌是一肌性器官，具有咀嚼、吞咽、辅助发音及感受味道等功能。舌包括前 2/3 的舌体和后 1/3 的舌根，舌体的前端称舌尖。舌分为上、下两面，上面称舌背，下面称舌腹，舌前 2/3 的舌体背部黏膜呈淡红色，里面含有 4 类舌乳头：丝状乳头、菌状乳头、轮廓乳头、叶状乳头。其中丝状乳头具有一般感觉功能，另 3 种乳头中含有味觉感受器。舌下正中线上有舌系带连于口底，舌系带根部两侧为舌下阜，是下颌下腺与舌下腺导管的开口处。而舌根部的黏膜则无乳头结构，有许多结节状淋巴组织称舌扁桃体。

舌肌为骨骼肌，分舌内肌与舌外肌。舌内肌起止点均在舌内，包括舌上纵肌、舌下纵肌、舌横肌及舌垂直肌，肌纤维纵横交织，收缩时改变舌的形状。舌外肌包括颏舌肌、舌骨舌肌、茎突舌肌及舌腭肌，起点包括下颌骨、舌骨、茎突及软腭等处，但均止于舌。舌外肌收缩时依肌肉纤维的方向变换舌的位置。舌的淋巴管非常丰富，主要起于黏膜下层及肌层内，通常引流到颈部Ⅰ、Ⅱ、Ⅲ区。舌主要由舌动脉供血，舌后1/3尚有咽升动脉分支供血。舌静脉回流变异较大，除舌动脉伴行的舌静脉外，尚有舌下神经伴行静脉等。舌前2/3的感觉由舌神经支配，味觉由汇入舌神经的鼓索神经纤维支配；舌后1/3的感觉及味觉由舌咽神经支配。舌的运动由舌下神经支配，但舌腭肌则是由副神经的延脑根，通过迷走神经的咽支支配。

舌缺损除外伤外，绝大部分均为舌肿瘤切除后导致的各种不同范围缺损，舌前1/3缺损对语音功能的破坏较为严重；而舌根部缺损会影响舌腭的接触及吞咽压力的形成而导致吞咽困难。日本学者Kimata等（2005）根据舌缺损范围将其分为3类：A类为部分舌缺损，B类为半舌缺损，C类为次全或全舌缺损。虽然舌缺损修复方式繁多，包括各种带蒂皮瓣及游离皮瓣，关键是舌的咀嚼、吞咽及发音三大功能协调恢复。舌尖运动受限、重建舌体活动度下降、修复组织无自主性肌收缩或被动运动、舌根容积不够，都将明显影响语音质量并导致吞咽功能严重退化。舌重建应遵循以下原则：①根据缺损部位和范围正确选择修复方法；②选带蒂或邻近瓣时，供区组织的选择应关注其对口腔功能或对面容影响；③重视剩余舌组织的利用，尤其带舌下神经及舌神经的残舌充分利用，其修复后功能是单纯肌皮瓣再造无法比拟的。

一、手术适应证

1. 外伤导致的各种舌缺损。
2. 舌肿瘤导致的各种范围舌缺损。

二、手术方式

（一）舌体单纯缝合

本例患者为左侧舌缘高分化鳞状细胞癌，舌体活动可（图14.11）。颈部常规行Ⅰ、Ⅱ、Ⅲ区淋巴结清扫（图14.11a、b），保留胸锁乳突肌、颈内静脉、副神经及颈丛神经。沿肿瘤边缘1.5cm切除瘤体，保留对侧舌动脉及舌下神经，切缘冰冻证实为阴性，将舌背及舌腹创面直接缝合关闭（图14.11c～e）。

（二）胸锁乳突肌肌皮瓣重建舌体及口底

同侧设计蒂在上的胸锁乳突肌肌皮瓣，按胸锁乳突肌走向设计锁骨平面处5cm×6cm肌皮瓣（图14.12a），先行颈部淋巴清扫，然后再制作皮瓣。按设计线切开皮肤、皮下组织，翻开颈阔肌瓣，拉开胸锁乳突肌前缘，行颈部Ⅰ～Ⅳ区淋巴组织清扫，注意保护甲状腺上动脉胸锁乳突肌支。分离胸锁乳突肌胸、锁骨头并切断，将皮瓣边缘皮肤与胸锁乳突肌缝合数针以防手术过程中组织瓣各层分离导致皮瓣缺血（图14.12b、c）。开口器充分暴露口腔，牵拉舌体，按照1.5cm边缘将右侧舌缘肿瘤连同口底组织、同侧舌动脉及舌神经一并切除，舌下神经予以保留。切缘冰冻证实为阴性（图14.12d～f）。将已制作好的胸锁乳突肌瓣从下颌骨深面转入口腔内，修复舌体及口底缺损（图14.12g、h）。胸锁乳突肌瓣有枕动脉及甲状腺上动脉双重供血，与颈淋巴清扫在同一术野内同期完成，肌皮瓣制作方便，不需吻接血管，缩短了手术和麻醉时间，容易掌握及推广；但受胸锁乳突肌长度和宽度的限制，胸锁乳突肌肌皮瓣仅适用于同侧半舌缺损的再造，同时颈部淋巴结有突破包膜转移或术前有放疗史及手术史患者不应选用。胸锁乳突肌瓣供瓣区一般可以拉拢缝合，不需要特殊处理。

（三）股前外侧筋膜瓣重建部分舌体

本例患者为左侧舌癌，常规行气管切开及双侧颈部淋巴结清扫（图14.13a），沿肿瘤边缘1.5cm切除瘤体，将同侧舌体连同口底及同侧舌动脉及舌神经一并切除，切缘冰冻证实为阴性（图14.13b、c）。

股前外侧皮瓣及血管定位：在髂前上棘外缘设A点，髌骨外上缘设B点，两点间作一连线，该连线中点为 O 点，即为旋股外侧动脉降支第一肌皮动脉穿支的浅出点。腹股沟韧带中点为 E 点，OE 连线相当于旋股外动脉降支的体表投影。切开大腿筋膜瓣设计线内侧缘的皮肤、皮下组织、阔筋膜，显露股直肌并牵拉向上，显露旋股外侧动脉降支（图 14.13d），将皮肤及皮下脂肪层在阔筋膜表面剥离，完整保留阔筋膜，根据需要设计筋膜瓣大小，分离阔筋膜瓣及旋股外侧动脉降支与进入筋膜瓣的穿支，注意分离保护股前外侧皮神经，将血管蒂分离到需要的长度，如需较长血管蒂时，可直接到旋股外侧动脉发出升支处断血管蒂，缝扎断端并顺利取下带血管蒂筋膜瓣（图 14.13e～h）。供瓣区安置引流管后皮肤直接对位缝合。将筋膜瓣转移至口腔，与舌部创面对位缝合修复舌体缺损（图 14.13i、j）。血管蒂从下颌骨深面穿出。血管处理：皮瓣动脉与面动脉端端吻合，皮瓣静脉 2 条，分别与面总静脉及颈外静脉行端端吻合，均用 8-0 血管缝合线（图 14.13k）。股前外侧筋膜瓣除质地柔软、易于塑形外，可以在 2～3 个月时间内即出现黏膜化，舌的颜色及质地均更接近正常舌体。

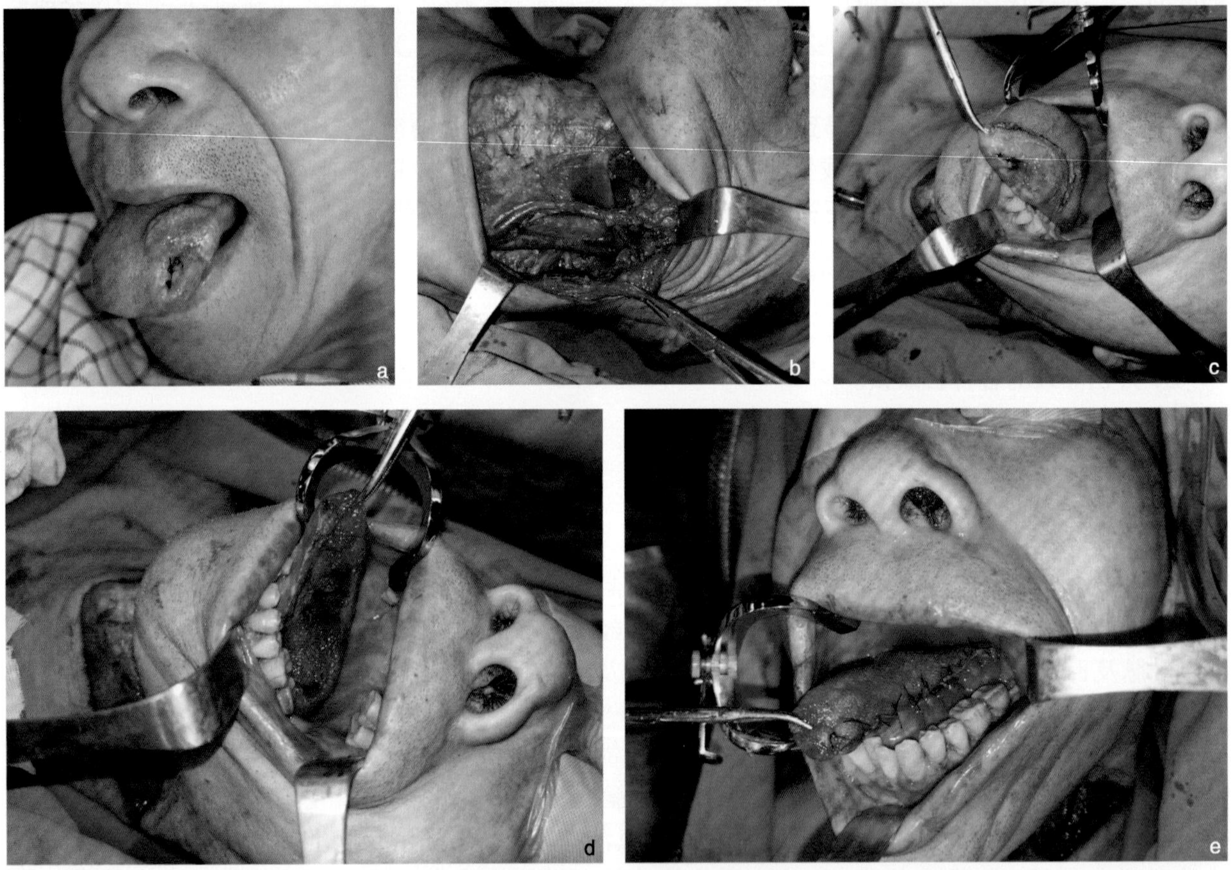

图 14.11 舌部分切除，直接缝合

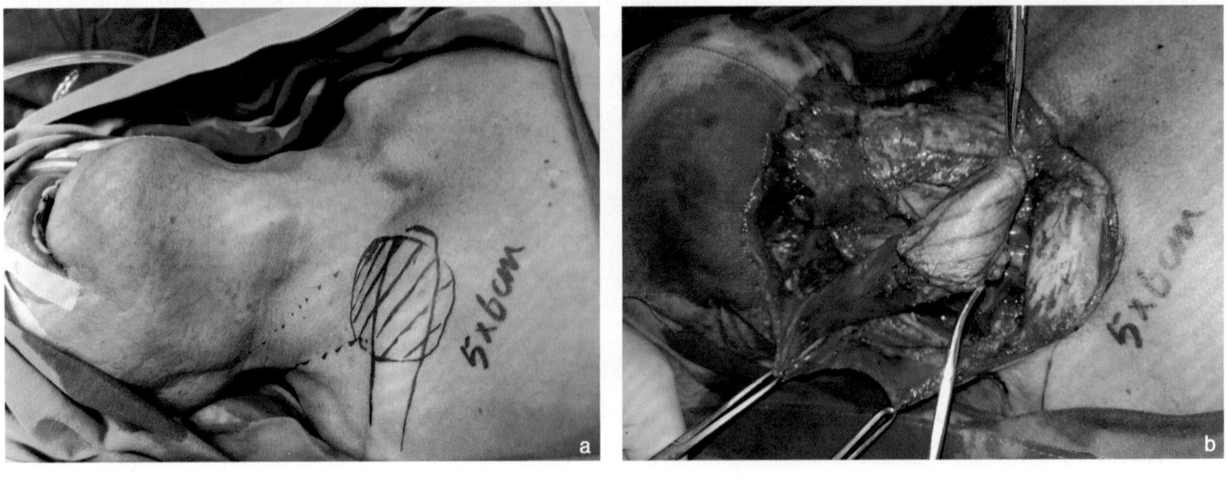

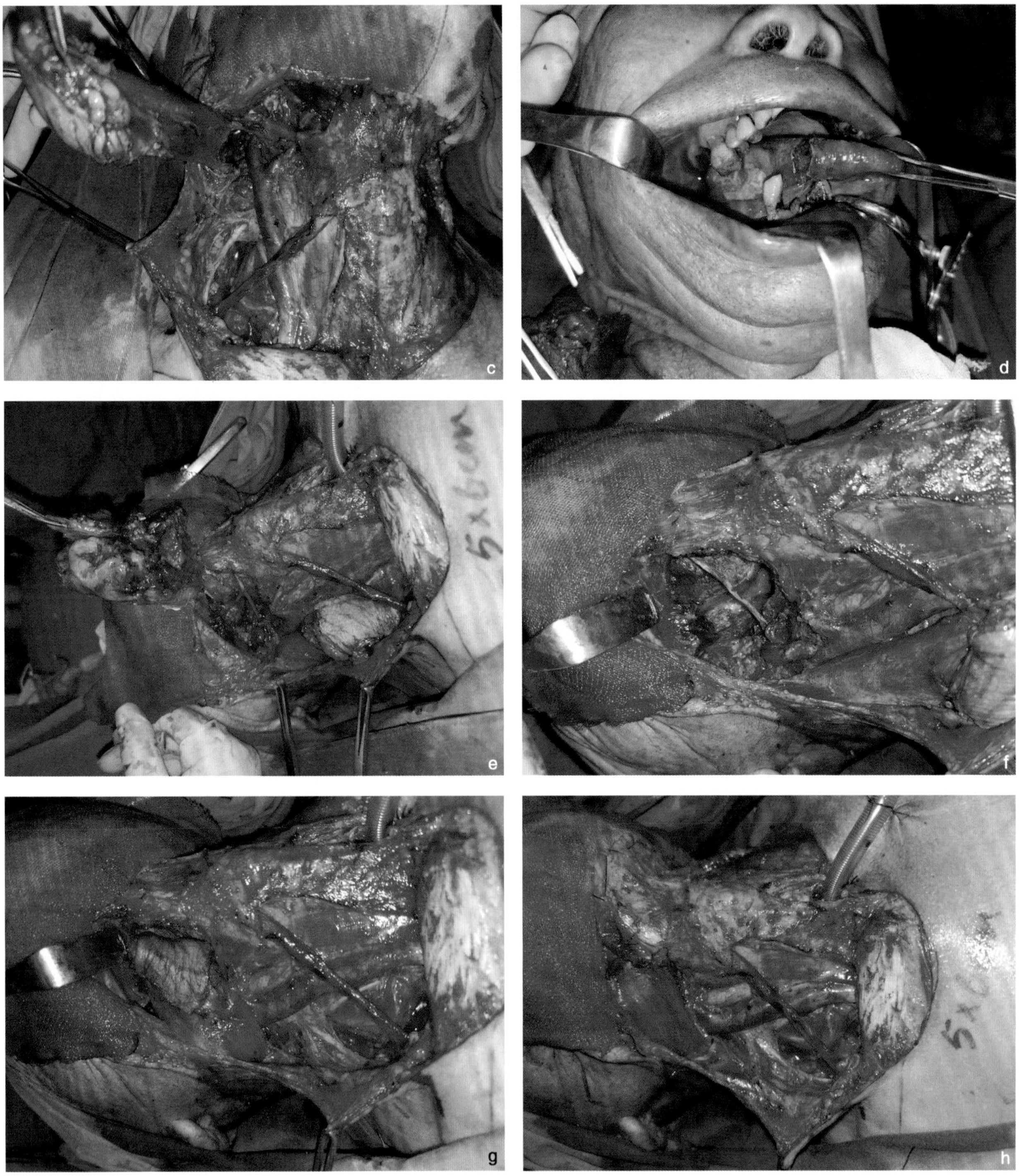

图 14.12　胸锁乳突肌肌瓣重建舌缺损

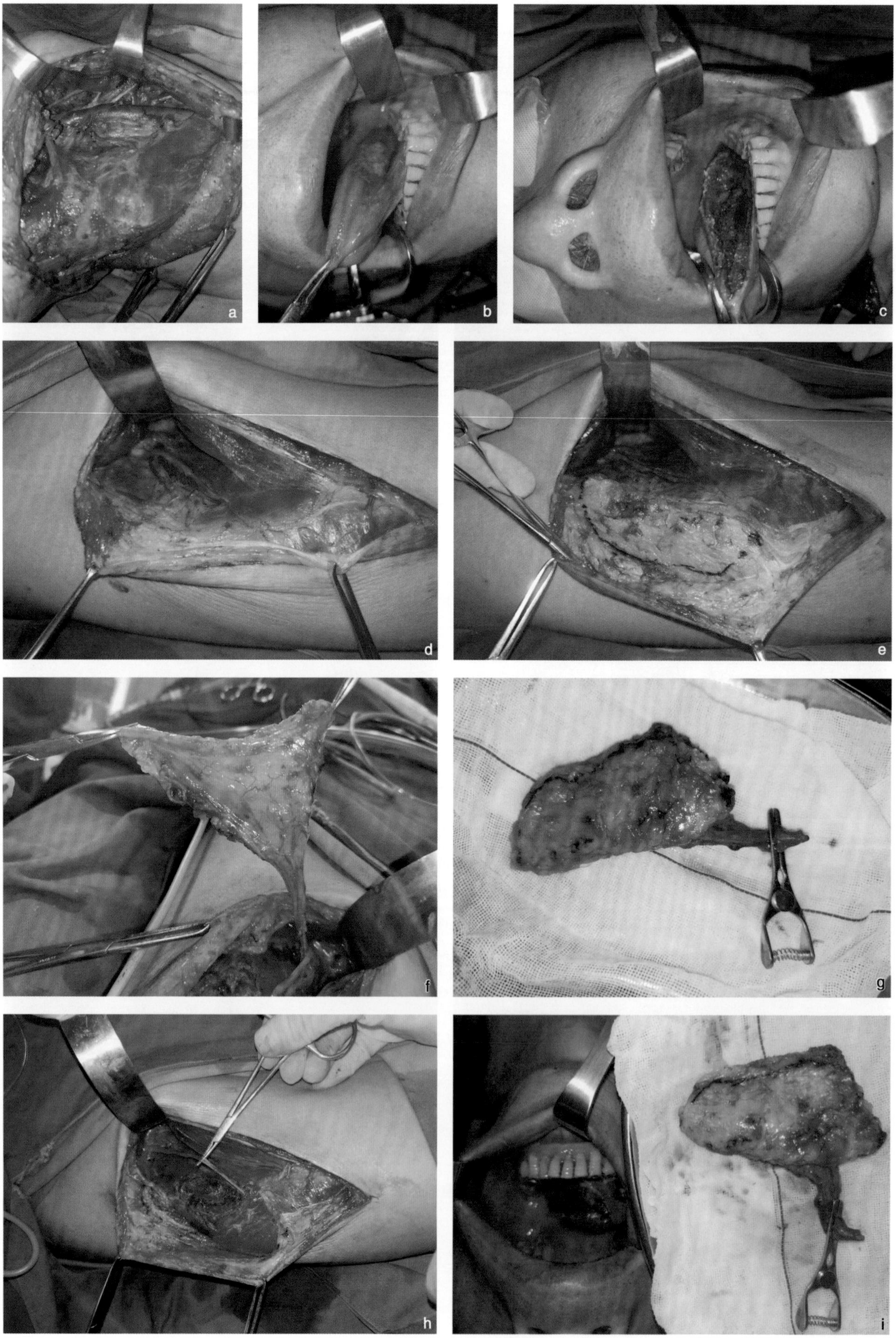
a
b
c
d
e
f
g
h
i

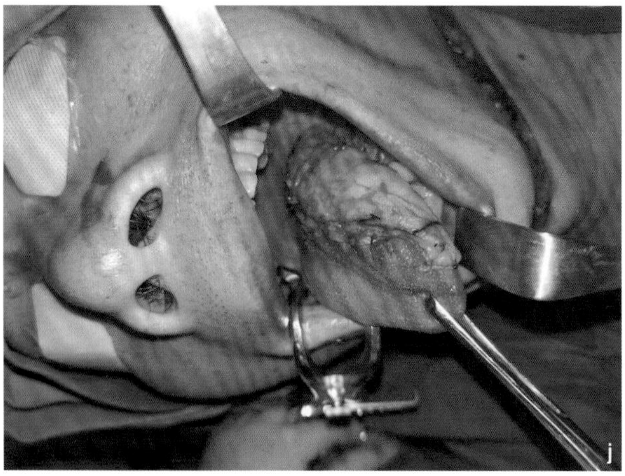

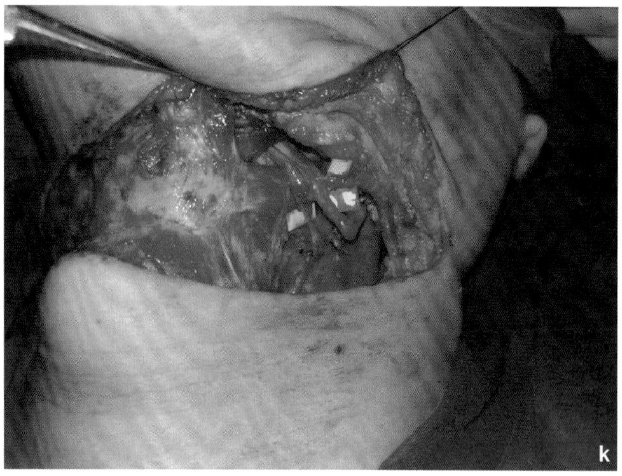

图 14.13　股前外侧筋膜瓣重建舌缺损

（四）股前外侧肌肌皮瓣全舌再造

本例患者为一侵犯口底的巨大舌癌，常规气管切开并插管全麻，行双侧颈部淋巴结清扫（图 14.14a、b），沿口内牙龈黏膜处切开，分离至下颌骨内侧骨膜，沿骨膜四周游离舌体后改从颈部舌骨上切开离断舌根，结扎双侧舌动静脉，切断双侧舌下神经及舌神经，将舌从口底拉出后切除全舌、双侧舌下腺及右侧颌下腺等口底组织（图 14.14c～e）。按照前述方法制作右侧大腿股前外侧肌肌皮瓣 12cm × 7cm。皮瓣需要携带部分股前外侧肌肉组织用来填充口底缺损（图 14.14f～h）。供瓣区皮肤直接对位缝合。将制作好的股前外侧肌肌皮瓣转移至口腔并塑形舌体。皮瓣重建的“新舌”应该闭口时与硬腭相贴才能在吞咽时将食团送到咽部，会厌根部两侧适当下拉各缝合一针使其由立位变为倒伏状，遮盖部分喉口能有效防止吞咽呛咳；由于没有残存舌的支撑，如何保持重建舌的长期形态至关重要，需要将皮瓣前端侧翼组织向内下卷曲后对穿环状缝合，形成舌尖同时形成舌侧缘下方的颌舌沟（图 14.14i～k）。这样才有良好和持续稳定的外形，才能有清晰的发音及较好的吞咽功能，若单纯将皮瓣与残留牙龈黏膜缝合，由于术后组织的瘢痕化和沉陷，重建舌只留下口底的覆盖物，外形将沉陷而不复存在，出现重建舌随着时间的推移而“消失”、发音不清、吞咽时重建舌根不能与软腭贴合使食物无法下咽。前述舌部分切除后所重建的组织主要起到对创面的覆盖作用，并恢复原舌的基本外形及容积，主要依赖残存舌运动发挥作用。而全舌再造方法与舌的局部重建有本质区别：全舌再造涉及舌和口底的广泛区域，需用皮瓣携带的肌肉组织合理摆放重建口底高度并消灭死腔（图 14.14l）。皮瓣动脉（旋股外侧动脉降支）与右侧面动脉端端吻合，2 条皮瓣静脉分别与面总静脉及颈外静脉行端端吻合，均用 8-0 血管缝合线（图 14.14m）。

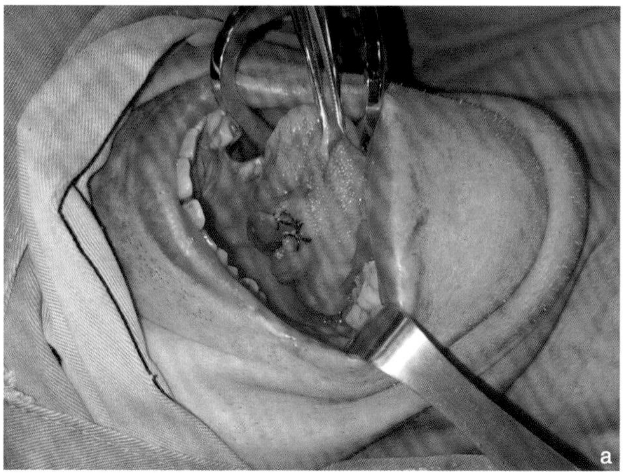

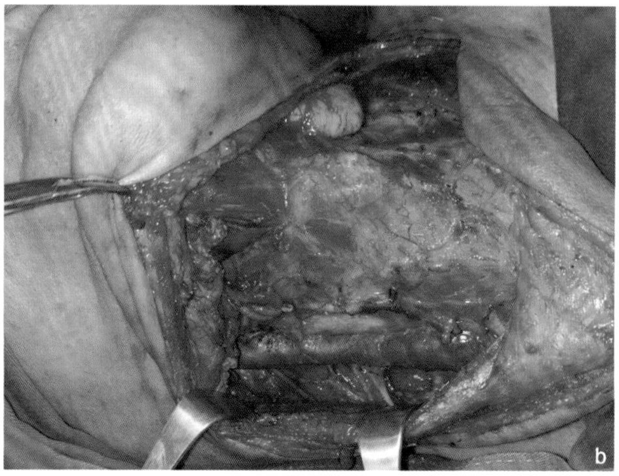

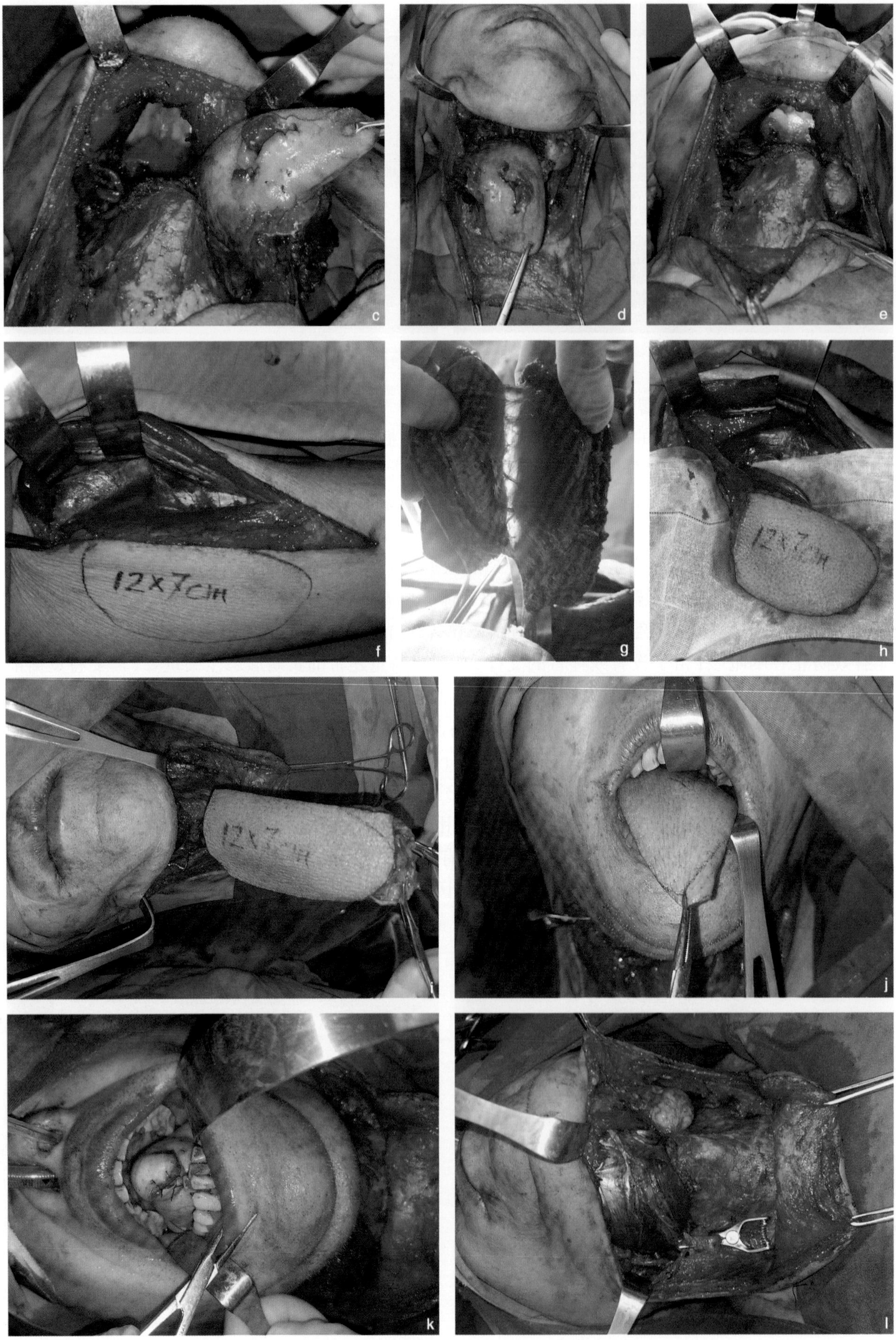
c
d
e
f
g
h
i
j
k
l

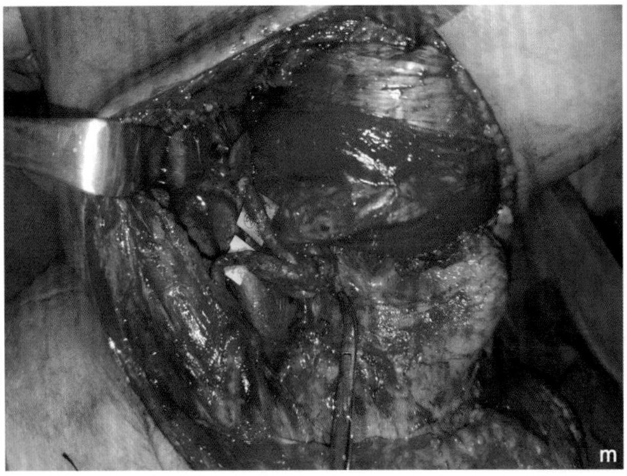

图 14.14　**股前外侧肌肌皮瓣再造全舌**

（陈　飞　刘　均）

第四节　口 内 重 建

口腔是消化道的起始部分，前方经口裂与外界相通，后方通过咽峡与咽相接，口腔可分为口腔前庭和固有口腔。上、下唇和口颊与上、下牙弓和牙龈之间的间隙称为口腔前庭，上、下牙弓和牙龈所围成的空间称为固有口腔。腭构成固有口腔的顶壁。其前 2/3 为硬腭，后 1/3 为软腭，软腭后部斜向后下称腭帆。腭帆后缘游离，中央有向下的突起称悬雍垂。悬雍垂、两侧的腭舌弓与舌根共同围成咽峡，是口腔与咽部的分界线。口腔内有舌、牙等重要结构，舌解剖详见舌重建一节，牙嵌于上、下颌骨的牙槽内，分别排成上、下牙弓。人的一生中有 2 次牙发生。一般在生后 6 个月左右开始萌出乳牙共 20 个。6 岁左右乳牙开始脱落，更换为恒牙，成人恒牙有 28～32 个。牙龈、牙周膜和牙槽骨共同构成牙周组织，对牙有固定、支持及保护作用。口腔周围有多种具有分泌功能腺体开口于口腔内，起到分泌唾液及免疫杀菌作用，分大、小两类，小唾液腺包括唇腺、颊腺等黏膜腺体，大唾液腺包括腮腺、下颌下腺和舌下腺。口腔颌面部大部分淋巴引流到颌下淋巴结，部分可跳跃至肩胛舌骨肌淋巴结。口腔具有语言、吞咽、咀嚼、呼吸等重要功能。

一、手术适应证

1. 外伤导致的各种口腔缺损。
2. 肿瘤导致的各种范围口腔缺损。

二、手术方式

（一）软腭重建

1. 具体步骤　本例患者为软腭高分化鳞状细胞癌侵犯左侧扁桃体上极（图 14.15a），常规行左侧颈部Ⅰ、Ⅱ、Ⅲ区淋巴结清扫，左侧颌下腺予以切除。口腔内肿瘤切除采用口内径路，根据 1.0cm 切缘用电刀标出切除范围（图 14.15b），切除软腭及左侧扁桃体，切缘冰冻证实为阴性。遗留创面为近全软腭及左侧口咽部缺损（图 14.15c）。制作右侧旋股外侧动脉降支为蒂的游离股前外侧肌肌皮瓣 8cm×4cm，携带部分肌肉用于消灭颌下腺切除后的创腔。对于大部分口腔颌面肿瘤切除后导致的下颌骨深面及口底腔隙，用股前外侧皮瓣修复时常采用将穿支血管制作成一个皮瓣一个肌肉瓣的一蒂双瓣甚至一蒂三瓣模式。但经实践证明，在单一皮瓣的血管蒂周围携带部分肌肉，制成一个肌皮瓣亦能达到良好的修复效果（图 14.15d），将皮瓣血管蒂从下颌骨深面引出时，附在血管蒂上的肌肉组织量刚好可以充填死腔，这样做另一个好处是肌皮瓣血管蒂处分支血管损伤最小，避免了一蒂多瓣的部分瓣缺血坏死风险。将制备好的肌皮瓣移至口腔，修复重建软腭及覆盖左侧扁桃体切除后的口咽缺损（图 14.15e、f）。皮瓣动脉与面动脉行端端吻合，皮瓣静脉汇合成一个较大血管，将其与颈内静脉做端侧吻合（图 14.15g）。颈部引流管应放置于颌下，将口内分泌物充分引流，同时要避开吻合的小血管。分层缝合颈阔肌及皮肤（图 14.15h）。

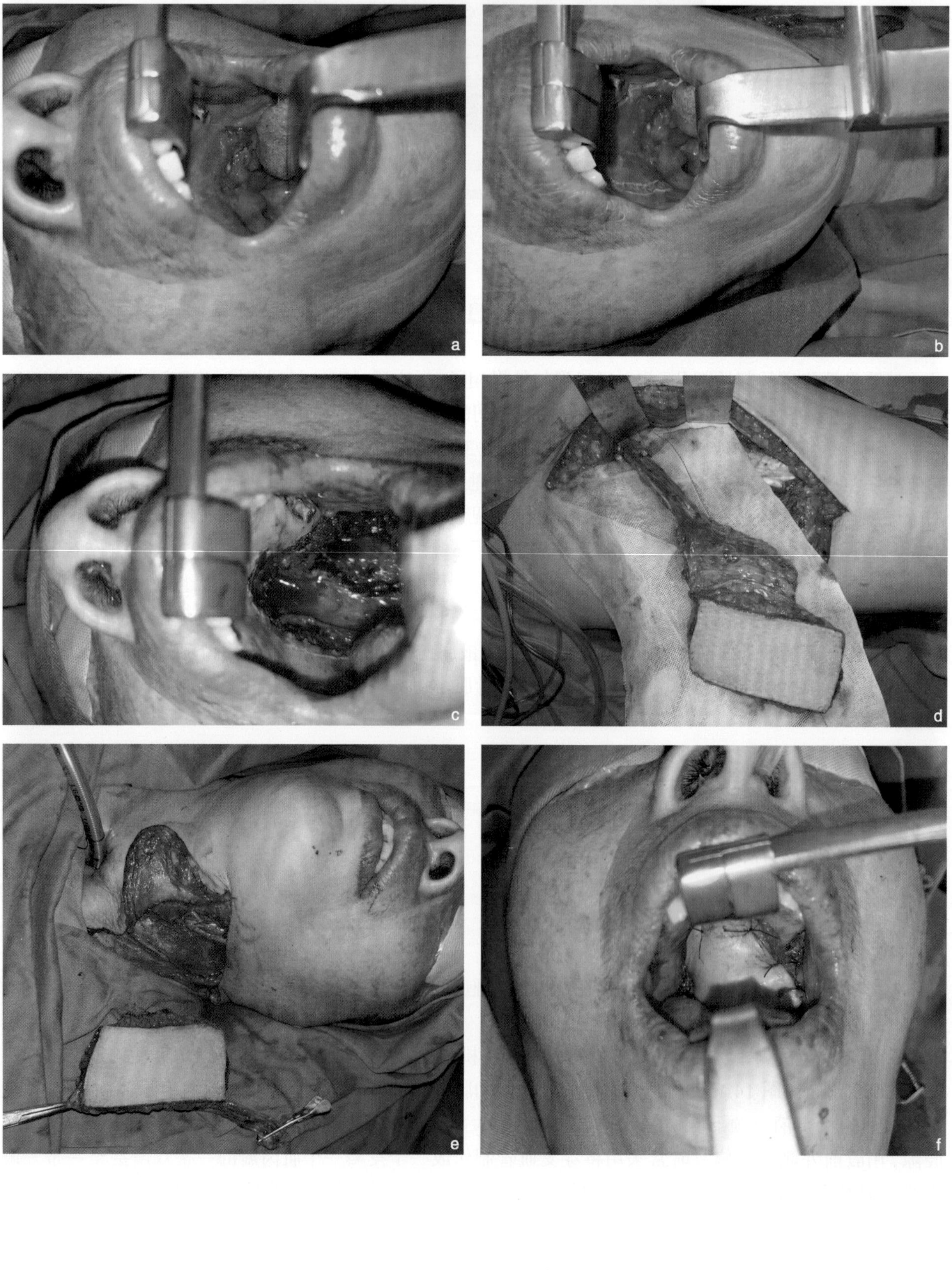

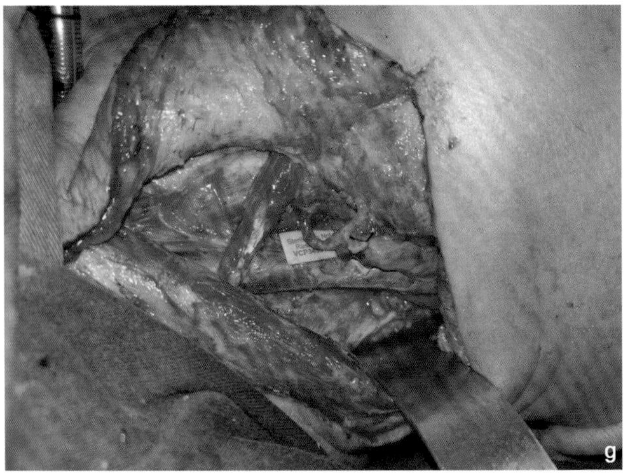
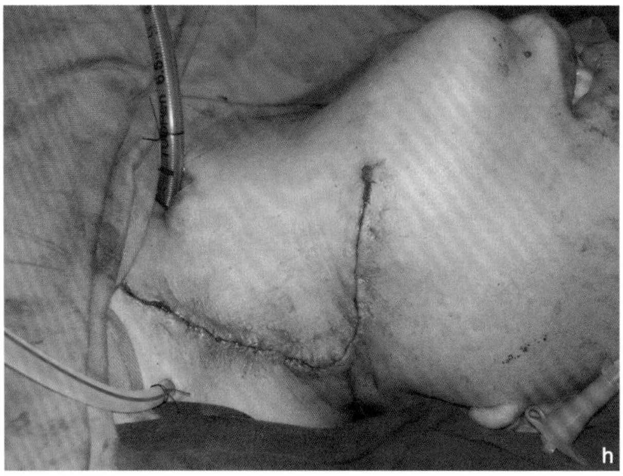

图 14.15　股前外侧皮瓣重建软腭

2. 皮瓣行软腭重建时要点　①皮瓣游离缘能与咽后壁紧密相贴，有效分隔开鼻咽部与口咽部，才能有效防止术后吞咽时鼻腔反流及说话时开放性鼻音导致发音不清晰；②皮瓣不能太过臃肿，否则术后说话如口内含物，含混不清，睡觉时打鼾，严重时甚至影响呼吸；③既往考虑到软腭有两面，皮瓣重建软腭时常采用皮瓣折叠成双瓣修复，需要采用较薄的皮瓣（如前臂皮瓣），同时皮瓣切取范围也增大了一倍。经过多年实践，采用中等厚度皮瓣（如股前外侧皮瓣）单瓣修复，皮瓣底部创面朝向鼻咽部，后期创面瘢痕收缩，皮瓣游离缘内收与咽后壁贴合更好，出现鼻腔反流及开放性鼻音概率更小。同时皮瓣背面没有皮肤，开始为肉芽增生，慢慢黏膜化后更不容易有鼻涕干痂附着。对于放化疗后病例，口鼻腔由于干痂导致的感染、臭味等明显减少。

（二）舌重建

本例患者为左侧牙龈癌累及左侧舌腹，术前经 2 周期新辅助化疗及免疫治疗后效果不佳改手术切除。采用左侧口角、颌下及颈部弧形切口（图 14.16a），常规行左侧颈部Ⅰ、Ⅱ、Ⅲ、Ⅳ区淋巴结清扫，左侧颌下腺予以切除。将左侧下颌骨槽形切除，左侧口底及左侧舌缘后 1/3 切除（图 14.16b）。制作右侧旋股外侧动脉降支为蒂的游离股前外侧肌肌皮瓣 8cm × 6cm，携带 6cm × 4cm 肌肉用于消灭口底死腔（图 14.16c～e）。将肌皮瓣转移至口腔内，用皮瓣修复下颌骨创面及舌创面，皮瓣携带的肌肉填塞下颌骨深面及口底死腔（图 14.16f～h），皮瓣动脉与面动脉用 8-0 线端端吻合，2 条皮瓣静脉分别与面静脉及颈外静脉分支用微血管吻合器吻合（图 14.16i），颈部放置引流管 1 根，分层缝合颈阔肌及皮肤。

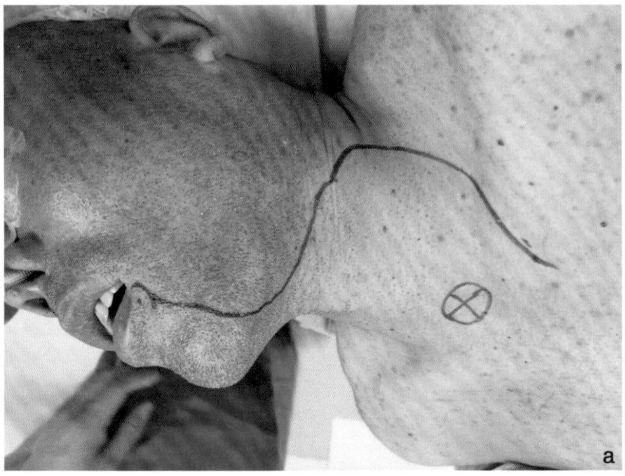
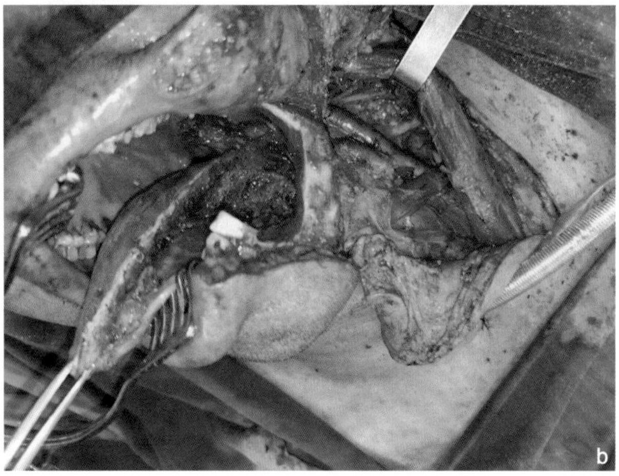

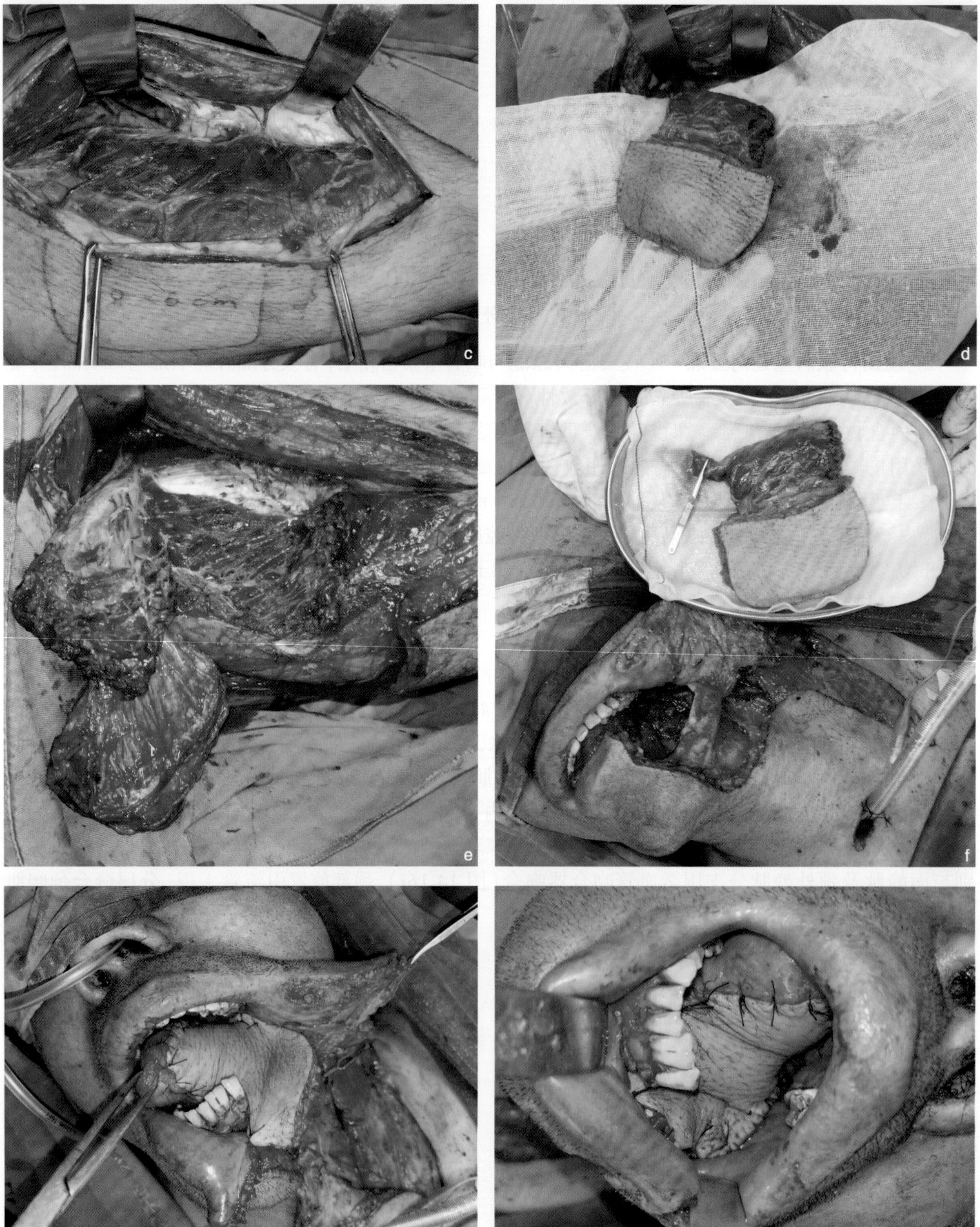
c
d
e
f
g
h

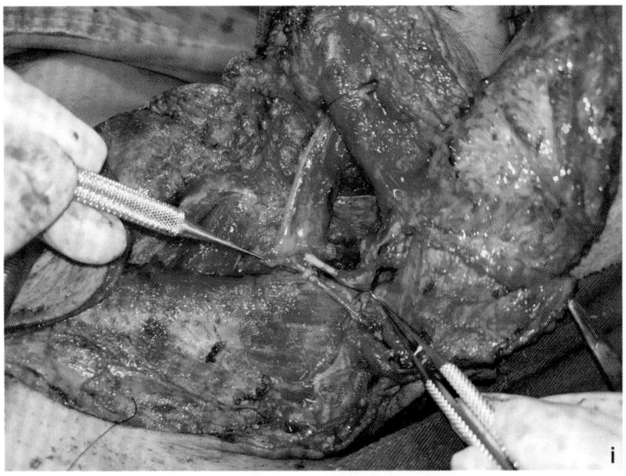

图 14.16 **股前外侧肌肌皮瓣重建舌**

（三）口颊重建

本例患者为口颊癌既往手术及放疗后复发面部皮肤受累（图 14.17a），采用面颈部联合切口，行右侧颈部Ⅰ～Ⅴ区淋巴结清扫，同时按照设计切缘，将右侧口颊及面部受累皮肤一并切除，形成洞穿性缺损（图 14.17b、c）。制作右侧旋股外侧动脉降支为蒂的游离股前外侧肌肌皮瓣 13cm × 6cm，将肌皮瓣劈开形成一蒂双瓣（图 14.17d～f）。将肌皮瓣移至口腔，耦合成双瓣，分别修复口腔及面部皮肤缺损（图 14.17g、h），皮瓣动脉与舌动脉用 8-0 线端端吻合；2 条皮瓣静脉分别与面总静脉及颈外静脉用微血管吻合器吻合（图 14.17i）。颈部引流管应放置于下颌骨下缘，将口内分泌物充分引流，同时要避开吻合的小血管。分层缝合颈阔肌及皮肤（图 14.17j）。

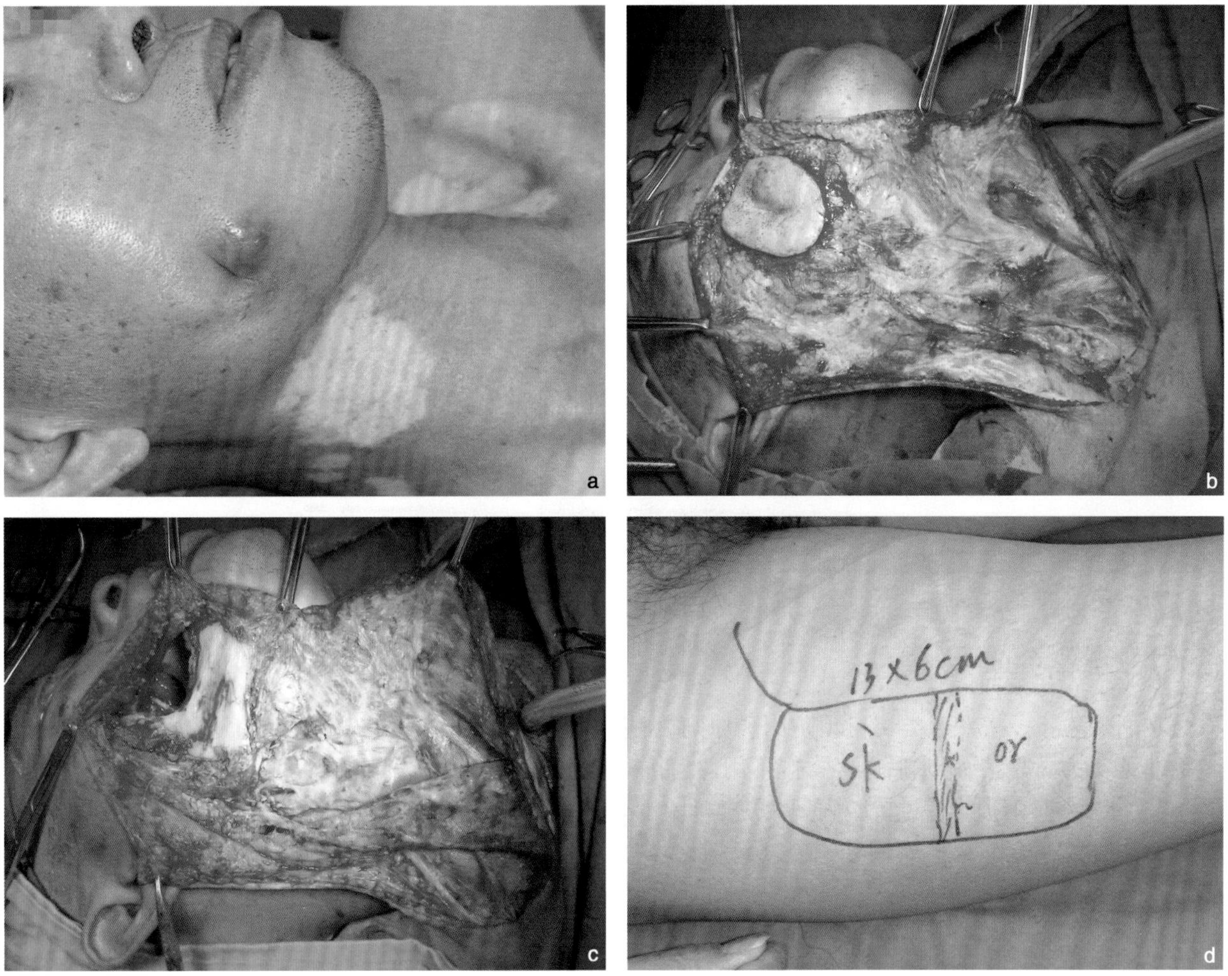

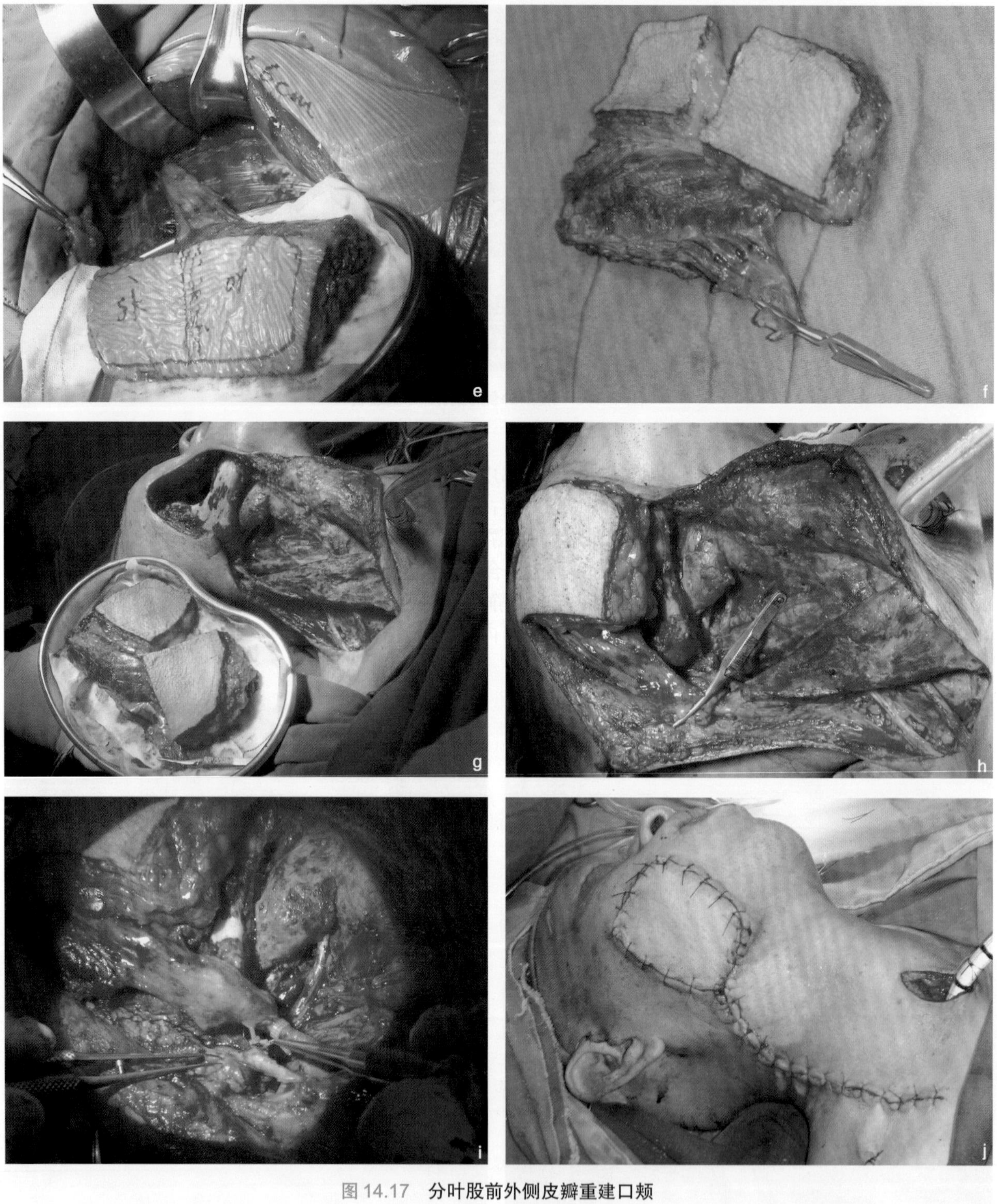

图 14.17 **分叶股前外侧皮瓣重建口颊**

三、术后处理

1. 术后抗炎，按照Ⅱ类切口预防用药原则，用 3 天抗生素后，若无继发感染可停用。对游离皮瓣患者除非证实为高凝状态，术后已经常规不用任何抗凝治疗。

2. 每 2 小时由护士通过口腔内观察皮瓣颜色，必要时可用便携式超声床旁检测吻合血管是否通畅。

3. 注意口腔护理及气管切开护理，吸尽口腔内分泌物，防止分泌物浸泡肌皮瓣。

（陈 飞 刘 均）

第五节　咽 部 重 建

咽上至颅底，下达环状软骨下缘（相当于第 6 颈椎食管入口平面），成人咽部全长 12～14cm。以软腭游离缘和会厌上缘平面为界，将咽分为鼻咽、口咽和喉咽 3 部分，口咽和喉咽两部是消化道与呼吸道的共同通道。鼻咽部上至颅底，下至软腭游离缘，鼻咽前方与后鼻孔及鼻中隔后缘相连，顶后壁有腺样体，鼻咽部左右两侧对称，有咽鼓管咽口、咽鼓管圆枕及咽隐窝等结构，咽隐窝是鼻咽癌的好发部位。口咽位于软腭游离缘与会厌上缘平面之间，上与鼻咽部连续，下接喉咽部，向前经咽峡与口腔相通。口咽的前壁主要为舌根后部，口咽侧壁两侧各有两对弧形向下的黏膜皱襞，前方称腭舌弓，其黏膜深面为腭舌肌；后方称腭咽弓，其黏膜深面为腭咽肌。腭扁桃体位于腭舌弓与腭咽弓之间的三角形凹陷内。腭扁桃体的血液供应丰富，上、下、前、后方分别由腭降动脉、面动脉、舌背动脉和咽升动脉的扁桃体支供血。以上各动脉均属颈外动脉分支。喉咽上起会厌游离缘平面，下达环状软骨下缘与食管相连。喉咽前方为喉，两侧向下为梨状窝。咽部外侧由上到下有三组肌肉呈叠瓦状排列，分别为咽上缩肌、咽中缩肌及咽下缩肌。吞咽时，各咽缩肌自上而下依次收缩，将食团推向食管。咽部淋巴循环丰富，舌扁桃体、腭扁桃体、腺样体、咽侧索淋巴组织、咽后壁淋巴滤泡等通过黏膜下淋巴管互通，称为内环，此环输出的淋巴管与外环（颌下淋巴结、颏下淋巴结、咽后淋巴结等）相通。临床上遇到需要重建的咽部缺损主要是口咽及下咽肿瘤切除后遗留的较大创面。咽部重建切除肿瘤过程中根据侵犯范围包含两种径路：①保留下颌骨完整的经口与颈部联合切除；②下颌骨劈开切除肿瘤后再复位内固定。后者创伤大，但视野暴露充分，常用于口咽肿瘤侵犯颈部血管、舌根、咽旁间隙、翼下颌间隙及颅底的晚期病例大范围切除。

一、手术适应证

1. 外伤导致的各种口咽及下咽缺损。
2. 扁桃体癌、下咽癌等恶性肿瘤导致的各种范围咽部缺损。

二、手术方式

（一）股前外侧筋膜瓣复合皮瓣重建软腭及咽部

本例患者为右侧扁桃体癌侵犯磨牙后区及右侧软腭，常规行右侧颈部Ⅰ～Ⅲ区淋巴结清扫。术中拔除右下第 7、8 磨牙，沿悬雍垂偏右切开，将右侧软腭、右侧口咽（含右侧扁桃体）及右下第 7、8 磨牙周围牙龈黏膜以及外侧的右颌下腺一并完整切除（图 14.18a、b），切缘 1.0cm，需冰冻证实切缘阴性。根据术前设计及右大腿彩超血管定位，按照股前外侧皮瓣制备常规程序切开皮肤皮下组织，显露旋股外侧动脉降支的穿支血管，选取 2 个穿支血管，制作一蒂双瓣，一个为不带皮肤的单纯筋膜瓣，一个为皮瓣（图 14.18c～f）。供区皮下放置 1 根引流管，皮肤拉拢缝合。将制备好的复合组织瓣转移至咽部，用皮瓣重建右侧软腭缺损，用筋膜瓣重建右侧口咽部缺损（图 14.18g、h），血管蒂从下颌骨深面引出，皮瓣动脉与面动脉用 8-0 线连续缝合，静脉采用微血管吻合器吻合，皮瓣静脉分别与面静脉与甲状腺上静脉吻合（图 14.18i）

（二）股前外侧皮瓣重建咽部

本例患者为口咽癌侵犯舌根、软腭及咽旁间隙、颈内静脉受累，术前新辅助化疗效果不佳（图 14.19a）。采用口角及颈部倒 T 形切口，常规行双侧颈部Ⅰ～Ⅳ区淋巴结清扫，先锯断下颌骨（图 14.19b），牵拉下颌骨断端，充分暴露瘤体，根据切缘要求在软腭及舌部标记范围，将口咽肿瘤连同左侧 1/3 舌根、左侧软腭、左侧咽旁间隙内脂肪组织、左侧翼内肌、翼外肌、左侧受累的颈内静脉一并切除（图 14.19c～e）。选右大腿制作 9cm × 4cm 大小股前外侧肌肌皮瓣（图 14.19f、g），供区直接拉拢缝合。将肌皮瓣修复口咽部缺损，舌缘创面对位缝合，重塑舌外形（图 14.19h～j）。皮瓣动脉与甲状腺上动脉端端吻合，2 条皮瓣静脉分别与甲状腺上静脉及颈前静脉用 8-0 线行端端吻合（图 14.19k）。

复位下颌骨并仔细对位咬合关系后，钛板妥善固定（图 14.19l）。双侧颈部各置入负压引流管 1 根，间

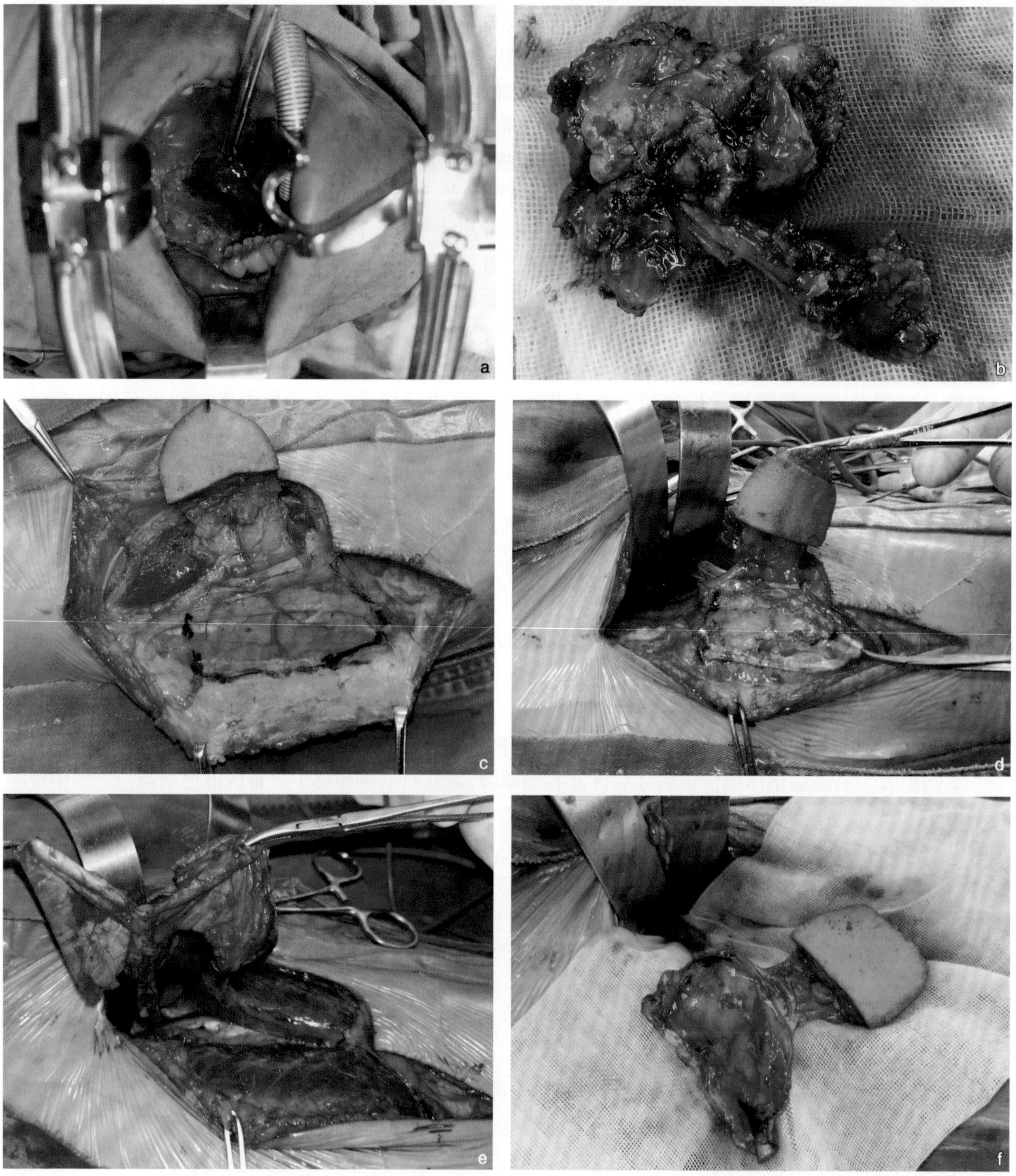

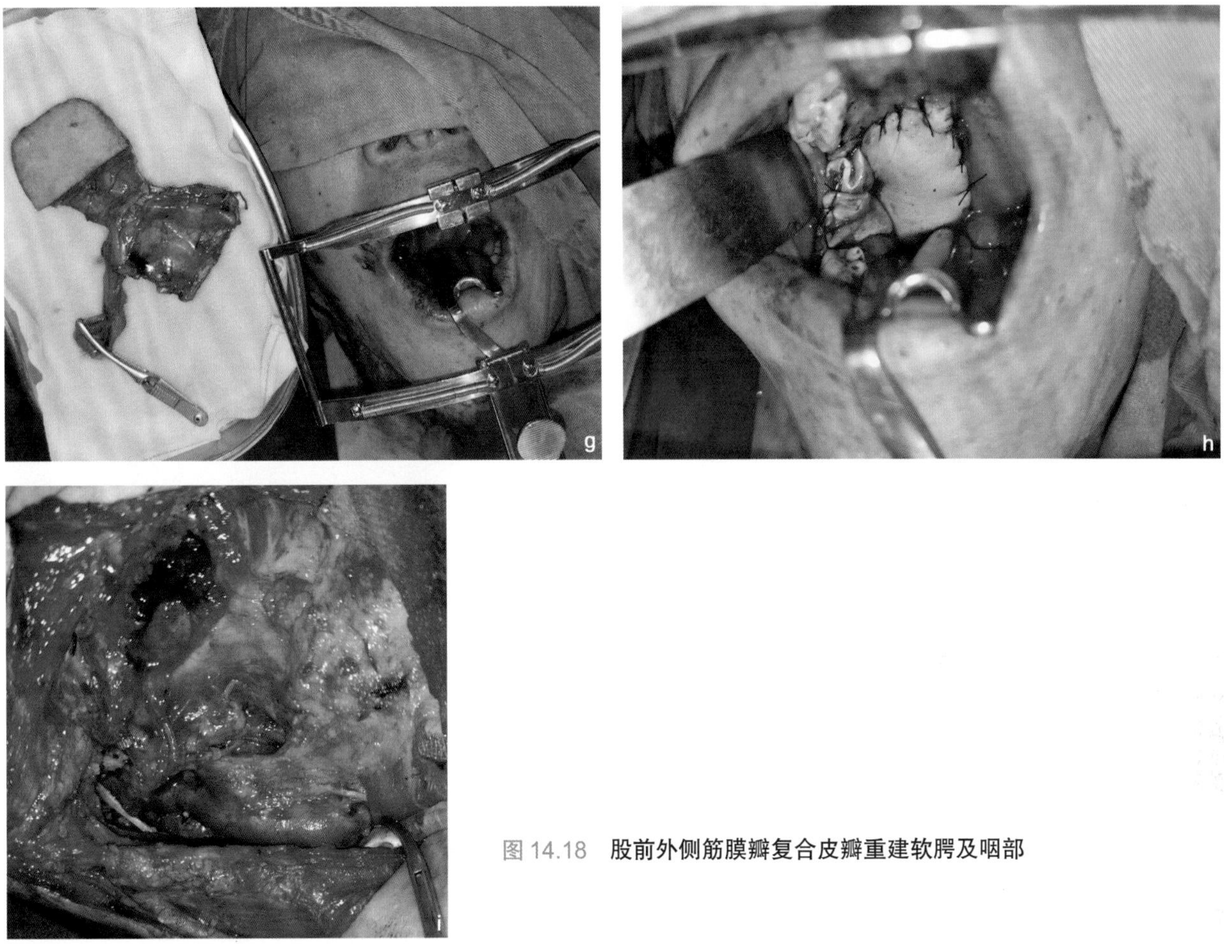

图 14.18　股前外侧筋膜瓣复合皮瓣重建软腭及咽部

断缝合颈阔肌，连续缝合皮肤（图 14.19m）。游离皮瓣患者，颈部伤口都只用纱布覆盖创面，不能加压包扎，避免吻合血管受压。

三、术后处理

1. 术后抗炎，按照Ⅱ类切口预防用药原则，用二代头孢抗炎 3 天后，若无继发感染可停用抗生素。
2. 每 2 小时由护士通过口腔内观察皮瓣颜色，必要时可用便携式超声床旁检测吻合血管是否通畅。
3. 注意口腔护理及气管切开护理，吸尽口腔内分泌物，防止分泌物浸泡肌皮瓣。

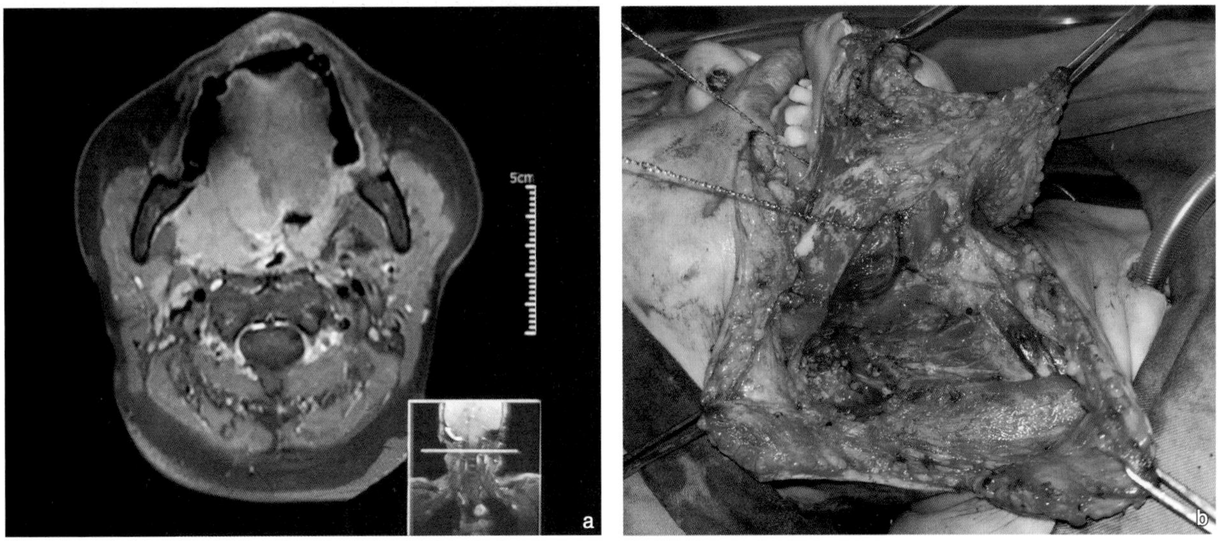

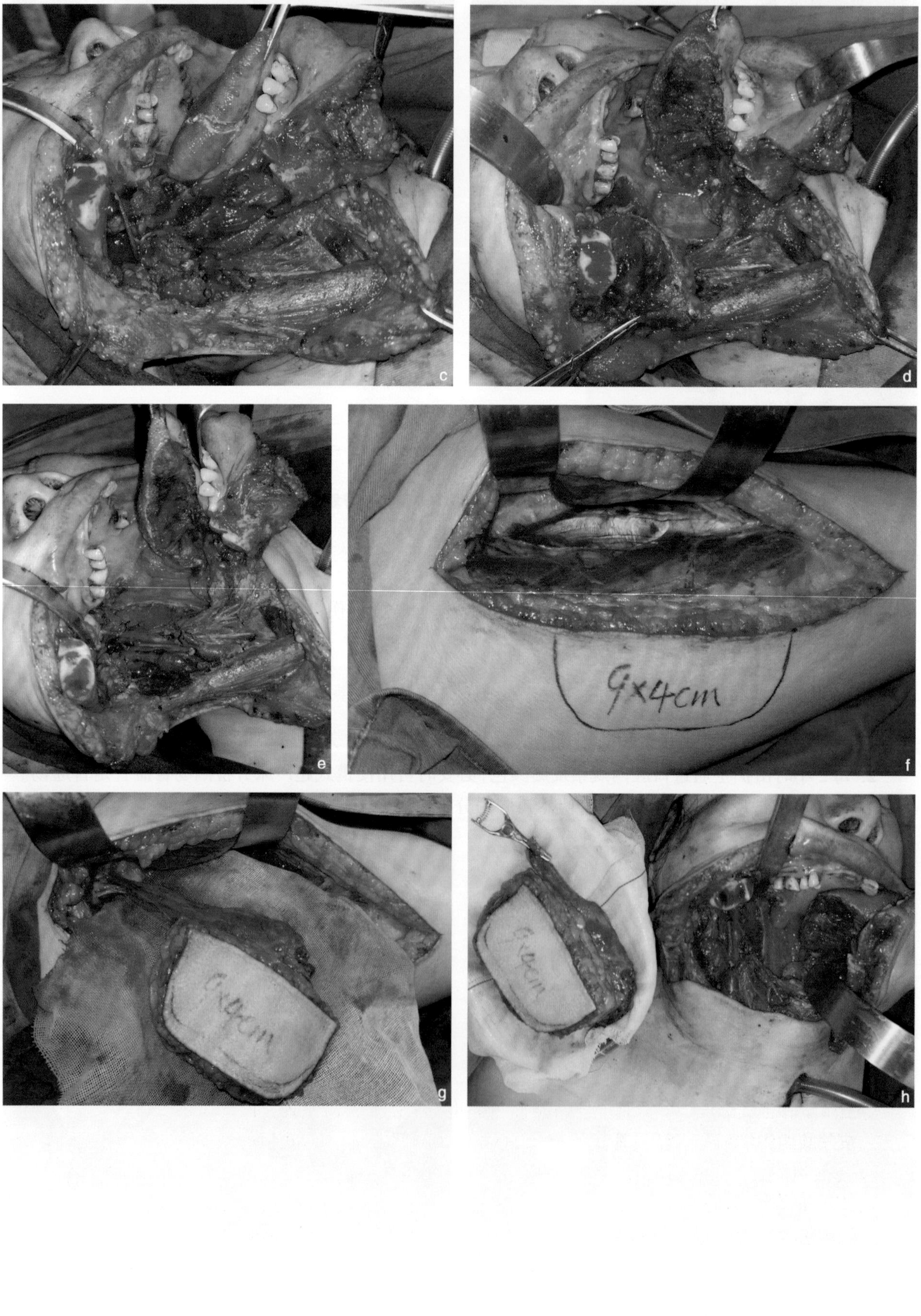
c
d
e
9x4cm
f
g
h

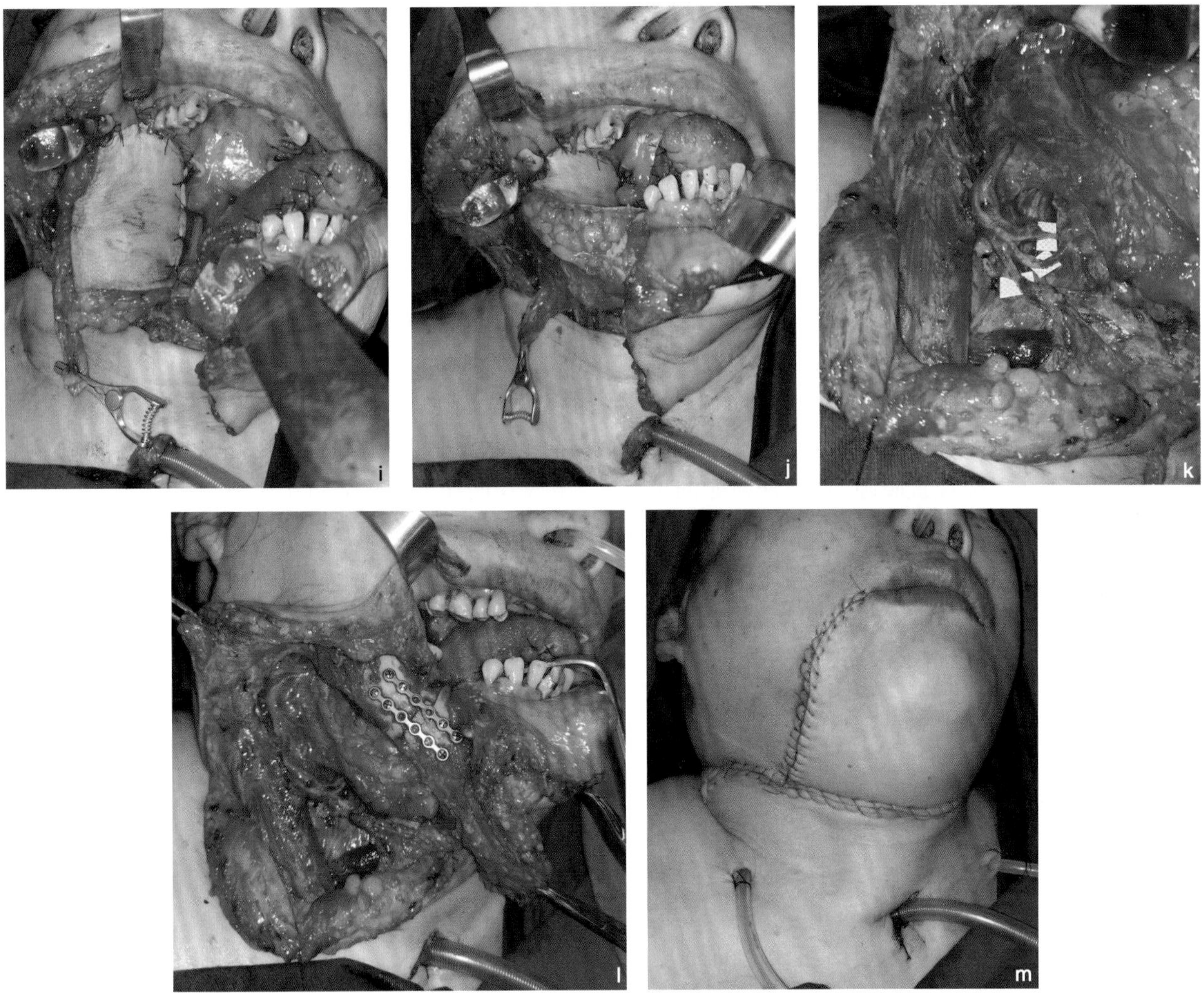

图 14.19　股前外侧皮瓣重建咽部

（陈　飞　刘　均　纵　亮　武文明）

第六节　颅 部 创 面

头颅部是暴露部位，具有特殊的解剖和生理特点，创面造成的损伤和畸形对人体外貌、形态和功能破坏很大。与身体其他部位创面的修复相比，头颅部创面不仅是单纯的创面覆盖，还应考虑后续患者的美容外观。自 1976 年 Radovan 报道扩张器以来，皮肤软组织扩张术对头皮修复的效果尤为突出，已经得到了广泛应用。Baek 于 1980 年首先应用下斜方肌肌皮瓣修复头颈部创面。头颅部创面修复的方法较多，根据是否有颅骨外露、缺损及创面感染，可采用自体皮移植、人工真皮加自体皮移植、局部头皮皮瓣、带蒂轴型（肌）皮瓣或游离（肌）皮瓣，以及皮肤软组织扩张术等方法来修复头颅部创面。

一、自体皮移植及头皮扩张术加钛网序贯治疗头皮大面积缺损及颅骨缺损创面

（一）手术适应证

1. 自体皮移植的适应证　①Ⅲ度烧伤创面焦痂切除后无颅骨外露的创面；②肉芽创面。

2. 皮肤软组织扩张器修复的适应证　①无感染的头颅部创面，早期可以植入皮肤软组织扩张器来修复，但有感染风险，需慎重选择；②各种原因导致的头皮缺损，自体皮或（肌）皮瓣移植愈合后所遗留的秃发畸形；③有足够的正常头皮植入扩张器，一般遗留的正常头皮需≥头部的 1/3。

3. 钛网植入的适应证　①各种原因导致的颅骨缺损；②局部无感染。

（二）手术方法

1. 自体皮移植

（1）皮片的切取和移植同其他部位皮片移植：由于头皮为非功能部位，肉芽组织创面宜行邮票状刃厚皮片移植，但原则上应密植将创面全覆盖，以免创面反复感染，经久不愈（图 14.20a、b）。

（2）Ⅲ度烧伤切痂的创面，宜行大（整）张薄中厚皮片移植。

2. 皮肤软组织扩张器修复秃发畸形

（1）第一期扩张器埋置：根据秃发畸形的面积，选择合适大小、形状的扩张器和埋置位置。在秃发区边缘与正常头皮之间作切口，切开头皮、皮下及帽状腱膜至颅骨骨膜层，严格止血，用弯止血钳或组织剪在帽状腱膜深层潜行剥离，按术前设计埋置扩张器的范围分离形成潜腔，大小正好能将扩张器囊埋置容纳。由切口处以弯止血钳向秃发瘢痕处分离扩张器注射壶埋置腔隙。用生理盐水冲洗扩张器后，先经注射壶注射生理盐水 10～20ml，检查扩张器有无渗漏、导管有无折叠、注射是否通畅。将注射壶由切口经皮下隧道送入注射壶埋置腔隙，注意注射壶的正反面，金属片面在下。之后将扩张囊也平展置入预先剥离好的腔隙中，平铺于颅骨骨膜上，无折叠、无扭曲。为防止血肿发生，通常于扩张囊深面低位处放置负压引流管，直视下小心将切口创缘皮下缝合，再缝合头皮。

（2）第二期扩张器取出并修复秃发畸形：扩张器经过 2～3 个月注水扩张，达到扩张面积要求后，最好等待 15 天左右再进行第二期手术。术前及术中取出扩张器后根据秃发畸形的不同形态特点进行皮瓣设计，以利于扩张后头皮能充分利用。皮瓣设计应尽量遵循轴型皮瓣及顺血运方向的原则。常用的局部皮瓣有滑行推进、局部旋转、易位、交错皮瓣等。术中根据头皮扩张的面积，切除秃发瘢痕的范围，严格止血冲洗创面后，间断缝合皮瓣伤口，缝合后皮瓣下放置引流管引流，适当加压包扎伤口（图 14.20c、d）。

3. 钛网修补颅骨缺损

（1）首先应用计算机辅助设计或 3D 打印患者颅骨缺损所需数字化成形钛网的形状及大小，按颅骨缺损情况预制相应钛网并消毒备用。

（2）沿原切口切开并掀起修复头部创面的皮瓣，或在取出头部扩张器同时设计分离扩张的头皮皮瓣，分离头皮显露整个颅骨缺损边缘，充分止血后将塑形钛网覆盖于颅骨缺损之上，钛网周边用钛钉固定于颅骨，彻底冲洗创面后于皮瓣下放置引流管，再将皮瓣原位缝合，或将扩张头皮皮瓣转移覆盖钛网，间断缝合皮瓣伤口（图 14.20e～g）。

（三）术后处理

1. 自体皮移植的术后处理同第三章游离植皮的相关内容。
2. 术后定期换药，48 小时左右拔除引流管。
3. 术后常规应用抗生素，术后 10 天左右拆线。

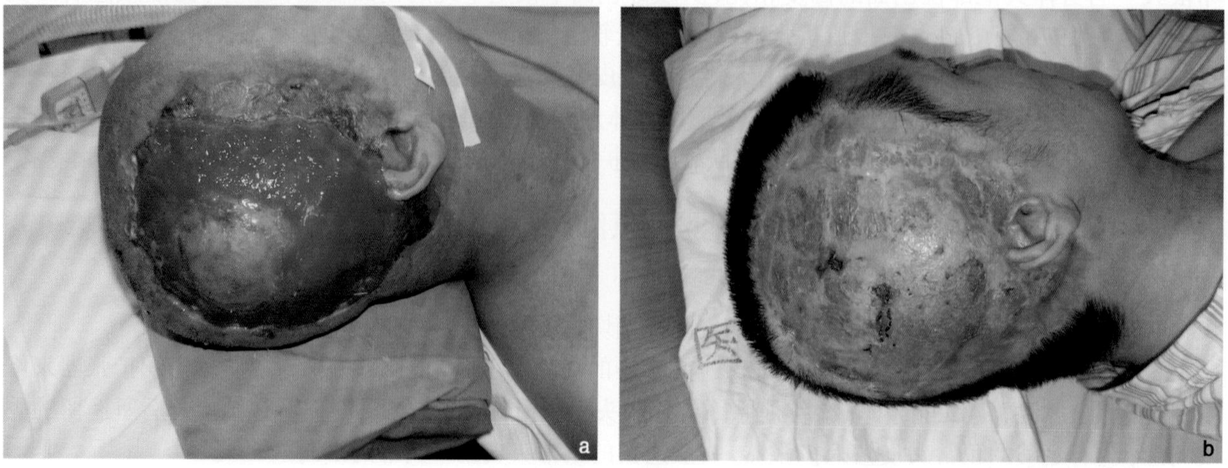

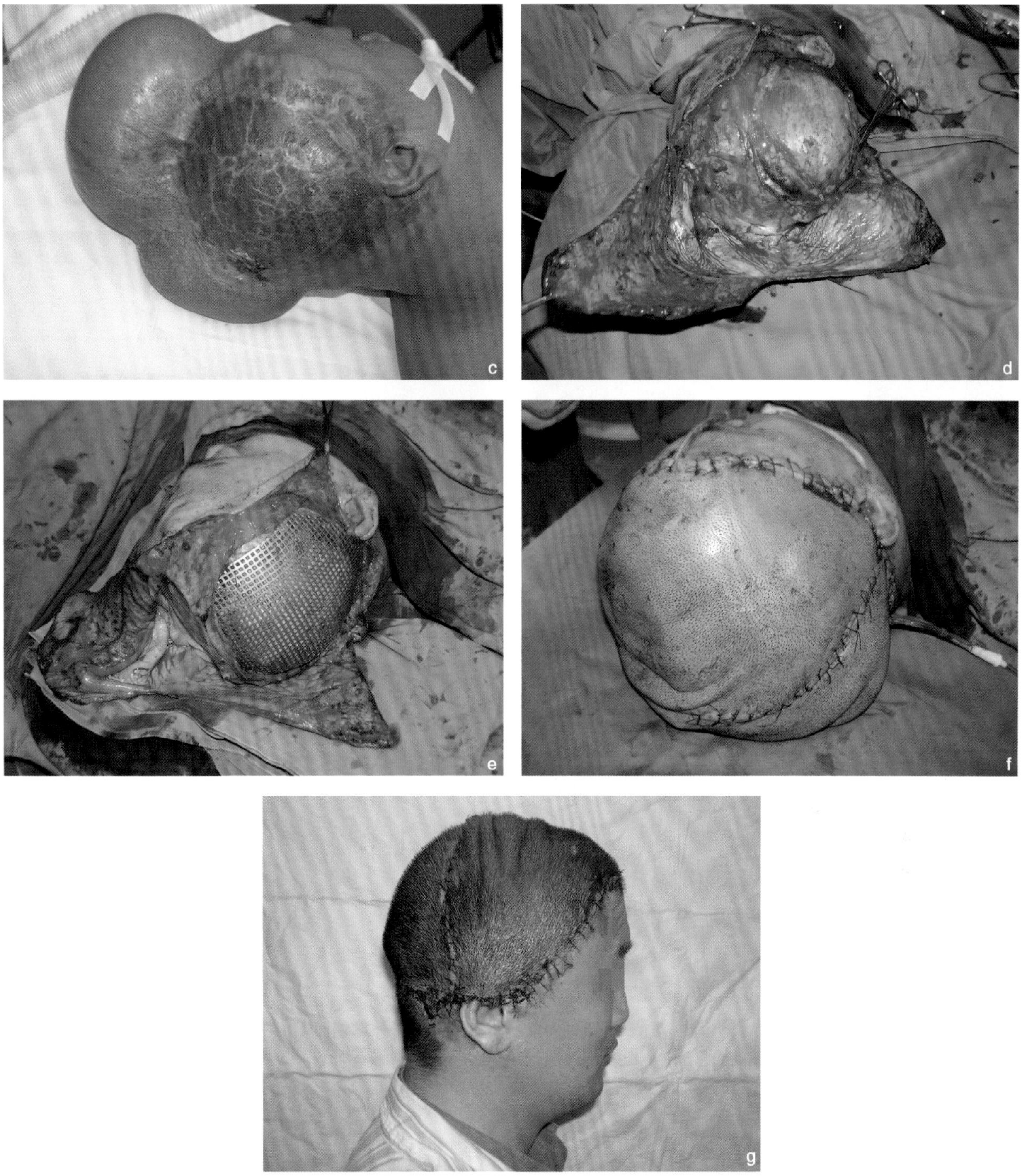

图 14.20　**自体皮移植及头皮扩张术加钛网序贯治疗头皮大面积缺损及颅骨缺损**

a. 电烧伤后头部肉芽创面，部分颅骨缺损创面，已在硬脑膜上植皮覆盖；b. 头颅部肉芽创面已行自体皮移植修复；c. 植皮修复后秃发畸形，于正常头皮下植入皮肤软组织扩张器，注水扩张后；d. 头部扩张器取出后，切除秃发畸形处所植皮及瘢痕，部分颅骨缺损；e. 颅骨缺损处植入钛网；f. 扩张头皮皮瓣转移覆盖钛网；g. 术后 1 周，伤口愈合良好，皮瓣下无感染

二、局部头皮皮瓣修复头部颅骨外露创面

（一）手术适应证

1. 局限性头皮全层烧伤（含骨膜）切痂后创面。
2. 局限性头皮全层坏死、颅骨外露创面。

(二)手术方法

1. 切除全层坏死头皮组织,创面如无感染,仅用骨凿或电动骨锯去除颅骨表面一薄层坏死骨质,如为颅骨全层坏死的感染创面,需将坏死颅骨清除干净。

2. 根据创面的位置、范围选用头皮局部皮瓣修复。按逆行设计原理,在创面邻近部位设计局部皮瓣,包括旋转、滑行皮瓣,单蒂或者双蒂直接覆盖创面。皮瓣与创缘间断缝合,皮瓣下置乳胶条引流,适当加压包扎。供瓣区直接缝合,不能直接缝合者行中厚皮片移植(图 14.21)。

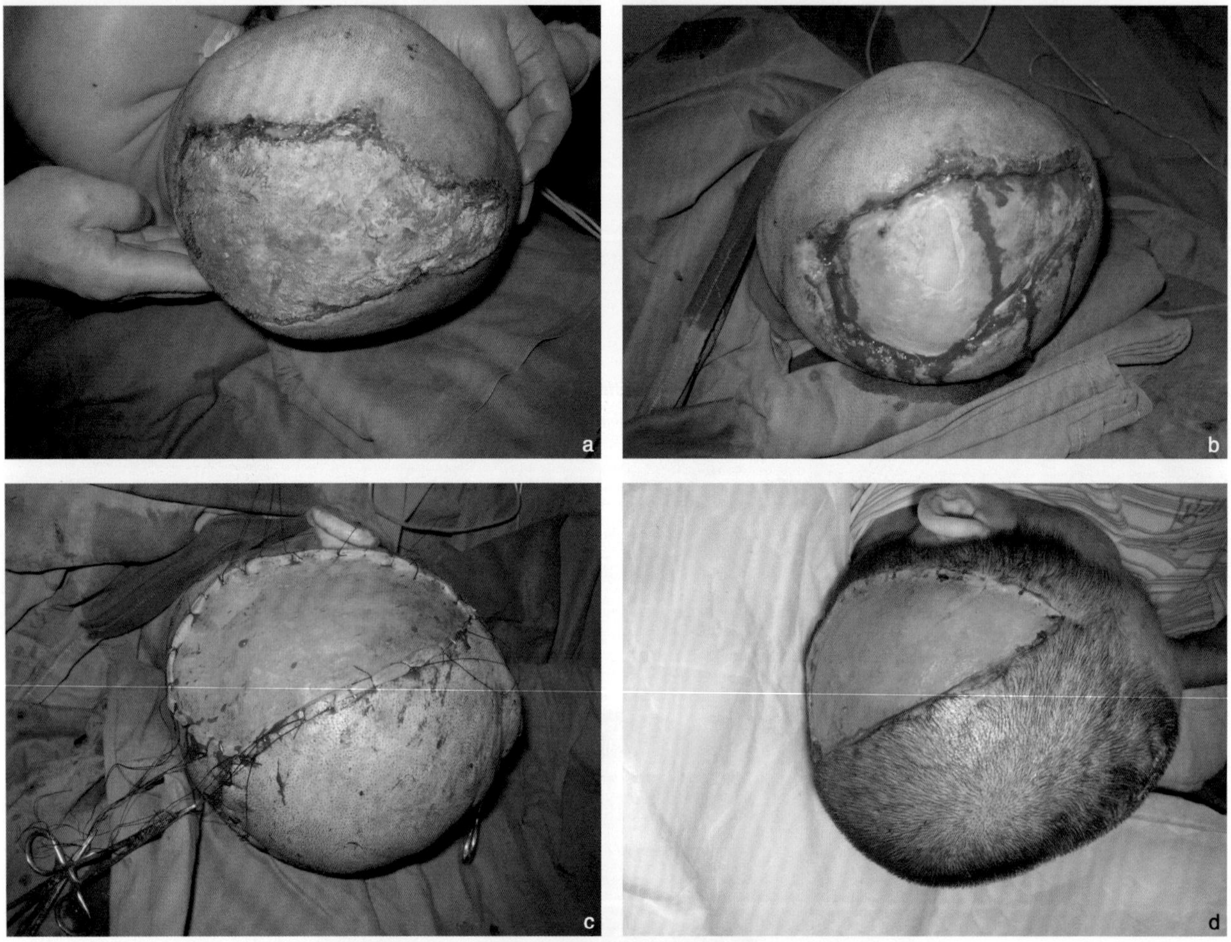

图 14.21 局部头皮皮瓣修复头部颅骨外露创面

a. 头顶部高压电烧伤后创面,为黑色干痂;b. 切除创面干痂后,创面基底颅骨外露,但无坏死;c. 于创面左侧切取局部头皮皮瓣转移覆盖颅骨外露创面,供瓣区行自体中厚皮片移植;d. 术后 10 天,头皮皮瓣及供瓣区所植皮均愈合良好

(三)术后处理

1. 卧床休息 5~7 天,头部制动,避免皮瓣受压。
2. 应用抗生素治疗 3~5 天。
3. 术后 48 小时拔除引流条,7~10 天拆线。

三、带蒂下斜方肌肌皮瓣修复头枕部颅骨外露创面

(一)手术适应证

1. 头枕部头皮全层(含骨膜)广泛烧伤切痂后无法用自体皮片移植覆盖者。
2. 头枕部头皮全层广泛坏死、颅骨外露,无法用自体皮片移植覆盖者。

(二)手术方法

1. 切除全层坏死头皮组织,创面如无感染,仅用骨凿或电动骨锯去除颅骨表面一薄层坏死骨质,如为颅骨全层坏死的感染创面,需将坏死颅骨清除干净。

2. 根据头枕部创面的范围，按逆行设计原理，在一侧背部设计带蒂下斜方肌肌皮瓣。斜方肌肌皮瓣的设计及分离同本书相关章节。将解剖分离好的带蒂下斜方肌肌皮瓣通过皮下隧道或明道转移覆盖头枕部颅骨外露创面，间断缝合固定，皮瓣下放置引流管引流，适当加压包扎。供瓣区直接拉拢缝合，不能直接缝合者行中厚皮片移植（图 14.22）。

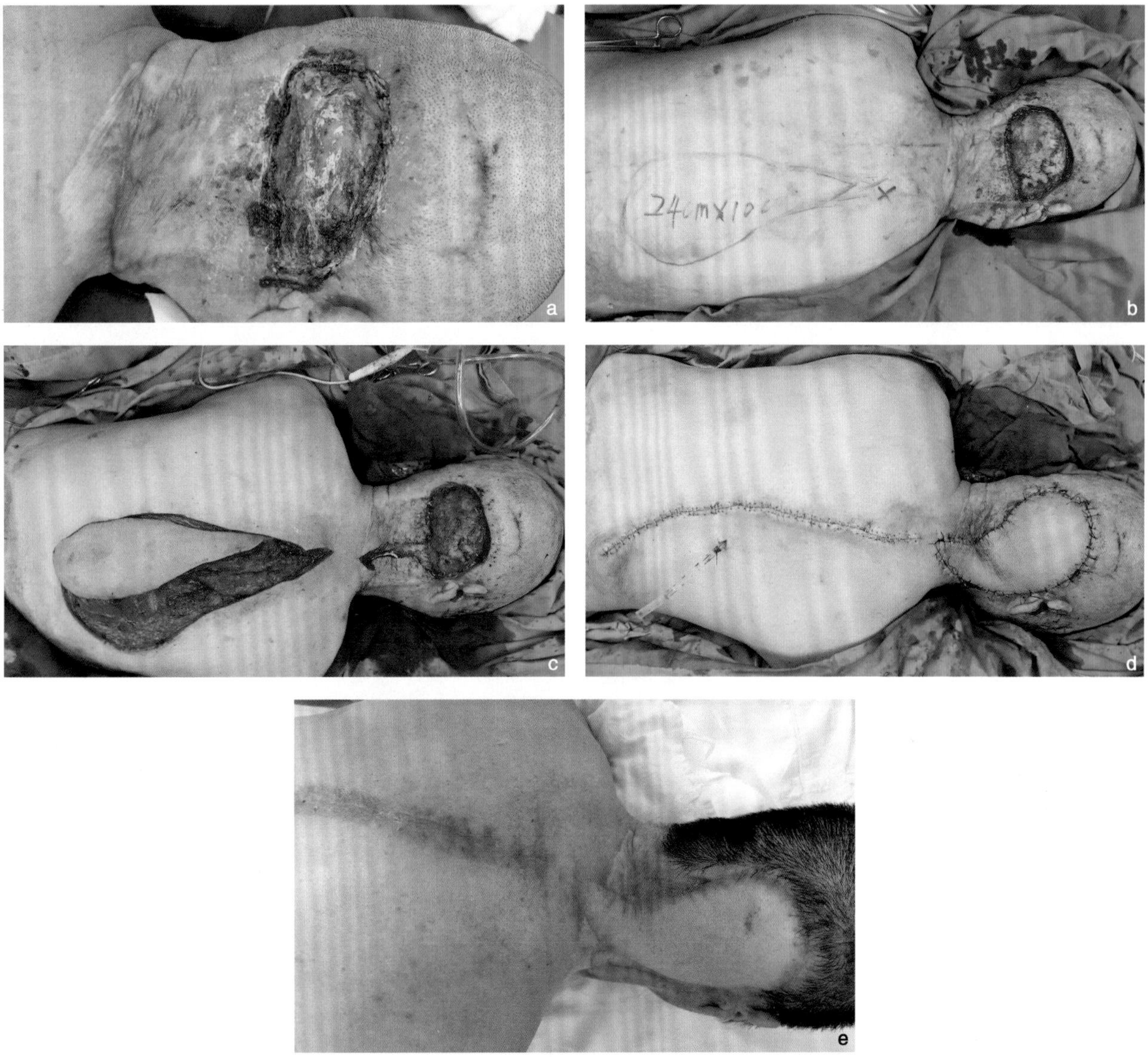

图 14.22　**带蒂下斜方肌肌皮瓣修复头枕部颅骨外露创面**

a. 头枕部高压电烧伤后创面，为黑色干痂；b. 切除创面干痂后，创面基底颅骨外露，部分坏死，仅凿除坏死颅骨表面，保留大部分坏死颅骨，设计右侧带蒂下斜方肌肌皮瓣；c. 带蒂下斜方肌肌皮瓣切取完毕；d. 带蒂下斜方肌肌皮瓣转移覆盖颅骨外露创面；e. 术后 3 周，创面一期愈合，皮瓣下无感染

（三）术后处理

1. 术后密切观察皮瓣血运，避免皮瓣受压。
2. 应用抗生素治疗 5～7 天。
3. 术后 48 小时拔除引流管，7～10 天拆线。

四、游离背阔肌肌皮瓣修复头枕部颅骨外露及缺损创面

（一）手术适应证

1. 头皮全层（含骨膜）广泛烧伤切痂后无法用游离自体皮片或局部皮瓣覆盖者。

2. 头皮全层坏死，颅骨外露或缺损较大，无法用局部皮瓣修复者。

3. 有适合的供瓣区。

4. 局部（受区）有吻合血管条件者。

（二）手术方法

1. 切除全层坏死头皮组织，创面如无感染，仅用骨凿或电动骨锯去除颅骨表面一薄层坏死骨质，如为颅骨全层坏死的感染创面，需将坏死颅骨清除干净。然后分离受区血管备用，一般选择一侧颞浅动、静脉或颈部浅静脉。

2. 根据头部创面的位置、范围设计一侧背阔肌肌皮瓣。背阔肌肌皮瓣的设计及分离同本书相关章节。背阔肌肌皮瓣完全分离后，切断血管带，将肌皮瓣移至受区创面，在手术显微镜下将肌皮瓣血管蒂与受区动、静脉分别进行吻合，观察肌皮瓣血运良好后，将肌皮瓣覆盖于受区创面，并与创缘间断缝合，伤口下放置引流条引流。供瓣区直接拉拢缝合，不能直接缝合者行中厚皮片移植（图 14.23）。

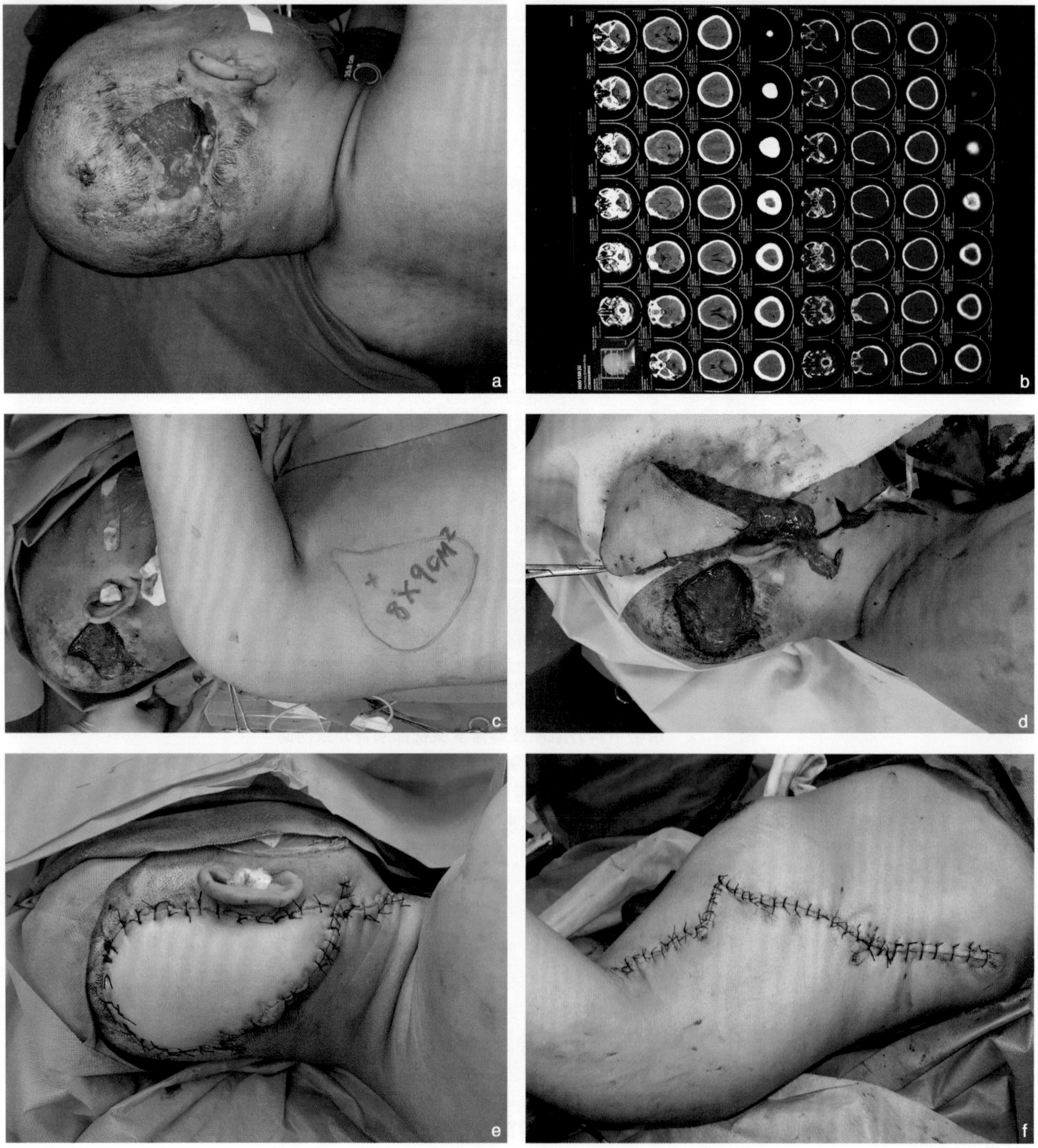

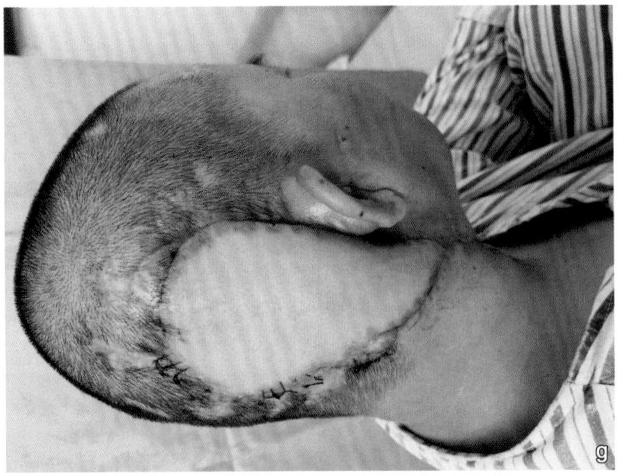

图 14.23　**游离背阔肌肌皮瓣修复头枕部颅骨外露及缺损创面**
a. 头枕部外伤后部分颅骨缺损，创面感染；b. 头颅 CT 平扫示颅骨缺损范围；c. 头枕部创面扩创后，设计右侧背阔肌肌皮瓣；d. 背阔肌肌皮瓣已切取下来，皮瓣血管蒂准备与颈外动、静脉行血管吻合；e. 血管吻合完毕，肌皮瓣血运良好，伤口间断缝合固定；f. 供瓣区直接拉拢缝合；g. 术后 16 天，创面一期愈合，皮瓣下无感染

（三）术后处理

1. 术后密切观察皮瓣血运 1 周左右。
2. 术后 1 周每天适当输液，保证充足的血容量。
3. 应用抗生素治疗 5～7 天。
4. 室温尽量保持在 25℃左右，皮瓣局部应用烤灯照射保温。
5. 应用止痛药对症治疗，应用罂粟碱防止血管痉挛。
6. 应用低分子肝素抗凝 1 周左右，防止血栓形成。

五、游离脐旁皮瓣修复颅骨外露创面

（一）手术适应证

1. 头皮全层（含骨膜）广泛烧伤切痂后无法用游离自体皮片或局部皮瓣覆盖者。
2. 头皮全层坏死，颅骨外露或缺损较大，无法用局部皮瓣修复者。
3. 有适合的供瓣区。
4. 局部（受区）有吻合血管条件者。

（二）手术方法

1. 切除全层坏死头皮组织，创面如无感染，仅用骨凿或电动骨锯去除颅骨表面一薄层坏死骨质，如为颅骨全层坏死的感染创面，需将坏死颅骨清除干净。然后分离受区血管备用，一般选择一侧颞浅动、静脉或颈部浅静脉。

2. 根据头部创面的位置、范围设计一侧脐旁皮瓣。脐旁皮瓣的设计及分离同本书相关章节。脐旁皮瓣完全分离后，切断血管蒂，将皮瓣移至受区创面，在手术显微镜下将皮瓣血管蒂与受区动、静脉分别进行吻合，观察皮瓣血运良好后，将皮瓣覆盖于受区创面，并与创缘间断缝合，伤口下放置引流条引流。供瓣区直接拉拢缝合，不能直接缝合者行中厚皮片移植（图 14.24）。

（三）术后处理

同游离背阔肌肌皮瓣修复头枕部颅骨外露及缺损创面的相关内容。

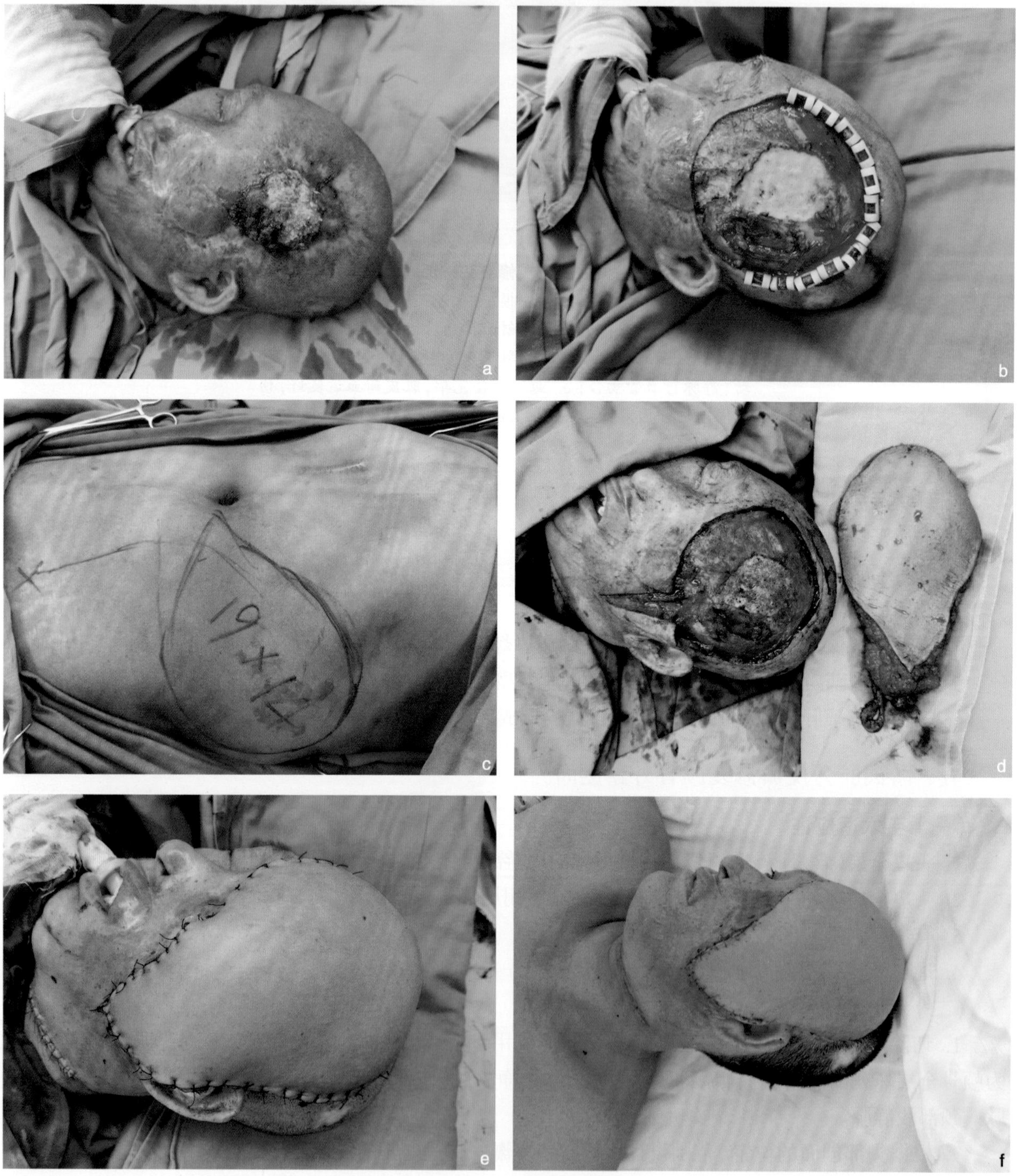
a
b
19×14
c
d
e
f

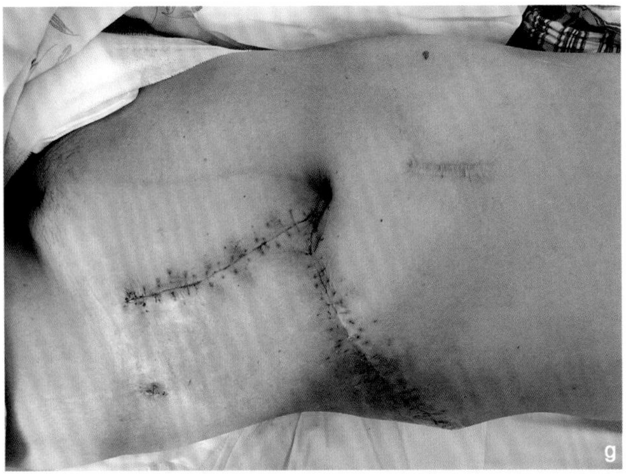

图 14.24　**游离脐旁皮瓣修复颅骨外露创面**

a. 左侧额颞部肿瘤溃疡创面；b. 扩大切除肿瘤溃疡及边缘3cm 范围，凿除部分颅骨外板；c. 设计左侧带腹壁下血管的脐旁皮瓣；d. 脐旁皮瓣已切取下来，皮瓣血管蒂准备与颞浅动脉及颈外静脉行血管吻合；e. 血管吻合完毕，皮瓣血运良好，伤口间断缝合固定；f. 术后 2 周，创面一期愈合；g. 术后2 周，供瓣区直接拉拢缝合后一期愈合

六、人工真皮（皮耐克）加自体刃厚皮片移植修复大面积颅骨外露创面

（一）手术适应证

1. 大面积颅骨外露创面、无法用局部头皮皮瓣修复者。

2. 患者全身状态差无法耐受复杂手术或无行游离（肌）皮瓣的技术和条件者。

（二）手术方法

1. Ⅰ期清创清　除头颅部创面感染肉芽组织，用骨凿将外露坏死颅骨外板凿除，或用专门的钻头钻孔，直到颅骨渗血为止，冲洗干净后用人工真皮（皮耐克）移植覆盖创面，间断缝合，或用皮肤缝合器固定。

2. Ⅱ期手术　2～3 周后，去除人工真皮硅胶膜，观察人工真皮完全血管化覆盖外露的颅骨，有时需多次应用人工真皮，直到其完全覆盖外露的颅骨后，取自体刃厚皮片移植覆盖创面，间断缝合，或用皮肤缝合器固定，适当加压包扎（图 14.25）。

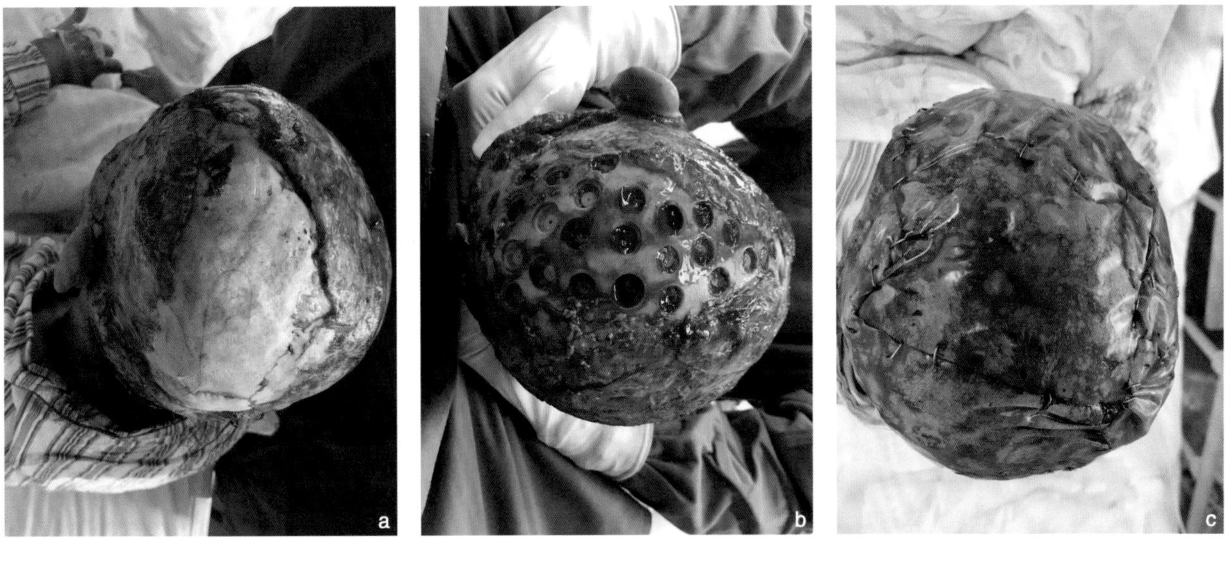

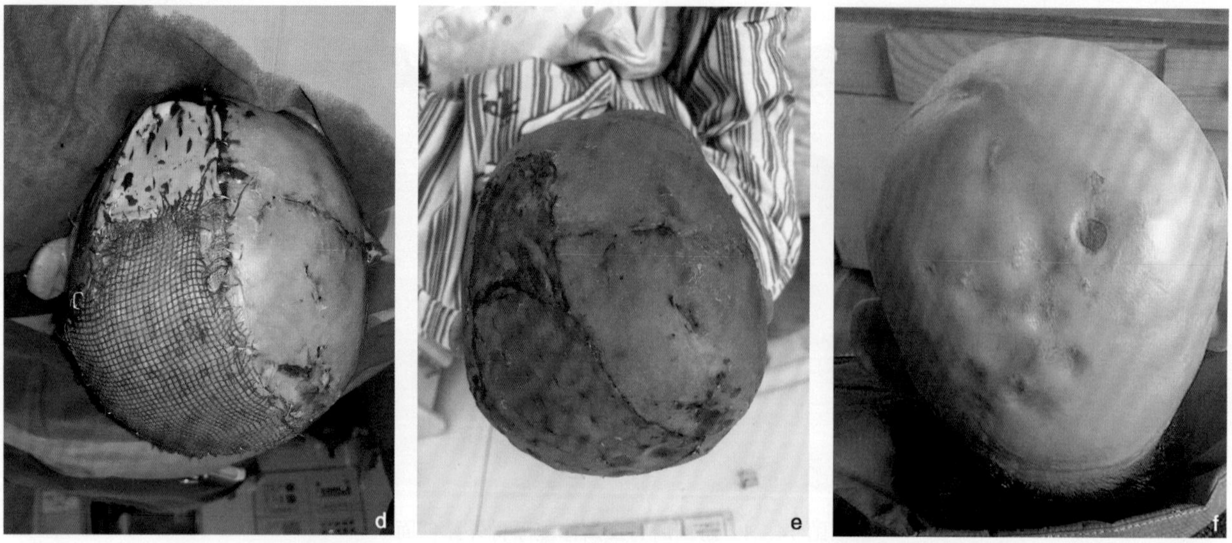

图 14.25 **人工真皮(皮耐克)加自体刃厚皮片移植修复头皮撕脱伤大面积颅骨外露创面**

a. 头皮撕脱伤,大面积颅骨外露创面;b. 第一次手术,清创、颅骨钻孔后用皮耐克覆盖颅骨外露创面;c. 皮耐克移植后 5 天创面情况;d. 第一次术后 3 周,血管化皮耐克完全覆盖外露颅骨后,于大腿取自体刃厚皮片移植覆盖创面;e. 自体皮片移植 1 周后,所植皮基本存活;f. 出院后半年复查,头部创面愈合良好

(三)术后处理

1. 术后定期换药。
2. 余同第三章刃厚皮片移植术的相关内容。

(覃凤均 沈余明)

第十五章　胸部创面

第一节　乳房重建

1982 年，美国整形外科医生 Hartrampf 等首先报道应用带蒂下腹部横行腹直肌肌皮瓣（pedicled transverse rectus abdominis myocutaneous flap，pTRAM）对乳腺癌术后缺损进行乳房再造，宣告乳房再造从此进入腹部皮瓣时代。随后，澳大利亚整形外科医生 Taylor 和 Palmer 提出皮瓣灌注体区概念，穿支皮瓣随之兴起，腹壁下动脉穿支皮瓣（deep inferior epigastric artery perforator flap，DIEP）应运而生。1994 年，美国整形外科医生 Allen 和 Treece 首次报道应用 DIEP 进行乳房再造。与 pTRAM 相比，DIEP 避免了对腹直肌的损伤，减轻了腹部并发症风险。经过二十余年的发展，DIEP 因其组织量大、血管蒂长、穿支血管丰富、供区损伤较小的优点，已经成为自体组织乳房再造手术的“金标准”。

DIEP 由腹壁下动脉穿支供血，该穿支发自腹壁下动脉，在脐周分布较为丰富。而非如 pTRAM 需要从腹壁上动脉经过减小口径的吻合支血管（choke vessel）间接供血，大大增加了皮瓣灌注面积。DIEP 的静脉引流主要依靠腹壁下静脉及腹壁浅静脉，因此在解剖皮瓣时也可以增加携带腹壁下静脉作为辅助的皮瓣引流静脉。此外，DIEP 为游离皮瓣，摆脱了对肌肉带连接的依赖，从而允许更加自由地摆放和塑形。

一、手术要点

（一）手术适应证

1. 一般情况　患者术前应进行血、尿常规，生化指标，胸部 X 射线等常规检查。对于合并凝血系统疾病或腹壁整形手术史的患者，不应选择 DIEP 手术方式。对于合并代谢性疾病或重要脏器功能不全的患者，应在疾病控制稳定后进行手术。对于有腹壁瘢痕的患者，应通过 CT 血管造影（CTA）充分评估血管条件。对于乳腺癌术后患者，应评估肿瘤有无复发或远处转移。

2. 受区情况

（1）软组织条件：术前应对受区软组织缺损程度、乳腺癌手术切口位置、放疗损伤情况进行评估，并与健侧乳房进行比较，估测缺损皮肤软组织量（图 15.1）。

（2）血管条件：术前应通过胸腹部 CTA 检查评估受区血管情况。应重点对患侧胸廓内动、静脉主干其主要分支进行考察，包括血管位置、走行、直径（图 15.2）。

3. 供区情况

（1）软组织条件：术前应对腹部软组织情况进行评估，重点关注皮下脂肪厚度、皮肤松弛程度、腹部瘢痕位置（图 15.3）。

（2）血管条件：术前应在 CTA 上对双侧腹壁下动脉及其穿支情况进行仔细判读，重点包括腹壁下动脉主干及主要分支走行、穿支自前鞘表面穿出位置及肌肉内走行等（图 15.4）。

（二）术前设计

1. 切口设计　患者站立位进行术前设计，标记中线，设计患侧再造乳房下皱襞最低点位于健侧以上 1cm。标记患侧乳腺癌切口瘢痕，测量瘢痕下方需要替换的皮肤量，并依据此设计腹部皮瓣宽度。腹部皮瓣长度止于双侧髂前上棘（图 15.5、图 15.6）。

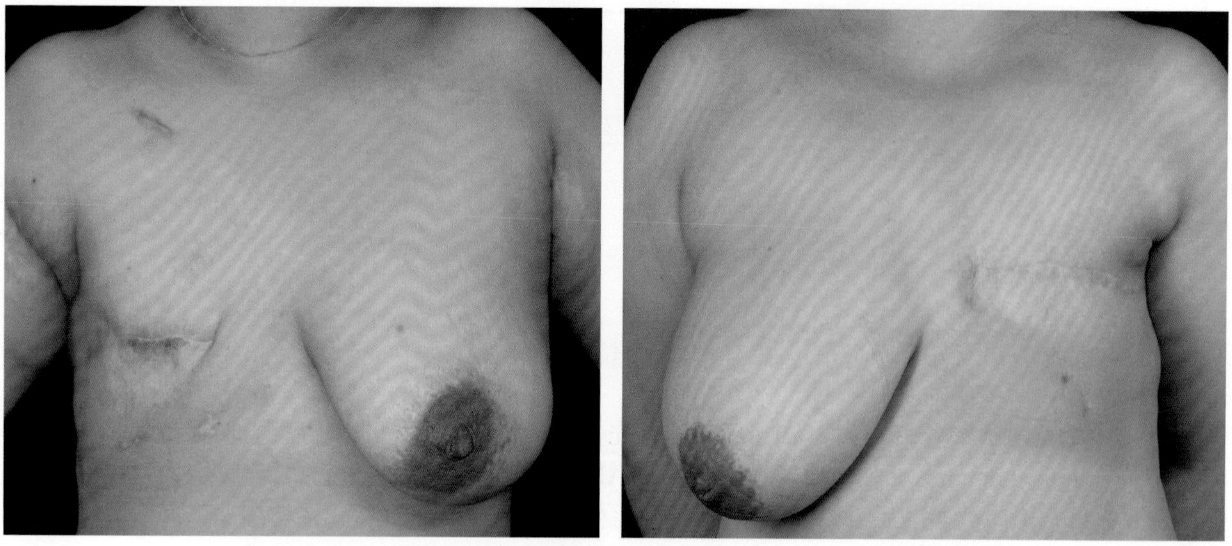

图 15.1 受区软组织缺损情况

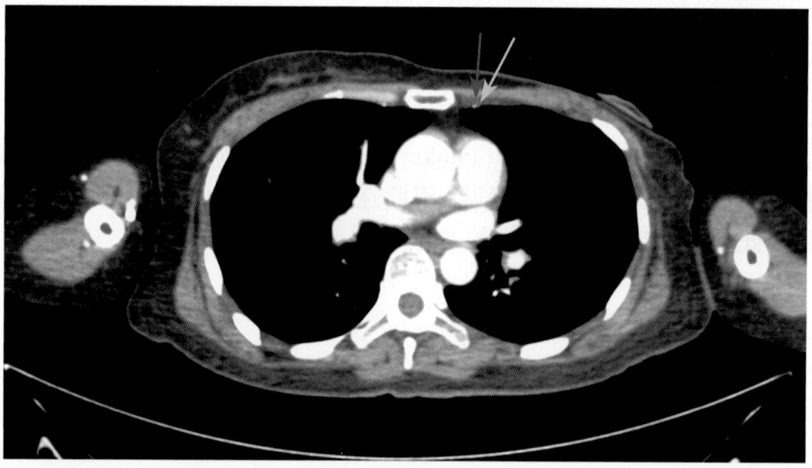

图 15.2 胸部 CTA 显示第三肋间胸廓内动脉（红箭头）及静脉（蓝箭头）

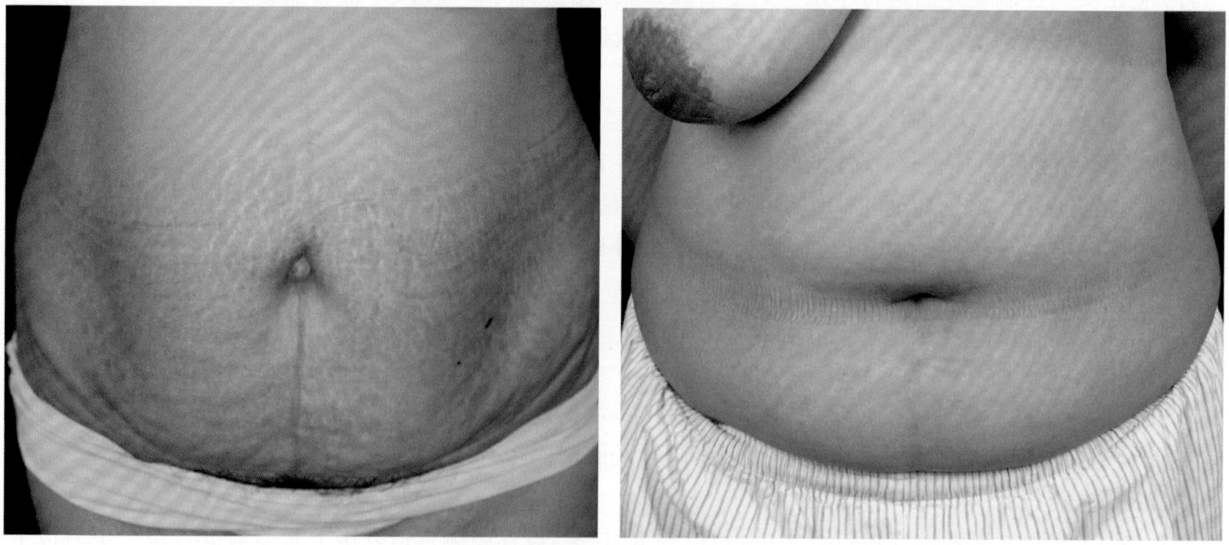

图 15.3 供区软组织情况

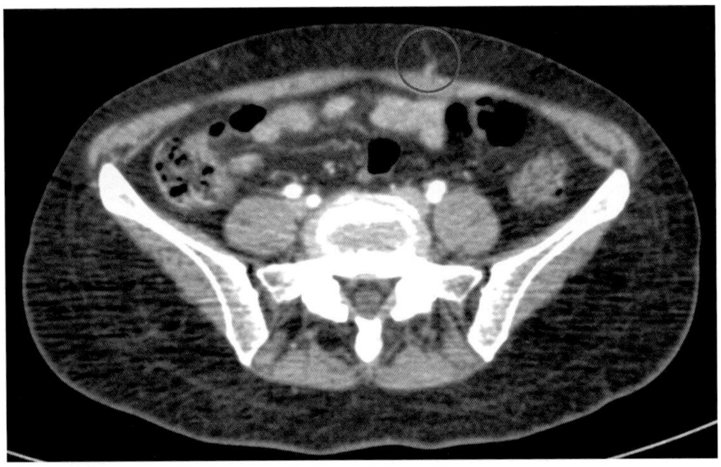

图 15.4 腹部 CTA 显示左侧腹壁下动脉穿支穿出前鞘

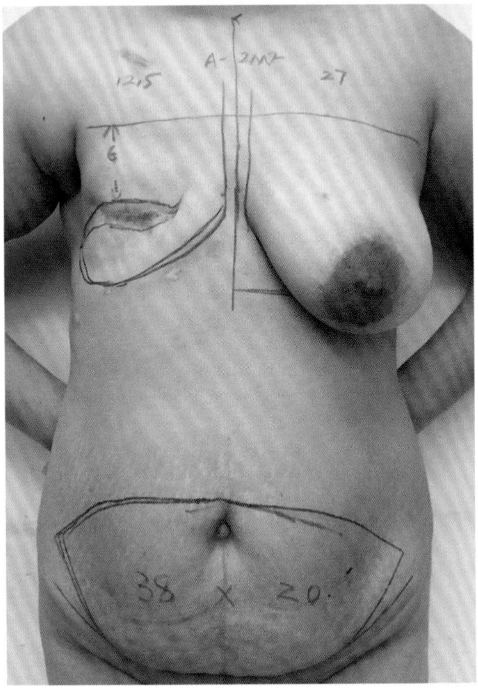

图 15.5 站立位术前设计

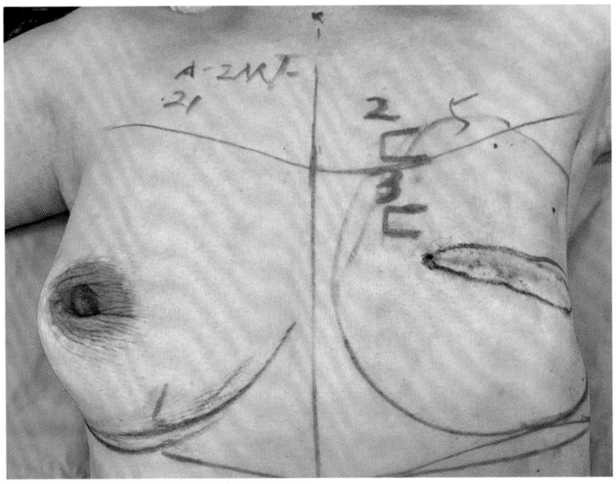

图 15.6 仰卧位标记第三肋

2. 穿支标记 患者仰卧位麻醉后，根据术前 CTA，对主要穿支穿出前鞘位置进行体表标记，并用多普勒超声确认血管搏动（图 15.7）。

（三）手术操作

1. 制备受区 以 0.1% 利多卡因 +1∶20 万副肾上腺素按术前设计切口进行皮下浸润麻醉，切开皮肤及皮下，于胸大肌表面剥离至术前设计线，内侧剥离至胸骨旁，形成再造乳房的合适腔隙（图 15.8）。在第三肋水平沿肌肉走行劈开胸大肌，进入胸大肌后间隙，暴露第三肋软骨（图 15.9）。切开软骨膜，切除第三肋软骨约 2cm（图 15.10）。切除软骨膜及部分肋间肌，暴露深层的胸廓内动、静脉。解剖胸廓内动、静脉，使其与周围组织充分游离，保留主要分支，结扎离断细小分支（图 15.11）。

2. 解剖皮瓣 以 0.1% 利多卡因 +1∶20 万副肾上腺素按术前设计切口进行皮下浸润麻醉，切开皮肤及皮下，保留脐带，自外向内掀起皮瓣一侧，沿腹直肌前鞘表面解剖，寻找术前选择的穿支血管。见到穿支血管穿出前鞘后（图 15.12），在其四周稍行分离，在外侧切开前鞘，见到其自腹直肌发出。之后向腹直肌内分离（图 15.13），结扎其余分支，直至暴露腹壁下血管主干。向腹壁下血管主干远端解剖 1～2cm，予以结扎离断（图 15.14）。继续向主干近端逆行解剖，至腹壁下动、静脉自股动、静脉发出处，予以结扎离断。完全掀起皮瓣，准备行皮瓣移植（图 15.15）。

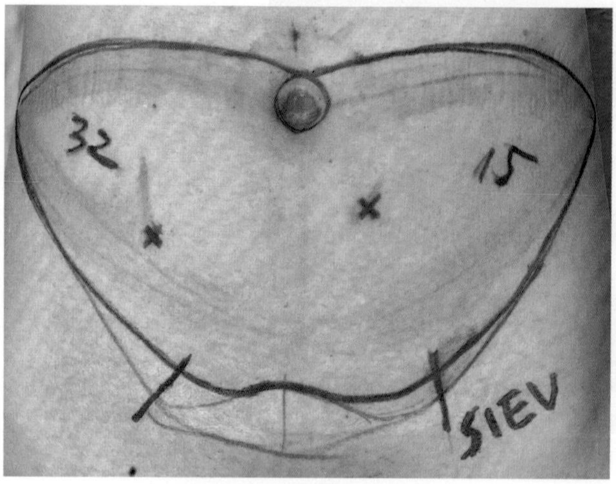

图 15.7 仰卧位标记穿支位置

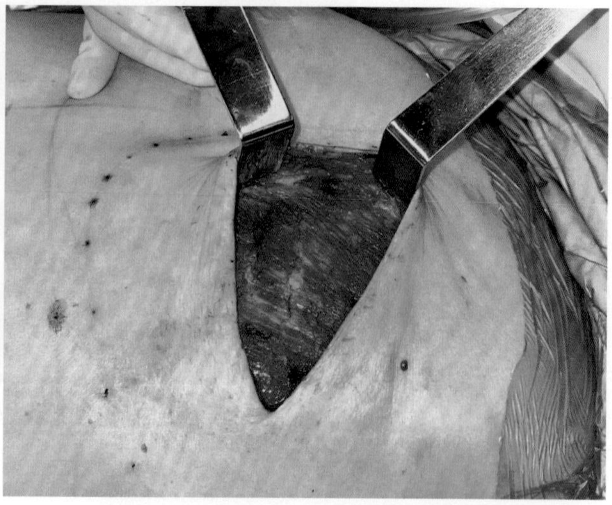

图 15.8 显露胸大肌表面及剥离再造腔隙

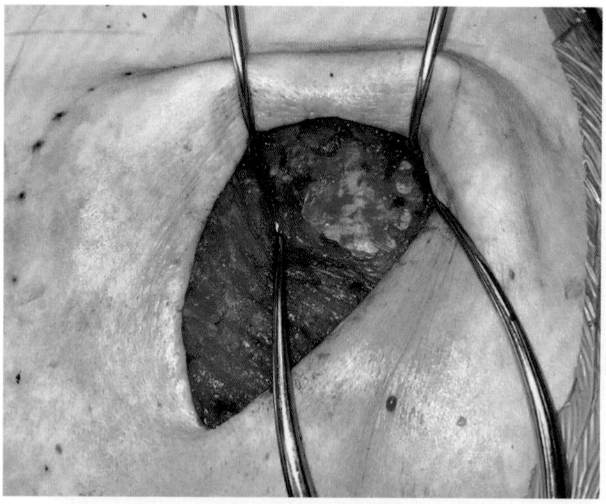

图 15.9 显露第三肋软骨

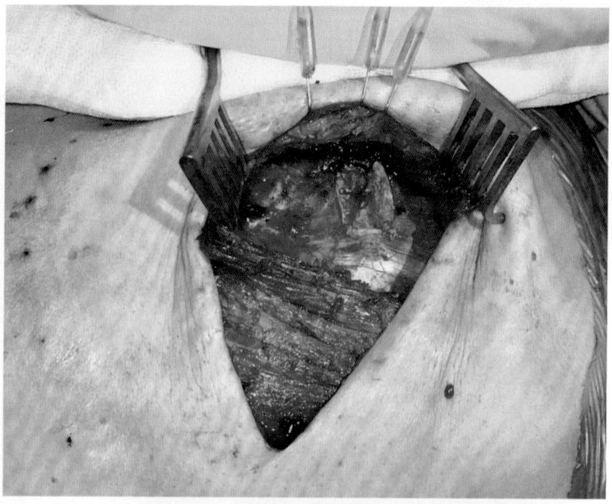

图 15.10 切除部分第三肋软骨

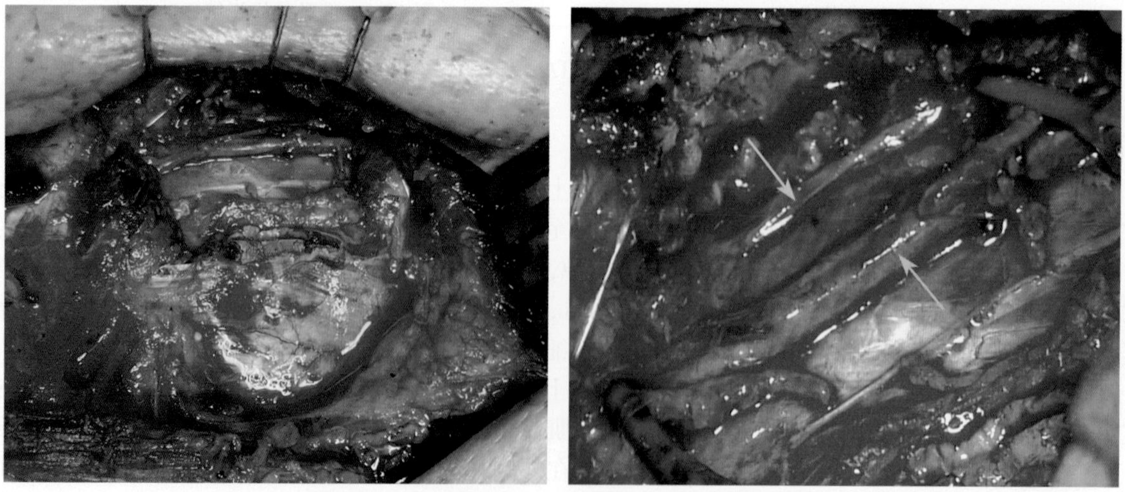

图 15.11 解剖胸廓内动脉(绿箭头)及静脉(蓝箭头)

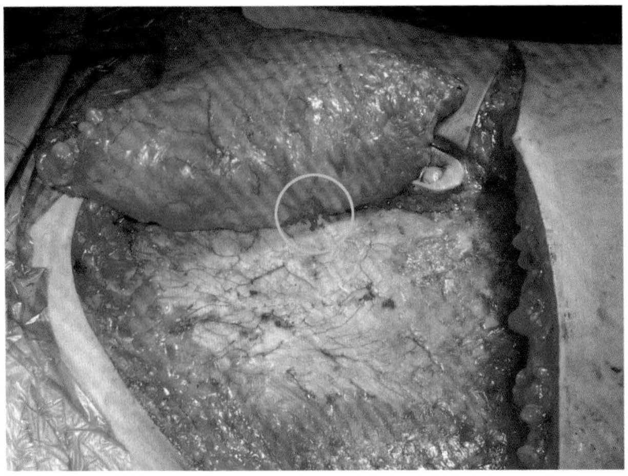

图 15.12　显露穿支穿出前鞘位置

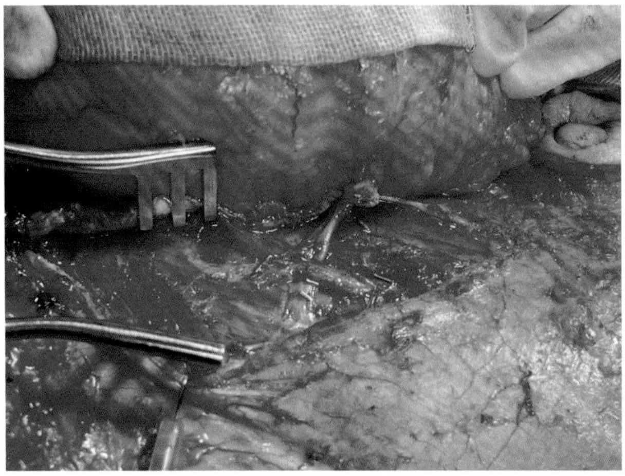

图 15.13　腹直肌内解剖穿支

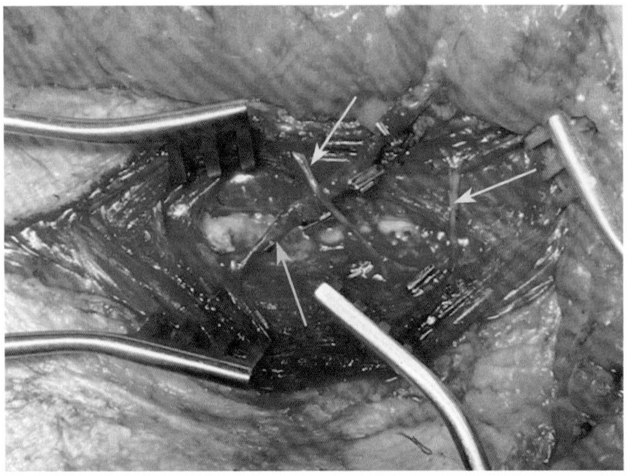

图 15.14　解剖腹壁下动、静脉主干（绿箭头），保留节段神经运动支（黄箭头）

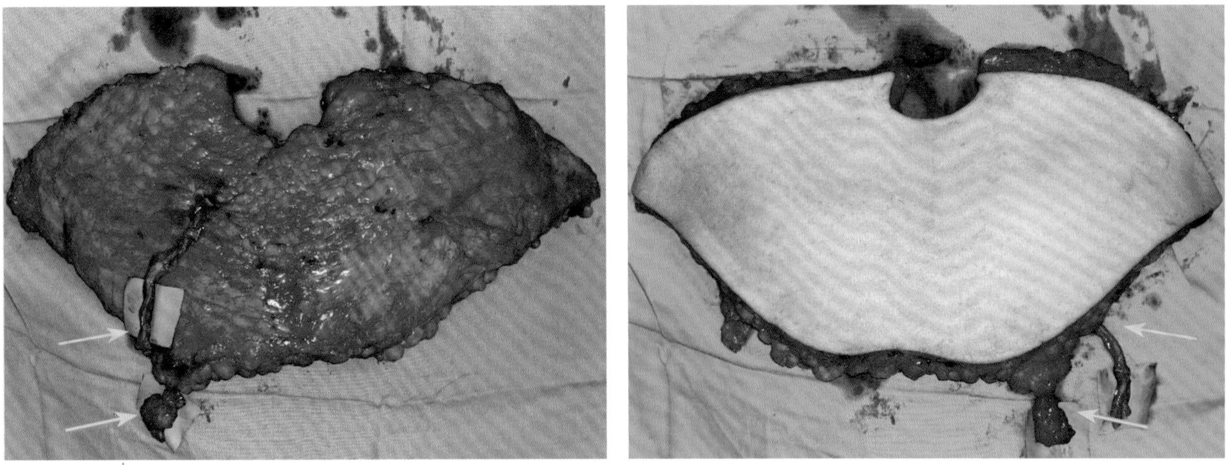

图 15.15　皮瓣解剖完成，保留单侧腹壁下动、静脉穿支血管蒂（黄箭头）及腹壁浅、静脉（绿箭头）

3. **显微吻合** 将皮瓣固定于胸部受区，血管夹夹闭受区血管，准备行显微吻合（图 15.16）。显微镜下测量皮瓣血管蒂动、静脉内径，受区血管动、静脉内径，分别进行吻合，放开血管夹，检查吻合口通畅情况（图 15.17、图 15.18）。

4. **皮瓣塑形** 调整皮瓣位置，先将皮瓣下缘固定于新下皱襞位置，并调整皮瓣折叠程度，形成适当再造乳房突度及弧形下缘，调整下极形态至与健侧对称。将皮瓣上缘插入预先剥离的腔隙，在胸大肌表面多点悬吊固定，调整再造乳房下垂程度。切除部分皮瓣上缘皮肤，调整切口高度，使上极轮廓平滑，4-0 可吸收线缝合皮下组织及皮肤（图 15.19）。

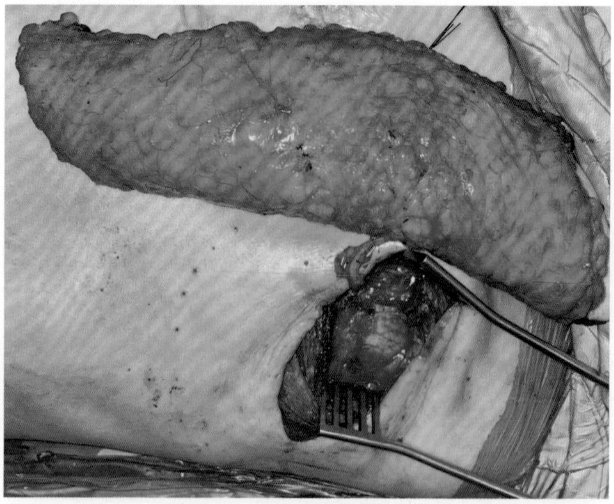

图 15.16 将皮瓣固定在胸壁准备显微吻合

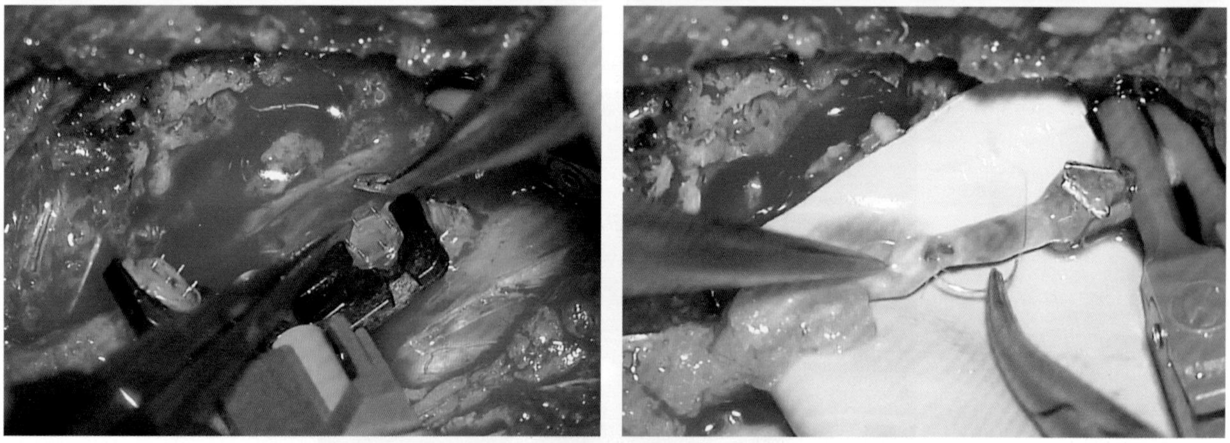

图 15.17 应用血管吻合器进行静脉吻合，应用 9-0 尼龙线进行动脉吻合

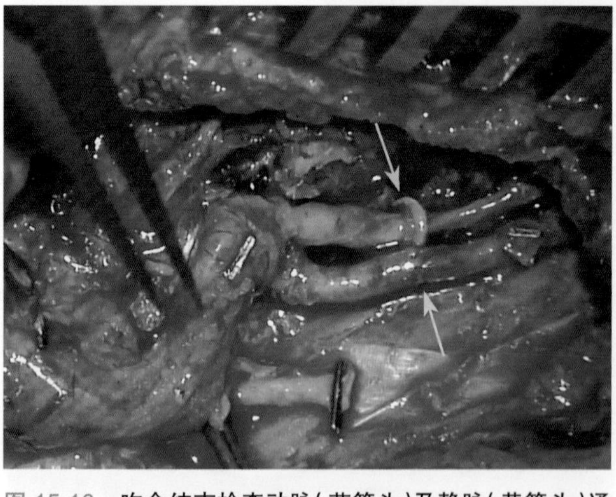

图 15.18 吻合结束检查动脉（蓝箭头）及静脉（黄箭头）通畅情况

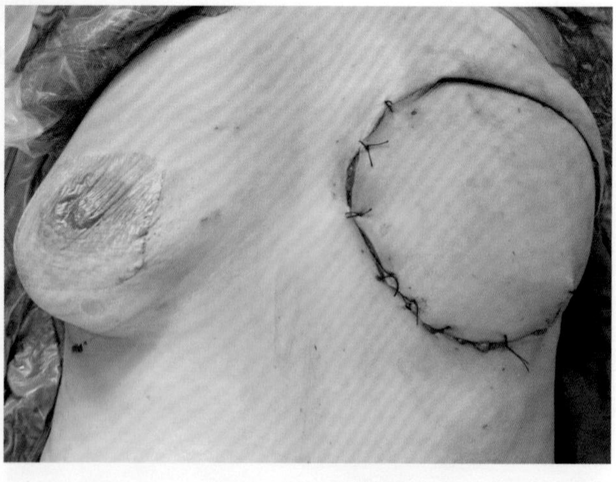

图 15.19 皮瓣塑形

5. **关闭供区** 沿腹部切口向上分离至肋弓下缘，调整患者体位为屈髋屈膝位，至腹部上下缘切口可拉拢对位，临时固定。在腹部正中脐部相应位置做皮肤切口，将脐暴露并塑形，以 4 号丝线缝合腹直肌及前鞘（图 15.20）。以 3-0 可吸收线缝合皮下组织，5-0 缝线间断缝合皮肤。7 号丝线间断缝合腹部切口皮下脂肪组织和 Scarpa 筋膜，4-0 可吸收线缝合皮下组织及皮肤（图 15.21）。

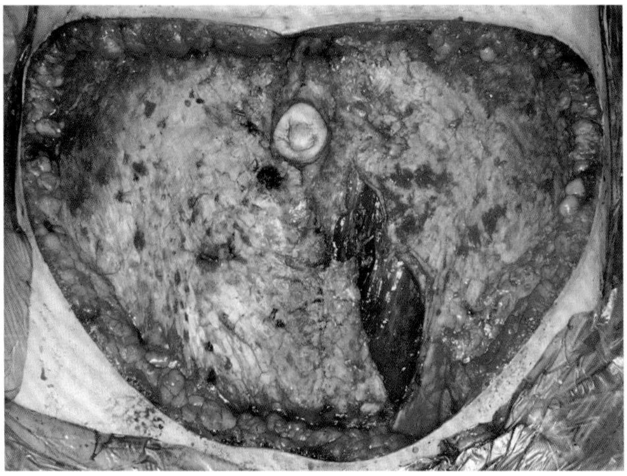

图 15.20　缝合腹直肌及前鞘

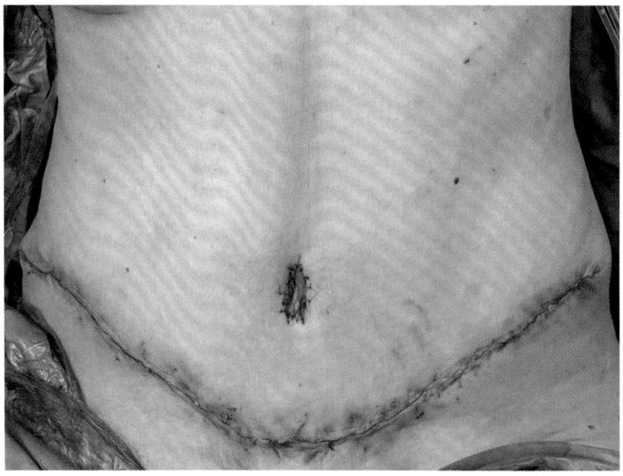

图 15.21　供区缝合结束

二、术后处理

术后 48 小时内每小时观察皮瓣血供情况，及时发现并处理可能的吻合口阻塞、血肿、静脉回流障碍等并发症。患者于术后即刻起 24 小时连续穿戴弹力袜及弹力衣。术区每天引流量少于 40ml 时可拔除引流管。术后嘱患者保持屈膝屈髋位，术后 48～72 小时即可鼓励患者下床或进行床旁活动，并逐渐增加活动强度，避免下肢深静脉血栓形成，并利于患者术后早期康复。

（刘春军　徐伯扬）

第二节　胸壁缺损

胸壁重建是一项极富挑战性的工作，病损可以侵犯胸壁的各个层次，包括皮肤、皮下组织、肌肉组织和骨组织。在不同的患者之间，胸壁缺损存在很大不同；胸壁重建方案的制定需要考虑缺损的大小、位置、深度以及周围组织状况等因素，这些因素决定了修复重建手术的复杂程度和困难程度，所以，手术前明确病损的切除范围和解剖层次至关重要。另外，术前还应对患者的整体健康情况进行评估，包括患者的心肺功能和营养状况，其中，全面的肺功能检查尤为重要，据报道，手术引发的呼吸系统疾病是术后常见的并发症，也是导致术后死亡的最常见原因。所以，术前调整好患者的心肺功能和营养状态非常必要，可以提高手术的成功率。

胸壁缺损修复重建手术的目标包括：①恢复胸壁硬性支持结构的完整性，保护胸腔内重要脏器，恢复呼吸系统功能；②提供稳定的软组织覆盖；③填充病损切除后遗留的胸腔内死腔；④兼顾胸壁外观的修复；⑤如为儿童患者，需要满足胸壁生长发育的需求；⑥快速愈合，方便术后放射治疗的实施。

重建内容可分为两部分：硬性支持结构重建和胸壁软组织缺损覆盖。

一、硬性支持结构重建

硬性支持结构重建需求常见于全层胸壁切除的病例，当切除的肋骨≥4 根，或者全层胸壁缺损≥5cm 时，一般需要进行骨性结构重建，因为局部胸壁可因失去完整肋骨的支持而软化，出现反常呼吸运动，即连枷胸。缺损发生的部位不同，重建的需求也不一样，发生在前侧或前外侧胸壁的缺损，更容易引起反常呼吸运动，而后侧（肩胛骨下）和上侧（第四肋上）胸壁对呼吸运动影响小，一般不需要骨架结构的重建。但肩胛下角部位的骨组织缺损一般需要修复重建，以免术后上肢运动时肩胛下角嵌入肋骨缺损内。

可以用于骨性结构修复重建的替代材料有很多种，包括人工合成材料、生物材料、合金材料和自体、异体或异种骨组织材料等。修复胸壁的理想材料应具备以下特性：拥有足够的强度，易于塑形和放置；X射线可透射；生物相容性好。每一种修复材料都有各自的优缺点，目前临床上对于胸壁修复材料的使用还没有达成共识。

（一）人工合成材料

聚四氟乙烯补片是临床应用较多的修补材料，具有一定的强度，易于塑形，具有防水性，可以封闭胸腔，适于修复外侧胸壁较小的骨性结构缺损（<3 根肋骨），需要在一定张力下放置缝合补片，从而有效防止反常呼吸运动。聚四氟乙烯补片生物相容性较差，无法与自体组织整合，抗感染性较差，不能用于修复感染和胸腔脏器外露的缺损；而且材料一旦外露，则必须取出；也不能用于较大缺损的修复，缺损越大，网片越难防止异常呼吸运动的发生。由于补片无法为胸骨下方的纵隔提供足够的保护，因此，一般不用补片修复前胸壁的骨性缺损。两层聚丙烯网片夹裹甲基丙烯酸甲酯骨水泥形成的“三明治”结构，可以用于修复大面积的胸壁骨性缺损和胸骨缺损，此种结构的修复材料具有足够的强度，但是骨水泥的硬度大于正常的胸壁骨组织，往往会造成术后呼吸痛、肺不张和材料外露等问题。手术过程中骨水泥需要塑形，但塑造出一定弧度较为困难，同时需要注意有效固定，以防止任何粗糙面损伤或压迫内脏器官，特别是大血管和心脏。

（二）生物材料

现在，以异体脱细胞真皮为代表的生物材料多用于修复腹壁疝，但也可以用于修复胸壁缺损，优点包括生物相容性好，患者自身组织可以长入，具有较强的抗感染能力，可以直接用于胸腔脏器外露的病例，一旦与自身组织整合，即使创面发生感染，也可以不取出。虽然生物材料不能提供很大的强度，但对于较小的胸壁骨性缺损，可以提供足够的稳定性，防止反常呼吸运动的发生。

（三）合金材料

钛合金是修复骨组织的常用材料，也可以用于修复胸壁的骨性缺损。钛合金具有很多优点，包括质量轻、强度高、生物相容性好，具有一定的抗感染能力，钛板适用于修复大面积的胸壁骨性缺损，可以提供更接近生理性的胸壁运动和良好的胸壁外观。钛板移位和断裂的发生率约为 44%，但是，如果有良好的软组织覆盖，基本不会影响胸壁的正常功能。目前，随着三维打印技术的发展，可以为患者定制个性化的钛合金支架，用于复杂胸壁骨性结构的重建，如对于累及锁骨和胸骨的修复，可以重建胸锁关节和肋锁关节。钛板也存在一些局限性，如 X 射线不透射，无法为儿童胸壁的发育预留生长空间等。现在，一些生物可降解材料有望解决这些问题，如 L- 乳酸和乙醇酸共聚合板，在提供足够强度和稳定性的同时，可以逐步降解，由自体结缔组织和骨组织替代，X 射线也可以透射。

（四）自体、异体或异种骨组织材料

随着人工合成材料的快速发展，自体骨组织移植，如健侧肋骨移植，在胸壁重建中的应用越来越少。脱细胞异体或异种骨移植的应用也很局限，尤其不能用于术后辅助放化疗的患者，放化疗后免疫抑制可能会引起移植物早期感染和骨不连。然而，这些骨移植物具有最接近正常骨组织的特性，更重要的是可以发生再血管化和细胞化，可以与自身组织完全整合。这些特性使这些修复材料在儿童患者和感染病例中具有一定的应用前景。

综上所述，对于广泛的胸壁骨性缺损，需要恢复胸壁的稳定性和生理动力学，在不限制正常呼吸的情况下，防止反常呼吸运动。在骨缺损较小的情况下，使用人工合成补片或者生物材料补片修复即可；在骨缺损较大（肋骨缺损>3 根）和 / 或合并胸骨缺损时，采用骨水泥支架或者钛合金支架合并网片或补片重建骨性支架。

二、胸壁软组织缺损修复

胸壁软组织缺损的修复方法有很多，包括切口直接关闭、游离皮片移植、局部皮瓣转移、带蒂皮瓣转移和游离皮瓣等。胸壁拥有丰富的肌肉组织，多种区域性的肌皮瓣可以用于大面积的胸壁软组织缺损修复，如胸大肌肌皮瓣、背阔肌肌皮瓣、腹直肌肌皮瓣、前锯肌肌皮瓣、腹外斜肌肌皮瓣和斜方肌肌皮瓣等。但肌皮瓣的切取会造成肌肉损伤，供区功能受损。穿支皮瓣手术，皮瓣不需要携带深面的肌肉，同时提供大面积、血运良好的皮肤软组织用于胸壁缺损修复。胸壁穿支血管数量众多，从理论上讲，以口径大于0.5mm的穿支血管为蒂，即可切取穿支皮瓣，这意味着可以用于胸壁重建的穿支皮瓣多种多样，如肋间后动脉穿支皮瓣、肋间前动脉穿支皮瓣、腹壁上动脉穿支皮瓣和胸背动脉穿支皮瓣等。此外，传统的轴型皮瓣，如带蒂转移的肩胛皮瓣和肩胛旁皮瓣，也可以用于修复胸壁软组织缺损。上述带蒂皮瓣的灵活应用，基本可以应对各种复杂的胸壁缺损，但如果手术或者放疗损伤了局部皮肤的血供，有时就需要应用吻合血管的游离皮瓣修复缺损。如选择应用带蒂皮瓣，在病损切除过程中，需注意保护皮瓣的血管蒂，整形外科医生应当参与病损切除的切口设计，选择合理的手术入路，避免血管蒂的损伤。以下介绍几种简单有效的胸壁软组织修复方式。

（一）带蒂肌皮瓣

1. 胸大肌肌皮瓣 胸大肌的血供来自胸肩峰动脉和胸廓内动脉，以胸肩峰动脉为蒂可以形成推进瓣，以胸廓内动脉为蒂可以形成反转瓣，适于修复前胸部的缺损。

2. 背阔肌肌皮瓣 背阔肌的血液供应来自胸背动脉和肋间后动脉。以胸背动脉为蒂，切取背阔肌肌皮瓣，带蒂转移，可以修复同侧胸部的软组织缺损（图15.22）。对于面积不大的前外侧胸部缺损，可以应用以胸背动脉水平支或降支为蒂的部分背阔肌肌皮瓣进行修复，可以降低供区肌肉功能的损害。以胸背动脉穿支血管为蒂切取穿支皮瓣，也可以用于胸壁缺损的修复，可以进一步降低供区损害。值得注意的是，即使胸背动脉主干已经损伤，但是，如果前锯肌支血管完好，仍然可以反流供血的前锯肌支为蒂，切取背阔肌肌皮瓣，修复胸壁缺损。胸背动脉和旋肩胛动脉同为肩胛下动脉的分支，背阔肌肌瓣可以与肩胛皮瓣一起切取，形成嵌合皮瓣，修复胸壁缺损的同时，嵌合皮瓣携带的背阔肌可以用于填塞胸腔死腔；也可以同时切取背阔肌肌皮瓣和前锯肌肌瓣，修复大面积胸壁软组织缺损。背阔肌肌皮瓣是修复大面积胸壁缺损最可靠的组织瓣，但是，在切取面积巨大的背阔肌肌皮瓣时，供区常不能直接拉拢缝合，此时，如果应用皮片游离移植修复供区，皮片不容易成活，且造成严重的供区畸形。背阔肌肌皮瓣供区缺损修复方法很多，如果能灵活应用供区局部的穿支皮瓣修复供区缺损，则可以降低供区损害，减少术后并发症，有利于患者早日康复。

3. 腹直肌肌皮瓣 腹直肌的血供主要来自腹壁上动脉和腹壁下动脉，以腹壁上动脉为蒂，可以形成蒂在上的腹直肌肌皮瓣，用于胸壁缺损修复重建。腹直肌肌皮瓣皮肤岛的设计有两种形式，一种可以将皮肤岛设计成与腹直肌平行的纵行腹直肌肌皮瓣，主要用于前侧胸壁的修复；另外一种可以将皮肤岛设

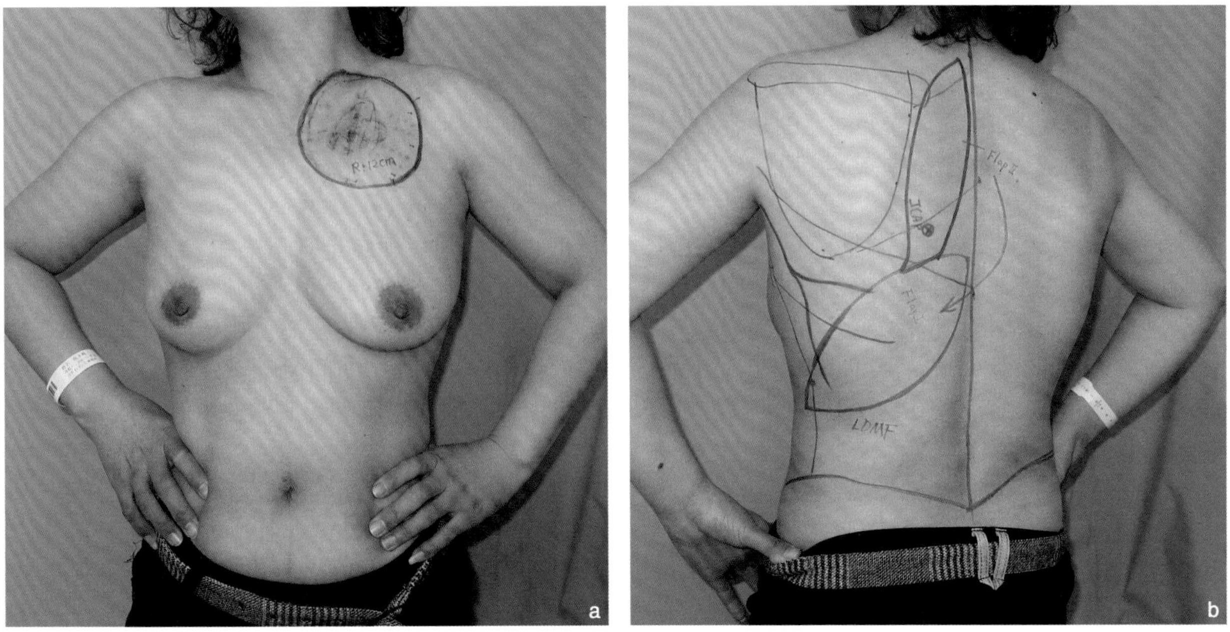

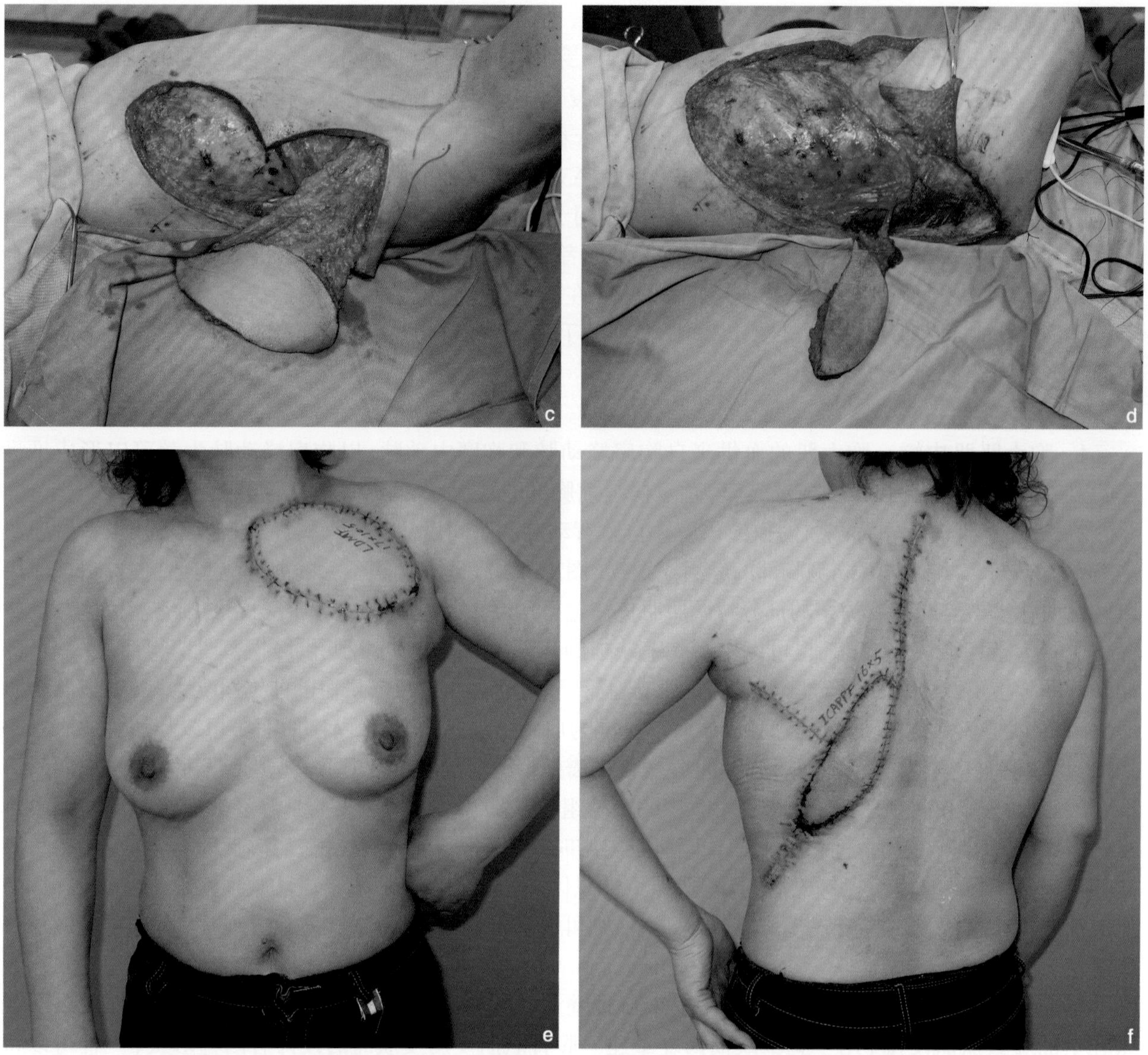

图 15.22 **44 岁女性患者，左胸部隆突性皮肤纤维肉瘤**

a. 术前像，显示肿瘤位置；b. 术前背阔肌肌皮瓣和穿支皮瓣设计；c. 带蒂背阔肌肌皮瓣完全掀起；d. 背部穿支皮瓣掀起；e、f. 术后像，显示胸壁和背部情况

计成与腹直肌垂直的横行腹直肌肌皮瓣，可以用于单侧胸部软组织的整体修复。两种肌皮瓣设计方式中，前者的血运更加可靠。需要注意的是，腹壁上动脉来自胸廓内动脉，病损切除时应注意保护胸廓内动脉。腹直肌肌皮瓣也存在一些缺点，肌皮瓣切取后，供区的腹壁薄弱，容易形成腹壁疝。

（二）带蒂穿支皮瓣

1. 肋间后动脉穿支皮瓣 肋间后动脉来自降主动脉，两侧肋间后动脉走行于第 3～11 肋间隙，与发自胸廓内动脉的肋间前动脉吻合，形成肋间动脉弓，沿第 12 肋下缘走行的肋间后动脉为肋下动脉。肋间后动脉在走行过程中发出很多穿支血管，以这些穿支血管为蒂可以形成穿支皮瓣。由于肋间动脉穿支血管分布广，肋间动脉穿支皮瓣可以修复躯干不同部位的软组织缺损，其中肋间后动脉外侧支穿支皮瓣和肋间前动脉穿支皮瓣常用于胸壁缺损的修复。可以按照自由设计穿支皮瓣和螺旋桨皮瓣的设计和切取原则切取肋间后动脉穿支皮瓣。

肋间后动脉一般分成椎骨段、肋骨沟段、肌内段和腹直肌段。肋骨沟段自肋骨后角延伸至腋中线，发出外侧支，分布于第 3～11 肋间隙的腋中线附近。粗大的肋间后动脉外侧支穿支血管集中分布于第 4～8 肋间，并以第 6、7 肋间的穿支血管最为常见，一般位于背阔肌前缘前 3.5cm，皮瓣一般平行于肋间隙设计，皮瓣大小可达 25cm × 20cm，用于侧胸壁软组织缺损的修复（图 15.23）。

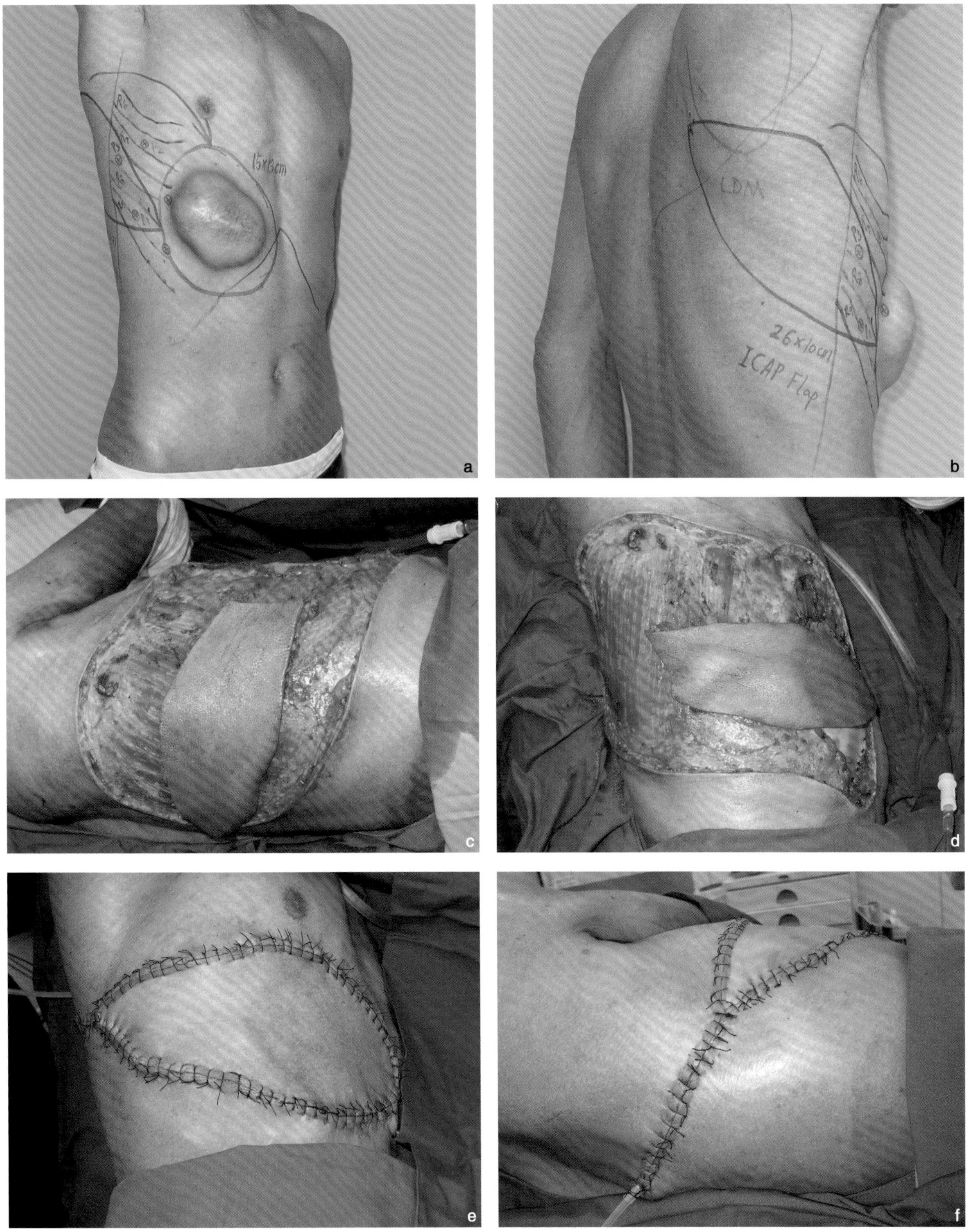

图 15.23　**42 岁男性，胸壁肿瘤**

应用肋间后动脉穿支螺旋桨皮瓣修复肿瘤切除后创面。a、b. 术前像，显示肿瘤位置和皮瓣设计；c、d. 肿瘤切除，掀起肋间后动脉穿支皮瓣；e、f. 术后像

2. 肋间前动脉穿支皮瓣　肋间前动脉源自胸廓内动脉，向外侧走行，并在肋骨的前内 1/3 与肋间后动脉吻合。肋间前动脉穿支血管分布于上 6 个肋间隙，一般位于胸骨缘外侧 1～3cm 处。肋间前动脉血管口径比较小，发出的穿支血管也比较细，肋间前动脉穿支皮瓣一般用于前胸部的缺损修复。

（三）游离皮瓣

虽然带蒂皮瓣可以解决大部分胸壁缺损问题，但是，在局部皮瓣修复缺损存在困难时，则需要应用吻合血管的游离皮瓣修复缺损，如手术破坏了带蒂皮瓣的血管蒂或病损侵及带蒂皮瓣的供区。修复胸壁缺损的常用游离皮瓣包括股前外侧皮瓣和背阔肌肌皮瓣等。

综上所述，胸壁皮肤软组织缺损需要应用血运充沛的各种类型皮瓣予以修复，简单的皮片游离移植手术往往不能满足临床工作的需要。带蒂肌皮瓣和穿支皮瓣可以修复大多数病例的胸壁软组织缺损，否则，则需要实施吻合血管的组织瓣游离移植手术修复缺损。

（臧梦青　刘元波）

第十六章　腹部创面

临床中，造成腹部创面的常见因素有腹部手术切口感染、严重的腹部创伤、腹壁巨大肿瘤切除后、先天畸形等，这些均可造成复杂的腹壁缺损。其中腹腔手术后切口疝及腹壁肿瘤切除术是腹壁缺损最常见的原因。

腹壁除在躯干后方以脊柱骨骼为支架外，其前方及左右侧方均由肌肉和筋膜等软组织构成，以左右两侧腋后线为标记线，分为前方的腹前外侧壁和后方的腹后壁。腹前外侧壁具有保护内脏器官、维持腹腔内各脏器位置相对稳定以及维持腹内压等作用。巨大的腹壁缺损会破坏腹壁的功能，还有可能会导致脊柱后凸畸形、腹腔内压力下降、胃肠下垂等严重的不良反应。

绝大多数的腹壁缺损均需要通过外科手术覆盖创面，并对腹壁正常的解剖、生理功能与外观进行有效的修复与重建，从而达到保护腹腔内各脏器、恢复腹壁力学强度支持等目的。针对不同病因、不同大小的腹壁缺损，修复重建的方法主要包括直接缝合术、补片修补术、组织结构分离技术、组织移植技术、腹壁扩张技术、暂时性腹腔关闭技术、腹腔减容技术等。这里将着重介绍组织移植技术。

当腹壁缺损范围较大，无法直接拉拢缝合皮肤或肌筋膜层时，就需要使用组织移植技术进行修复重建。目前常用的移植修复技术包括：皮片移植、带蒂（肌）皮瓣移植、游离（肌）皮瓣移植等。

皮片移植最早始于 19 世纪中叶，主要包括中厚皮片移植和全厚皮片移植。对于缺损面积较大，但仅限于皮肤及皮下组织时，即可单纯通过移植自体皮片进行重建修复。

当腹壁缺损深达肌肉或腹膜层，甚至腹膜也存在缺损的情况下，就需要使用（肌）皮瓣移植手术进行修复重建。（肌）皮瓣的选择应遵循简单、实用、对正常组织损伤最小的基本原则。目前，临床上常用的（肌）皮瓣包括以下几种。

一、带蒂阔筋膜张肌肌皮瓣

带蒂阔筋膜张肌肌皮瓣主要用于修复腹壁中下 2/3 中线部位及外下象限范围的腹壁缺损（同侧腹壁、腹股沟区）（图 16.1）。

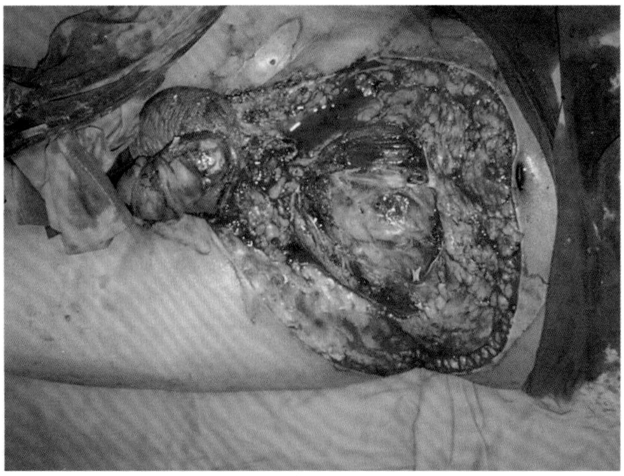

图 16.1　带蒂阔筋膜张肌修复前的腹部创面

（一）应用解剖

阔筋膜张肌位于大腿外侧，起于髂嵴前部外唇，止于胫骨外侧髁。

（二）血供体系

主要为旋股外侧动脉升支或横支，血管蒂长度为 7～9cm，其走行沿股直肌深面，于股直肌与股外侧肌之间穿出，血管入肌点约在髂前上棘下 8cm，止于阔筋膜张肌在髂前上棘的附着部位。

（三）皮瓣设计

首先使用多普勒超声探查血管穿支体表投影位置，作为旋转点，根据腹部创面缺损范围，皮瓣的边缘应较创面边缘放大 2cm。在髂嵴上 2cm 至膝关节上 5cm 范围内设计皮瓣，皮瓣前后界线不超过阔筋膜张肌边缘 2cm。

（四）手术步骤

1. 首先于皮瓣前缘切开，于阔筋膜张肌与股直肌外侧缘的间隙，髂前上棘下 8～10cm 注意寻找旋股外侧动脉升支，从阔筋膜深面掀起一侧皮瓣，并向远端分离至皮瓣下缘，切断皮肤及肌肉，掀起肌皮瓣向上、向内转移修复腹部创面，并可使用阔筋膜加强腹壁强度。

2. **供区处理** 如供区近端创面较大，无法直接拉拢缝合，或强行拉拢缝合后，张力较高，影响皮瓣血运，可于皮瓣近端前（后）侧设计一三角形局部皮瓣，转移覆盖供区近端创面，从而一期缝合全部伤口。

3. **受区处理** 皮瓣转移旋转后，应避免蒂部过度扭转，压迫血管，影响皮瓣血运。皮瓣与创面边缘应做到无张力、无牵拉、间断缝合，并常规留置橡皮引流条或抗压引流管（图 16.2）。

4. **注意事项** ①皮瓣远端腱膜组织与皮肤连接疏松，术中应将皮缘与腱膜缝合，临时固定，避免两者剪切分离，影响皮瓣远端血运；②如需要增加皮瓣的旋转角度，必要时可切开皮瓣近端的皮肤，但无需

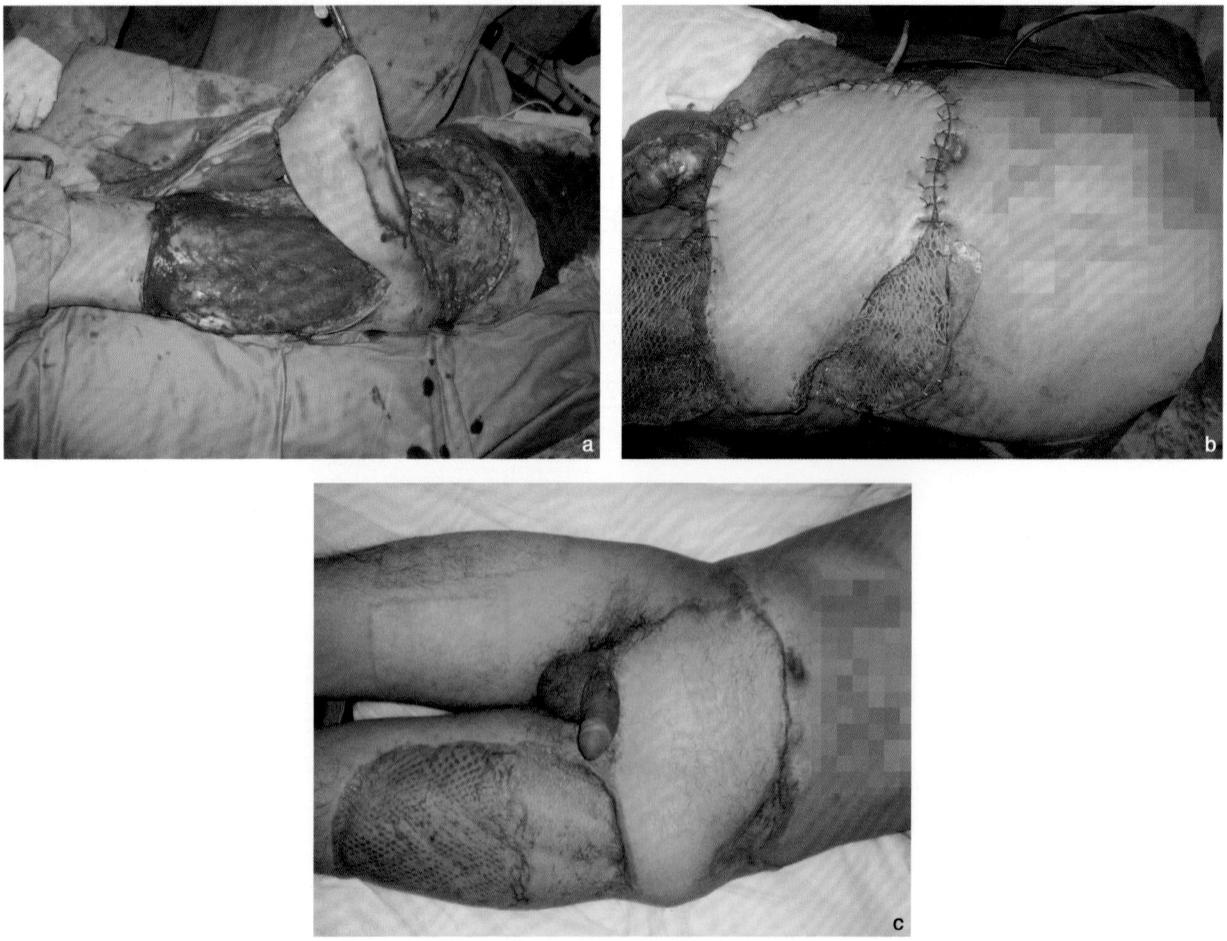

图 16.2 带蒂阔筋膜张肌修复腹部创面

切断肌肉组织；③修复巨大腹壁缺损时，切取皮瓣时应保留肌肉内的运动神经（臀上神经分支）；④如需进一步加强腹壁强度，可多切取远端髂胫束组织并折叠加厚使用。

（五）术后处理

1. 严格卧床，皮瓣及蒂部避免受压，烤灯持续照射，术后3～5天拔除引流条及引流管。

2. 常规使用解痉、抗凝和抗生素药物。

二、带蒂股前外侧肌肌皮瓣

带蒂股前外侧肌肌皮瓣的应用范围非常广泛，并且可以制成岛状皮瓣、穿支皮瓣、分叶皮瓣、逆行皮瓣以及肌皮瓣等。主要用于修复腹壁中下2/3中线部位及外下象限范围的腹壁缺损（图16.3）。

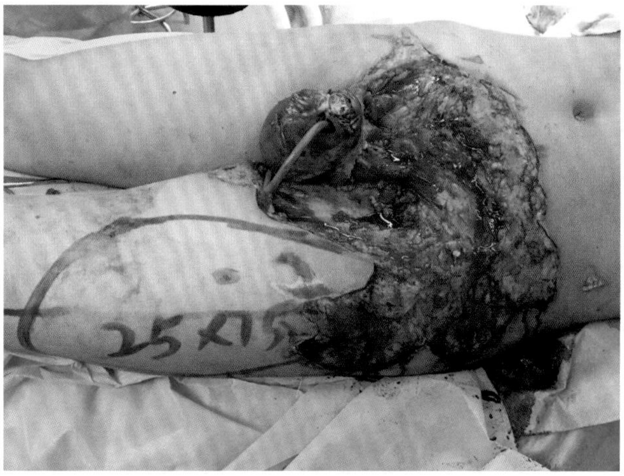

图16.3　带蒂股前外侧肌肌皮瓣修复前的腹部创面

（一）应用解剖

旋股外侧动脉自股（深）动脉发出后，分为升支、横支和降支。其中降支最为粗大，其沿股直肌和股外侧肌之间向外下行，其体表投影为髂前上棘与髌骨外上缘连线（髂髌线）中点至腹股沟中点的连线，其下2/3即为旋股外侧动脉降支的体表投影。

（二）血供体系

主要为旋股外侧动脉降支的外侧支，其供养股前外侧皮肤的形式主要有肌皮动脉穿支（80.6%）、肌间隙皮穿支（8.3%）。

（三）皮瓣设计

以髂前上棘与髌骨外上缘连线（髂髌线）的中点为圆心，画一个半径3cm的圆，使用多普勒超声探查血管穿支体表投影位置，多在圆的外下象限，设计皮瓣时，此点应位于皮瓣的中上1/3处。根据腹部创面缺损范围，皮瓣的边缘应较创面边缘放大2cm。皮瓣上界可达阔筋膜张肌远端，下界至髌骨上6～8cm，内侧界达股直肌内侧缘，外侧界至股外侧肌外缘。皮瓣面积应控制在15cm×25cm以内。

（四）手术步骤

1. 沿皮瓣内侧缘切开皮肤皮下及深筋膜，找到股直肌与股外侧肌间隙，于间隙中找到旋股外侧动脉降支，沿着降支向上、向内分离至起始部。顺降支自上而下分离解剖，向内拉开股直肌，细心寻找降支向外侧发出的分支，如为肌间隙皮支，则解剖比较容易，如为肌皮穿支，则追踪直至进入股外侧肌为止。同时将皮瓣的上、内、下周边切开，从阔筋膜下向外掀开皮瓣，越过股直肌表面后开始缓慢分离，在股外侧肌与阔筋膜之间仔细寻找进入筋膜的穿支。由于筋膜下只有少许疏松结缔组织，因此要辨认穿支并不困难。找到穿支后，沿穿支逆行追踪，剪开覆盖其上的股外侧肌，直至穿支全部暴露，并与降支有明确的延续为止。以带蒂旋股外侧动脉降支为蒂的股前外侧皮瓣掀起后从明道或皮下隧道转移修复腹壁缺损处，阔筋膜加强腹壁强度。根据穿支穿出的不同部位此皮瓣也可设计成分叶皮瓣。

2. 供区处理 需行游离植皮覆盖创面。

3. 受区处理 皮瓣转移旋转后，应避免蒂部过度扭转，压迫血管，影响皮瓣血运。皮瓣与创面边缘应做到无张力、无牵拉、间断缝合，并常规留置橡皮引流条或抗压引流管（图 16.4）。

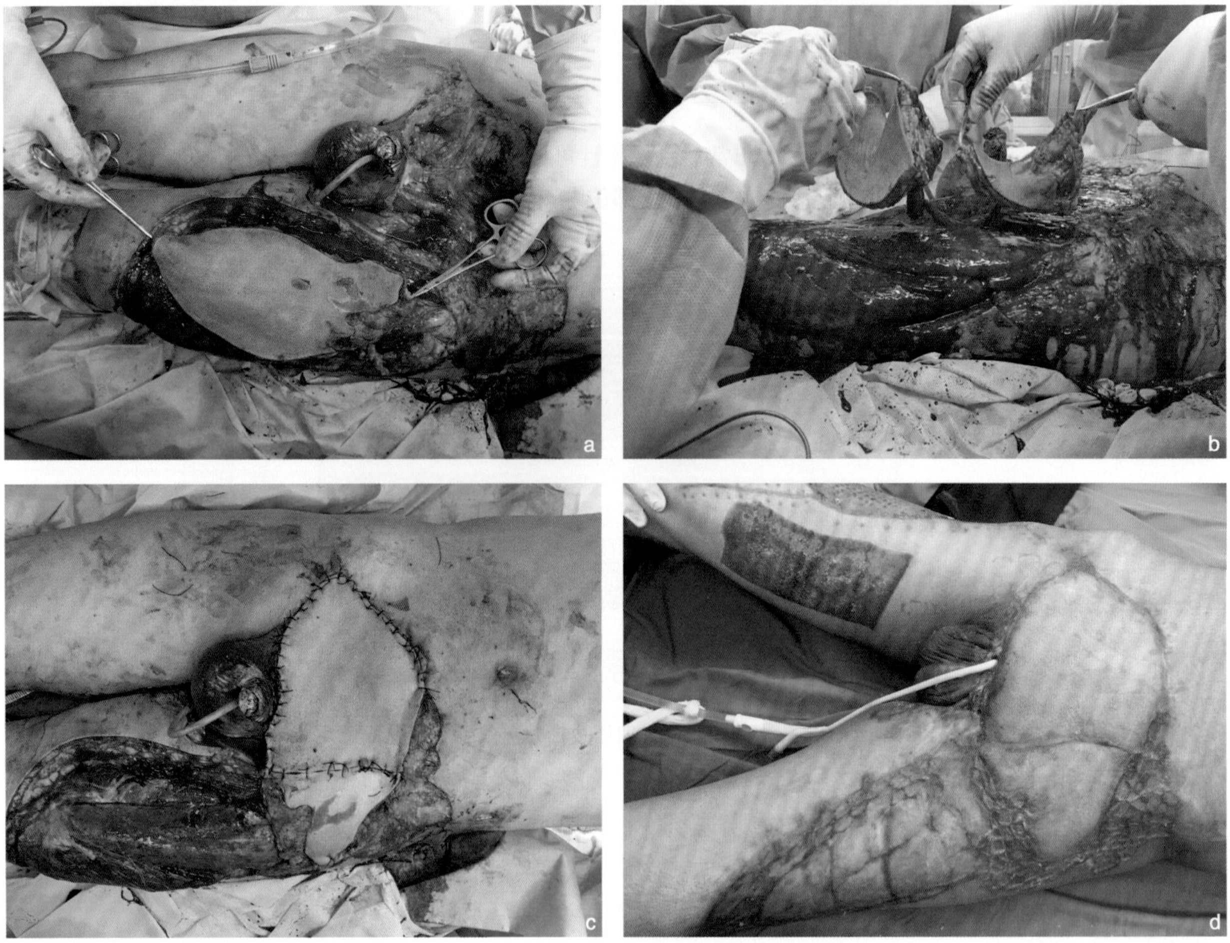

图 16.4 **带蒂股前外侧肌肌皮瓣修复腹部创面**

（五）术后处理

1. 严格卧床，皮瓣及蒂部避免受压，烤灯持续照射，术后 3～5 天拔除引流条及引流管。
2. 常规使用解痉、抗凝和抗生素药物。

三、带蒂腹直肌肌皮瓣

带蒂腹直肌肌皮瓣主要用于修复腹壁中下 2/3 中线部位及外下象限范围的腹壁缺损（图 16.5）。

（一）应用解剖

腹直肌位于腹壁中线两侧，被腹白线分隔，前后被腹直肌前后肌鞘包裹，近端附着于剑突表面及第 5～7 肋软骨，远端附着于耻骨嵴近端的耻骨体表面。成人腹直肌平均长度约为 30cm，近宽远窄，近端宽为 5～8cm，远端宽为 2～3cm。

（二）血供体系

主要为腹壁上、下动脉。腹壁下动脉源自髂外动脉，于腹股沟韧带中点、腹横筋膜后向内上斜行，越过腹直肌外侧缘后，距离耻骨联合约 11cm 处进入腹直肌后鞘，沿腹直肌后上升，逐渐入肌，在脐旁附近形成终末支，并与腹壁上动脉的分支吻合。

（三）皮瓣设计

以垂直腹直肌肌皮瓣为例，首先使用多普勒超声探查血管穿支体表投影位置，作为旋转点，根据腹部创面缺损范围，皮瓣的边缘应较创面边缘放大 2cm。皮瓣上缘可达肋缘下 2cm，下缘不超过半月线，内侧缘一般不超过前正中线，外侧缘可达腋前线。

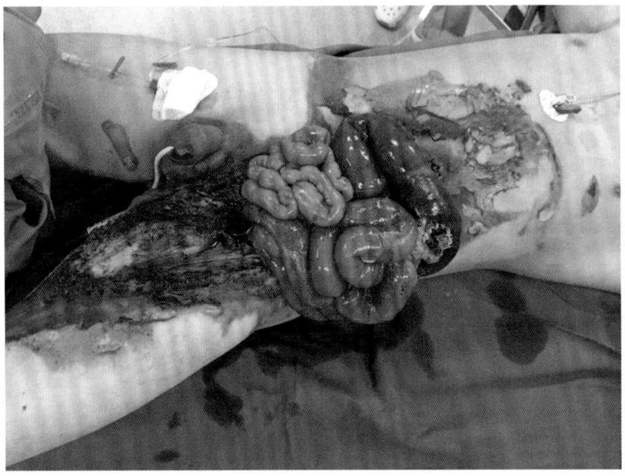

图 16.5 带蒂腹直肌肌皮瓣修复前的腹部创面

（四）手术步骤

1. 先在皮瓣外侧缘逐层切开皮肤、皮下组织、浅筋膜，至肌膜表面，钝性分离至腹直肌外缘，距离外侧缘 2cm 处切开腹直肌前鞘，自外向内将腹直肌肌肉与腹直肌后鞘钝性分离，将腹直肌向内侧翻起，即可见腹壁下动脉进入腹直肌的穿入点，并可见腹壁下动脉沿腹直肌深面纵行向上，注意保护腹壁下动脉。切开皮瓣内侧缘，距腹直肌内侧缘 2cm 处切开腹直肌前鞘，并钝性分离腹直肌于其后鞘，注意保护腹壁下动脉。切开皮瓣上缘，可于腹壁上动脉在腹直肌的穿入点以远切断并结扎腹直肌及腹壁上动脉。掀起肌皮瓣后，转移修复腹部创面。

2. **供区处理** 供区可使用可吸收缝线拉拢缝合腹直肌前鞘，并可使用补片加强腹壁强度，避免出现腹壁疝。

3. **受区处理** 皮瓣转移旋转后，应避免蒂部过度扭转，压迫血管，影响皮瓣血运。皮瓣与创面边缘应做到无张力、无牵拉、间断缝合，并常规留置橡皮引流条或抗压引流管（图 16.6）。

4. **注意事项** ①术中应将皮瓣边缘与深层的肌肉组织缝合，临时固定，避免两者剪切分离，破坏穿支血管，影响皮瓣血运；②如需要增加皮瓣的旋转角度，必要时可切开皮瓣下端的皮肤，但无需切断肌肉组织；③如需进一步加强腹壁强度，受区也可使用疝修补补片。

（五）术后处理

1. 严格卧床，皮瓣及蒂部避免受压，烤灯持续照射，术后 3～5 天拔除引流条及引流管。

2. 常规使用解痉、抗凝和抗生素药物。

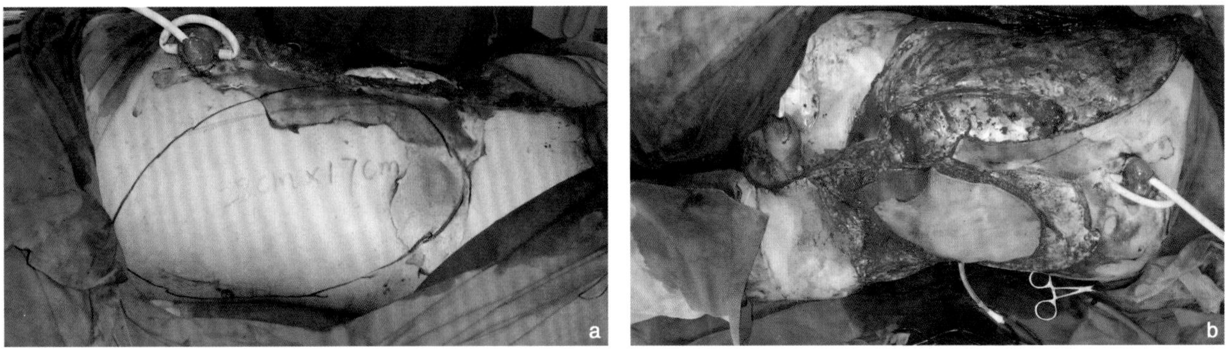

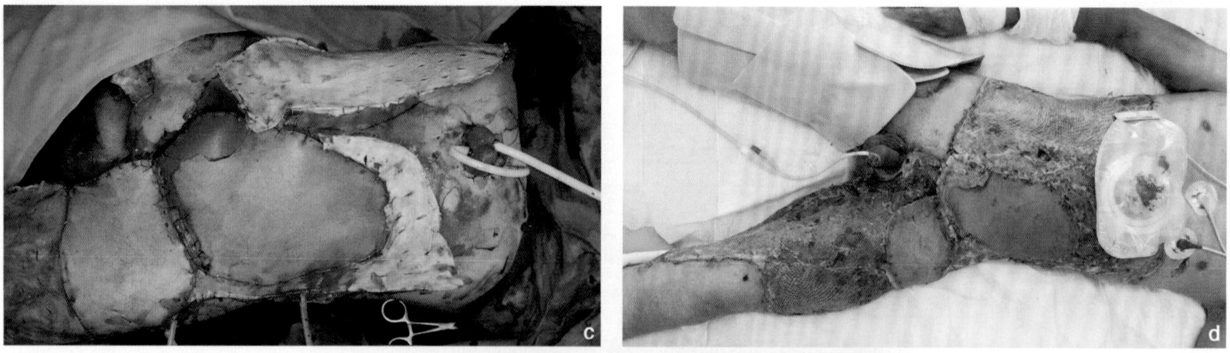

图 16.6 带蒂腹直肌肌皮瓣修复腹部创面

（张 琮）

第十七章　背部创面

临床中，造成背部创面的常见因素有严重背部外伤导致的皮肤软组织缺损、背部巨大肿瘤切除后、压疮、手术切口不愈合、瘢痕疙瘩切除后形成的巨大创面或面积较大的皮瓣切取后无法直接缝合的供瓣区等，均可造成复杂的皮肤软组织缺损。而其中供瓣区造成的缺损及肿瘤切除术是背部缺损最常见的原因。目前，临床上常用的（肌）皮瓣包括背阔肌肌皮瓣、肩胛皮瓣以及下斜方肌肌皮瓣。

一、背阔肌肌皮瓣

背阔肌肌皮瓣是人身体最常用、功能最多的皮瓣之一，可游离移植或带蒂移植。带蒂皮瓣可修复胸背、肩颈、侧胸、腰骶部创面。

（一）应用解剖

背阔肌是位于人体背部宽大扁平的三角形肌肉，起点位于6～12胸椎、1～5腰椎及骶椎、棘上韧带以及髂嵴的后部。肌肉向外上逐渐汇合成一束肌肉并构成腋窝后壁后，移行为肌腱并止于肱骨小结节嵴。

（二）血供体系

胸背动、静脉为本皮瓣的供养血管，与血管伴行的胸背神经为其运动神经。胸背动脉为肩胛下动脉在腋动脉下方约3cm处发出的终末支，胸背动脉的外径为1.6～2.7mm，伴行静脉外径为3～4cm。胸背动、静脉于背阔肌深面肌膜下行，于背阔肌前缘后2～3cm处分为外侧支和内侧支，并各形成2～3个分支，故背阔肌的血供系统既独立又存在吻合支，因此，可设计分叶状以及节段性背阔肌肌皮瓣。

（三）皮瓣设计

首先使用多普勒超声探查胸背动脉穿支体表投影位置，大约在腋后褶皱下方2.5cm，背阔肌前缘内侧1.5～2cm交叉处到骶髂关节上缘连线为皮瓣的轴线，根据背部创面缺损范围，皮瓣的边缘应较创面边缘放大2～3cm，皮瓣切取范围可达15cm×35cm。也可根据分支血管的分布制成多块的分叶肌皮瓣。

（四）手术步骤

1. 体位宜采用侧卧位，上臂外展前屈90°，并使用手臂支架屈肘固定。沿背阔肌前缘做切口，切开皮肤皮下，至肌膜表面，找到背阔肌前缘后，将背阔肌与其深面的疏松结缔组织钝性分离，术中可使用手指深入背阔肌深面，可于背阔肌前缘内侧2～3cm处扪及胸背动脉搏动。了解胸背动脉走向后，沿设计线完全切开皮瓣前缘，并由远及近、自前向后掀起背阔肌及其表面附着的皮肤，形成肌皮瓣。

2. **供区处理**　皮瓣宽度小于8cm可拉拢缝合。其余需行游离植皮覆盖创面。

3. **受区处理**　皮瓣转移旋转后，应避免蒂部过度扭转，压迫血管，影响皮瓣血运。皮瓣与创面边缘应做到无张力、无牵拉、间断缝合，并常规留置橡皮引流条或抗压引流管（图17.1、图17.2）。

4. **注意事项**　①穿支细小，且随肩关节位置改变而改变，故术中应使用显微镜及显微器械，精细操作；②胸背动脉一般仅1条伴行静脉，如皮瓣切取面积较大，应保留1条皮下静脉，并与受区浅静脉吻合，建立第2套静脉回流系统，减少静脉危象的发生率。

（五）术后处理

1. 严格卧床，皮瓣及蒂部避免受压，烤灯持续照射，术后3～5天拔除引流条及引流管。

2. 常规使用解痉、抗凝和抗生素药物。

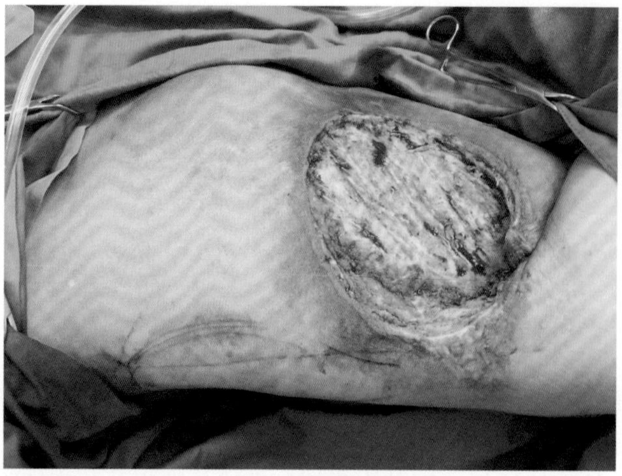

图 17.1 侧胸部创面

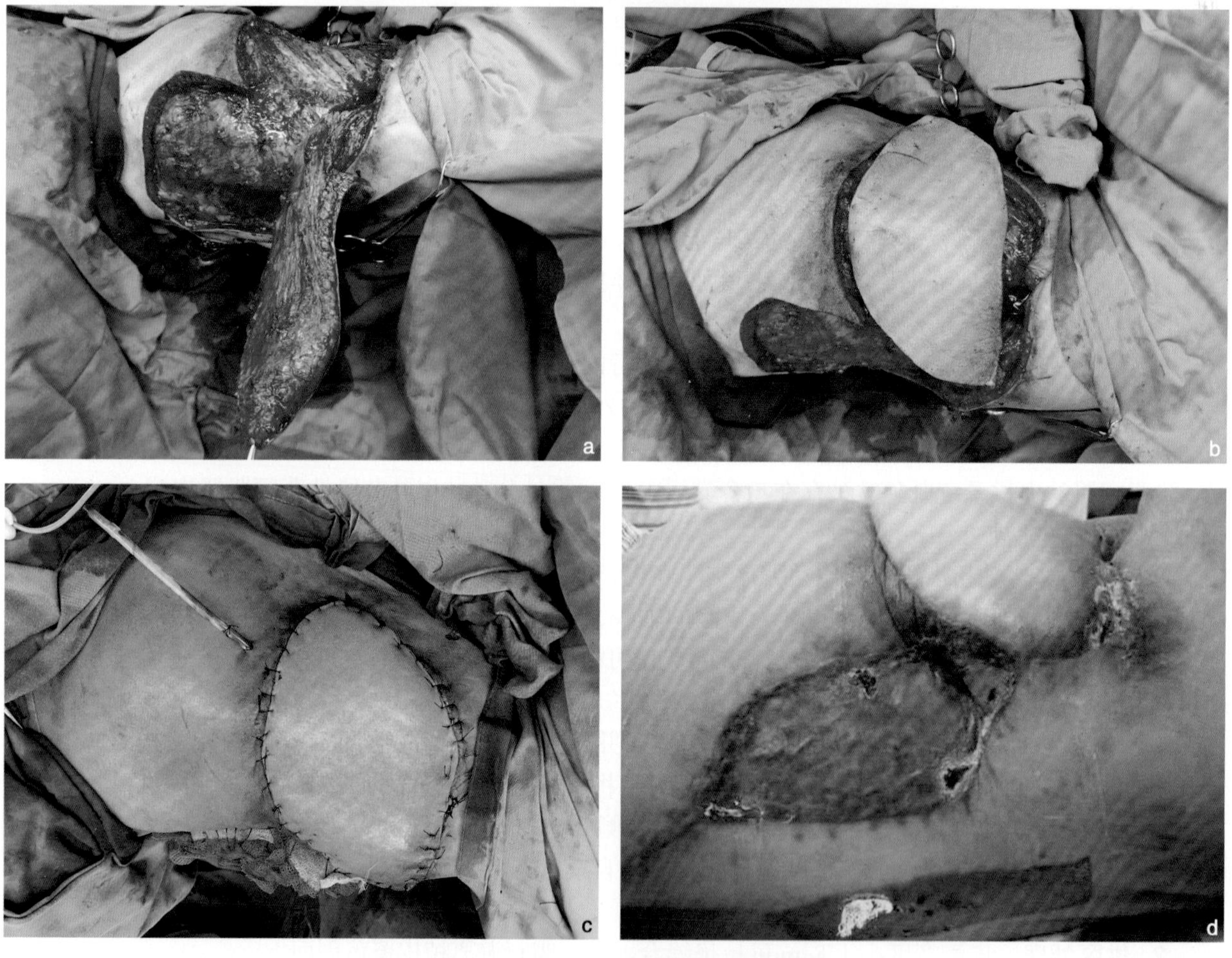

图 17.2 背阔肌肌皮瓣移位修复侧胸部创面

二、肩胛皮瓣

（一）应用解剖

旋肩胛动脉自三边孔浅出后，分出降支、横支和升支，向三个方向的皮肤分支均可作为血管蒂设计皮瓣。

（二）血供体系

主要为旋肩胛动脉升支、降支和横支，血管蒂长度约 5cm，其走行沿小圆肌下缘，于小圆肌、大圆肌和肱三头肌长头构成的三边孔，在肩胛骨腋缘处分为深支和浅支，深支为肌支，浅支为皮支。浅支旋转绕过肩胛骨腋缘后，又分为升支、横支和降支。升支向内上方斜行，横支向脊柱中线横行，降支沿肩胛骨腋缘下降。

（三）皮瓣设计

首先使用多普勒超声探查血管穿支体表投影位置，大约在腋后褶皱下缘上 2cm，肩胛骨外侧缘作为旋转点，根据背部创面缺损范围，皮瓣边缘应较创面边缘放大 2cm。以横支为主要供养血管，可在冈下窝区设计横行皮瓣。以降支为主要供养血管，可沿肩胛骨腋缘为轴设计纵行皮瓣。也可以横支、降支为主要供养血管设计双叶皮瓣。皮瓣内侧缘为脊柱旁 2cm，外侧缘为腋后线，上界为肩胛冈，下界为肩胛下角上 3cm。

（四）手术步骤

1. 首先于皮瓣前缘切开皮肤至深筋膜。向外拉开三角肌后缘，显露大圆肌与小圆肌，找到三边孔，即可触及旋肩胛动脉的搏动，于小圆肌下缘可显露血管蒂。皮瓣可旋转覆盖腋窝、肩胛下角、上胸椎处创面。

2. **供区处理**　大部分供区可一期缝合，如需植皮覆盖，应适度固定供区侧肩关节，有利于皮片成活。

3. **受区处理**　皮瓣转移旋转后，应避免蒂部过度扭转，压迫血管，影响皮瓣血运。皮瓣与创面边缘应做到无张力、无牵拉、间断缝合，并常规留置橡皮引流条或抗压引流管（图 17.3、图 17.4）。

4. **注意事项**　①如需要增加血管蒂长度，可沿肩胛骨腋缘分离解剖至旋肩胛动脉出三边孔，寻找并结扎深支，并可继续沿肩胛下动脉向近端解剖至腋动脉；②三边孔内组织较疏松，容易分离解剖血管，然后再从远端掀起皮瓣，更加安全可靠。

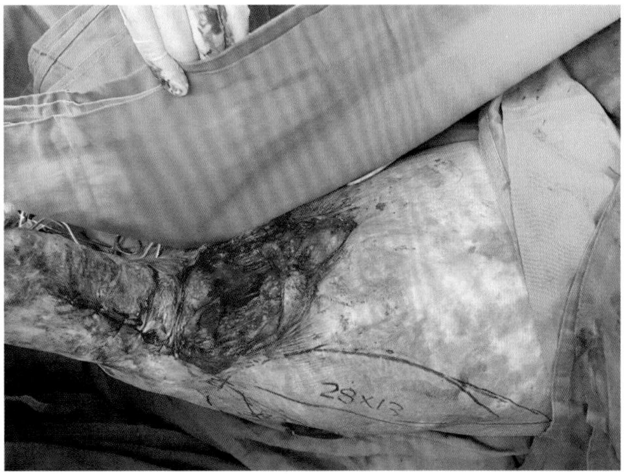

图 17.3　**腋部及侧胸部创面**

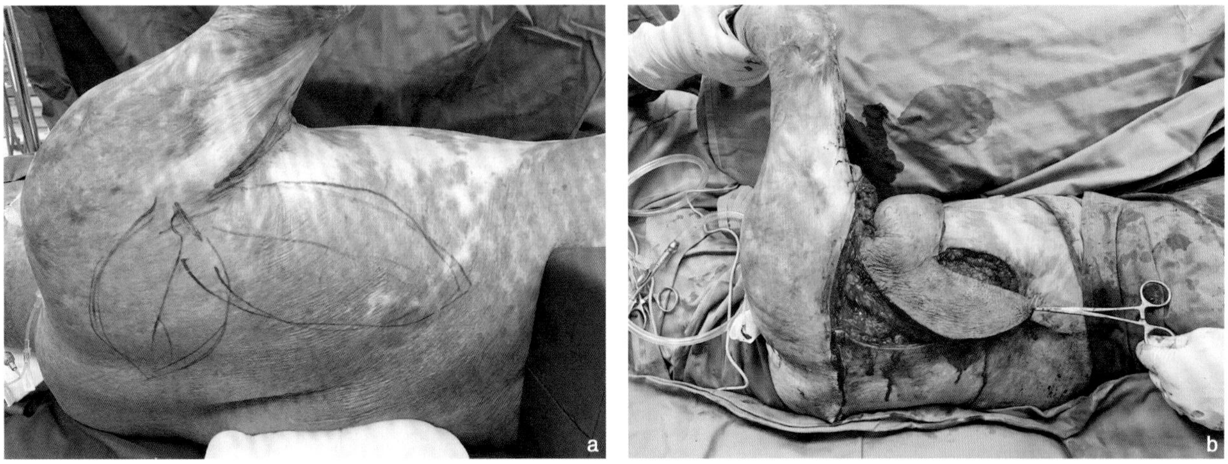

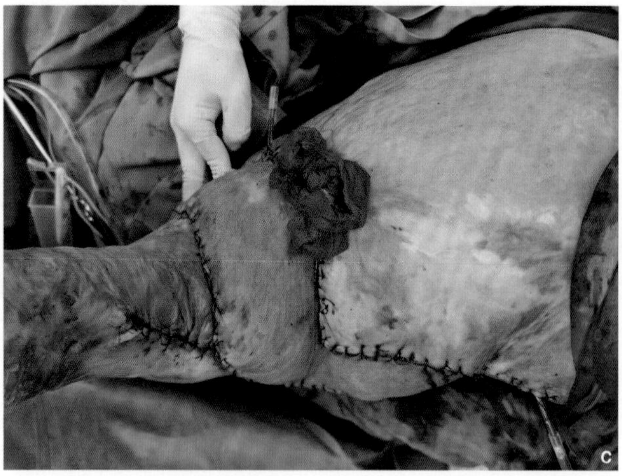

图 17.4 **肩胛皮瓣移位修复腋部及侧胸部创面**

(五)术后处理

1. 严格卧床,皮瓣及蒂部避免受压,烤灯持续照射,术后 3～5 天拔除引流条及引流管。
2. 常规使用解痉、抗凝和抗生素药物。

三、下斜方肌肌皮瓣

(一)应用解剖

颈横动脉分为深、浅两支。浅支分布到斜方肌上、中部,紧贴斜方肌下行,并分为三大分支,即升支、横支、降支,以该三支为蒂可将斜方肌肌皮瓣分为上斜方肌肌皮瓣、侧斜方肌肌皮瓣和下斜方肌肌皮瓣。

(二)血供体系

主要为颈横动脉及分支。颈横动脉自发出后行向外上方,于肩胛上角外上方 1.5cm 处分为深、浅两支,颈横动脉浅支是斜方肌的主要供血动脉。颈横动脉深支发出后绕过肩胛上角,于脊柱缘前沿菱形肌附着部深面下行,在菱形肌最下段与浅支分支吻合,参与营养斜方肌中、下部,并与其他动脉分支吻合形成广泛血管网。斜方肌的回流静脉为各自动脉的伴行静脉,以颈横动脉伴行静脉为主要回流静脉。斜方肌表面皮肤系多血供来源,各血管之间存在广泛的吻合支,相互沟通血液循环,形成斜方肌表面皮肤跨区供血的血液循环特点。

(三)皮瓣设计

首先使用多普勒超声探查颈横动脉浅支降支体表投影位置,大约在棘突与肩胛骨内侧缘连线的中垂线为皮瓣轴线,皮瓣旋转点为肩胛内上角外上方 1.5cm,皮瓣内侧缘切口位于棘突旁 2cm,外侧缘切口与之平行,皮瓣垂直向下,下缘可达第 1 腰椎棘突平面。肌皮瓣远端可延伸至距肩胛下角 10～15cm 处,近端可距肩胛下角 7～8cm,最大面积可达 36cm × 13cm。

(四)手术步骤

1. 按皮瓣设计线由远端向近端切开皮瓣边缘,远端自深筋膜层向近端掀起。识别背阔肌和斜方肌的下缘,将斜方肌两侧离断,自斜方肌深面向近端分离肌皮瓣,将肌肉边缘与皮缘缝合固定,以避免肌肉与皮下组织滑脱损伤肌皮穿支。皮瓣可旋转覆盖颈部、头部、下颌、肩背部创面。

2. **供区处理** 如皮瓣宽度大于 12cm,则供区需植皮覆盖。

3. **受区处理** 皮瓣转移旋转后,应避免蒂部过度扭转,压迫血管,影响皮瓣血运。皮瓣与创面边缘应做到无张力、无牵拉、间断缝合,并常规留置橡皮引流条或抗压引流管(图 17.5、图 17.6)。

4. **注意事项** ①在菱形肌浅面可见颈横动脉降支血管进入肌瓣内,尽量避免损伤菱形肌,否则会影响肩胛骨的稳定性;②为延长皮瓣蒂部,可切断斜方肌部分横行肌纤维,将降支血管两侧 2～3cm 的肌纤维包含在蒂内,形成肌肉血管蒂。

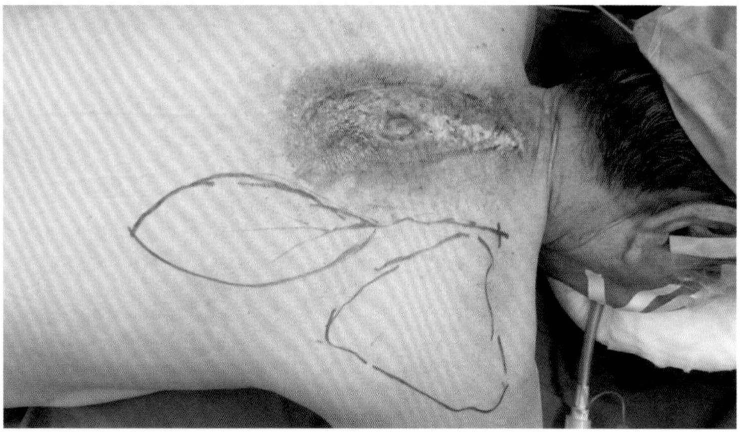

图 17.5　**背部创面**

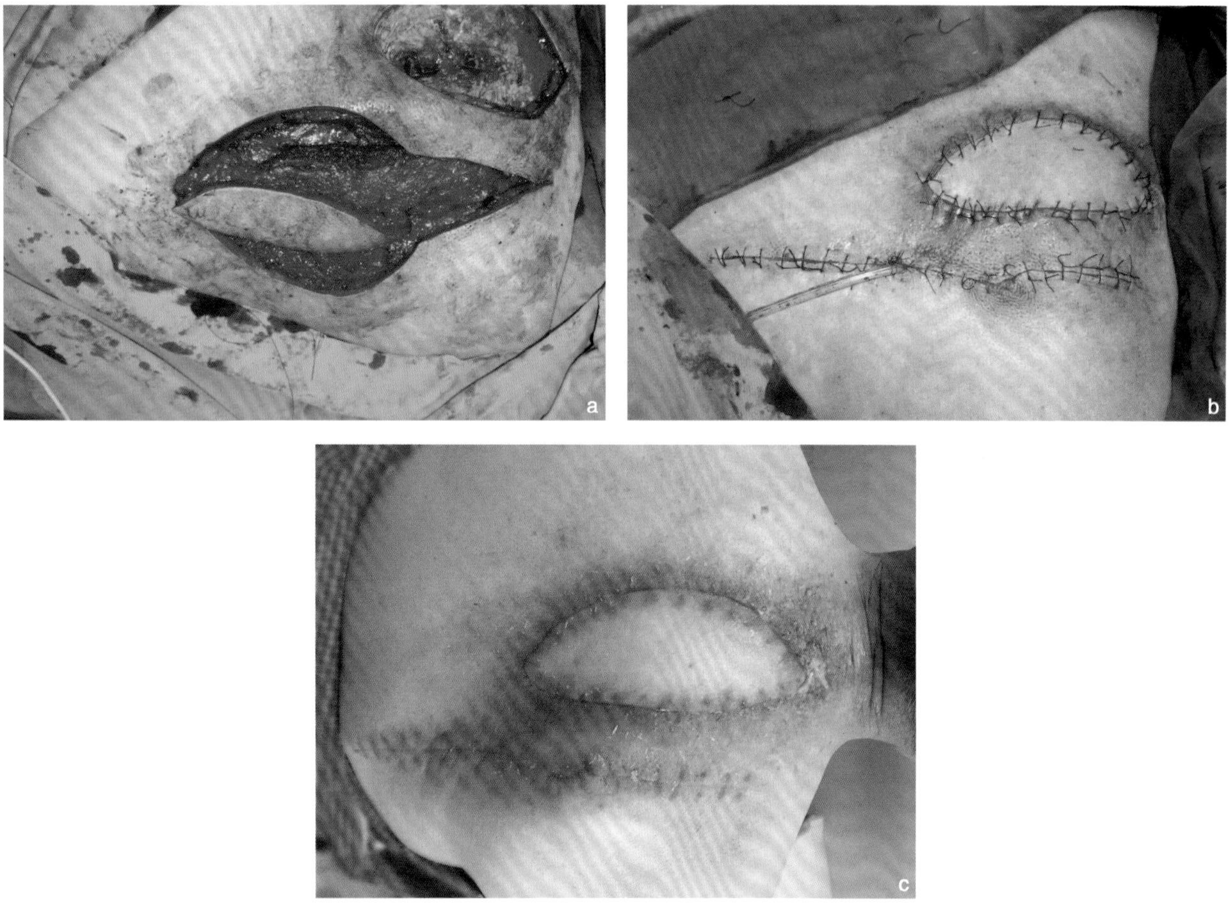

图 17.6　**下斜方肌肌皮瓣移位修复背部创面**

（五）术后处理

1. 严格卧床，皮瓣及蒂部避免受压，烤灯持续照射，术后 3～5 天拔除引流条及引流管。
2. 常规使用解痉、抗凝和抗生素药物。

（张　琮）

第十八章　会阴部创面

第一节　女性生殖器再造

外生殖器承载了人体重要的泌尿、生殖功能和性功能。不论是先天性阴道缺如、性发育异常的阴道狭窄、易性症，还是手术、外伤、肿瘤术后导致的后天性阴道狭窄或缺损，均需行部分或全阴道再造。

先天性阴道缺损是女性泌尿生殖系常见的畸形，其中最常见的是先天性子宫阴道缺如综合征（Mayer-Rokitansky-Küster-Hauser syndrome，MRKH syndrome），又称 Müllerian 发育不全，是一种以子宫及阴道上部发育不全为特征的先天性疾病，女性发病率为 1∶5 000 ～1∶4 500。患者拥有正常的女性染色体核型（46，XX）和第二性征，外阴形态正常，性激素水平正常，青春期可出现乳房发育和阴毛生长，可伴有其他先天性畸形，特别是泌尿系和骨骼畸形。

另一种较为常见的先天性阴道畸形病因是性发育异常（disorder of sexual development，DSD），若性别认定 / 性别再认定为女性，可在成人后进行阴道再造。上述患者常因青春期原发性闭经或外阴结构异常就诊，据报道约 16% 的原发性闭经患者被诊断为 MRKH 综合征。

理想的阴道再造术首要目标是完善功能重建，确保再造阴道的大体观接近正常阴道，深度及宽度合适，衬里组织光滑、湿润、有弹性、有分泌物，性生活时无需外源性润滑剂；衬里材料较薄，不会向外脱垂，表面无毛发生长；腔穴稳定不挛缩，无需长期依赖阴道模具。次要目标是供区损伤小，外阴及全身不遗留大面积瘢痕或严重畸形。

为达到上述要求，再造阴道的方法繁多，目前尚无完美的理想术式。根据不同的再造要求，可选择游离移植法、带蒂组织转移法、人工材料及组织工程构建阴道等不同方法。若仅需要再造阴道上皮组织，所有术式均适用，可根据“修复阶梯”原则进行选择。若局部情况复杂，存在严重尿生殖窦畸形，尿道、阴道、直肠部分或全部共干 / 共开口，或此三者间存在瘘口，需要血运丰富且有一定体量的组织瓣在腔穴间形成防水层及组织隔层，则需用局部、邻位或远位皮瓣进行修复，如阴股沟皮瓣、髂腹股沟皮瓣、股薄肌肌皮瓣、腹直肌肌皮瓣、旋股外侧动脉皮瓣等。

本节着重介绍应用口腔黏膜微粒游离移植及阴股沟皮瓣进行阴道再造。

一、历史回顾

手术是治疗先天性阴道缺如唯一有效的手段。自 1817 年 Dupuytren 首次尝试进行阴道成形术开始，各国医师经过一个多世纪的努力，目前已经报道的阴道成形术式达 100 多种，但迄今仍未找到十分满意的治疗方法。

阴道再造手术是一种比较复杂的整形手术，主要由三部分组成：在直肠尿道间正常阴道解剖位置造穴、腔穴内壁创面的覆盖和术后腔穴的支撑，其中衬里组织的成功覆盖及术后腔穴的支撑是阴道成形手术成功的关键。

阴道再造方法繁多，术式争论焦点在于衬里材料的选择，其种类及方法决定了再造阴道的外形，以及功能是否接近正常阴道黏膜。目前国内外进行阴道再造的方法主要分为四类。

（一）游离组织移植再造阴道

分为自体组织移植（如中厚皮片、全厚皮片、网状皮片、自体盆腔腹膜、口腔黏膜）、异体组织移植（如羊膜、胎儿皮）和异种组织移植（如青蛙皮）。其机制在于通过移植皮肤的成活或者周围组织爬行替代来覆盖再造阴道的创面。其中异体组织和异种组织移植术后效果不佳，已然废弃。自体组织移植法的优点在于手术简单、取材方便、会阴外形破坏小。但移植物与再造腔穴的固定是难点，移植物的成活较差，需要长期换药、阴道腔穴挛缩导致阴道狭窄甚至消失、供区遗留明显瘢痕是尚未克服的三大问题。

（二）带蒂组织转移再造阴道

覆盖创面可以分为带蒂皮瓣移植（如阴唇皮瓣、阴股沟皮瓣、髂腹股沟皮瓣、下腹壁皮瓣、阴茎阴囊皮瓣等）、带蒂肌皮瓣（如股薄肌肌皮瓣、腹直肌肌皮瓣等）、带蒂浆膜瓣（如腹膜代阴道手术）和带蒂肠管（如带蒂乙状结肠、带蒂回肠）等，其机制在于带有血供的组织直接覆盖再造阴道腔穴的创面，愈合后即可形成比较稳定的阴道内壁。此类手术方法的优点在于组织血运相对较好、阴道挛缩轻，不需要长期佩戴模具，肠管代阴道有一定的分泌润滑作用（但存在明显异味）。缺点是供瓣区可能遗留瘢痕及畸形，应用肠管可能会造成术后肠瘘、肠粘连、吻合口狭窄等并发症，甚至可能导致患者死亡。同时此类手术方式受皮瓣的供血血管限制，再造阴道一般较浅，一旦发生血运不良即可造成手术失败，风险较高，大大限制其广泛应用。

（三）人工材料阴道再造术

脱细胞真皮基质移植再造阴道采用的脱细胞真皮基质（acellular dermal matrix，ADM）是经脱细胞处理后，保留了细胞外基质和完整基底膜的真皮基质，抗原性小，作为一种常用生物补片应用于各种组织修补。朱兰等将带孔的 ADM 缝合成筒状置入再造腔穴中，用软模具支撑，术后 10 天更换为硅胶模具。术后 6 个月见部分患者上皮化良好，部分患者顶端有挛缩，弹性稍差，深度及宽度可，阴道光滑柔软，分泌物不多，无异味。此方法操作简单，避免了供区损伤，但 ADM 价格昂贵，且上皮化时间不稳定，最终效果仍需长期随访资料支持。

（四）组织工程化技术再造阴道

2014 年，Raya-Rivera 将上皮及肌细胞种植在可降解生物材料支架上，体外构建阴道，回植入 4 个诊断为先天性阴道缺如的女性体内。术后经长期随访无并发症，每年组织活检显示再造阴道呈三层结构，免疫组化显示有正常平滑肌及上皮存在。此项技术应用于临床还有漫长的道路要走。

2003 年，Lin 等和 Yesim 等分别报道了颊黏膜阴道再造术，并取得成功。2009 年，李森恺、赵穆欣等首次将口腔黏膜修剪成微粒后进行游离移植，并取得成果，此为国内外首创技术。2014 年，李峰永在 *Obstetrics& Gynecology*（《妇产科杂志》）上报道了此法的远期随访结果，随后即刻受到 *Obstetrical & Gynecological Survey*（《妇产科调研杂志》）的高度重视，并随之发表评论文章给予了极高的评价，认为此方法具有明确优点，对阴道再造术式的推进具有划时代的意义。

二、解剖要点

（一）阴道

阴道（vagina）是由黏膜、肌层和外膜组成的肌性管道，延展性很好，内与子宫相连，不仅是性器官，也是排出月经和分娩胎儿的通道。阴道口位于尿道外口后方的前庭后部，MRKH 患者可见本该存在阴道口的位置有一隐窝。阴道则位于盆腔的下部中央，通道呈上宽下窄。阴道前壁长为 7～9cm，后壁为 9～12cm，不同种族成年女性的阴道长度略有差异。汉族女性再造阴道稳定后，其长度应达到 8～10cm。

阴道前方毗邻膀胱和尿道，后方邻直肠。剥离腔穴时，前方应置入导尿管，后方应以助手手指为指引，小心剥离腔穴。因男、女骨盆宽度不同，在剥离腔穴时，应根据染色体及局部解剖情况适当调整腔穴宽度和长度，如易性症患者可能因为前列腺的存在而导致再造腔穴稍浅，雄激素不敏感综合征（AIS）患者可能因骨盆较窄而导致再造腔穴稍窄。

（二）口腔供区

口腔黏膜供区应局限在双侧颊黏膜区域，此处黏膜覆盖在颊肌表面，由表层的鳞状上皮和较深的固有层组成。表层组织学特性为非角化的复层鳞状上皮，固有层是纤维结缔组织层，主要由成纤维细胞组成。黏膜下层组织较厚且致密，富有弹性，可承受一定张力。切取黏膜时，应注意避免损伤腮腺导管开口。

（三）阴股沟皮瓣供区

阴股沟皮瓣（pudendal-thigh flap）又称新加坡皮瓣，于1989年由Wee和Joseph首次提出，应用于阴道再造并获得成功。阴股沟皮瓣前界为过耻骨联合的水平线，后界为两侧坐骨结节连线，内侧界为大阴唇外侧缘。外侧界为自大阴唇外侧缘向大腿内上方延伸5cm所包括的范围。

1. 动脉供血 20世纪80年代，Manchot和Salmon分别报道了阴股沟皮瓣的血供，他们指出该皮瓣有三条主要动脉供应，分别是阴唇/阴囊后动脉外侧支、阴部外浅动脉降支（阴唇前动脉）和闭孔动脉前皮支。这三主干供血模式，也赋予了该皮瓣独特的使用方法。2001年，刘元波等学者进行尸体大体和显微解剖，对阴股沟皮瓣的解剖特点进行了详细描述。随后，Nicole等学者利用血管造影分析的方法，对该皮瓣的供血模式进行进一步探讨，并提出分期掀起皮瓣并做延迟处理，可大大提高皮瓣对成活率。

（1）阴唇后动脉：阴唇后动脉是阴部内动脉终末支之一。阴部内动脉起源于髂内动脉，出坐骨大孔，绕坐骨棘，通过坐骨小孔进入会阴。阴部内动脉穿过骨盆深筋膜，在会阴体水平浅出。向肛门皮肤和肛门外括约肌发出逆行穿支，称为肛动脉，在坐骨直肠窝和肛周脂肪中走行；也向会阴浅横肌发出小分支，称为会阴动脉，在球海绵体肌和坐骨海绵体肌之间的沟内向内上方走向大阴唇，终末支称为阴唇后动脉。阴唇后动脉在阴道口后缘水平的外径为（1.0 ± 0.4）mm，距会阴正中线（2.7 ± 0.8）cm，距皮肤表面（2.6 ± 0.6）cm。主要分布于大阴唇后端2/3和小阴唇，并在大阴唇皮下恒定地以本干的形式与阴部外浅动脉和/或阴部外深动脉形成血管吻合，该吻合位于大阴唇内。阴唇后动脉主干在阴道口后缘恒定地发出2～3个分支，即阴唇后动脉外侧支，其出现率为100%，外径为（0.7 ± 0.3）mm，发出后向前外侧走行，分布于阴股沟皮瓣下端，与闭孔动脉前皮支降支和旋股内侧动脉在大腿内上方的分支相吻合。

（2）闭孔动脉前皮支：闭孔动脉前皮支来自闭孔动脉前支（80%）或旋股内侧动脉（20%）。闭孔动脉前支在闭孔膜表面前行，沿闭孔前缘向下，沿途发出骨支、肌支和皮支。闭孔动脉前皮支紧邻耻骨下支外侧缘或穿经其外侧骨质浅出，浅出处血管外径（0.8 ± 0.1）mm，浅出点距会阴正中线（3.0 ± 0.5）cm，距阴道口前缘（1.7 ± 0.4）cm，距耻骨下支外侧缘（0.6 ± 0.2）cm。血管浅出后，迅即发出升支、降支和大阴唇分支，分布于阴股沟皮瓣中部和大阴唇，有同名静脉与之伴行，外径为（1.2 ± 0.3）mm。

（3）阴部外动脉：阴部外动脉起源于股动脉的内侧，主要分布在阴股沟区，在腹股沟韧带下方2～6cm处分为阴部外浅动脉和阴部外深动脉。阴部外浅动脉多发自股动脉前内侧壁，主要分为升支和降支，多见两分支有独立起始点，少见两分支共干。

升支发出后，多数经大隐静脉前方向内上方走行，经耻骨结节外侧缘或越过耻骨嵴跨腹股沟韧带达耻骨上区，分支分布于阴股沟皮瓣上端、下腹壁和阴阜区皮肤；在下腹壁中线附近，两侧上支血管相互吻合；有时尚发出分支到大阴唇上端1/3和阴蒂包皮的皮肤，但相对较为细小。

降支发出后，多数在大隐静脉下方通过，大致呈水平方向向内侧走行，沿途发出许多分支呈柳枝状分布于阴股沟皮瓣上端，与闭孔动脉前皮支升支血管之间存在血管吻合。降支又称阴唇前动脉，在大阴唇外上方进入大阴唇后，折向下分布于大阴唇上端1/3，在大阴唇内与阴唇后动脉终末支血管以本干的形式形成血管吻合；此外，阴部外浅动脉还恒定地发出一长股皮支分布于大腿上端1/3内侧。有同名静脉与之伴行，在卵圆窝附近注入大隐静脉（90%）或直接注入股静脉（10%），注入处血管外径为（1.5 ± 0.9）mm。

阴部外深动脉可来自股动脉、旋股内侧动脉或股深动脉，发出点位置比阴部外浅动脉低而且深，外径（1.5 ± 0.6）mm，在大腿深筋膜下向内侧走行，分布于大阴唇和阴股沟皮瓣上端，沿途与大腿内收肌肌膜结合紧密，不断发出小的肌支穿入肌肉内。

（4）血管吻合：在PTF皮瓣区域，上述血管间多有吻合支形成血管网，主要分为三组吻合。

1）内侧吻合：即大阴唇下吻合，由阴唇后动脉主干与阴部外浅动脉降支恒定地以本干的形式形成血管吻合，该吻合位于大阴唇内，阴部外深动脉和闭孔动脉前皮支亦加入该吻合。

2）外下方吻合：即阴股沟区下方吻合，由闭孔动脉前皮支与阴唇后动脉外侧支吻合而成。

3）外上方吻合：即阴股沟区上方吻合，由闭孔动脉前皮支与阴部外浅/深动脉吻合而成。

2. 神经支配

（1）髂腹股沟神经：经腹股沟皮下环浅出，浅出点位于耻骨结节外侧缘（2.3±0.9）cm，神经直径为（1.3±0.5）mm，向下方走行，分布于阴股沟皮瓣上端。

（2）阴唇后神经：来自会阴神经，与同名血管伴行，越过会阴浅横肌后，主要分布于大阴唇，在阴道外口后缘水平，神经直径为（1.3±0.4）mm，距会阴正中线（2.8±0.4）cm，距皮肤表面（2.5±0.4）cm；在阴道口后缘前后各 1.5cm 的范围内，神经主干发出 2～3 支阴唇后神经外侧支，直径为（1.2±0.3）mm，分布于阴股沟皮瓣后部。

（3）股后皮神经会阴支：是股后皮神经到会阴区的分支，主要分布于大阴唇，在阴道口后缘水平，神经直径为（1.2±0.3）mm，距会阴正中线（2.9±0.4）cm，距皮肤表面（2.5±0.3）cm。其中有 2～3 支自股后皮神经本干发出，分布于阴股沟皮瓣后外侧。

该区前、中部有阴部外动、静脉和髂腹股沟神经分布，中后部有阴唇后动脉和神经分布，后部有旋股内动脉、闭孔动脉皮支及股后皮神经会阴支分布。以上血管、神经相互吻合，形成丰实的血管神经网，是阴股沟皮瓣阴道成形具有良好血供和感觉功能的解剖学基础。

该皮瓣与其他常用皮瓣相比，优势明显，其外形菲薄、柔软易塑形，具有丰富的感觉神经支配和淋巴回流系统，易于获取，且供区瘢痕可隐藏在腹股沟折痕中，是男、女会阴部修复最常用的皮瓣之一。但是，其缺点也同样明显，即血管走行变异致使皮瓣成活率不可预测，从 33%～100% 不等。尤其是需要修复的创面面积较大时，皮瓣尖端坏死的报道较多，这大大限制了该皮瓣的广泛应用。

三、手术适应证

先天性阴道部分或全部缺损的患者常见于两类疾病，MRKH 综合征和性发育异常中性别认定 / 性别再认定为女性的患者（图 18.1）。性发育异常中常见的需行部分阴道再造的疾病为先天性肾上腺皮质增生症（congenital adrenal hyperplasia，CAH）、完全性雄激素不敏感综合征（complete androgen insensitivity syndrome，CAIS）和不完全性雄激素不敏感综合征（partial androgen insensitivity syndrome，PAIS）（表 18.1）。对就诊患者首先进行初步评估，包括会阴部查体、实验室检查和影像学检查。实验室检查包括：睾丸激素水平、卵泡刺激素水平和核型。影像学评估包括经腹、经阴道或经直肠的二维或三维超声检查，以评估子宫的存在和发育情况。

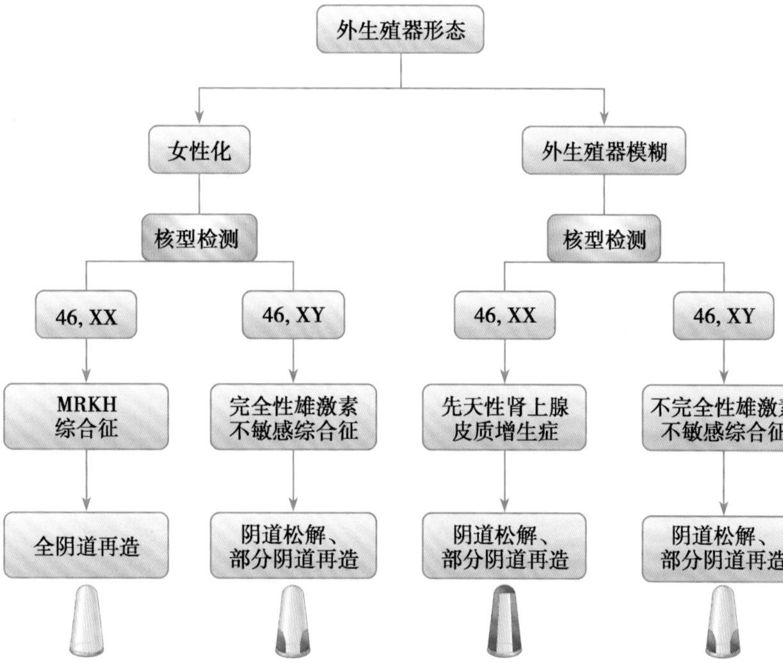

图 18.1　常见阴道再造疾病的诊疗路径

表 18.1 常见性发育异常患者的诊断、建议性别及拟行手术

分类	诊断	建议性别	拟行手术
46，XX DSD	先天性肾上腺皮质增生症（CAH）	女	阴道松解术，部分阴道再造术，根据外阴 Prader 分级选择进行阴蒂整形术，小阴唇成形术，大阴唇成形术
46，XY DSD	完全性雄激素不敏感综合征（CAIS）	女	阴道松解术，部分阴道再造术，根据情况行隐睾/睾丸切除术
	不完全性雄激素不敏感综合征（PAIS）	女/男	阴道松解术，部分阴道再造术，根据外阴 Prader 分级选择进行阴蒂整形术，小阴唇成形术，大阴唇成形术，隐睾/睾丸切除术

四、具体步骤

患者取截石位，全身麻醉后，常规消毒铺单，于肛门与阴道间以治疗巾隔离（图 18.2），留置导尿管。

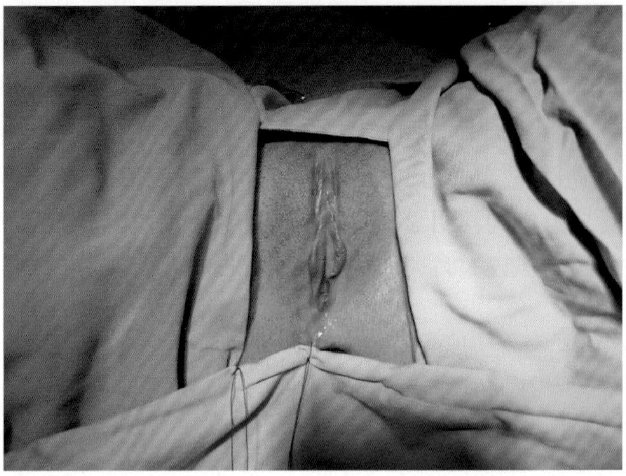

图 18.2 患者女性，46 岁，诊断为先天性阴道缺如

（一）阴道造穴

于尿道和直肠间隙，或盲端阴道内插入长针头，回抽无气、无血、无尿后，向组织内推注添加含亚甲蓝溶液的肿胀麻药 100ml（1ml 亚甲蓝 +0.25% 利多卡因 +1/20 万肾上腺素）。水垫完成后，在阴道前庭取 U 形或 X 形切口，助手以手指自肛门置入做引导，避免损伤直肠，术者钝性剥离阴道腔穴，深度达 9～12cm，造穴过程中随时观察尿液颜色是否变蓝，以排除阴道尿道瘘。

性发育异常患者通常有一狭窄的盲端阴道，在会阴后联合行“Λ”形切口扩大阴道外口，再于狭窄的阴道侧壁上，沿阴道长轴切开黏膜全层，钝性剥离，增宽腔穴。视情况向顶端加深腔穴，注意保护尿道及直肠，将阴道黏膜保留在阴道上壁或下壁。注意 46，XY DSD 者的会阴体厚度较正常女性薄。

（二）口腔黏膜微粒法

1. 口腔黏膜采取 口腔消毒后，用开口器牵开口腔，标记腮腺导管开口位置。于患者两侧颊黏膜处以 0.5% 利多卡因局部浸润麻醉后，点片状采取全层口腔黏膜（图 18.3、图 18.4），大小约 7mm × 5mm，共 25～30 粒，口腔内填塞纱布压迫止血。将口腔黏膜粒清洗 3 次，用眼科剪剪成直径 0.7～1mm 的微粒（图 18.5），备用。

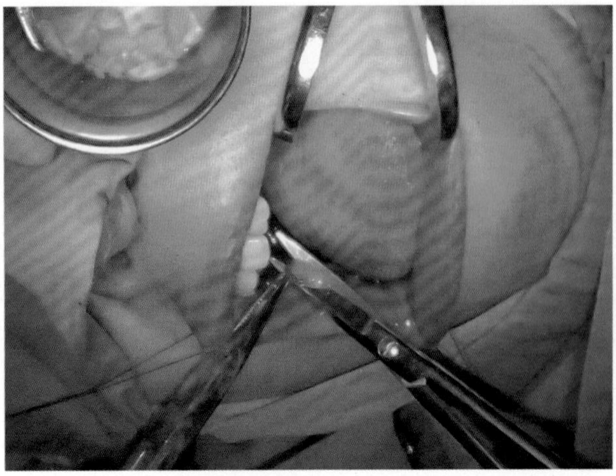

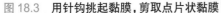

图 18.3 用针钩挑起黏膜，剪取点片状黏膜

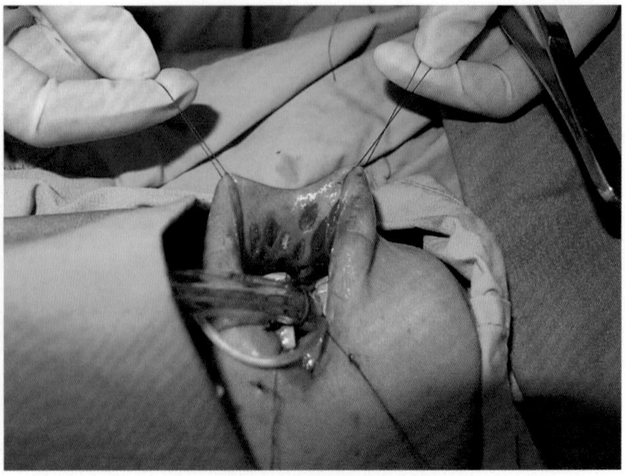

图 18.4 点片状切取黏膜

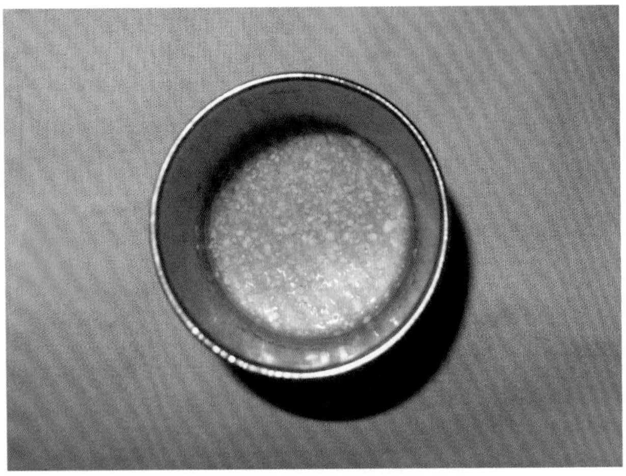

图 18.5 **将黏膜片剪成微粒**

2. 口腔黏膜微粒游离移植法 以阴道拉钩前后撑开腔穴，置入冷光源，直视下将牵拉的纤维索带切断，创面充分止血，以保证移植物具有良好受床。若有活动性出血，可进行缝扎。将口腔黏膜微粒均匀涂抹于再造阴道腔穴表面后，置入软弹带侧孔再造阴道模具并填塞纱布（图 18.6），软模具与纱布间留置有侧孔的冲洗管一根，将软模具缝合固定于阴道口周围皮肤上，加压包扎。再次检查尿色是否清亮，肛诊有无血迹。用会阴手术后包扎固定带包扎。

性发育异常患者可同时行阴蒂缩小整形，双侧大、小阴唇成形，尿道移位，隐睾切除术，隆胸术等。

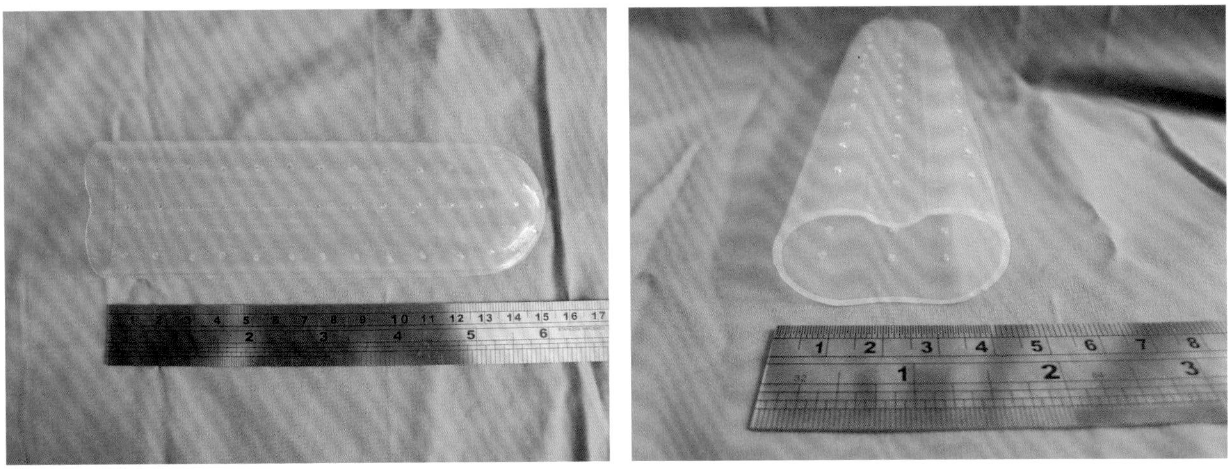

图 18.6 **软弹带侧孔再造阴道模具**

（三）阴股沟皮瓣转移

1. 术前准备 采用多普勒超声和 / 或计算机断层扫描血管造影术，进行血管测定。扪及耻骨联合及耻骨结节，标记此连线中点，标记肛门中间到坐骨结节连线中点，连接两处标记点，此连线的中上 2/3 即为阴唇后动脉的体表投影线。用手持多普勒超声血流仪在此连线附近探测动脉性信号，并进行标记。于大腿内上方皮肤处进行血管探查，标记阴部外浅动脉走行。将标记点连成线，可确定阴股沟皮瓣的轴线，帮助优化手术结果，为血管灌注区域提供指导，并帮助皮瓣设计。术前 3 天肠道准备，术前 2 次清洁灌肠。患者按术前常规要求进流食，清洁术区，备皮。

2. 皮瓣设计 以阴唇后动脉与拟再造阴道口后缘水平线的交点为皮瓣旋转轴点，根据术前多普勒超声标记的血管走行为轴线，设计一包含阴唇后动脉外侧支在内的（10～12）cm×（5～6）cm 的皮瓣（部分阴道再造或瘘口修补，应视创面情况进行设计）。皮瓣内侧界位于大阴唇毛发分布区外侧缘，外侧界为自大阴唇外侧缘向大腿内上方延伸 5～6cm，皮瓣后界位于新阴道口前后缘连线中点，皮瓣尖端伸向股三角（图 18.7）。

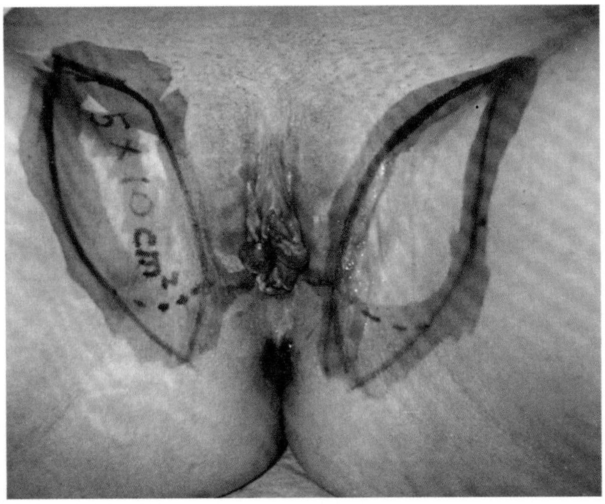

图 18.7 **皮瓣设计，皮瓣蒂部的三角区为皮下蒂部分，应切除此部分上皮**

3. 掀起皮瓣 以0.5%利多卡因+1∶20万肾上腺素行局部浸润麻醉，沿设计线切开皮肤及皮下组织，在皮瓣近端皮下向远侧分离形成3～4cm的皮下蒂。加深切口至深筋膜层，并由远端开始掀起皮瓣。在皮瓣长1/2处的内侧时，连同深筋膜层一起掀起，至皮瓣蒂部，形成以阴唇后动脉及其分支为蒂的阴股沟皮瓣。此时可见位于皮瓣内侧的阴唇后动脉及向皮瓣内的分支。在皮瓣掀起过程中，应随时确定皮瓣远端是否有出血，以判断皮瓣血运。在皮瓣中部结扎进入皮瓣的闭孔动脉分支，结扎斜行穿过皮瓣尖端的阴部外动脉和自耻骨下支外侧缘穿出的闭孔动脉（图18.8）。在大阴唇皮下分离形成通向阴道腔穴的皮下隧道。

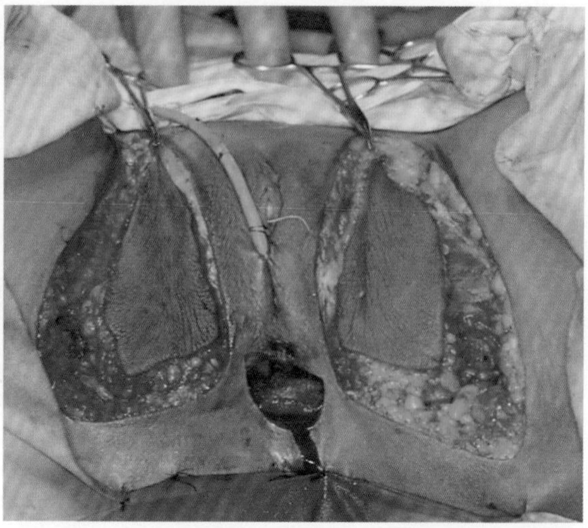

图18.8 **掀起阴股沟皮瓣**

4. 皮瓣转移 阴道腔穴再次彻底止血，再次确认再造阴道深度及宽度合适（图18.9）。将已完成解剖的皮瓣通过两侧大阴唇皮下隧道移转至阴道前庭，缝合形成一皮肤面相对、远端封闭的皮管，并送入腔穴内（图18.10、图18.11）。皮瓣蒂部皮缘分别与阴道口处创缘间断缝合，形成新的阴道口。

若皮瓣较厚，可修剪皮瓣中、远端较厚的脂肪层，以利于塑形。若皮瓣长度不够，可将蒂部切除"W"或"V"形，宽1～1.5cm的表皮，分离出足够长的血管蒂，这样既可以使皮瓣更容易穿过皮下隧道，又可更深入地塞入腔穴，减小蒂部张力。

5. 供瓣区直接关闭，逐层进行减张缝合，可留置负压引流管（图18.12、图18.13）。

五、术后处理

（一）常规处理

围手术期预防性应用头孢呋辛钠（过敏者禁用），予止血、补液、对症支持治疗。术后嘱患者5天内卧床，进清流食，控制排便以免污染伤口。每天观察敷料渗血情况及是否有异味。

1. 口腔黏膜微粒游离移植法 术后3天开始，每天自冲洗管注入醋酸氯已定溶液和生理盐水，共约200ml，至流出的液体清亮。术后7天第1次换药，将模具内纱布取出，生理盐水冲洗再造阴道腔穴并观察上皮生长情况，重新填塞纱布。换药后患者可逐渐恢复正常饮食。术后2周左右再造阴道创面大部上皮化，如无明显出血、渗液，则将软模具固定线拆除，拔除导尿管，患者可以出院。

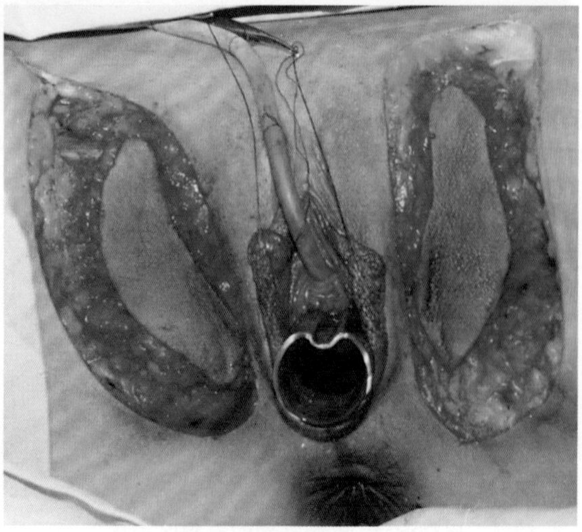

图18.9 **再次确认阴道腔穴长度及宽度合适**

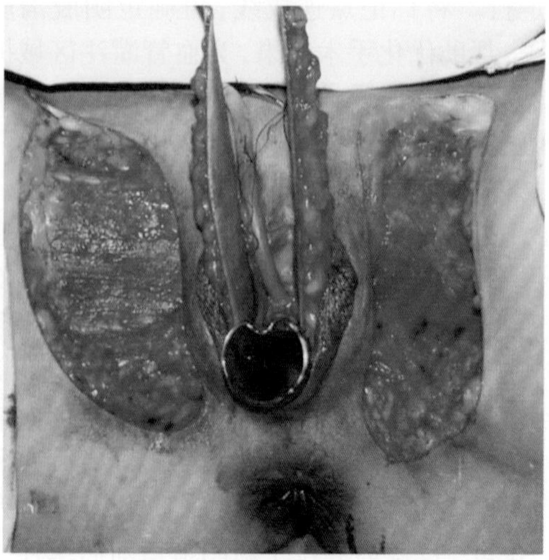

图18.10 **将皮瓣经皮下隧道转移至阴道前庭**

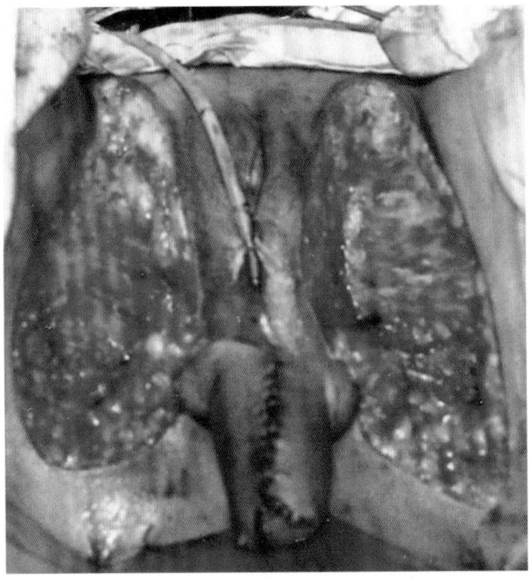

图 18.11　**将皮瓣缝合成皮管**

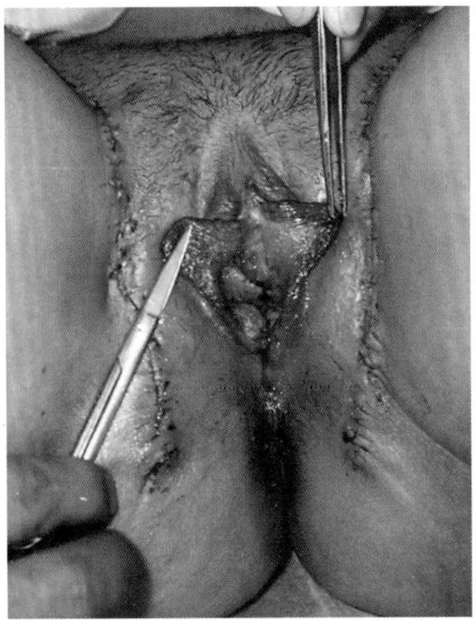

图 18.12　**供区缝合**

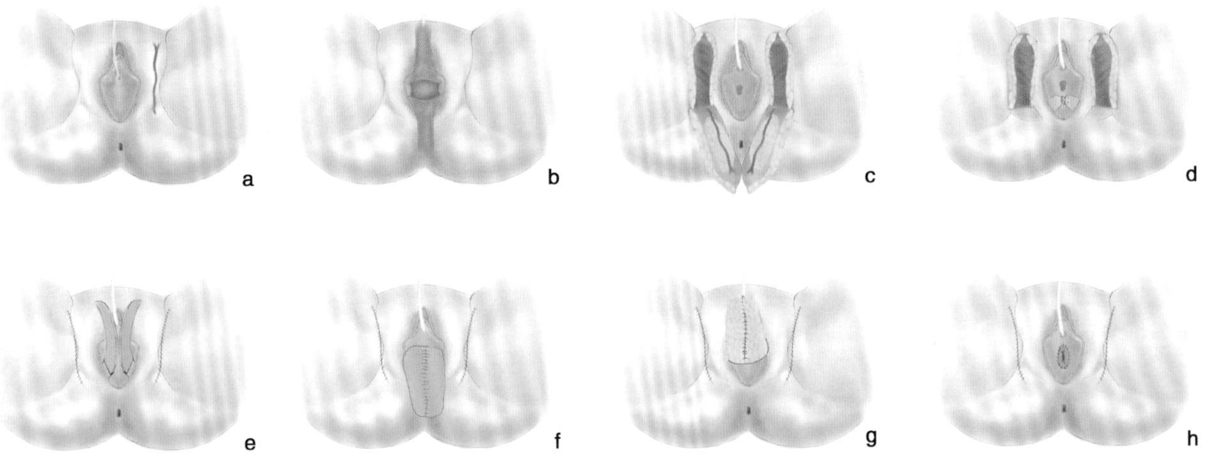

图 18.13　**手术示意图**

出院后，嘱患者每天自行清洗再造阴道，术后 1、3、6、12 个月定期返院复查。术后 1 个月，将软模具更换为硬质阴道模具（图 18.14），24 小时佩戴硬模具 3 个月。术后第 4 个月开始，患者可以进行规律性生活并且逐渐减少硬模具佩戴时间直至再造阴道不再发生挛缩为止。

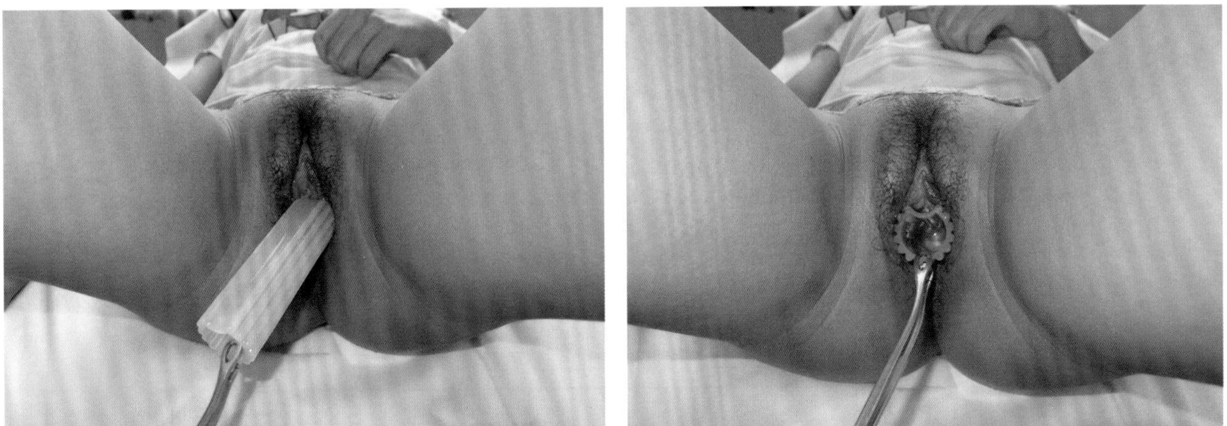

图 18.14　**更换硬质阴道模具**

a. 置入波浪型硬质阴道模具；b. 波浪型模具可以增加再造阴道黏膜表面积

2. 阴股沟皮瓣转移法　术后3天，拔除供区引流管，更换再造阴道内填塞的纱条。受区术后无需拆线，可吸收线会自行脱落；供区可于术后10～14天拆除缝线。术后不需要佩戴阴道模具。术后3个月及6个月返院进行随访。

（二）疗效评价内容

1. 评估会阴部形态，是否为女性或近似女性外观，无明显瘢痕；供区无明显瘢痕或遗留畸形（图18.15）。

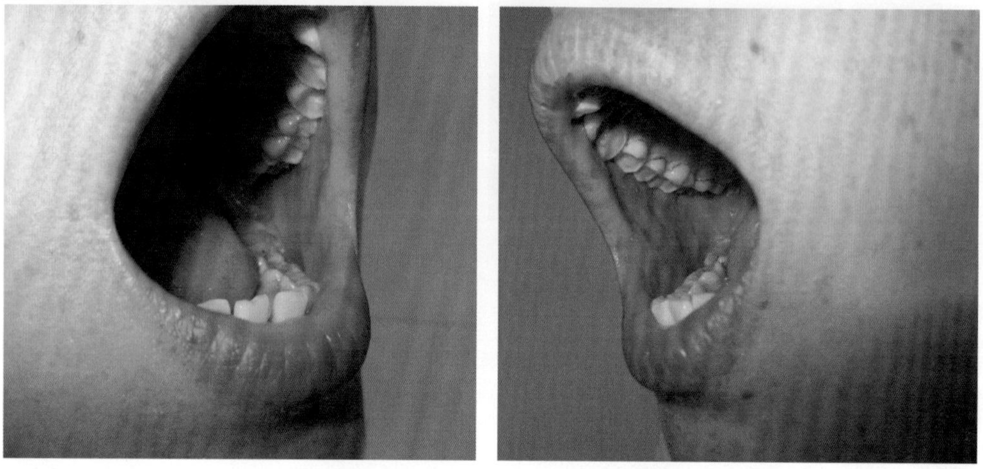

图18.15　**术后2周，可见双侧颊黏膜口腔供区愈合良好**

2. 记录创面上皮化时间及脱离模具时间。再造阴道无出血、创面完全愈合定义为创面上皮化时间，此时可更换硬模具。以患者连续24小时不佩戴硬模具，且阴道深度、容积无明显变化，定义为脱离模具成功；手术完成至脱离模具成功时间即为脱离模具时间。

3. 观察再造阴道黏膜的颜色、质地、润滑度（图18.16、图18.17）。术后3个月有阴道分泌物，进行分泌物检测（表18.2）。可行黏膜上皮的病理学检测（图18.18）。

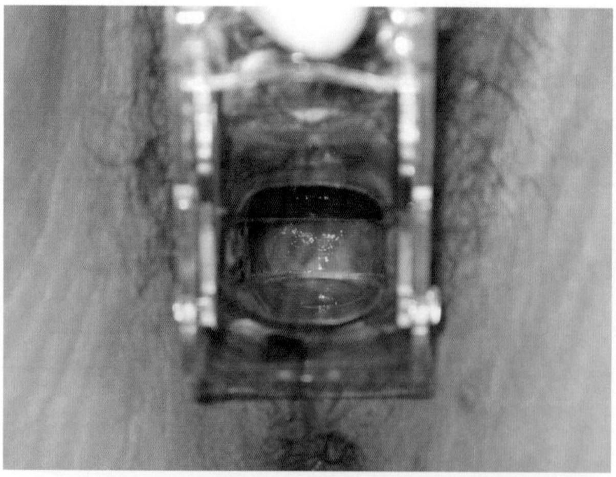

图18.16　**术后1个月，创面上皮化良好**

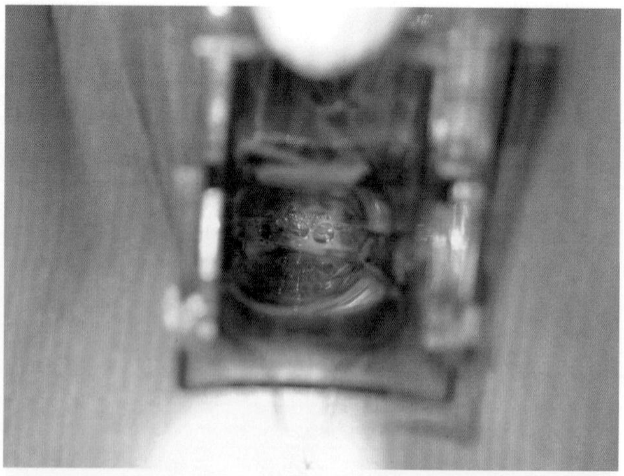

图18.17　**术后8个月，可见再造阴道内有淡黄色分泌物**

表18.2　再造阴道的分泌物检测

分泌物	正常阴道	口腔	再造阴道
来源及成分	前庭大腺、子宫颈腺体、子宫内膜的分泌液、阴道黏膜的渗出液，以及脱落的阴道上皮细胞	固有层内的小唾液腺；99%的水，黏蛋白、乳铁蛋白、唾液淀粉酶、溶菌酶	前庭大腺的分泌液，再造阴道上皮细胞的脱落，移植后的口腔黏膜分泌液

续表

分泌物	正常阴道	口腔	再造阴道
pH 值	≤4.5，多在 3.8～4.4	6.6～7.1	6.2（5.5～7.0）
菌群	乳杆菌、棒状杆菌、肠球菌、大肠埃希菌、动弯杆菌	革兰氏阳性和阴性球菌，大肠埃希菌、棒状杆菌、肠球菌	少量杆菌，种属不详

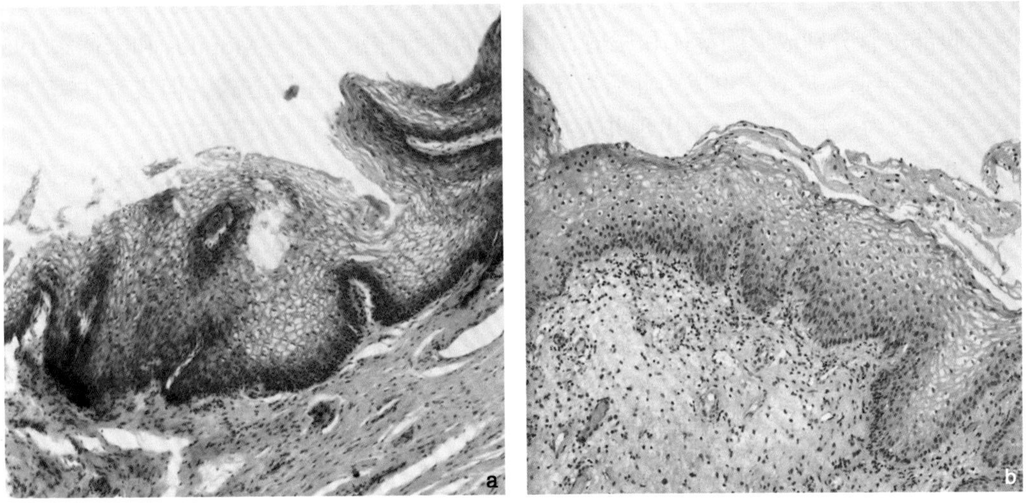

图 18.18　**黏膜上皮病理学检测**

a. 为正常阴道黏膜；b. 为再造阴道黏膜，可见两种黏膜结构类似，均属复层鳞状上皮

4. 测量再造阴道大体观，包括深度、周径、容积。测量方法：应用牙科印模材料对阴道腔穴进行拓模，直接测量模型深度及周径，用排水法测量容积（图 18.19）。

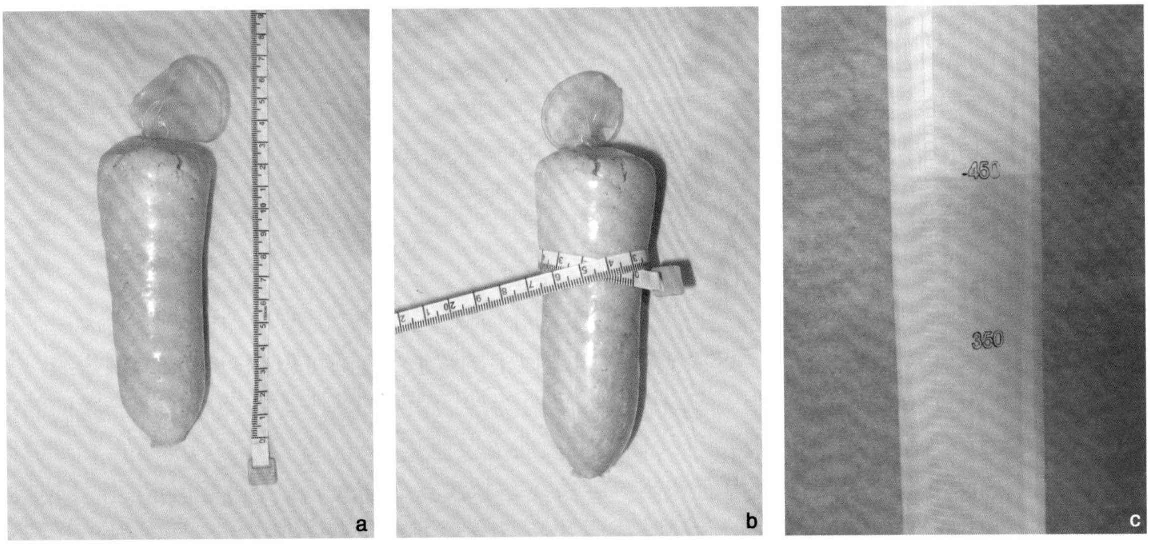

图 18.19　**再造阴道测量**

a～c. 分别为拓模长度、周径及容积测量

5. 患者连续佩戴硬模具 6 个月后可有性生活，对有性生活患者应用女性性功能量表（female sexual function index，FSFI）进行性功能评分，评估性生活满意程度。评分＞30 分为非常满意，23～29 分为满意，<23 分为不满意。

（周　宇　李峰永）

第二节 阴茎再造

阴茎是男性的标志性器官，也是男性最重要的泌尿生殖功能器官。阴茎再造术是体表器官修复重建中最具挑战性的手术之一。

阴茎再造术的历史回顾：1936年，俄罗斯的Nicolaj Bargoraz采用腹部皮管转移和肋软骨游离移植的方式完成了第一例阴茎再造手术。1945年，英国的Harold Gillies进行第一例女变男易性症患者的阴茎再造，采用两个腹部皮管分别成形阴茎体和尿道，并分两期进行尿道吻接。Morales和宋儒耀1956年提出大腿斜行皮管阴茎再造。皮管法也成为此后数十年中阴茎再造术的主流方式。但皮管法需要多次手术，治疗时间长，患者较为痛苦，任一阶段出现并发症都有可能导致最终手术失败。

20世纪70年代后，随着对轴型皮瓣认识的深入及显微外科技术的发展和普及，皮瓣法逐渐替代了皮管法成为阴茎再造的主要方法。1972年，Orticochea应用腹部带蒂皮瓣进行阴茎再造。1982年，Puckett进行第一例腹部游离皮瓣阴茎再造手术。1984年，上海交通大学医学院附属第九人民医院张涤生采用“管中管法”，即前臂皮瓣游离移植再造阴茎获得成功，被称为“中国皮瓣阴茎再造术”，并且时至今日仍是阴茎再造手术的经典方式之一。此后，下腹部岛状皮瓣、脐旁岛状皮瓣、阴股沟皮瓣、股前外侧皮瓣、带髂骨的腹股沟复合骨皮瓣、背阔肌肌皮瓣、腓骨骨皮瓣、肩胛皮瓣等很多阴茎再造的手术方法被相继报道。手术方式的多样恰好说明目前尚无被广泛认同和接受的最理想的阴茎再造手术方式，每种方法都存在各自优缺点。

阴茎再造术的适应证主要包括：①先天性阴茎发育不良、小阴茎畸形、重度尿道下裂、严重尿道上裂和膀胱外翻以及先天性别发育异常（DSD）；②阴茎获得性损伤，各种外伤、肿瘤、感染或医源性损伤；③跨性别男性患者（女变男）群体中的外生殖器再造。

阴茎再造术包括阴茎体和阴茎头的再造、尿道成形以及再造阴茎支撑物的选择和置入，是整形外科最具挑战性的手术之一。理想的阴茎再造手术应该满足：①重建良好的阴茎外形，使其接近正常阴茎，能为患者接受；②有良好的触觉和性感觉；③术后患者能站立、顺畅排尿；④再造阴茎大小合适，有足够的硬度可以完成插入式性生活；⑤皮瓣供区继发畸形较小，无功能障碍。

本节就比较常用的阴茎再造手术方式，如带蒂髂腹股沟皮瓣、带蒂股前外侧皮瓣、肩胛皮瓣游离移植以及前臂桡侧游离皮瓣阴茎再造术，分别介绍皮瓣的应用解剖、手术步骤和方法、术后处理。

一、带蒂髂腹股沟皮瓣法阴茎再造术

（一）应用解剖

髂腹股沟皮瓣血供主要由旋髂浅动脉及腹壁浅动脉内侧支供应。旋髂浅动脉于腹股沟韧带远端1cm处直接起自股动脉上端外侧壁。可以掀起腹股沟以上的皮肤，范围可以超过髂前上棘边缘。旋髂浅动脉直径为0.8～1.8mm，在股动脉外侧1～5cm处分为浅、深两支。浅支随即穿出深筋膜向髂前上棘走行，深支继续在深筋膜下向上外方走行，沿途发出肌支及肌皮穿支（直径0.3～0.5 mm），于缝匠肌外缘出深筋膜，并发出皮支营养腹股沟前外侧。旋髂浅动脉浅支变异大，深支通常恒定，外径较粗，其终末支经股前外侧皮神经下方至髂前上棘区域，发出皮支营养髂前上棘周围皮肤，同时发出骨膜支营养髂骨，为旋髂浅动脉穿支骨皮瓣的解剖学基础。皮瓣静脉回流除伴行静脉，还有走行在皮下脂肪层的旋髂浅静脉及其分支。腹股沟区的感觉神经支配来自第十二胸神经的细小分支以及股外侧皮神经的内侧支。

（二）手术步骤和方法

沿旋髂浅血管走行区为长轴设计皮瓣，大小为（13～15）cm×（10～12）cm，其中再造尿道部分皮瓣宽约3cm。切开皮肤、皮下组织至腹外斜肌筋膜浅面，于此层由远端逐渐向蒂部锐性分离至股动脉分出旋髂浅血管处，蒂部包含深层皮下组织及血管分支，长度为耻骨联合至股动脉分出旋髂浅血管处。分离腹

股沟区皮下隧道，蒂部去表皮，皮瓣通过皮下隧道或局部明道转移至耻骨联合处。尿道部分皮瓣切开游离后包绕14～16号导尿管以可吸收线连续缝合成形尿道。用细钢丝将半硬式硅胶银丝棒基底缝合固定于耻骨联合骨膜浅层。阴茎体皮瓣远端修剪皮下脂肪后，以管中管形式包绕尿道和阴茎假体形成阴茎，远端半圆形区域形成阴茎头。再造阴茎尿道部与原尿道外口进行吻合，吻合口处设计舌形皮瓣或多个Z改形，防止形成环形狭窄。供瓣区创面在大腿外侧或腹部用取皮鼓切取中厚皮片移植覆盖。行耻骨上膀胱造瘘，留置导尿管，常规包扎。

（三）术后处理

术后患者平卧位，进清流食。再造阴茎保持竖直妥善包扎，防止皮瓣蒂部受压。再造阴茎与耻骨联合成角约60°，可使尿道吻合口处于松弛位，利于再造阴茎远端的静脉回流，防止其压迫尿道口而影响血运。术后24小时后拔引流条，应用抗生素4～5天，之后改为口服，预防尿路感染。术后3天开始膀胱冲洗，术后10天拔除导尿管，嘱患者自行排尿冲洗尿道，避免再造尿道内分泌物残留造成感染诱发尿瘘。皮瓣供区7～10天拆掉植皮包堆，视情况拆线，再造阴茎术后10～14天间断拆线（图18.20）。

二、带蒂股前外侧皮瓣阴茎再造术

（一）应用解剖

股前外侧皮瓣的血管来源为旋股外侧动脉降支的皮肤穿支。旋股外侧动脉降支主要起自旋股外侧动脉，也可由股深动脉或股动脉发出。旋股外侧动脉降支在股直肌与股中间肌之间走向外下方，在股直肌与股外侧肌之间分为内侧支和外侧支。旋股外侧动脉降支在髂前上棘与髌骨外上缘连线中点附近发出1～4条分支，至股前外侧皮肤多数为肌皮穿支，少数为肌间隔皮支。通常以第一肌皮穿支最粗大，外径为0.5～1mm。股外侧动脉降支起始部外径平均为2mm，两条伴行静脉外径平均为3.5mm，降支作为皮瓣血

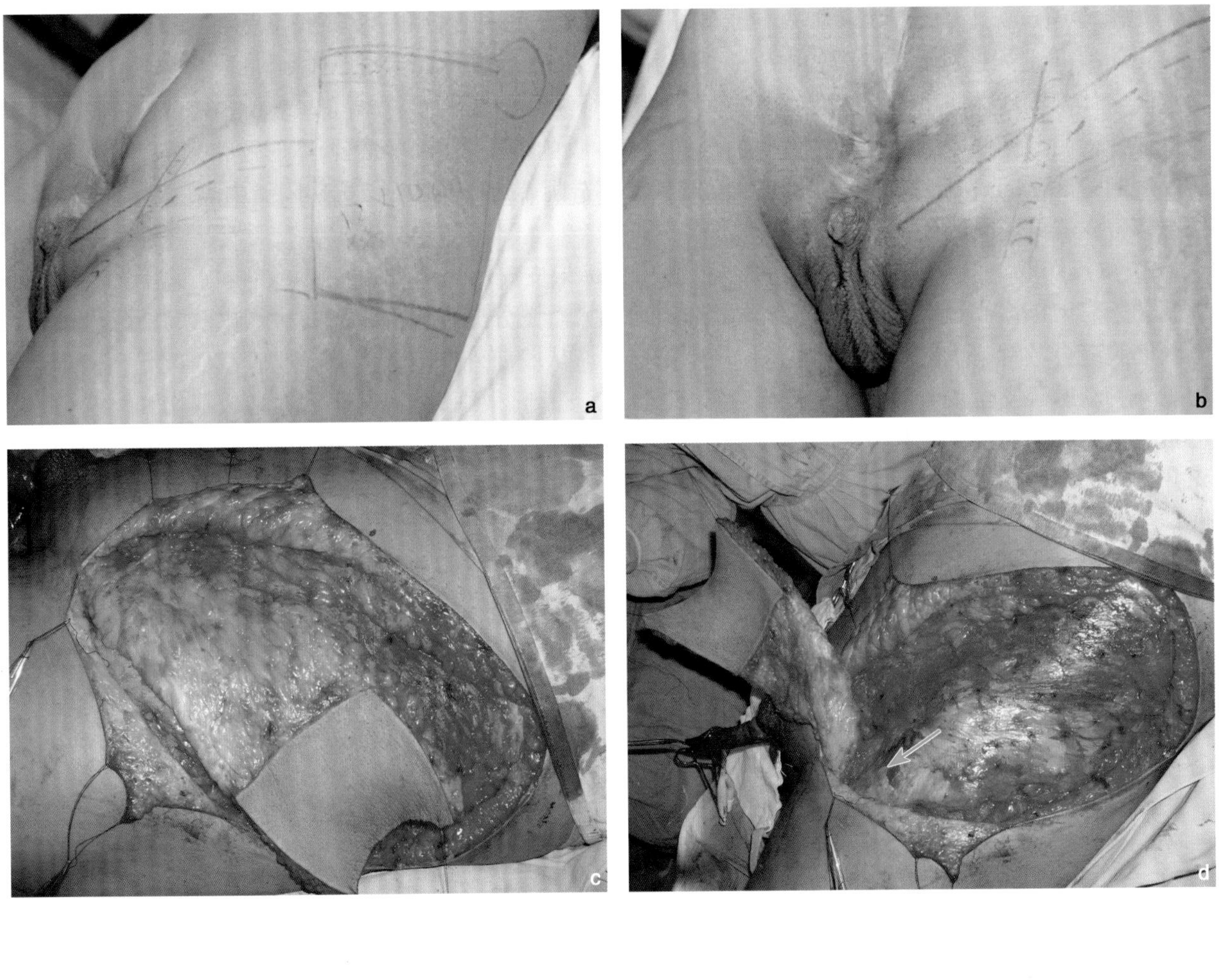

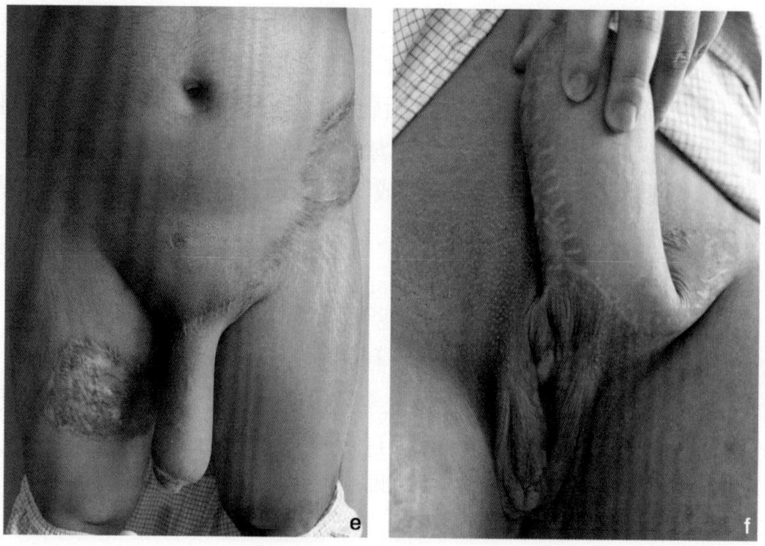

图 18.20 **带蒂髂腹股沟皮瓣阴茎再造术**

a、b. 皮瓣切口设计；c、d. 术中皮瓣切取，蓝色箭头标注为旋髂浅动静脉；e、f. 术后外观

管蒂长度为 8～12cm。在股前外侧皮瓣近端仔细辨认股外侧皮神经并将其携带在皮瓣上，以便再造一个有感觉的阴茎。

（二）手术步骤和方法

1. 术前设计 术前根据手持多普勒超声血流探测仪及 CT 血管造影结果，测定并标记旋股外侧动脉降支主要穿支位置。以旋股外侧动脉降支为蒂，在大腿前外侧区设计蒂在近端的股前外侧皮瓣。以旋股外侧动脉降支走行为轴，皮瓣近端至腹股沟的距离应大于腹股沟韧带中点至缺损阴茎根部的距离，皮瓣远端不超过膝上 5cm，旋转轴点位于较粗大穿支处，可偏心分布，皮瓣长度为 12～15cm，宽度为 11～13cm。再造尿道设计在皮瓣的中央部，宽为 3～3.5cm，远端设计为扇形或半椭圆形，以成形阴茎头。再造阴茎体部设计在尿道部两侧，与尿道部之间做两个纵行切口线，为交界部，宽 0.8～1cm，去表皮。如此设计使得阴茎体部皮瓣可以"管中管"的形式包绕中央的再造尿道。如患者体形较胖，股前外侧皮下脂肪厚度超过 3～4cm，难以管中管形式包绕，或预计再造阴茎过于粗大的，选用阴囊中隔皮瓣或其他邻近部位带蒂皮瓣再造尿道。

2. 皮瓣切取 全身麻醉，患者取平卧位，亚甲蓝标记皮瓣后局部浸润麻醉。由内向外沿设计线切开皮肤、皮下组织至阔筋膜，切开阔筋膜，将其携带于皮瓣上，分离过程中将皮瓣边缘皮肤、皮下组织与下方阔筋膜缝合数针，防止术中牵拉揉搓损伤皮瓣穿支。从股前外侧皮瓣内侧在肌膜浅面掀起，仔细辨认旋股外侧动脉降支至皮瓣的肌皮穿支或直接皮支。穿支有时很细，分离时很容易造成损伤和痉挛，此时可带少量肌肉与肌皮支一起分离。在术前定位的穿支位置附近找到较粗大的肌皮穿支，并妥善保护，分离并结扎周围肌支等小血管分支。如皮瓣范围内可携带其他穿支，则继续向远端仔细分离，并妥善将其携带至皮瓣上。分离股直肌与股外侧肌之间肌间沟，向外侧牵拉股外侧肌，显露旋股外侧动脉降支，可见降支血管沿途发出多个肌皮穿支穿过股外侧肌。沿肌皮穿支血管在股外侧肌内钝、锐性结合分离穿支血管，在此期间妥善保护血管蒂，形成穿支皮瓣。将降支血管远端结扎，向血管蒂近端分离，直至旋股外侧动脉自股深动脉或股动脉发源处。皮瓣上可以携带股外侧皮神经形成带感觉皮瓣。

3. 再造阴茎皮瓣成形和转移 皮瓣大部分卷成圆柱状形成阴茎体部，于皮瓣中央设计宽为 2.5～3cm 成形尿道皮瓣，以 4-0 可吸收线缝合卷管，皮瓣远端设计半圆形皮瓣成形圆锥状阴茎头，以"管中管"形式分别成形阴茎体和尿道，逐层缝合完成阴茎成形。皮瓣形成后沿股直肌和缝匠肌深面分离隧道，在残留阴茎根部皮下层亦作潜行分离，使两隧道贯通，以便带蒂皮瓣通过大腿根部内侧皮下隧道移至阴阜区。股前外侧皮瓣所携带的股前外侧皮神经与阴茎背神经近端吻合，形成有感觉功能的再造阴茎。皮瓣供区彻底止血，根据缺损面积于同侧大腿以取皮鼓正鼓切取中厚皮片，游离移植于供瓣区表面，长丝线打包堆固定。在皮瓣蒂部及再造阴茎皮瓣内各放置负压引流管 1 根，加压包扎术区。经原尿道外口置入导尿管至膀胱引流尿液，以防止尿液污染尿道外口。采用阴囊中隔瓣一期吻接尿道者，于阴茎残端包皮及阴囊处亚甲蓝标记切口线，环形切开包皮皮肤，暴露残留海绵体，由尿道外口向近端稍加分离，开大尿道外口。设计宽度约为 2.5cm 的阴囊中隔瓣，沿线切开皮肤、皮下组织和肉膜，保护阴囊中隔血管束，掀起皮瓣，插入导尿管至膀胱，以 4-0 可吸收线卷导尿管成形尿道，并在背侧加固缝合。以股前外侧皮瓣包绕再造尿道，完成阴茎再造，同时行耻骨上膀胱造瘘尿液转流。行二期尿道吻接的患者，在一期阴茎再造术后 6 个月进行。自再造阴茎远端尿道外口置入导尿管直至膀胱，于原尿道外口至再造阴茎近端尿道口间设计皮瓣，宽为 2.5～3cm，沿线切开皮肤、皮下组织，适当分离形成局部皮瓣包绕导尿管，以 4-0 可吸收线缝合完成尿道吻接，尿道表面筋膜加固缝合一层，转移阴囊肉膜组织瓣覆盖再造尿道形成防水层，以丝线缝合切口。行耻骨上膀胱造瘘尿液转流。

（三）术后处理

术后注意观察皮瓣血运和引流情况，观察敷料包扎松紧度，以避免皮瓣蒂部受压，通过毛细血管充盈反应观察皮瓣颜色，必要时给予扩容及改善微循环的药物如罂粟碱；术后 3～4 天换药，视引流情况拔除负压引流，术后 7～8 天拔除尿管，嘱患者每天自行排尿 1 次。10～12 天拔除膀胱造瘘管，并视伤口愈合情况拆线。二期尿道吻接者，拔除导尿管时间提前至术后 3 天，嘱患者每天自行排尿 1～2 次，以冲洗尿道内分泌物防止感染，术后 10 天拔除膀胱造瘘管并拆除缝线（图 18.21）。

三、肩胛皮瓣游离移植阴茎再造术

（一）应用解剖

肩胛皮瓣是以旋肩胛血管为蒂的轴型皮瓣。Gilbert 首先报道肩胛皮瓣的解剖学研究，并将此皮瓣成功应用于临床。此后 Nassif 报道以旋肩胛动脉降支为血管蒂，形成以肩胛骨外侧缘为轴的皮瓣远位移植，并称之为肩胛旁皮瓣。旋肩胛动脉恒定，位置表浅，易于显露。皮瓣切取较简单、血运可靠，血管蒂粗大，切取后无供区功能影响。肩胛区皮肤无毛，真皮较厚，质地良好，皮下脂肪组织较薄，厚度适中，是整形重建外科中应用较为广泛一个皮瓣。但手术过程中需要变换患者体位，是肩胛皮瓣临床应用的缺之一。

肩胛下动脉从腋动脉发出后延续为两个终末支：胸背动脉和旋肩胛动脉。旋肩胛动脉沿小圆肌下缘走行，经由小圆肌、大圆肌和肱三头肌长头构成的三边孔，在肩胛骨腋缘分为深支和浅支。深支为肌支，浅支为直接皮肤动脉即旋肩胛皮动脉。旋肩胛皮动脉旋绕肩胛骨腋缘后分为升支、横支和降支，供养肩胛背区皮肤。升支向内上斜行，横支横向脊柱中线，降支沿肩胛骨腋缘下降。水平设计的肩胛皮瓣范围约 20cm × 10cm，切取区域位于肩胛下角和肩胛冈之间。而斜行设计的肩胛旁皮瓣则以肩胛骨外侧缘为皮瓣轴线，可切取范围约 25cm × 10cm。旋肩胛皮动脉各分支间相互沟通，并与胸背动脉、肩胛上动脉及邻近的肋间动脉皮支广泛吻合，构成丰富的皮下血管网。旋肩胛动脉口径平均 2.5mm，皮动脉起始处口径平均 1.1mm，蒂长平均为 49mm。伴行静脉有 2 条，管径平均 2mm。皮神经与血管不伴行，皮瓣的感觉

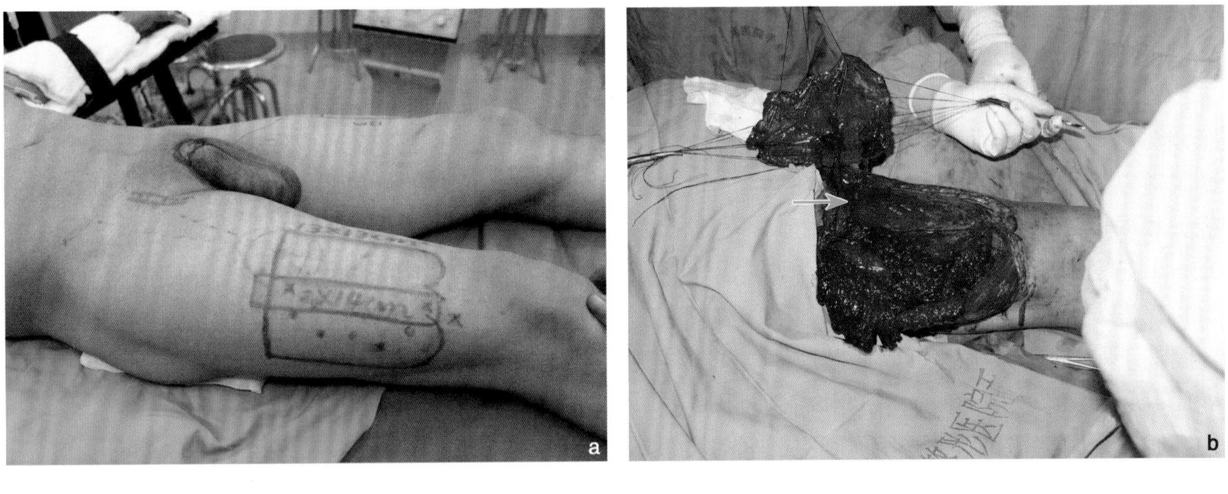

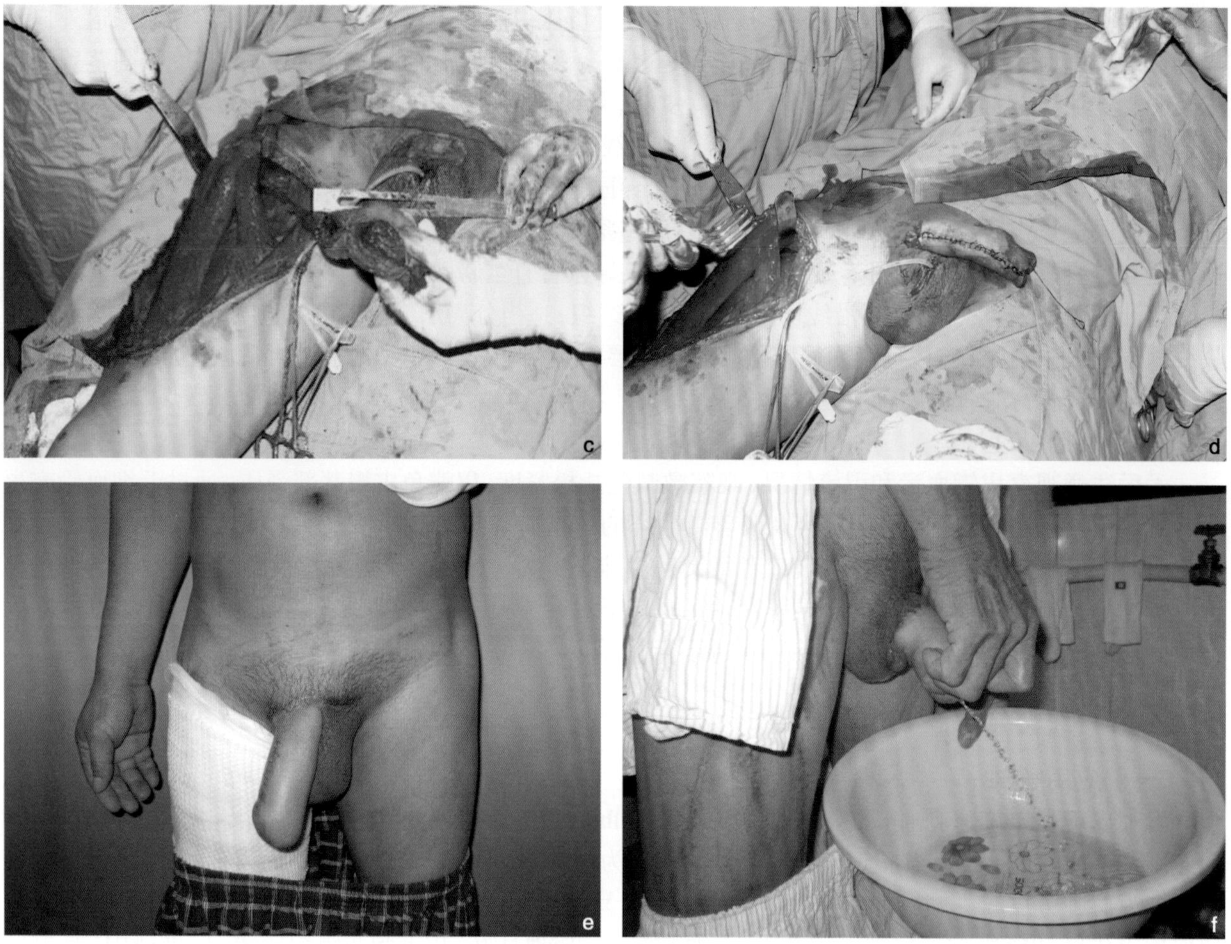

图 18.21 **带蒂股前外侧皮瓣阴茎再造术**

a. 皮瓣切口设计；b～d. 术中皮瓣切取，蓝色箭头标注为旋股外侧动脉降支及携带在皮瓣上的穿支；e、f. 术后外观

神经支配来自由内侧向外侧走行的节段神经分支，这些神经解剖剥离较困难，因此肩胛皮瓣通常是没有感觉神经支配的皮瓣。

（二）手术步骤和方法

术前以多普勒超声血流探测仪测定旋肩胛血管走行，以旋肩胛血管横支与降支分布区设计皮瓣长12～15cm，宽 14～16cm。皮瓣共分为三部分，其中位于一侧的尿道宽 3～3.5cm（A 瓣），中间部分宽约1cm 为去表皮区（B 瓣），另一侧宽 9～14cm 为再造阴茎体的部分（C 瓣）。尿道远端设计 1 个半圆形皮瓣，直径 3～4cm 以成形阴茎头。手术从皮瓣远端至近端分离，切开皮肤、皮下组织，向近端分离至肩胛下角水平逐渐加深切开深筋膜，在深筋膜下锐性分离，至三边孔血管门处，切断至肩胛骨的分支和肌肉小分支，解剖肩胛下动脉浅支和伴行静脉血管蒂，形成皮瓣。

切除尿道皮瓣与阴茎体皮瓣间的表皮组织约 1cm（B 瓣去表皮），作为再造尿道和阴茎体成形的缝接部，将尿道皮瓣皮肤面向内翻转，以 4-0 可吸收线连续缝合形成尿道（A 瓣形成尿道）。将阴茎体皮瓣包裹尿道以管中管形式成形阴茎体（C 瓣形成阴茎体）。尿道远侧半圆形皮瓣与阴茎体皮瓣远端缝合成阴茎头和尿道外口，阴茎体远端两侧切除 1～2cm 皮肤，缝合后呈圆锥状，形似龟头，一期或二期在龟头下0.5～1cm 处切开，将 B 瓣去表皮的中厚皮片游离移植再造冠状沟。将再造阴茎尿道与原尿道吻合，放置14～16 号导尿管。分离会阴部皮下组织至耻骨联合处骨膜浅层，用细钢丝将 12cm 长硅胶银丝棒基部缝合固定于耻骨联合骨膜上。将阴茎假体一同包绕到再造阴茎体皮瓣中。皮瓣供区以取皮鼓正鼓切取中厚皮片，游离移植于供区创面，长丝线打包堆固定。

通过会阴部切口解剖受区血管腹壁下动、静脉。结扎切断肩胛皮瓣血管蒂，保留足够长度的血管蒂，以利于吻合。将旋肩胛动、静脉与一侧腹壁下动、静脉（动脉1条、静脉2条）通过皮下隧道应用显微外科技术进行血管吻合。处理原尿道口，将再造尿道与原尿道外口一期吻合或二期进行尿道吻接术。如一期吻合尿道，需进行耻骨上膀胱造瘘，暂时性尿流改道。在阴茎体根部和隧道内放置1根负压引流管，逐层关闭切口。对于行二期尿道吻接的患者，在一期阴茎再造术后6个月进行。自再造阴茎远端尿道外口置入导尿管直至膀胱，于原尿道外口至再造阴茎近端尿道口间设计皮瓣，宽为2.5～3cm，沿线切开皮肤、皮下组织，适当分离形成局部皮瓣包绕导尿管，以4-0可吸收线缝合完成尿道吻接，尿道表面筋膜加固缝合一层，转移阴囊肉膜组织瓣覆盖再造尿道形成防水层，以1-0丝线缝合切口。行耻骨上膀胱造瘘尿液转流。

（三）术后处理

1. 术后包扎和显微外科术后皮瓣血运观察

（1）术后体位：保持再造阴茎适当加压包扎，可以避免阴茎过度水肿造成皮瓣坏死，阴茎根部血管蒂不可过度牵拉，以免造成血管痉挛。再造阴茎体与耻骨联合呈45～60°，防止张力对血管蒂的牵拉。

（2）注意术区保温：皮瓣游离移植后，再植的阴茎仅靠吻合的血管蒂相连，对寒冷刺激非常敏感，容易发生血管痉挛。保温要求室温在25～28℃之间，可使用电热毯，也可用60W普通灯泡照射、烘烤，但应注意保持至少30～40cm的距离，避免烫伤。

（3）观察皮瓣血运：密切观察再造阴茎的颜色、温度、水肿情况、毛细血管反应等指征变化，每两小时1次。

1）再造阴茎的色泽：阴茎再造术后皮瓣色泽常较正常皮肤稍红，但是如果发现皮瓣颜色苍白则表示动脉供血不足，皮瓣颜色青紫表示静脉回流受阻。也可通过观察毛细血管充盈反应来判断，即用手指或玻璃棒按压皮瓣皮肤使之苍白，移去压迫后，皮肤颜色应在1～2秒内转为红润，如果超过5秒或反应不明显，提示血流障碍。

2）皮温的测定：这是判断再造阴茎血液循环最为有效且敏感的方法。需测量再造阴茎和受区周围皮肤的温度，并记录皮温的变化曲线。通常皮温在31℃以上属正常现象，如果发现皮温下降到27℃以下，提示动脉供血不足，皮温下降到27～31℃提示静脉回流受阻。一旦发现皮温骤降3℃，则需进行手探查。

3）便携式手持多普勒超声检查：手术后可以借助便携式手持多普勒超声来判断再造阴茎皮瓣的灌注情况。及时发现吻合血管内栓塞，早期手术探查。

2. 其他术后处理　术后嘱患者卧床休息10～14天，戒烟，常规应用广谱抗生素3～5天预防感染。应用低分子右旋糖酐500ml静脉滴注扩血管，每天1～2次。必要时使用复方丹参注射液，每天8～16ml，加入10%葡萄糖液中静脉滴注。必要时给予阿司匹林，每天100～300mg，或妥拉唑啉25mg，每天3次。保持尿管和膀胱造瘘管通畅。术后第2天拔除皮片引流条，3～5天拔除负压引流管。术后10～12天后可以开始夹闭膀胱造瘘管，每天自行排尿1～2次，无异常情况12～14天拔除膀胱造瘘管，并分两次完成拆线（图18.22）。

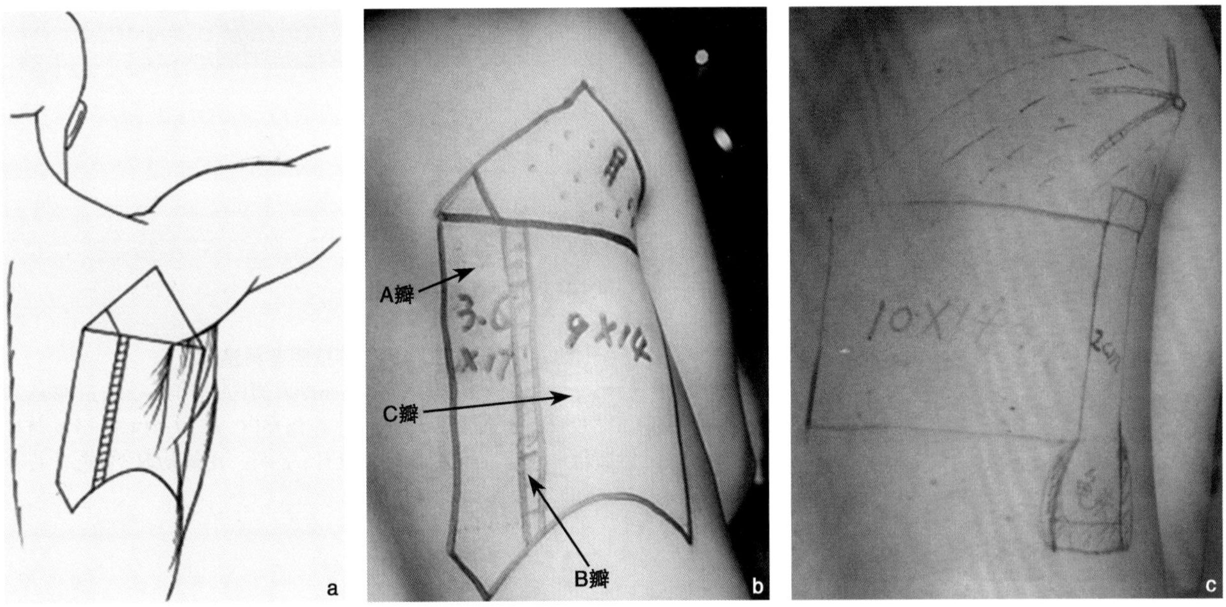

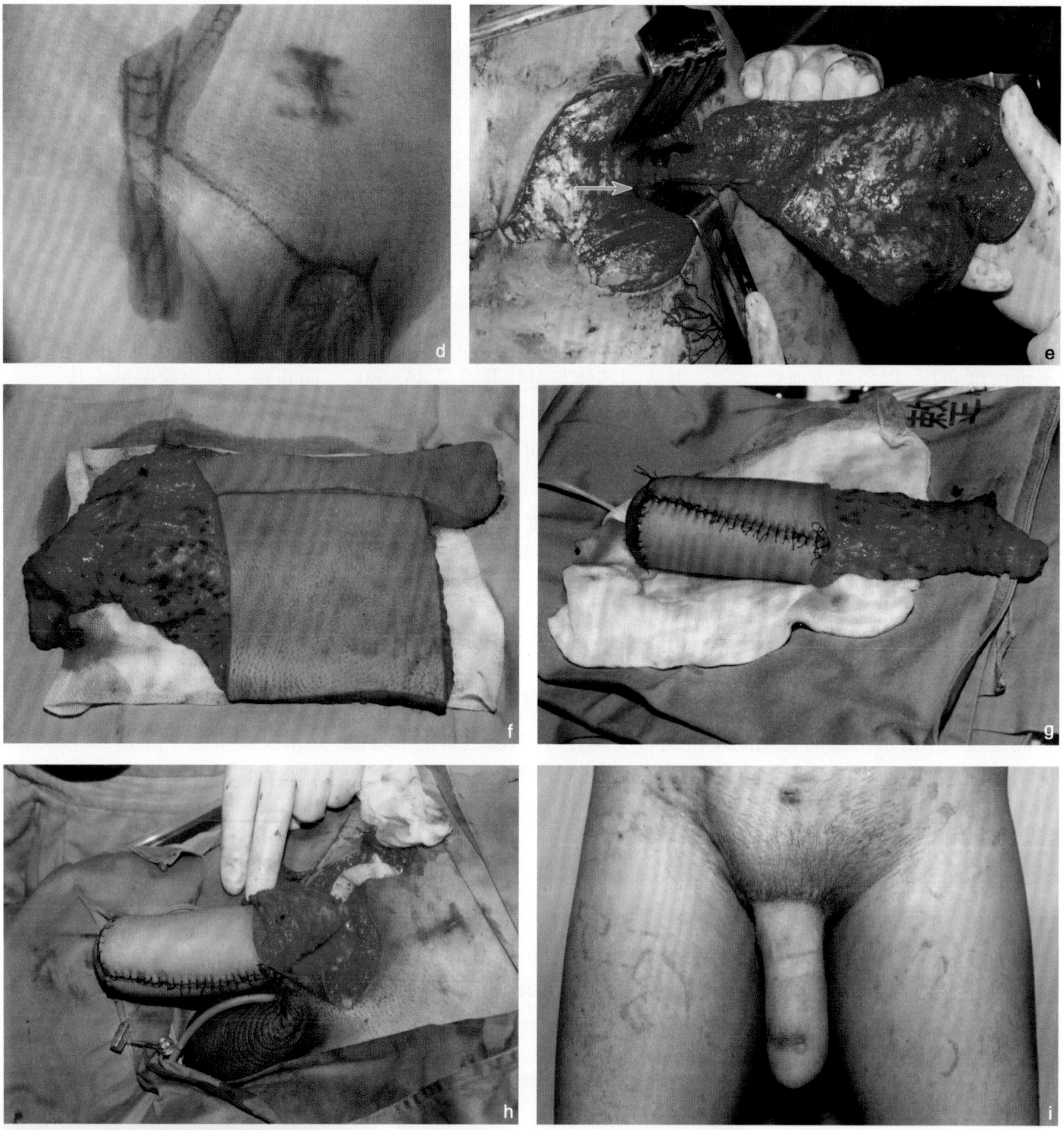

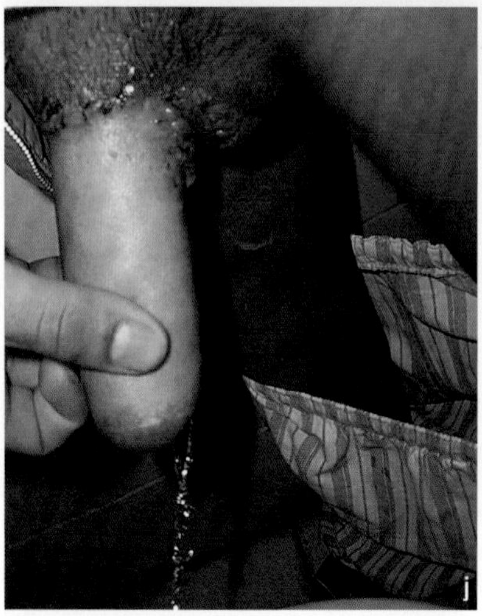

图 18.22 **肩胛皮瓣游离移植阴茎再造术**

a、b. 肩胛皮瓣设计：长 12～14cm，宽 14～16cm，内侧（A 瓣）3～3.6cm 形成尿道，中间部（B 瓣）0.5～1cm 去表皮，方便卷管，外侧部（C 瓣）9～14cm 形成阴茎体和阴茎头；c. 供区切口设计；d. 受区切口设计；e～h. 皮瓣切取，蓝色箭头标注为旋肩胛动静脉；i、j. 再造术后外观

四、前臂桡侧皮瓣游离阴茎再造术

前臂桡动脉皮瓣是一系列位于前臂桡侧，以桡动、静脉为血管蒂皮瓣的总称。1981 年，杨果凡首先在国内报道了以桡动脉为血管蒂的前臂皮瓣游离移植的临床应用。1984 年，张涤生在国际上首次提出前臂桡侧游离皮瓣阴茎再造术可提供薄且柔软的组织，可折叠形成管中管结构，一次完成阴茎体和尿道再造。国外学者称以桡动、静脉为血管蒂的前臂桡侧皮瓣及其逆行岛状皮瓣为“中国皮瓣”。桡动脉皮瓣是动脉干以其分支供养的轴型皮瓣，其解剖学基础是桡动脉发出众多分支，形成丰富的血管网和吻合支营养整个前臂皮肤。该皮瓣的主要优点在于血管口径粗、位置浅表、解剖变异少、手术操作简便、皮瓣质地和色泽好、皮下脂肪少及厚薄均匀而易塑形。其最大的缺点是切取皮瓣时需要牺牲一条上肢主要动脉，供区损失较大，而且还会在前臂遗留明显的瘢痕从而影响美观。

（一）应用解剖

桡动脉自肘窝处从肱动脉分出，沿肱桡肌内侧，在肱桡肌深面向下走行，其内侧缘上 1/3 为旋前圆肌，下 2/3 为桡侧腕屈肌。动脉后方自上而下依次为旋后肌、指浅屈肌、拇长屈肌、旋前方肌。桡动脉依其与肱桡肌的位置关系可分为两部分，上 2/3 被肱桡肌掩盖，平均长度为 11.7cm，称为掩盖部；下 1/3 位置浅表，直接位于皮下。桡动脉起始端外径平均为 2.7mm，前臂中部掩盖部与显露部交界处动脉外径为 2.3mm，因此桡动脉皮瓣远、近两端均可做受区吻合之用。桡动脉主干，除了近端发出的桡侧返动脉和远侧掌浅支两大分支以外，构成皮瓣血供的主要是在前臂行程中发出的许多皮支和肌支。其中掩盖部皮支有 0～10 支，显露部皮支有 4～18 支，平均约 9 支。这些皮支的外径在 0.1～1.1mm，大部分为 0.2～0.5mm。这些皮支在前臂皮下组织内形成丰富的血管网，并且与尺动脉皮支、骨间动脉皮支、肱动脉下端皮支也有广泛吻合，使皮瓣的切取范围可以远超过桡动脉皮支所供应的范围，皮瓣最大面积可达 35cm × 15cm。在设计逆行岛状皮瓣移植时，皮瓣依靠掌部动脉弓逆行提供血运。桡动脉有两条恒定的伴行静脉，皮瓣的回流静脉可选用头静脉或桡动脉伴行静脉。头静脉是皮瓣主要回流的浅静脉，起自手背桡侧，沿前臂桡侧上行，与桡侧皮神经伴行，在肘窝处注入肘正中静脉。在前臂中部头静脉口径平均为 2.8mm，皮瓣移植多采用头静脉为回流静脉。桡动脉有两条伴行静脉，两静脉间互相有多个桥状吻合支。桡动脉伴行静脉平均外径为 1～3mm。在进行逆行岛状皮瓣移植时，静脉回流依靠桡动脉伴行静脉桥状吻合支的“迷宫回流”。前臂外侧皮神经是肌皮神经的一个终末支，在肘窝肱二头肌外侧穿出深筋膜，位于头静脉深面，其上端横径平均为 3.0mm，可与受区神经吻合形成感觉皮瓣。

（二）手术步骤和方法

1. 皮瓣设计 在肘窝中点与腕部桡动脉搏动点作一连线，作为桡动脉的体表投影也是皮瓣设计的纵轴。由于桡动脉在显露部的分支数量明显多于掩盖部，因此前臂皮瓣游离移植时，应以桡动脉下段为纵轴。前臂皮瓣包括前臂大部分皮肤和皮下组织，但皮瓣上界应不超过肘窝下 2.0cm，同时保留贵要静脉及其表面皮肤不予切取，以利于手部的静脉回流，保证前臂的功能。前臂大小决定了皮瓣长度，前臂长度较短时再造阴茎的长度亦会较短。前臂皮下组织越厚则需要更宽的皮瓣宽度或植皮来重建阴茎体。

再造阴茎皮瓣的尿道部分在前臂位于掌侧及尺侧毛发较少处标记出来。根据前臂的尺寸，皮瓣尿道部分设计宽度为 3～4cm，长度为 15～18cm。尿道的近端部分宽为 4～5cm，并以 Z 字形延伸至肘窝。阴茎体部皮瓣在手腕上方的宽度为 13～14cm，而在前臂近端的宽度为 16～22cm，皮瓣长度通常在 13～16cm 之间。在皮瓣尺侧（重建尿道的部分）和桡侧（再造阴茎体的部分）之间，设计一条宽度为 1.2～1.5cm 的去上皮皮肤条带。切除的皮肤可用于阴茎头成形术。阴茎头通常由皮瓣远端 3cm 组织进行重建，另外 1cm 用于重建冠状沟。该皮瓣在止血带的控制和帮助下进行切取，但为了便于识别及解剖表浅静脉，常不使用驱血带驱血。

2. 术前准备 术前仔细检查前臂无炎症、皮损，前臂、季肋部、耻骨区和会阴部备皮，术前1周禁烟。对接受前臂桡侧皮瓣移植的患者，确定桡、尺动脉通过掌弓的动脉交通情况十分重要。如掌弓完整，切取桡动脉后，手的桡侧可由尺动脉供血，如掌弓不完善，切取桡动脉后，手的桡侧有发生缺血坏死的可能。常规行Allen试验（血管通畅试验），以评价尺动脉对手部供血情况。检查者先用手指阻断尺、桡动脉血流，令患者手掌变白，同时令患者松开手掌并释放压迫尺动脉的手指，手掌将在15～20秒内变成红色。如果手掌变红时间延长，则有可能尺动脉的循环不足，此时应慎用前臂皮瓣。

3. 手术方法 手术分两组同时进行。

（1）供区组在前臂腕部上方设计皮瓣，先标记出桡动脉和头静脉的走行，取两者的中点线作为皮瓣的纵轴，远端不应超过第一腕横纹，近端不超过肘窝下2.0cm。两侧宽度可达前臂周径的3/4，桡动脉的主要皮支位于远端1/3段，应包含在皮瓣内。皮瓣分成三个区：a区宽为3～5cm，将皮瓣向内翻卷以形成尿道，可构成1～1.5cm直径的尿道；b区宽为1～1.5cm，为去上皮区，以便将c区皮瓣卷成管状，包绕尿道皮管后缝合创面；c区宽度为12～16cm，其中包含桡动脉和头静脉，用来卷成管状包绕尿道和阴茎支撑物形成阴茎体。为了更好地获得静脉回流，还可以在a区内保留另一条前臂浅静脉以备吻合之用。此外，在a区和c区皮瓣的远端各做一定长度的延伸部分，a区设计成扇形，以便于成形阴茎头，并将阴茎末端皮瓣创缘和尿道口创缘顺利缝合。在前臂设计皮瓣时，应注意将a、b两区置于桡动脉和头静脉桡侧（即前臂伸面），以避免使血管蒂处于需剥去上皮组织的b区，整个皮瓣宜置于前臂腕关节的近心端，这样可以获得更长的桡动、静脉血管蒂。前臂皮瓣是以桡动脉和头静脉为主要血供的一块皮瓣，桡动脉远端1/3部位比较浅表，位于桡侧腕屈肌腱和肱桡肌腱间的浅沟中。在这段桡动脉上有6～7条细小动脉分支，分布于前臂皮瓣内，若妥善地保留这段分支不受损伤，就可得到充分的血供，以供应制备阴茎的皮瓣。静脉回流以头静脉为主，但如能在a区多保留一条前臂浅静脉，则可得到更好的静脉回流。此外，应找出前臂内侧/外侧皮神经，并向上分离出10cm的长度，以便与受区感觉神经作吻合。

皮瓣切取时先在掌面皮瓣的尺侧切开，从肌膜和肌腱肌膜表面将皮瓣掀起，到达桡侧时小心将桡动、静脉包括在皮瓣内。同时注意保护动脉皮肤穿支和前臂外侧皮神经分支与皮瓣的连续性。接着将桡动、静脉向前臂近端解剖，逐一结扎分支，游离血管蒂长8～10cm。再将头静脉和前臂外侧皮神经一起解剖并游离。最后切开和掀起前臂背侧设计的皮瓣，层次与掌侧相同。

（2）肋软骨的截取：由另一手术组进行。在右侧肋缘做横行切口，暴露第八、第九肋软骨联合部，截取一段长为10～11cm，宽约1.5cm，并尽可能取较直的肋软骨备用；另取一块2cm长的软骨组织结扎固定于软骨一端成T形，以增大阴茎头形态，将T型软骨组件作为再造阴茎的支撑体。

（3）成形阴茎体：在完成皮瓣神经血管蒂分离后，应将皮瓣固定在原位进行成形，暂勿结扎切断血管蒂。将b区去表皮，将皮瓣a面向内翻卷包绕14～16号导尿管多层缝合形成尿道，远端保留2～3cm皮瓣用以成形阴茎头。缝合尿道过程中可用亚甲蓝检验再造尿道多层缝合的透水性。将切取的自体肋软骨拼接成T形作为再造阴茎的支撑体，放置在再造尿道背侧，T形头在远端，分别用4-0尼龙线和细钢丝固定塑形。将再造阴茎体的c区皮瓣以管中管形式包裹尿道和肋软骨支撑体做分层缝合。将再造阴茎远端与尿道远端皮瓣共同组成阴茎头和尿道外口，在皮瓣远端约3cm处成形阴茎头。掀起一个远端蒂皮瓣再造冠状沟。再造阴茎皮瓣远端腹侧缝合线逐渐变细形成锥形，模拟阴茎系带的外观。然后，用之前切取皮瓣时尿道和阴茎体间切取的中厚皮片来覆盖冠状沟下方去表皮处缺损，塑形冠状沟。上述切口分别逐层缝合，完成再造阴茎成形。

（4）受区准备：在会阴部阴阜区设计ω形切口，ω的一臂向外上方延伸。为了更好地暴露受区血管（如股动脉、大隐静脉），设计该线与腹股沟平行。受区血管应位于切取前臂皮瓣的对侧（如切取左侧前臂皮瓣与右侧的股动脉/大隐静脉吻合）。切开皮肤和皮下组织，逐层暴露大隐静脉及其分支、股动脉及其分支（如股深动脉、旋股外侧动脉等）以备吻合用。以残端尿道为中心做放射状切口，形成创面，同时解剖出残端阴茎海绵体和阴茎背神经近端。将耻骨上方切口，通过剥离皮下隧道与会阴部切口相连。

（5）皮瓣转移和血管神经吻合：待受区准备完毕后，行耻骨上膀胱造瘘术。将成形的再造阴茎断蒂，转移缝合于会阴部受区。将肋软骨近端置于残留海绵体背侧或耻骨联合处骨膜，用细钢丝缝合固定，残留阴茎 / 阴蒂脚的海绵体与软骨重叠至少 2cm。进行尿道吻合时，将原尿道外口与再造尿道近端用 4-0 可吸收线作连续缝合。注意在吻合口位置作多个 Z 改形，防止形成环形狭窄。可在尿道吻合处放置软硅胶材料制成的带多侧孔和凹槽的尿道冲洗引流支撑管，以便术后冲洗清洁尿道，引流分泌物。将再造阴茎的血管蒂穿过隧道到达股部切口分别进行血管神经吻合。前臂外侧皮神经与阴茎背神经近端缝合。吻合血管方式可用端侧或端端吻合法，选用血管如股动脉、旋股外侧动脉或腹壁下动脉。皮瓣内桡动脉与股动脉作端侧吻合，或与腹壁下动脉作端端吻合。静脉可做端端吻合，如桡静脉与腹壁下静脉、头静脉与腹壁浅静脉或阴部外浅静脉吻合。血管吻合完成后观察 5 分钟，确定吻合口无异常，再造阴茎血运正常后缝合所有创面，同时在股部切口和再造阴茎根部放置引流片或负压引流管。前臂供瓣区创面以在大腿外侧或腹部用取皮鼓切取中厚皮片移植覆盖。保留膀胱造瘘管和导尿管，植皮区打包堆加压包扎，其余术区多层纱布妥善包扎，注意切勿压迫皮瓣蒂部，以免影响再造阴茎血运。

（三）术后处理

与肩胛皮瓣游离移植阴茎再造术后处理相似。

1. 术后体位 保持再造阴茎适当加压包扎，可以避免阴茎过度水肿造成皮瓣坏死，阴茎根部血管蒂不可过度牵拉，以免造成血管痉挛。再造阴茎体与耻骨联合呈 45°～60°，防止张力对血管蒂的牵拉。

2. 注意术区保温 皮瓣游离移植后，再植的阴茎仅靠吻合的血管蒂相连，对寒冷刺激非常敏感，容易发生血管痉挛。保温要求室温在 25～28℃之间，可使用电热毯，也可用 60W 普通灯泡照射、烘烤，但应注意保持至少 30～40cm 的距离，避免烫伤。

3. 观察皮瓣血运 密切观察再造阴茎的颜色、温度、水肿情况、毛细血管反应等指征变化，每两小时 1 次。

（1）再造阴茎的色泽：阴茎再造术后皮瓣色泽常较正常皮肤稍红，但是如果发现皮瓣颜色苍白则表示动脉供血不足，皮瓣颜色青紫表示静脉回流受阻。也可通过观察毛细血管充盈反应来判断，即用手指或玻璃棒按压皮瓣皮肤使之苍白，移去压迫后，皮肤颜色应在 1～2 秒内转为红润，如果超过 5 秒或反应不明显，提示血流障碍。

（2）皮温的测定：这是判断再造阴茎血液循环最为有效且敏感的方法。需测量再造阴茎和受区周围皮肤的温度，并记录皮温的变化曲线。通常皮温在 31℃以上属正常现象，如果发现皮温下降到 27℃以下，提示动脉供血不足，皮温下降到 27～31℃提示静脉回流受阻。一旦发现皮温骤降 3℃，则需进行手术探查。

（3）便携式手持多普勒超声检查：手术后可以借助便携式手持多普勒超声来判断再造阴茎皮瓣的灌注情况。及时发现吻合血管内栓塞，早期手术探查。

4. 其他术后处理 术后嘱患者卧床 7～10 天，戒烟，常规应用广谱抗生素 3～5 天预防感染。应用低分子右旋糖酐 500ml 静脉滴注扩血管，每天 1～2 次。必要时使用复方丹参注射液，每天 8～16ml，加入 10% 葡萄糖液中静脉滴注。必要时给予阿司匹林，每天 100～300mg，或妥拉唑啉 25mg，每天 3 次。保持尿管和膀胱造瘘管通畅。术后第 2 天拔除皮片引流条，3～5 天拔除负压引流管。术后 10～12 天后可以开始夹闭膀胱造瘘管，每天自行排尿 1～2 次，无异常情况 12～14 天拔除膀胱造瘘管。前臂供区 8～10 天打开植皮包堆，12～14 天分别完成皮瓣受区、供区拆线（图 18.23）。

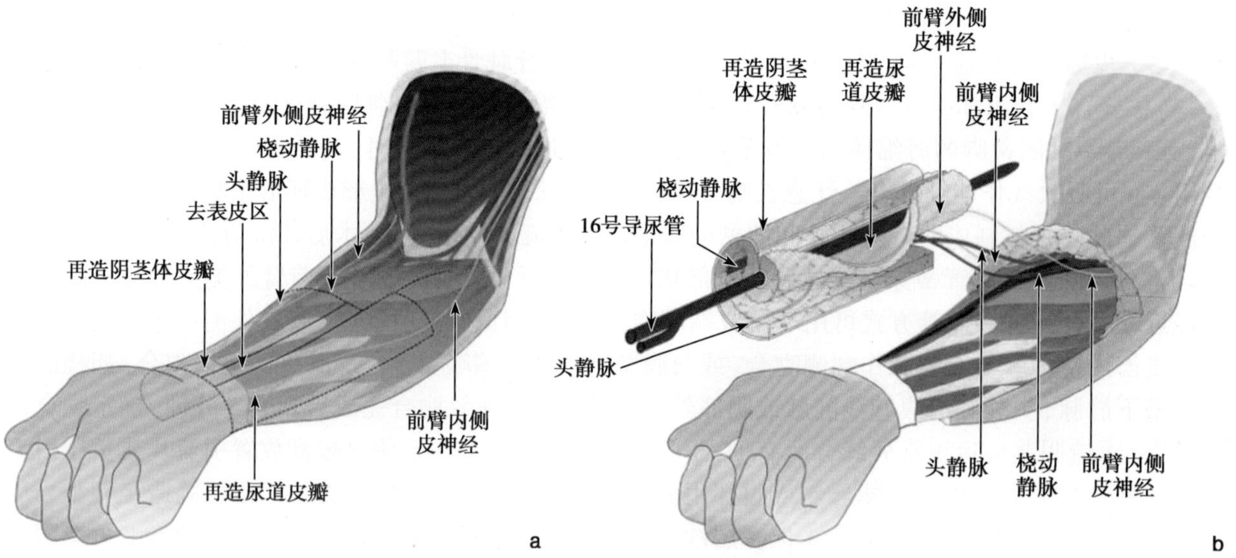

图 18.23 **前臂桡侧皮瓣游离移植阴茎再造术示意图**

（杨 喆 李养群）

第三节 会阴部创面

会阴部复杂性组织缺损相对较少，常见原因为深度烧伤、肿瘤切除后创面、瘢痕切除或松解后创面、坏死性筋膜炎所致创面，常用创面修复的方法有皮片移植、皮瓣移植等。由于解剖部位的特殊性，涉及排泄和生殖器官，极易感染，植皮效果往往不理想，需要采用皮瓣修复。根据会阴位的分区，不同分区的创面修复应采取不同的修复方法，对于会阴前区的修复，邻近可供选择的带蒂皮瓣有腹壁浅动脉供血的腹部皮瓣、旋髂浅动脉供血的髂腹股沟皮瓣、DIEP 皮瓣（腹壁下动脉穿支皮瓣）、阴股沟皮瓣，如果缺损不是特别大，由于腹部皮肤松弛，供瓣区大多能直接缝合。对于会阴中区的修复，可供选择的皮瓣也较多，包括腹壁浅动脉供血的腹部皮瓣、旋髂浅动脉供血的髂腹股沟皮瓣、DIEP 皮瓣、阴股沟皮瓣、股前外侧穿支皮瓣等。对于会阴后区的修复，可以考虑阴部的穿支皮瓣，股内侧、后侧穿支皮瓣及臀股沟皮瓣等。对于会阴部坏死性筋膜炎，应在彻底引流、清创、感染控制后再采用修复手术。有些特殊患者局部没有可利用的条件，也可采用游离皮瓣修复。

对于阴茎缺损病例则根据患者的具体情况采用多种形式进行修复，阴茎部分缺损的病例往往需要尿道的修复和创面的皮瓣修复，常用的皮瓣有髂腹股沟皮瓣和阴囊皮瓣等。对于阴茎全部缺损则需要阴茎再造，包括尿道、阴茎体及支撑物的重建，尿道及阴茎体的重建均需要皮瓣的修复。常用的有股前外侧穿支皮瓣、旋髂浅动脉皮瓣、脐旁皮瓣或前臂皮瓣等，必要时也可采用阴囊纵隔皮瓣行尿道重建，并采用肋骨、肋软骨、髂骨或各种假体作为支撑物。

一、自体皮移植术

（一）手术适应证

1. 深度烧伤去痂、瘢痕切除、肿瘤切除后无重要组织外露的创面。

2. 感染控制后的肉芽创面。

（二）手术方法

对有坏死组织的会阴部创面首先行彻底清创，彻底止血，创面采用生理盐水、双氧水（过氧化氢溶液）、碘伏等冲洗后植皮，会阴部尽量采用大张皮片移植，打包包扎或负压封闭引流固定。瘢痕切除或松解后创面、肿瘤切除后创面如果重要的肌腱、神经、血管、器官不外露，彻底止血后，植大张中厚皮片，打包包扎或负压封闭引流固定。

（三）术后处理

术后双下肢适当外展，植皮区术后 7～10 天拆除打包敷料，感染创面可适当提前拆除；避免手术部位被污染；术后常规应用抗生素，术后 10 天左右拆线。

二、髂腹股沟皮瓣移植修复会阴部创面

（一）手术适应证

1. 深度烧伤去痂、瘢痕切除、肿瘤切除后的创面。
2. 感染控制后的肉芽创面。
3. 防止植皮后皮片挛缩的需要。
4. 器官再造。

（二）手术方法

髂腹股沟皮瓣主要营养血管为旋髂浅动、静脉，皮瓣设计：点，腹股沟韧带下方 2cm 股动脉搏动处作为皮瓣的旋转点。线，搏动点与髂前上棘的连线，术前应采用多普勒超声血流探测仪确认旋髂浅动脉走行。面，连线上下各 5cm 为皮瓣宽度，连线全长及延长线（至侧腰部）为皮瓣长度。根据设计线切开皮瓣周缘皮肤，自深筋膜层剥离，掀起皮瓣，把旋髂浅动脉及静脉包括在皮瓣内。皮瓣血管蒂分离在股动脉及大隐静脉干附近即可，不必暴露发出处旋髂浅动脉及大隐静脉主干，皮瓣掀起后观察皮瓣血运，血运良好后转移至会阴部创面作为皮瓣的血管。供皮瓣区创面直接缝合（图 18.24～图 18.26）。

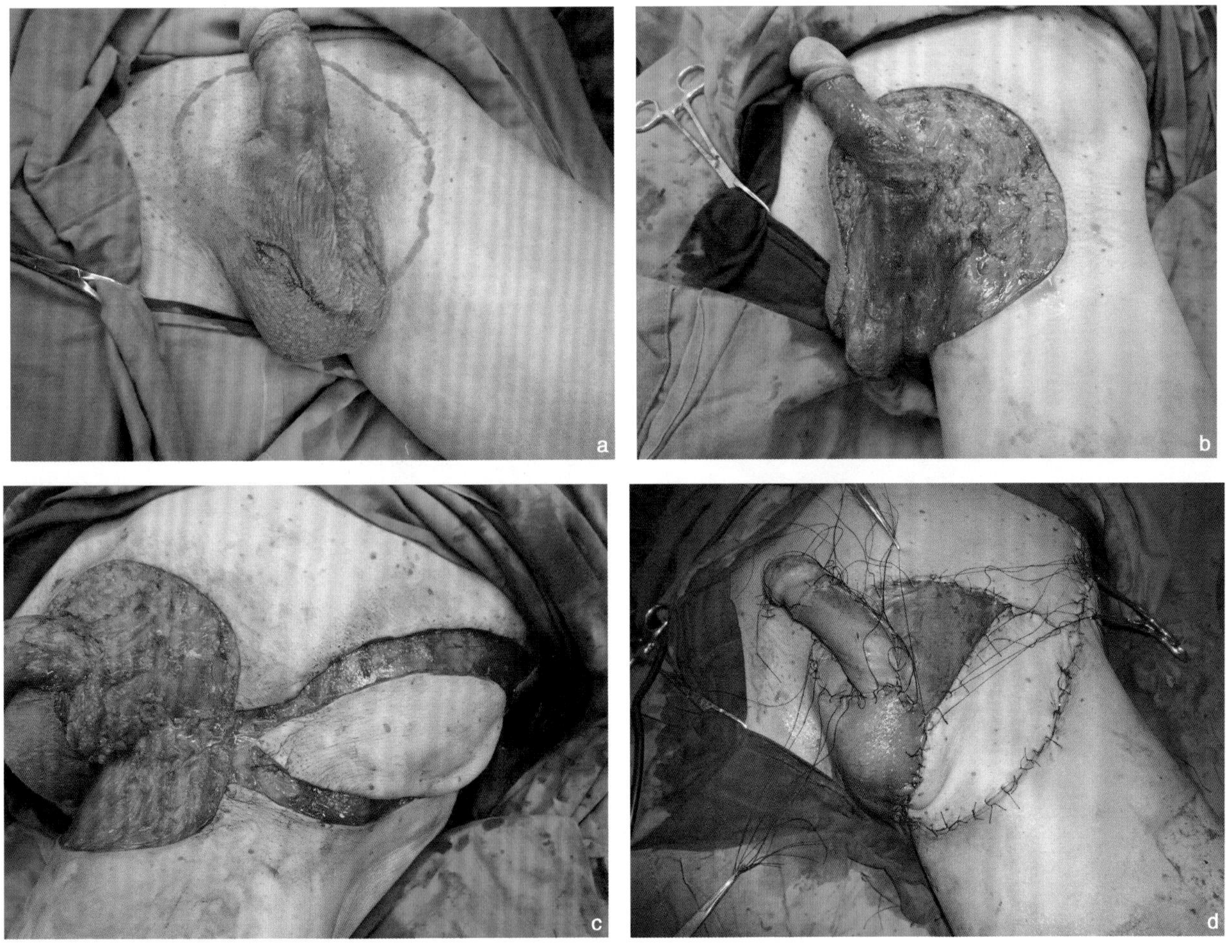

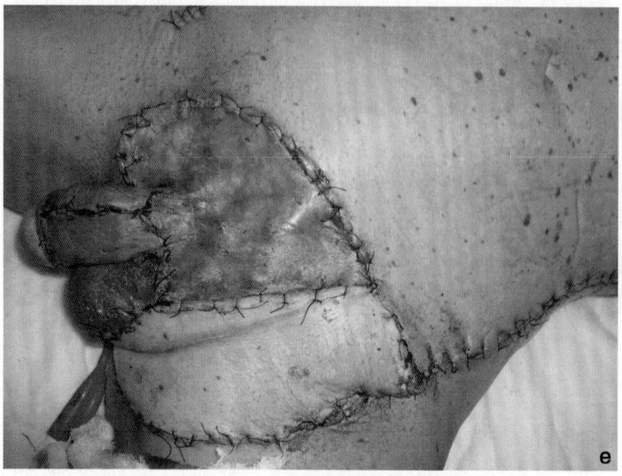

图 18.24 会阴部 Paget 病切除后采用植皮结合髂腹股沟皮瓣修复

a. 阴囊、阴茎 Paget 病；b. 肿瘤切除；c. 切取髂腹股沟皮瓣；d. 皮片与髂腹股沟皮瓣移植；e. 术后 1 周皮片与皮瓣成活好

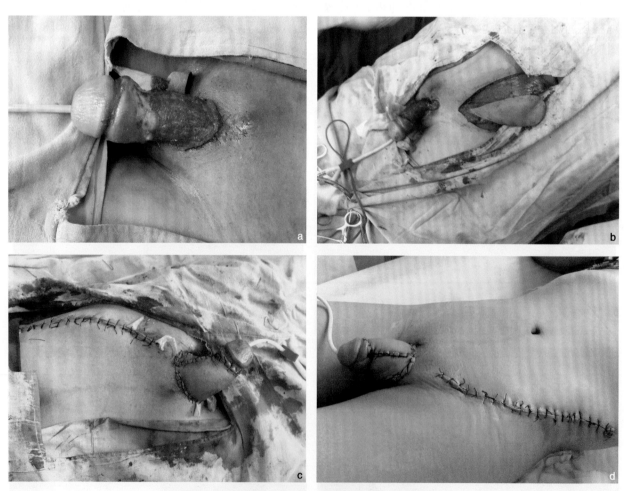

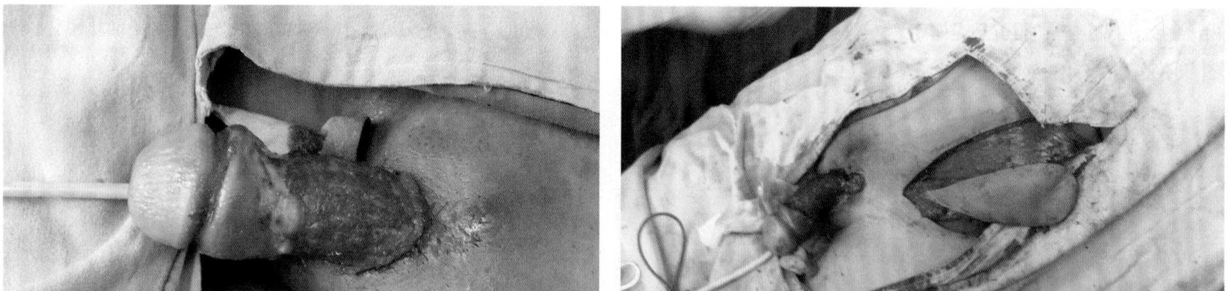

图 18.25 阴茎皮肤缺损采用髂腹股沟皮瓣修复

a. 阴茎皮肤缺损；b. 髂腹股沟皮瓣切取；c. 皮瓣转移；d. 皮瓣移植后 2 天

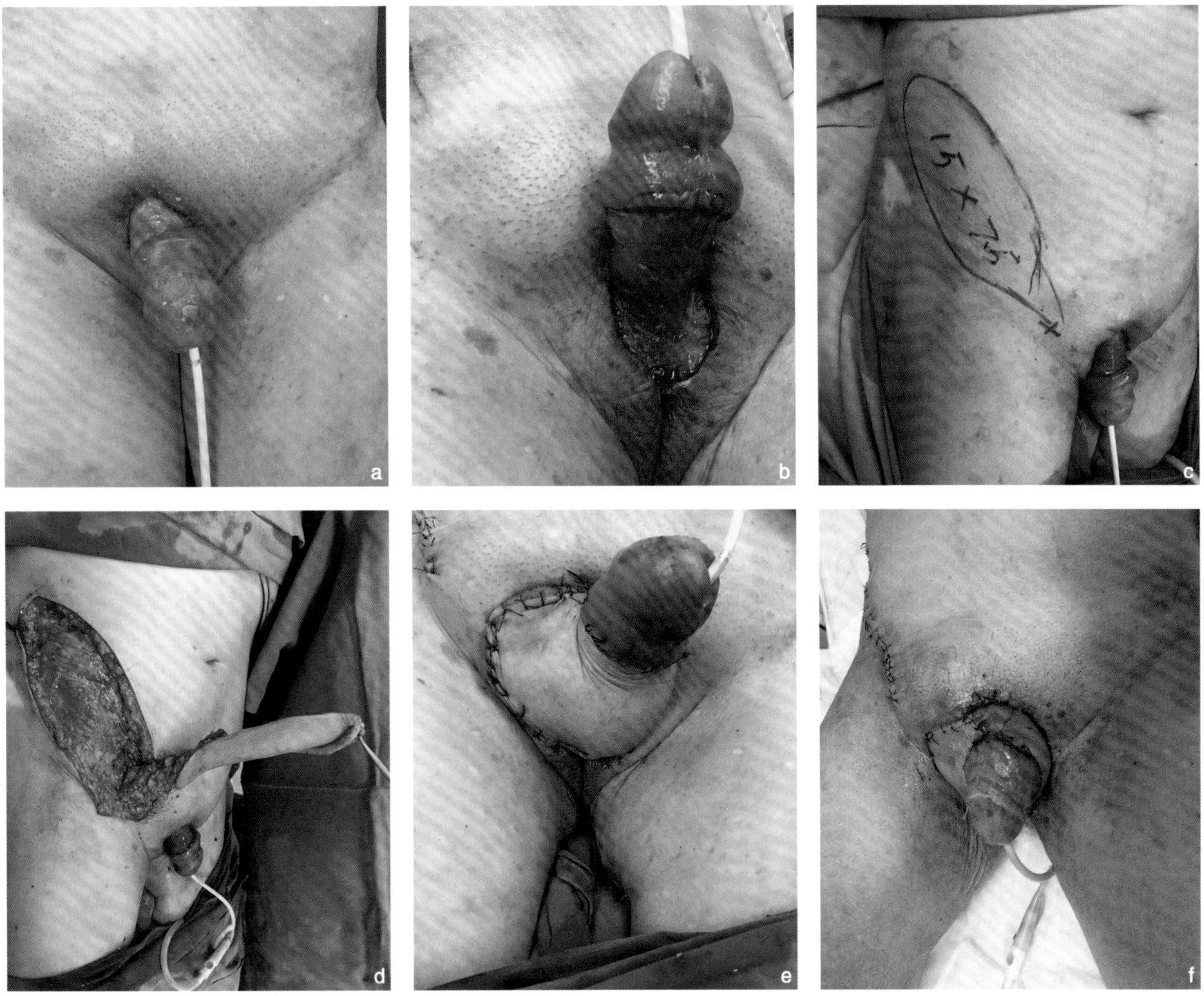

图 18.26　**阴茎皮肤缺损采用髂腹股沟皮瓣修复**

a. 阴茎皮肤环状缺损；b. 清创后；c. 髂腹股沟皮瓣设计；d. 髂腹股沟皮瓣切取；e. 皮瓣转移即刻；f. 皮瓣转移后 3 天，皮瓣成活好

（三）术后处理

1. 全身情况观察　①血容量的观察，血容量不足可使周围血管收缩，影响移植皮瓣的血供；②观察液体出入量，注意维持电解质平衡，以保证再植组织存活的基本条件。

2. 局部观察　注意观察移植皮瓣的血运，包括皮瓣的色泽、皮温、毛细血管充盈反应、缝线处皮瓣张力、肿胀情况等，观察伤口有无异常渗血，如有异常及时报告与处理。

3. 术后患者平卧 3 天，仰卧为宜，患侧下肢髋、膝微屈，膝下垫软枕，以减轻腹部张力，避免皮瓣蒂部受压、牵拉，影响皮瓣血运。

4. 术后常规应用抗生素，10 天左右拆线。

三、股前外侧皮瓣移植修复会阴部创面

（一）手术适应证

1. 深度烧伤去痂、瘢痕切除、肿瘤切除后的创面。
2. 感染控制后的肉芽创面。
3. 防止植皮后皮片挛缩的需要。
4. 器官再造。

（二）手术方法

股前外侧皮瓣主要营养血管为旋股外侧血管降支及其穿支，术前应用多普勒超声血流探测仪探查皮瓣穿支，皮瓣设计的轴线位于髂前上棘与髌骨外上缘的连线，穿支一般位于连线的中央部位及其上下两侧，皮瓣旋转点在旋股外侧血管降支的发出处。根据会阴部创面大小及缺损情况设计皮瓣，穿支浅出点尽量置于皮瓣中央位置，有时为了血管蒂长度的需要，皮瓣穿支也可位于皮瓣的近端或远端，在皮瓣切取中必要时也可保留 2 个及以上穿支。可在皮瓣的内侧或外侧做切口，根据修复需要可在阔筋膜上或阔筋膜下掀起皮瓣，特别要注意股外侧肌表面或股直肌与股外侧肌间隙较粗大的穿支，循着穿支走行分离穿支血管至旋股外侧动脉降支主干全段，可顺行或逆行裸化穿支及主干。行近端蒂带蒂股前外侧皮瓣修复腹股沟、下腹部及会阴部肿瘤切除后创面。根据会阴修复部位需要，也可行嵌合皮瓣、分叶皮瓣等。皮瓣可以从明道或皮下隧道转移，皮瓣下放置橡皮引流条或引流管。供瓣区直接拉拢缝合（皮瓣宽度 10cm 内）或植皮（图 18.27、图 18.28）。

（三）术后处理

1. 全身情况观察 ①血容量的观察，血容量不足可使周围血管收缩，影响移植皮瓣的血供；②观察液体出入量，注意维持电解质平衡，以保证再植组织存活的基本条件。

2. 局部观察 注意观察移植皮瓣的血运，包括皮瓣的色泽、皮温、毛细血管充盈反应、缝线处皮瓣张力、肿胀情况等，观察伤口有无异常渗血，如有异常及时报告与处理。引流条或引流管一般 2～3 天后拔除。

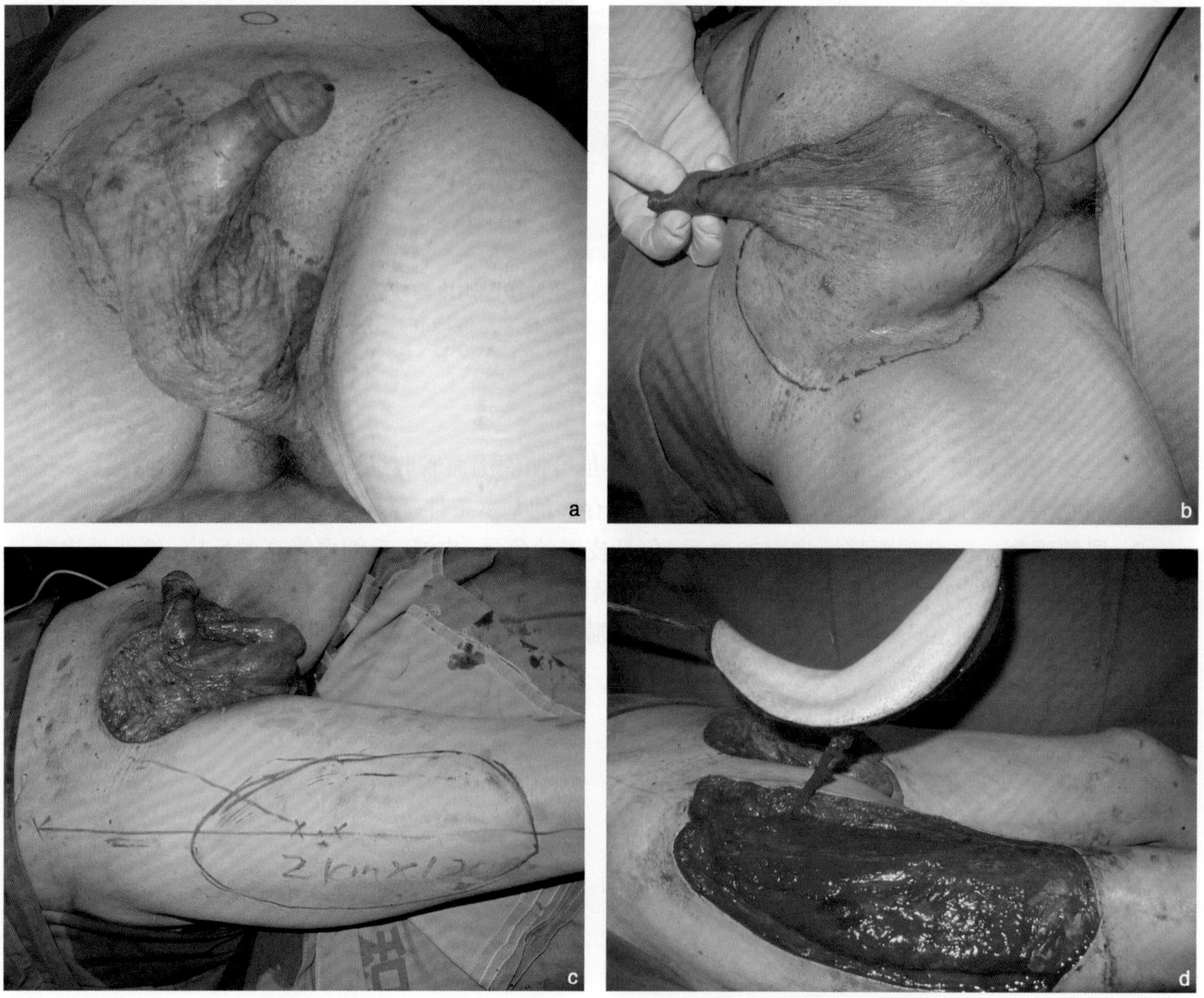

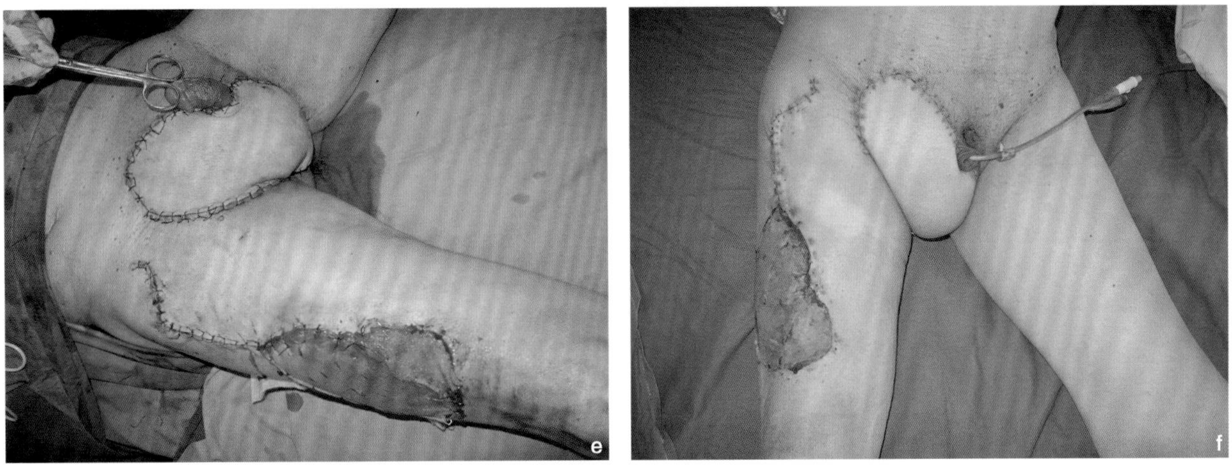

图 18.27　**会阴部 Paget 病切除后采用股前外侧皮瓣修复**

a、b. 会阴 Paget 病；c. 肿瘤切除与皮瓣设计；d. 股前外侧皮瓣设计；e. 皮瓣转移、供瓣区植皮；f. 皮瓣转移后 1 周，皮瓣成活好

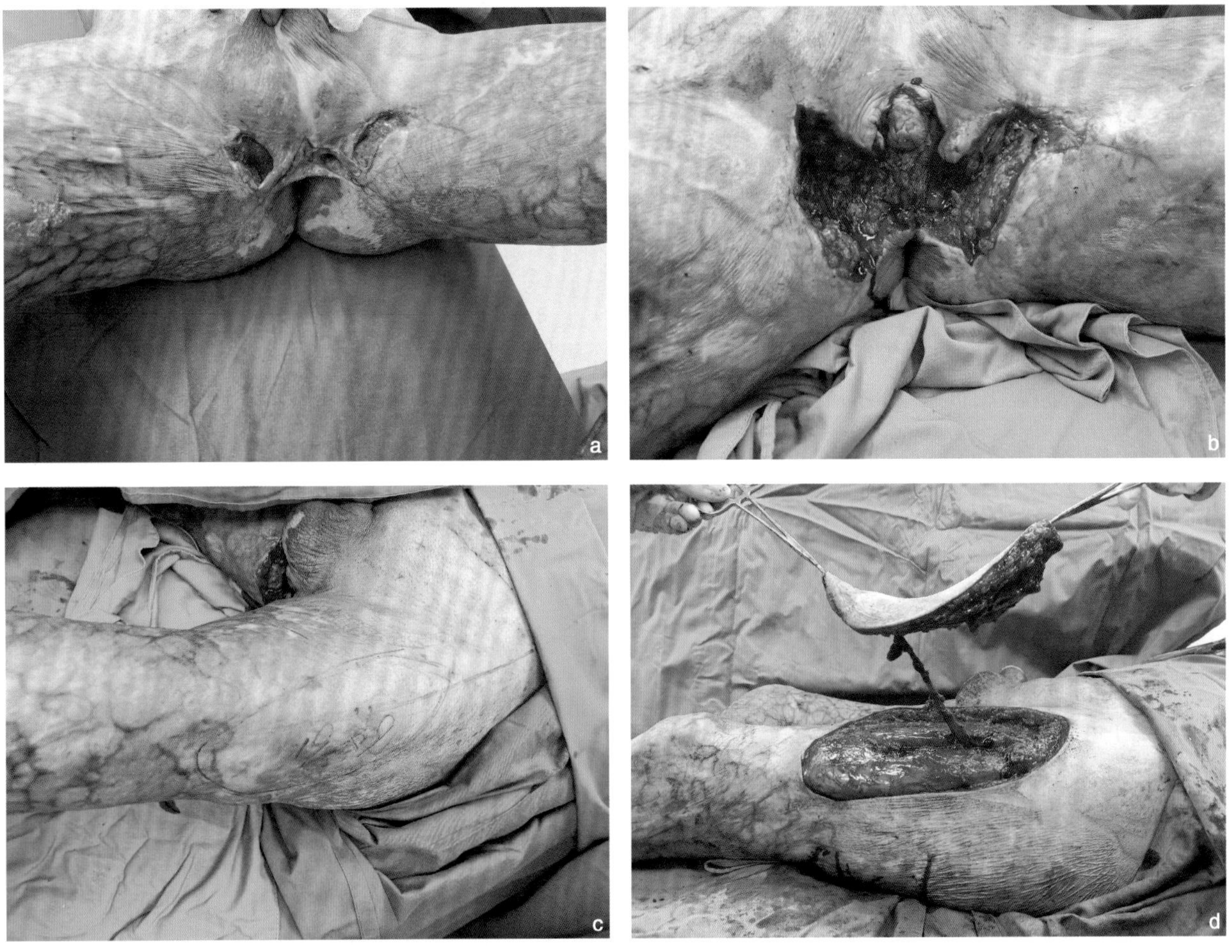

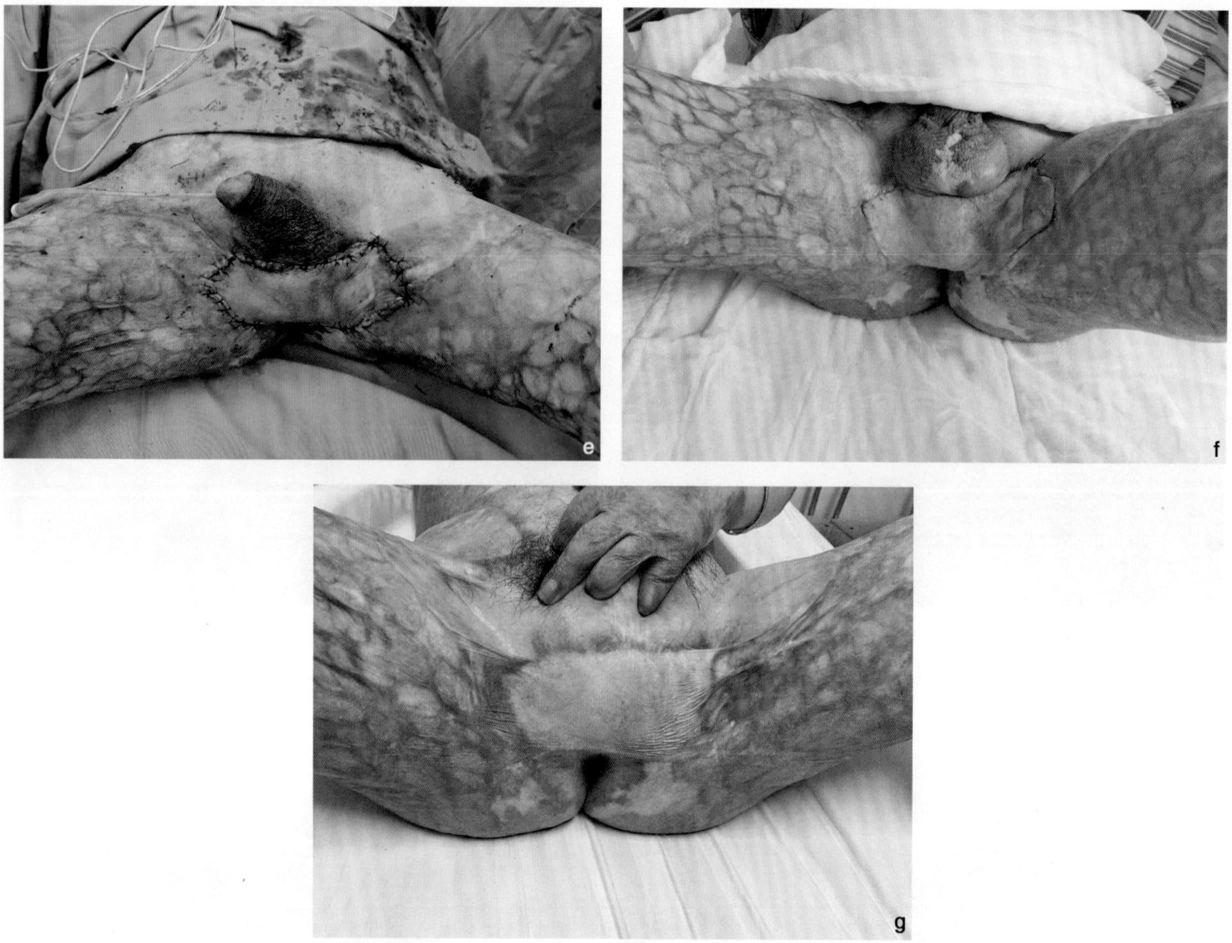

图 18.28 会阴部瘢痕术后切口感染、瘢痕坏死采用股前外侧皮瓣修复

a. 会阴部瘢痕术后切口感染、瘢痕坏死；b. 清创；c. 股前外侧皮瓣设计；d. 皮瓣切取；e. 皮瓣转移即刻，皮瓣血运好；f、g. 皮瓣术后2个月复查外形和功能好

3. 术后患者平卧，供瓣侧肢体适当内收，避免血管蒂紧张。
4. 术后常规应用抗生素，术后10天左右拆线。

四、脐旁皮瓣修复会阴部创面

（一）手术适应证

1. 深度烧伤去痂、瘢痕切除、肿瘤切除后的创面。
2. 感染控制后的肉芽创面。
3. 防止植皮后皮片挛缩的需要。
4. 器官再造。

（二）手术方法

脐旁皮瓣主要营养血管为腹壁下动、静脉，术前用多普勒超声血流探测仪探测，并在信号最强处做标记，其中最明显的脐旁穿支位于脐旁2～4cm，脐下2～3cm处。以腹股沟韧带中点附近触及股动脉搏动处与脐旁穿支处的连线为腹壁下血管轴线，以肚脐与肩胛下角的连线为皮瓣轴线，根据肿瘤切除后创面大小及形状设计皮瓣。根据设计线切开皮瓣外缘和上、下缘皮肤，从腹外斜肌表面掀起皮瓣，至腹外斜肌腱膜与腹直肌前鞘交界处。于脐旁附近寻找并确定1条或2条较粗大穿支，确认穿支进入皮瓣后，再从穿支血管穿出腹直肌前鞘处外侧纵行切开腹直肌前鞘，循穿支寻找腹壁下动、静脉主干并分离。沿血管蒂向近端脐部解剖分离，当血管进腹直肌内并有分支入肌时，根据需要保留一定肌袖在血管周围；分离至脐旁时，在血管及穿支周围可保留少部分前鞘及腹直肌，以免损伤血管及穿支。切开皮瓣内侧，将脐旁皮瓣除血管蒂外整个掀起，皮瓣带血管蒂通过皮下隧道转移修复会阴创面或器官再造。如果需要填塞创面较大的缺损腔隙，可携带部分腹直肌。供瓣区腹壁需用布片加固后直接缝合或部分植皮（图 18.29）。

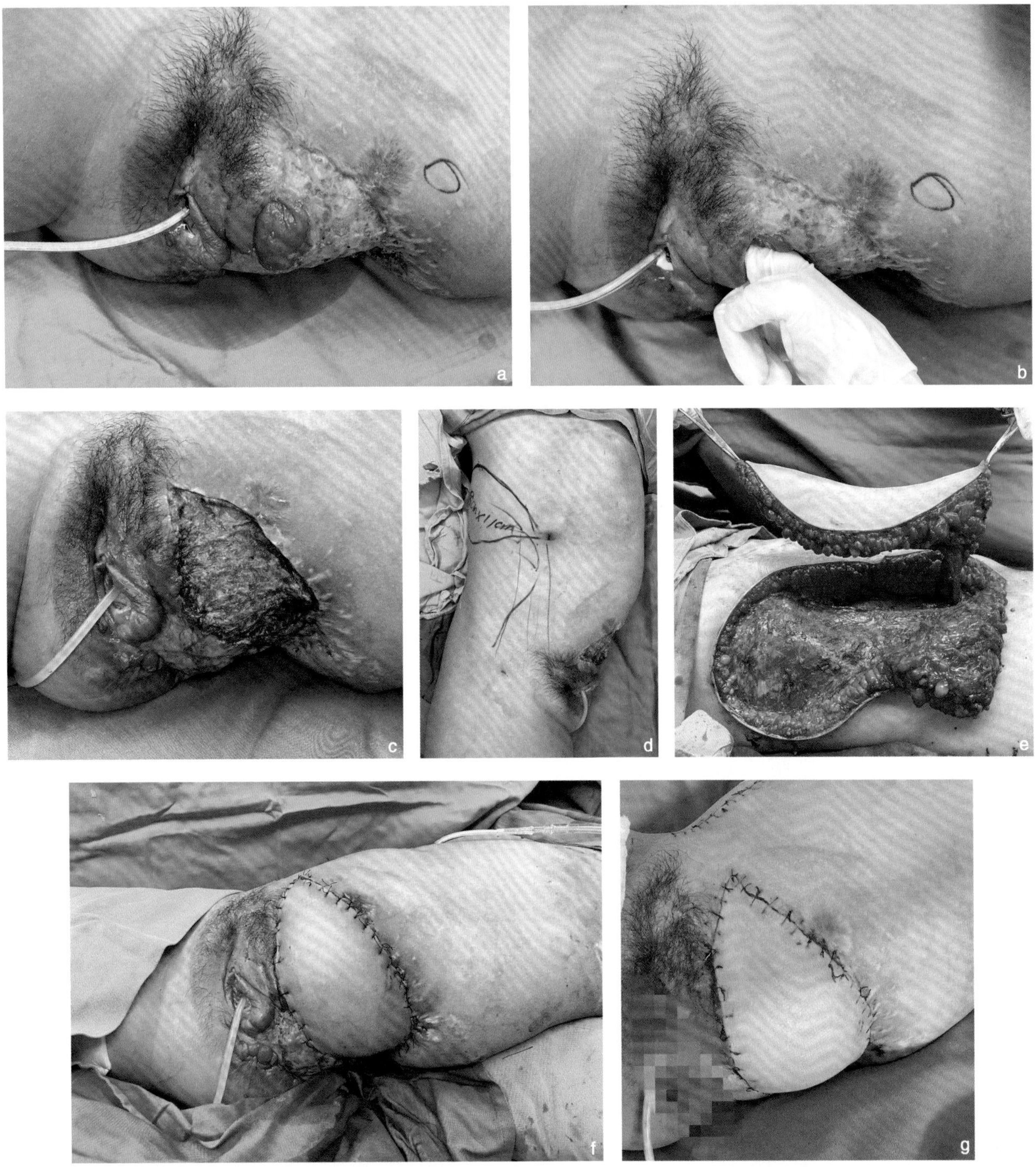

图 18.29　阴股沟处外伤后皮肤坏死、膀胱破裂、瘢痕采用脐旁皮瓣修复

a、b. 阴股沟处外伤后皮肤坏死、膀胱破裂、瘢痕；c. 瘢痕切除、膀胱修补；d. 脐旁皮瓣设计；e. 皮瓣切取；f. 皮瓣转移修复创面，皮瓣血运好；g. 皮瓣术后 1 周，皮瓣愈合好

（三）术后处理

1. 全身情况观察　①血容量的观察，血容量不足可使周围血管收缩，影响移植皮瓣的血供；②观察液体出入量，注意维持电解质平衡，以保证再植组织存活的基本条件。

2. 局部观察 注意观察移植皮瓣的血运，包括皮瓣的色泽、皮温、毛细血管充盈反应、缝线处皮瓣张力、肿胀情况等，观察伤口有无异常渗血，如有异常及时报告与处理。引流条或引流管一般2～3天拔除。

3. 术后常规应用抗生素，10天左右拆线。

五、股薄肌肌皮瓣修复会阴部创面

（一）手术适应证

1. 深度烧伤去痂、瘢痕切除、肿瘤切除后的创面。
2. 感染控制后的肉芽创面。
3. 防止植皮后皮片挛缩的需要。

（二）手术方法

股薄肌的营养血管来自股深动脉或旋股内侧动脉的分支血管，皮瓣轴心线为耻骨结节与股骨内侧髁后缘的连线，相当于股薄肌的前缘。皮瓣必须设计在股薄肌的表面。解剖面在肌肉深面的肌膜外。皮瓣切取范围上界在大腿内侧、耻骨结节下4cm，下界为该肌中下1/3交界处。但肌肉及腱性部分可延伸至胫骨内侧髁处。后界为股薄肌后缘，前界为耻骨结节至股骨内侧髁后缘的连线。按受区需要在股薄肌表面设计肌皮瓣。在肌皮瓣的近端前缘切开皮肤，在深筋膜下，耻骨结节下方识别长收肌和股薄肌。牵开长收肌，在长收肌深面、短收肌浅面、股薄肌上中上1/4交界处，可见在股薄肌前缘深面进入股薄肌的神经血管束。沿神经血管束向近端继续游离至股深动脉或旋股内侧动脉及其伴行静脉的起始处。皮瓣掀起后转移至会阴部创面。供瓣区一般直接拉拢缝合。皮瓣下放置橡皮引流条或引流管（图18.30）。

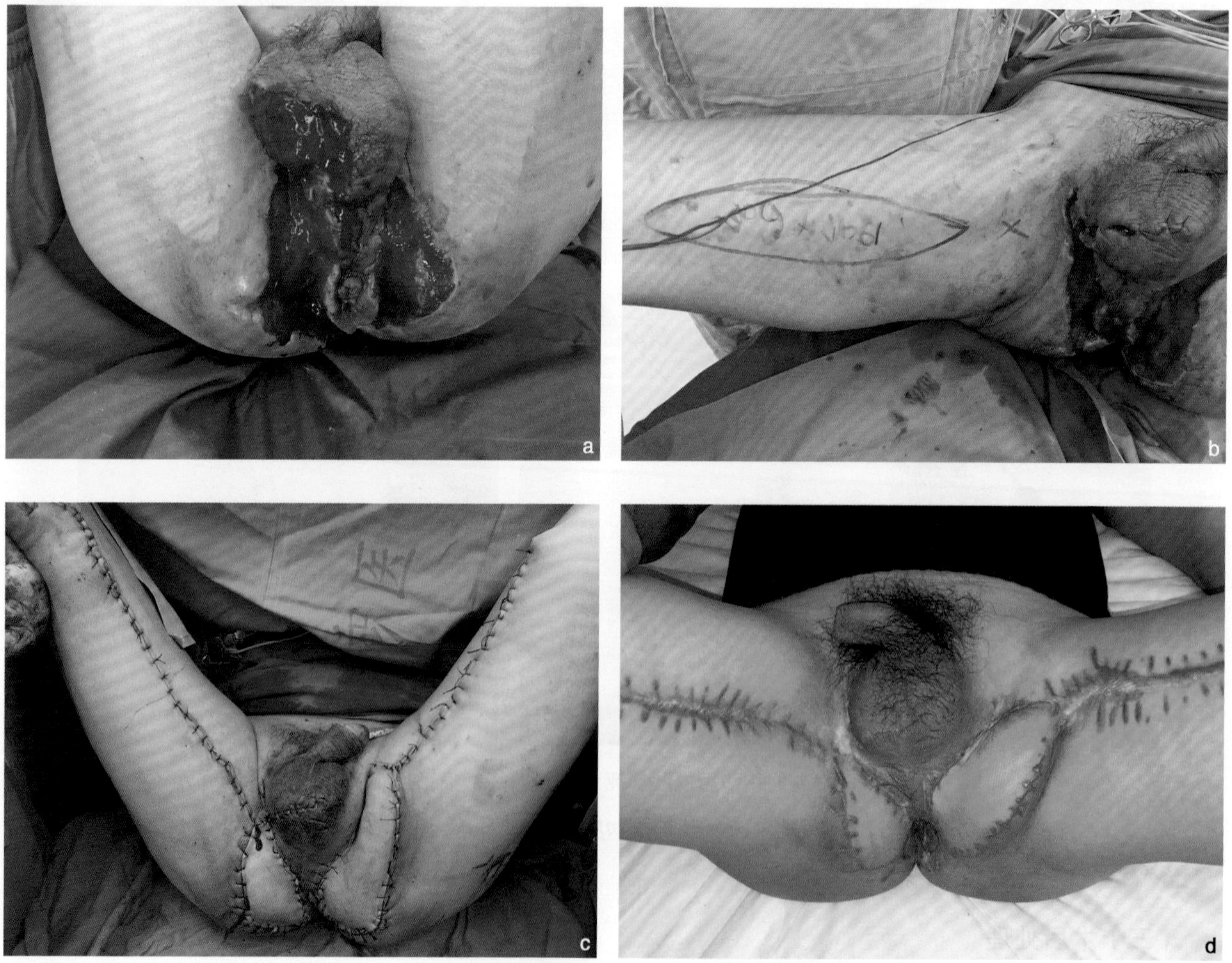

图18.30 会阴部坏死性筋膜炎皮肤缺损采用股薄肌肌皮瓣修复

a. 会阴部坏死性筋膜炎皮肤缺损；b. 清创，股薄肌肌皮瓣设计；c. 双侧股薄肌肌皮瓣移植；d 皮瓣术后1年股薄肌有多组营养血管，但以于肌腹上 1/4 处入肌的股深动脉的股薄肌支为主，只要保留该支即可保证皮瓣血液供应。

（三）术后处理

1. 全身情况观察 ①血容量的观察，血容量不足可使周围血管收缩，影响移植皮瓣的血供；②观察液体出入量，注意维持电解质平衡，以保证再植组织存活的基本条件。

2. 局部观察 注意观察移植皮瓣的血运，包括皮瓣的色泽、皮温、毛细血管充盈反应、缝线处皮瓣张力、肿胀情况等，观察伤口有无异常渗血，如有异常及时报告与处理。引流条或引流管一般 2～3 天后拔除。

3. 术后常规应用抗生素，10 天左右拆线。

六、阴囊皮瓣

（一）手术适应证

1. 阴茎皮肤缺损。
2. 尿道修补与重建。

（二）手术方法

阴囊皮肤的血供大多来自阴囊后动脉和阴囊前动脉，阴囊后动脉来自阴部内动脉，阴囊前动脉来自阴部外动脉。根据不同的血供可设计不同的阴囊皮瓣，以阴囊后动脉为蒂可设计阴囊中隔皮瓣，以阴囊前动脉为蒂设计阴囊皮瓣，还可设计阴囊双蒂皮瓣等。

（1）阴囊后动脉为蒂的阴囊中隔皮瓣：以阴囊中轴为蒂，在两侧设计皮瓣，分别行皮瓣两侧切口，在肉膜下掀起皮瓣至中隔，可见到中隔血管束，再行皮瓣远侧切口，掀起皮瓣，行皮瓣转移，或把皮瓣卷成管状行尿道重建。

（2）阴囊前动脉为蒂的阴囊皮瓣：以一侧阴囊作为皮瓣的供区，以阴囊前动脉为蒂，蒂在上方，皮瓣根据设计线从肉膜层掀起，转移修复阴茎皮肤缺损（图 18.31、图 18.32）。

（三）术后处理

1. 注意皮瓣血运，包括皮瓣的色泽、皮温、毛细血管充盈反应、缝线处皮瓣张力、肿胀情况等，观察伤口有无异常渗血，如有异常及时报告与处理。引流条或引流管一般 2～3 天后拔除。

2. 术后常规应用抗生素，10 天左右拆线。

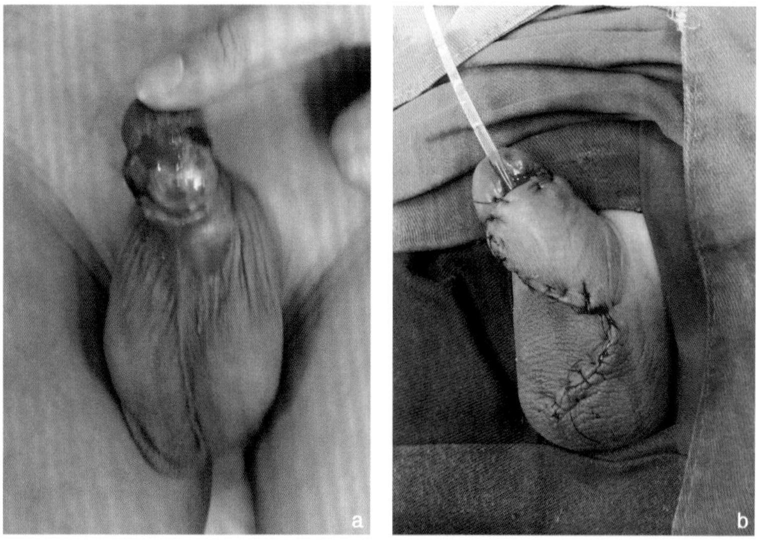

图 18.31 **阴茎皮肤缺损采用阴囊皮瓣修复**

a. 阴茎皮肤缺损；b. 清创后阴囊皮瓣修复，皮瓣血运好

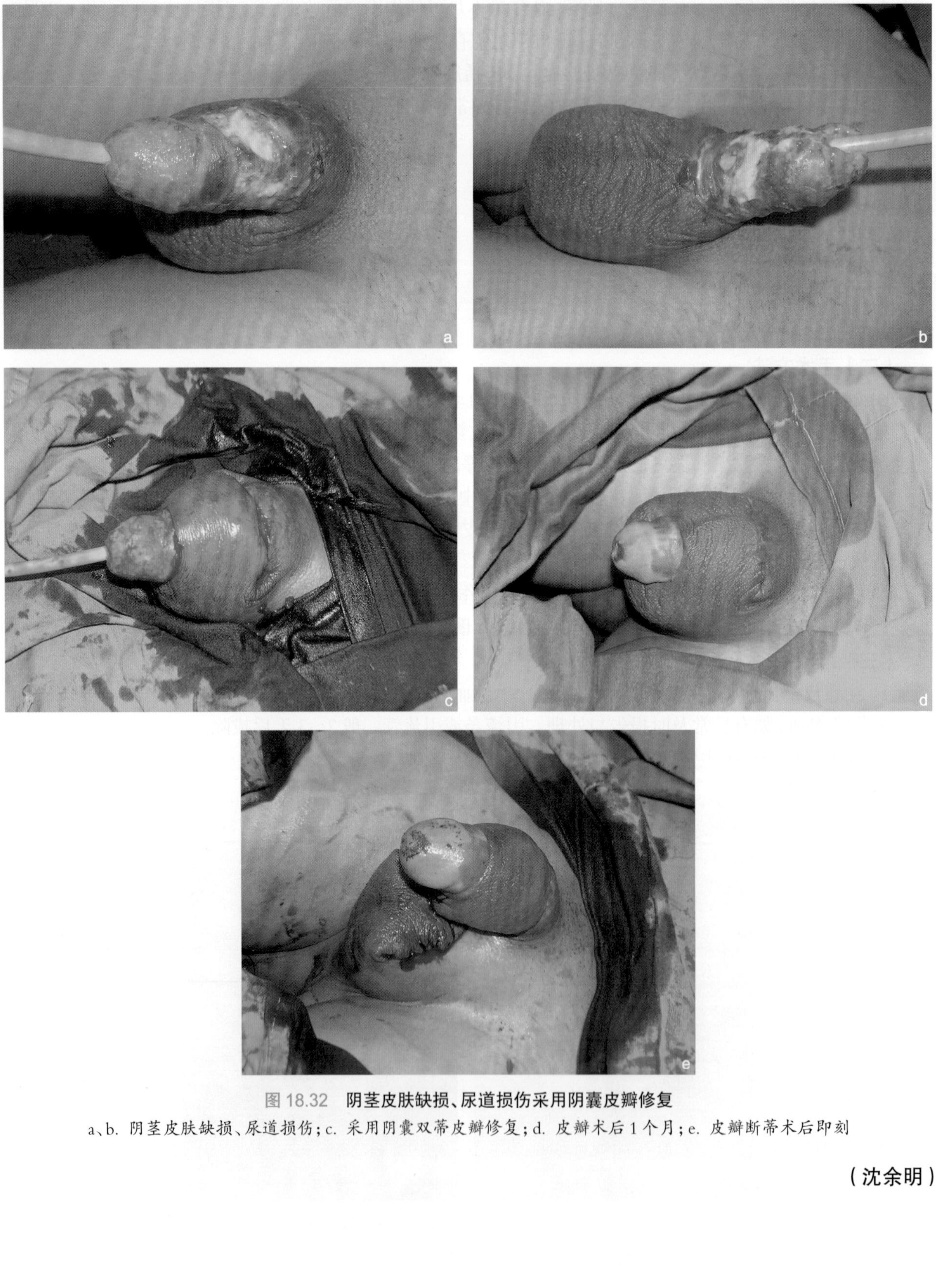

图 18.32 阴茎皮肤缺损、尿道损伤采用阴囊皮瓣修复

a、b. 阴茎皮肤缺损、尿道损伤；c. 采用阴囊双蒂皮瓣修复；d. 皮瓣术后 1 个月；e. 皮瓣断蒂术后即刻

（沈余明）

第十九章　臀部创面

随着老龄化进程的加速，压力性损伤、Fournier 坏疽（富尼埃坏疽）等常见的臀部慢性难愈性创面，发病率逐年增高。臀部创面一旦出现，因其组织缺损量大、部位特殊等原因，修复难度大，往往导致出现术区不愈合等并发症，影响治疗效果。

臀部可以选择修复创面的皮瓣（肌皮瓣）并不多，主要以臀上、下动脉供血的皮瓣和肌瓣为主，其有着穿支丰富，血供稳定，可提供组织量大等优势。但其也存在很多缺点，如体表标志可定位的恒定穿支少，血管蒂位置深，可游离的血管长度短，操作复杂，出血量大等。随着穿支皮瓣在修复重建领域的广泛开展，以臀上、下动脉穿支为蒂的穿支皮瓣，手术相对简单，避免了很多肌皮瓣的缺点，而越来越受到临床青睐。

臀部创面在区域上主要分为上、下两部分，修复骶尾部上部创面的组织瓣，推荐使用腰臀部穿支皮瓣，又称腰动脉后支降支穿支皮瓣，该皮瓣皮肤较厚，浅筋膜发达，血供为第 4 腰动脉后支，常用其降支作为皮瓣轴型血管。第 4 腰动脉后支经骶棘肌与腰方肌之间，于腹内斜肌“腰三角”处穿出后，分为上、下行支，下行支提供臀部上部血供。修复骶尾部下部创面的组织瓣，推荐使用臀上、下动脉穿支皮瓣。臀上、下动脉自臀部深部发出后，穿行于臀部肌肉形成网状，单侧臀部有 20～25 个肌皮穿支和肌间隙穿支。术前可以通过体表标志定位的穿支包括：臀上动脉穿支定位点位于髂后上棘与大转子连线中上 1/3 处，臀下动脉穿支定位点位于髂嵴后与坐骨结节外侧连线的中下 1/3 处。

一、手术适应证

1. 腰动脉后支降支穿支皮瓣适合修复骶尾部上部创面，臀上动脉穿支皮瓣适合修复骶尾部下部创面，臀下动脉穿支皮瓣适合修复坐骨结节处创面。
2. 麻醉方式以局部麻醉或硬膜外麻醉为主，术前评估患者可以耐受手术。
3. 多以局部修复为主，游离皮瓣不推荐。
4. 供区力争一期闭合，且尽量不采用植皮方式。

二、具体步骤

（一）腰动脉后支降支穿支皮瓣

1. 皮瓣设计　在“腰三角”处，用多普勒超声血流仪确定后支降支入皮点。根据创面大小，以穿支点为旋转点，穿支点与大转子连线为轴线，皮瓣内侧缘与创面相连。皮瓣大小及形状以转移后能无张力地覆盖创面为宜，皮瓣大小一般不超过 10cm × 15cm。设计要考虑供区可以一期闭合。

2. 皮瓣切取　沿设计线切开皮肤、皮下组织及深筋膜，在深筋膜下向穿支蒂部解剖，保护进入皮瓣的后支降支血管及其分支，掀起皮瓣向创面旋转覆盖，若皮瓣张力较大，可小心游离蒂部，注意保护穿支血管（图 19.1）。

（二）臀上动脉穿支皮瓣

1. 皮瓣设计　臀上动脉穿支体表标志定位点位于髂后上棘与大转子连线中上 1/3 处，其连线为皮瓣轴线。皮瓣一般宽度不超过 10～12cm，长度可达 20～26cm。

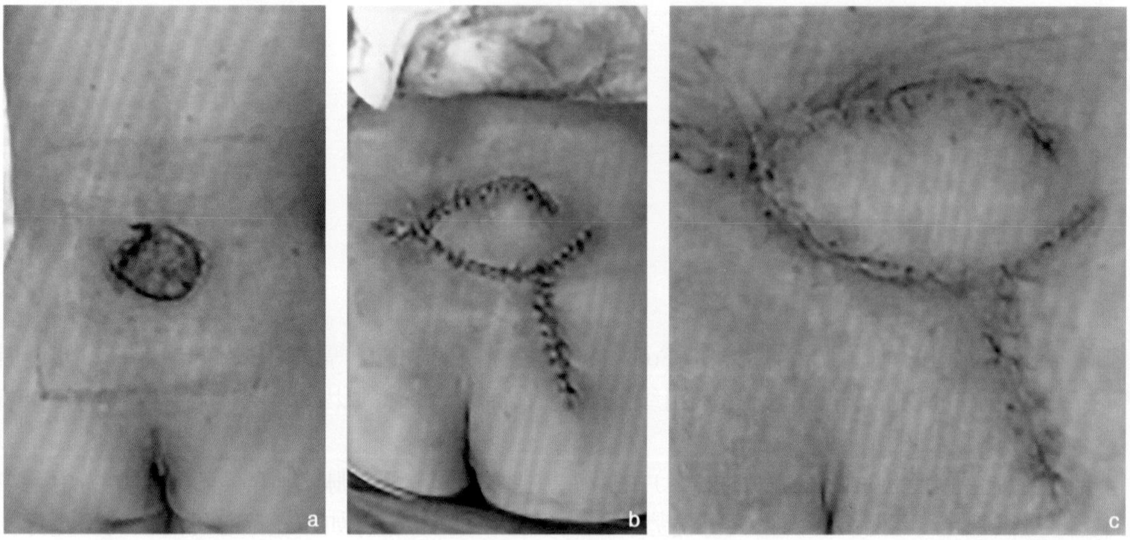

图 19.1 腰动脉后支降支穿支皮瓣

a～c. 男，57 岁，因截瘫致骶尾部上部压疮入院。入院后，用多普勒超声血流仪探测第 4 腰动脉后支穿出点，设计皮瓣把其降支血管包含在内。彻底清创、止血、冲洗后，将皮瓣转移修复，供区创面拉拢缝合。术后筋膜皮瓣成活，供、受区愈合良好

2. **皮瓣切取** 按设计线切开皮肤直至深筋膜，由外向内沿深筋膜层掀起皮瓣，到达定位穿支点时，仔细分离选择粗大穿支血管束，通常穿支点会有 2～3 支。可沿穿支向肌束间深入分离血管蒂，臀大肌肌束间有脂肪填充，分离简易，仔细分离可延长血管蒂长度至 7～12cm，旋转皮瓣修复创面，供区直接拉拢缝合（图 19.2）。

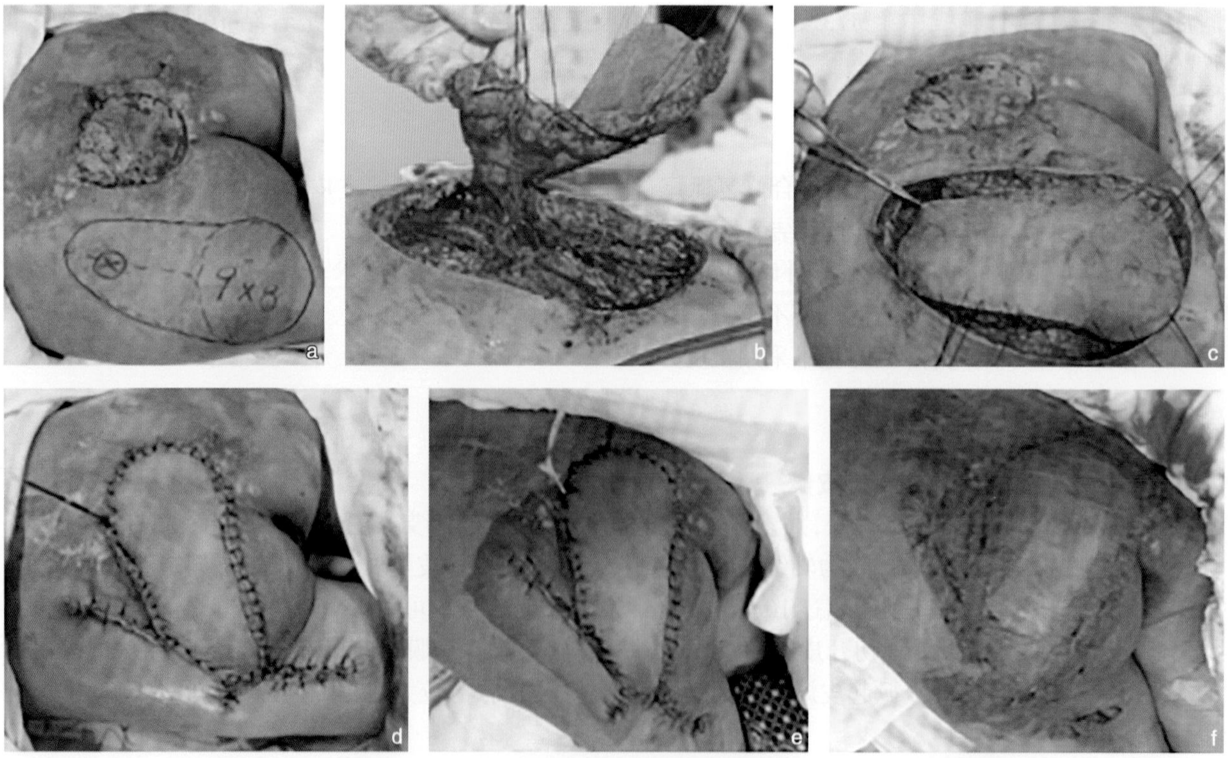

图 19.2 臀上动脉穿支皮瓣

a～f. 男性，62 岁，因腰椎骨折截瘫致骶部压力性损伤入院。术中彻底清创、止血、冲洗后，创面为 9cm×8cm，切取臀上动脉穿支皮瓣，岛状瓣旋转一期闭合创面，创面一期愈合，随访压疮未复发

（三）臀下动脉穿支皮瓣

1. 皮瓣设计　臀下动脉穿支点位于髂嵴后与坐骨结节外侧连线的中下 1/3 处，轴线位于臀横纹上方，纵轴以臀区中部沿大转子向下平行。

2. 皮瓣切取　皮瓣切取方法与臀上动脉穿支皮瓣类似，皮瓣切取方法与上述类似，沿穿支向肌束深部分离血管蒂，需打开骶筋膜，此时应注意保护坐骨神经及阴部内动脉，仔细游离后，血管蒂为 10～14cm（图 19.3）。

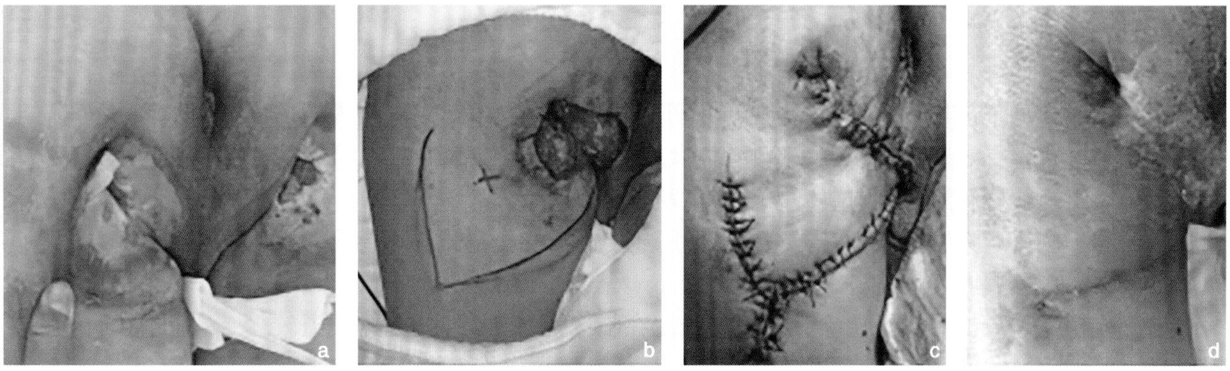

图 19.3　**臀下动脉穿支皮瓣**

a～d. 男性，61 岁，因坐骨结节压力性损伤入院。术中彻底清创、止血、冲洗后，创面为 10cm×8cm，切取臀下动脉穿支皮瓣，行局部推进覆盖，创面一期愈合，随访压疮未复发

三、术后处理

1. 术中应小心分离穿支，不应暴露主干，以免损伤造成难以控制的出血。

2. 臀上动脉穿支皮瓣修复创面时，若可以带部分皮肤组织蒂旋转，在不影响旋转的情况下，应尽量多带皮肤组织，以保证血液回流。

3. 腰动脉后支降支穿支皮瓣术前尽量用多普勒超声测定位，在深筋膜下掀起皮瓣时，尽量贴近肌肉，必要时可携带部分肌肉。

4. 对于骶尾部、臀周创面修复，皮瓣修复只是治疗的一部分，避免各种原因导致的皮瓣术后不愈合，仍需要从清创、修复、术后护理等多个方面注意，才能达到预期的修复效果。

（冯　光）

第二十章　肩部创面

肩部创面常见于创伤和肿瘤术后，二者的处理原则相近。本章以肿瘤术后肩部创面为例，介绍肩部创面的修复方式。有效地广泛彻底切除肿瘤病灶是肩部软组织恶性肿瘤一线治疗方法，而同时遗留的大面积皮肤软组织缺损和深部肌肉缺失需要得到及时有效的重建，否则会严重影响肩部和整个上肢的功能外观。而肿瘤广泛切除后很可能需要进一步采用放射治疗和全身化疗等综合治疗方法，这就要求修复重建效果可靠，恢复顺利，不影响进一步治疗。

皮瓣移植重建肩部软组织切除后缺损的情况在临床上并不常见，因此报道较少。然而，由于起初轻视肿瘤的恶性程度和侵及范围导致肿瘤复发，很可能导致再次扩大根治性切除肿瘤后遗留广泛软组织缺损同时合并功能缺失。对于修复重建手术的要求至少包括三方面：①确保根治性切除肿瘤后遗留的缺损能够以质地满意、血运丰富的组织修复；②最大程度重建肩关节的功能；③重建肩关节的自然圆润外形。广泛切除手术是治疗肩部软组织肿瘤的有效方法。对于肿瘤切除术后出现的肩部皮肤软组织和肌肉广泛缺损，及时完成有效重建是必要的。肩关节及其周围结构要尽量修复，表面的三角肌和斜方肌缺损也要完成有效的动力重建，皮肤软组织缺损也需要有质地柔软、血运丰富的皮瓣移植修复，否则同样会导致肩关节活动严重受限。

肩关节缺损的软组织重建修复成功经验已有较多报道。早期报道的方法主要是肩部周围的带蒂皮瓣或者肌皮瓣；Hidalgo 和同事采用了腹直肌肌皮瓣。此外，还有使用背阔肌肌皮瓣的报道。肩部周围的软组织肿瘤常常被视为简单的软组织肿块，简单切除常常导致肿瘤残留并很快复发，需要在常规病理结果证实之后尽快转诊并行进一步扩大切除手术。很多学者报道了简单切除后转诊的病例。很多术者在切除肿瘤时更加重视的是继发缺损能否直接缝合，而不是彻底根治性切除肿瘤病灶。在作者所见病例中，所有患者之前都接受过 1～5 次肿瘤切除术，这也证明皮瓣移植修复对肿瘤切除能否彻底的重要性，只有在有效的修复手段技术支撑的前提下，才能真正规范彻底地切除肿瘤从而最大程度避免复发。Capanna 报道过四名因为肩部肿瘤切除进一步截肢后接受假肢重建的患者，截肢不失为避免肿瘤复发的相对简单的方法。然而，随着肿瘤综合治疗效果的显著改善，患者对截肢的治疗方法往往不能接受，彻底切除肿瘤同时以组织瓣移植的方式完成保肢和功能重建的理念和技术越来越受到推崇。

除了软组织缺损修复，肩关节功能重建同样重要，但以上报道都没有描述肩部功能的动态重建情况。此后，进一步有关于采用阔筋膜张肌和背阔肌肌皮瓣完成肩关节动力重建的报道。而在这些报道中，肩部的缺损范围都不大，单靠一个皮瓣供区就可以完成修复重建。邻近带蒂肌皮瓣在肩部软组织重建中的作用已经被广泛报道。以肩部附近的几块躯干肌肉制备肌皮瓣也已被研究报道。其中带蒂背阔肌肌皮瓣是最具代表性的手术方法，胸大肌肌皮瓣、斜方肌肌皮瓣和三角肌肌皮瓣也可以应用。背阔肌肌皮瓣具有普遍适用性。优点包括稳定可靠的大血管蒂、许多皮肤穿支、易于皮瓣提升、供区发病率最低。可作为肩关节区可靠的带蒂皮瓣。这种带蒂皮瓣避免了显微外科血管吻合，因此手术安全、简单，成功率相对较高，耗时较少。

在一份描述 30 名背阔肌带蒂皮瓣患者的报道中，Olivari 发现大多数患者在放射治疗后皮肤状况不佳。尽管如此，只有 3 个皮瓣有轻微的部分皮肤坏死。Rogachefsky 等人描述了 7 例应用皮瓣患者，所有皮瓣愈合良好。大多数与背阔肌肌皮瓣相关的并发症似乎发生在供区。O'Connor 及其同事和 Wada 及其同事描述了肩部骨肉瘤切除后的一期重建。在这一系列研究中，使用改良的 Mason-Allen 技术和标记缝线对 3 名接受三角肌切除术的患者进行了功能重建，这些患者的功能结果良好。作者进行手术的病例也采用同样的方法，效果满意，所有皮瓣均存活，无并发症。

然而，在一些情况下，肩部组织缺损组织量较大，范围面积过于广泛，单纯靠带蒂背阔肌肌皮瓣转移难以完成有效修复，就需要采用额外的其他远位皮瓣移植以完成有效的修复重建。之前有人报道选择阔筋膜张肌肌皮瓣结合背阔肌肌皮瓣完成肩部巨大缺损的修复，重建效果较为满意。作者认为与阔筋膜张肌比较，股外侧肌面积更大，血管蒂和股神经分支更粗、更长，应用更加安全灵活。尽管该手术对显微外科吻合的技术要求很高，但解剖学研究和显微外科技术的进步已经可以确保手术安全性。因此，作者建议采用游离股前外侧肌肌皮瓣联合带蒂背阔肌肌皮瓣移植重建肩关节肌肉功能，并完成肩部大面积软组织缺损的修复，所有患者都对修复结果较为满意。3 名患者在切除整个三角肌或斜方肌后恢复了几乎正常的功能。在剩下的 3 名患者中，虽然肩关节功能明显受限，但患者自觉满意。在所有患者中，联合皮瓣移植有效修复了肿瘤扩大根治性切除术后遗留的巨大缺损，最大程度避免了术后复发的风险。

一、手术适应证

肩部肿瘤术后大面积复杂缺损的患者。

二、具体步骤

（一）肿瘤切除

1. 患者取侧卧位，全身麻醉状态下接受肩部肿瘤扩大根治性切除术。
2. 分离受区血管（图 20.1）。

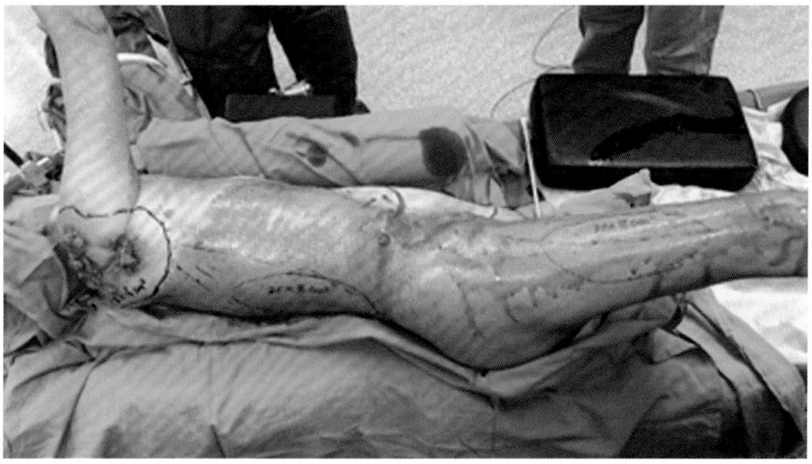

图 20.1　**患者体位和准备范围**

患者侧卧位，完成患侧肿瘤切除和背阔肌肌皮瓣以及股前外侧肌肌皮瓣制备

（二）背阔肌肌皮瓣切取

1. 设计切取与肿瘤同侧的带蒂背阔肌肌皮瓣，游离股前外侧肌肌皮瓣可以选择同侧或者对侧。

2. 背阔肌肌皮瓣皮岛的设计是以背阔肌前缘作为轴线，以获取最大宽度的皮岛，同时确保肌皮瓣供区可以无张力闭合。

3. 制备背阔肌肌皮瓣要保留胸背血管和胸背神经的完整性。

4. 采用明道或暗道转移背阔肌肌皮瓣至肩部缺损后半部分区域，肌瓣用于重建斜方肌和三角肌后半部分，皮岛用于修复肩部软组织缺损后半部分区域。

5. 背阔肌止点并不切断（图 20.2、图 20.3）。

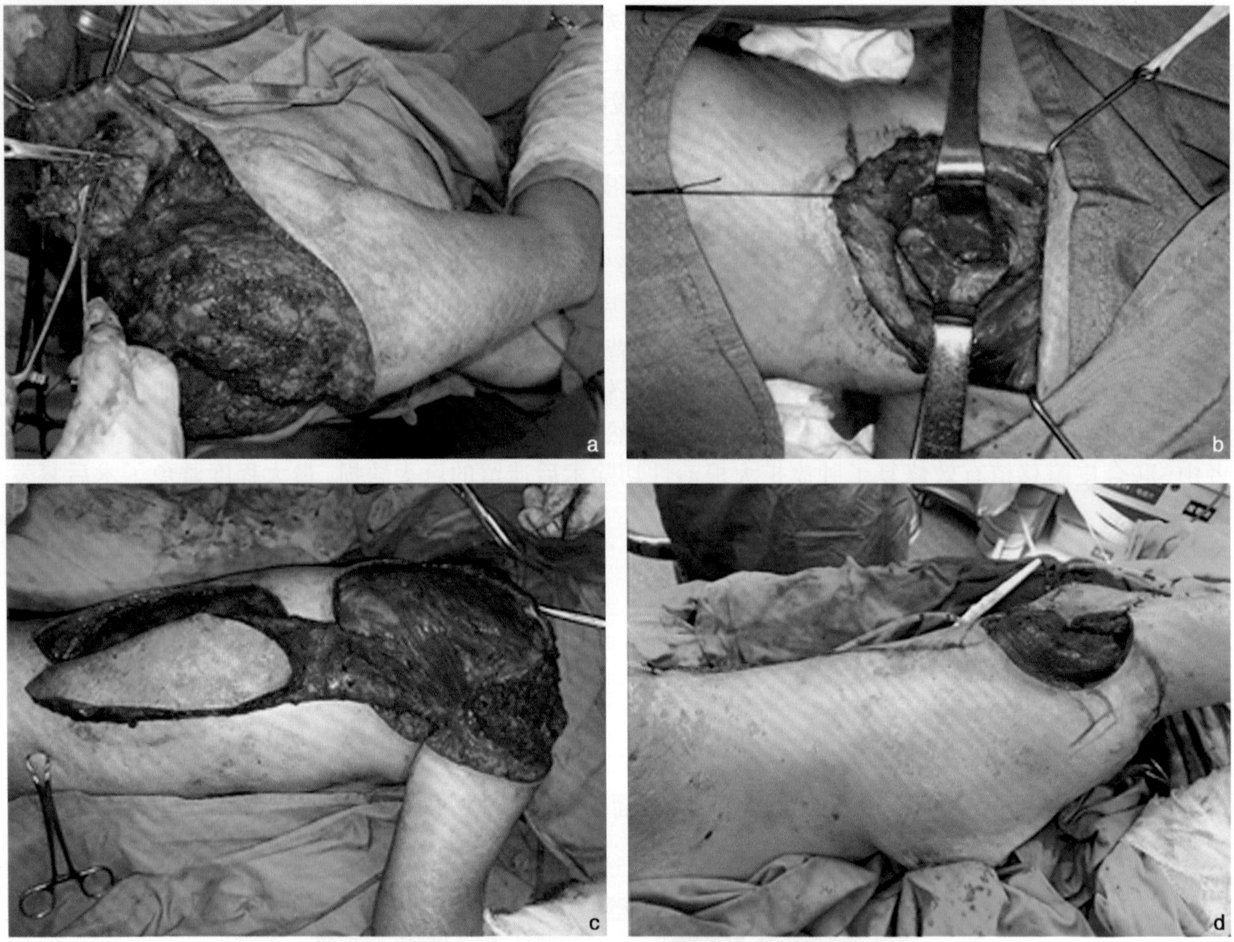

图 20.2 **带蒂背阔肌肌皮瓣移位，修复肩部后半部分重建**

完成肿瘤切除、受区血管准备和背阔肌肌皮瓣制备。a. 完成肩部肿瘤切除后分离胸肩峰血管作为受区血管；b. 分离颈横动、静脉作为受区血管；c. 完成带蒂背阔肌肌皮瓣制备；d. 带蒂背阔肌肌皮瓣转移并修复肩部后半部分重建，皮瓣供区直接闭合

（三）股前外侧肌肌皮瓣的切取

1. 根据残余的肩部软组织缺损面积、形状、大小以及缺损的三角肌范围，设计游离股前外侧肌肌皮瓣的皮岛和肌瓣切取范围。

2. 完成游离股前外侧肌肌皮瓣制备后转移并以股外侧肌瓣重建三角肌前半部分，皮瓣修复肩部软组织缺损前半部分，旋股外侧动脉降支及其伴行静脉分别与受区血管动、静脉吻合（图 20.4）。

3. 可选择的受区血管包括胸肩峰动、静脉，颈横动、静脉，旋肱后动、静脉，颈横血管和旋肱后血管可辅助以头静脉作为皮瓣回流静脉的吻合血管。

4. 将股前外侧肌肌皮瓣携带的股神经分支与受区缺损区域的腋神经分支完成外膜缝合（图 20.4、图 20.5）。

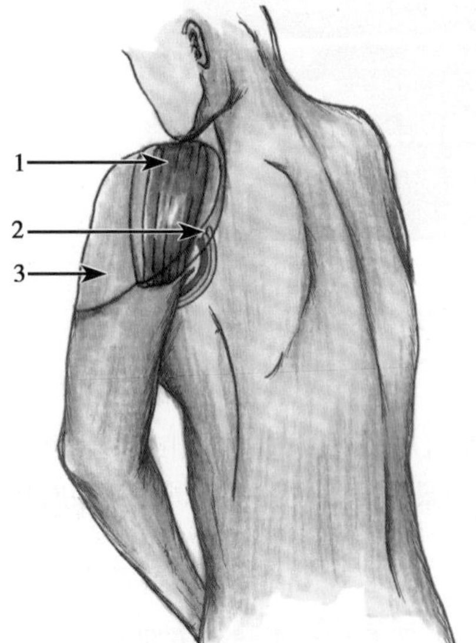

图 20.3 **背阔肌肌皮瓣修复肩部后半部分缺损并重建三角肌功能示意图**

1. 背阔肌肌瓣；2. 胸背血管神经束；3. 背阔肌皮岛

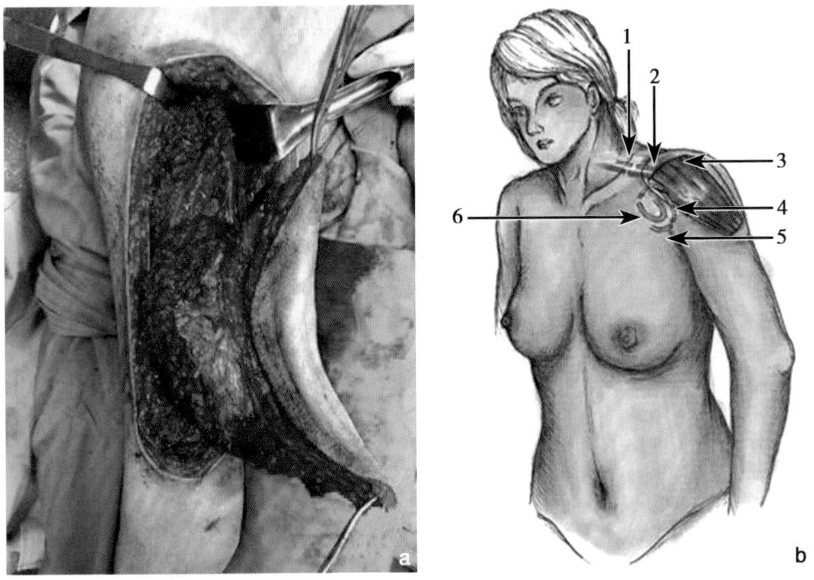

图 20.4　**游离股前外侧肌肌皮瓣修复肩部软组织缺损前半部分并重建三角肌前半部分**

a. 完成游离股前外侧肌肌皮瓣制备；b. 重建示意图。1. 颈横动、静脉；2. 股前外侧肌肌皮瓣皮岛；3. 股外侧肌瓣；4. 股神经分支；5. 腋神经分支；6. 头静脉

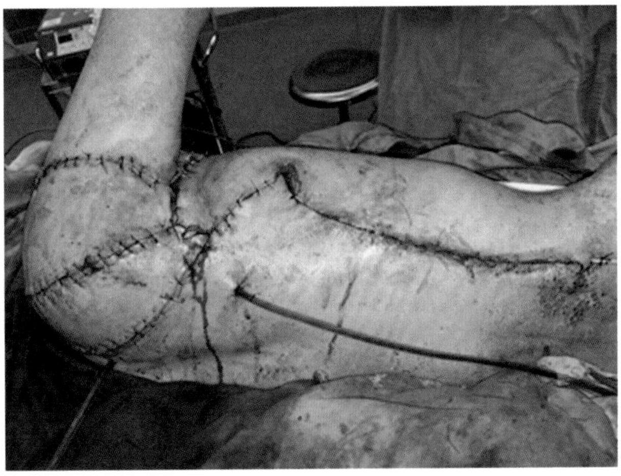

图 20.5　**肩部重建后外观**

三、术后处理

1. 术后肩关节外展 45° 局部制动，以防止修复部位出现张力，影响皮瓣成活。
2. 术后 2～3 天对肩关节进行轻微被动运动。
3. 3 周后开始康复锻炼。

四、注意事项

1. 在大面积肩部缺损修复时，转移的股前外侧肌肌皮瓣要尽量控制肌瓣的厚度，肌瓣过厚不仅会导致重建的肩关节外形臃肿，而且增加所需皮岛的面积大小。

2. 受区血管选择虽然较为灵活，但还是应当优先选择位置较为浅表、直径较为粗大的受区血管，相对来说，颈横动、静脉和胸肩峰血管位置表浅，应用更加方便。而旋肱后血管位置较深，血管有效长度不足，不推荐作为首选的受区血管。

3. 头静脉可以发挥很大的作用。旋股外侧血管降支往往由一支动脉和两支伴行静脉构成，而颈横静脉往往只有一支，为了确保股前外侧肌肌皮瓣血运安全，应当尽量完成两支伴行静脉的吻合，第二支伴行静脉选择与头静脉吻合最为简单方便，可以大大提高手术安全性。

4. 完成联合皮瓣移植应该先转移背阔肌肌皮瓣还是股前外侧肌肌皮瓣要根据实际情况判断，如果受区血管优先选择的是颈横血管和胸肩峰血管，就可以先完成背阔肌肌皮瓣的转移，然后再移植股前外侧肌肌皮瓣；但是如果受区血管选择的是位置较深的旋肱后血管，则建议先完成股前外侧肌肌皮瓣的移植，这样可以方便进一步肩关节功能重建和皮瓣摆放。

5. 肩关节大面积深部缺损修复方法并不唯一，灵活运用带蒂背阔肌肌皮瓣、股前外侧肌肌皮瓣、股薄肌肌皮瓣或者其他游离肌皮瓣都可以获得较为满意的效果，应当根据患者的实际情况灵活应变，个性化制定手术方案。

（宋达疆）

第二十一章　上臂创面

上臂位于肢体近端，皮肤条件和前臂类似，皮肤结构相对松弛，滑动度好，掌侧和背侧皮肤特征没有显著差异。上臂肌肉组织丰富，创面多通过植皮方式可以进行修复。对于无深部组织暴露的浅层创面，修复方式同总论部分介绍的方法。

上臂毗邻躯干，活动范围有限，因此对于深部组织暴露的上臂创面，局部和带蒂组织瓣修复手段相对有限。常用的方式包括背阔肌肌皮瓣、胸大肌肌皮瓣、胸脐皮瓣、肩胛皮瓣、臂内侧皮瓣、臂外侧皮瓣等。游离皮瓣可以根据创面面积，选择腓肠内侧动脉穿支皮瓣、腓动脉穿支皮瓣、股前外侧皮瓣，腹壁下动脉穿支皮瓣以及髂腹股沟皮瓣等。相关章节中对各皮瓣均有详细介绍。其中，背阔肌应用于该处创面相对较多，本章以带蒂背阔肌肌皮瓣为例进行上臂创面修复的介绍。

一、背阔肌肌皮瓣的解剖

背阔肌是全身最大扁肌，位于背部的下半部和胸部的后外侧，以腱膜起自下 6 个胸椎的棘突、全部腰椎的棘突、骶正中嵴和髂嵴后 1/3 等处，肌纤维向上外行，经肱骨内侧至其前方，止于肱骨小结节嵴，主要作用为内收、内旋肩关节。背阔肌由胸背神经支配，该神经自臂丛神经后束发出。带蒂背阔肌移位时，背阔肌的血供主要来自胸背动脉。

二、带蒂背阔肌肌皮瓣的切取

（一）肌皮瓣的设计

1. 点　肩胛下角平面与腋后线交汇处，该点大致对应胸背血管进入背阔肌的部位，以该点为中心设计背阔肌的皮岛。

2. 线　腋窝后角至第 4、5 腰椎棘突，该轴线为肌皮瓣的轴线。

3. 面　皮岛面积需保证供区皮肤能够直接缝合，通常皮岛宽度小于 6～8cm。

（二）肌皮瓣切取

1. 体位　患者侧卧位，肩外展，按照术前设计切口切开皮肤和皮下，至背阔肌表面。

2. 显露背阔肌前缘　首先在肌膜浅层向前外侧掀起皮瓣，直至暴露位于腋中线水平的背阔肌前缘。掀起背阔肌前缘，显露胸背血管蒂的入肌点。

3. 显露背阔肌起点　向背侧后正中掀起皮瓣，显露背阔肌起点，包括第 7 胸椎至第 5 腰椎的胸腰筋膜和髂嵴后 1/3 部分。于背阔肌深面掀起位于胸腰筋膜处的止点，分离并结扎切断第 10、11、12 后肋间动脉穿支。

4. 背阔肌逆行游离　切断背阔肌所有起点，向止点方向逆行游离背阔肌，直至位于肱骨小结节嵴的止点部分。

5. 血管神经蒂游离　从血管神经蒂的入肌点处，沿血管神经蒂向近端游离，游离过程中需要分别结扎和切断营养前锯肌的血管分支和旋肩胛血管。在肩胛下血管从腋动、静脉的发出部位结扎并切断血管，以获取最长的血管蒂。

6. 覆盖创面　在腋部的深筋膜浅层游离宽大的皮下隧道。将肌皮瓣移位至受区，确保在移位过程中肌肉和血管蒂无明显卡压（图 21.1）。

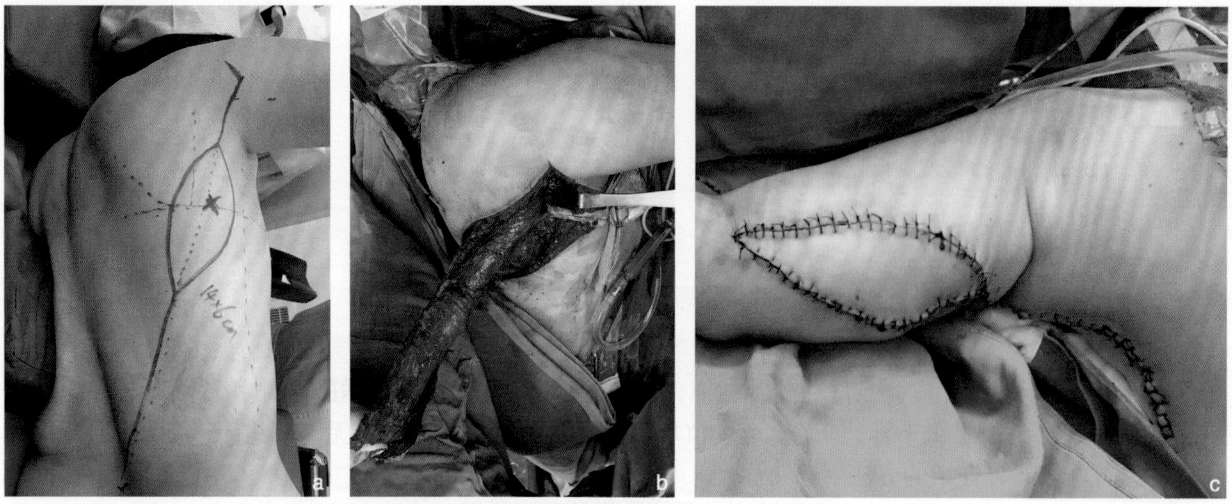

图 21.1 **带蒂背阔肌肌皮瓣修复上臂创面**

a. 同侧背阔肌肌皮瓣的设计；b. 肌皮瓣切取；c. 背阔肌肌皮瓣经腋部皮下隧道覆盖上臂创面

三、术后处理

1. 肌皮瓣术后患肢石膏制动，密切观察皮岛血运。
2. 背部引流管放置 3～5 天拔除。

（杨 勇）

第二十二章　前臂创面

前臂内容物包括尺骨、桡骨、血管、神经、肌肉和肌腱，腱性结构分布于前臂远段，肌肉分布于近段。前臂的皮肤较薄，结构相对松弛，滑动度好，掌侧和背侧皮肤特征没有显著差异。目前，前臂创面的修复方式很多，对于无深部组织暴露的浅层创面，修复方式同总论部分介绍的方法。

前臂位于肢体偏远端，活动范围大，因此对于深部组织暴露的前臂创面，有多种皮瓣可供选择。局部皮瓣包括臂内侧皮瓣、臂外侧皮瓣、骨间背侧皮瓣；带蒂皮瓣包括髂腹股沟皮瓣、腹部皮瓣、胸脐皮瓣等；游离皮瓣包括臂内侧皮瓣、臂外侧皮瓣、腓肠内侧动脉穿支皮瓣、腓动脉穿支皮瓣、股前外侧皮瓣、腹壁下动脉穿支皮瓣以及髂腹股沟皮瓣等（图 22.1）。本章重点介绍最常用的两种带蒂皮瓣，腹部皮瓣和髂腹股沟皮瓣，其他游离皮瓣在相关章节均有详细介绍。

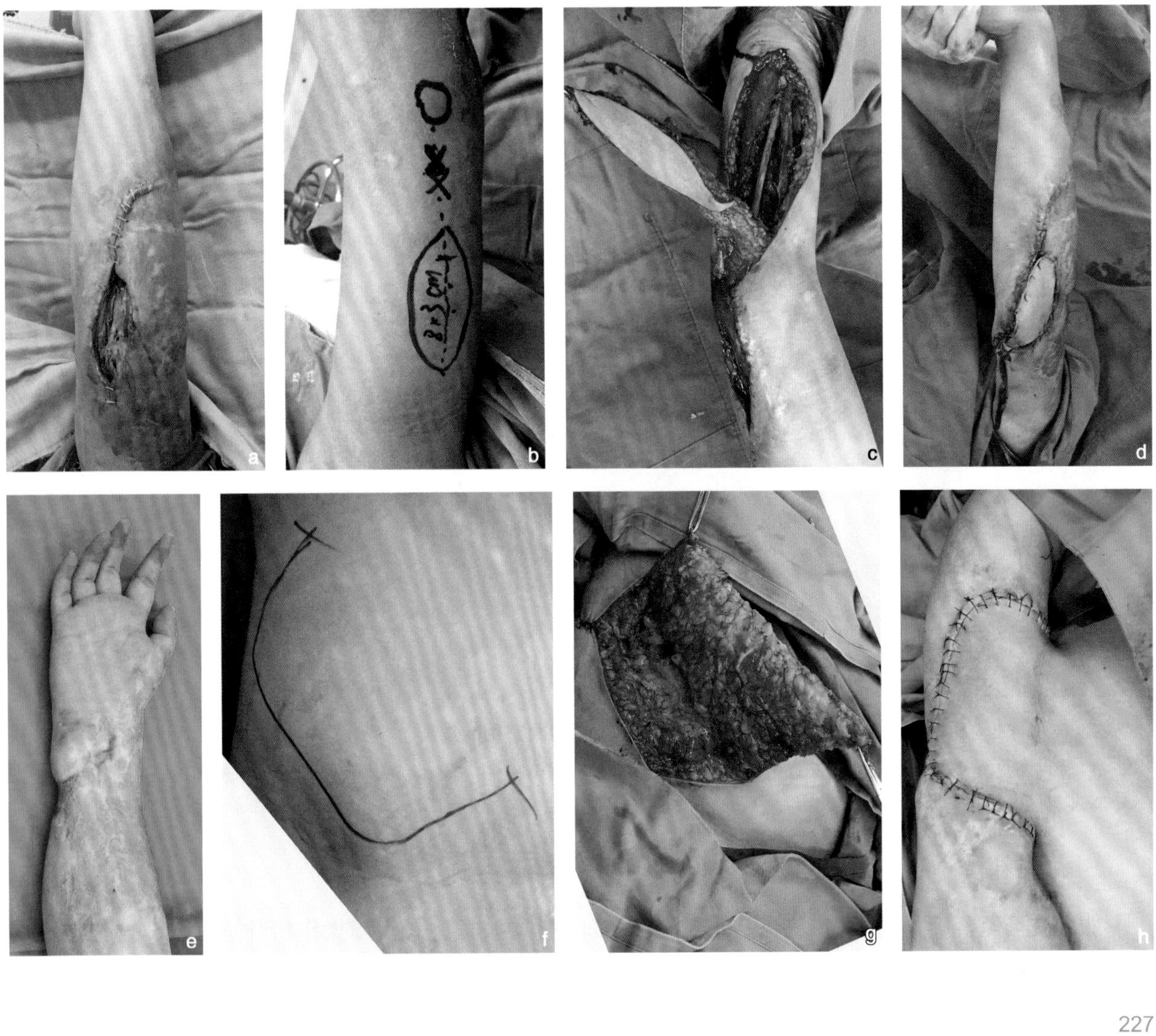

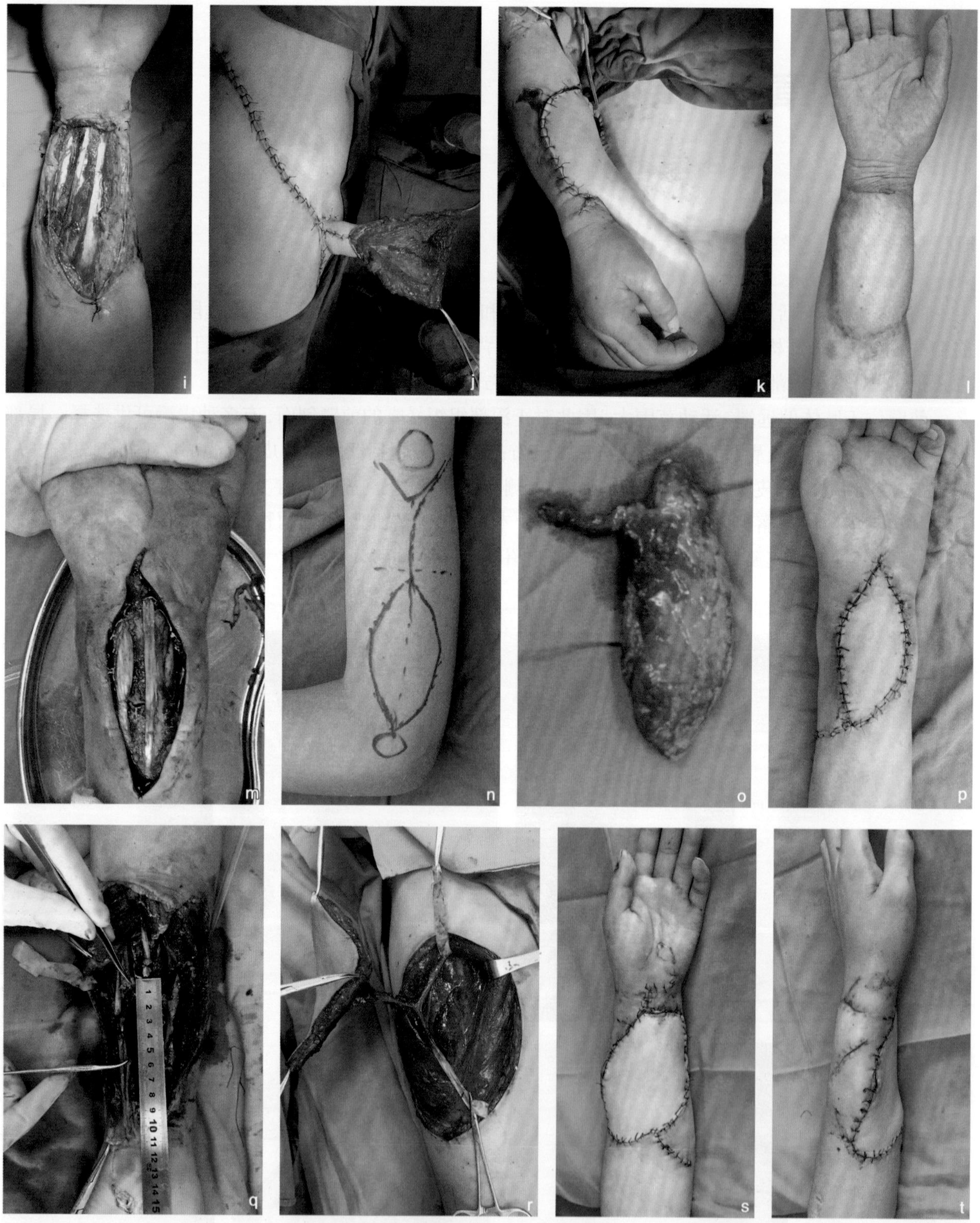

图 22.1 **修复前臂创面常用的皮瓣**

a～d. 臂内侧皮瓣修复前臂近端创面；e～h. 腹部皮瓣修复前臂创面；i～l. 髂腹股沟皮瓣修复前臂掌侧创面；m～p. 游离臂外侧皮瓣修复前臂掌侧创面；q～t. 游离股前外侧皮瓣修复前臂掌侧创面

一、腹部皮瓣

腹部皮瓣是经典的随意皮瓣，也是修复前臂创面的重要皮瓣。该皮瓣操作相对简单、安全，供区损伤小。但患者的肢体需要长时间固定，并且需要二期断蒂和皮瓣修整。

（一）手术步骤

1. 皮瓣切口设计　根据创面的位置和形状，在腹部设计皮瓣。腹部皮瓣为随意皮瓣，因此，必须严格按照随意皮瓣的长宽比例，即 1∶1 或 1.5∶1。此外，术前需要将肢体的摆放方式预先设计，体位不适，患者长期固定困难。

2. 皮瓣的切取　腹部的皮下脂肪较厚，对于小面积的皮肤缺损可以仅切取较薄的脂肪层，对于大面积的创面，则需要从深筋膜浅层掀起皮瓣。

3. 供区处理　小面积皮瓣，供区可以直接缝合。若皮瓣切取面积较大，供区取全厚皮片覆盖，打包加压固定。

4. 创面修复　皮瓣覆盖受区创面，若皮瓣较厚，可以将皮瓣修薄，但至少要保留真皮下毛细血管网（图 22.2）。

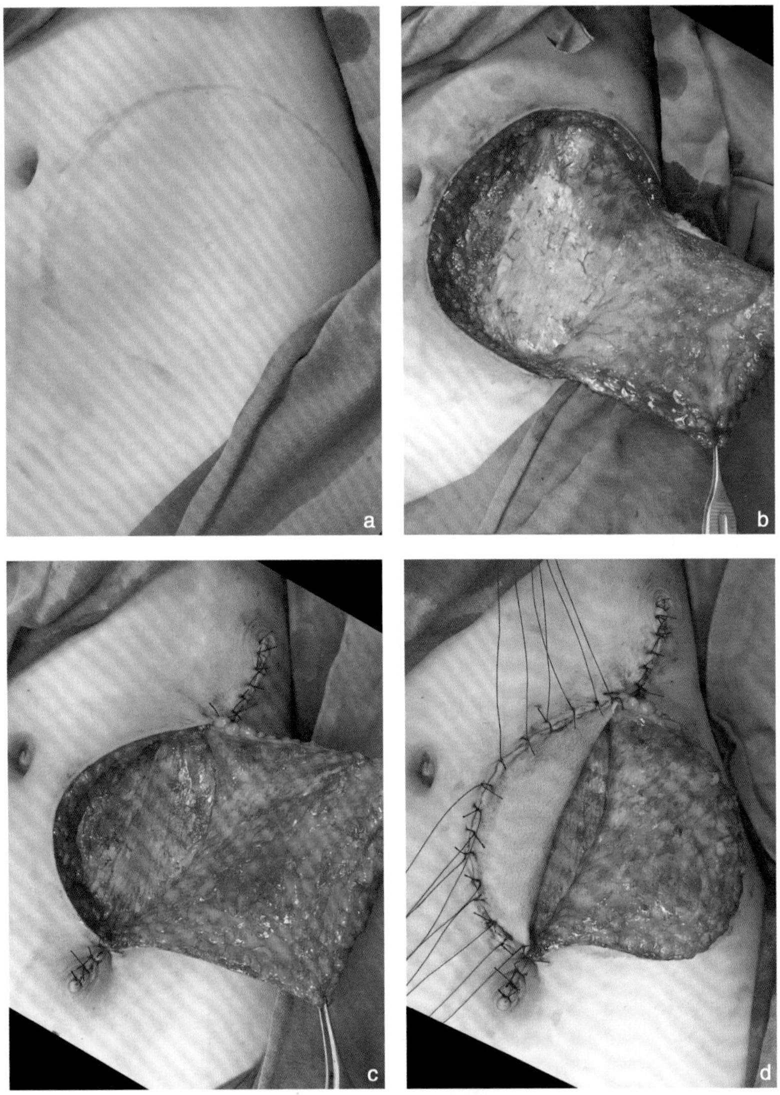

图 22.2　**腹部皮瓣的切取**

a. 依据创面形状，按照长宽比例 1∶1.5 设计皮瓣；b. 自深筋膜浅层掀起皮瓣；c、d. 腹部供区部分闭合，残余创面取全厚皮片移植

（二）术后处理

1. 术后松软敷料包扎，腹带固定患肢，防止将皮瓣从创面撕脱。

2. 术后 2 天肢体感觉完全恢复后，可以白天松开腹带，晚上继续固定。

3. 术后皮瓣护理较为关键，若有渗出需加强换药，保持皮瓣蒂部干燥。

4. 密切观察皮瓣血运，2～3 周拆线拆包。

5. 术后 4～6 周皮瓣断蒂。

二、髂腹股沟皮瓣

髂腹股沟皮瓣是经典的轴型皮瓣，皮瓣的长宽比例不受约束，并且蒂部可以塑形为管状，适合修复长宽超比例或肢体体位摆放较为困难的前臂创面。髂腹股沟皮瓣的轴心血管为旋髂浅动脉。旋髂浅动脉来源于股动脉，主干发出后很快分为深支和浅支。浅支在深筋膜深面走行 1cm 左右即浅出至皮下浅筋膜层。深支在距离股动脉 7cm 处穿出深筋膜至皮下浅筋膜层。髂腹股沟皮瓣中包含旋髂浅动脉的浅支和深支。

（一）手术步骤

1. 皮瓣切口设计 根据创面的位置和形状，在腹股沟部设计皮瓣。皮瓣轴线为腹股沟韧带中点下方 2cm 至髂前上棘连线，并且可以继续向外侧延伸。旋髂浅动脉深支的入皮点为沿皮瓣轴线，距离股动脉搏动部位 7cm 处。通常设计皮瓣的长度较创面长 5～6cm，留出蒂部塑形为皮管的长度。

2. 皮瓣的切取 皮瓣的切取分为两个区域，即髂前上棘外侧区域和髂前上棘内侧区域。外侧区域在浅筋膜深层和浅层之间剥离并掀起皮瓣，直至髂前上棘平面。内侧区域是血管浅出的部位，皮瓣掀起时需要更加仔细，如下文所述。

3. 旋髂浅动脉深支入皮点的显露 皮瓣掀起至髂前上棘水平后，仔细观察皮瓣内的轴心血管，继续向内侧分离，直至旋髂浅动脉深支进入皮下浅筋膜的部位。

4. 股外侧皮神经的显露 股外侧皮神经在髂前上棘内侧，于腹股沟韧带深面浅出，支配股外侧区域感觉，术中注意保护。

5. 制作皮管及供区处理 皮瓣宽度小于 9cm，通过屈髋、屈膝供区可以直接缝合。若皮瓣切取面积较大，供区取全厚皮片覆盖，打包加压固定。将蒂部预留的皮瓣塑形成管状，皮管长度 3～5cm。皮管的塑形和关闭方向需要结合创面的方位，避免皮管的扭曲。

6. 创面修复 皮瓣覆盖受区创面，若皮瓣较厚，可以将皮瓣边缘修薄，注意避免伤及皮瓣中的轴心血管（图 22.3）。

（二）术后处理

1. 术后松软敷料包扎，腹带固定患肢。术后 2 天患者肢体感觉完全恢复后，可以白天松开腹带，晚上继续固定，防止皮瓣撕脱。

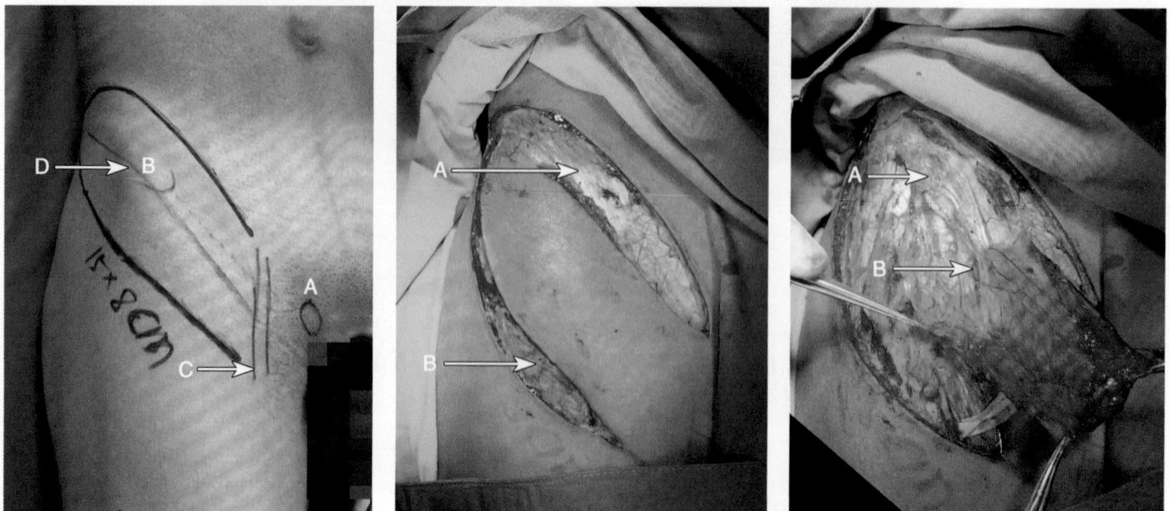

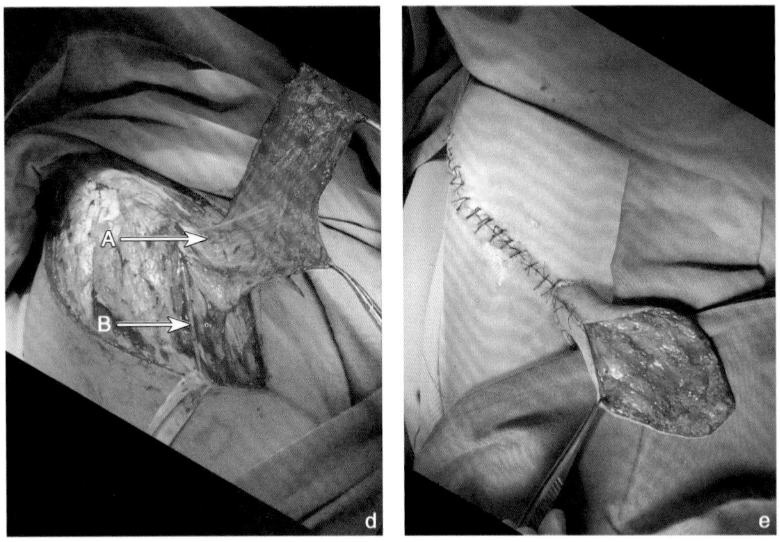

图 22.3　**髂腹股沟皮瓣**

a. 设计髂腹股沟皮瓣，标记点 A 为耻骨结节，标记点 B 为髂前上棘，箭头 C 为股动脉，箭头 D 为皮瓣轴线；b. 髂前上棘外侧区域，于腹外斜肌腱膜、臀筋膜和股深筋膜浅层掀起皮瓣；c. 箭头 A 为髂前上棘，箭头 B 为显露皮瓣内的轴心血管；d. 箭头 A 为旋髂浅动脉浅出的入皮点，箭头 B 为股外侧皮神经；e. 屈髋、屈膝后，供区直接关闭，皮瓣蒂部塑形为管状

2. 保持屈髋、屈膝体位，减少供区的张力。
3. 患肢体位妥善放置，避免皮管蒂部扭曲受压。密切观察皮瓣血运。
4. 2～3 周拆线。术后 4～6 周皮瓣断蒂，若要提前断蒂，需提前 1 周进行皮管的夹闭训练。

（杨　勇）

第二十三章　手部创面

手部是人类重要的功能和社交器官，因此修复手部创面时，需要兼顾功能和外观。人类手部解剖结构复杂，不同部位的皮肤和附属器具有不同的特征。手掌、指掌侧皮肤角质层厚、致密、滑动度小，皮肤感觉灵敏，尤其是指腹部位；手背及指背皮肤相对薄而柔软，富有很大的弹性和滑动度。上述皮肤特点便于人体感知外部环境，并且有助于完成复杂的手部动作。此外，指端的指甲不但能够提高手指抓握物体的稳定性，同时对于维持手部的正常外观也起着重要的作用。因此，在修复手部创面时，应当根据受区的特征选择合理的修复方式，这样才能够保证手部获得良好的外观和功能。

目前，手部创面的修复方式很多，但均有不同的特点和侧重。对于无深部组织暴露的浅层手部创面，修复方式可以参考总论部分介绍的方法，如换药、人工真皮、游离植皮等。由于手部位于肢体最远端，活动范围大，因此对于深部组织暴露的手部创面，可供选择的皮瓣种类非常多。可以选择的局部皮瓣包括V-Y推进皮瓣、指掌侧推进皮瓣、指动脉背侧穿支皮瓣、掌背动脉皮瓣、尺动脉腕上支皮瓣、骨间背侧皮瓣等；带蒂皮瓣包括邻指皮瓣、指动脉蒂岛状皮瓣、示指背岛状皮瓣、髂腹股沟皮瓣、腹部皮瓣、胸脐皮瓣等；常用于手部的游离皮瓣包括足部的多种皮瓣、腓肠内侧动脉穿支皮瓣、腓动脉穿支皮瓣、上臂内侧皮瓣、上臂外侧皮瓣、股前外侧皮瓣，以及髂腹股沟皮瓣等（图23.1）。然而，对于手部特殊部位的损伤，其创面修复要求更高，也更具有代表性。本章将对手部指腹创面、指端缺损、拇指脱套伤、手指脱套伤，以及全手皮肤脱套伤的修复方式进行详细介绍。

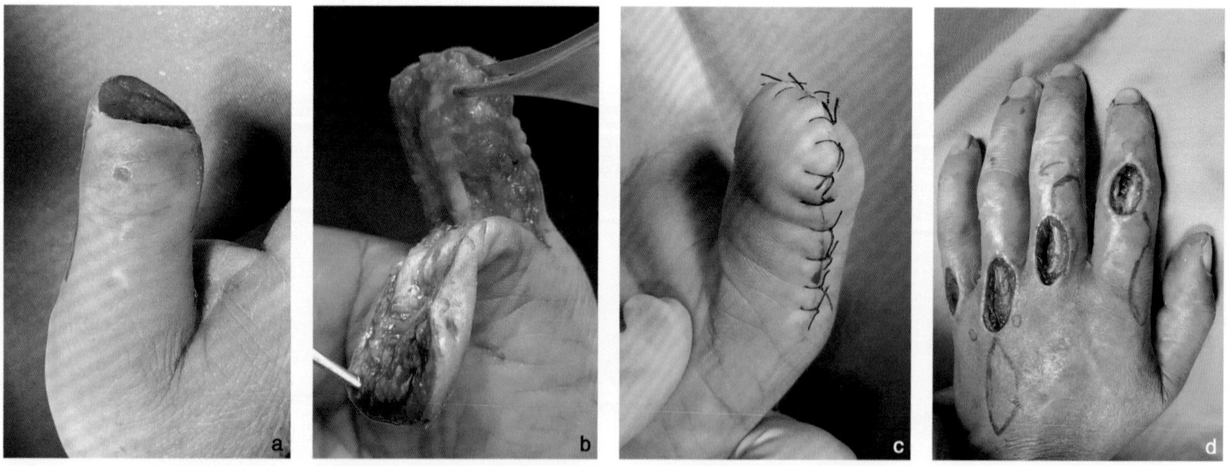

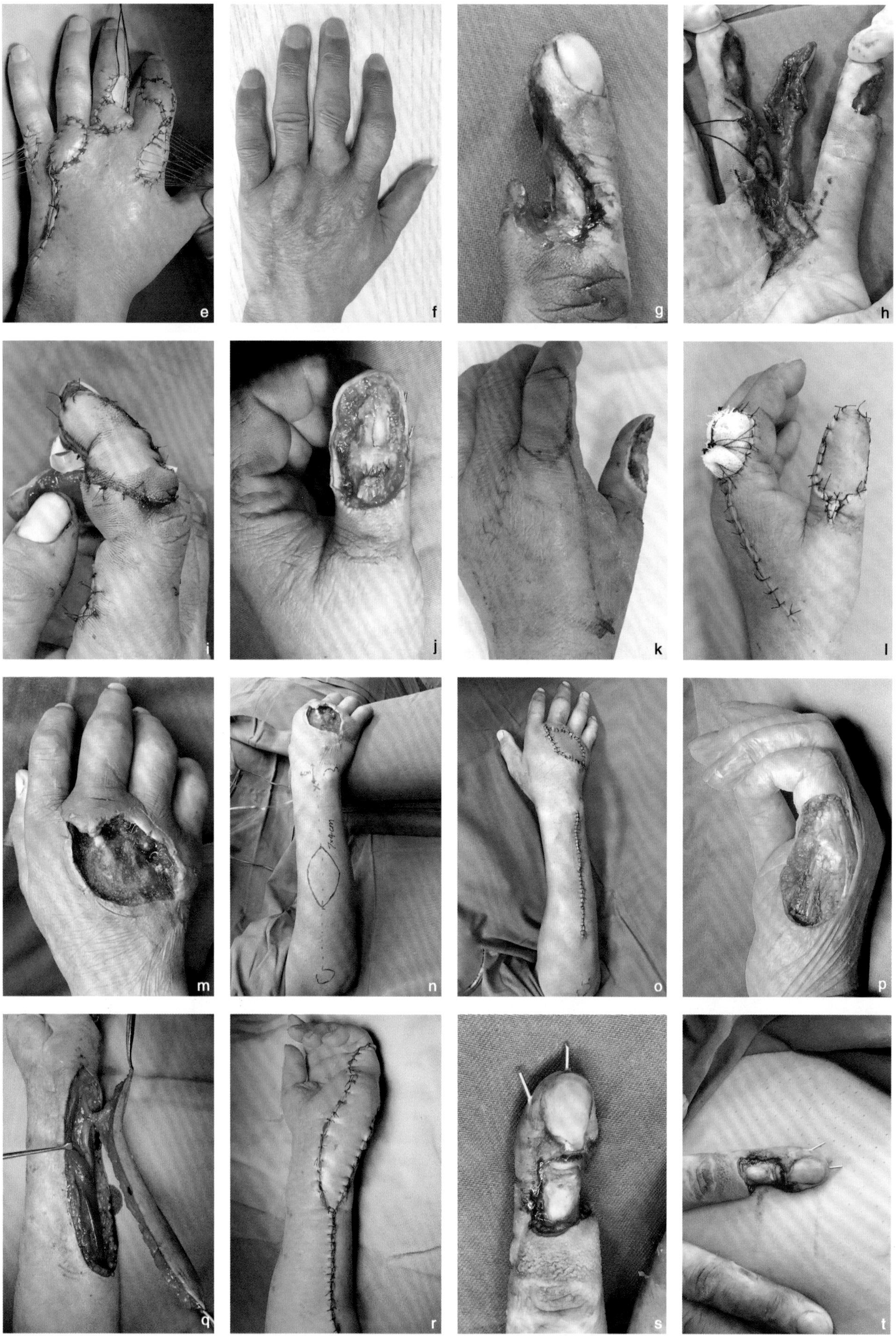
e
f
g
h
i
j
k
l
m
n
o
p
q
r
s
t

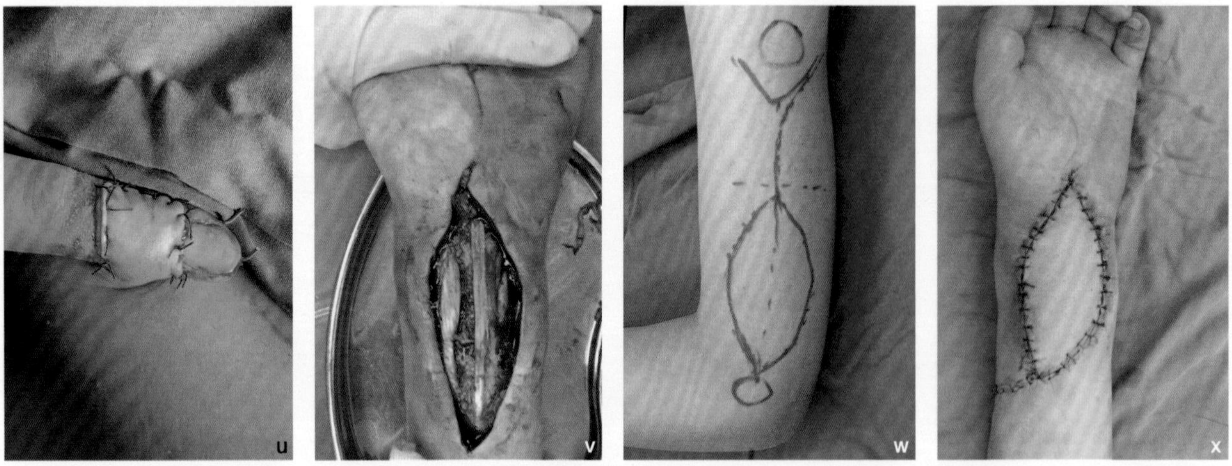

图 23.1 **修复手部创面常用的皮瓣**

a～c. 指掌侧推进皮瓣；d～f. 指动脉背侧穿支皮瓣（示指），局部旋转皮瓣（中指），掌背动脉皮瓣（环指）；g～i. 指动脉蒂岛状皮瓣；j～l. 示指背岛状皮瓣；m～o. 骨间背侧皮瓣；p～r. 尺动脉腕上支皮瓣；s～u. 腹部皮瓣；v～x. 游离上臂外侧皮瓣

第一节 指腹创面

指腹创面修复时需要重建两个重要的功能，一方面需要重建指腹的感觉，另一方面需要确保指腹皮肤稳定和耐磨。常用的修复方式包括腹部皮瓣、邻指皮瓣、指动脉岛状皮瓣、示指背侧皮瓣和踇趾末节腓侧皮瓣等。腹部皮瓣安全、供区损伤小，但重建指腹的感觉和外观均比较差，需要二期手术断蒂和后期皮瓣修整。邻指皮瓣修复指腹缺损外观尚可，但感觉功能恢复差，并且需要二次手术断蒂。指动脉岛状皮瓣能够利用质地接近的手部皮肤重建指腹，但无法重建指腹感觉，并且供区位于手部，供区损伤相对较大。示指背侧皮瓣主要用于拇指指腹的缺损，但也无法重建指腹感觉。踇趾末节腓侧皮瓣质地与指腹近似，并且能够同期重建指腹感觉，是修复指腹缺损的最佳选择，其主要难点是需要较好的显微外科技术，手术时间长，皮瓣存在一定的坏死风险（图 23.2）。

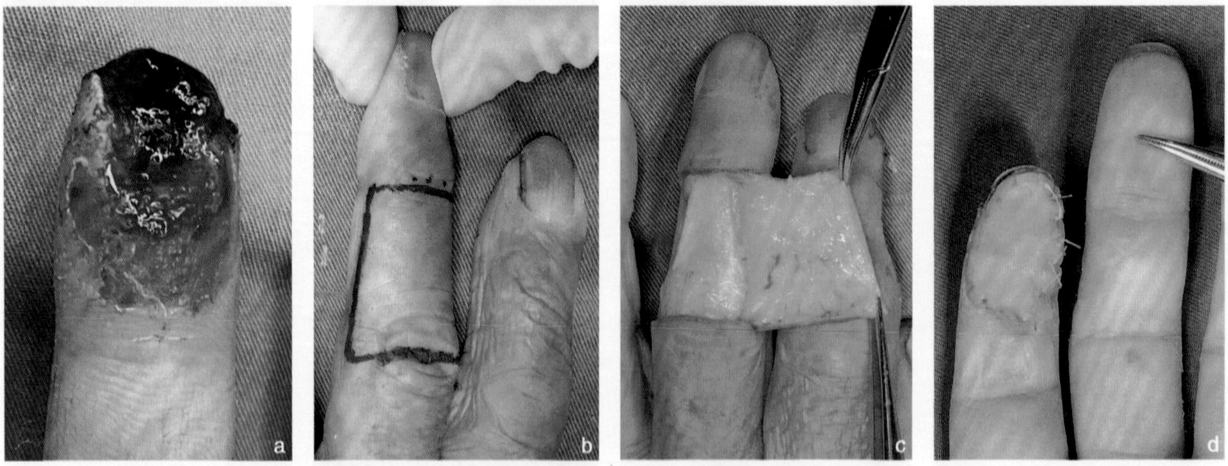

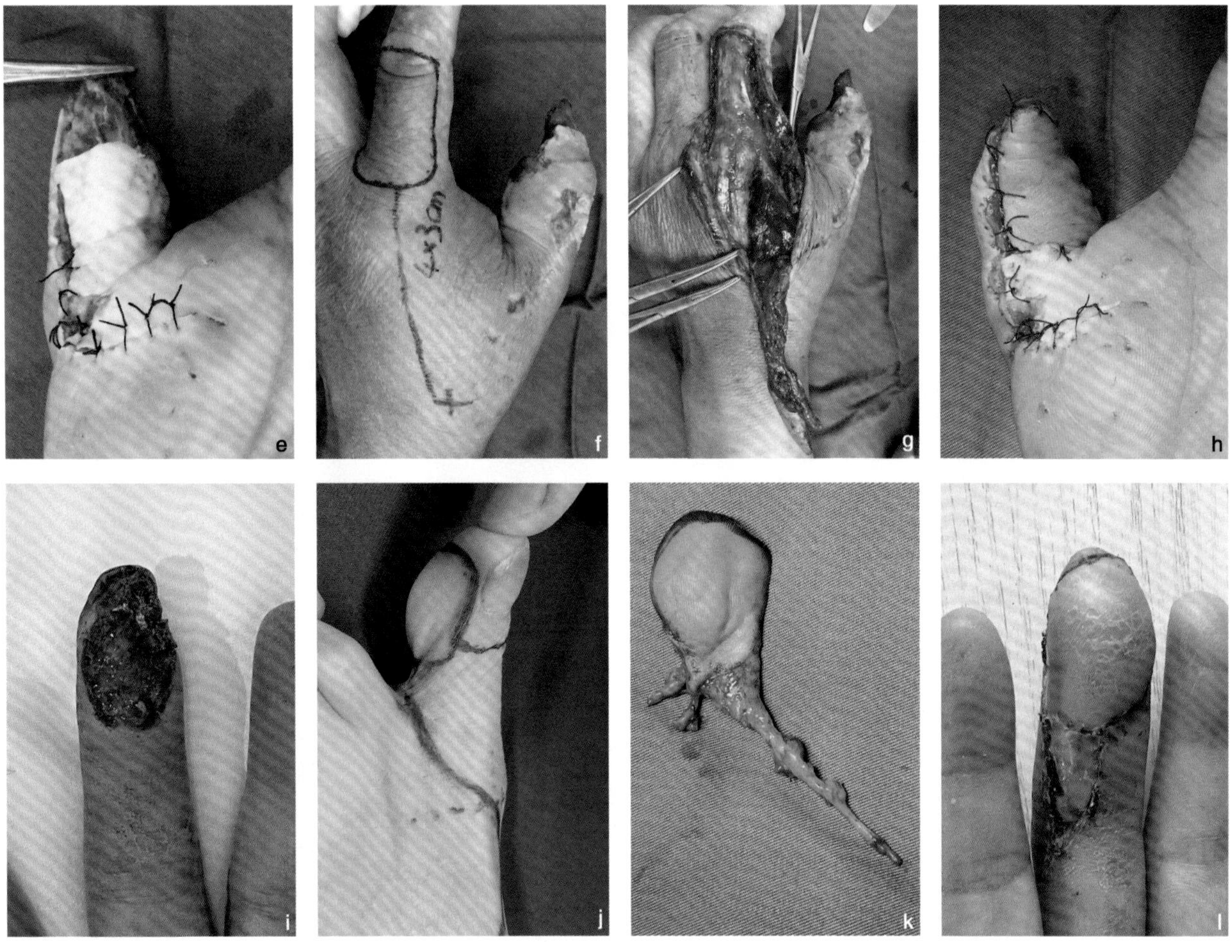

图 23.2　**修复指腹创面的常用皮瓣**

a～d. 邻指皮瓣；e～h. 示指背侧岛状皮瓣；i～l. 踇趾末节腓侧皮瓣

第二节　指 端 缺 损

指端缺损后需要恢复手指长度、重建甲床，以及重建指腹感觉。常用的修复方式为各种局部和带蒂皮瓣，以及足趾复合组织块游离移植。常用的局部和带蒂皮瓣包括 V-Y 推进皮瓣、邻指皮瓣、带指动脉蒂的岛状皮瓣、腹部皮瓣等。V-Y 推进皮瓣能够保留手指现有长度，并能够保留指端和指腹的感觉，但其无法恢复手指长度和重建缺损的甲床。其他皮瓣的主要作用仅为覆盖指端创面，避免指端进一步短缩，但并没有重建指端和指腹的感觉，以及甲床的长度。足趾复合组织块游离移植能够满足恢复手指长度、重建甲床，以及重建指腹感觉的三项要求，应当是最合理的指端缺损重建方式。其主要难点是需要较好的显微外科技术，手术时间相对较长，存在一定的坏死风险。目前应用足趾复合组织块游离移植主要形式为踇趾腓侧复合组织块，该组织块包括部分甲床、趾骨爪粗隆、趾腹皮瓣、踇趾趾动脉、指神经和趾背静脉（图 23.3）。

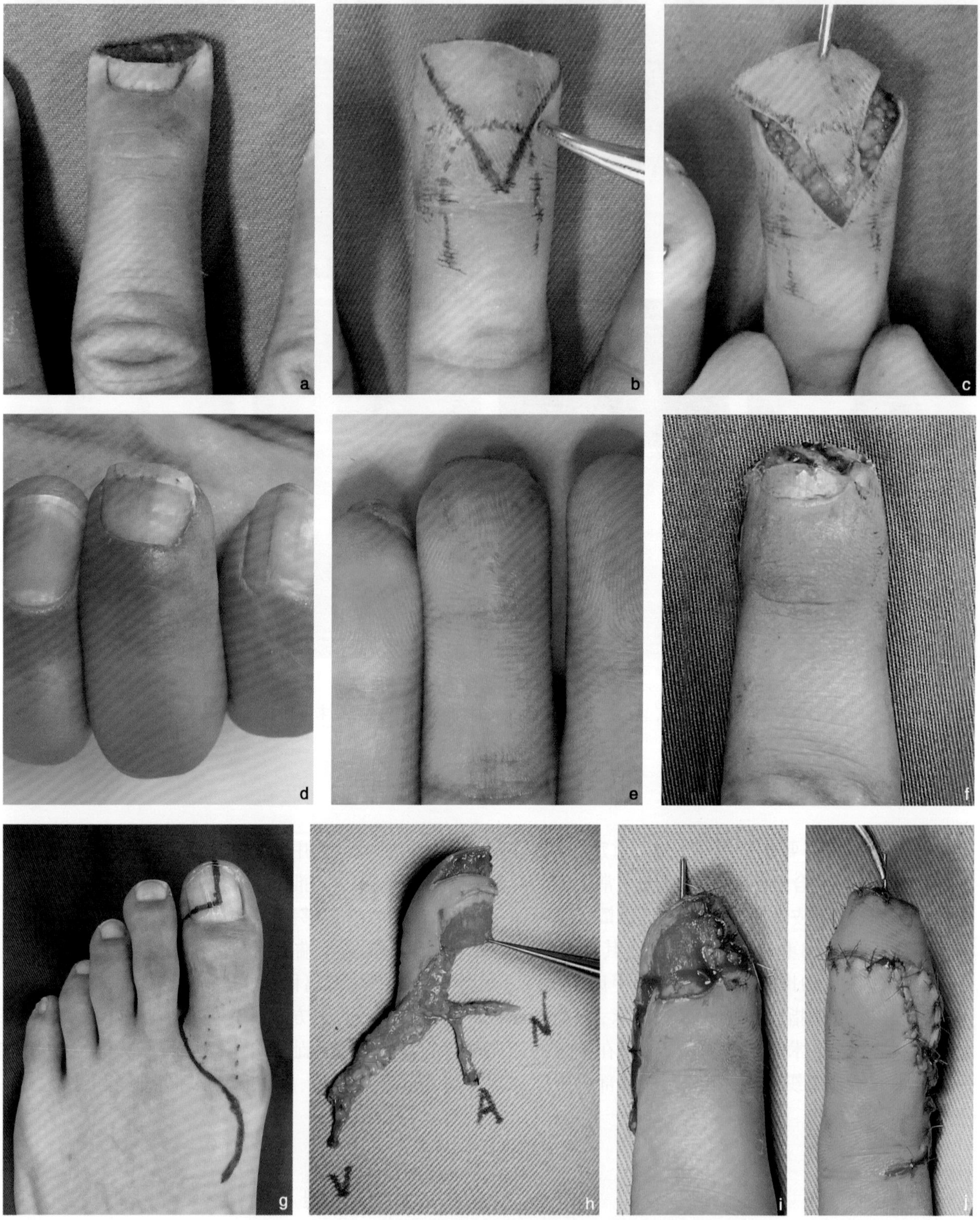

图 23.3 **重建指端缺损的常用方式**

a～e. V-Y 掌侧推进皮瓣重建指端缺损；f～j. 踇趾腓侧复合组织块重建指端缺损

第三节　拇指脱套伤

拇指占手部功能的 40% 以上，因此修复重建的要求很高。对于拇指新鲜的脱套伤，如果皮肤外观和皮瓣内血管相对完整，应当争取一期再植修复，通过血管移植或移位的方式重建脱套拇指的血运。若脱套拇指不具备再植条件，则需要二期重建来修复创面。重建时需同时恢复拇指长度、指甲和甲床，以及指腹感觉。拇指脱套伤常见的重建方法包括腹部或腹股沟皮管、腹部瓦合皮瓣、手部岛状瓦合皮瓣、踇甲皮瓣移植等。腹部或腹股沟皮管臃肿，尽管供区损伤小，但需要多次手术进行皮瓣修整，重建拇指感觉差，并且没有指甲。腹部瓦合皮瓣的臃肿程度较皮管改善，但术后仍需要进一步修薄，并且和皮管的缺点相同，重建拇指感觉功能差，没有指甲。手部岛状瓦合皮瓣重建拇指疗效明显优于腹部皮瓣，手部皮瓣和拇指同源，皮瓣厚度适当，并且可以通过携带血管神经蒂同期重建拇指指腹的感觉功能。手部岛状瓦合皮瓣的主要缺点在于供区位于手部，并且重建拇指无指甲和甲床。踇甲皮瓣是重建拇指脱套伤最优的治疗方案。踇甲皮瓣不但保留了拇指的长度，重建了拇指指腹的感觉功能，还具备外形完整并能正常生长的指甲（图 23.4）。

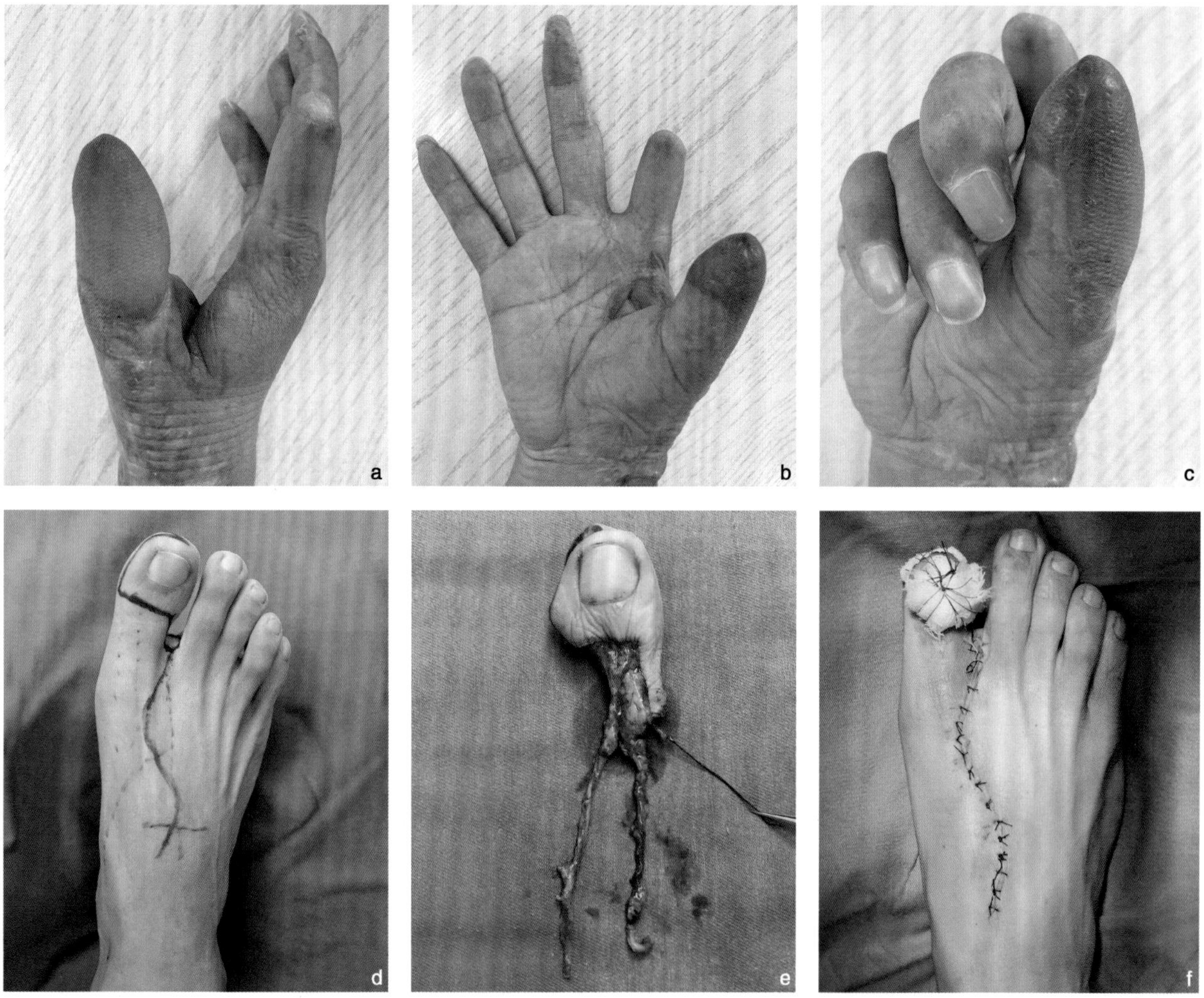

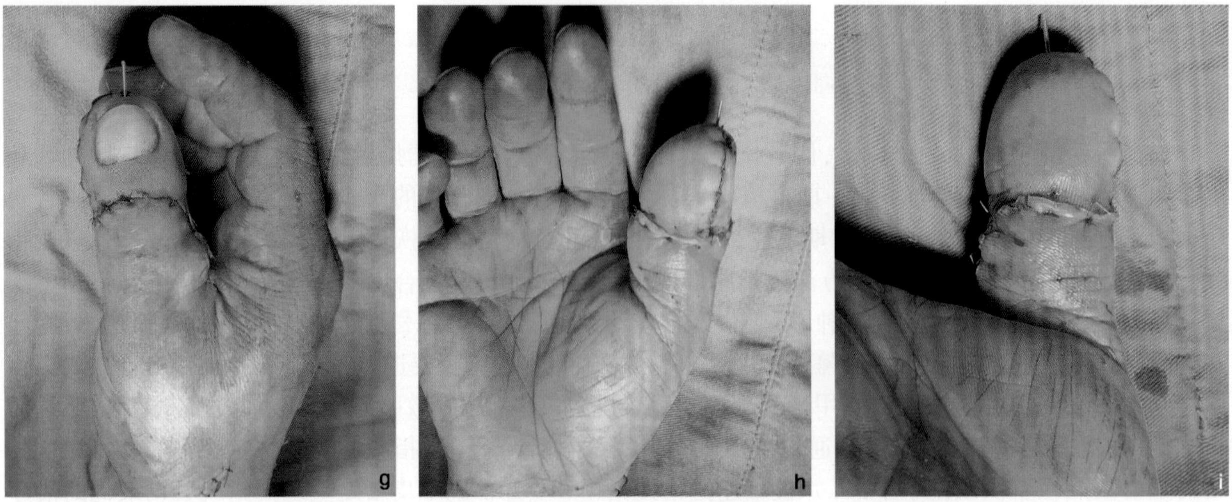

图 23.4 **重建拇指脱套伤常用的方式**

a～c. 腹部皮管重建拇指脱套伤，多次修整后外观 d～i. 踇甲皮瓣重建拇指脱套伤

第四节 手指脱套伤

新鲜手指脱套伤的处理原则同拇指脱套伤，一期具备再植条件的病例，争取通过血管移植或移位进行修复再植。若不具备再植条件，则需要考虑进行重建。手指脱套伤常用的重建方式包括腹部或腹股沟皮管、腹部瓦合皮瓣、手部岛状瓦合皮瓣、游离皮瓣、第二趾甲皮瓣和踇甲皮瓣等。如前节所述，腹部皮管和皮瓣臃肿，术后需要多次修整，尽管供区损伤小，但重建手指的感觉功能和外观差。手部岛状瓦合皮瓣尽管能够重建指腹的感觉，但重建手指没有指甲，并且供区位于手部，损伤较大，这是该种手术方式的主要缺点。游离皮瓣也可以用于手指脱套伤的创面修复，供区损伤较小，并且无需二次手术断蒂，但游离皮瓣存在不能重建感觉功能和外观较差的缺点。第二趾甲皮瓣是一种较好的重建方式，能够重建指腹的感觉功能，并且重建手指具有指甲，尽管趾甲小于指甲，并且指腹外观需要二期进行修整，但总体的外观和功能已经有了显著的提高。第二趾甲皮瓣最大的不足是需要牺牲第二足趾，导致供区足部仅剩余 4 个足趾。改良的踇甲皮瓣也是一种较为理想的修复方式。该术式克服了第二趾甲皮瓣趾甲小和趾腹外观不佳的缺点，同时保留了足趾的数目。改良踇甲皮瓣是目前重建手指脱套伤治疗方案中，外观和功能最为理想的方式（图 23.5）。

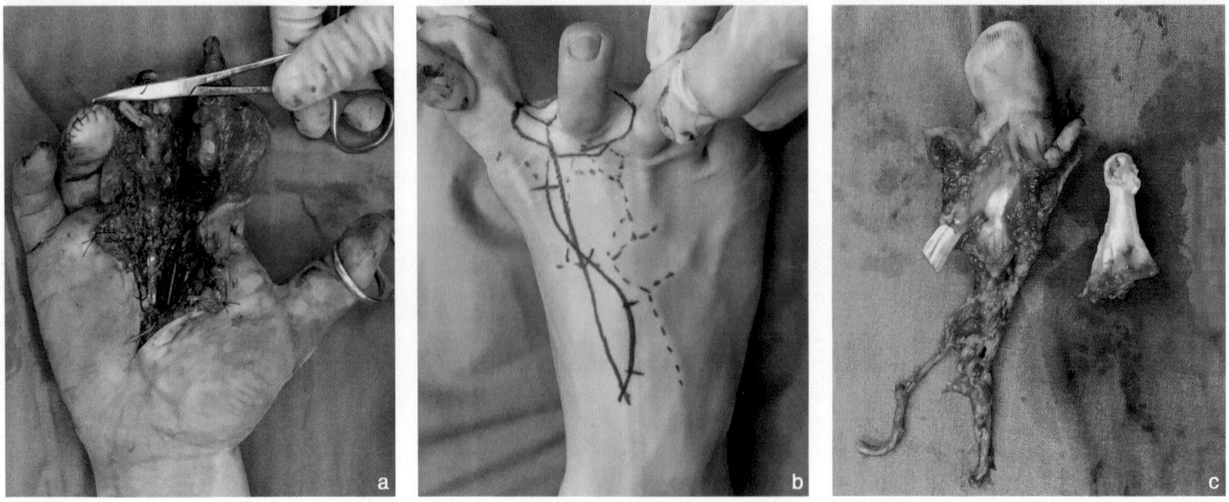

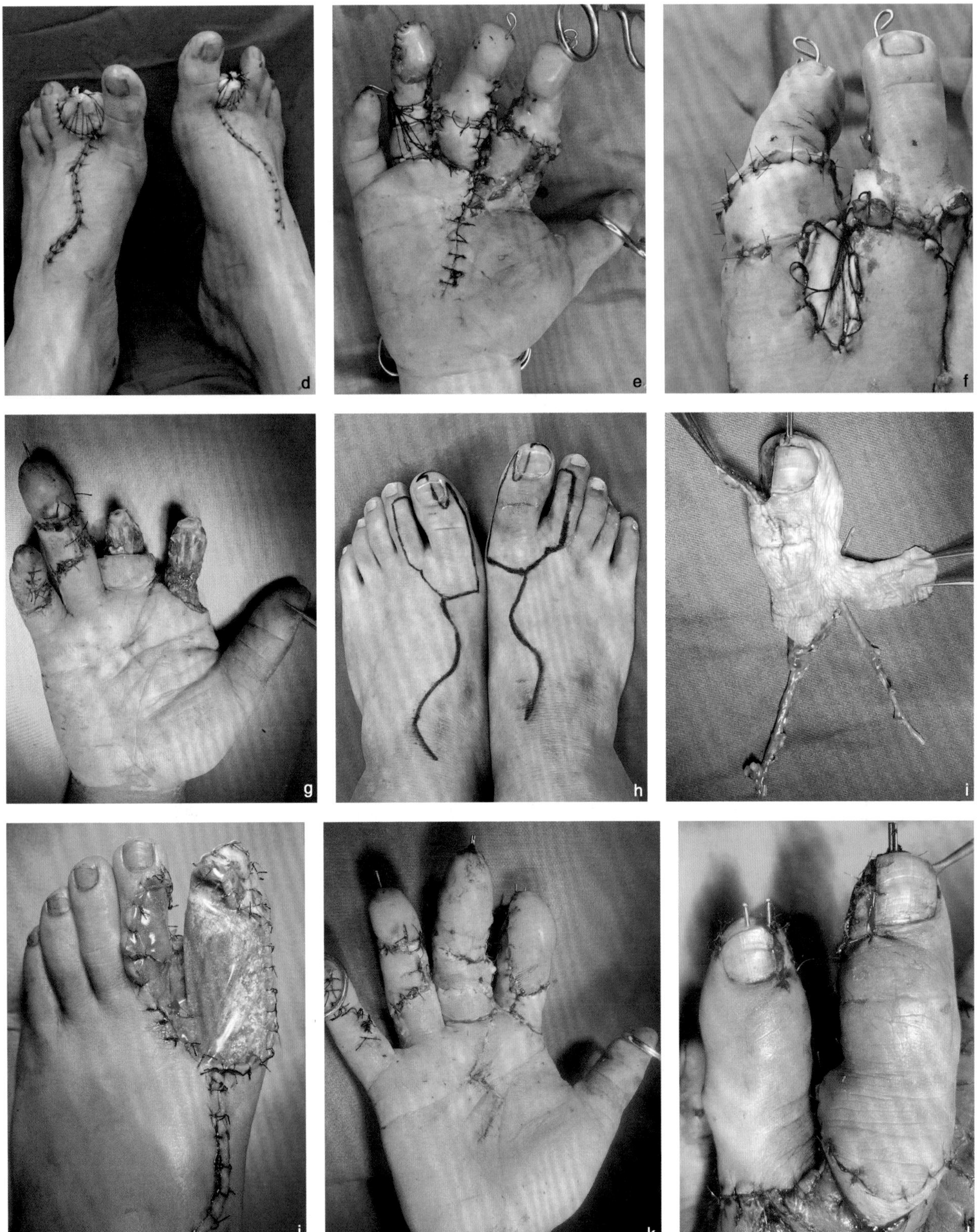

图 23.5 **重建手指脱套伤的常用方式**

a~f. 第二趾甲皮瓣重建示、中指脱套伤；g~l. 改良踇甲皮瓣重建示、中指脱套伤

（杨 勇）

第五节 全手皮肤脱套伤

全手皮肤脱套伤是手部最为严重的损伤之一，其治疗是手外科的难题之一，被称为“21 世纪手外科界所面临的三大难题之一”。众多学者对全手皮肤脱套伤的治疗采用了各种方法，各有一定的优缺点。传统的方法有：①腹部皮下包埋后植皮法，它的特点是手术简单，风险小，但是病程比较长，且需要二期植皮，手的功能恢复差。②腹部皮管法，特点同腹部包埋法，术式简单，风险小，但病程长，且外形臃肿，功能差。③腹部“s”形皮瓣修复手部大面积脱套伤，优点是创伤小，修复面积大，缺点是病程长，皮瓣没有感觉，功能恢复差。④游离植皮法，前提是创面血运良好，但植皮容易坏死，往往需要二期皮瓣覆盖。⑤撕脱皮肤原位缝合法，将撕脱皮肤制成全厚皮片或带真皮下血管网皮片移植，但因手指部血运差，往往造成远端两节皮肤干性坏死而截指，而且对撕脱皮肤挫伤程度判断不准确也会造成回植皮肤的坏死；1988 年，Zeligowski 提出一种判断皮肤活力的新方法，将撕脱皮肤平放，切取中厚皮片，观察创面真皮毛细血管出血情况，并结合荧光试验判断皮肤血流，将有血流的皮肤保留缝回原处，减少皮肤缺损面积，获得了一定疗效，但前提同样是创基要好，否则回植皮肤会坏死。⑥前臂逆行岛状皮瓣与下腹部皮瓣联合应用修复全手皮肤脱套伤，虽然安全有效，但是要牺牲前臂一条主要动脉，对供区损伤大，而且也需要二期断蒂，病程长，影响手的功能恢复。

随着显微外科技术的发展，临床上出现了不少显微外科方法治疗全手皮肤脱套伤，主要有：①双侧带蒂胸脐皮瓣修复全手皮肤脱套伤，特点是胸脐皮瓣的切取面积大，可修复较大面积的皮肤缺损，缺点是需要二期断蒂，后期还要分指且皮瓣外形臃肿，没有感觉。②带神经的双侧胸脐皮瓣修复全手皮肤撕脱伤，虽然克服了皮瓣没有感觉的缺点，但是外形和功能仍没有太大改善。③撕脱皮肤原位再植术，此法将脱套皮肤通过吻合血管方法进行再植，一旦皮肤完全成活，功能的外形均优于其他任何术式，但对皮肤条件的选择性比较强，一般全手脱套皮肤的皮下很难找到可供吻合的血管，皮肤挫伤重，很难进行原位再植，而且再植后的成活率低，坏死后往往还需二期进行修复，故不适合作为常规术式普遍推广。④一期用两块游离的股前外侧瓦合皮瓣修复全手皮肤撕脱伤，此方法需要二期分指，而且分指后虎口已经挛缩，皮瓣的外形也比较臃肿，功能恢复不佳。⑤双足趾带足背皮瓣修复全手皮肤脱套伤，优点是皮瓣和足趾共用一套供血系统，术式相对简单，而且足部组织与手部结构最相似，修复后的效果最好，既恢复了外形又重建了功能，但是对足部供区损伤比较大，皮瓣的切取面积也有限，有时需要另外植皮才能完全覆盖创面。⑥一期游离皮瓣加足趾组织组合移植修复手部创面并重建部分手功能，如应用踇甲皮瓣加双股前外侧皮瓣修复全手皮肤脱套伤，踇甲皮瓣带足背皮瓣加单侧或双侧股前外侧皮瓣修复全手皮肤脱套伤，该类术式的优点是把拇指单独分出来进行修复以完成对掌、对指功能，缺点是 2～5 未进行分指，皮瓣的外形比较臃肿，影响手的功能及外形。⑦一期用五块游离组织组合移植修复全手皮肤脱套伤，用同侧足踇甲皮瓣与第二足趾移植再造拇指和示指，对侧第二足趾移植再造中指，双侧股前外侧皮瓣修复手背和手掌及虎口创面，获得了比较满意的疗效。该术式的特点是外形和功能都得到了明显改善，缺点是对供区的创伤大，而且术式复杂，风险高，术前要做好精确的评估。⑧同蒂多个足趾移植并逆行桡动脉皮瓣修复全手皮肤脱套伤，疗效满意，但是缺点也很明显，对供区的创伤比较大（图 23.6）。

传统的修复全手皮肤脱套伤的方法虽然可以完整覆盖创面并且保留 5 个手指，但是往往得到的是外形极为臃肿且无任何功能的全手。运用显微外科技术修复的方法可以保留部分手功能，但手术操作繁杂，而且由于伤情严重，技术的要求也比较高，因此从目前的各种治疗方法来看，仍没有一个最佳方案，不管哪一类方法，往往都是依靠术者的经验来判断，不能做到精确、直观地设计、切取，往往遗留一些问题，严重的会导致手术失败，目前认为全手皮肤脱套伤的治疗要遵循以下几点：①脱套皮肤完整，可以进行再植的，先予以再植；②脱套皮肤毁损或缺损而无法进行再植的，予以再造加皮瓣修复；③拇指要进行单独修复，并重视虎口的重建以利于功能的恢复；④修复后的手掌侧皮肤质地要薄，而且要有感觉；⑤再造的手指不在于多，而在于精，一般再造中（环）指或中、环指同时再造就能满足患者要求；⑥供区要隐蔽，而且对供区的损伤小；⑦要根据不同的伤情、年龄、性别、个体要求、技术水平等情况综合考虑决定手术方案。

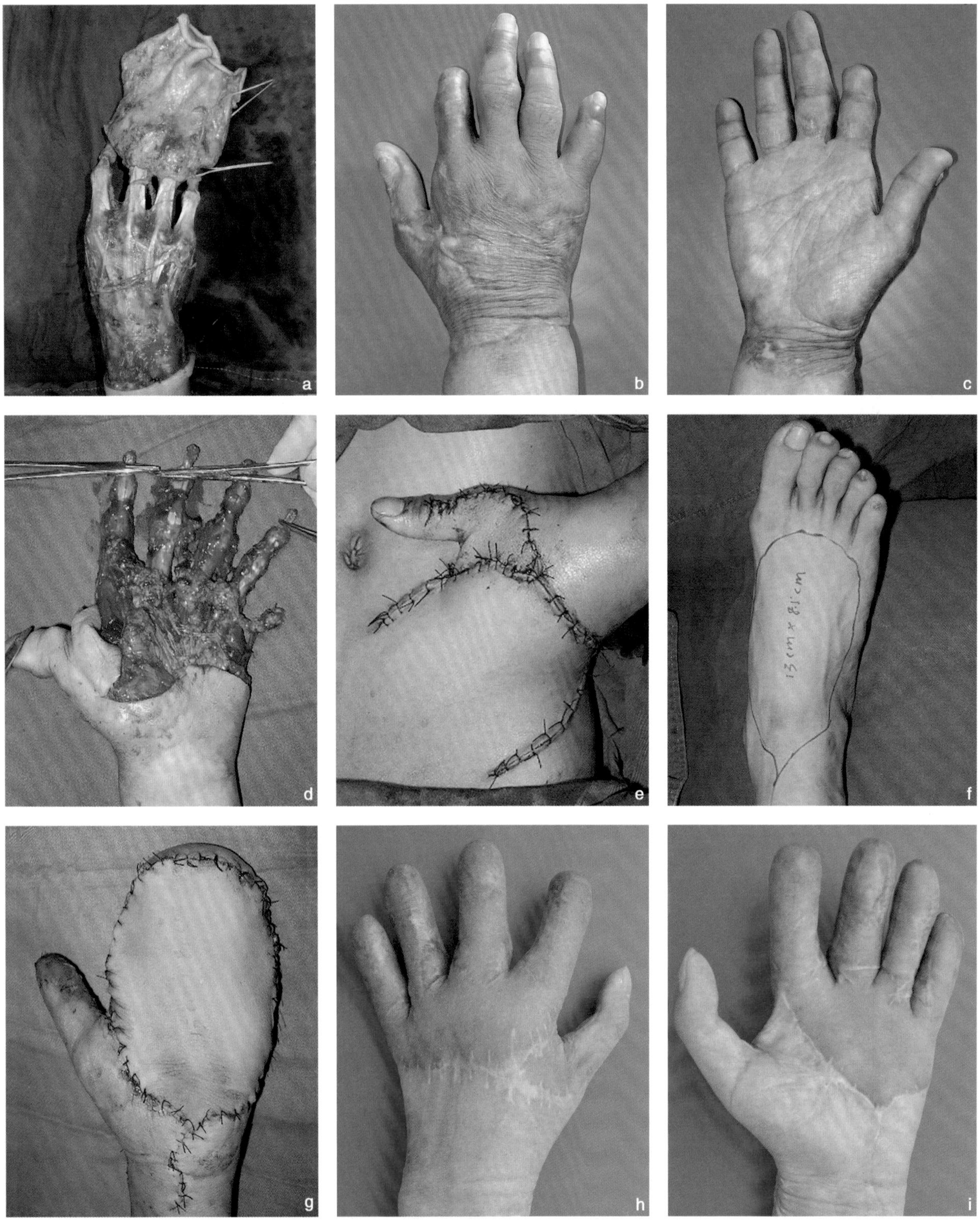
a
b
c
d
e
f
g
h
i

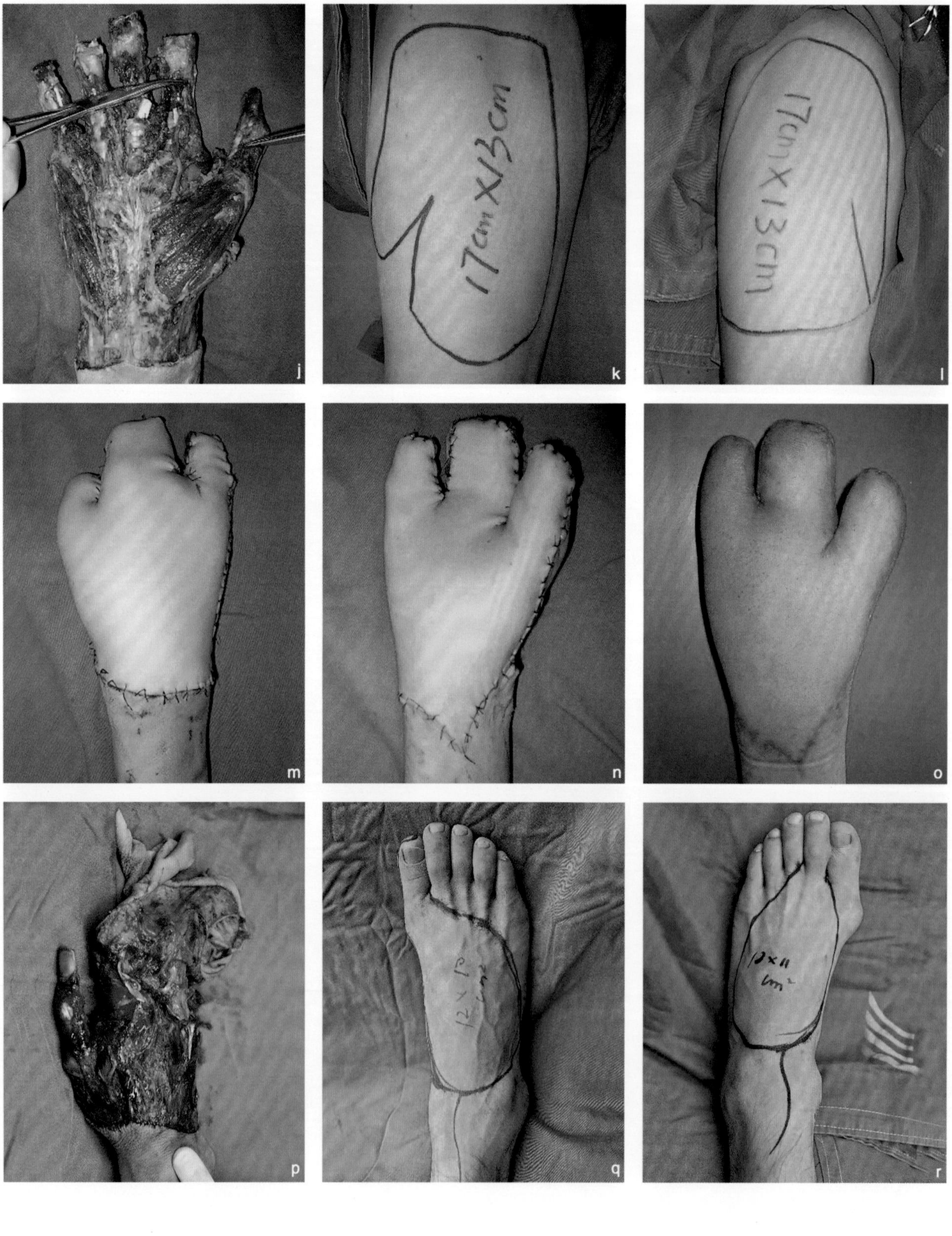
17cm X 13cm
17cm X 13cm
j
k
l
m
n
o
p
q
r

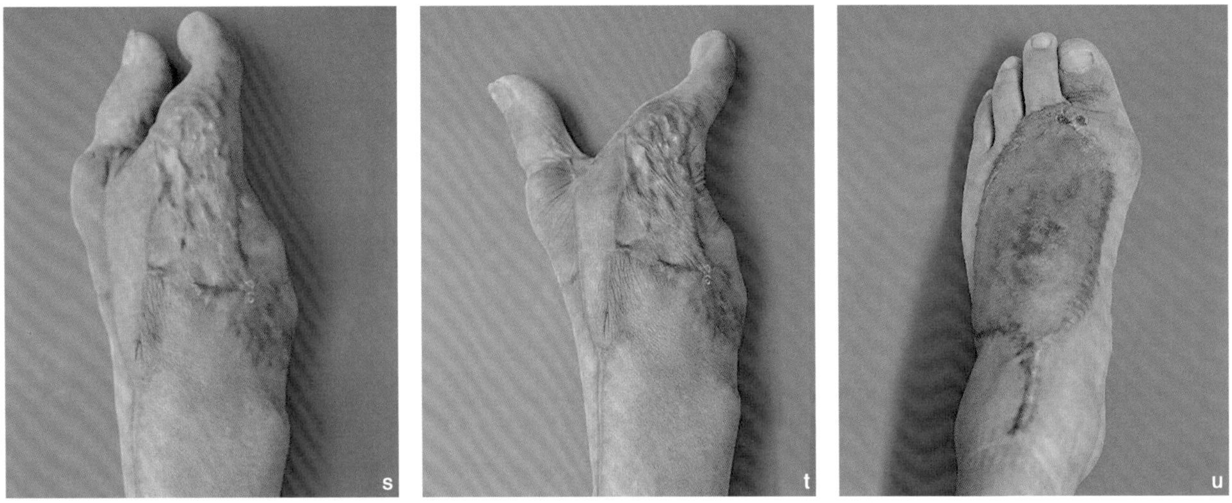

图 23.6　**全手皮肤脱套伤的修复方式**

a～c. 撕脱皮肤原位再植术；d～i. 腹部皮瓣与足背瓦合皮瓣修复术；j～o. 双侧股前外侧皮瓣移植修复术；p～u. 足部复合组织移植修复术

（巨积辉　金光哲　周　荣）

第二十四章　髋部创面

髋部是指以髋关节为中心的部位，解剖上可划分为髋前区、臀区、髋外侧区和闭孔区。髋前区为髋关节前方的区域，包括腹股沟区、腹股沟下区、肌腔隙和血管腔隙；臀区为髋关节后方和后上方的区域，上借髂嵴与背部相连，下借臀沟与股后区分隔；髋外侧区为髋关节外侧的区域，包括转子区和髂骨前后部位；闭孔区为髋关节内侧的区域，髋关节和闭孔及其周围骨面之间。

创伤、压力性损伤（压疮）及肿瘤切除等因素均可造成髋部相应区域的软组织缺损和深部重要组织的外露和坏死：髋前区软组织缺损会导致股血管、神经外露和继发性大出血的风险；臀区软组织缺损会导致坐骨结节甚至坐骨神经外露；髋外侧区软组织缺损会导致髋关节开放、股骨大转子外露；闭孔区软组织缺损可能会导致闭孔血管和神经外露。

髋部创面修复方法较多，可根据不同解剖区域及是否有深部重要组织（神经、血管、骨、关节）外露等采用相应的修复手段，另外，髋外侧区、臀区创面修复后应满足坐、侧卧时耐磨、耐压的需要，因此，髋部创面多数应采用皮瓣移植进行修复。髋前区创面修复常用的皮瓣有：带腹壁下血管为蒂的胸脐皮瓣、髂腹股沟皮瓣、阔筋膜张肌肌皮瓣、股前外侧皮瓣等；臀区创面修复常用的皮瓣有：腰骶筋膜皮瓣、腰臀筋膜皮瓣、臀大肌肌皮瓣、股薄肌肌皮瓣等；髋外侧区创面修复常用的皮瓣有：阔筋膜张肌肌皮瓣、股外侧肌肌皮瓣、股直肌肌皮瓣、缝匠肌肌皮瓣等。其中，阔筋膜张肌肌皮瓣和股外侧肌肌皮瓣联合应用，可以修复髋部巨大创面，可用股外侧肌肌瓣填塞深部组织缺损腔隙，然后用阔筋膜张肌肌皮瓣修复创面。闭孔区创面修复常用的皮瓣有：缝匠肌肌皮瓣、股直肌肌皮瓣等。半骨盆切除或髋离断术后巨大创面修复可采用带腹壁下血管为蒂的胸脐皮瓣、同侧大腿带蒂剔骨皮瓣或小腿剔骨皮瓣游离移植等修复。

闭孔区和臀区创面修复内容详见第十八章会阴部创面、第十九章臀部创面修复。本章仅涉及髋前区、髋外侧区创面修复。

一、带腹壁下血管为蒂的胸脐皮瓣

胸脐皮瓣又称为脐旁皮瓣或腹直肌肌皮瓣，是腹壁下血管为蒂的皮瓣，1983 年，Taylor 首次报道临床应用成功，称之为扩大的腹壁下动脉皮瓣。1987 年，我国范启申报道了胸脐皮瓣的解剖研究与临床应用。该皮瓣可根据修复的需要设计成不同形式的皮瓣进行移植，如胸脐皮瓣（脐上斜行皮瓣）、脐旁横行皮瓣、腹前部纵行皮瓣（腹中部皮瓣）、腹直肌肌皮瓣、骨皮瓣（携带 9～10 肋骨或髂嵴）。

（一）手术适应证

1. 四肢、头颈部等部位的大面积软组织缺损创面修复　如设计成胸脐皮瓣，切取范围可达 30cm × 20cm，长度甚至可达 40cm。

2. 立体损伤创面修复　以肋骨或髂骨修复骨缺损，以腹直肌肌瓣填充深部组织缺损腔隙，以皮瓣修复软组织缺损。如肢体电烧伤创面、骨髓炎清创术后创面等。

3. 带蒂皮瓣修复髂腰部、会阴部、大腿上部烧创伤、瘢痕以及肿瘤切除后创面等。

（二）手术方法

1. 皮瓣设计　从脐部与腹中线呈 45° 斜向外上方做引线或脐与肩胛下角做引线，以此引线为皮瓣轴线，根据创面大小于轴线两侧设计皮瓣，皮瓣远端不超过腋中线。

2. 皮瓣切取　先切开皮瓣的胸壁端，在筋膜下层向脐部掀起皮瓣，在距离腹直肌前鞘外侧缘 1～2cm

处可见到粗大的皮支血管进入皮瓣。然后在脐下沿腹直肌外侧缘切开前鞘，将腹直肌拉向内侧，于肌肉后外侧缘能见到腹壁下血管进入肌肉，辨认腹壁下血管后在腹膜外解剖出该血管直至髂外或股血管起点。在脐旁切开腹直肌前鞘，从外侧将腹直肌翻向内侧，能触及或看到腹壁下血管走行。从腹壁下血管入肌点纵行切开腹直肌纤维并显露血管，自下至上解剖血管到脐旁，结扎向上以及向内的分支，游离出胸脐支。再切断皮瓣的下端，即形成以腹壁下血管为蒂的岛状胸脐皮瓣。

3. 创面修复原则　烧创伤创面彻底清创、清洗、止血。根据创面部位、大小、是否存在立体损伤等设计不同大小和形状的皮瓣、肌皮瓣或骨皮瓣，皮瓣切取面积略大于实际创面（需根据患者供瓣区皮下脂肪厚度的具体情况决定）。通过皮下隧道或明道转移至创面部位，以骨瓣填塞骨缺损或肌瓣填塞深部软组织缺损腔隙，皮瓣覆盖创面，间断缝合皮瓣和创周皮肤。伤口深部放置抗压引流管引流。供瓣区直接拉拢缝合或行中厚皮片移植（图 24.1）。

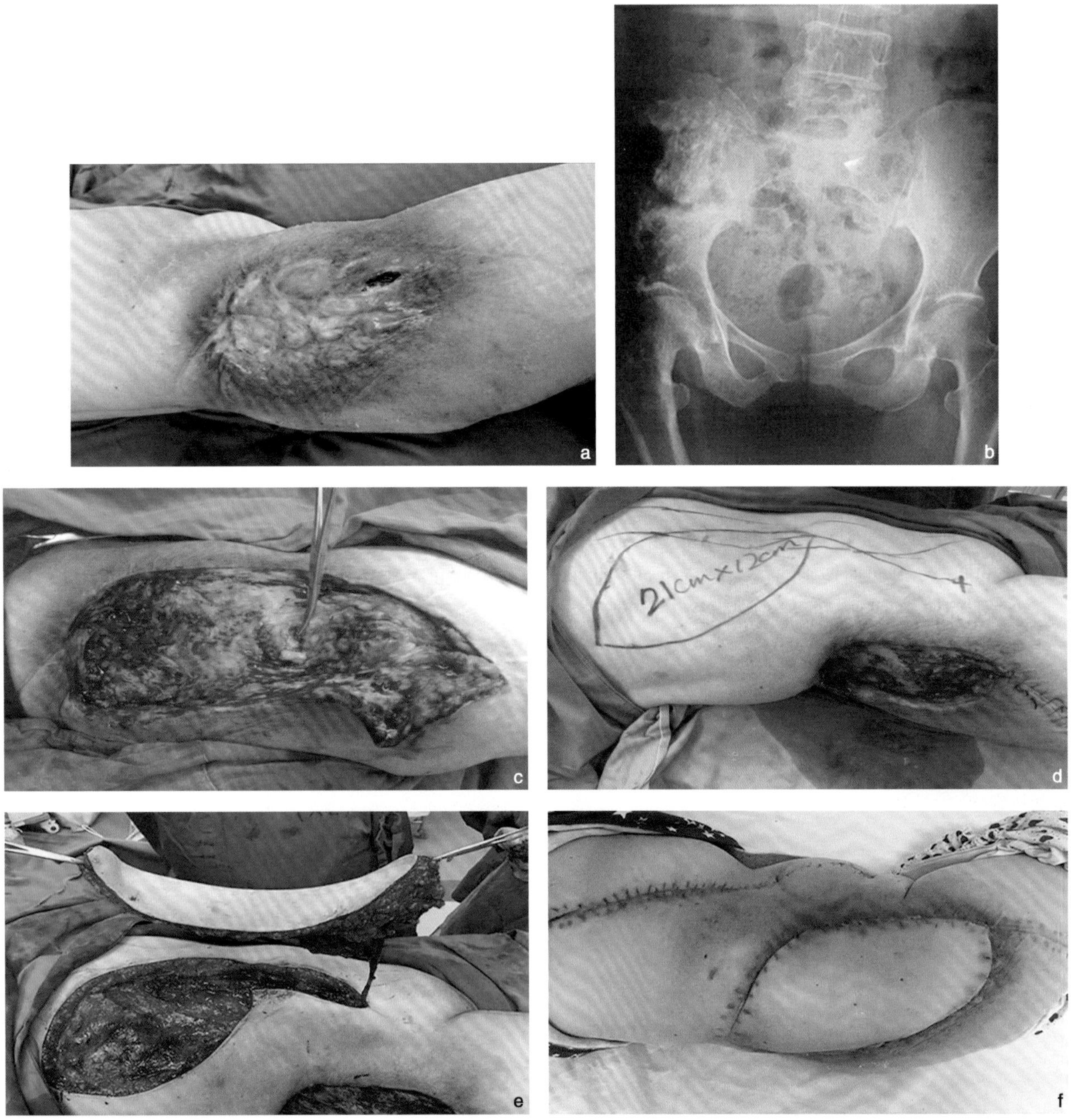

图 24.1　**带腹壁下血管的胸脐皮瓣移植修复右侧髋部放射性溃疡伴髂骨骨髓炎创面**

a. 右侧髋部放射性溃疡创面；b. 髂骨骨髓炎影像学改变；c. 创面彻底清创；d. 带腹壁下血管的胸脐皮瓣设计；e. 皮瓣切取；f. 术后供、受区情况

（三）术后处理

1. 术后密切观察皮瓣血运，避免皮瓣受压。

2. 根据创面细菌培养及药物敏感试验结果应用敏感抗生素治疗 5～7 天，骨髓炎病例应用敏感抗生素 10～14 天。

3. 术后 48 小时拔除引流管，7～10 天拆线。

二、髂腹股沟皮瓣

1972 年，McGregor 及同事分别报道了髂腹股沟皮瓣的解剖学基础和临床应用；1973 年，Daniel 报道了该皮瓣的游离移植。1979 年，我国朱盛修报道了髂腹股部游离皮瓣移植术 19 例；1998 年，李叶扬报道了髂腹股沟部轴型皮瓣带蒂移植的临床应用。髂腹股沟皮瓣是以腹壁浅、旋髂浅动脉双重血供形成的腹壁皮瓣，供区面积广（李叶扬报道最大切取面积为 18cm × 22cm），血管蒂长，旋转度大，带蒂移植可一次完成阴茎再造以及会阴部广泛软组织缺损的修复，腹部供区部位隐蔽，术后无功能障碍。由于血管来源以及血管口径变异较大，加上新的供瓣区的发现，所以目前髂腹股沟皮瓣游离移植应用相对较少。

（一）手术适应证

1. 修复手及前臂的皮肤深度烧伤创面。

2. 局部转移修复腹股沟区、会阴部软组织缺损，治疗大粗隆压疮。

3. 一期再造阴茎，适用于各种类型的阴茎缺损，如先天性、外伤性、阴茎癌根治术后。腹壁、腹股沟皮肤有损伤，瘢痕范围较广者不宜采用。

（二）手术方法

1. **皮瓣设计** 以髂腹股沟皮瓣为例，在腹股沟韧带下 2～3cm 扪及股动脉搏动点，以此点向髂前上棘顶点作连线，并沿髂嵴向后延伸作为皮瓣的轴心线。根据创面大小在轴心线两侧设计皮瓣，皮瓣应略大于实际创面。

2. **皮瓣切取** 按设计线切开皮瓣近心端及两侧皮肤，在腹外斜肌筋膜及臀肌筋膜表面由外上向内下掀起皮瓣，游离过程中注意保护血管蒂部，游离到缝匠肌外侧缘时，切开深筋膜，小心结扎、切断发出到缝匠肌的肌支，慎勿损伤旋髂浅动脉主干，直到将皮瓣完全掀起。

3. **创面修复原则** 同"一、带腹壁下血管为蒂的胸脐皮瓣"（图 24.2）。

（三）术后处理

同"一、带腹壁下血管为蒂的胸脐皮瓣"。

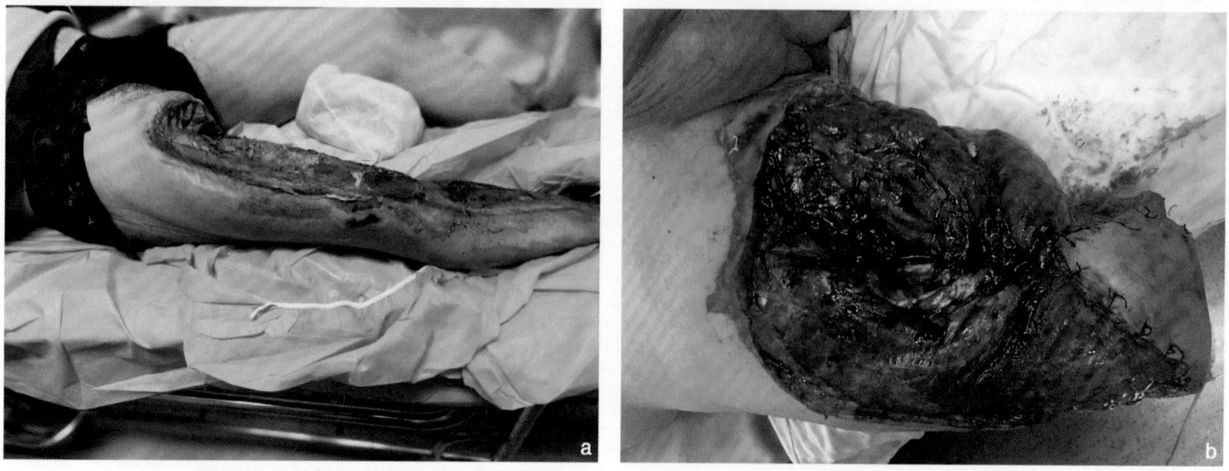

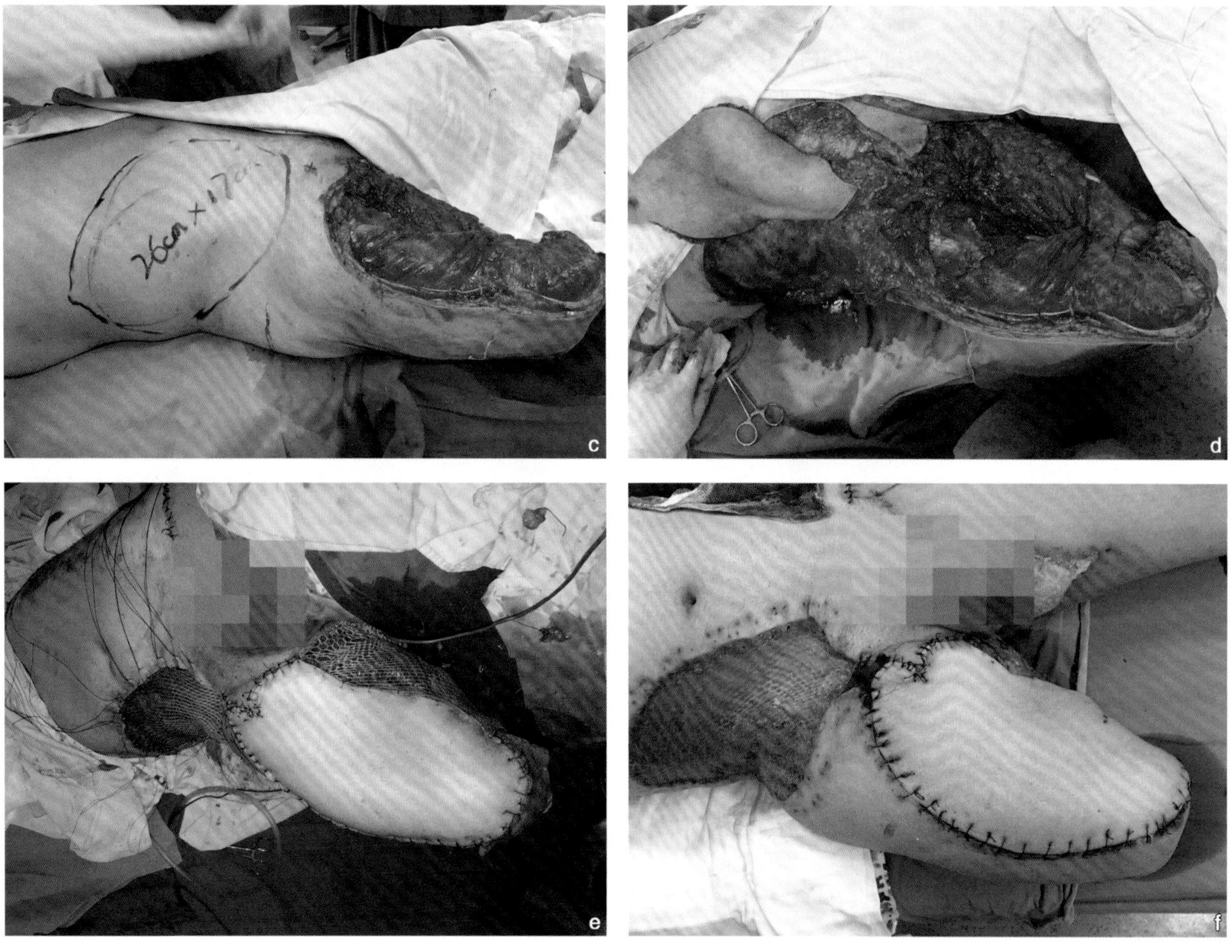

图 24.2　髂腹股沟皮瓣修复右侧髋前区及股前区创面

a. 右下肢严重电烧伤创面；b. 大腿截肢后创面；c. 髂腹股沟皮瓣设计；d. 皮瓣切取；e. 皮瓣覆盖深部重要组织，余创面及供瓣区网状植皮修复；f. 术后供、受区修复情况

三、阔筋膜张肌肌皮瓣

阔筋膜张肌肌皮瓣位于大腿外侧，属肌筋膜皮瓣。肌腹短，腱性部分长，该肌主要营养血管为旋股外侧动脉升支，经股直肌深面，在股直肌与股外侧肌之间向外，血管入肌点约在髂前上棘下 8cm 处，其末端终止于阔筋膜张肌在髂前上棘区的附着处。皮瓣切取的面积大，局部转移覆盖的范围广，临床上可根据需要切取不同类型的肌皮瓣。

（一）手术适应证

用于修复同侧腹壁、腹股沟部、会阴部、坐骨结节部及大粗隆部软组织缺损。阔筋膜张肌连同附着处髂骨块交叉移植可修复前臂骨与软组织缺损。治疗压力性溃疡（压疮）时肌皮瓣内应包含感觉神经；治疗巨大腹壁缺损或腹壁疝时，应保护肌肉运动神经。

（二）手术方法

1. 皮瓣设计　根据受区组织缺损范围，在髂嵴上 2cm 至膝上 5cm 范围内设计皮瓣，皮瓣前后界可超过肌缘 2cm。先在髂前上棘下 8cm 处标明皮瓣的旋转中心（即血管蒂位置），从旋转中心至皮瓣最远端的距离应稍大于至创面最远端的距离，按创面大小和形状画出皮瓣轮廓。在皮瓣前上方连接一个小三角形皮瓣，形成双叶阔筋膜张肌肌皮瓣，以便转移后能较好地闭合供区上部创面。

2. 肌皮瓣切取　①顺行切取：按设计先作皮瓣前上方切口，找出阔筋膜张肌与股直肌外侧缘间隙，在髂嵴下 8cm 处仔细寻找横过该间隙的血管束，向后牵开阔筋膜张肌前缘，在其深面找到血管束入肌点妥善加以保护。在阔筋膜深层向远侧继续解剖，最后切断肌皮瓣的远端和后缘。皮瓣切取后向后转移闭合全部创面，其中后叶肌皮瓣修复软组织缺损所致的创面，前叶皮瓣闭合供区上部三角形缺损。②逆行切取：按设计先作皮瓣远端切口，切开皮肤、皮下组织及阔筋膜，掀起远端，在阔筋膜深面由远而近分离皮瓣。沿皮瓣前缘寻找和分离阔筋膜张肌与股直肌间隙，在髂前上棘下 8cm 处，可见旋股外侧动脉横过该间隙进入肌肉深面，小心保护，勿予损伤。继续向上解剖直至完全游离皮瓣。

3. 烧创伤创面彻底清创、清洗、止血。将皮瓣转移至需修复的创面，间断缝合皮瓣和创周皮肤。伤口深部放置抗压引流管或橡皮引流条引流。供瓣区直接拉拢缝合或行中厚皮片移植（图 24.3、图 24.4）。

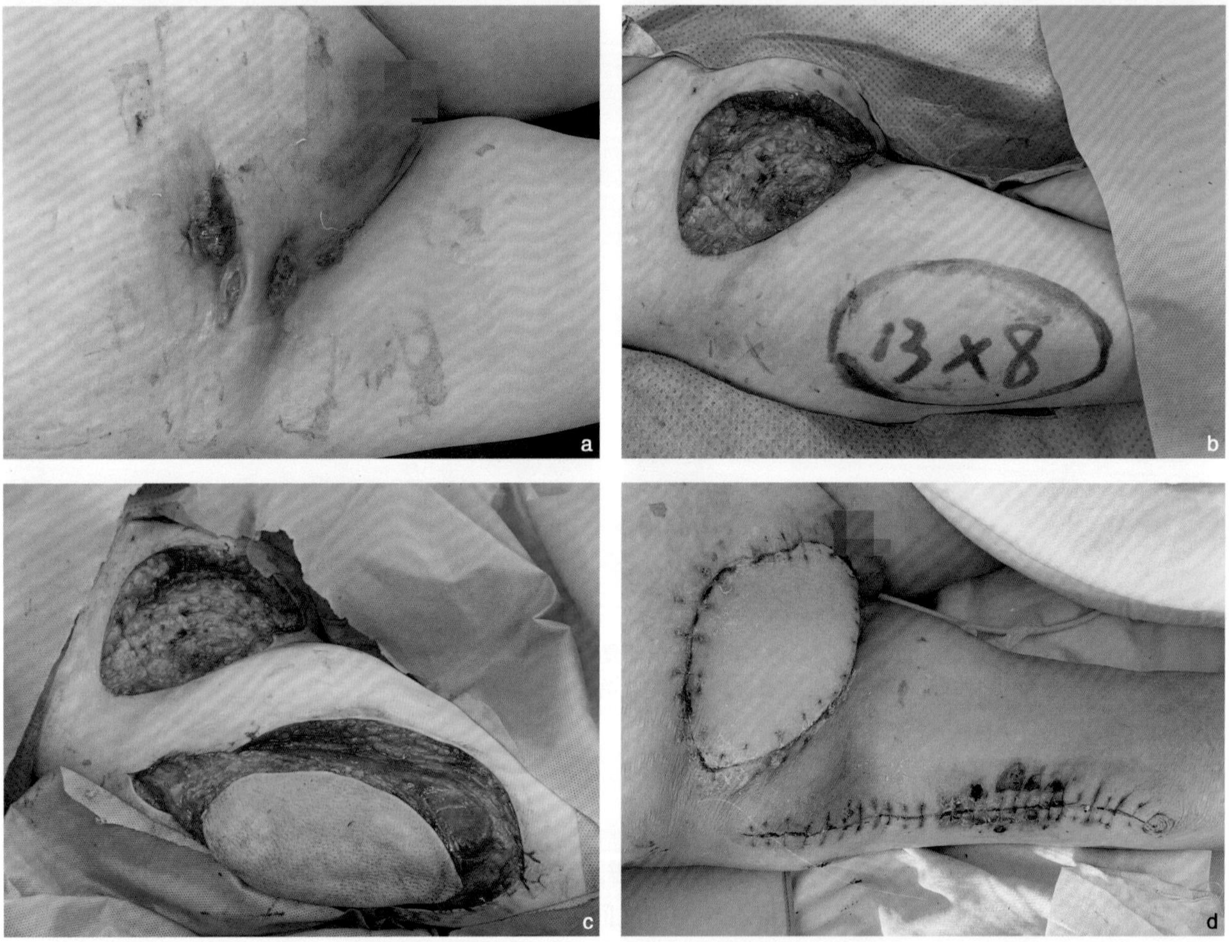

图 24.3 阔筋膜张肌肌皮瓣移植修复右侧髋前区创面

a. 右侧腹股沟深部软组织感染创面；b. 感染病灶彻底切除及皮瓣设计；c. 皮瓣切取；d. 术后 2 周供、受区情况

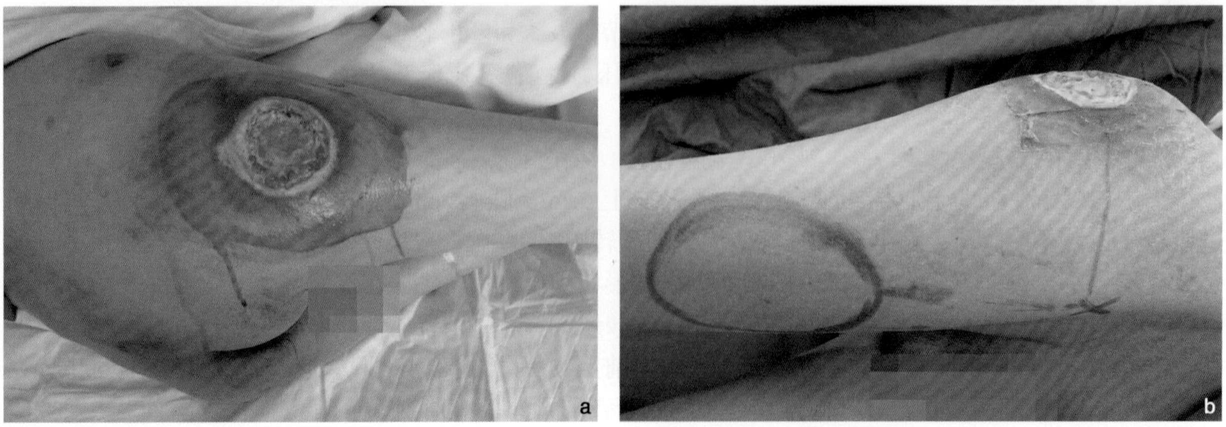

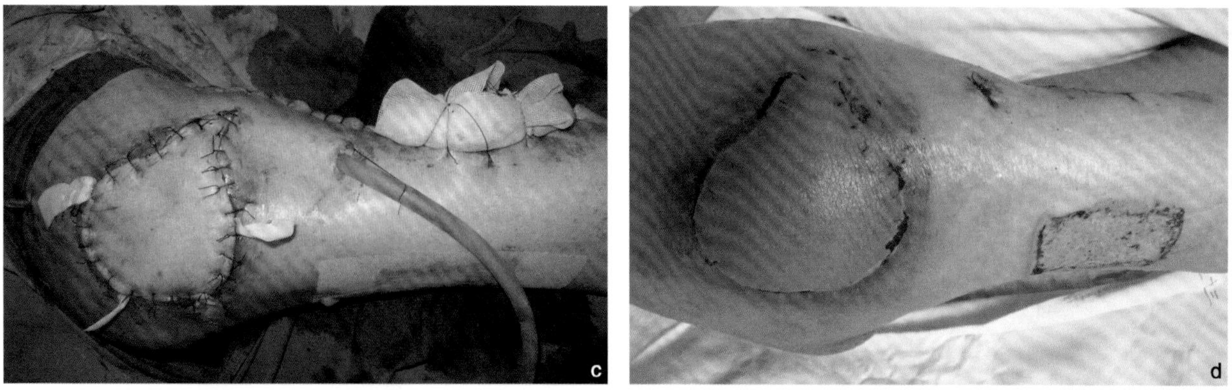

图 24.4　阔筋膜张肌肌皮瓣移植修复右侧大转子部位压力性溃疡创面

a. 溃疡创面；b. 皮瓣设计；c. 皮瓣转移修复创面；d. 术后皮瓣存活情况

（三）术后处理

1. 术后密切观察皮瓣血运，避免皮瓣受压。

2. 根据创面细菌培养及药物敏感试验结果应用敏感抗生素治疗 5～7 天，骨髓炎病例应用敏感抗生素 10～14 天。

3. 术后 48 小时拔除引流管，7～10 天拆线。

四、股前外侧皮瓣

皮瓣以旋股外侧动脉降支为血管蒂，供区隐蔽，血管蒂长，管径粗，皮瓣切取后不损伤重要的血管、神经组织，不影响肢体功能，自 1984 年徐达传、罗力生报道以来，已在临床上被广泛应用。股前外侧皮瓣既可以用作吻合血管的游离皮瓣修复全身其他部位较大面积的软组织缺损，也可用作顺行或逆行岛状皮瓣修复膝关节及髋前区、外侧区创面。

（一）手术适应证

1. 较大创面的软组织修复，如较大面积的深度烧伤、瘢痕挛缩等。如股前外侧皮瓣与阔筋膜张肌肌皮瓣同时切取，可修复更大范围的组织缺损创面。

2. 立体组织缺损。皮瓣可携带皮下脂肪、深筋膜以及部分肌肉组织，所构成的皮瓣有时可达 1.5～2cm 厚，所以对大型凹陷性立体组织缺损及需大量组织充填的部位较合适。

3. 可制成带轴型血管的超薄皮瓣，用于修复颜面、颈肩、手背、足背等部位的缺损。

（二）手术方法

1. 皮瓣设计　患者取平卧位，自髂前上棘至髌骨外上缘作一连线，在连线中点用多普勒超声血流仪先探测肌皮动脉浅出点位置，多数在以髂 - 髌连线中点为圆心、3cm 为半径的范围内，设计时把此点落于皮瓣上 1/3 部中央附近。再根据缺损部位的需要，以髂 - 髌连线为中轴线画出皮瓣，可设计成椭圆形、菱形或半月形，面积在 15cm × 25cm 左右。上界在阔筋膜张肌的远端，下界在髌骨上 7cm，内侧达股直肌内侧缘，外侧股外侧肌间隔或更大些。若作逆行岛状皮瓣，最好把第 1 肌皮动脉穿支点设计在皮瓣中央，皮瓣尽可能向下设计，皮瓣的旋转点放在髌骨外上缘 5～6cm，就能使皮瓣逆行翻转至膝下达 10cm 处。

2. 皮瓣切取　按术前设计降支血管的标志线，在内侧作切口，并沿皮瓣内侧缘向下延长，切开皮肤、皮下组织及深筋膜。找到股直肌与股外侧肌之间隙，把股直肌与股外侧肌分开，即可找到旋股外侧动脉降支，顺降支向上、向内分离至起始部，但不必暴露旋股外侧动脉。沿降支从上而下分离，向内拉开股直肌，细心寻找降支向外侧发出的分支，如为肌间隙皮支，则解剖十分容易，如为肌皮穿支，则追踪直至进入股外侧肌为止。同时将皮瓣的上、内、下周边切开，从阔筋膜下向外掀开皮瓣，越过股直肌表面后开始缓慢分离，在股外侧肌与阔筋膜之间仔细寻找进入筋膜的穿支。由于筋膜下只有少许疏松结缔组织，因此要辨认穿支并不困难。但有些穿支很细，操作中的反复刺激又常导致血管痉挛，外径仅为 0.2～0.3mm，稍不注意就会被误伤。找到穿支后，沿穿支逆行追踪，剪开覆盖其上的股外侧肌，直至穿支全部暴露，并与降支有明确延续为止。必要时可以带上一部分肌袖。

3. 创面修复 烧创伤创面彻底清创、清洗、止血。按照创面大小、形状、缺损类型设计并切取皮瓣，将皮瓣转移至需修复的创面，间断缝合皮瓣和创周皮肤。伤口深部放置抗压引流管或橡皮引流条引流。供瓣区直接拉拢缝合或行中厚皮片移植（图 24.5）。

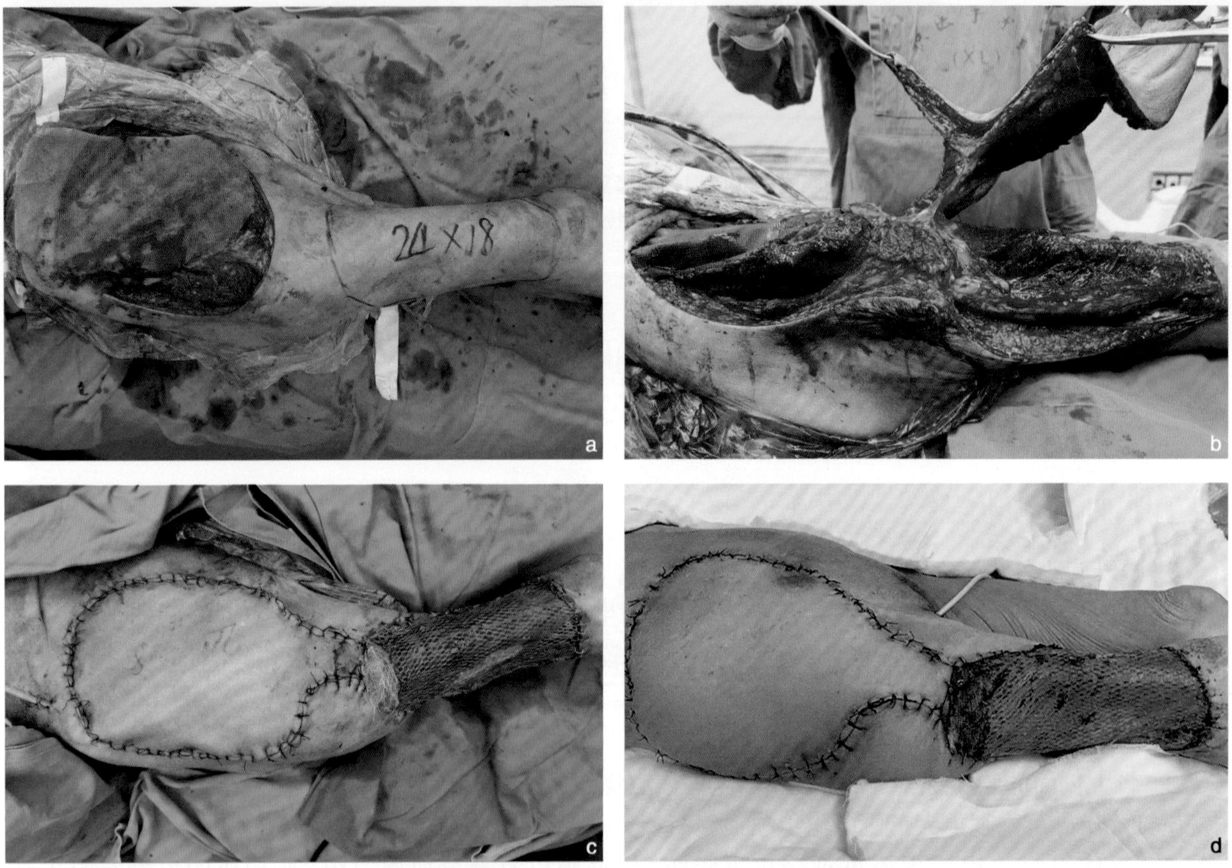

图 24.5 **股前外侧皮瓣移植修复右侧髂嵴部位肿瘤扩大切除后创面**

a. 右侧髂嵴部位肿瘤扩大切除后创面拟垫以补片及皮瓣设计；b. 股前外侧皮瓣切取；c. 皮瓣修复受区创面，供瓣区行网状植皮修复；d. 术后 2 周供、受区修复情况

（三）术后处理

同“一、带腹壁下血管为蒂的胸脐皮瓣”术后处理。

五、下肢剔骨皮瓣

经典的剔骨皮瓣（fillet flap）源于“备件”概念（“spare part” concept），即使用截肢或身体其他部位的废弃组织以替换重要的功能结构。因此，剔骨皮瓣是从截肢、废弃或其他无功能或不可挽救的区域切取的带轴型血管的皮瓣，1956 年，Georgiade 首先报道其用于治疗复发性大转子溃疡伴股骨骨髓炎和髋关节化脓伤口，并将该皮瓣命名为“全大腿皮瓣”。皮瓣可设计成带蒂、岛状、吻合血管的游离皮瓣等形式，可用于外伤、肿瘤切除术后或压力性溃疡引起的巨大、复杂组织缺损重建。优点包括：①皮瓣有丰富的血液供应；②切取的皮瓣较大或巨大；③能够使用肌肉组织填充死腔；④皮瓣有完全感觉；⑤很少或没有供区并发症。

（一）手术适应证

1. 创伤、烧伤、肿瘤等原因需进行半骨盆切除或髋关节离断术造成的巨大创面修复。
2. 高位截瘫患者髋部巨大压力性溃疡（压疮）创面修复。

（二）手术方法

记号笔标记伤口切口轮廓线，宽度足以完全包绕伤口及其受破坏的基底，如为髋部肿瘤需按肿瘤彻底切除术标记切除范围。沿股外侧线至髌骨外上缘作向下延伸一连线，于膝盖处作一个环绕髌骨和腘窝的切口线（图 24.6a）。如果需要获得足够的软组织来覆盖骨盆和腹部的缺损，可以将股外侧线向下的切口线一直延伸到足踝部。

髋部肿瘤需按肿瘤彻底切除术切除标记范围内所有肿瘤累及组织，创伤性或压力性损伤伤口彻底清创，去除所有坏死或感染的软组织或骨组织，创面清洗、彻底止血。更换手术器械，然后沿着之前的标记线进行切口，从下方开始。首先在髌骨上做一个环形切口，继续进入腘窝，结扎腘动静脉，切除胫神经和腓神经。切口沿股骨外侧线向上延伸时，与股骨保持接触，将包括骨膜在内的软组织包含在剔骨皮瓣内，注意保护股动脉，以避免损伤（图 24.6b）。修整皮瓣使其适合所修复创面大小，将皮瓣转移至需修复的创面，间断缝合皮瓣和创周皮肤。伤口深部放置抗压引流管或橡皮引流条引流（图 24.7）。

（三）术后处理

同“一、带腹壁下血管为蒂的胸脐皮瓣”术后处理。

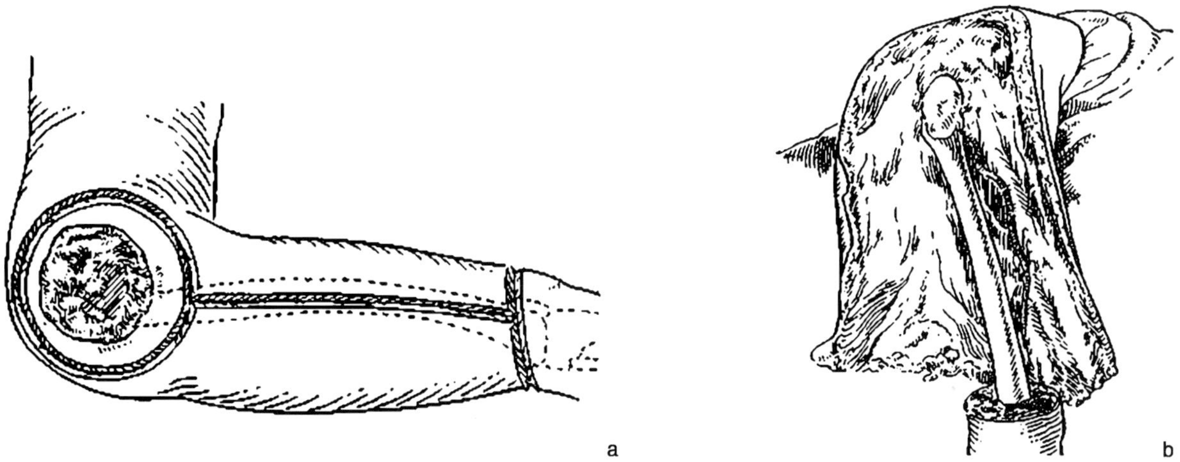

图 24.6　剔骨皮瓣示意图

a. 手术切口示意图；b. 剔骨皮瓣手术示意图

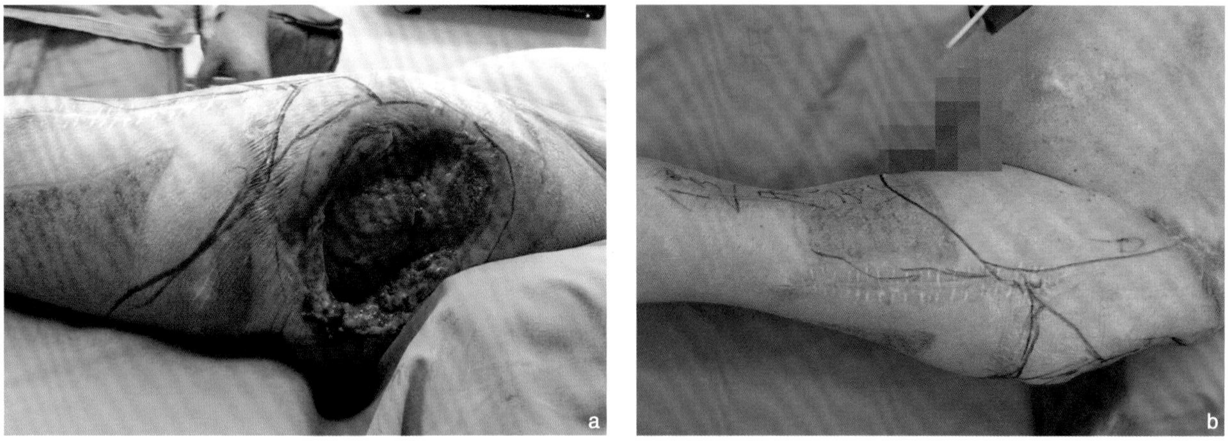

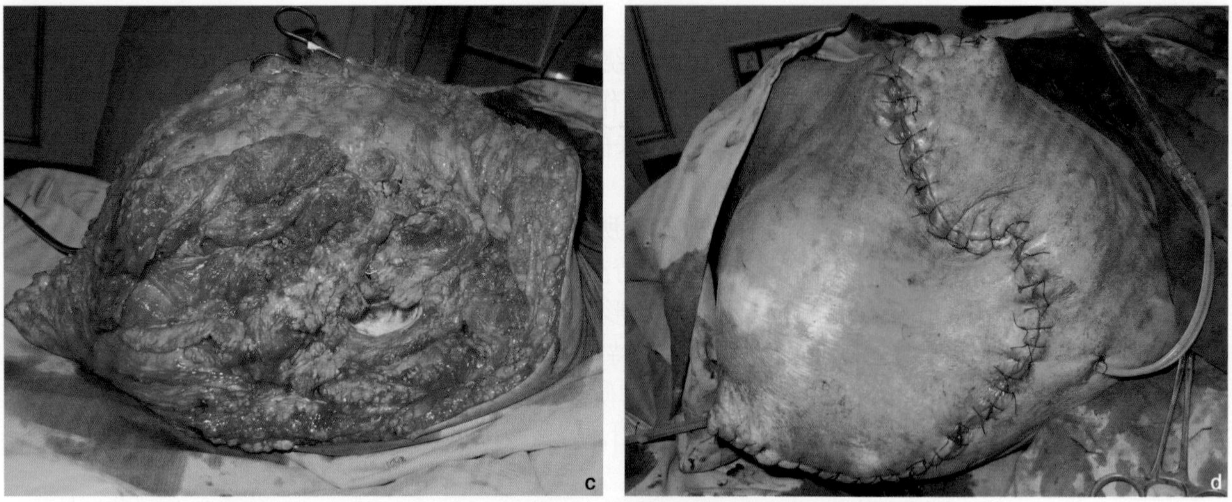

图 24.7　剔骨皮瓣修复左侧髋部多发性压力性溃疡创面

a. 溃疡创面；b. 皮瓣设计；c. 半骨盆离断术；d. 剔骨皮瓣修复半骨盆离断术后创面

（胡骁骅　沈余明）

第二十五章　大腿和膝部创面

大腿上界为腹股沟韧带，后为臀沟，下界为通过股骨内、外上髁近侧两横指的连线。自股骨内、外上髁分别向上作两条垂线，可将大腿分为股前、后二区。股前区是指大腿前方的区域，包括股三角等部位；股后区为大腿后方区域。膝部上界为通过股骨内、外上髁近侧两横指的连线，下界为通过胫骨粗隆的环形线。自股骨内、外上髁分别向下作两条垂线，可将膝部分为前、后二区。膝前区主要为髌区，膝后区主要为腘窝。

严重创伤、深度烧伤及肿瘤切除等均可导致大腿及膝部的软组织缺损。由于大腿软组织肥厚，组织缺损后大多都可以植皮进行修复，损伤范围大且有深部重要组织外露的组织缺损及膝部创面往往需要皮瓣、肌皮瓣修复。常用的有股前外侧皮瓣、阔筋膜张肌肌皮瓣、膝上外侧皮瓣、膝上内侧皮瓣、腓肠肌肌皮瓣、腓肠内侧动脉穿支皮瓣、缝匠肌肌皮瓣、股薄肌肌皮瓣，以及游离皮瓣等。

一、股前外侧皮瓣

（一）手术适应证

顺行带蒂股前外侧皮瓣可修复腹股沟区域软组织缺损，逆行带蒂股前外侧皮瓣可修复膝关节区域软组织缺损。

（二）手术方法

1. 皮瓣设计详见本书第二十四章。

2. 皮瓣切取方法详见本书第二十四章。

3. **创面修复原则**　烧创伤创面彻底清创、瘢痕彻底切除松解后或肿瘤区域扩大切除后，术区反复清洗，彻底止血。按创面所在解剖部位设计并切取顺行 / 逆行股前外侧皮瓣，将皮瓣转移至需修复的创面，间断缝合皮瓣和创周皮肤。伤口深部放置抗压引流管或橡皮引流条引流。供瓣区直接拉拢缝合或行中厚皮片移植（图 25.1）。

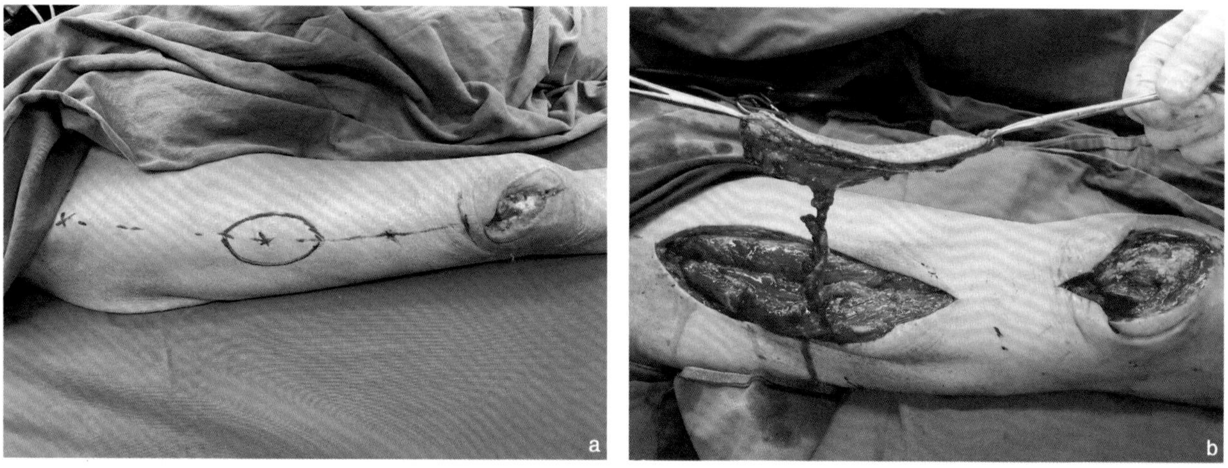

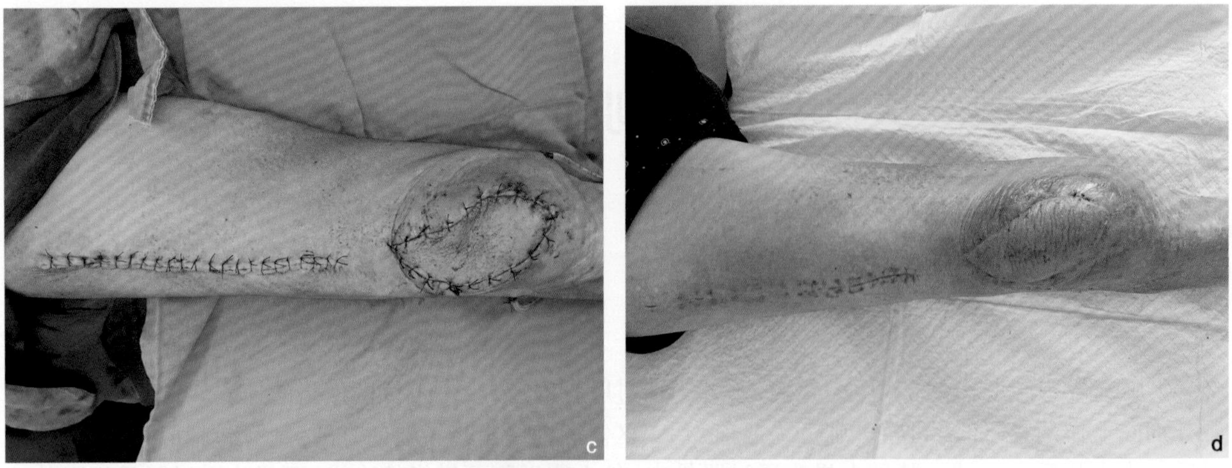

图 25.1　**股前外侧皮瓣移植修复右膝关节软组织缺损伴髌骨外露创面**

a. 右膝关节软组织缺损伴髌骨外露创面及皮瓣设计；b. 创面彻底清创及皮瓣切取；c. 皮瓣转移至缺损区域并修复创面；d. 供受区修复情况

（三）术后处理

1. 术后密切观察皮瓣血运，避免皮瓣受压。

2. 根据创面细菌培养及药物敏感试验结果应用敏感抗生素治疗 5～7 天，骨髓炎病例应用敏感抗生素 10～14 天。

3. 术后 48 小时拔除引流管，7～10 天拆线。

二、阔筋膜张肌肌皮瓣

（一）手术适应证

详见第二十四章。

（二）手术方法

1. 皮瓣设计详见第二十四章。

2. 皮瓣切取详见第二十四章。

3. 创面修复原则　烧创伤创面彻底清创、瘢痕彻底切除松解后或肿瘤扩大切除后，创面清洗、止血。根据创面部位、大小、是否存在立体损伤等设计不同大小和形状的皮瓣、肌皮瓣或骨皮瓣，皮瓣切取面积略大于实际创面（需根据患者供瓣区皮下脂肪厚度的具体情况决定）。通过皮下隧道或明道转移至创面部位，以骨瓣 / 肌瓣填塞骨缺损或肌瓣填塞深部软组织缺损腔隙，皮瓣覆盖创面，间断缝合皮瓣和创周皮肤。伤口深部放置抗压引流管引流。供瓣区直接拉拢缝合或行中厚皮片移植（图 25.2）。

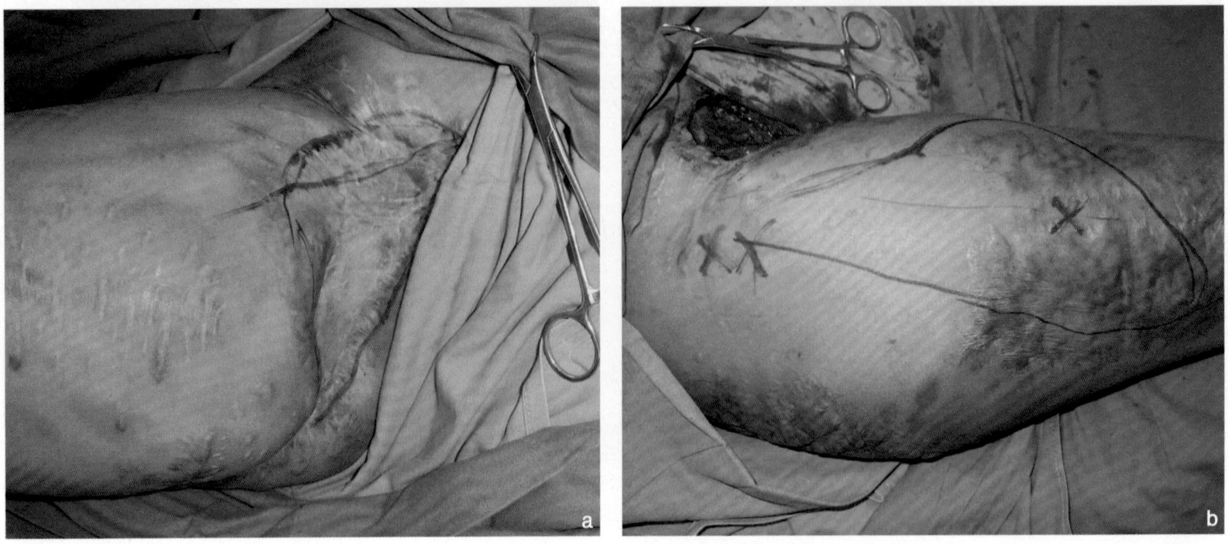

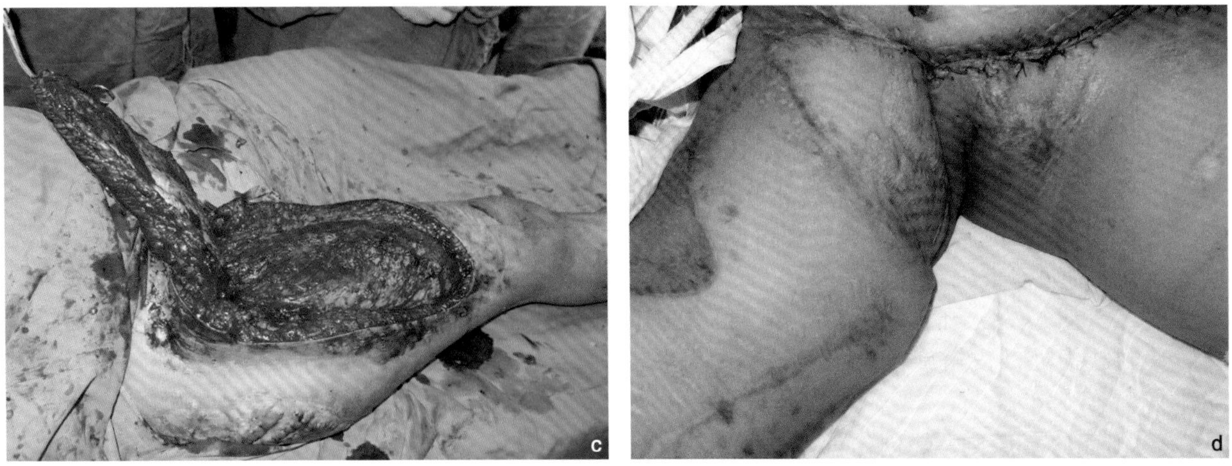

图 25.2　阔筋膜张肌肌皮瓣修复右侧股前区瘢痕切除后创面

a. 右侧股前区瘢痕挛缩畸形；b. 阔筋膜张肌肌皮瓣设计；c. 肌皮瓣切取；d. 肌皮瓣修复瘢痕切除后创面

（三）术后处理

1. 术后密切观察皮瓣血运，避免皮瓣受压。

2. 根据创面细菌培养及药物敏感试验结果应用敏感抗生素治疗 5～7 天，骨髓炎病例应用敏感抗生素 10～14 天。

3. 术后 48 小时拔除引流管，7～10 天拆线。

三、膝上外侧皮瓣

膝上外侧皮瓣是以膝上外侧动脉为蒂的皮瓣。Hayashi 和 Maruyama 于 1990 年首先报道该皮瓣的解剖和临床应用；1995 年，Spokevicius 介绍了基于膝上外侧血管的皮 - 皮下组织复合瓣的解剖与临床应用；1996 年，宁金龙报道了带膝上外侧动脉蒂逆行股前外侧岛状皮瓣和肌皮瓣修复膝关节周围软组织缺损的临床应用；2001 年，王树峰报道了膝上外侧动脉为蒂股骨远端骨皮瓣的应用解剖。皮瓣血管蒂较长，皮支解剖恒定，管径较粗，骨瓣血供丰富，供瓣区皮肤较薄，术后外观良好，可携带股骨、骨膜、髂胫束等复合组织，游离移植可一期修复手、前臂远端、踝部以及足背的骨、肌腱和皮肤缺损，带蒂移植可修复膝周及腘窝创面。

膝上外侧动脉是腘动脉在股骨外上髁上方 2.8cm 发出的分支，沿股骨后侧水平向外走行，在穿出外侧肌间隙时紧贴骨膜分为上、中、下骨膜支及前、后、远皮支。骨膜支发出许多分支分布于股骨远端前外侧，彼此吻合成网，并与膝最上动脉及膝降动脉的骨膜支吻合成网。前皮支向前外上走行，穿髂胫束进入股骨远端外侧皮肤，后皮支在外侧肌间隔后缘向外行走，进入股骨下端外后侧皮肤，远皮支自膝上外侧动脉发出后即在外侧肌间隔后缘向远端行走，穿髂胫束进入股骨下端外侧皮肤，并发出交通支与膝周血管网吻合。皮支同时有丰富的血管网供应髂胫束。可切取骨瓣面积 8.6cm × 5.4cm，皮瓣面积 17.5cm × 11cm。

（一）手术适应证

游离移植可修复手、前臂远端、踝部以及足背的骨、肌腱和皮肤的复合组织缺损；带蒂移植可修复膝周及腘窝创面。

（二）手术方法

1. 皮瓣设计　皮瓣设计在大腿下部侧面。屈膝位，大腿外侧正中线为轴线，以股骨外上髁以近 4cm 为皮支入皮点，髌骨外侧缘向近端延长线为皮瓣的前缘，股二头肌后缘为皮瓣的后缘，下界为髌骨上缘水平线，根据创面确定皮瓣大小。Hayashi 认为皮瓣的远端必须覆盖股骨外侧髁上的皮肤，以确保膝上外侧动脉的皮肤穿支包含在皮瓣内。皮瓣的近端可以安全地延伸到大转子和股骨外侧髁之间的中点。

2. 皮瓣切取 先行皮瓣前缘切口，在深筋膜下沿股外侧肌表面钝性分离即可见前皮支入皮，循前皮支向肌间隔深面解剖至膝上外侧动脉主干，结扎至股外侧肌的分支。然后，切开皮瓣后缘，进一步向前游离皮瓣至外侧肌间隔处可见后皮支入皮，切断外侧肌间隔在股骨的附着即可显露上、中、下骨膜支。如行带血管蒂逆行皮瓣移植，应保留远侧皮支或下骨膜支与膝关节血管网的交通支，以两支或其中一支为血管蒂向前或膝下转移。也可参照 Hayashi 描述的方法进行逆行切取：切口从皮瓣的近端顶点开始，解剖平面保持在深筋膜上方疏松的网状结缔组织层上。在膝关节上方 10cm 处的远端，解剖应向下进行至髂胫束，以安全解剖股外侧肌和股二头肌短头之间的肌间隔。将股外侧肌和股二头肌短头分开，可以在股骨外侧髁正上方识别血管蒂。然后将岛状膝外侧动脉皮瓣抬高并转移到缺损处。皮瓣旋转到大腿、膝和腘窝的远侧 1/3，以及小腿的近侧 1/3，但这些区域的内侧除外。

3. 创面修复原则 烧创伤创面彻底清创、瘢痕彻底切除松解或肿瘤扩大切除后，创面清洗、止血。根据创面部位、大小、是否存在立体损伤等设计不同大小和形状的皮瓣、肌皮瓣或骨皮瓣，皮瓣切取面积略大于实际创面（需根据患者供瓣区皮下脂肪厚度的具体情况决定）。通过皮下隧道或明道转移至创面部位，以骨瓣 / 肌瓣填塞骨缺损或肌瓣填塞深部软组织缺损腔隙，皮瓣覆盖创面，间断缝合皮瓣和创周皮肤。伤口深部放置抗压引流管引流。供瓣区直接拉拢缝合或行中厚皮片移植（图 25.3）。

（三）术后处理

同本章股前外侧皮瓣部分。

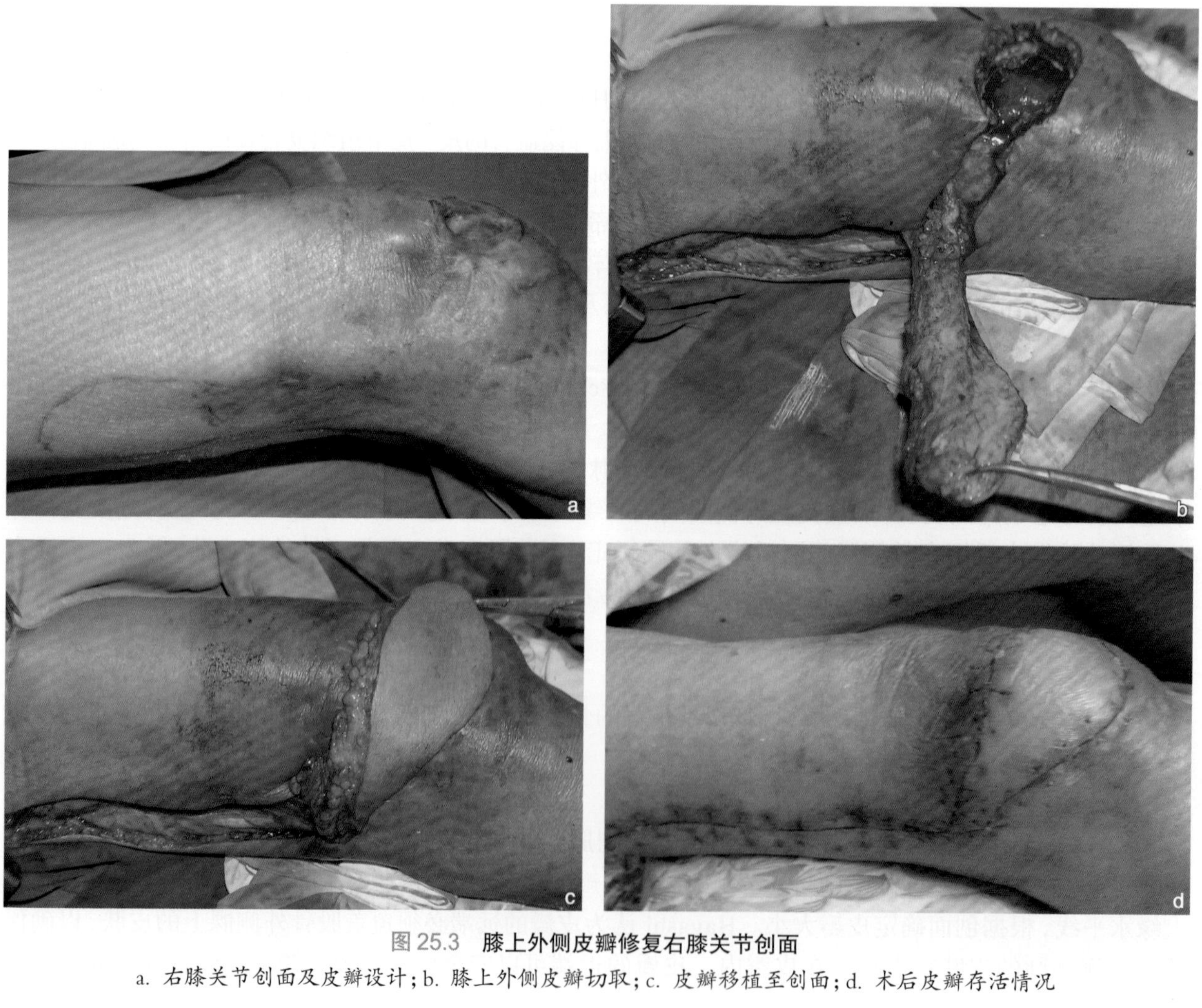

图 25.3 膝上外侧皮瓣修复右膝关节创面

a. 右膝关节创面及皮瓣设计；b. 膝上外侧皮瓣切取；c. 皮瓣移植至创面；d. 术后皮瓣存活情况

四、膝上内侧皮瓣

膝上内侧皮瓣位于股内侧、膝内侧和小腿内侧近端，又名隐动脉皮瓣，是以膝降动脉隐支为血供的皮瓣。1980 年，Banis 等报道了犬后肢隐动脉岛状皮瓣（saphenous island flap），次年，同一研究团队的 Acland 报道了该皮瓣的解剖、切取方法以及游离皮瓣和带蒂皮瓣早期临床应用（用于修复手、前臂、下肢，皮瓣切取范围为 2cm×3cm～8cm×29cm），并称该皮瓣为"saphenous flap"。1986 年，我国高学书等报道了隐血管神经蒂的膝上内侧皮瓣在同侧或交腿移位术的应用。由于该皮瓣薄，血管恒定而蒂长，有特定的神经支配，解剖容易，部位隐蔽，在临床被广泛应用。

（一）手术适应证

1. 修复创伤后膝前方、腘窝以及大腿下段软组织缺损。
2. 严重膝关节瘢痕，矫正畸形后有深部组织裸露者。
3. 交叉移植可修复对侧下肢或足底软组织缺损。
4. 游离皮瓣修复手、前臂及下肢中等程度软组织缺损。

（二）手术方法

1. **皮瓣设计** 在膝关节内侧正中作一平行于下肢的轴线，该线为皮瓣设计的轴心线，在该线两侧 5cm 范围内设计皮瓣，皮瓣上界位于膝上 10cm，下界至膝下 20cm。根据受区软组织缺损情况画出供区皮肤切取范围。如需交叉移植修复对侧下肢创面，可在血管蒂部形成管状皮瓣，以增加转移皮瓣的活动度。

2. **皮瓣切取** 先作皮瓣近侧切口，切开皮肤后沿缝匠肌前缘切开深筋膜，钝性分离缝匠肌与股内侧肌之间隙，在其深面即可找到隐动、静脉和隐神经。辨清血管神经蒂后，再切开皮瓣之前、后缘及远端，在深筋膜下由远而近掀起皮瓣，至隐动、静脉，神经蒂完全包括在皮瓣中，附近通过的大隐静脉在皮瓣的远侧端平面切断后，也应尽可能包括在皮瓣内。在深筋膜下游离的同时，深筋膜与皮肤作适当缝合固定，避免分离。皮瓣充分游离后，先不要忙于切断血管神经蒂，应再次检查其连续性，牢固结扎好分支后，放开下肢止血带，检查皮瓣的血液循环情况，待受区准备完毕，再行断蒂切断血管蒂的操作，可以在缝匠肌与股薄肌间隙中进行，也可以从缝匠肌与股内侧肌间进入。

3. **皮瓣供区的处理** 供瓣区部分直接缝合，部分行皮片移植，选择中厚皮片，缝合边缘尽量不做直线，特别在膝关节前部。植皮后膝关节以石膏托临时固定，直至皮片完全愈合。

4. **皮瓣转移** 膝上内侧皮瓣可以带蒂移植，也可以游离移植，甚或带蒂交腿移植修复对侧下肢的创面。转移中为增加血管蒂的长度和活动度，血管蒂应尽量向上游离至膝降动脉起始部，并在血管蒂部形成管状皮瓣，把血管蒂部封闭，或附以皮片移植，不留创面（图 25.4）。

（三）术后处理

同本章股前外侧皮瓣部分。

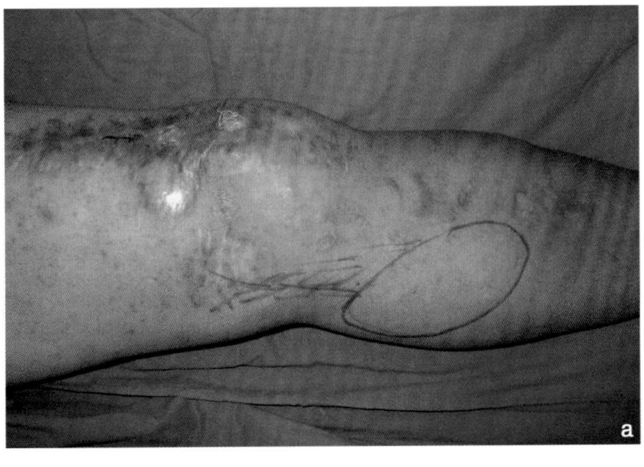

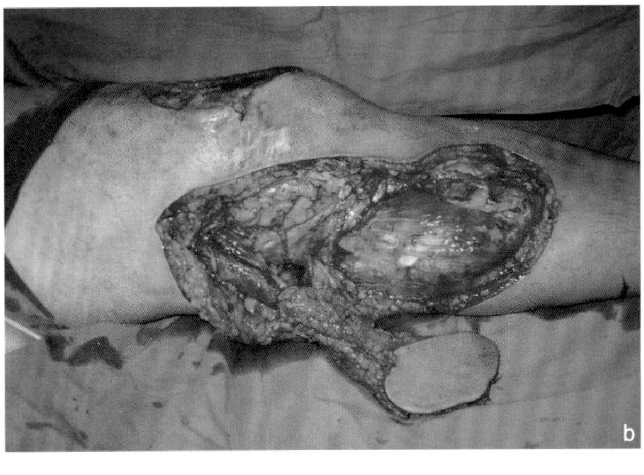

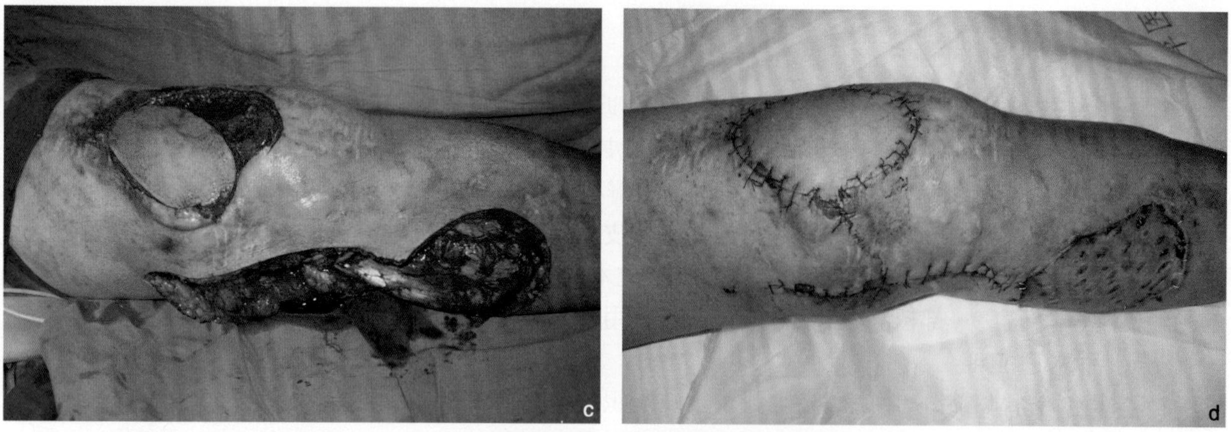

图 25.4 膝上内侧皮瓣修复膝关节创面

a. 膝关节创面及皮瓣设计；b. 皮瓣切取；c. 皮瓣经隧道转移至受区；d. 术后皮瓣存活情况

五、腓肠肌肌皮瓣

腓肠肌肌皮瓣是以腓肠血管为蒂的组织瓣，1978 年 4 月，Feldman 等报道了腓肠肌内侧头肌皮瓣的解剖，并应用带蒂或岛状腓肠肌内侧头肌皮瓣修复临床上膝关节、小腿上段内固定外露和胫骨骨髓炎病例。同年 7 月，McCraw 报道了腓肠肌内侧头肌皮瓣的解剖和临床应用。腓肠肌内侧头肌皮瓣和腓肠肌外侧头肌皮瓣两者基本相似，但又各有特点。腓肠肌内侧头肌皮瓣较长，是修复小腿软组织缺损最常用的肌皮瓣，腓肠肌外侧头肌皮瓣修复范围较小，但是对于修复小腿前区或侧区是非常好的材料。腓肠肌是小腿三头肌之一，主要功能是跖屈踝关节，切取一侧腓肠肌对足的功能影响不大。因为供区需要植皮，术后小腿留有瘢痕，影响外观是其缺点。

（一）手术适应证

1. 创伤所致的膝及小腿中上 1/3 段骨、关节外露，无法用常规方法覆盖创面者。
2. 久治不愈的胫骨或股骨下端慢性骨髓炎，经彻底病灶清除后，留有死腔和创面者。
3. 胫骨和股骨下端骨不连接，局部有广泛不稳定瘢痕，需切除瘢痕进行植骨者。
4. 膝及小腿慢性溃疡及肿瘤切除后留有巨大软组织缺损者。
5. 因外伤所致的跟腱及软组织缺损，需同时修复跟腱及创面者。

（二）手术方法

根据创面部位及受区修复的实际需要，采用以下不同的腓肠肌肌皮瓣进行治疗：①全蒂腓肠肌肌皮瓣，皮瓣基部皮肤和肌肉均不切断，术中血管蒂不需显露，手术简单、安全，用于修复小腿中、上部创面。②岛状腓肠肌肌皮瓣，切断或切除皮瓣基部皮肤和皮下组织，形成肌筋膜蒂岛状肌皮瓣，可向膝上转移；若同时切断腓肠肌股骨附着部，形成血管神经蒂岛状肌皮瓣，则旋转度更大，转移方便，用于修复膝及大腿下部创面。下面以切取外侧腓肠肌岛状肌皮瓣为例进行描述。

1. 皮瓣设计 先标明腘窝横线内或外侧半中点，此为皮瓣旋转轴，从该点至皮瓣最远端距离，应大于至创面最远端距离，根据创面大小、形状画出皮瓣轮廓。

2. 皮瓣切取 患者取患侧卧位（外侧肌皮瓣取健侧卧位，双侧肌皮瓣取俯卧位），健侧在上，用无菌敷料包扎，大腿上部消毒以备切取游离皮片。在靠腘窝处作皮瓣后上切口，切开深筋膜，在小腿后正中线找到小隐静脉及腓肠神经，将两者牵向外侧保护。在腓肠肌两头之间钝性分离，找到腓肠肌外侧头与比目鱼肌间隙，该间隙为疏松结缔组织，用手指很易将两者分开，然后依次作前及远侧切口。切断基部皮肤，游离腓肠肌至股骨附着部，必要时将该肌在靠股骨附着处切断，皮瓣向上旋转直接或通过皮下隧道转移修复膝及大腿下部创面。侧方旋转用于修复小腿中上 1/3 创面（图 25.5）。

3. 创面修复原则 同本章膝上外侧皮瓣部分。

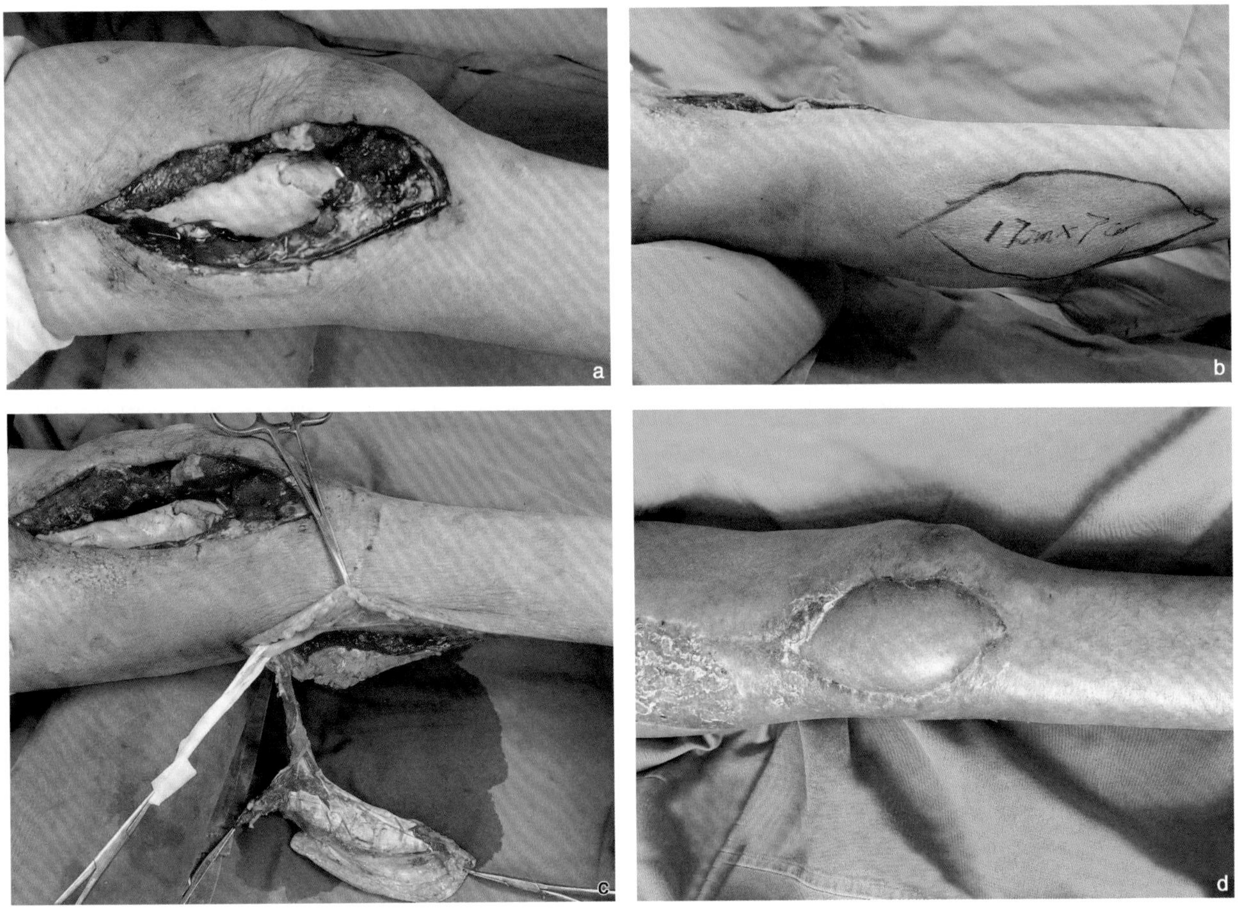

图 25.5　腓肠肌外侧头肌皮瓣修复右膝关节外侧骨外露创面

a. 右膝关节外侧外伤后骨外露；b. 腓肠肌外侧头肌皮瓣设计；c. 肌皮瓣切取；d. 肌皮瓣存活情况

（三）术后处理

同本章股前外侧皮瓣部分。

六、腓肠内侧动脉穿支皮瓣

腓肠内侧动脉穿支皮瓣是以腓肠内侧动脉肌皮穿支为血供的皮瓣，血运丰富、血管蒂长、穿支较为恒定，皮瓣不需要携带腓肠肌内侧头，因此，皮瓣相对较薄，质地较好，修复后效果较好，另外，该皮瓣可携带腓肠内侧皮神经，可重建受区的软组织缺损及感觉丧失。

1996 年，Montegut 提出以腓肠动脉穿支皮瓣替代腓肠肌肌皮瓣。2001 年，Cavadas 首次介绍了腓肠内侧动脉穿支皮瓣的解剖、皮瓣切取方法，应用该皮瓣（1 例带蒂皮瓣，5 例游离皮瓣）修复创伤后胫骨、足部软组织缺损以及骨髓炎病例。2005 年，Chen 等报道应用游离腓肠内侧动脉穿支皮瓣修复手部及足部软组织缺损 11 例。2007 年，张功林等报道应用带蒂腓肠内侧动脉穿支皮瓣修复髌前软组织缺损伴骨或肌腱外露创面 6 例。目前，该皮瓣已广泛应用于修复膝关节、小腿中上段、手、头颈等部位中小面积的软组织缺损。

（一）手术适应证

带蒂皮瓣移植多用于修复膝关节前方和内侧、小腿中上段中小面积的软组织缺损。游离皮瓣移植可用于修复小腿远端、踝、足部、手部、头颈部中小面积的软组织缺损。文献报道，1 个穿支血管为血供的皮瓣切取面积为 6.5cm × 8cm～9cm × 8cm，2 个穿支血管为血供的皮瓣切取面积为 13.5cm × 6.5cm。

（二）手术方法

1. 皮瓣设计　术前使用多普勒超声探查腓肠内侧动脉的走行轴线，沿着动脉的轴线在距腘皱褶 10～17cm，距小腿后正中线 2～5cm 范围内探查近端主要穿支的发出点（多为 1～4 支）。选择较粗的 1 支为穿支血管，为增加有效的血管蒂长度，可将该穿支血管置于皮瓣的近端1/3处，根据缺损面积设计皮瓣的大小。

2. 皮瓣切取 麻醉完成后，根据缺损所处的位置选择患者术中体位（仰卧或俯卧位），通常选择同侧小腿作为皮瓣供区。皮瓣切取在止血带控制下进行，无需驱血，以利于术中辨认肌皮血管穿支。首先切开皮瓣的内侧缘至腓肠肌内侧头肌膜下，提起皮瓣创缘，于深筋膜和肌肉之间分离，找到腓肠肌内侧头垂直进入深筋膜至皮肤的穿支血管。确定穿支至皮瓣的位置，以确保穿支与皮瓣相连。顺着血管穿支纵行分开肌肉，谨慎地剪断或使用双极电凝烧灼任何附着的肌支。解剖过程中为避免损伤血管蒂，血管蒂上可保留少许肌纤维。一旦腓肠内侧动脉达到足够的蒂长和合适的口径，再切开皮瓣的四周，将皮瓣从肌肉表面分离。然后松开止血带，皮瓣血运良好后可带蒂转移修复邻近创面，如皮瓣用作游离移植，还需确定流向皮瓣血管的完整性。当皮瓣宽度小于4.5cm时，供区缺损可直接闭合。较大的供区缺损必须用中厚皮片覆盖（图25.6）。

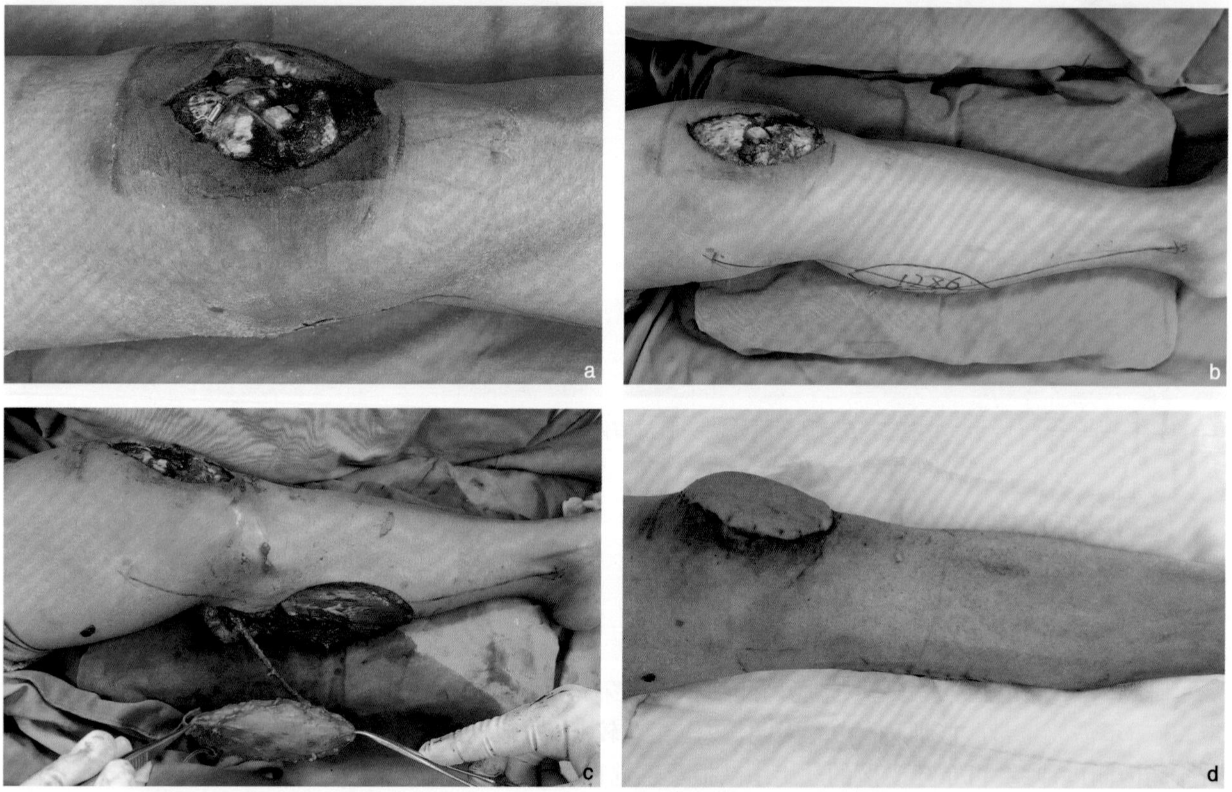

图25.6 **腓肠内侧动脉穿支皮瓣修复左膝关节创面**

a. 左侧髌骨骨折术后皮肤缺损、骨外露；b. 腓肠内侧动脉穿支皮瓣设计；c. 腓肠内侧动脉穿支皮瓣切取；d. 皮瓣存活情况

3. 创面修复原则 同本章膝上外侧皮瓣部分。

（三）术后处理

同本章股前外侧皮瓣部分。

七、缝匠肌肌皮瓣

缝匠肌是人体最长的带状肌，起于髂前上棘及其下方骨面，斜向内下，绕过股骨内侧髁，以扁薄的膜状腱止于胫骨上端内侧。1978年，日本Maruyama最早报道缝匠肌肌瓣、肌皮瓣修复大转子部位压疮。其后，日本学者先后报道用缝匠肌肌皮瓣修复小腿上部及膝关节部位软组织缺损。2012年，Darren报道游离缝匠肌肌皮瓣修复足踝部骨外露创面。沈余明（2012年）和Manjunath（2018年）分别报道了远端蒂缝匠肌肌皮瓣修复膝关节至小腿中段创面。

缝匠肌是具有多源性血供的肌肉。接 Mathes 和 Nahai 肌肉血供分型属于Ⅳ型，其营养血管多为 6～7 支。相邻两血管蒂间距为 5～7cm，支配缝匠肌的血供由近端向远端分别来自旋髂浅动脉、股深动脉、旋股外侧动脉、股动脉和膝降动脉（隐动脉），其下 1/3 段营养血管主要为膝降动脉（隐动脉）。隐动脉自膝降动脉发出，走行于缝匠肌深面大收肌腱前方，向下与隐神经伴行于缝匠肌与股薄肌之间，沿途发出 1～3 条肌皮穿支由缝匠肌深面进入该肌。可见其中 1 条优势血管入肌，入肌点距股骨内侧髁最突出点上（3.0 ± 0.8）cm 处，营养该肌下 1/3 段及其表面的皮肤。隐动脉在膝平面发出 1～4 条皮支，直接营养膝内侧上部皮肤；在胫骨平台下段发出 3～5 条细小的骨膜支，分布于胫骨上段内侧面。隐动脉下行至缝匠肌后下缘穿出深筋膜，发出的分支分布于膝内侧及小腿中上段内侧面皮肤，终末支在皮下鹅足区表面附近与胫后动脉肌间隙皮支及膝下内侧动脉发出的皮支吻合。隐动脉终末支与膝下内侧动脉穿支及胫后动脉穿支在膝下内侧构成了丰富的血管吻合网，通过膝下内侧动脉穿支及胫后动脉穿支 - 隐动脉 - 隐动脉穿支 - 缝匠肌的逆行供血，是逆行缝匠肌肌皮瓣得以成活的解剖学基础。另外该皮瓣包含隐神经和大隐静脉，通过隐神经和大隐静脉的营养血管，该皮瓣血供得以增强。

（一）手术适应证

1. 游离缝匠肌肌皮瓣适用于中小范围的软组织缺损修复。

2. 以近端优势血管为蒂的上部缝匠肌肌皮瓣适用于修复大转子、耻骨等部位创面；以远端优势血管为蒂的逆行岛状肌皮瓣适用于创伤所致的膝至小腿中段骨、关节外露，而无法用常规的方法覆盖创面者及久治不愈的胫骨或股骨下端慢性骨髓炎，经彻底病灶清除后，留有死腔和创面者。

（二）手术方法

1. 上部缝匠肌肌皮瓣切取 以髂前上棘至内收肌结节连线作为皮瓣的轴线，以腹股沟韧带中点下方 8～10cm 为旋转点（相当于旋股外侧动脉入肌点），在上 1/3 段设计肌皮瓣。肌皮瓣切取范围：上至髂前上棘上方 3～5cm，内侧为股前中线，外至阔筋膜张肌前缘。按设计画线切开皮瓣之近心端皮肤，切断缝匠肌（如需要缝匠肌填塞缺损腔隙，可于皮瓣的近心端携带足够长度的缝匠肌），将肌瓣与皮瓣缝合固定数针以防肌皮分离。切开皮瓣的内侧，在股直肌肌膜下游离，直到缝匠肌内侧缘。切开皮瓣的外侧，在股外侧肌肌膜下游离直至缝匠肌外侧缘。由近至远在缝匠肌深面继续解剖，直至肌皮瓣能够覆盖创面或到达预设旋转点肌支血管入肌部位，保留较多的疏松结缔组织在肌皮瓣蒂部。如需增加旋转弧度，可在肌支血管入肌部位以远将缝匠肌切断，形成带血管蒂的岛状缝匠肌肌皮瓣。

2. 下部缝匠肌肌皮瓣切取 术前用彩色多普勒超声血流探测仪测定患者膝下内侧动脉或胫后动脉上部穿支发出的位置，以此为旋转点（肌皮瓣旋转点一般在内收肌结节附近）。术中清创后，以缝匠肌走行方向为轴心线，于该线两侧 5cm，上界至大腿中点平面，下界至缝匠肌止点平面范围内，根据创面大小、形状、洞状缺损范围，在股内侧中下段设计肌皮瓣。使用气囊止血带后，先行皮瓣前缘切口直达深筋膜下层，在股内侧肌与缝匠肌间隙找到膝降动脉和隐动脉；再行肌皮瓣上缘切口，依次切断大隐静脉、缝匠肌、隐神经、隐动脉，结扎血管；切开肌皮瓣后缘，从缝匠肌深层掀起肌皮瓣，确保隐动脉、大隐静脉、缝匠肌、隐神经走行于肌皮瓣内，直至内收肌结节附近，注意保护蒂部血管穿支，蒂部皮肤呈倒三角形切开，蒂宽 3～4cm。松止血带，肌皮瓣远端可见活跃出血，说明血运良好。将肌皮瓣从明道转移至受区，倒三角形皮蒂嵌合在明道内，用肌肉组织填塞洞状缺损，肌皮瓣下放置负压引流管（图 25.7）。

3. 创面修复原则 同本章膝上外侧皮瓣部分。

（三）术后处理

同本章股前外侧皮瓣部分。

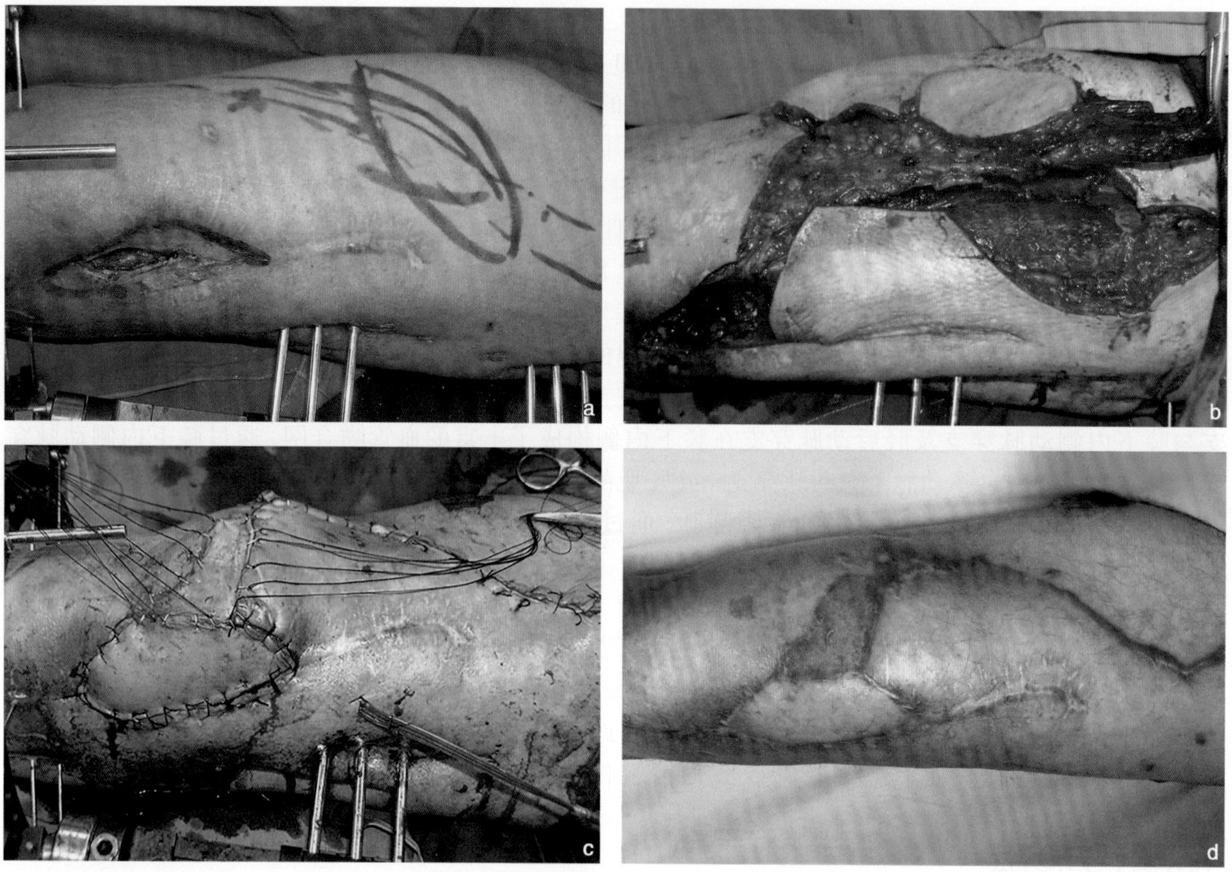

图 25.7 缝匠肌肌皮瓣修复左股骨干慢性骨髓炎清创后创面

a. 缝匠肌肌皮瓣设计；b. 缝匠肌肌皮瓣切取拟修复骨髓炎病灶清创形成洞状骨缺损及软组织缺损；c. 肌瓣填塞洞状骨缺损，皮瓣修复软组织缺损；d. 术后随访1年，创面愈合，无骨髓炎复发

八、股薄肌肌皮瓣

股薄肌位于大腿内侧皮下，位置表浅，是一条扁长带状肌，以扁平腱起自耻骨及坐骨下支，向下逐渐变窄，经股骨内侧髁后方、缝匠肌止点深面，止于胫骨粗隆内侧面。主要营养血管为股深动脉（小部分为旋股内侧动脉）的股薄肌支，其起点约在腹股沟韧带中点下9cm处，自股深动脉发出后，斜向内下经内收长、短肌之间，在耻骨结节下约8cm处（该肌中上1/3处）由深面入肌。

股薄肌肌皮瓣位置隐蔽，局部转移可修复同侧腹股沟、会阴及骶尾部创面和坐骨结节部压疮，且可重建肛门括约肌功能，游离移植可用于前臂缺血性肌挛缩的功能重建；供区创面多能一期闭合。

（一）手术适应证

1. 带蒂肌皮瓣转移可修复同侧腹股沟、会阴和骶尾部创面，以及治疗骶尾部、坐骨结节部压疮。

2. 带蒂肌皮瓣转移可用于阴茎再造和阴道再造。

3. 带蒂肌瓣转移可用于重建肛门括约肌功能。

4. 吻合血管神经肌皮瓣移植可治疗因外伤、骨髓炎、瘢痕、溃疡或肿瘤切除后皮肤肌肉缺损，以及需恢复肌肉功能者。特别适用于前臂挛缩肌肉的功能重建。

（二）手术方法

1. 皮瓣设计 耻骨结节与膝内侧半腱肌连线后面10cm范围内设计皮瓣。先标明耻骨结节8cm处皮瓣的血管蒂位置，此点为皮瓣的旋转点。从该点到皮瓣最远端距离应稍大于至创面最远端距离，按创面大小设计皮瓣轮廓。

2. 皮瓣切取 有顺行和逆行两种切取方法。

（1）顺行切取：先作皮瓣近侧切口，切开深筋膜找到内长收肌与股薄肌间隙。在两肌间隙内、股薄肌中 1/3 处，小心寻找该肌主要血管蒂。此蒂被内长收肌和内短收肌的筋膜层包围，勿予损伤。然后沿股薄肌深面由近向远切取肌皮瓣，注意随时将皮肤与肌膜间断缝合，以免两者分离影响皮瓣血运。

（2）逆行切取：先作皮瓣远侧切口，找到股薄肌后用纱布条提起皮瓣，观察股薄肌是否通过设计的皮瓣区，然后由远而近掀起肌皮瓣。当解剖到该肌中上 1/3 处时注意保护进入该肌的血管蒂。如进行游离移植，应向近侧游离血管蒂直至所需长度，靠远端切断股薄肌。如局部转移则可通过皮下隧道，亦可切开供区与受区之间正常皮肤直接转移来修复创面。供区创面一般可一期闭合（图 25.8）。

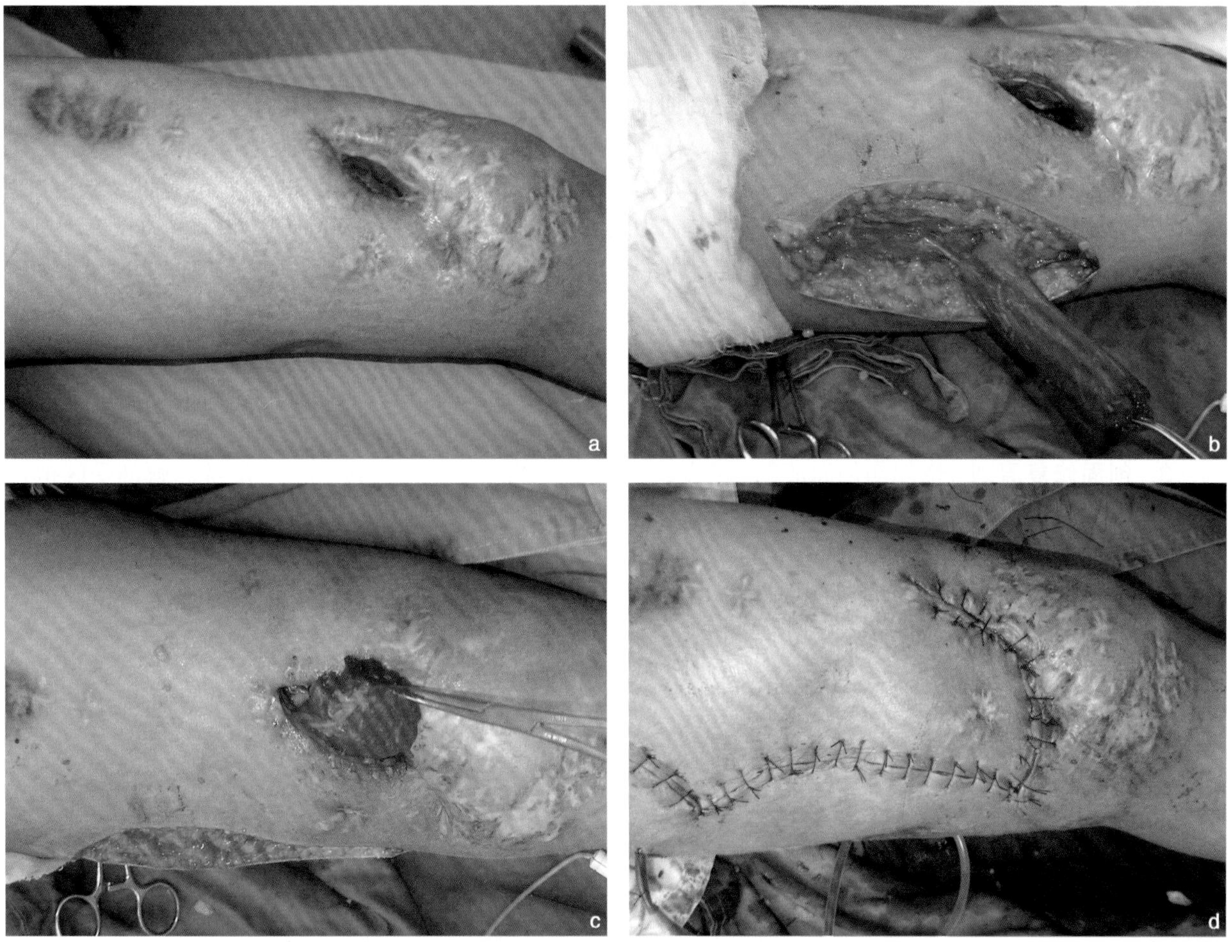

图 25.8 **股薄肌肌瓣移植治疗股骨远端慢性骨髓炎**

a. 左股骨远端慢性骨髓炎伴软组织缺损；b. 股薄肌肌瓣切取；c. 肌瓣拟经皮下隧道转移填塞股骨远端骨髓炎清创后洞状骨缺损；d. 局部皮瓣转移修复供受区创面

3. 创面修复原则 同本章膝上外侧皮瓣部分。

（三）术后处理

同本章股前外侧皮瓣部分。

九、游离皮瓣

除腹股沟部位外，大腿其他部位软组织丰富，一般损伤后，创面可行游离植皮修复。膝关节部位结构特殊，软组织较少，外伤后容易造成深部重要组织（如肌腱、血管、神经、骨、关节）外露，游离植皮难以存活，即便存活，后期皮片挛缩会造成膝关节功能障碍，因此，膝关节部位的深度损伤需要皮瓣移植进行修复。

大腿及膝关节的深度创面如需皮瓣修复，大多可以采用带蒂皮瓣移植来达到修复的目的，可供选择的带蒂皮瓣供瓣区很多，如前述的股前外侧皮瓣、阔筋膜张肌肌皮瓣、膝上外侧皮瓣、膝上内侧皮瓣等。

大腿、膝关节广泛、深度损伤，上述的带蒂皮瓣未能达到修复需求或带蒂皮瓣本身位于损伤区域时，需要考虑游离皮瓣移植进行修复。游离皮瓣的供区可考虑背阔肌肌皮瓣、带腹壁下血管的胸脐皮瓣、阔筋膜张肌肌皮瓣等。

（一）手术适应证

大腿、膝关节广泛、深度损伤，带蒂皮瓣切取面积有限，未能满足修复需求或带蒂皮瓣本身位于损伤区域。

（二）手术方法

以背阔肌肌皮瓣切取为例（带腹壁下血管为蒂的胸脐皮瓣、阔筋膜张肌肌皮瓣切取方法详见第二十四章髋部创面修复）。

1. 皮瓣设计 于腋窝后壁下方，触及背阔肌前缘，在背阔肌前缘后2.5cm处画一平行于背阔肌前缘的平行线，该线即是胸背动、静脉的体表投影，作为皮瓣的旋转轴，在骶髂关节的上方，轴线两侧，根据受区的需要决定皮瓣的大小及形态。皮瓣的设计宜略大于受区皮肤缺损范围，增加1～2cm宽度及长度，在皮瓣纵轴两侧，用记号笔绘出要切取皮瓣的范围，切取的范围可达15cm×35cm。

2. 皮瓣切取 患者侧卧，患侧在上。自腋后缘沿背阔肌外缘作斜行切口，将皮瓣向两侧翻开，显露背阔肌外侧缘，辨清背阔肌与前锯肌间隙，钝性分离并向内侧翻起背阔肌，在肩胛下角水平距外缘约2cm处，可见胸背血管神经束位于肌肉深面，妥善保护。辨清血管神经在肌肉内走行，用手指由外向内，由近向远钝性分离，直至肌皮瓣所需的长度和宽度，待受区血管准备完毕，结扎胸背血管，将肌皮瓣完全游离，备用（图25.9）。

3. 创面修复原则 烧创伤创面清创、瘢痕或肿瘤扩大切除后，创面彻底止血、清洗。解剖受区拟行吻合的血管并观察动脉血管喷血情况，胸背血管与受区血管吻合，吻合后观察肌皮瓣血运良好，肌皮瓣与受区正常皮肤间断缝合，如肌皮瓣不能完全覆盖受区所有伤口，则优先覆盖深部重要组织及关节部位，残存创面行游离植皮修复。肌皮瓣下放置橡皮引流条或引流管。供瓣区拉拢缝合或游离植皮进行修复。

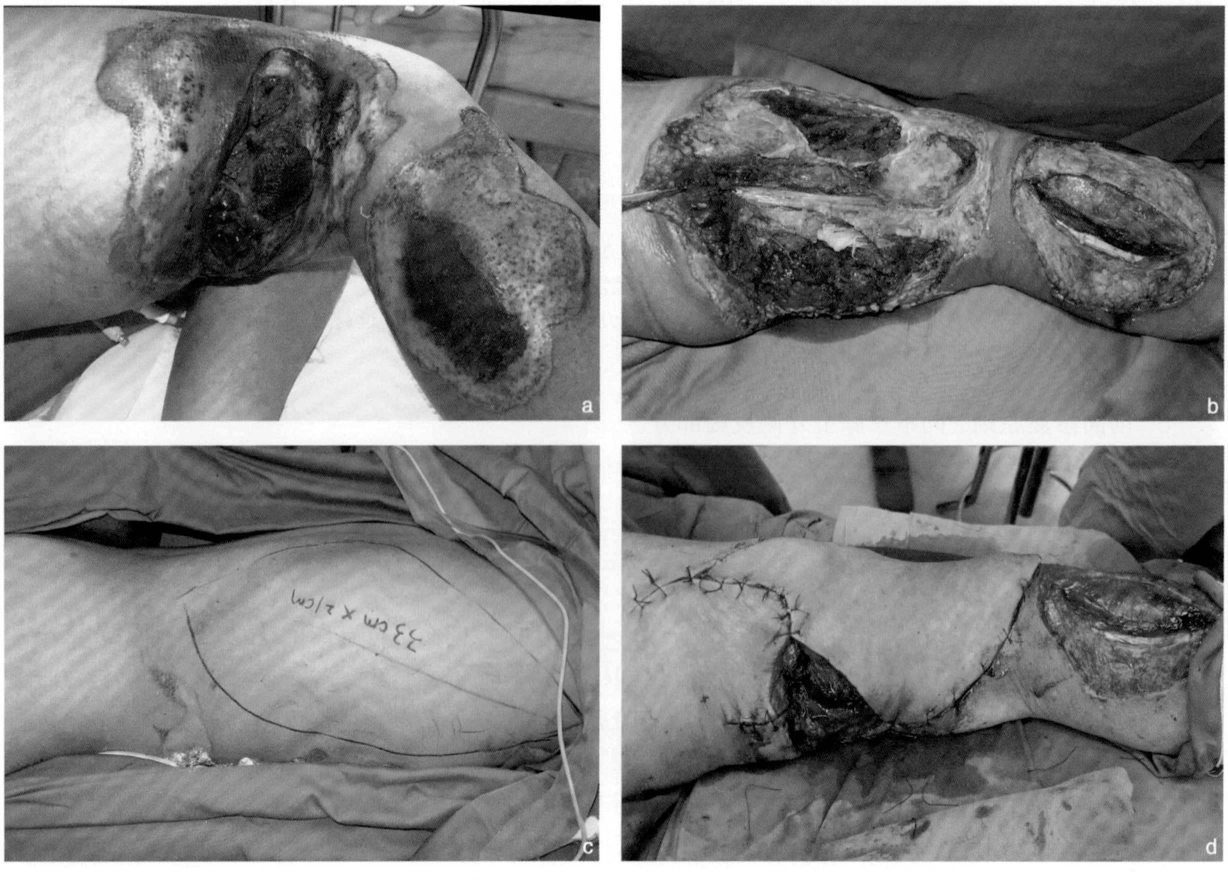

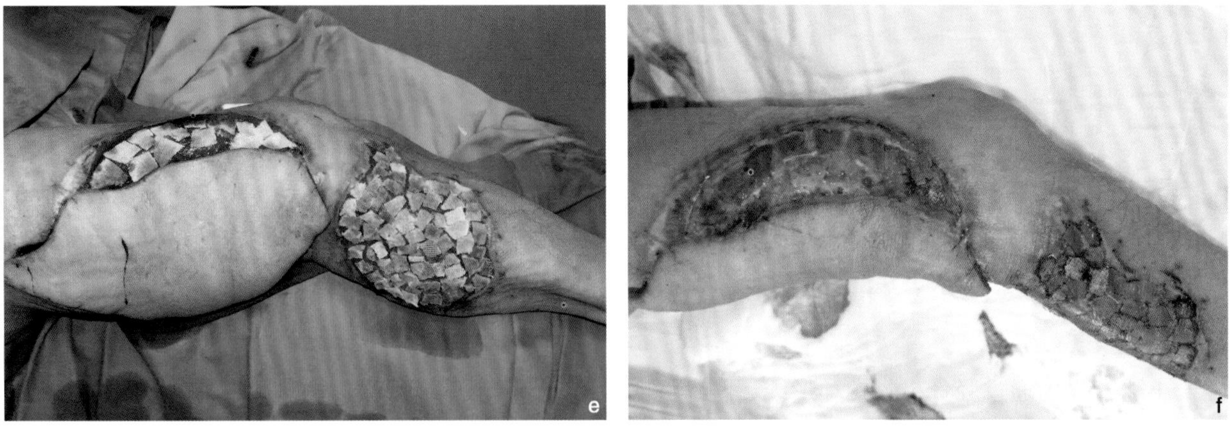

图 25.9　**背阔肌肌皮瓣修复右大腿大面积、深度电烧伤创面**

a. 右大腿后侧大面积、深度电烧伤创面伴广泛肌肉坏死；b. 创面清创后，坐骨神经损伤并外露；c. 背阔肌肌皮瓣设计（33cm×21cm）；d. 肌皮瓣修复大部分创面；e. 部分残存创面行游离植皮修复；f. 肌皮瓣及游离植皮存活情况

（三）术后处理

1. 术后密切观察皮瓣血运 1 周左右，如出现血管危象，急诊探查并处理。
2. 室温尽量保持在 25℃左右，皮瓣局部应用烤灯照射保温。
3. 应用止痛药对症治疗，应用罂粟碱防止血管痉挛。
4. 应用低分子肝素抗凝 1 周左右，防止血栓形成。
5. 应用抗生素治疗 5～7 天。
6. 术后 1 周每天适当输液，保证充足的血容量。

（胡骁骅　沈余明）

第二十六章 小腿创面

小腿上界为通过胫骨粗隆的环形线，下界为伸肌上支持韧带下缘平面。由内、外踝向上分别作一垂线，可将小腿分为前、后二区，其中后区还包括腓肠区。

造成小腿软组织缺损的致伤因素包括严重创伤、深度烧伤及肿瘤切除等。小腿胫骨前方皮下组织少，高能损伤或外伤后处理不当导致皮肤缺损、骨外露、骨髓炎的发生。由于小腿远端1/3解剖位置的特殊性（位于躯体远端），容易因外力作用受伤，同时，其皮下组织较少，外伤后易造成深部组织（肌腱、神经、血管、骨）外露。因此，小腿上述区域的软组织缺损创面大多需要应用皮瓣、肌皮瓣移植进行修复。

小腿创面的皮瓣修复可考虑局部皮瓣、带蒂的穿支皮瓣、游离皮瓣或交腿皮瓣。小腿远端组织结构紧凑、难于设计局部皮瓣修复，即便能应用局部皮瓣，但局部皮瓣蒂部较宽，旋转幅度有限；同时，局部皮瓣或带蒂皮瓣选择时需要考虑其蒂部本身是否处于受损区域，如果蒂部受损，应避免选用此类皮瓣，可考虑游离皮瓣或交腿皮瓣。游离皮瓣是修复各部位创面的良好方法，由于操作复杂、需要专业技术人员等限制了其广泛应用。交腿皮瓣需要将患者肢体固定在不适体位3～4周，造成患者不便及术后关节僵硬。因此，修复小腿不同区域软组织缺损需要考虑损伤部位、严重程度、现有软组织条件、手术医生所掌握的技术水平等综合因素。

小腿深部重要组织（肌腱、神经、血管、骨）外露创面可选用的皮瓣包括：腓肠肌肌皮瓣、比目鱼肌肌瓣、小腿内侧皮瓣、小腿外侧皮瓣、腓浅神经营养血管（外踝上）、腓肠神经营养血管皮瓣、腓骨短肌肌瓣＋小腿皮瓣等。游离皮瓣可供选择的供瓣区很多，常用的有：背阔肌肌皮瓣、股前外侧皮瓣等。

一、腓肠肌肌皮瓣及腓肠内侧动脉穿支皮瓣

（一）手术适应证

详见第二十五章大腿和膝部创面修复。

（二）手术方法

详见第二十五章大腿和膝部创面修复（图26.1～图26.3）。

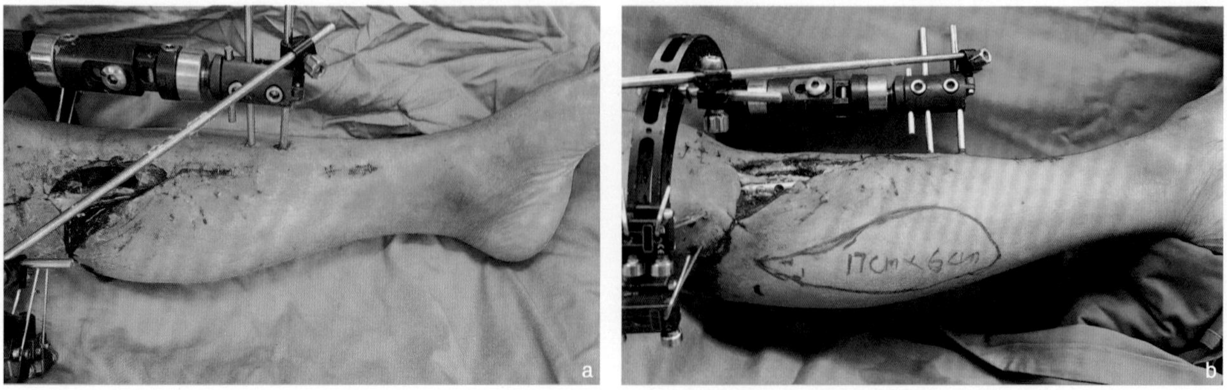

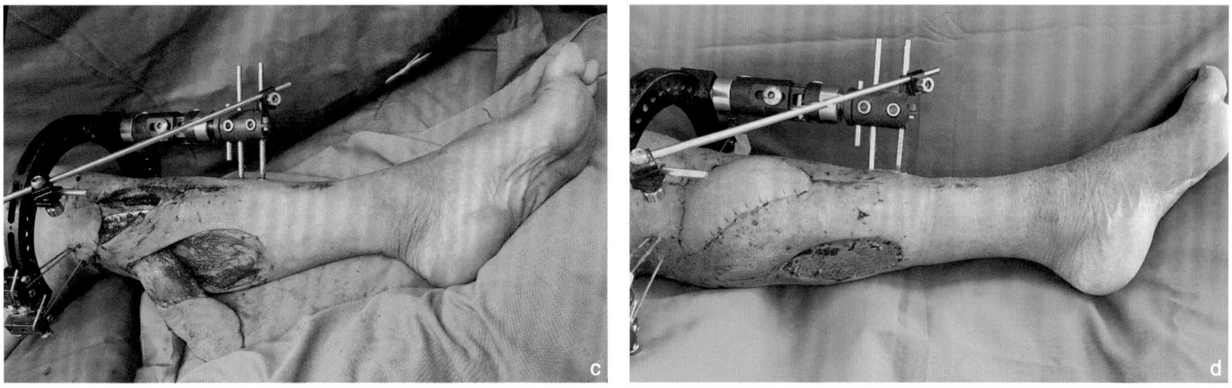

图 26.1　**腓肠肌肌皮瓣修复左小腿近端骨及钢板外露创面**

a. 左小腿近端骨及钢板外露创面；b. 创面扩创及肌皮瓣设计；c. 肌皮瓣切取；d. 肌皮瓣修复创面

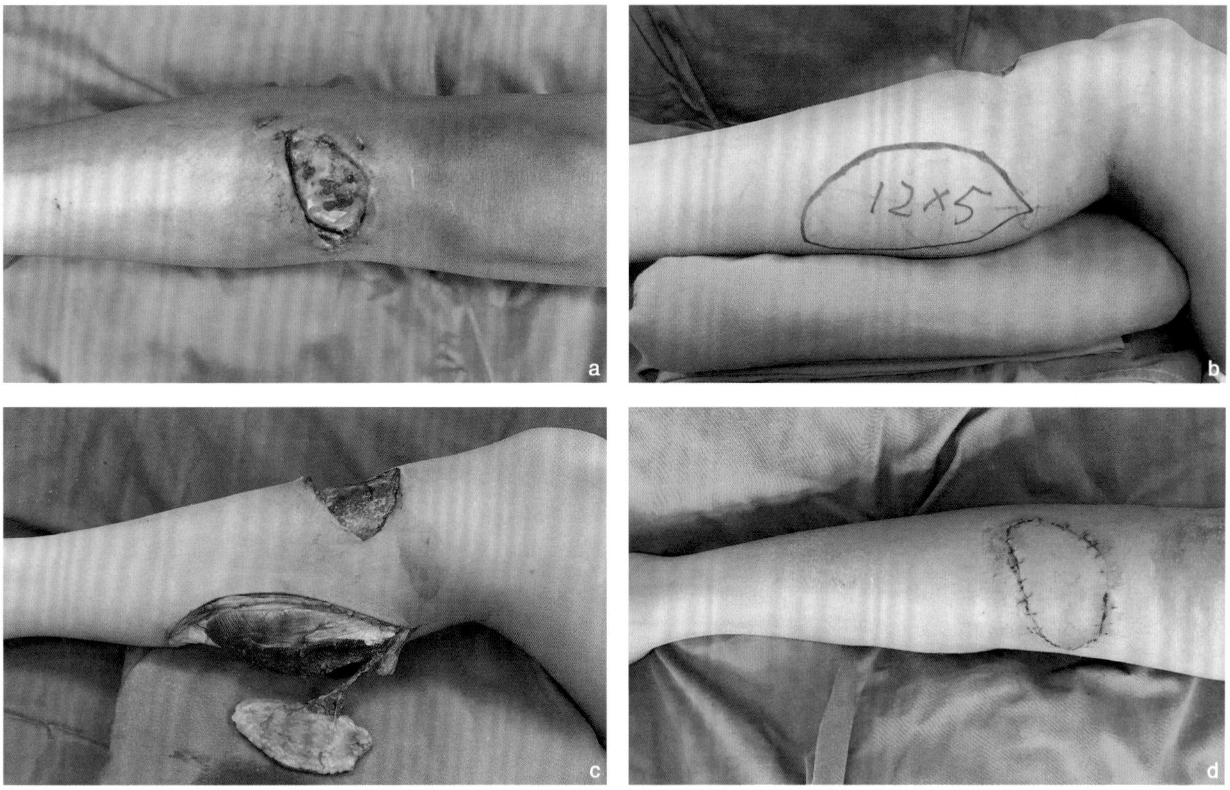

图 26.2　**腓肠内侧动脉穿支皮瓣修复右小腿近端骨外露创面**

a. 右小腿近端骨外露创面；b. 皮瓣设计；c. 创面扩创及穿支皮瓣切取；d. 穿支皮瓣修复创面

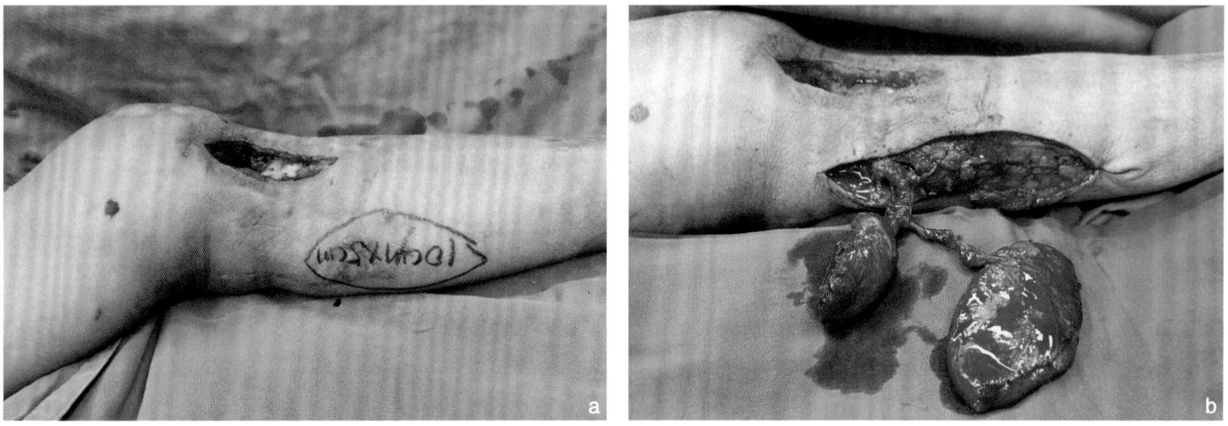

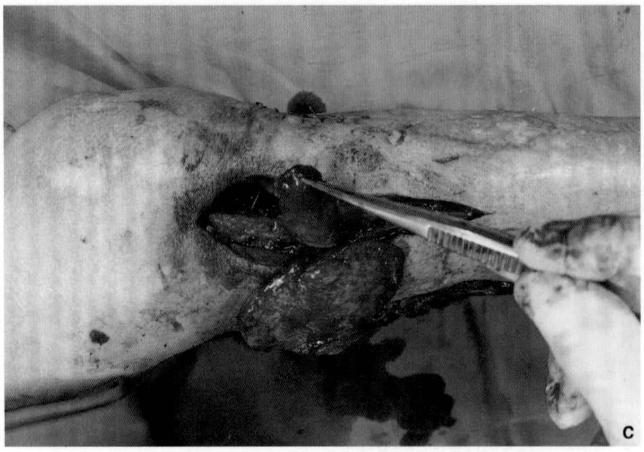

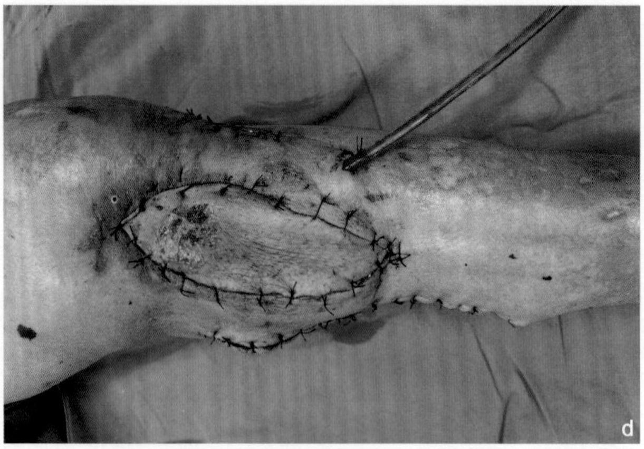

图 26.3 腓肠内侧动脉穿支嵌合肌皮瓣修复左小腿近端骨外露、缺损创面

a. 左小腿近端骨外露、缺损创面及皮瓣设计；b. 创面扩创及穿支嵌合肌皮瓣切取；c. 肌皮瓣填塞骨缺损区域；d. 穿支皮瓣修复创面

（三）术后处理

1. 术后密切观察肌瓣血运，避免皮瓣受压，特别注意肌瓣术后出血情况并根据出血情况采取相应的止血措施。

2. 根据创面细菌培养及药物敏感试验结果应用敏感抗生素治疗 5～7 天，骨髓炎病例应用敏感抗生素 10～14 天。

3. 肌瓣供瓣区及受区深部应放置引流管，术后 48 小时拔除引流管。

二、比目鱼肌肌瓣

比目鱼肌为小腿三头肌之一，位于腓肠肌深层，血供主要来自胫后动脉，其外侧接受腓动脉的分支，无肌皮血管进入皮肤，不能单独形成肌皮瓣。比目鱼肌肌腹大，血运丰富，邻近胫骨，转移方便，是治疗胫骨中下段骨髓炎的理想肌瓣，逆行转移可修复跟腱及踝部创面。

（一）手术适应证

治疗胫骨中下段骨髓炎，修复跟腱与踝部创面。

（二）手术方法

以切取比目鱼肌肌瓣逆行转移修复跟腱及踝部创面为例。在胫骨内后缘与跟腱之间，自内踝上 1cm 处向上作纵切口，切口大小视所需肌瓣长度而定。切开深筋膜后，即见到腓肠肌内侧部分，比目鱼肌位于该肌深面，仔细辨认两肌间隙，用手指很容易将两者分开。然后自内向外，自上向下钝性分离，直至比目鱼肌与内、外侧腓肠肌及进入跟腱的腱性部分分开，使比目鱼肌浅面完全游离。然后在比目鱼肌远侧部与胫骨之间用手指钝性分离，自下而上游离比目鱼肌深面。将肌肉在胫骨内缘与腓骨上端附着处锐性剥下（或将肌肉横行切断），结扎切断自胫后动脉上部来源的肌支，直至获得肌瓣转移所需的足够长度，形成以胫后动脉远侧肌支为蒂，将比目鱼肌向远侧翻转，填塞胫骨远端骨髓炎病灶清除后死腔，或跟腱处创面，肌肉表面用中厚皮片覆盖（图 26.4）。

（三）术后处理

1. 术后密切观察肌瓣血运，避免皮瓣受压，特别注意肌瓣术后出血情况并根据出血情况采取相应的止血措施。

2. 根据创面细菌培养及药物敏感试验结果应用敏感抗生素治疗 5～7 天，骨髓炎病例应用敏感抗生素 10～14 天。

3. 肌瓣供瓣区及受区深部应放置引流管，术后 48 小时拔除引流管。

4. 肌瓣表面植皮适当加压包扎，术后 7～10 天，皮片存活可拆线。

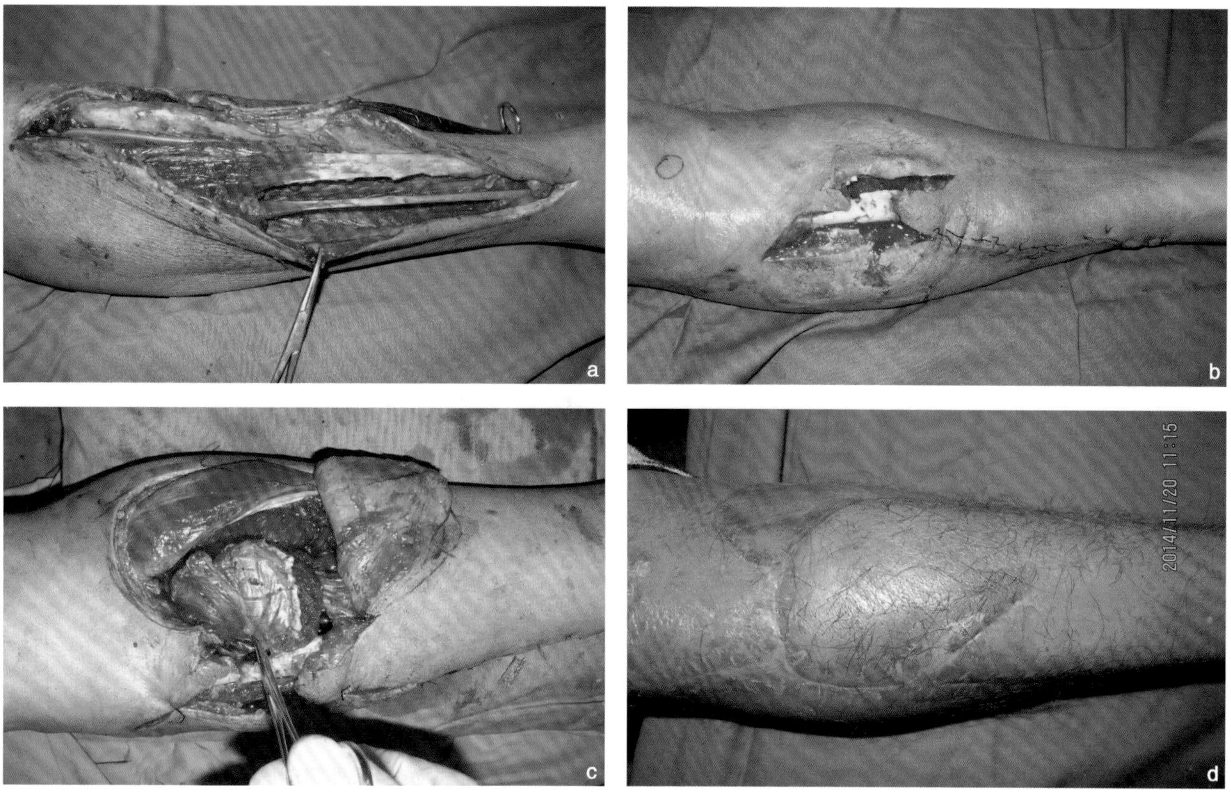

图 26.4　**比目鱼肌肌瓣 + 小腿内侧皮瓣修复右小腿骨缺损及软组织缺损创面**

a. 右小腿骨折术后胫骨前肌群坏死清创术后；b. 胫前软组织缺损、骨外露；c. 比目鱼肌肌瓣填塞胫骨缺损区域，小腿内侧皮瓣修复软组织缺损创面；d. 术后半年随访情况

三、小腿内侧皮瓣

小腿内侧皮瓣（胫后动脉皮瓣）的主要供养动脉是胫后动脉，小腿内侧皮瓣由于血管恒定、设计灵活、形式多样、取材容易、厚薄适中、部位较隐蔽，临床上曾得到广泛应用。但由于损伤胫后动脉主干，因此近年来应用受到一定限制。目前较多采用胫后动脉发出的胫骨滋养动脉及其筋膜皮支设计皮瓣，可以作带蒂移植，也可作游离移植，另外亦有使用较粗大的踝上皮支形成皮瓣修复足踝部缺损的报道。

（一）手术适应证

1. 顺行带蒂皮瓣转移　可修复小腿前侧、膝关节、腘窝附近的软组织缺损。特别是胫骨缺损、骨不连接或感染需要软组织覆盖时，可用小腿内侧皮瓣覆盖。

2. 逆行带胫后动脉的皮瓣或筋膜皮瓣　适于修复下肢远段、足踝部、足跟、足部的缺损。

3. 小腿内侧中上部的皮瓣　特别适合做交腿皮瓣，修复对侧下肢踝部、足跟，足底等部位缺损，对侧下肢无可利用的软组织覆盖时，交腿皮瓣移植只要固定可靠，皮瓣蒂够长，蒂部处理好，成功率较高。

4. 皮瓣游离移植可转移至全身任何部位，包括头颈、上肢及躯干部，特别适于范围中等、需要皮瓣较薄的部位，如面颊部、手背等。移植中可以利用胫后动脉远侧断端，或近侧断端与受区动脉吻合，灵活方便，也可用近侧断端与受区血管吻合。远侧断端另外吻接一块皮瓣而组成 flow through 皮瓣，扩大修复的范围。

（二）手术方法

以胫后动脉穿支为蒂的皮瓣设计和切取为例。

1. 皮瓣设计　在邻近创面的小腿内侧以多普勒超声血流仪探明血管穿支的穿出点，选取声响最明显处，此处可能就是胫后动脉的穿支穿出处。以此为旋转点设计皮瓣。

2. 皮瓣切取　先切开皮瓣前缘至深筋膜，在深筋膜深层向后掀起皮瓣。在胫骨与比目鱼肌间隙之间找出胫后动脉及其穿支，辨认其至皮下的穿出点。再依穿出点位置调整皮瓣的设计。切开皮瓣的后缘及其他缘，掀起皮瓣，前后会师于间隙。向间隙深入追踪，直至完全显露胫后动脉及其穿支。按受区需要决定作带蒂移植或游离移植。供皮瓣区用游离皮片移植覆盖，皮瓣范围较小时，也可拉拢缝合（图 26.5、图 26.6）。

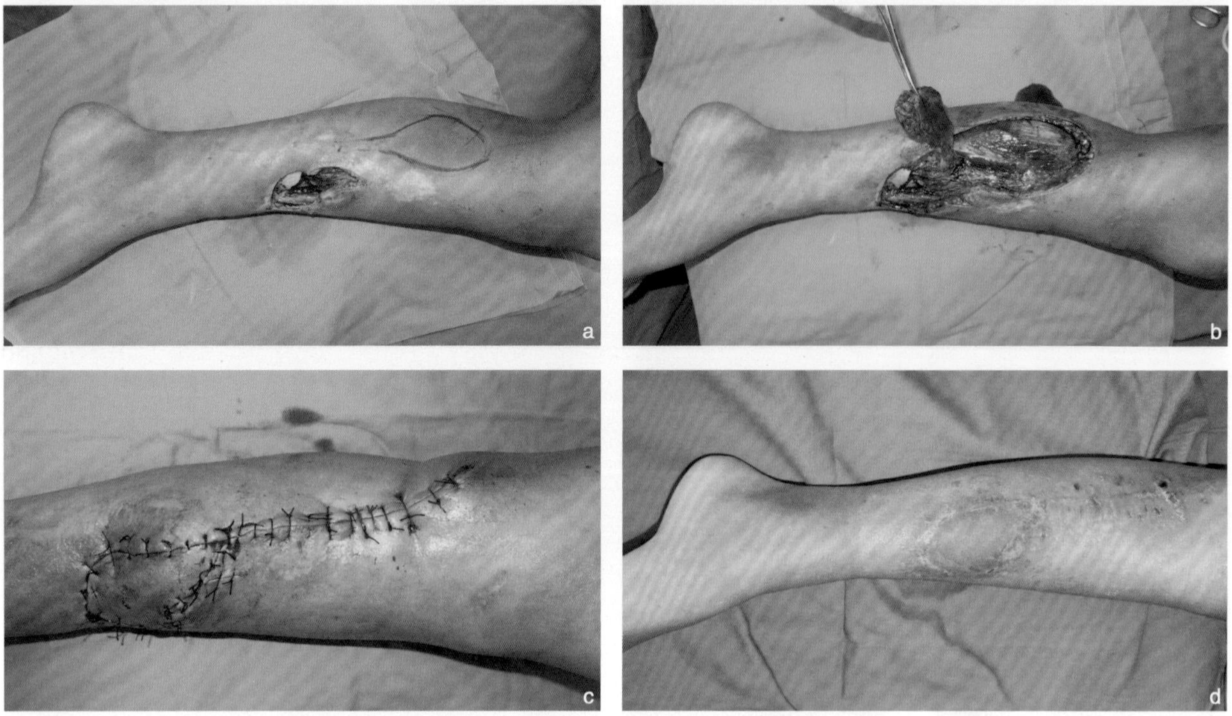

图 26.5 胫后动脉穿支皮瓣修复左小腿中段软组织缺损、胫骨外露创面

a. 左小腿中段软组织缺损、胫骨外露；b. 胫后动脉穿支皮瓣切取；c. 皮瓣移植修复骨外露创面，供瓣区拉拢缝合；d. 术后4周皮瓣存活情况

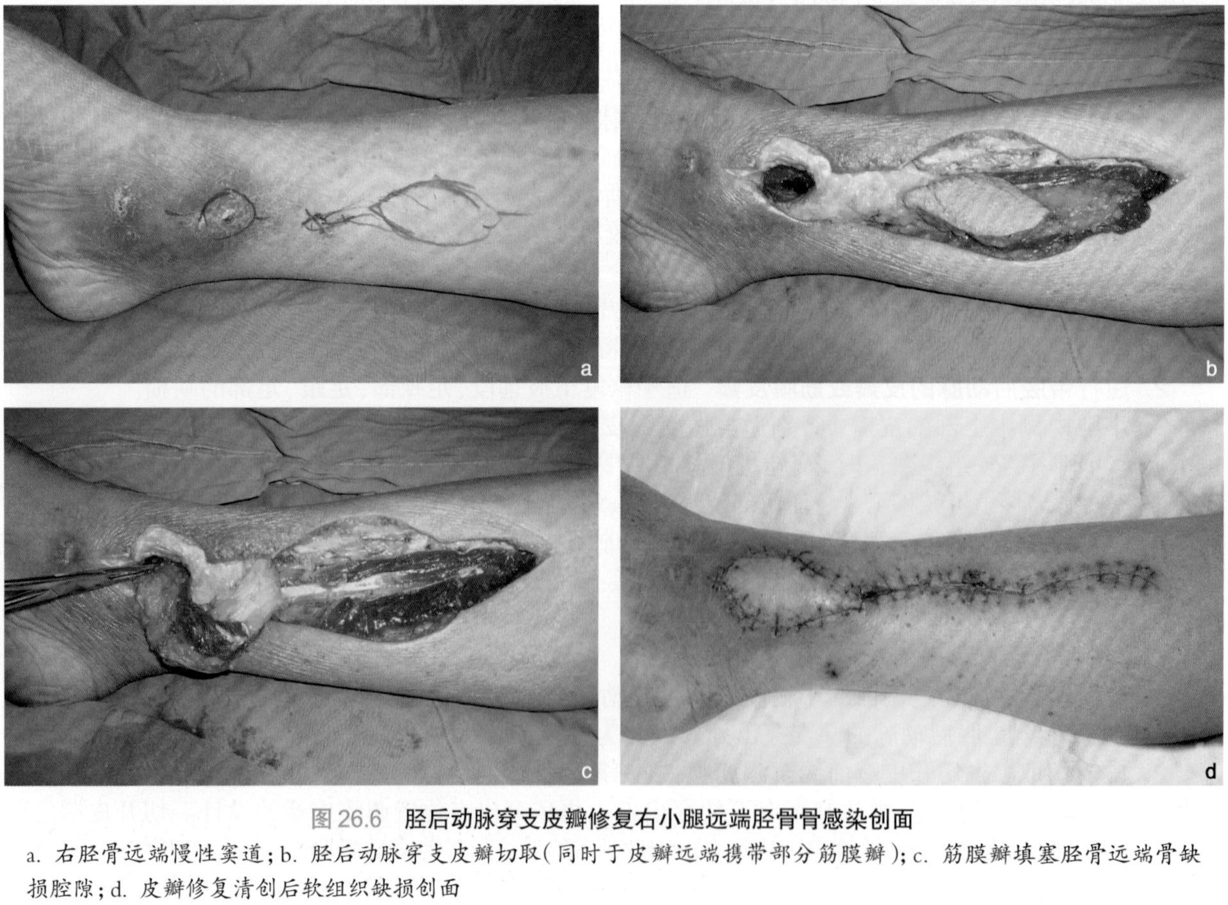

图 26.6 胫后动脉穿支皮瓣修复右小腿远端胫骨骨感染创面

a. 右胫骨远端慢性窦道；b. 胫后动脉穿支皮瓣切取（同时于皮瓣远端携带部分筋膜瓣）；c. 筋膜瓣填塞胫骨远端骨缺损腔隙；d. 皮瓣修复清创后软组织缺损创面

（三）术后处理

1. 术后密切观察皮瓣血运，避免皮瓣受压。

2. 根据创面细菌培养及药物敏感试验结果应用敏感抗生素治疗 5～7 天，骨髓炎病例应用敏感抗生素 10～14 天。

3. 术后 48 小时拔除引流管，7～10 天拆线。

四、腓浅神经营养血管筋膜皮瓣

腓浅神经营养血管筋膜皮瓣（外踝上皮瓣）是以腓浅动脉皮支、胫后动脉肌间隔皮支、腓动脉远端发出的穿支、足背动脉皮支为血供的皮瓣。腓动脉终末穿支在外踝上方 4～5cm 处，从小腿骨间膜下缘穿出进入小腿前间隔，然后分成升、降两支。升支在肌间隔中发出 3～4 个皮支穿出深筋膜；降支在深筋膜下疏松结缔组织中下行，经外踝前面进入外踝与距骨外侧突之间，在其沟内与外踝前动脉或跗外侧动脉吻合，吻合后向前外方走行，在第五跖骨粗隆附近浅出。腓浅动脉是胫前动脉外侧组皮支中较粗大且恒定的皮支，起于腓骨头下 4.7cm，走行于腓骨长肌与趾长伸肌之间，主干分为深、浅两支，浅支较粗大营养皮肤，深支位于深筋膜下与腓浅神经伴行，发出分支滋养腓浅神经干。腓浅动脉对腓浅神经的营养起主要作用，其远端与腓动脉穿支及足背动脉皮支等形成纵横贯通的链式血管网。因此，沿腓浅神经轴线切取的逆行皮瓣可通过腓动脉穿支获得充足血供。

1988 年，Masquelet 报道了该皮瓣的解剖和临床应用。1990 年，冯承臣报道了 3 例外踝上皮瓣修复足部创面。但是，采用带腓浅神经血管丛的小腿筋膜皮瓣移位修复足背创面，手术操作简便，效果良好，而修复距离达不到前足。2004 年，路来金等通过对腓动脉终末穿支降支及其交通支的研究，认为外踝上动脉降支在外踝下与外踝前动脉、跗外侧动脉、跟外侧动脉、足底外侧动脉之间均有广泛的吻合支存在，且吻合血管恒定，外径 1mm 左右，可以此设计逆行外踝上筋膜皮瓣，旋转点下移以扩大皮瓣的应用范围。近年来对腓浅神经营养血管筋膜皮瓣进行了改进，以踝关节周围血管网为蒂，将旋转点下移至踝关节胫距间隙处，修复创面部位可延伸至前足，解决了小腿带蒂皮瓣修复前足长度不够的问题。

（一）手术适应证

1. 近端蒂顺行皮瓣可修复小腿中上部、膝部的软组织缺损。

2. 远端蒂逆行皮瓣可修复小腿下端或足部创面，采用以踝关节周围血管网为蒂，修复创面部位可延伸至前足。

（二）手术方法

1. 皮瓣设计

（1）顺行皮瓣设计：首先标记腓骨小头与外踝尖，取头踝连线中下 1/3 交界处至踝间线与趾长伸肌腱交点连线作为皮瓣的轴线（相当于腓浅神经的体表投影）。皮瓣切取范围为远端可达踝间线下 1～2cm，两侧分别距轴线 3～4cm。皮瓣旋转轴点为腓浅动脉或其深支，或胫前动脉肌间隔第一皮支为蒂。

（2）逆行皮瓣设计：以胫前动脉体表投影为轴线或以腓骨小头与外踝尖连线前 1cm 为皮瓣轴线。皮瓣切取范围为：上界达小腿中上 1/3 交界水平，前界达胫骨嵴，后界为腓骨后缘。设计皮瓣范围大于创面的 20%。传统的旋转点设计在内外踝连线上 3～5cm，改良的逆行皮瓣以踝关节周围血管网为蒂，将旋转点下移至踝关节平面，用于修复前足部位创面。

2. 皮瓣切取

（1）顺行皮瓣切取：按术前标记线从两侧切开深筋膜，将皮下组织与深筋膜作临时固定以防脱离。再由远至近切开皮肤及深筋膜，游离并切断腓浅神经远端及腓浅动脉，从深筋膜下方的疏松组织中向近端掀起皮瓣，使皮瓣包含深筋膜、皮下脂肪和腓浅神经及其营养血管。观察血运后，将皮瓣旋转 180° 至受区。

（2）逆行皮瓣切取：由近至远切开皮肤及深筋膜，确认肌间隔走行后，分别于皮瓣前缘和后缘切开，于深筋膜下解剖，间断缝合深筋膜与皮下组织，以免影响皮瓣血运，将腓浅动、静脉和腓浅神经包括其中。接近蒂部时，应仔细分离，防止损伤进入组织瓣的细小穿支血管，蒂部保留 1.0～1.5cm 宽皮桥，皮桥两侧作皮下剥离，筋膜组织瓣适当增宽至 2～3cm。观察血运后，将皮瓣旋转 180° 至受区（图 26.7）。

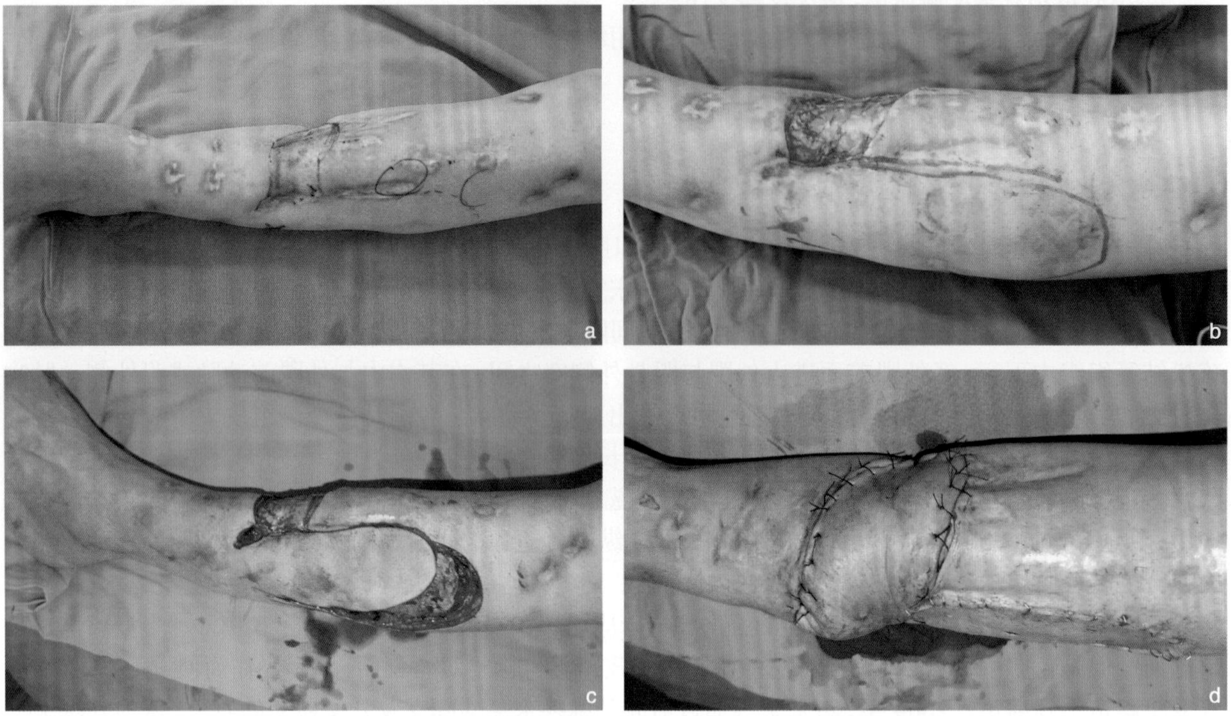

图 26.7 腓浅神经营养血管筋膜皮瓣修复左小腿中下 1/3 贴骨瘢痕切除术后创面

a. 左小腿中下 1/3 贴骨瘢痕；b. 瘢痕切除及皮瓣设计；c. 皮瓣切取；d. 皮瓣修复瘢痕切除术后创面，供瓣区植皮

（三）术后处理

1. 术后密切观察皮瓣血运，避免皮瓣受压。

2. 根据创面细菌培养及药物敏感试验结果应用敏感抗生素治疗 5～7 天，骨髓炎病例应用敏感抗生素 10～14 天。

3. 术后 48 小时拔除引流管，7～10 天拆线。

五、腓肠神经营养血管筋膜皮瓣

1992 年，Masquelet 首次报道小腿皮神经营养血管皮瓣。1994 年，Hasegawa 报道了以腓肠神经伴行血管与腓动脉远端肌间隔吻合支为血供的小腿后侧远端腓肠浅动脉皮瓣。1998 年，Nakajima 提出了皮神经浅静脉皮瓣的概念，即不仅皮神经有营养血管伴随，而且皮肤浅静脉也有营养血管伴随，临床上切取的皮瓣如果包含皮神经和浅静脉，皮瓣则有两套供血系统。

腓肠内侧皮神经和外侧皮神经分别在腘窝处发自胫神经和腓总神经，二者经交通支吻合成腓肠神经。腓肠内、外侧皮神经的伴随血管与腘窝中间皮动脉共同形成腓肠神经营养动脉，即腓肠浅动脉。腓肠神经营养血管在走行中得到 3～5 个腓动脉肌间隔穿支的吻合加强，最低的 1 个吻合支约在外踝上 5cm 处（外踝后上穿支动脉），该穿支与腓肠神经距离最近，联系密切。肌间隔穿支血管形成的深筋膜血管丛及其与腓肠神经和小隐静脉营养血管丛的纵向链式吻合，是远端蒂腓肠神经筋膜皮瓣切取较长的血管解剖学基础。腓动脉在小腿后外侧肌间隔中发出的最低 1 个肌间隔穿支，起于外踝后上方 5cm（4～7cm），外径 1.2mm 左右，出肌间隔并穿过深筋膜后加入浅层的腓肠神经营养血管丛，是传统腓肠神经营养血管筋膜皮瓣的轴心血管。

腓肠神经营养血管筋膜皮瓣自临床应用以来，以远端为蒂的皮瓣在修复小腿下 1/3 和足踝创面得到了广泛应用。

（一）手术适应证

以远端为蒂的腓肠神经营养血管筋膜皮瓣可修复小腿下 1/3 和足踝创面。

（二）手术方法

1. 皮瓣设计　术前用多普勒超声检查确定腓动脉在外踝后上穿支发出处的最低部位作为旋转点，一般在外踝上 3～5cm 处。以腘窝中点至跟腱与外踝中点连线作为皮瓣的轴心线，皮瓣两侧可至小腿内外侧中线，上可达腘窝下方 10cm 处，下达腓动脉穿支。根据创面大小、受区情况，设计岛状皮瓣。

2. 皮瓣切取　采用逆行法切取，先行皮瓣上方横切口，显露小隐静脉和腓肠内侧皮神经，以确定其通向皮瓣内，并根据神经及营养血管的走向调整皮瓣的位置。在皮瓣上方切断神经，结扎血管，切开皮瓣周边皮肤达深筋膜下，将皮瓣及神经血管蒂自深筋膜下一同逆行掀起，蒂部仅包含小隐静脉、腓肠神经及营养血管的筋膜组织，皮瓣蒂部上宽下窄，旋转点宽度一般为 2～4cm，切取皮瓣后观察血运良好，转移至受区创面。间断缝合，皮瓣下放置橡皮引流条引流。供瓣区直接拉拢缝合或行中厚皮片移植（图 26.8、图 26.9）。

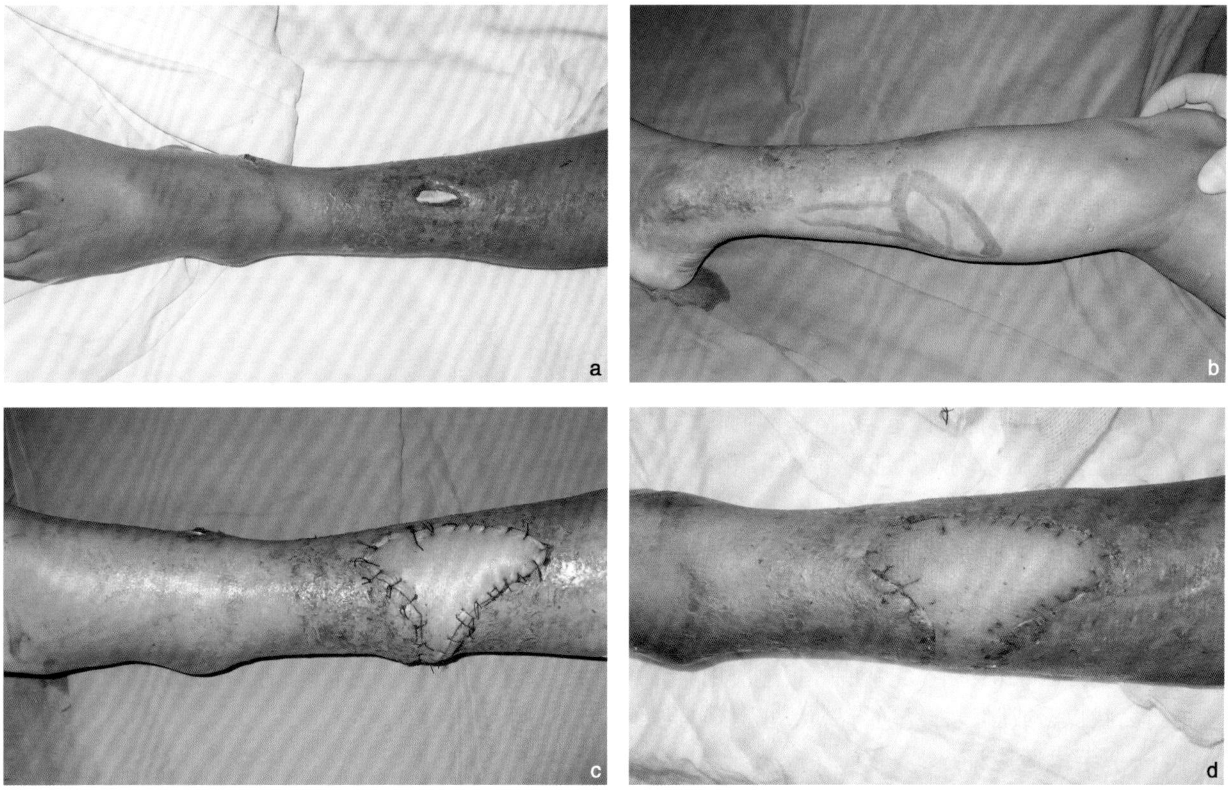

图 26.8　**腓肠神经营养血管筋膜皮瓣修复左小腿中段骨外露创面**

a. 左小腿中段骨外露；b. 皮瓣设计；c. 皮瓣转移修复创面，供瓣区部分拉拢缝合＋植皮；d. 皮瓣存活情况

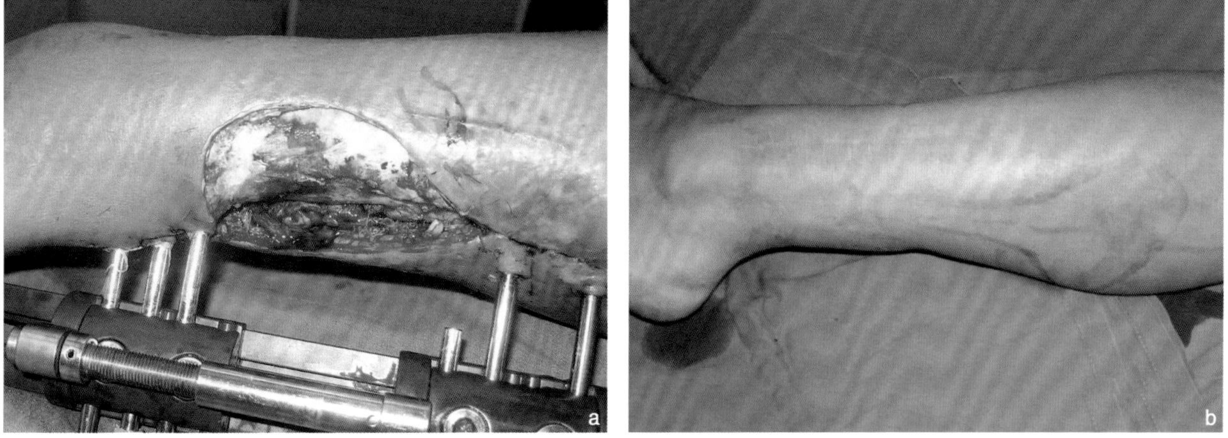

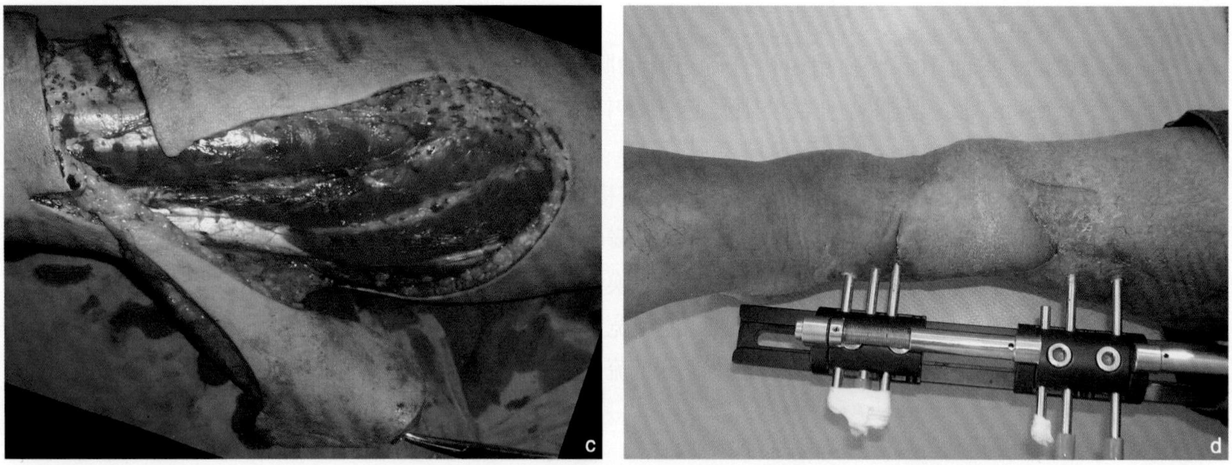

图 26.9 腓肠神经营养血管筋膜皮瓣修复右小腿远段骨外露创面
a. 右小腿远段骨外露；b. 皮瓣设计；c. 皮瓣转移修复创面，供瓣区植皮；d. 皮瓣存活情况

（三）术后处理

1. 术后密切观察皮瓣血运，避免皮瓣受压。

2. 根据创面细菌培养及药物敏感试验结果应用敏感抗生素治疗 5～7 天，骨髓炎病例应用敏感抗生素 10～14 天。

3. 术后 48 小时拔除引流管，7～10 天拆线。

六、腓骨短肌肌瓣联合小腿逆行岛状皮瓣移植术

腓骨短肌为双羽状肌，起自腓骨外侧面下 2/3 部及小腿前、后肌间隙，自外踝上移行为肌腱，止于第五跖骨粗隆。小腿远端及足部皮下软组织少，外伤后软组织缺损常造成此区域肌腱及骨外露，处理不当易致骨髓炎发生，需用局部或游离皮瓣、肌瓣修复及控制感染。小腿大部分肌肉在此区域已由肌腹移行为肌腱，利用局部肌瓣修复也存在困难。因此，腓骨短肌是填塞小腿下端 1/3 胫腓骨、足跟骨缺损腔隙及控制感染最常用的肌瓣。

对于胫骨、腓骨远端及跟骨骨髓炎经彻底清创后的骨缺损伴较大范围软组织缺损病例，目前仍缺乏有效的修复方法，2013 年，沈余明等报道应用腓骨短肌联合腓肠神经营养血管逆行岛状皮瓣、胫后动脉穿支逆行岛状皮瓣或腓浅神经逆行岛状皮瓣修复此类创面，取得良好效果。

（一）手术适应证

胫骨、腓骨远端及跟骨骨髓炎经彻底清创后骨缺损伴较大范围软组织缺损的修复。

（二）手术方法

1. 肌瓣切口设计 切口线位于腓骨轴线前或后 1cm（根据需要同时切取的皮瓣决定具体的切口位置），自小腿近端 1/3 至肌瓣旋转点，腓骨短肌是节段性供血，腓动脉供应肌瓣血管最粗大的 1 支大约在外踝尖近端 6cm 区域，以外踝上 6cm 为旋转蒂，肌瓣血供大多不会存在问题，为修复更远的创面，必要时旋转点可适当下移至外踝处。

2. 逆行肌瓣切取 于腓骨前或后侧 1cm 切开皮肤全层，在辨认腓骨长肌、腓骨短肌及腓浅神经后，牵开腓骨长肌，将腓骨短肌自起点处锐性剥离，剥离过程中结扎节段性穿支血管，当肌瓣长度满足通过明道或皮下隧道到达缺损区并能填充骨缺损要求时，停止剥离。

3. 皮瓣切取 腓浅神经逆行岛状皮瓣、胫后动脉穿支逆行岛状皮瓣或腓肠神经营养血管逆行岛状皮瓣切取方法同本章小腿内侧皮瓣、腓浅神经营养血管筋膜皮瓣、腓肠神经营养血管筋膜皮瓣部分。

4. 观察肌瓣和皮瓣渗血活跃后，将肌瓣逆行移位填充清创后的骨缺损腔隙，并与周围软组织缝合固定，肌瓣下放置抗压引流管 1 根，将皮瓣与创周皮肤组织间断缝合（图 26.10）。

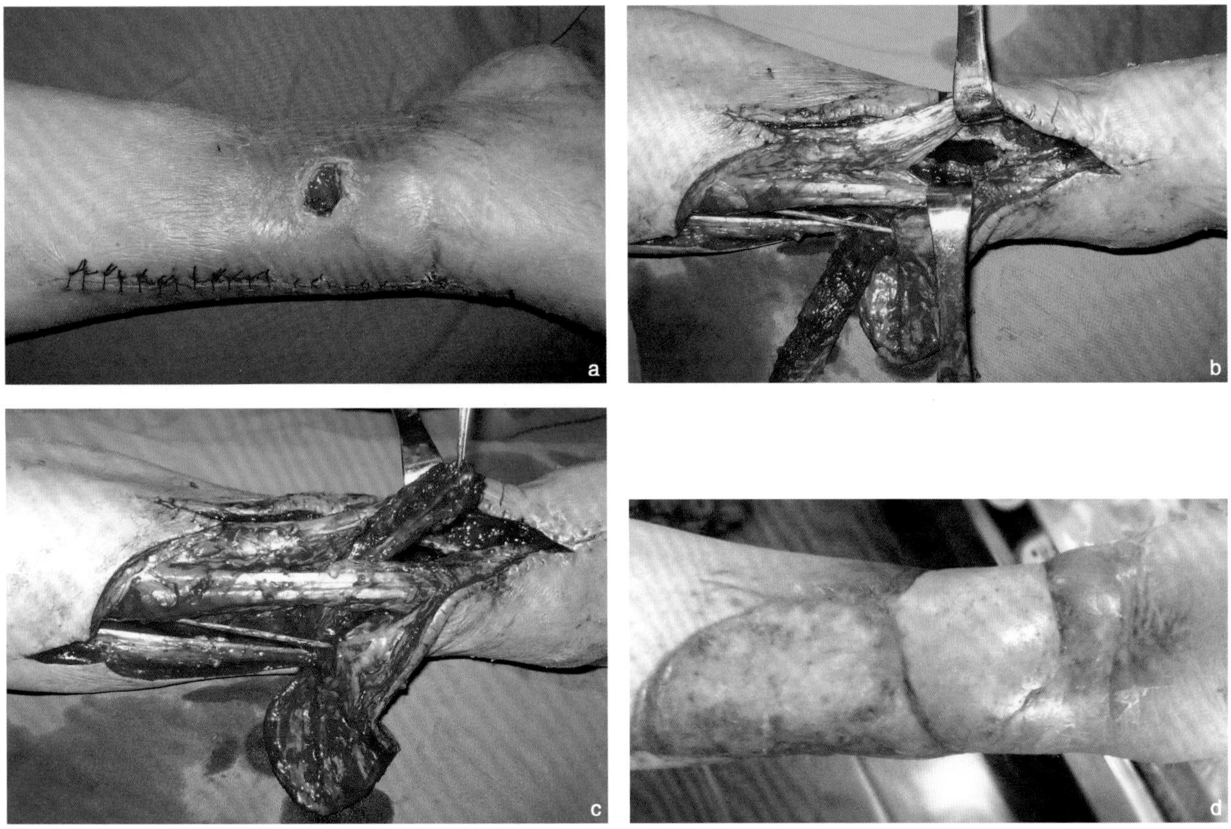

图 26.10 **腓骨短肌肌瓣联合腓浅神经逆行岛状皮瓣修复右胫骨远端骨髓炎**

a. 右胫骨远端急性骨髓炎伴窦道形成；b. 腓骨短肌肌瓣及腓浅神经逆行岛状皮瓣切取；c. 肌瓣填塞骨髓炎清创后洞状缺损；d. 腓浅神经逆行岛状皮瓣修复创面

（三）术后处理

1. 术后密切观察皮瓣血运，避免皮瓣受压。

2. 根据创面细菌培养及药物敏感试验结果应用敏感抗生素治疗 5～7 天，骨髓炎病例应用敏感抗生素 10～14 天。

3. 术后 48 小时拔除引流管，7～10 天拆线。

七、膝内侧皮瓣（隐动脉皮瓣）

手术适应证、手术方法及术后处理详见本书第二十五章大腿和膝部创面修复（图 26.11）。

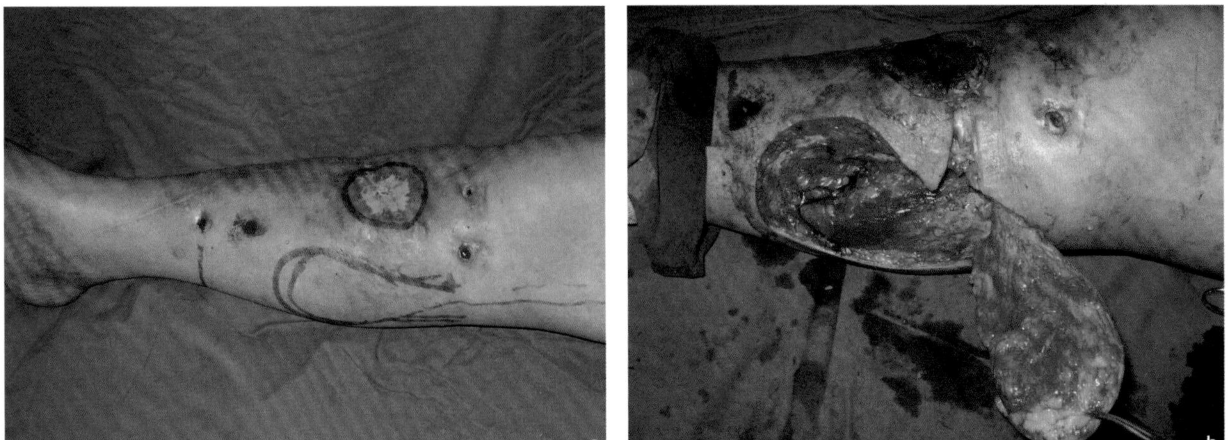

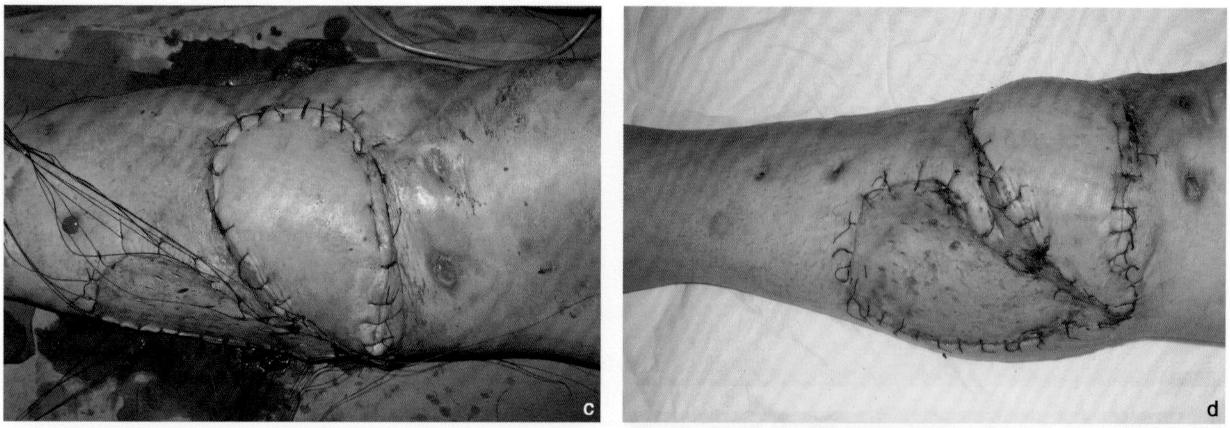

图 26.11　膝内侧皮瓣修复右小腿上段贴骨瘢痕切除术后创面

a. 右小腿外伤后贴骨瘢痕及皮瓣设计；b. 瘢痕切除及皮瓣切取；c. 皮瓣移植修复瘢痕切除后创面，供瓣区植皮；d. 术后皮瓣及植皮存活情况

八、缝匠肌肌皮瓣

手术适应证、手术方法及术后处理详见本书第二十五章大腿和膝部创面修复（图 26.12）。

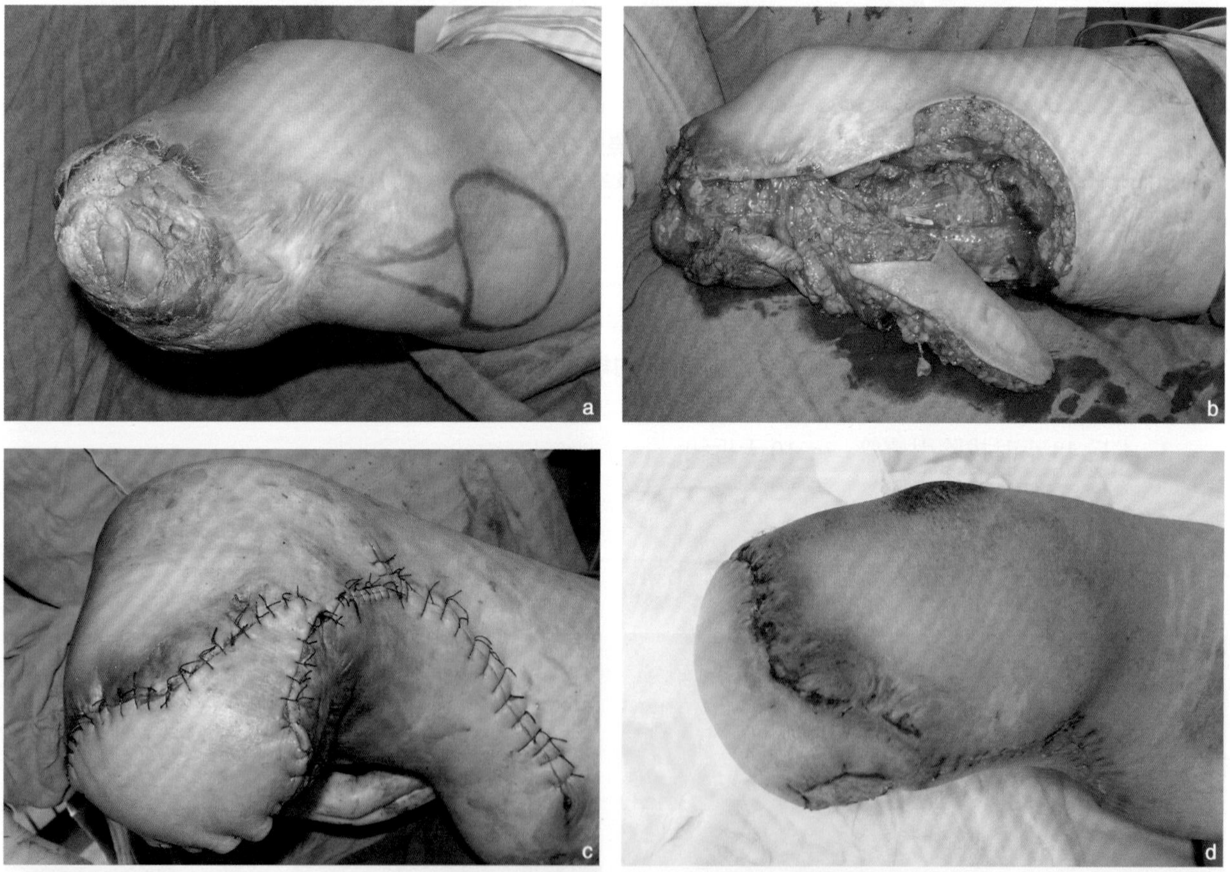

图 26.12　缝匠肌肌皮瓣修复右小腿截肢残端瘢痕切除后创面

a. 右小腿截肢残端瘢痕及肌皮瓣设计；b. 缝匠肌肌皮瓣切取；c. 皮瓣移植修复瘢痕切除后创面，供瓣区拉拢缝合；d. 术后皮瓣存活情况

九、游离皮瓣移植

小腿为下肢常见的受伤部位，小腿严重损伤（尤其高能量损伤）常常造成骨、血管、神经及皮肤软组织

的复合伤，导致骨外露和皮肤软组织坏死，即便有残存的皮肤可以设计局部或带蒂皮瓣，但如拟设计的皮瓣蒂部位于受损区域，局部或带蒂皮瓣术后坏死概率大大增加。因此，小腿外伤后如局部软组织受限，无带蒂皮瓣可供利用以修复受损创面，可以考虑游离皮瓣移植。游离皮瓣供区选择需要根据受区软组织缺损情况（按照部位、大小、是否存在立体的组织缺损、局部感染程度选择皮瓣或肌皮瓣）以及术者对供区解剖熟悉程度来决定。常用的供瓣区有：股前外侧皮瓣、背阔肌肌皮瓣等。

手术适应证、手术方法及术后处理详见本书第二十四章、二十五章内容（图 26.13）。

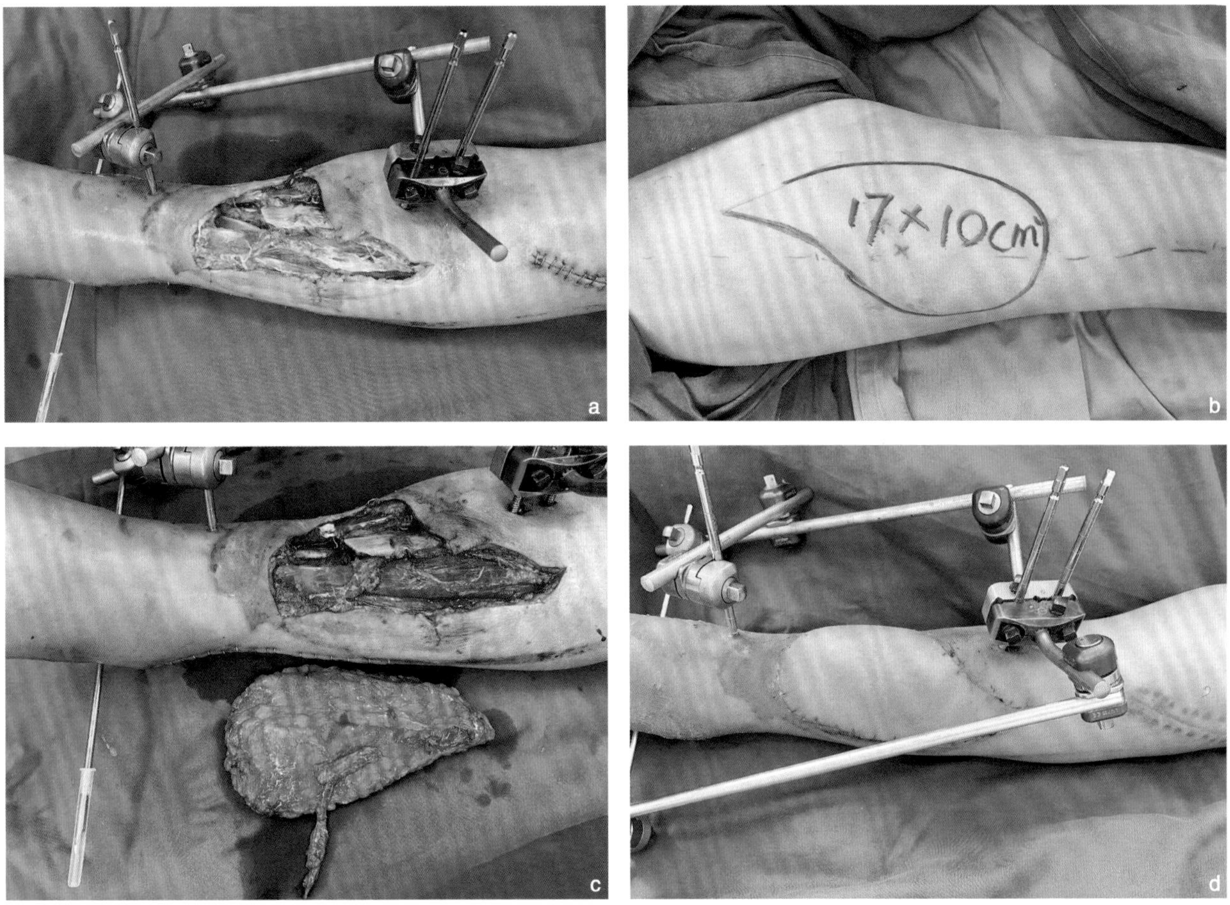

图 26.13　**游离股前外侧皮瓣修复左小腿外伤后软组织缺损创面**

a. 左小腿外伤后软组织缺损、胫骨外露；b. 股前外侧皮瓣设计；c. 股前外侧皮瓣切取；d. 皮瓣存活情况

（胡骁骅　沈余明）

第二十七章　足部和踝部创面

踝部上界为伸肌上支持韧带下缘，踝部下界为内外踝下缘的连线，余为足部。具体可分为踝区、足背区、足底区和趾区。

踝部和足部是外伤常见部位，此区域组织结构紧凑，皮下组织少，外伤后极易造成深部肌腱、神经、血管甚至骨外露或感染、坏死。外伤术后如继发出血，皮肤张力增大，造成伤口愈合不良或继发性皮肤坏死，同样会造成深部重要组织外露或感染、坏死。

踝、足部创面的修复应根据受区创面性质及功能要求来选择合适的修复方法。无深部重要组织外露的单纯创面可采用皮片移植进行修复；伴深部重要组织外露、创面位于负重部位（如足跟、第一和第五跖骨头的足底区域）及需要二期进行骨修复重建，此类创面均需应用皮瓣修复。

踝、跟骨骨髓炎伴皮肤缺损创面可采用腓骨短肌肌瓣 + 小腿逆行岛状皮瓣修复。足底部皮肤，尤其是足跟垫有其独特的解剖性能，一旦缺损，应用类似组织修复才能取得良好效果。位于足底非负重区足跟部皮肤具有与负重区类似的结构，是修复足跟创面的理想供区。单纯足跟部软组织缺损，首选足底内侧皮瓣。若同时伴有骨缺损，则选用肌皮瓣较合适，其中肌肉部分填塞死腔，皮肤部分覆盖创面。对于足跟后侧有耐磨需要的创面，可采用足外侧皮瓣。对于足背非负重区皮肤缺损，首选小腿皮神经营养血管逆行岛状皮瓣，包括腓肠神经营养血管逆行岛状皮瓣、远端蒂胫后动脉穿支皮瓣、外踝上皮瓣。上述 3 种皮瓣在临床实际应用中各有侧重，为了使皮瓣转移方便，减少蒂部的无效距离，保证皮瓣成活，一般腓肠神经营养血管逆行岛状皮瓣修复足背偏外侧部位，远端蒂胫后动脉穿支皮瓣修复足背偏内侧部位，外踝上皮瓣修复足背中心部位。足远端创面修复仍是临床难点，对于足背较大的中远端创面，可选用改良外踝上皮瓣，将旋转点下移至外踝或外踝下，转移后能修复足背中远端创面，或者选用带足背动脉的逆行岛状皮瓣。对于较小的足远端创面首选以足背动脉 - 跗外侧动脉为蒂的跗外侧动脉岛状皮瓣，该皮瓣由于供区在足外侧，克服了踝前皮瓣的不足，能修复足远端创面，但不足之处是修复范围较小，且解剖复杂。需要注意的是选用带足背动脉的（小腿或跗外侧）皮瓣，术前需要确保足底动脉存在。

小腿、足踝受损严重，局部软组织受限，无带蒂皮瓣可供利用以修复受损创面，或创面位于足背远端、趾区，带蒂皮瓣无法修复时，可以考虑游离皮瓣移植。游离皮瓣供区选择原则是以供区最小的代价使受区得到最大的功能及外观修复。具体选择需要考虑：受区软组织修复需要、皮瓣切取后供区功能及外观损害程度，以及术者对供区解剖熟悉程度等因素。常用的游离皮瓣供区有：股前外侧皮瓣、腓肠内侧动脉穿支皮瓣等。

一、胫后动脉穿支皮瓣

（一）手术适应证

踝、足偏内侧软组织缺损，深部重要组织外露创面。

（二）手术方法

见第二十六章小腿创面修复（图 27.1、图 27.2）。

（三）术后处理

1. 术后密切观察皮瓣血运，避免皮瓣受压。

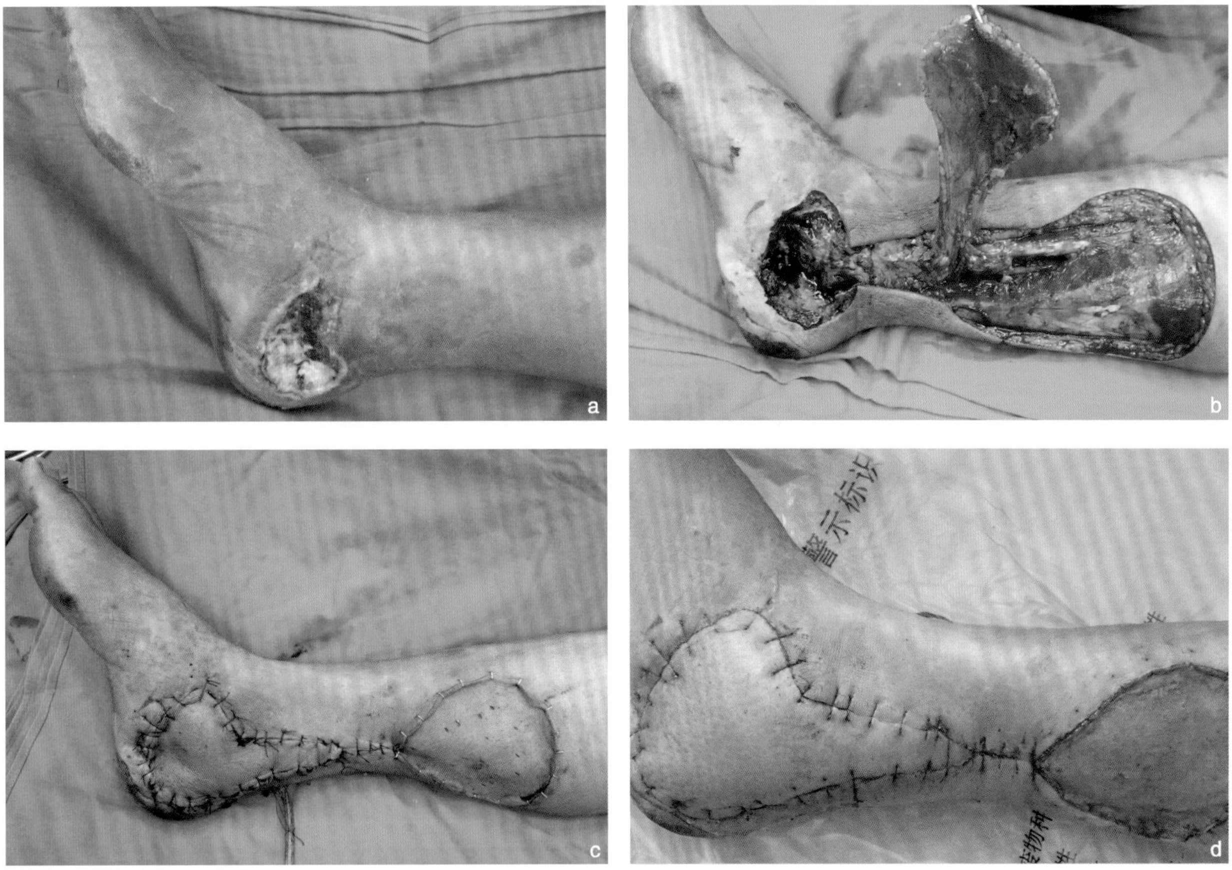

图 27.1　**胫后动脉穿支皮瓣修复足踝内侧创面**

a. 跟骨骨折后创面；b. 创面清创及皮瓣切取；c. 皮瓣移植至创面，供瓣区植皮；d. 术后 2 周供、受区情况

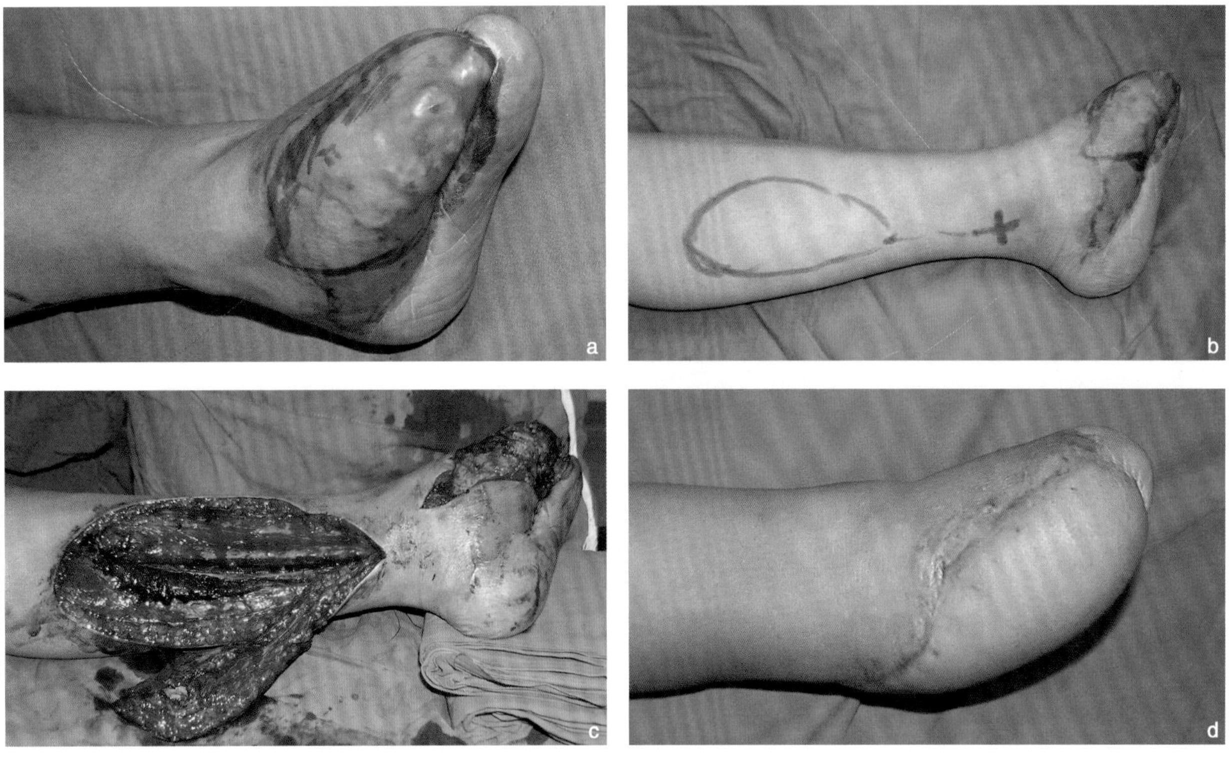

图 27.2　**胫后动脉穿支皮瓣修复足残端内侧贴骨瘢痕**

a. 左足截肢残端贴骨瘢痕；b. 皮瓣设计；c. 皮瓣切取；d. 受区术后随访情况

2. 根据创面细菌培养及药物敏感试验结果应用敏感抗生素治疗 5～7 天，骨髓炎病例应用敏感抗生素 10～14 天。

3. 术后 48 小时拔除引流管，7～10 天拆线。

二、腓浅神经营养血管筋膜皮瓣

（一）手术适应证

足背中心部位软组织缺损创面、深部重要组织外露，改良外踝上皮瓣可修复足背中远端创面。

（二）手术方法

见第二十六章小腿创面修复（图 27.3）。

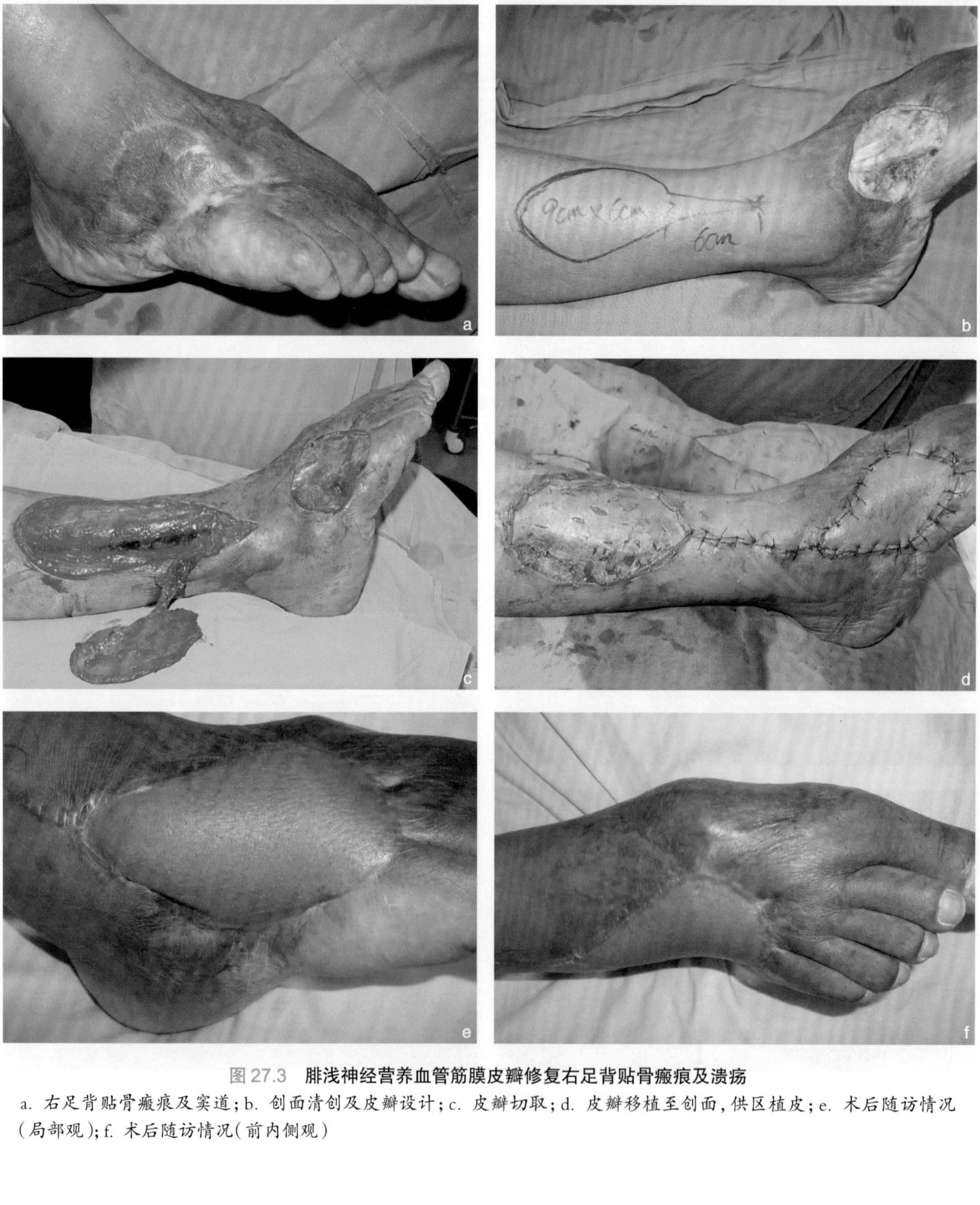

图 27.3　腓浅神经营养血管筋膜皮瓣修复右足背贴骨瘢痕及溃疡

a. 右足背贴骨瘢痕及窦道；b. 创面清创及皮瓣设计；c. 皮瓣切取；d. 皮瓣移植至创面，供区植皮；e. 术后随访情况（局部观）；f. 术后随访情况（前内侧观）

（三）术后处理

同胫后动脉穿支皮瓣部分。

三、腓肠神经营养血管筋膜皮瓣

（一）手术适应证

足背偏外侧部位软组织缺损、深部重要组织外露创面。

（二）手术方法

见第二十六章小腿创面修复部分（图 27.4、图 27.5）。

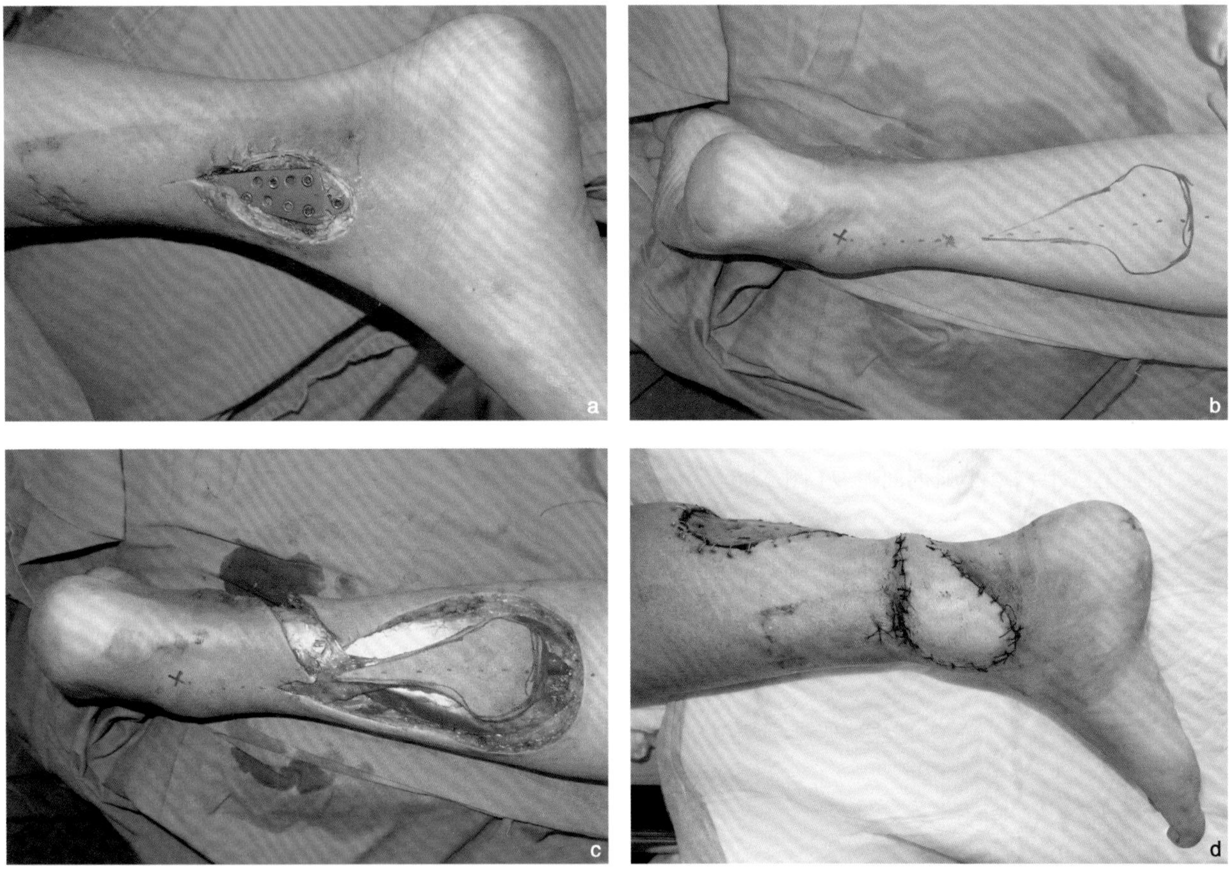

图 27.4　**腓肠神经营养血管筋膜皮瓣修复右内踝内固定外露创面**

a. 右内踝清创后内固定外露；b. 皮瓣设计；c. 皮瓣切取；d. 皮瓣移植至创面，供区植皮

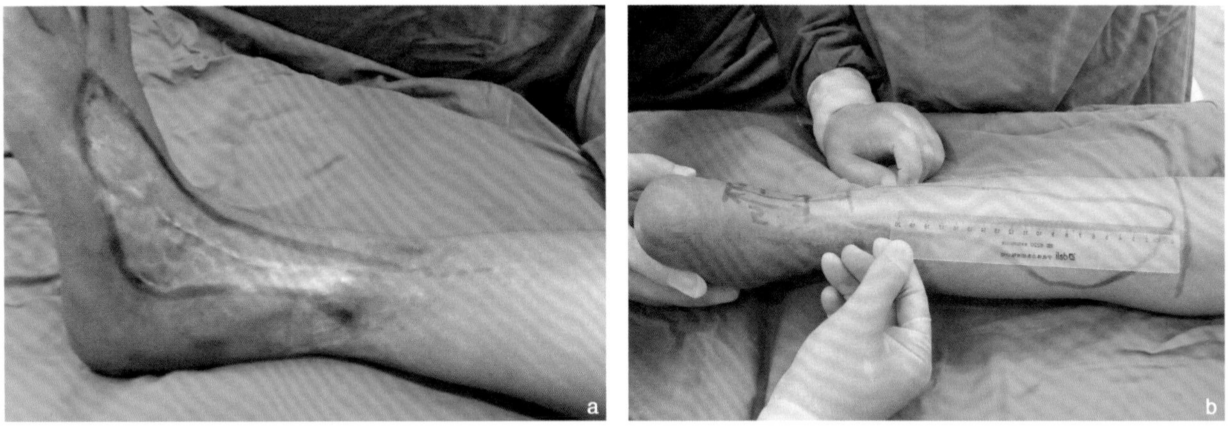

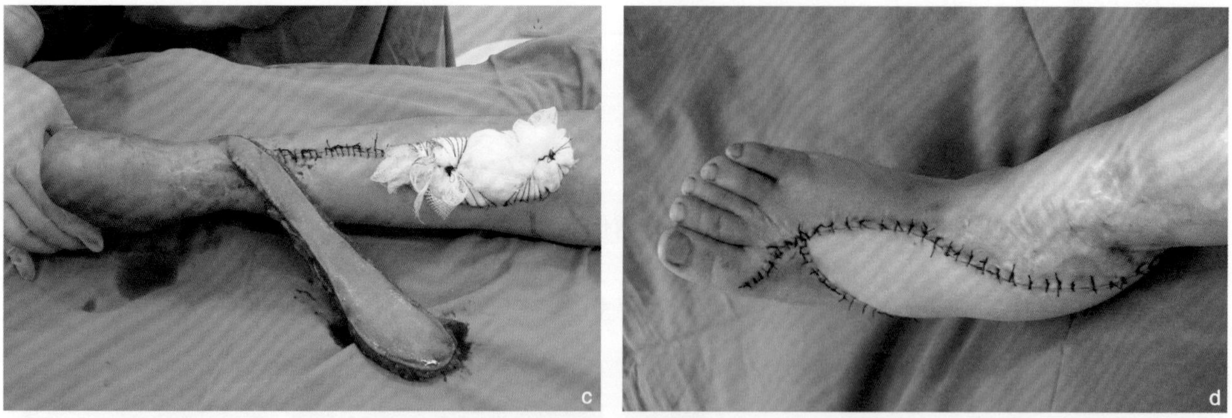

图 27.5 腓肠神经营养血管筋膜皮瓣修复右足背贴骨瘢痕
a. 右足背贴骨瘢痕；b. 皮瓣设计；c. 皮瓣切取，供区缝合及植皮；d. 皮瓣移植至创面

（三）术后处理

同胫后动脉穿支皮瓣部分。

四、腓骨短肌肌瓣联合小腿逆行岛状皮瓣移植术

（一）手术适应证

用于修复踝、跟骨骨髓炎伴软组织缺损创面。

（二）手术方法

详见第二十六章小腿创面修复（图 27.6）。

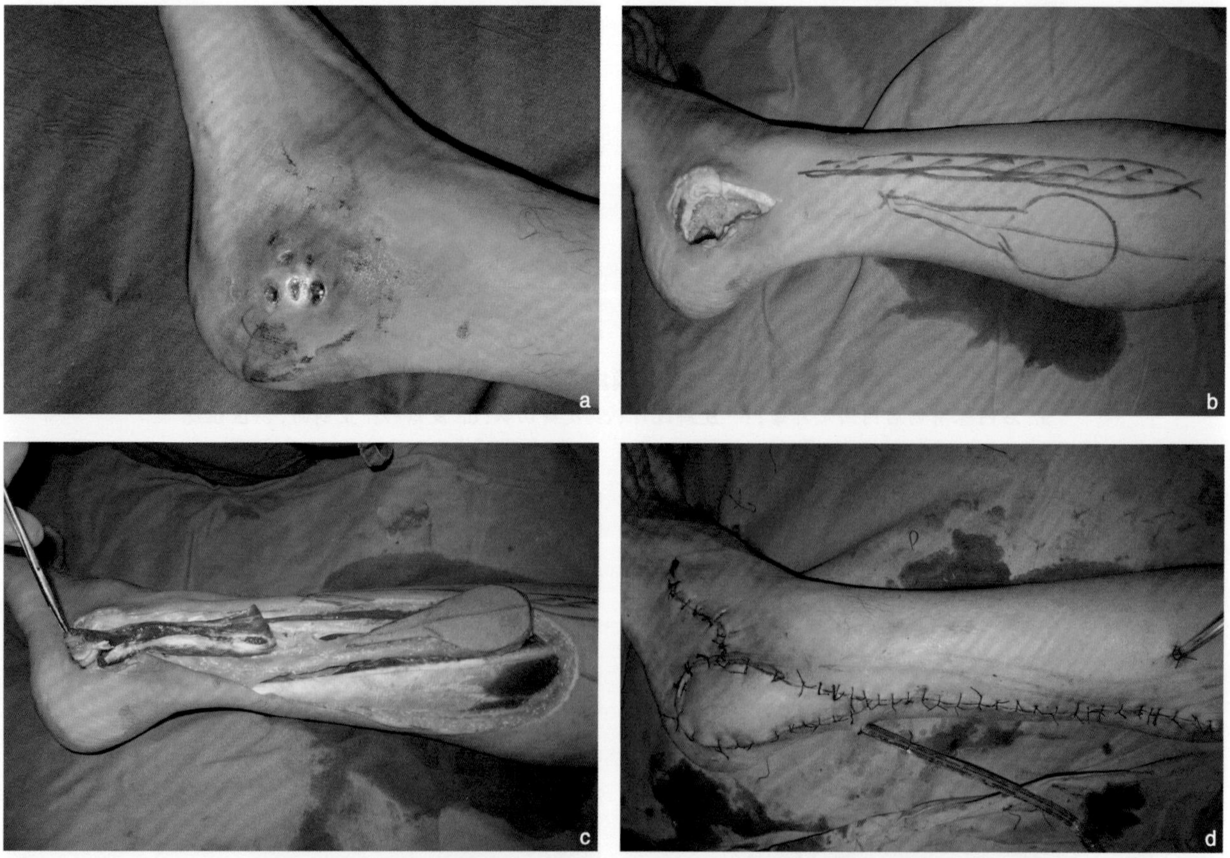

图 27.6 腓骨短肌肌瓣联合腓肠神经营养血管逆行岛状皮瓣修复左足跟骨骨髓炎创面
a. 左足跟骨骨髓炎创面；b. 创面清创及皮瓣设计；c. 腓骨短肌肌瓣填塞洞状跟骨缺损；d. 皮瓣移植至创面，供区拉拢缝合

（三）术后处理

同胫后动脉穿支皮瓣部分。

五、足背动脉皮瓣

足背动脉皮瓣是以足背动脉主干为蒂的皮瓣，1978 年，McCraw 和 Furlow 报道了足背动脉轴型皮瓣的解剖、皮瓣切取方法以及临床应用。同年，Morrison 和 O'Brien 报道了应用游离足背动脉皮瓣重建虎口皮肤缺损及感觉丧失。

足背动脉皮瓣皮肤质地好，皮瓣薄，动脉血管较为恒定，皮瓣包含大、小隐静脉，血运丰富，血管蒂长，切取方便，另外皮瓣内还含有腓浅神经分支，有良好的感觉功能。该皮瓣主要缺点是供区只剩下骨膜和腱外膜，游离植皮成活率低，留有瘢痕，且不耐磨。

（一）手术适应证

1. 以足背动脉为蒂的足背皮瓣，局部转移可修复足跟及踝部创面。若皮瓣血管蒂向近侧延至胫前动脉，则明显增加皮瓣旋转弧，可覆盖小腿上部创面。如行逆行岛状皮瓣则能修复足远端创面。

2. 游离移植可修复拇指、虎口、腕掌侧或背侧、颜面部软组织缺损。

3. 术前需检查足背动脉存在，如行逆行岛状皮瓣修复足远端创面则需确保足底动脉无损伤且足背动脉足底深支存在。

（二）手术方法

1. 皮瓣设计　术前用多普勒超声检查足背动脉存在及走行并用记号笔标记。足背皮瓣切取范围：近端可达伸肌支持带，远端可接近趾蹼缘，两侧至第一及第五跖骨内、外侧缘。根据受区创面情况画出皮瓣范围及皮瓣旋轴的位置。

2. 手术步骤　以顺行足背动脉皮瓣切取为例。先作皮瓣近侧切口，切开皮肤及皮下组织，在踇长伸肌与趾长伸肌间显露足背动脉。辨清足背动脉走行后，作皮瓣内侧切口，在深筋膜下向外侧作锐性分离，越过踇长伸肌腱后，应紧贴骨膜外解剖，必须使足背动脉及其皮下组织相连。有时足背动脉位于踇长伸肌深面偏内侧，这时需切开该肌腱周组织，将肌腱拉向内侧，即能显露足背动脉。小心将血管从足背面游离，并向远侧解剖，如第一跖骨背动脉位置较浅，应将其一起包括在皮瓣内。如位置较深，则不必将其包括在皮瓣内。最后作皮瓣外侧切口，同样在深筋膜下解剖。在皮下组织中分离出腓浅神经，注意保护。皮瓣切取后局部转移修复受区创面，供区创面用中厚皮片覆盖。

逆行转移时以足背动脉足底深支或第一跖背动脉为血管蒂（图 27.7）。

（三）术后处理

同胫后动脉穿支皮瓣部分。

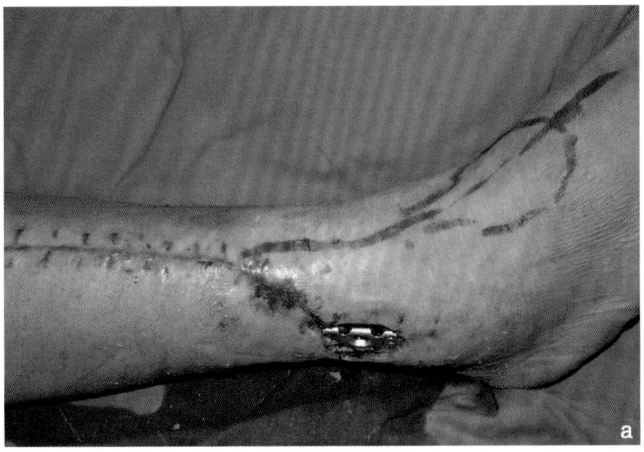
a

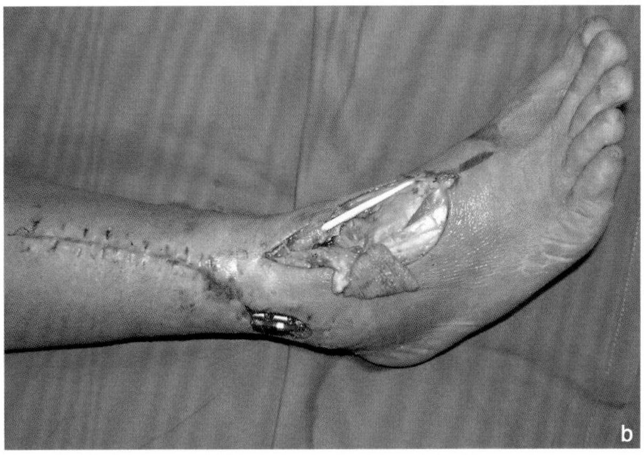
b

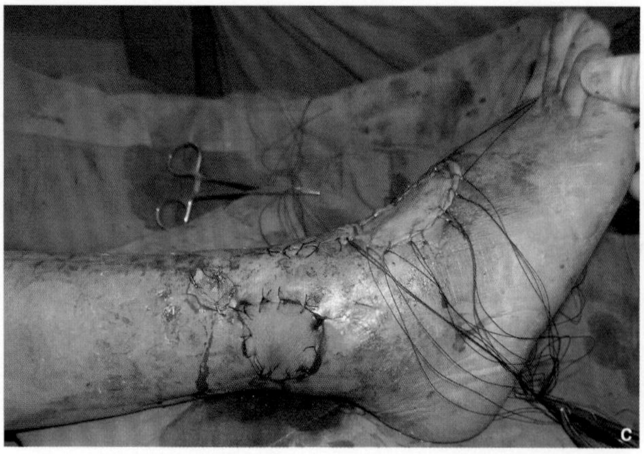

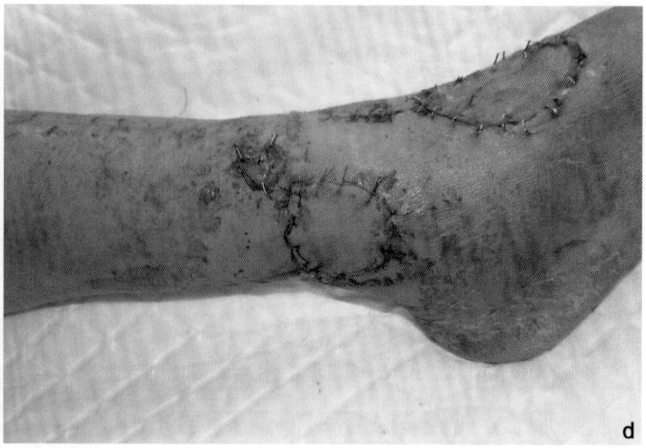

图 27.7 足背动脉皮瓣修复右外踝内固定外露创面

a. 右外踝创面及皮瓣设计；b. 皮瓣切取；c. 皮瓣移植至创面，供区植皮；d. 术后皮瓣及植皮存活情况

六、跗外侧动脉为蒂的足背外侧皮瓣

以跗外侧动脉为蒂的足背外侧皮瓣位于足背外侧面，皮瓣质地好，皮肤薄而柔软，不臃肿，具有弹性且耐磨，色泽与受区接近，修复后外形美观。皮瓣血供恒定，如携带足背动脉则血管蒂长，旋转灵活，是修复足跟或外踝部、足背或足底远侧部创面的理想供区。逆行移植可用于修复前足的皮肤缺损。游离移植可修复虎口的软组织缺损。

跗外侧动脉于内、外踝的最高点连线（踝间连线）下约 2.6cm 处起于足背动脉外侧，发出后斜经舟骨外缘，穿趾短伸肌深面，紧贴骰骨背侧面行至第五跖骨底附近，分出前行支和后行支两终支。后行支向后行，穿腓骨长、短肌腱深面与跟外侧动脉相吻合，前行支前行与弓状动脉相吻合。踝间连线下 2.6cm 处足背动脉搏动点至第五跖骨底连线相当于跗外侧血管的体表投影。跗外侧动脉在走行中发出肌支至踇短伸肌、趾短伸肌、骨膜支，还发出直接皮动脉（跗外侧动脉体表投影上距足背动脉 1.2cm）和肌皮动脉穿支（跗外侧动脉体表投影上距足背动脉 2.7cm）。直接皮动脉进入深筋膜，并浅出至皮下。肌皮动脉穿支垂直穿过趾短伸肌达深筋膜，并浅出至皮下。以足背动脉为蒂，可设计跗外侧逆行岛状皮瓣修复前足；以跗外侧血管终末前行支为蒂，可设计跗外侧血管前行支为蒂的逆行皮瓣；以跗外侧血管终末后行支为蒂，可设计跗外侧血管后行支为蒂的逆行皮瓣。皮瓣回流静脉为 2 条伴行静脉，支配神经为足背外侧皮神经。

（一）手术适应证

用于修复虎口（游离移植）、前足（以足背动脉为蒂移植）、足跟或外踝部（以跗外侧血管终末后行支为蒂）、足背或足底远侧部（以跗外侧血管终末前行支为蒂）创面。

（二）手术方法

1. 皮瓣设计 以跗外侧血管体表投影线作为皮瓣纵轴，以直接皮动脉发出点为皮瓣中心，可根据需要设计不同血管蒂的足背外侧逆行皮瓣：以足背动脉为蒂，旋转点位于内、外踝最低点连线足背动脉搏动点；以跗外侧血管终末后行支为蒂，旋转点位于第五跖骨底后方 2cm；以跗外侧血管终末前行支为蒂，旋转点位于第五跖骨底前方 2cm。切取范围：内侧界为趾长伸肌腱内侧缘，外侧界为第四、五跖间隙向后沿线，前界为跗跖关节，后界为内、外踝连线前 1cm，面积一般约为 4.0cm × 6.0cm。

2. 皮瓣切取 ①修复前足：以足背动脉为蒂设计逆行岛状皮瓣，于足背外侧区以跗外侧动脉皮支穿出点为中心点，设计长宽较创面大 0.5cm 左右的皮瓣。沿足背动脉走行作弧形切口，游离足背动脉至跗外侧动脉起点，继续向趾短伸肌深面游离跗外侧动脉，根据其走向调整皮瓣位置。切开皮瓣近端及外侧缘至趾短伸肌表面，在趾短伸肌外侧缘寻找跗外侧动脉皮支。如有明显皮支，则切开皮瓣内侧缘及远端，在趾短伸肌浅面游离皮瓣，在其深面解剖其下方的跗外侧动脉主干至足背动脉发出点部位。在皮支发出部位需紧贴骨膜游离解剖，将跗外侧动脉及其皮支连同周围组织一起包含于皮瓣蒂部。在跗外侧动脉发出点上方约 0.3cm 处切断结扎胫前动脉，继续向远端游离足背动脉，使蒂长足够转移，最远不超过足底穿支。如无明显皮支或皮支损伤，则皮瓣需与趾短伸肌一同切取，形成肌皮瓣。供瓣区采用全厚皮片移植修复或中厚皮移植打包加压。②修复足跟及外踝：以跗外侧血管后行支为蒂的逆行皮瓣，需切断前行支；以跗外侧血管终末后支为蒂，以第五跖骨底后方 2cm 为旋转点。手术时可在术中探明吻合支位置、粗细，适当向后移动，适于修复足跟或外踝部皮肤缺损。③修复足背或足底远侧部：以跗外侧血管前行支为蒂的逆行皮瓣，需切断后行支，以跗外侧血管终末前行支为蒂，以第五跖骨底前方 2cm 为旋转点设计的足外侧逆行皮瓣，适于修复足背或足底远侧部的皮肤缺损(图 27.8)。

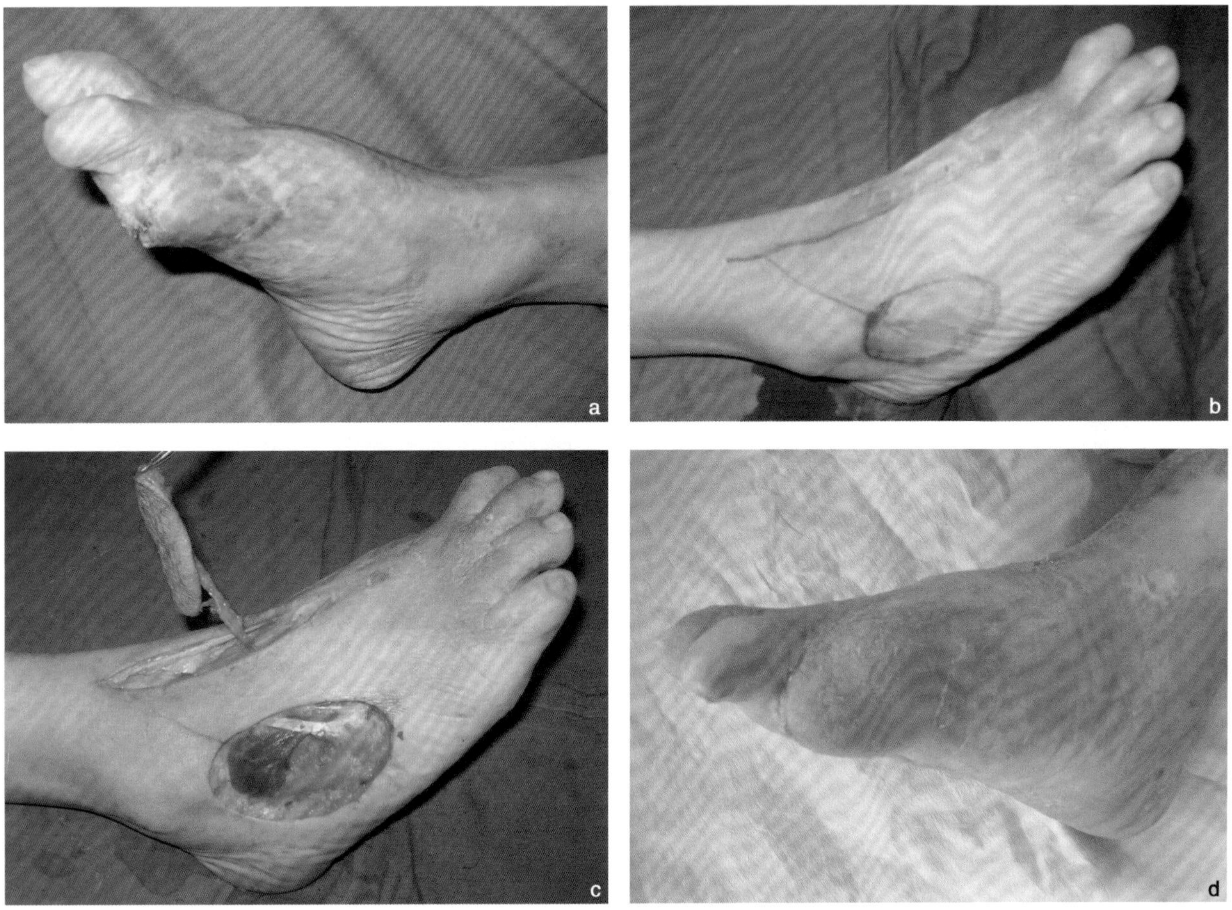

图 27.8　**足背动脉为蒂的跗外侧动脉皮瓣修复右足第一足趾残端背贴骨瘢痕**

a. 右足第一足趾残端背贴骨瘢痕；b. 皮瓣设计；c. 皮瓣切取；d. 术后随访情况

(三)术后处理

同胫后动脉穿支皮瓣部分。

七、跟外侧皮瓣

跟外侧皮瓣是以跟外侧动、静脉，小隐静脉，腓肠神经为蒂的皮瓣。皮瓣位于足跟外侧面，位置隐蔽，质地致密，有良好的血运及感觉。顺行切取可修复足跟、足底、外踝皮肤缺损；逆行移植可修复前足皮肤缺损；游离移植可修复手掌、虎口创面以及手部腕骨或掌骨缺损。

跟外侧动脉是腓动脉终末支与胫后动脉分支在外踝上方汇合而成的。在外踝平面，血管位于跟腱前方 5～8mm，绕过外踝后弧形向下至外踝下 3cm 处，水平向前，终末支达第五跖骨底或第五趾根部，并与外踝前动脉、腓动脉穿支降支、跗外侧动脉在皮瓣内存在丰富的吻合。皮瓣的静脉有跟外侧静脉和小隐静脉。腓肠神经从小腿后面转至足背后移行为足背外侧皮神经，在外踝下方分为内、外两个终末支，外侧支分布于足背外侧缘皮肤，是皮瓣的神经主干，内侧支分布于第四、五趾范围及相应的足背皮肤。

(一)手术适应证

顺行切取可修复足跟、足底、外踝皮肤缺损；逆行移植可修复前足皮肤缺损；游离移植可修复手掌、虎口创面以及手部腕骨或掌骨缺损。

（二）手术方法

1. 皮瓣设计 术前用多普勒超声血流仪探查跟外侧动脉穿出深筋膜部位及向远侧走行情况，以血管走行作为皮瓣轴线，或以外踝与跟腱中间为轴线，根据所需修复创面用记号笔标记切取皮瓣大小。皮瓣前界可达第五跖骨粗隆，后界可达外踝与跟腱的连线，内界可达足背外侧 1/3，外界至足外侧缘。

2. 皮瓣切取 沿标记线作皮瓣远端和内、外两侧切口，达深筋膜下，紧贴骨膜、小趾展肌和腓骨长短肌支持带，由远至近掀起皮瓣，游离至跟腱与外踝间皮瓣基部时，应保留跟腱表面及外踝表面的皮肤于原位，以免日后形成瘢痕，注意保护跟外侧动脉，并结扎沿途发出的跖底穿支。此时，皮瓣除血管蒂外，已完全游离，再根据受区的需要，向上解剖血管神经至足够长度后切断皮肤，近保留血管蒂部，皮瓣通过皮下隧道或明道转移至受区。供瓣区行游离植皮封闭创面（图 27.9）。

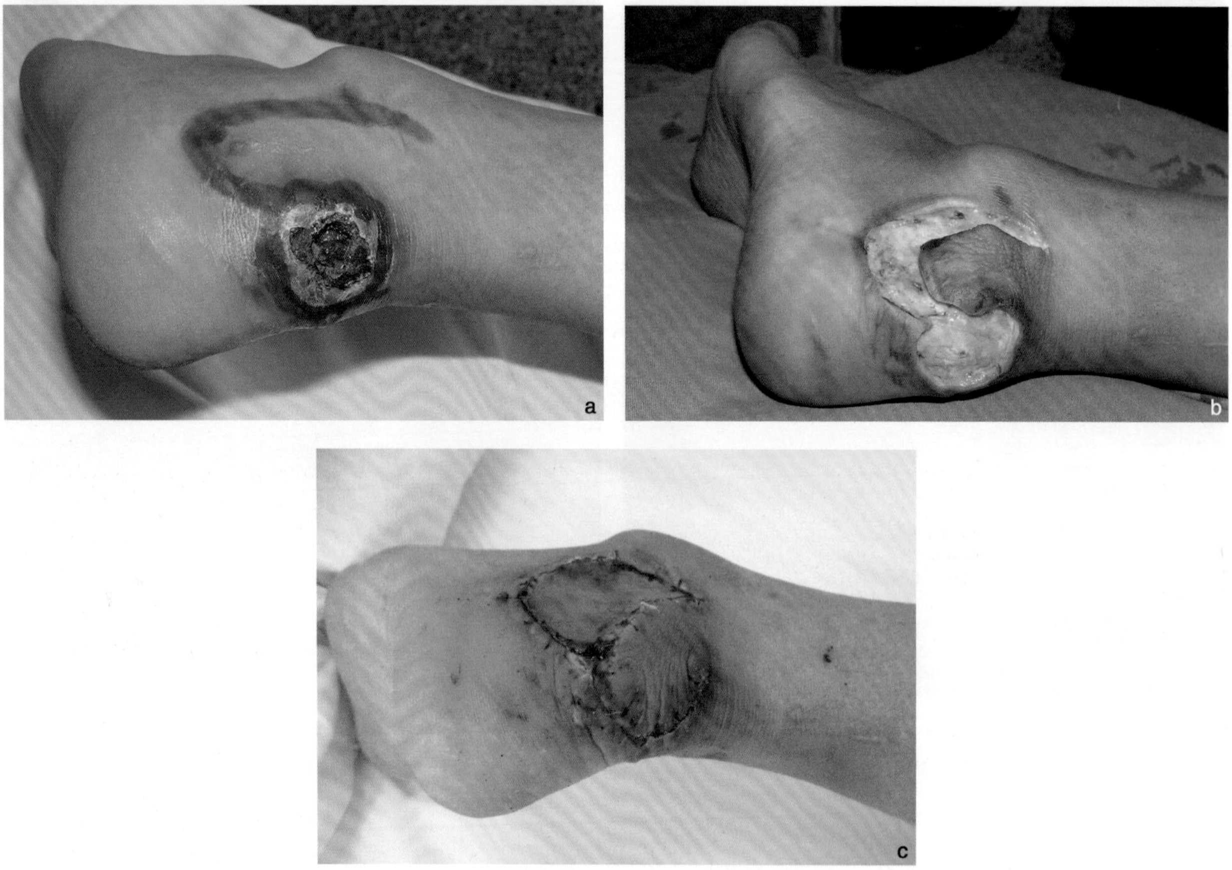

图 27.9 **跟外侧皮瓣修复左足跟创面**

a. 左足跟创面及皮瓣设计；b. 创面清创及皮瓣切取；c. 皮瓣移植至创面，供区植皮

（三）术后处理

同胫后动脉穿支皮瓣部分。

八、足底内侧皮瓣

足底内侧皮瓣是以足底内侧动脉为蒂的皮瓣，皮瓣切取的部位为足底内侧非负重区域，切取后能够为足底负重区域提供厚实、致密、移动性小、感觉良好、抗压耐磨且无毛的皮肤。

1979 年，Shanahan 报道了足底内侧皮瓣的解剖以及分期，用迟延的方法切取有感觉的足底内侧皮瓣修复足底溃疡。1980 年，Reiffel 报道了带皮下筋膜蒂的动脉皮瓣修复足跟溃疡。1981 年，Harrison 报道了足底内侧肌肌皮瓣修复足跟溃疡。1983 年，Morrison 报道了以足底内侧或外侧动脉为蒂的足底内侧皮瓣修复足跟溃疡。1988 年，Amarante 报道了足底内侧逆行岛状皮瓣修复前足内侧创面。2017 年，Mahmoud

比较了足底内侧皮瓣和逆行腓肠动脉皮瓣修复足底和足踝的效果，认为腓肠动脉皮瓣切取时间短，皮瓣血液供应可靠，可根据创面大小选择合适尺寸皮瓣，且皮瓣旋转弧度大，但足底内侧皮瓣具有感觉，患者下地行走时间早，术后并发症少，推荐使用具有感觉的足底内侧皮瓣重建足部和脚踝区域的中等大小缺陷。

（一）手术适应证

多用于修复足底（如足跟部、跖骨头）等负重区域皮肤缺损，如以胫后动脉做血管蒂进行较远距离转移修复小腿上部创面。

（二）手术方法

1. 皮瓣设计　足底内侧皮瓣位于跖骨头后面足底非负重区，以足底内侧动脉为血管蒂，术前以多普勒超声探查足底内侧动脉走行并用记号笔标记。以内踝前缘延续线与足底内侧缘交点为皮瓣的旋转轴点，从该点向第一、二跖骨头间引一条直线，此线为以足底内侧动脉为血管蒂的足底皮瓣的轴心线。在轴心线两侧，跖骨头后面足底非负重区设计皮瓣，从旋转轴点至皮瓣最远端距离应稍大于该点至创面最远端距离，皮瓣大小、形状与创面相似，使皮瓣转移后能无张力地覆盖创面。

2. 皮瓣切取　采用逆行切取方法较为方便。以切取足底内侧动脉为蒂的足底内侧皮瓣修复足跟为例。先在第一跖骨头近侧行皮瓣远侧切口，切开皮肤和跖筋膜，在蹲展肌与趾短屈肌间隙内寻找足底内侧血管，将其结扎切断，以此为向导由远而近在蹲展肌浅面分离皮瓣。需注意保护由深部血管发出，通过肌间隙进入浅层皮肤的血管分支，直至皮支血管与足底内侧动脉干接合部（足底内侧血管起始处）。在皮瓣远端结扎足底内侧血管时，将伴行的足底内侧神经主干留在足底，但至皮瓣的神经分支应包含在皮瓣内，并向近侧进行神经束间分离。将血管向近侧的胫后动、静脉分离以获得足够长度，便于皮瓣移位，皮瓣切取后局部转移修复足跟创面（图 27.10）。

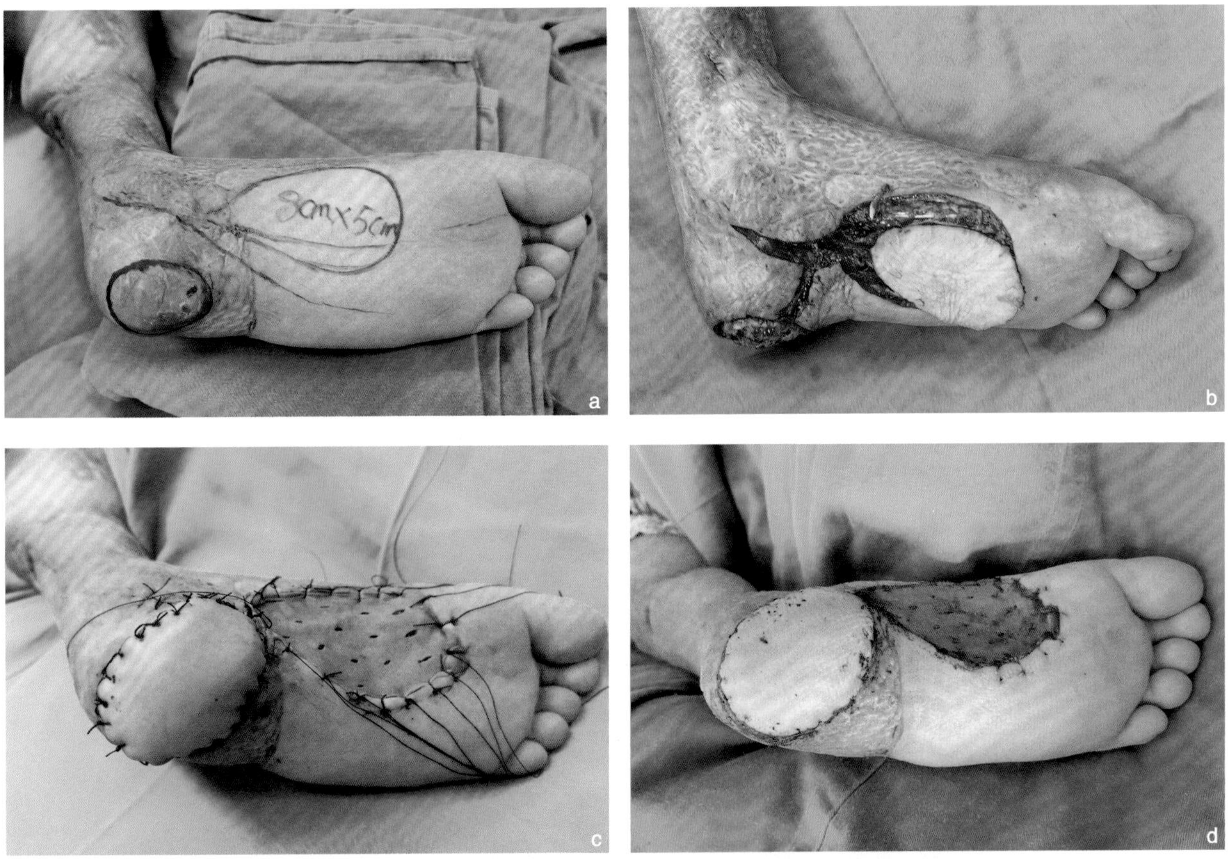

图 27.10　**足底内侧皮瓣修复左足跟贴骨瘢痕及溃疡**

a. 左足跟贴骨瘢痕、溃疡及皮瓣设计；b. 皮瓣切取；c. 皮瓣移植至创面，供区植皮；d. 术后供、受区情况

（三）术后处理

同胫后动脉穿支皮瓣部分。

九、足内侧皮瓣

足内侧皮瓣位于足底内侧与足背内侧之间，为足部非负重区域，皮瓣切取部位隐蔽，质地较好。皮瓣血供具有多源性，足底内侧动脉深支或浅支、内踝前动脉、跗内侧动脉均可为蒂。1990年，Maequelet首先报道用于修复足跟、跟腱、内踝、第一跖骨头等部位的软组织缺损。1992年，张发惠等报道以内踝前血管或跗内侧血管为蒂第一楔骨瓣转位术的应用解剖。1995年，刘方刚等报道了足内侧皮瓣的临床应用。1998年，张发惠等介绍了足内侧逆行皮瓣的解剖及其临床应用。同年，陈茂林等报道足内侧皮瓣血供的应用解剖，提出蹈展肌上缘动脉弓的概念，应用以蹈展肌上缘动脉弓为蒂的皮瓣多向转移修复足部皮肤缺损。

（一）手术适应证

顺行切取可用于修复足跟、跟腱、内踝的皮肤缺损；逆行切取可用于修复趾背、趾底、足背、足底远侧区的皮肤缺损。游离移植可修复手部软组织缺损。

（二）手术方法

1. 皮瓣设计 以舟骨粗隆与第一跖骨头内侧中点连线为皮瓣的轴线，以轴线为中心向两侧各延伸3～5cm切取宽度，近端可至舟骨粗隆后方1～2cm（相当于内踝最突出点的垂线），远端可达第一跖骨头近端，外侧界达蹈长伸肌腱，内侧达足底内侧缘，皮瓣大小为9cm×6cm～10cm×8cm。

2. 皮瓣的切取（根据需要切取以不同血管为蒂的足内侧皮瓣）

（1）足底内侧血管浅支或深支内侧支为蒂的足内侧皮瓣：于内踝后方向皮瓣作弧形切口，切开踝管显露胫后动、静脉，向下解剖出足底内侧血管神经。然后将蹈展肌起点自舟骨粗隆及屈肌支持带上松解，即可见足底内侧血管分为深支及浅支。如以浅支为蒂，则切断深支，再切开皮瓣跖侧缘，从蹈展肌浅面向背侧分离，至该肌前缘后，从骨膜浅面解剖，将浅支包括于皮瓣中，最后切开皮瓣远端及背侧缘，完成皮瓣游离。以深支为蒂时，切断浅支，将蹈展肌牵向外侧，游离深支及内侧支，切断深支的终支，再按前述方法切取皮瓣。逆行皮瓣的设计、切口、显露、切取方法同顺行皮瓣，皮瓣旋转点位于第一跖趾关节内缘的近侧2cm处。

（2）内踝前血管或跗内侧血管为蒂的足内侧皮瓣：自内踝前向足背作纵切口，暴露足背血管神经束及其内侧发出的内踝前动、静脉及跗内侧动、静脉。选择其中一组口径较粗的血管作皮瓣血管蒂。再向皮瓣前缘切开，向外牵开蹈长伸肌腱，必要时可"Z"形切断胫骨前肌腱，贴骨膜浅面将血管蒂游离至皮瓣边缘。然后切开皮瓣周缘，切断足底内侧血管浅支及深支内侧支，按前法完成皮瓣游离（图27.11）。

（三）术后处理

同胫后动脉穿支皮瓣部分。

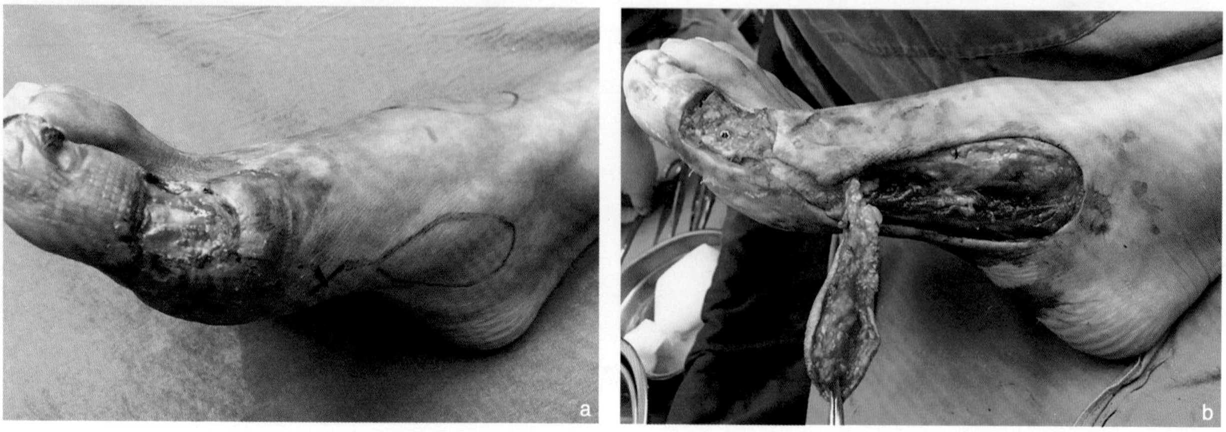

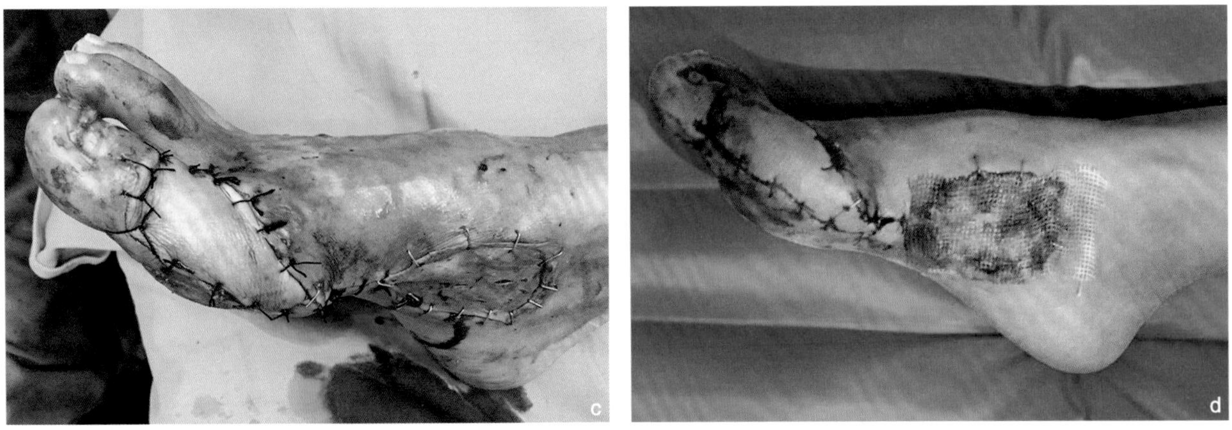

图 27.11　**足内侧皮瓣修复右足第一足趾跖趾关节创面**

a. 右足第一足趾跖趾关节创面及皮瓣设计；b. 创面清创及皮瓣切取；c. 皮瓣移植至创面，供区植皮；d. 术后皮瓣存活情况

十、游离皮瓣

小腿、足踝受损严重，局部软组织受限，无带蒂皮瓣可供利用以修复受损创面，或创面位于足背远端、趾区，带蒂皮瓣无法修复时，可以考虑游离皮瓣移植。游离皮瓣供区有：股前外侧皮瓣、腓肠内侧动脉穿支皮瓣等（图 27.12～图 27.15）。手术操作及术后处理见相关章节。

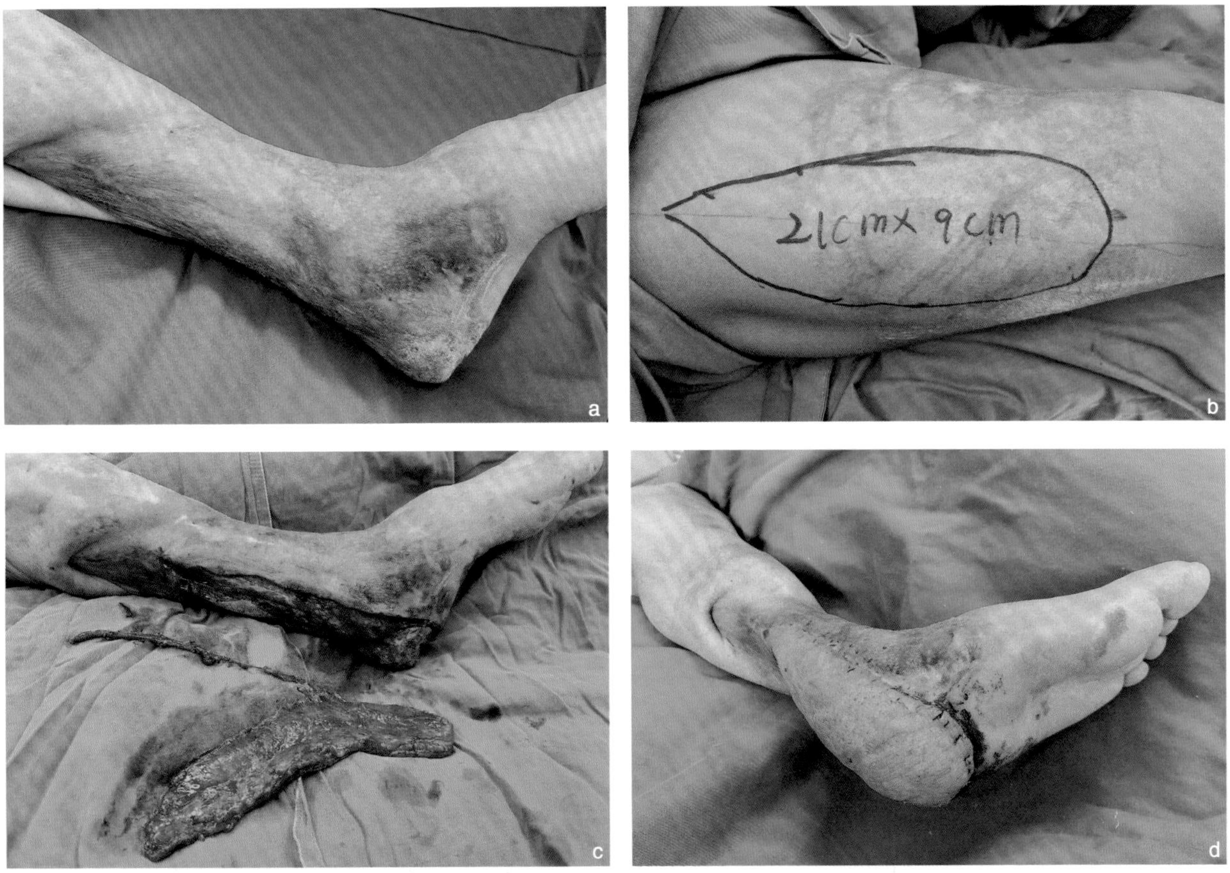

图 27.12　**游离股前外侧皮瓣修复左足跟贴骨瘢痕及溃疡**

a. 左足跟、小腿贴骨瘢痕；b. 股前外侧皮瓣设计；c. 贴骨瘢痕切除及皮瓣切取；d. 皮瓣移植修复左足跟贴骨瘢痕切除后创面

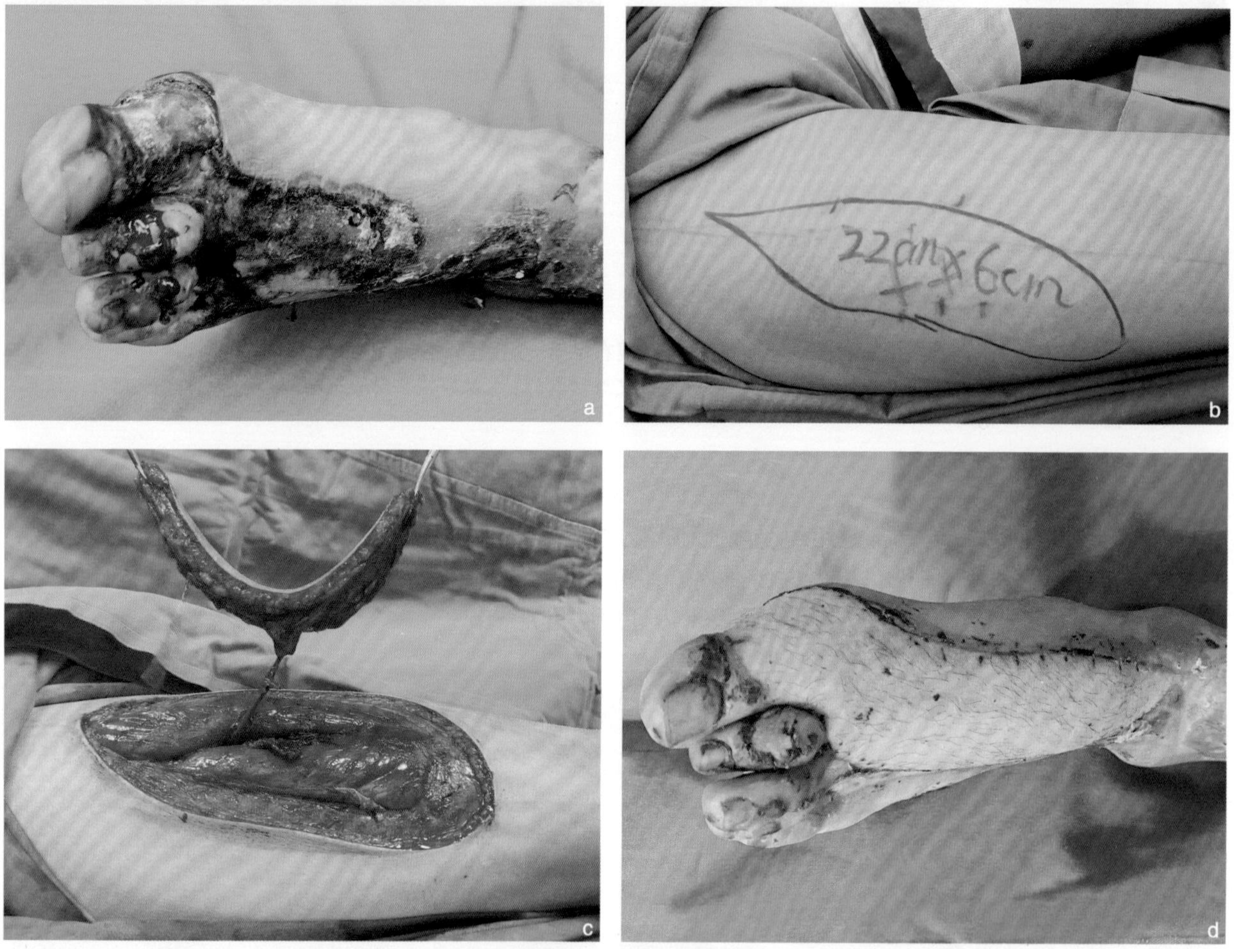

图 27.13 游离股前外侧皮瓣修复左足背深度电烧伤创面

a. 左足背深度电烧伤创面；b. 皮瓣设计；c. 皮瓣切取；d. 术后皮瓣存活情况

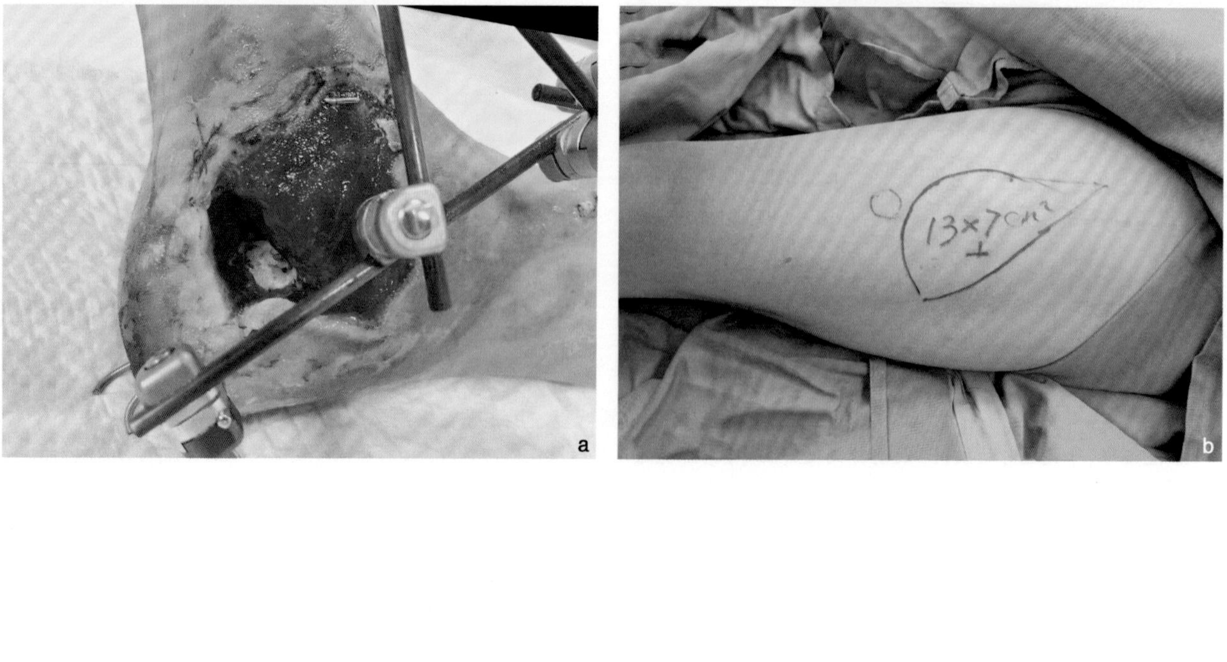

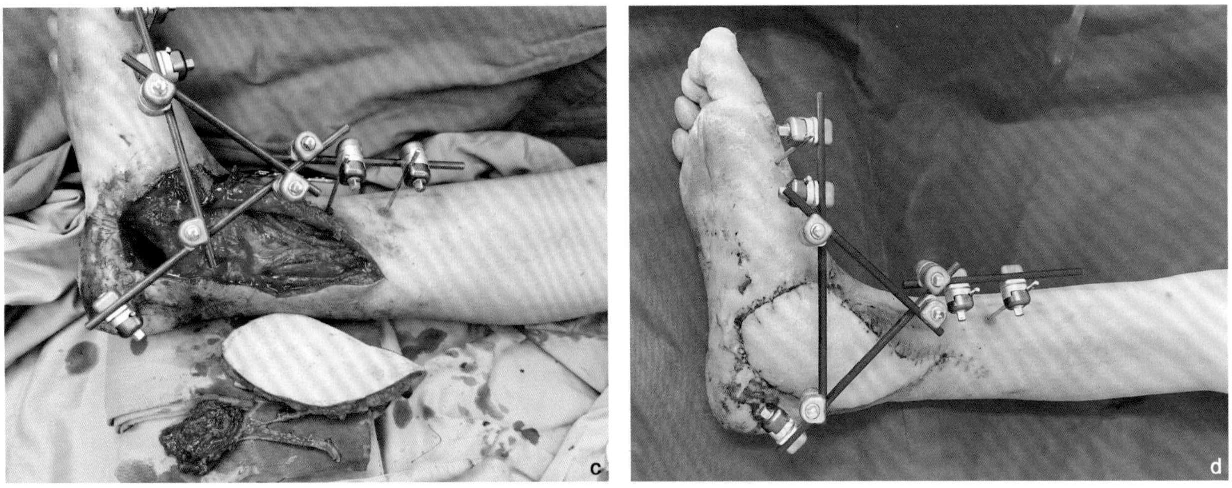

图 27.14　**游离股前外侧嵌合肌皮瓣修复右跟内侧洞状缺损创面**

a. 右跟内侧洞状缺损创面；b. 皮瓣设计；c. 嵌合肌皮瓣切取；d. 肌瓣填塞洞状缺损，皮瓣修复创面

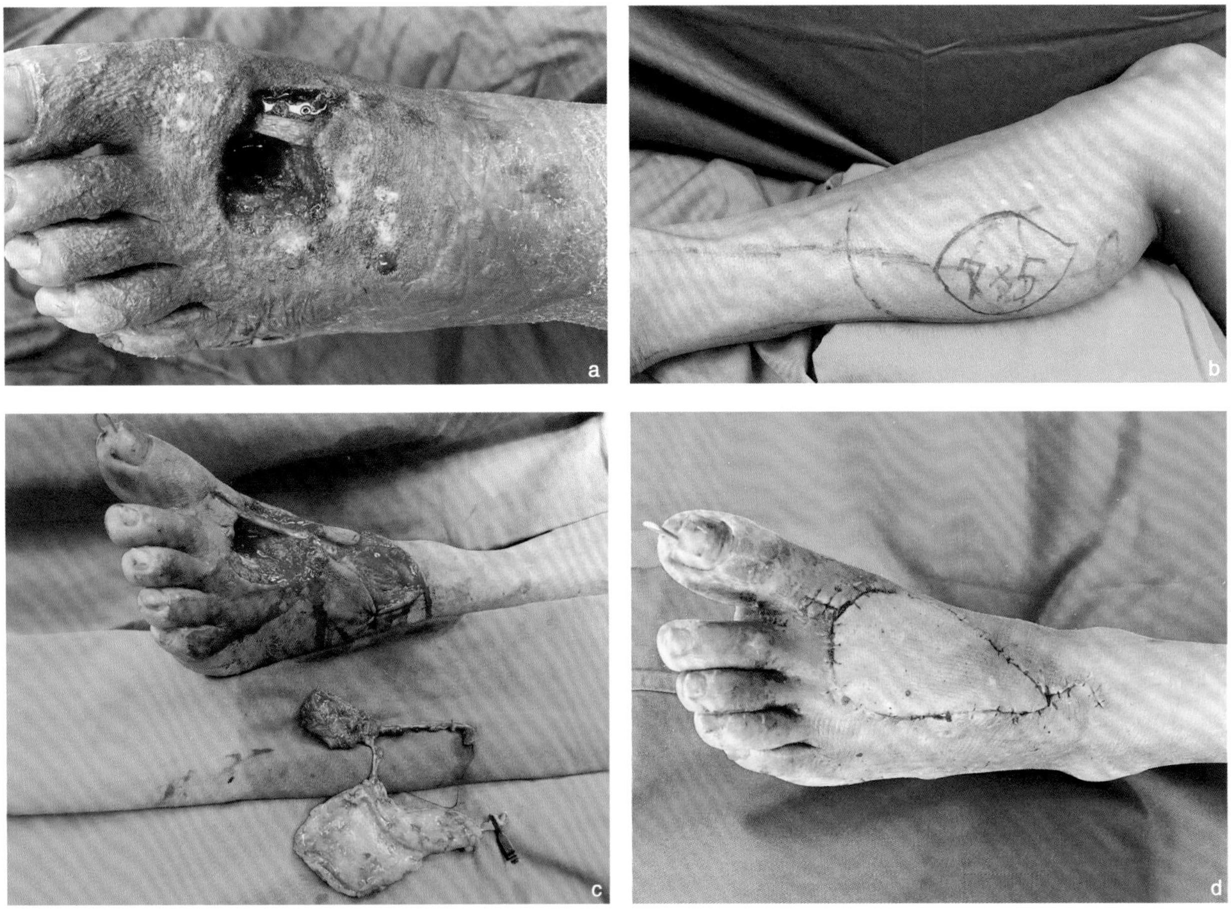

图 27.15　**游离腓肠内侧动脉嵌合肌皮瓣修复左足背洞状缺损创面**

a. 左足背洞状缺损创面；b. 皮瓣设计；c. 嵌合肌皮瓣切取；d. 肌瓣填塞洞状缺损，皮瓣修复创面

（胡骁骅　沈余明）

第三篇　常用的游离皮瓣和肌瓣的切取技术

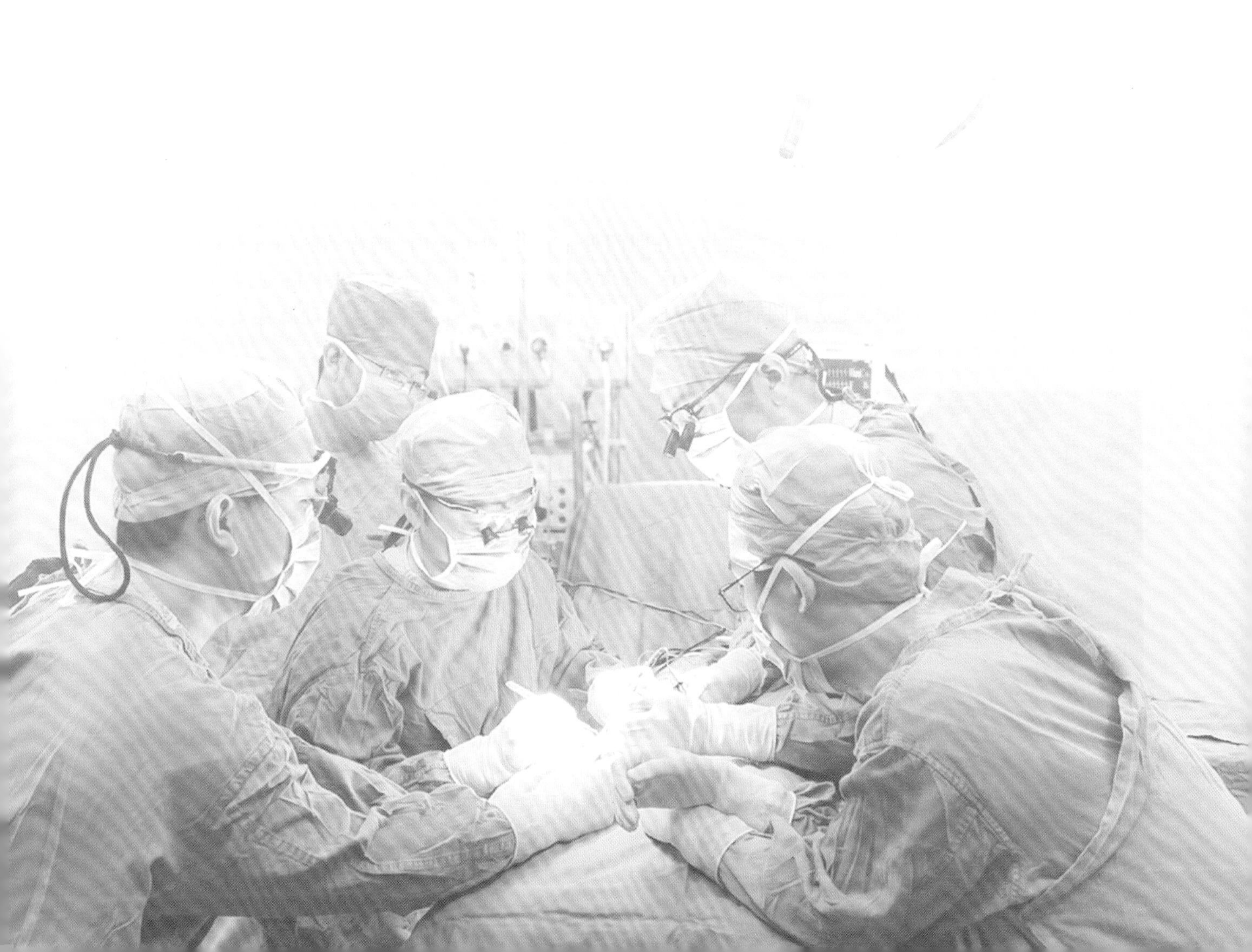

第二十八章　背阔肌肌皮瓣

1906 年，Tansini 首次应用背阔肌再造乳房，并对该肌肉的血供来源进行了描述。但之后该术式并未得到推广。直到 20 世纪 70 年代，背阔肌在重建领域的重要作用再次受到关注。1976 年，Olivari 利用背阔肌肌皮瓣修复巨大的胸壁放射性溃疡。此后，多篇文献相继报道了背阔肌移位重建乳房和修复头颈部创面等。1978 年，Maxwell 报道了将背阔肌作为游离肌皮瓣进行应用。此后，背阔肌肌皮瓣逐渐开始广泛用于修复重建领域。

背阔肌是全身最大扁肌，位于背部的下半部和胸部的后外侧，以腱膜起自下 6 个胸椎的棘突、全部腰椎的棘突、骶正中嵴和髂嵴后 1/3 等处，肌纤维向上外行，经肱骨内侧至其前方，止于肱骨小结节嵴，主要作用为内收、内旋肩关节。背阔肌由胸背神经支配，该神经自臂丛神经后束发出。

背阔肌有两套供血系统，分别为胸背动脉和肋间后血管（图 28.1）。背阔肌外侧 2/3 由胸背动脉供血，内侧 1/3 和下半部由肋间后动脉营养。背阔肌主要的血供来自胸背动脉，胸背动脉起始部直径 1～3mm，血管长度 6～12cm，血管蒂为一动一静，并与胸背神经伴行。腋动脉发出肩胛下动脉后，距离肩胛下动脉起点 3～4cm 处，先发出旋肩胛动脉。此后，肩胛下动脉的主干则延续为胸背动脉。胸背动脉向下经过大圆肌表面，沿背阔肌前缘深面和前锯肌之间向下、向内侧走行，沿途发出前锯肌血管分支。胸背动脉距肩胛下角 0～4cm 和背阔肌外缘内侧 2～3cm 处进入背阔肌。入肌点距离背阔肌止点处约 10cm，入肌后，胸背动脉分为水平支和降支，水平支平行于背阔肌上缘 3.5cm 处走行，降支平行于背阔肌外缘内 2～3cm 处走行，沿途发出肌支和皮支。第 9、10 和 11 肋间后血管是营养背阔肌内侧部最大的 3 支肋间后血管，这些肋间后血管距离正中线 5cm 处入肌。肋间后血管也是背阔肌作为逆行肌皮瓣的主要血供来源。

背阔肌的皮肤穿支主要来源于胸背动脉。在肌门处半径 8～10cm 内，胸背动脉的水平支和降支发出 4～7 个皮支。皮肤穿支的直径为 0.5～1.1mm。在大多数情况下，有 3 个穿支来自降支，2 个穿支来自水平支。胸背动脉的皮肤穿支是背阔肌肌皮瓣皮岛的血供来源，也可以作为胸背动脉穿支皮瓣的血供来源。

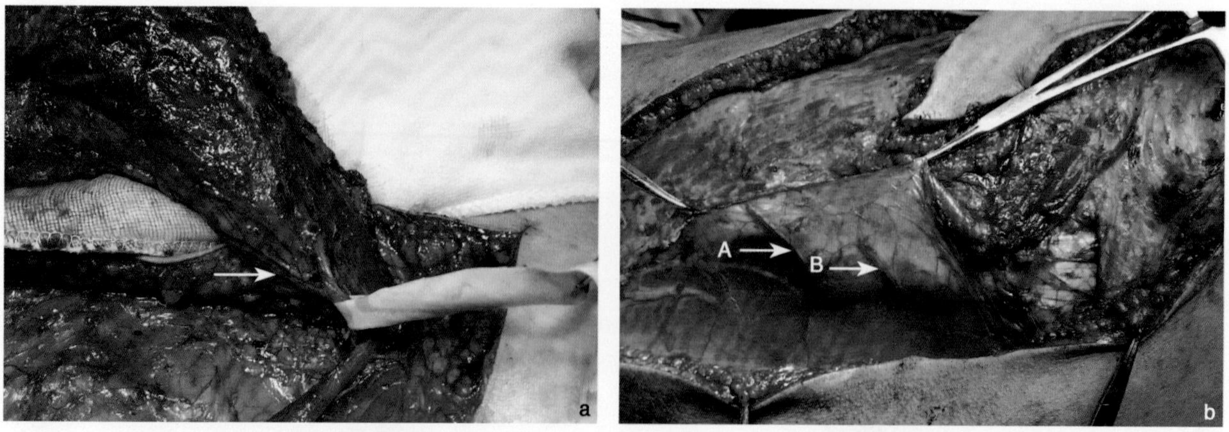

图 28.1　**背阔肌的血供**

a. 箭头所示为胸背血管蒂；b. 箭头 A 和 B 所示为肋间后血管蒂

在临床上，背阔肌肌皮瓣主要用于肢体功能重建和大创面的覆盖。由于背阔肌血管蒂相对较长，带蒂转移皮瓣常用于颈肩部及胸部的创面覆盖，同时背阔肌的滑程较短，因此功能重建时也多为带蒂转移重建上肢功能。相对而言，游离背阔肌肌瓣更多用于大创面的覆盖。背阔肌肌皮瓣的主要优点包括血管解剖恒定，管径粗大，解剖和游离相对简单，肌瓣面积大，可根据需要对肌瓣进行裁剪等。

一、手术适应证

1. 以胸背动脉为蒂，可以修复头颈、肩部、上肢及同侧胸部的创面，此外还可以进行同侧上肢屈肘、伸肘、屈指和伸指等功能重建。

2. 以肋间后动脉穿支为蒂，可以修复骶骨上 2/3、髂嵴、腹壁外 1/4、前侧胸壁中下部和背部等。

3. 作为游离肌皮瓣，可以修复全身各处创面和进行肢体功能重建。

二、具体步骤

（一）肌皮瓣设计

1. 点 肩胛下角平面与腋后线交汇处，该点大致对应胸背血管进入背阔肌的部位，以该点为中心设计背阔肌的皮岛。

2. 线 腋窝后角至第 4、5 腰椎棘突，该轴线为肌皮瓣的轴线。

3. 面 皮岛面积需保证供区皮肤能够直接缝合，通常皮岛宽度小于 6～8cm。

（二）肌皮瓣切取

1. 体位 患者侧卧位，肩外展，按照术前设计切口切开皮肤和皮下，至背阔肌表面。

2. 显露背阔肌前缘 首先在肌膜浅层向前外侧掀起皮瓣，直至暴露位于腋中线水平的背阔肌前缘。掀起背阔肌前缘，显露胸背血管蒂的入肌点（图 28.2、图 28.3）。

3. 显露背阔肌起点 此后向背侧后正中掀起皮瓣，显露背阔肌起点，包括第 7 胸椎至第 5 腰椎的胸腰筋膜和髂嵴后 1/3 部分。于背阔肌深面掀起位于胸腰筋膜处的止点，分离并结扎切断第 10、11、12 后肋间动脉穿支。

4. 背阔肌逆行游离 切断背阔肌所有起点，向止点方向逆行游离背阔肌，直至位于肱骨小结节嵴的止点部分。切断背阔肌止点的腱性部分。

5. 血管神经蒂游离 从血管神经蒂的入肌点处，沿血管神经蒂向近端游离，游离过程中需要分别结扎和切断营养前锯肌的血管分支和旋肩胛血管。在肩胛下血管从腋动、静脉的发出部位结扎并切断血管，以获取最长的血管蒂。功能重建时，需要将胸背神经游离至其在臂丛后束的发出部位切断备用。

6. 肌皮瓣移位至受区，动脉和静脉分别与受区血管进行吻合。

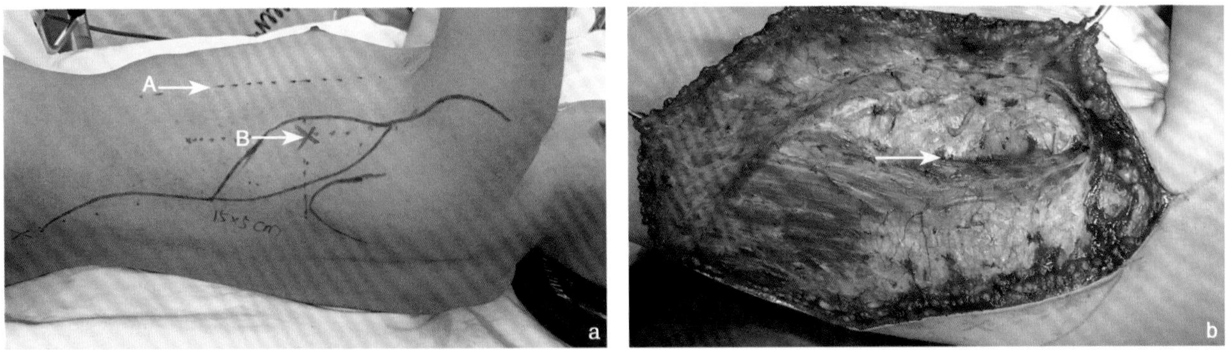

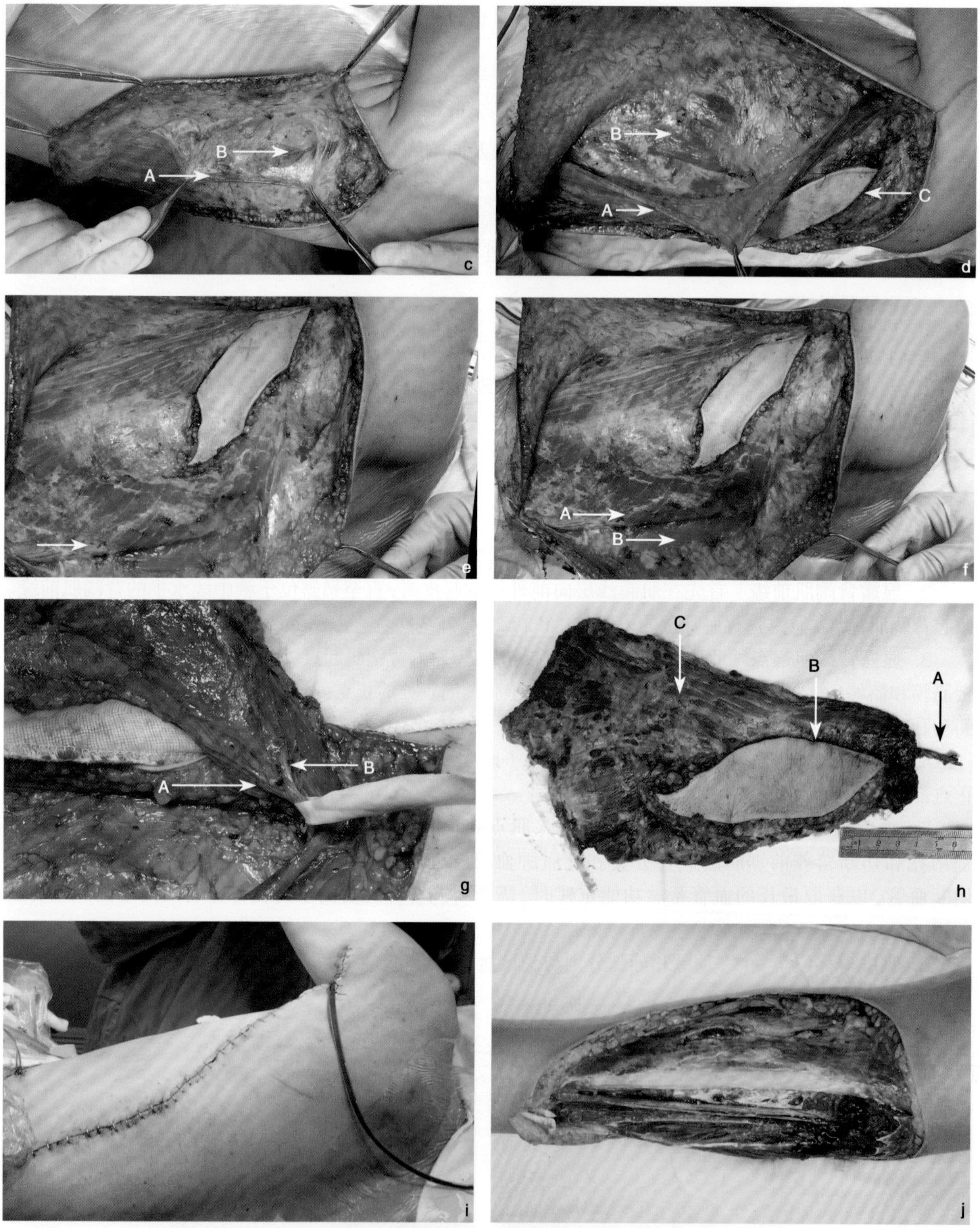
B
A
c
B
A
C
d
e
A
B
f
B
A
g
C
B
A
h
i
j

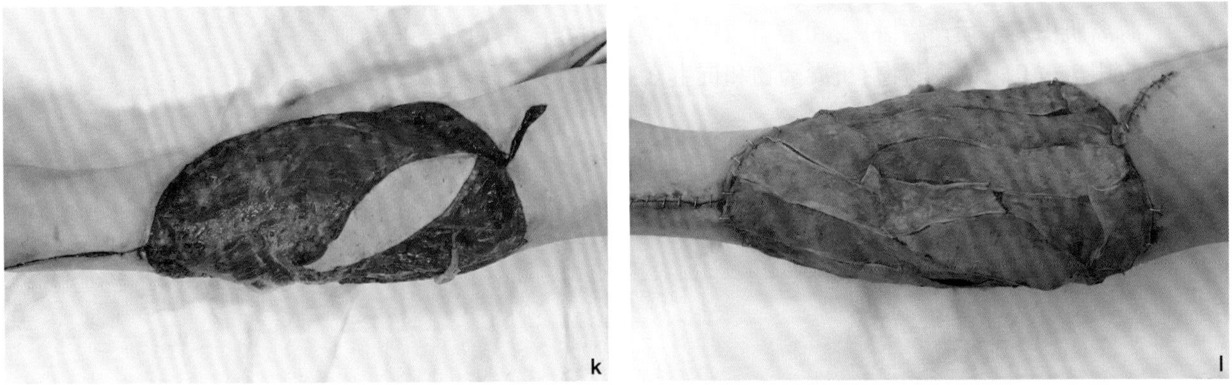

图 28.2　**背阔肌肌皮瓣修复小腿大面积创面**

a. 皮肤切口和皮岛切口设计，箭头 A 所示为腋中线，即背阔肌的前缘水平，箭头 B 所示为胸背血管蒂进入背阔肌的位置；b. 向外侧掀起皮瓣，显露背阔肌前缘（箭头所示）；c. 掀起背阔肌前缘（箭头 A），显露胸背血管蒂的入肌点（箭头 B）；d. 进一步掀起背阔肌前缘（箭头 A），显露深面的前锯肌（箭头 B），箭头 C 所示为背阔肌皮岛；e. 向后正中掀起皮瓣，暴露背阔肌的起点（箭头所示）；f. 箭头 A 所示为背阔肌，箭头 B 所示为斜方肌，切断背阔肌所有起点，逆行掀起背阔肌；g. 从胸背神经血管蒂的入肌点，逆行分别向近端游离胸背血管束和胸背神经，箭头 A 为胸背血管束，箭头 B 为胸背神经；h. 完整切取背阔肌（C）、皮岛（B），以及神经血管蒂（A）；i. 供区留置引流后，直接缝合；j. 小腿前方大面积软组织缺损，胫骨外露；k. 背阔肌肌皮瓣覆盖创面；l. 除皮岛以外的背阔肌表面行游离中厚皮片覆盖

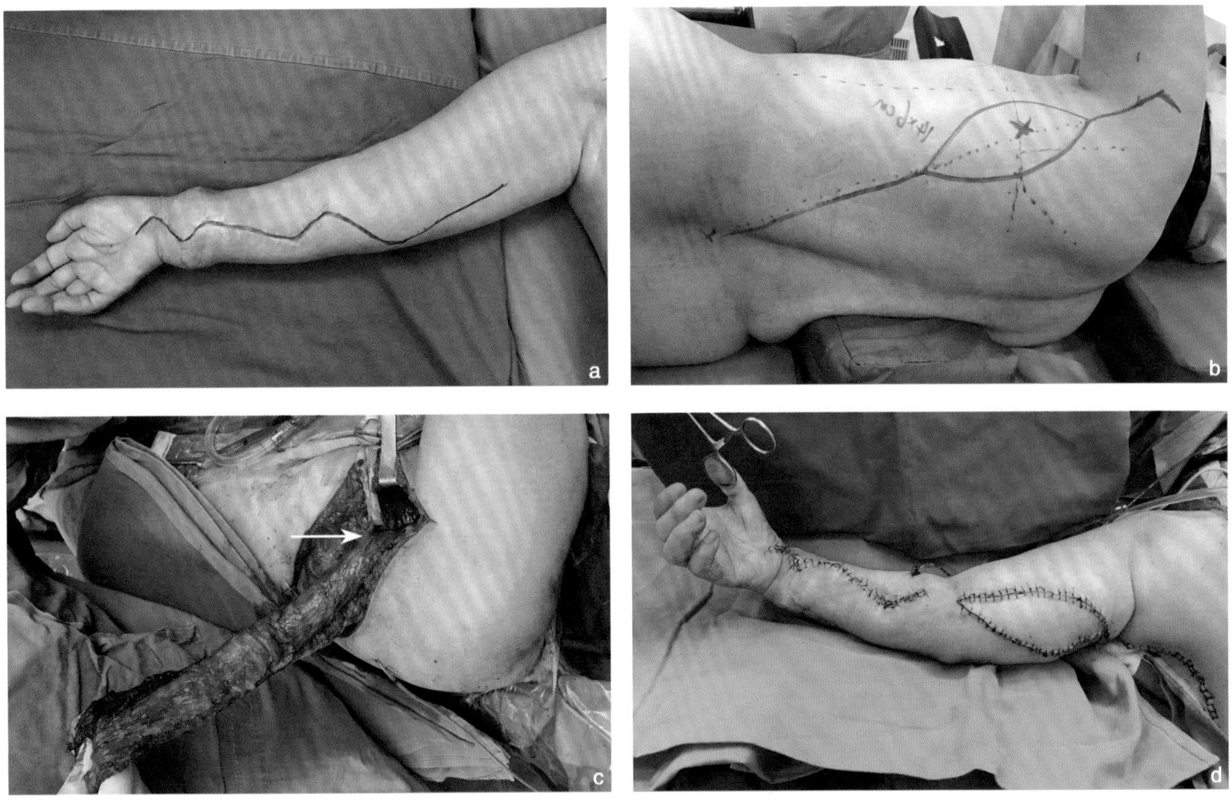

图 28.3　**带蒂背阔肌肌皮瓣重建屈指功能**

a. 患者老年女性，前臂撕脱离断术后 6 个月，术前患肢切口；b. 同侧背阔肌供区肌皮瓣设计；c. 切取背阔肌肌皮瓣，箭头所示为胸背血管神经；d. 背阔肌肌皮瓣经腋部皮下隧道移位至患肢，重建屈指功能

三、术后处理

1. 游离肌皮瓣术后严格卧床，患肢石膏制动，常规烤灯，密切观察皮岛血运。
2. 应用7～10天解痉药物、抗凝药物和抗生素。
3. 背部引流管放置3～5天拔除。

（李 峰 杨 勇）

第二十九章　胸大肌肌皮瓣

Ariyan 于 1979 年首次报道应用胸大肌肌皮瓣同期修复头颈部肿瘤切除术后的组织缺损。随后胸大肌肌皮瓣的临床应用报道逐渐增多，很快取代了当时的其他带蒂皮瓣，成为头颈部组织缺损修复最常用的皮瓣之一。

胸大肌肌皮瓣血供可靠，成功率较高，且皮瓣制备简便，术中无需变换体位，不需要进行血管吻合，供区多数可以直接拉拢缝合，很快得到头颈外科医生的广泛应用。尤其是对于一些不具备显微外科技术的医院，或者是不适合作游离皮瓣移植的患者，胸大肌肌皮瓣常常成为医生首选的头颈部软组织缺损修复方法。

胸大肌肌皮瓣的血供主要来自胸肩峰动脉胸肌支，而下部一部分节段性供血则来自乳内动脉和前肋间动脉的穿支。胸肩峰动脉胸肌支自发出后朝内下方向走行于胸大肌后面并沿途发出分支进入该肌肉，成为胸大肌肌皮瓣的主要供血血管。但是通常情况下，胸肌支末端仅能到达乳晕内侧 1～2cm 处，第四肋水平。因此第四肋水平以下胸大肌表面皮肤的血供主要来自乳内动脉和前肋间动脉穿支，而不是胸肩峰动脉胸肌支。所以多数认为传统的胸大肌肌皮瓣最下端以延伸到肋缘以下 4～6cm 为宜。也有研究认为，在部分患者中，胸外侧动脉对胸大肌肌皮瓣的供血也有帮助，尤其是对于胸肩峰动脉较细小的患者，因此对此类患者在制备胸大肌肌皮瓣时，可以将胸外侧动脉包括在血管蒂内。

一、手术适应证

大量的临床实践证实，胸大肌肌皮瓣临床应用安全性较好，广泛用于各种类型的头颈部软组织缺损修复。既可以修复头颈部皮肤缺损，又可以修复口腔内的黏膜缺损，还可以用于充填较大的组织缺损腔隙。同时由于胸大肌肌皮瓣可转移的范围较广，可用于眉弓以下，大多数头颈部软组织缺损的修复。但是对于更远位缺损，如颅底缺损，可能存在蒂部长度不足等问题，甚至因此导致皮瓣部分坏死。多数情况下，胸大肌肌皮瓣体积较为臃肿，对于需要薄层组织缺损修复的情况也不理想。

二、具体步骤

（一）术前设计

先沿锁骨中线画垂直线，再由肩峰至剑突画连线，两线相交点即为胸肩峰动脉胸肌支穿出点，血管自该点向内下方走行。根据需要修复的组织缺损大小和形状，设计所需的胸大肌肌皮瓣，多选择乳头内侧的胸部皮肤，沿肩峰至剑突连线设计。皮瓣远端至锁骨中点的距离应等于或稍长于受区缺损远端至锁骨中点的距离，以保证血管蒂张力合适。为保证皮瓣成活和伤口愈合，皮瓣大小可较缺损区大 10%～20%。

（二）胸大肌肌皮瓣的制备

1. 手术入路　胸大肌肌皮瓣制备可选择胸大肌外侧入路，即先暴露胸大肌的外侧缘，然后翻起整个胸大肌并显露血管蒂。也可以采用胸大肌内侧入路，即先切开皮岛内侧的皮肤、皮下组织和胸大肌，显露血管蒂。

2. 皮瓣制备　切开皮瓣的皮肤、皮下组织后，电刀切断胸大肌于肋软骨和肋间肌表面的肌肉，可用手指沿着胸大肌和胸壁间的平面向上钝性分离，即可暴露胸大肌深面的胸小肌和走行于胸大肌后方的胸肩峰动脉胸肌支，即胸大肌肌皮瓣的血管蒂。该血管发自锁骨下动脉，于锁骨中部向下2～4cm，沿肩峰与剑突连线斜行向下内方。保存该血管束在肌膜内，以手指在肌肉深面分离，避免损伤血管蒂，在保护血管束的前提下切断部分肌肉纤维，形成肌瓣。在皮瓣制备过程中，建议将表面皮肤与深部筋膜进行缝合固定，避免皮肤与肌肉和筋膜分离影响皮瓣血供(图29.1)。

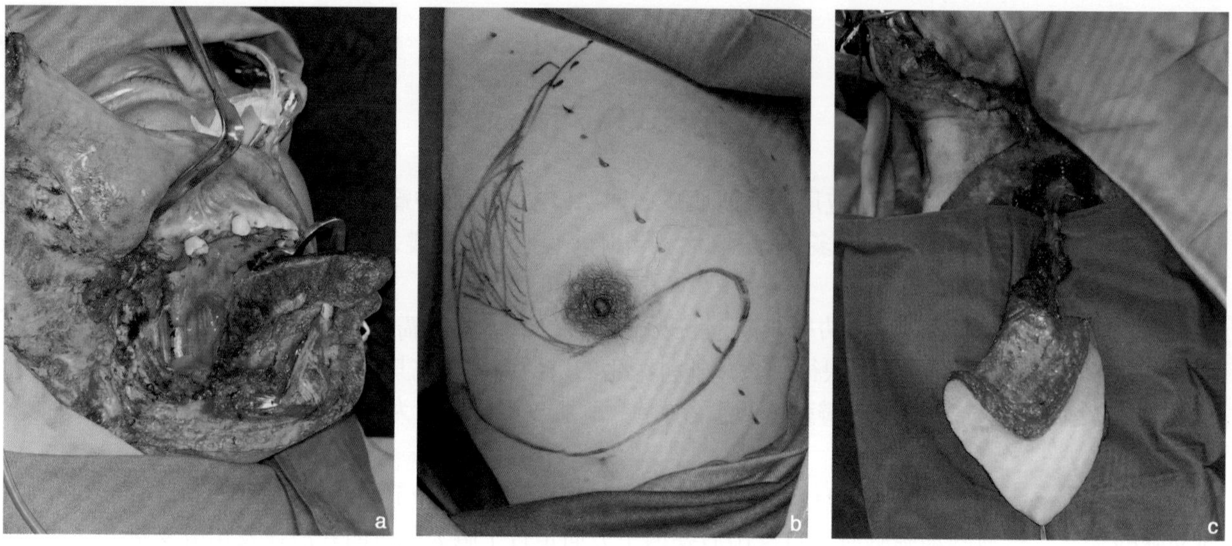

图29.1 改良胸大肌肌皮瓣的切取

a. 颌面部大范围缺损；b. 胸大肌肌皮瓣的切口设计；c. 胸大肌肌皮瓣的切取

3. 皮瓣转移 以胸肩峰动脉为转折点，翻转后到达头颈部缺损处。这种情况下肌皮瓣的血管蒂位于锁骨表面，应注意上方皮肤缝合后血管蒂不会受压。也可以在锁骨后方制备隧道，让血管蒂自锁骨后方通过，可以进一步延长3～4cm的血管蒂长度，但应注意隧道制备时，谨防损伤血管蒂根部和锁骨下的血管。向头颈部转移时，可以切开颈部皮肤，直接将胸大肌肌皮瓣转至头颈部缺损区，也可以在胸部与颈部缺损区域之间制作皮下隧道，通过隧道，将胸大肌肌皮瓣转移至头颈部缺损区。皮瓣就位时应调整皮瓣的位置和方向，避免血管蒂扭曲。缝合修复组织缺损时建议分层对位缝合。贯通缺损可折叠修复，亦可将肌肉组织对局部死腔进行充填。

4. 供区处理 胸部供区创面可经皮下潜行分离后，直接拉拢缝合，局部放置负压引流管，术后行胸带加压包扎。

三、胸大肌肌皮瓣供区功能障碍的预防

在制备胸大肌肌皮瓣的过程中，会对胸大肌的完整性产生破坏，术后患者上肢和肩部功能可能出现不同程度的影响。制备皮瓣时，可酌情保留部分胸大肌肌肉的完整性，关闭供区创面时将残余的胸大肌进行重新缝合，可部分恢复胸大肌功能。

女性患者在制备胸大肌肌皮瓣时，将切口尽量向中线设计，将胸部皮肤连同乳房一并在胸大肌表面向外翻起，皮岛位置选在乳房内下方胸骨旁或胸骨下部前方，这样在胸大肌肌皮瓣制备转移后，对乳房位置及形态的影响最小，而且避免过分臃肿的皮瓣，减少术后因为脂肪液化带来的问题，一举多得。

四、胸大肌肌皮瓣的术后护理

1. 局部合理放置引流，避免血肿形成压迫血管蒂。
2. 术后加强局部护理，合理应用抗生素，预防供、受区创口感染。
3. 严密观察皮瓣血供，避免血管蒂受压造成皮瓣坏死。
4. 因为胸大肌肌皮瓣体积较大，可能会对呼吸道造成压迫，多数病例应考虑进行气管切开，术后需加强气道护理，保持呼吸道通畅，避免肺部感染发生。

五、胸大肌肌皮瓣的改良与发展

（一）改良胸大肌肌皮瓣

所谓改良胸大肌肌皮瓣就是将其向外延伸，超出胸大肌的范围，实际上是带蒂肌皮瓣与随意皮瓣结合应用，有两种方式。

1. 可以将胸大肌肌皮瓣向下延伸到肋缘以下 3～6cm，形成带有腹直肌前鞘的延伸皮瓣。由于皮瓣面积相对较大，适用于修复远位缺损或面积较大的缺损，另外延伸皮瓣部分由于厚度较小，也适用于成形管腔、修复口咽及下咽后壁薄层组织缺损。

2. 将胸大肌肌皮瓣的皮岛设计于胸骨旁或横行设计于肋缘上下，即包含部分胸大肌胸肋起始部肌肉的肌皮瓣，前方或下方延伸的随意皮瓣。这种设计克服了传统的胸大肌肌皮瓣体积臃肿的缺点，也有助于创面的拉拢缝合。

（二）游离胸大肌肌皮瓣与胸背动脉穿支皮瓣

在实际临床工作中，也有些学者主动或者被动地将胸大肌肌皮瓣制备为游离皮瓣进行应用。近些年随着穿支皮瓣理念和技术的推广，更有学者在胸大肌肌皮瓣的基础上，制备胸背动脉穿支皮瓣，应用于头颈部组织缺损的修复重建中。该皮瓣最大程度保留了胸大肌的解剖结构和功能，更好地实现了保护供区外形和功能的目的。

（张　雷）

第三十章　斜方肌肌皮瓣

斜方肌位于项背部浅层，有恒定血管供应，是修复头部、颈部、颌面部缺损的理想供区之一。1971 年，由 Desprer 最早提出。1975 年，Demergaso 应用斜方肌肌皮瓣修复口腔缺损及咽腔重建，并利用此瓣携带肩峰及肩胛冈重建下颌骨。1980 年，Baek 等报道了下斜方肌肌皮瓣修复面部肿瘤切除创面。

斜方肌是一块面积大、扁平的三角形肌肉。起自上项线、枕外隆凸、项韧带、第 7 颈椎和全部 12 胸椎棘突，形成一侧斜方肌的底边。根据止点不同，分为上束、中束及下束。上束肌纤维斜向下外，止于锁骨外侧 1/3；中束肌纤维平行向外，止于肩峰和肩胛冈上缘；下束肌纤维斜向上外，止于肩胛冈下缘（图 30.1）。斜方肌的功能是旋转肩胛骨、上提肩部。

斜方肌的血供为多源性，Ⅱ型供血（根据 Mathes 和 Nahai 分型），主要来自颈横动脉，还有小的血管蒂：第一个是枕动脉，紧邻肌肉位于枕外隆凸的起点；第二个是肋间后动静脉穿支，进入肌肉后沿后正中线紧邻颈椎和胸椎椎体走行。颈横动脉自起始处至分支点的长度为 4.5cm，外径为 2.7mm。该动脉分为深、浅两支。浅支除分布到该肌的上、中部外，还发出分支供应肩胛提肌、肩胛舌骨肌下腹及冈上肌。设计中、上束皮瓣，以颈横动脉浅支为血管蒂。深支在菱形肌下缘发一分支向浅层，分布于斜方肌下部的外侧，末支分布于附近的肌肉。设计下斜方肌肌皮瓣以颈横动脉深支为血管蒂。副神经（第Ⅺ对脑神经）是斜方肌的动力神经支配。感觉神经来自第三、第四颈神经和肋间神经后部皮神经（图 30.2）。

斜方肌肌皮瓣主要作为带蒂皮瓣进行转移，也可以作为游离移植。因为穿支较细，并且穿支确定较困难，因此不建议用作穿支皮瓣。

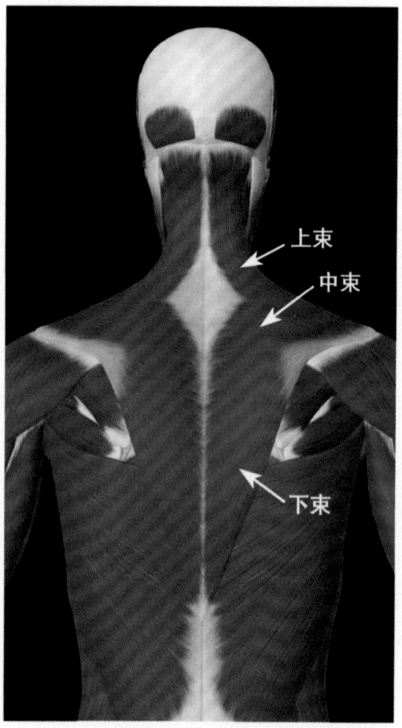

图 30.1　斜方肌大体解剖

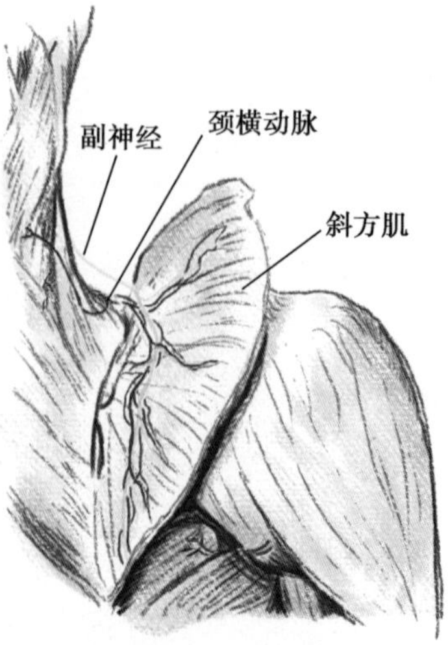

图 30.2　斜方肌血供及运动神经支配
（将斜方肌起点切断，向外侧掀起图）

一、手术适应证

1. 斜方肌上、中束肌皮瓣适用于修复口腔、咽部、颈前部的皮肤缺损及组织缺损。

2. 斜方肌下束肌皮瓣适用于修复后颈部、枕部以及腮腺部的组织缺损。

二、具体步骤

（一）皮瓣设计

术前在坐位或站立位，标记肩胛骨、颈部到12胸椎棘突的连线，在棘突与肩胛骨内侧缘之间画一条中垂线，即为该血管投影及下斜方肌肌皮瓣的中轴线，以肩胛上角外上方1.5cm为旋转轴心，并进行标记，术前应用多普勒超声进行血管探查及标记（图30.3）。皮瓣切取的范围可超出下斜方肌边缘至腰部。

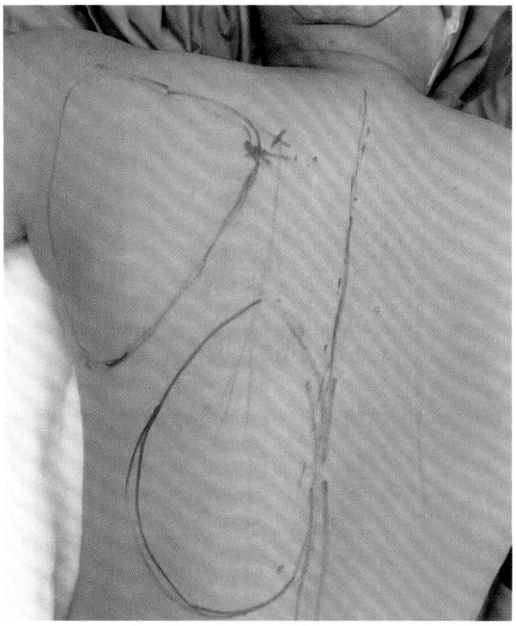

图30.3　术前解剖标记

（二）手术步骤

采取侧卧位或者俯卧位。根据术前患者枕部肿瘤情况（图30.4a）及影像学资料（图30.4b），将枕部肿瘤扩大切除（图30.4c）。切取肿物及周围正常皮肤，大小12cm×12cm（图30.4d，e），根据枕部创面大小，在术前标记线位置设计皮瓣，大小20cm×13cm（图30.4f）。切开皮瓣远端缘，在皮下仔细辨认背阔肌（图30.4g，箭头A）及下斜方肌远端（图30.4g，箭头B），如果下斜方肌肌皮瓣修复枕部，皮瓣最远端为筋膜瓣，此皮瓣最远端超过肌肉10cm，文献报道可超过肌肉远端12～15cm。若无特殊情况将背阔肌保留在原位。有文献报道，为了覆盖颅骨缺损，将部分背阔肌连同远端筋膜瓣一起切取，筋膜皮瓣及其附近的穿支血管系统反流供养背阔肌，从而增大皮瓣远端的组织量。继续向上方切开皮瓣内侧缘，显露斜方肌在胸椎的起点（图30.4h），再切开皮瓣外侧缘，切断下斜方肌起点，将皮瓣继续向上方掀起。在掀起过程中，可见到肋间后动静脉在肩胛骨与棘突之间中线位置发出血管进入下斜方肌（图30.4i）。将此血管切断结扎，从而进一步可将皮瓣掀起。此平面基本接近大菱形肌位置，但直接逆行解剖，容易损伤大菱形肌。此时将皮瓣放回原位，转而在肩胛骨上方，将皮肤向外侧掀起，可见到下方的斜方肌（图30.4j，箭头A）。由于大、小菱形肌止点在肩胛骨内侧缘，在此处将斜方肌的肩胛骨外侧缘止点切断，不会损伤菱形肌。将皮瓣从远端提起，可在大、小菱形肌表面，将皮瓣继续向头侧掀起，在菱形肌上缘可见到颈横动脉深支（图30.4k，箭头A）进入下斜方肌内。测量皮瓣与创面之间距离，保持斜方肌肌蒂不牵拉。皮瓣完全掀起（图30.4l），在颈部做皮下隧道，将肌皮瓣通过皮下隧道转移至创面。供瓣区直接缝合封闭，此病例最远端无法直接封闭，为防止植皮带来的功能障碍，设计脊柱旁接力穿支皮瓣，大小15cm×6cm（图30.4m）。切取接力皮瓣，将皮瓣转移至下斜方肌供瓣区（图30.4n），缝合下斜方肌肌皮瓣及接力皮瓣（图30.4o）。术后3周皮瓣成活良好（图30.4p）。

（三）注意事项

1. 做岛状皮瓣行皮下隧道转移时，需将隧道做足够大，并且严格止血，防止出现血肿压迫血管蒂，造成皮瓣血运障碍。

2. 皮瓣转移时，需要将皮瓣蒂及整个皮瓣保持无张力状态。

3. 皮瓣宽度不超过12cm时通常供瓣区能够直接缝合。若无法封闭，植皮通常造成背部肌肉粘连影响功能，可行背部穿支皮瓣做接力皮瓣修复。

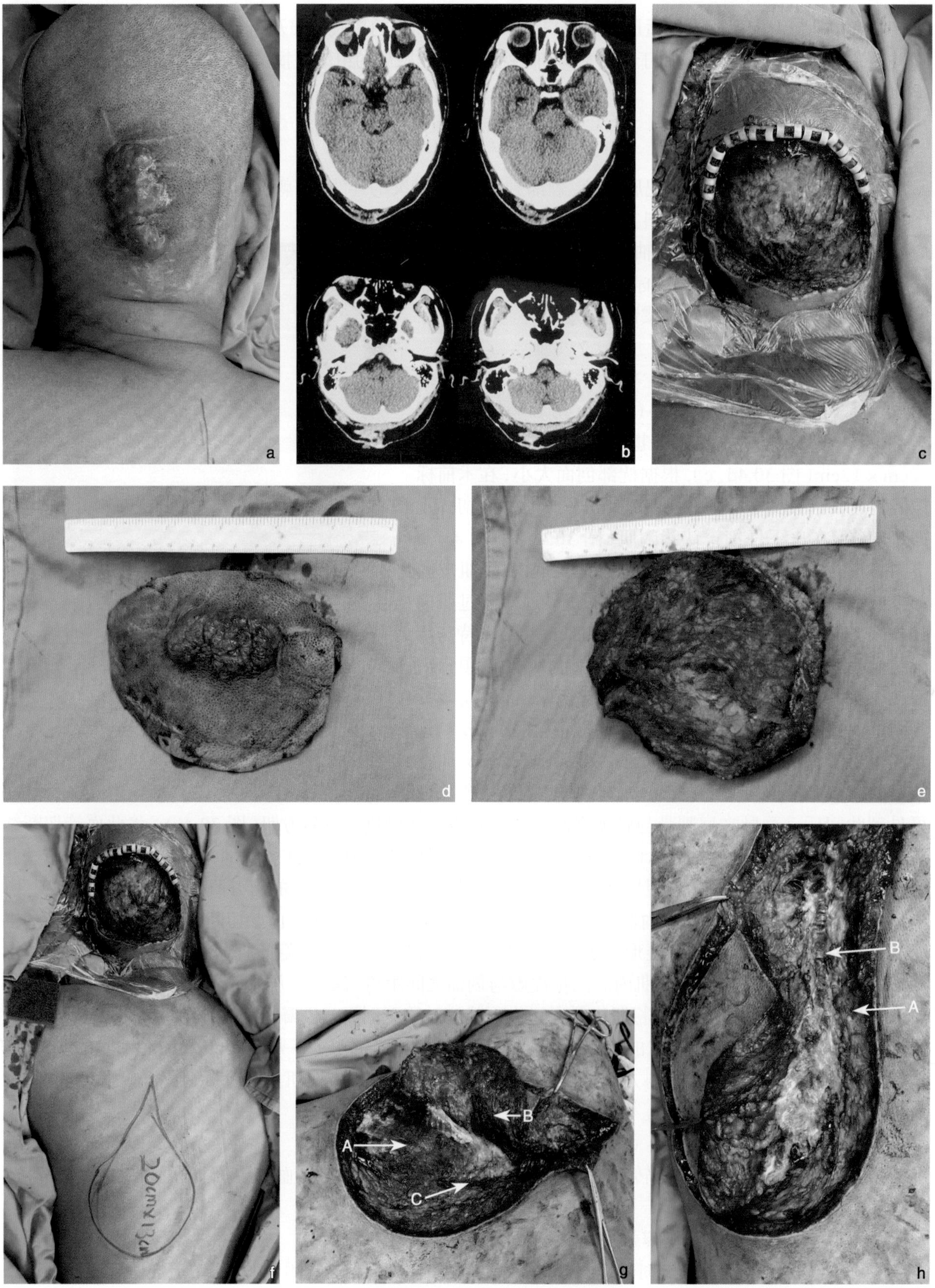
a
b
c
d
e
f
A
B
C
g
B
A
h

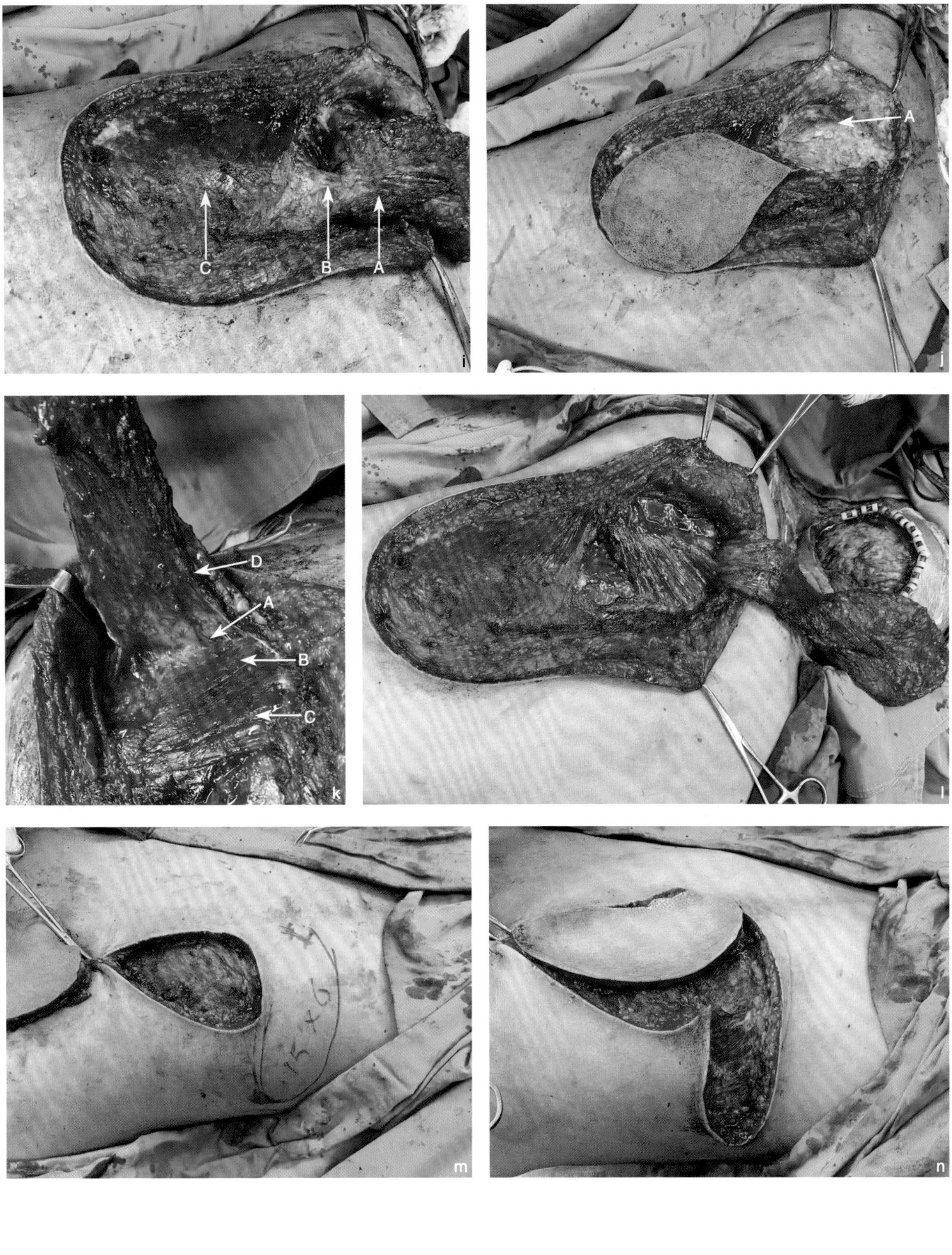
C
B
A
i
A
j
D
A
B
C
k
l
m
n

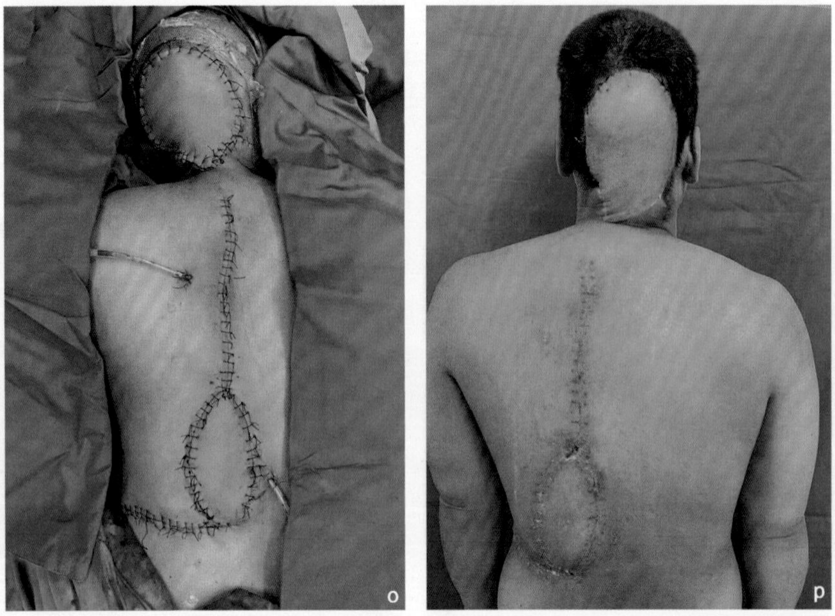

图 30.4 **斜方肌肌皮瓣移位修复枕部创面**

a. 枕部肿瘤外观；b. 头部 CT 平扫；c. 将肿物扩大切除；d. 切除肿物的正面观；e. 切除肿物的内侧面观；f. 根据切除肿瘤后创面大小，在术前标记线位置设计斜方肌肌皮瓣，皮瓣大小 20cm×13cm；g. 切开皮瓣最远端缘，寻找背阔肌（箭头 A）及下斜方肌（箭头 B），切断下斜方肌起点（箭头 C），此病例不切取背阔肌，将其完整保留在原位；h. 切开皮瓣内侧皮缘，可暴露下斜方肌的胸椎起点（箭头 B），箭头 A 为胸椎位置；i. 将皮瓣向近端掀起，可见到肋间后动静脉的穿支血管（箭头 B），穿入下斜方肌营养肌肉；箭头 A 为下斜方肌，箭头 C 为背阔肌；j. 在肩胛骨上方，将皮肤向外侧掀起，可见到下方的斜方肌（箭头 A）；k. 在大、小菱形肌表面，将皮瓣继续向头侧掀起，在菱形肌上缘可见到颈横动脉深支（箭头 A）；箭头 B 为小菱形肌，箭头 C 为大菱形肌，箭头 D 为斜方肌；l. 根据测量皮瓣长度，将皮瓣掀起至合适位置，将皮瓣掀起，并做皮下隧道至足够大的腔隙利于皮瓣转移；m. 供瓣区无法直接缝合封闭，设计脊柱旁接力穿支皮瓣，大小 15cm×6cm；n. 切取接力皮瓣，将皮瓣转移至下斜方肌供瓣区；o. 将皮瓣与创面缝合，接力皮瓣缝合，供瓣区缝合；p. 术后 3 周皮瓣成活

三、术后处理

1. 术后尽量采用俯卧位，防止压迫皮瓣或者血管蒂。
2. 放置引流条及引流管，防止出现血肿。

（杜伟力）

第三十一章　腹直肌肌皮瓣

20 世纪后半期，自体组织移植乳房再造标志性进展是腹部皮瓣在乳房再造中的发展。1957 年，Gillies 等将一种球拍状的腹部皮瓣转到乳房切除术后的缺陷上，并以侧腹部为蒂，将外翻的肚脐替代乳头。10 年后，Fernandez 改良了腹部皮瓣设计，利用腹壁上动脉穿支对皮瓣进行了调整，并将其旋转 150° 至乳房切除部位。Drever 后来改变了这个皮瓣的形状，使其成为“矛头”状，扩大皮瓣的蒂部以改善皮瓣血运。1974 年，Tai 和 Hasegawa 通过进一步改进，制备了一种以内侧为蒂的横直肌横行腹部皮瓣，并在上腹部血管中保留了穿支血管。20 世纪 70 年代末，随着对腹直肌肌皮瓣日益复杂的设计的和整形外科的创新，腹直肌肌皮瓣成为乳房再造自体组织移植的生力军。Stephen Mathes 和 John Bostwick 最先描述了腹直肌肌皮瓣应用于重建腹壁缺损，后来被用于乳房再造。1979 年，Robbins 首次报道了使用腹直肌肌皮瓣进行乳房再造。1977 年，Drever 首先描述了现在通常被称为垂直腹直肌肌皮瓣（VRAM）的垂直腹部岛状皮瓣用于乳房再造的案例。1982 年，Carl Hartrampf 首次描述并实施了带蒂横行腹直肌肌皮瓣（TRAM），即由横向椭圆形皮肤和皮下组织构成的以腹壁上血管为蒂的腹部岛状皮瓣（图 31.1）。

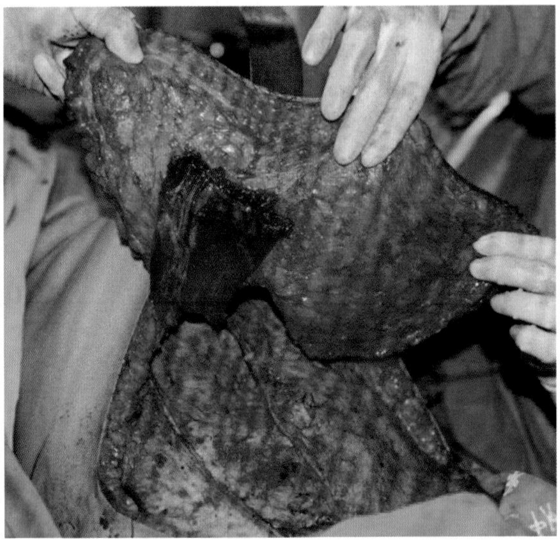

图 31.1　**制备带蒂横行腹直肌肌皮瓣**

带蒂 TRAM 优点是血运充足，能够塑造大弧度的扭转并拥有足够的体积，在不需要显微外科吻合术的前提下就可以重建一个美观的乳房。此外，供区瘢痕可以通过美容缝合将其隐藏在下腹部。然而，带蒂 TRAM 所产生的明显供区并发症即腹壁疝形成和腹部无力等问题很快被认识到。1989 年，Grotting 开始应用游离横行腹直肌肌皮瓣移植（游离 TRAM）来完成乳房再造，术后效果佳。游离 TRAM 和带蒂 TRAM 相比其优点包括：①使用优势腹壁下血管蒂（直径较大）；②避免上腹部隆起；③减少局部皮瓣坏死；④减少供区并发症。游离 TRAM 与腹壁下动脉穿支皮瓣（DIEP）的区别在于前者切取了全部或者少量腹直肌。

根据切除的腹直肌数量和位置，游离 TRAM 可分为：保留腹直肌内侧分，切取外侧分带在皮瓣上，称为 MS-1M 型；保留腹直肌外侧分，切除内侧分带在皮瓣上，称为 MS-1L 型；穿支周围的袖状肌束与皮瓣同时切取而保留大多数完整的腹直肌，称为 MS-2 型（图 31.2）。

腹直肌起于第 6～8 肋软骨及胸骨剑突，并被腱划分成 4 个肌腹。有研究表明，通过解剖 54 具尸体发现几乎所有的腹直肌都有 3 条腱划，仅有 2% 的个体发现有 4 条甚至 5 条腱划。腹直肌和腹外斜肌共同构成腹前壁，腹直肌止于耻骨联合，约 80% 的个体腹直肌末端前方有锥状肌覆盖。腹直肌鞘包裹着腹直肌，并在腹壁前正中形成腹白线。腹直肌鞘前层由腹外斜肌腱膜和腹内斜肌腱膜前层组成。腹直肌鞘后层由腹内斜肌腱膜后层和腹横肌腱膜组成，并终止于弓状线。弓状线从腹前正中线延伸到双侧髂前上棘，凹面向下，且弓状线以下没有腹直肌鞘后层。因此，在切取皮瓣时保留弓状线水平以下的腹直肌鞘前层就显得尤为重要。如果损失了这部分筋膜，则无法做到腹壁的直接对合及无张力缝合。腹直肌外侧缘为半

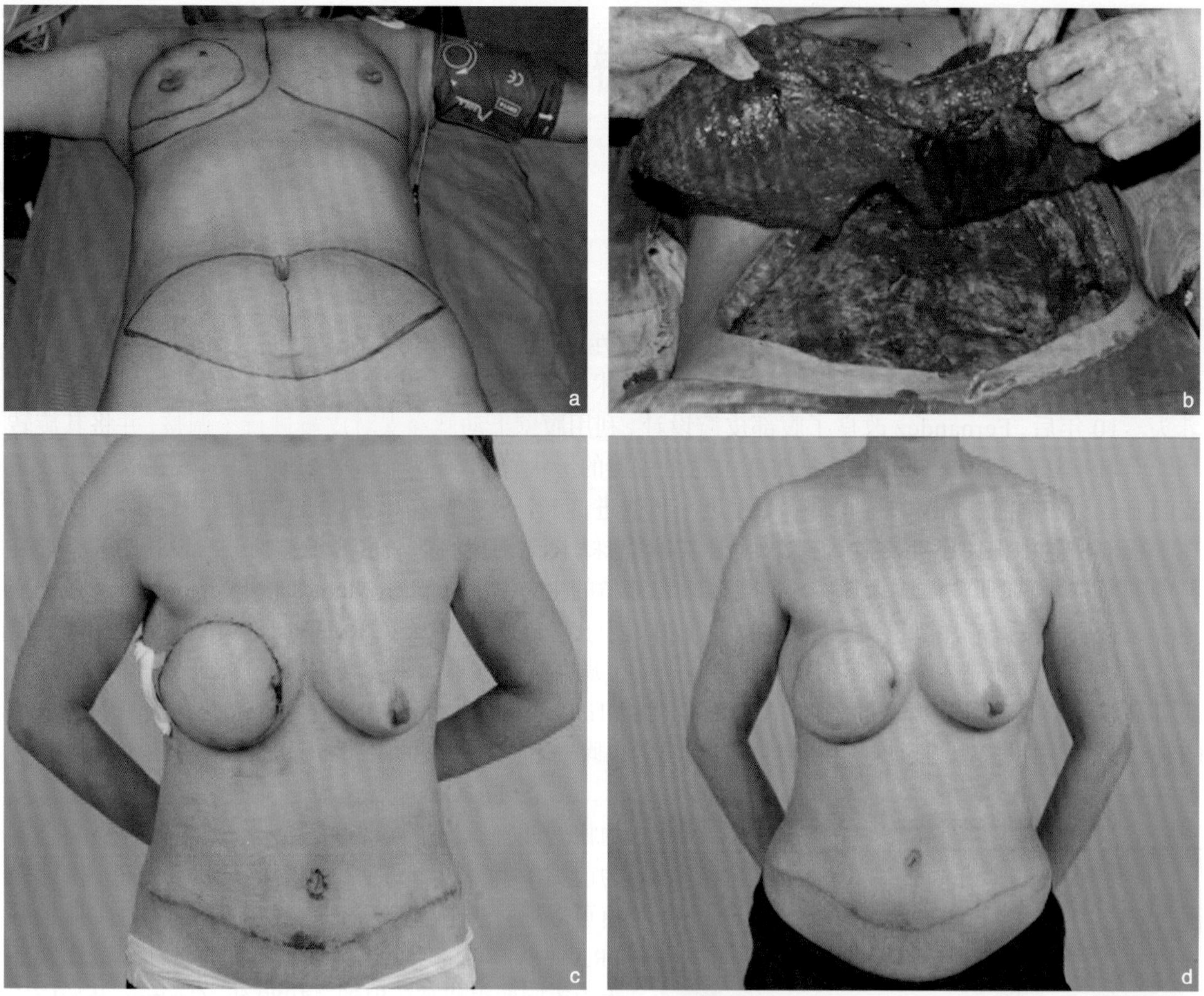

图 31.2 带蒂 TRAM 乳房重建

月线，它从第 9 肋软骨延伸至耻骨。第 7～12 肋间神经终末分支的节段性神经从半月线内侧 3cm 处穿入腹直肌鞘后层。这些神经支配腹直肌的运动功能及腹部皮肤的感觉功能。这些混合神经穿行于腹横肌和腹内斜肌之间，随后行至腹直肌后方（图 31.3）。

腹壁皮肤和腹直肌的血供来自腹壁下动脉及 2 条伴行静脉，动、静脉在腹直肌后面和腹直肌鞘后层中间穿行。根据 Mathes 和 Nahai 分型，这个血供系统属于Ⅲ型灌注。这些血管和腹壁上血管相互吻合，而前者原本就作为皮瓣的血管蒂，所以腹壁上动脉也可以作为供血来源。腹壁上动脉发自胸廓内动脉，而腹壁下动脉发自髂外动脉，其对面则是旋髂深动脉。腹壁下动脉在腹膜外向内上方向穿行，到达腹直肌外侧缘后在弓状线下 3～4cm 处穿入腹横肌筋膜。这些动脉从腹直肌后面穿入，78% 的穿入点在腹直肌中间 1/3，17% 在腹直肌下 1/3，仅有 5% 在腹直肌上 1/3 穿入（图 31.4）。

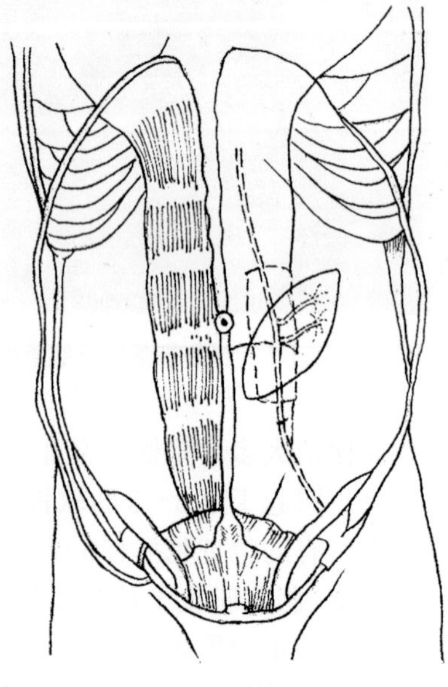

图 31.3 腹直肌解剖示意图

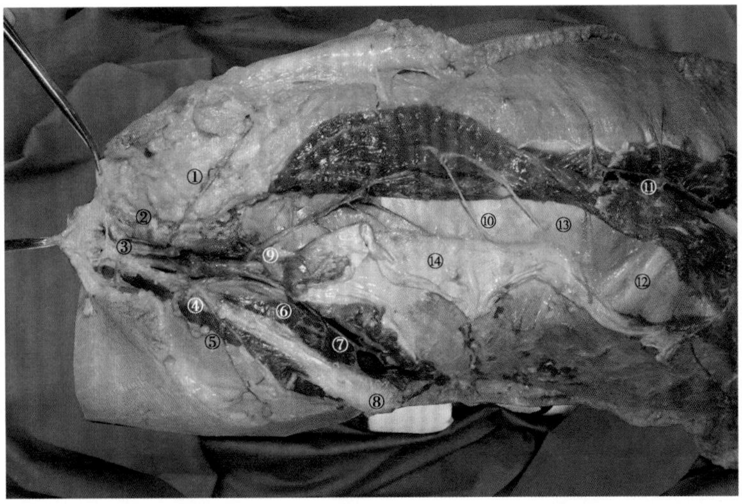

图 31.4　**腹直肌及其主要血管和神经与其支配的下腹部皮肤和脂肪区域**

1. 腹壁浅动脉；2. 股动、静脉；3. 股前皮动脉；4. 旋髂浅动脉；5. 缝匠肌；6. 髂腰肌；7. 旋髂深动脉；8. 髂前上棘；9. 腹壁下动脉；10. 节段性肋间神经；11. 腹壁上动脉；12. 肋弓；13. 腹直肌后鞘；14. 腹直肌前鞘

一、手术适应证

1. 要求行自体组织乳房重建而不是基于假体手术的妇女。
2. 生育后腹部组织过多的妇女。
3. 要求乳房重建和腹部整形的妇女。
4. 对侧乳房大的肥胖妇女。
5. 扩张器 - 假体重建术失败后的补救手术。
6. 保留皮肤或乳头乳房切除术后进行即刻乳房重建术的妇女。
7. 保乳术失败的患者出现复发，必须行乳房切除术。
8. 有多个局部风险因素的妇女，如放疗，同时可选择的重建方式有限。

二、具体步骤

（一）皮瓣设计

皮瓣设计为梭形，上界位于脐水平以上，下界选择阴阜上自然横行皱襞，通过皮肤捏夹试验，根据皮肤松弛程度，在尽可能满足再造乳房体积需求的前提下，保证供区关闭为宜。

（二）皮瓣切取

1. **体位**　患者取仰卧位，受区上肢外展。

2. 切取不同形式的 TRAM，一般从受区对侧切取，沿设计线作切口，注意常规保留腹壁下浅静脉备用，如单纯带蒂 TRAM 静脉回流障碍则采用带蒂 TRAM + 额外腹壁浅静脉吻合术式。

3. 于腹直肌外侧缘切开前鞘，游离腹直肌，寻找腹壁下动脉近心端结扎。

4. 游离脐部，注意保留其血运。

5. 一侧 TRAM 分离好后，分离对侧穿支，夹闭后观察皮瓣血运，如果皮瓣血运不佳则进一步制备带蒂 TRAM 联合对侧游离 DIEP。

6. 打通隧道，向近端纵行切开腹直肌前鞘。

7. 分离腹直肌蒂部至肋弓平面，分离显露腹壁上动脉主干并注意保护，处理血管蒂部。

8. 如果发现腹直肌菲薄或者腹壁上、下血管吻合不完善，带蒂 TRAM 逆行供血血运不可靠，则改为游离 TRAM，以腹壁下血管为血管蒂游离移植（图 31.5）。

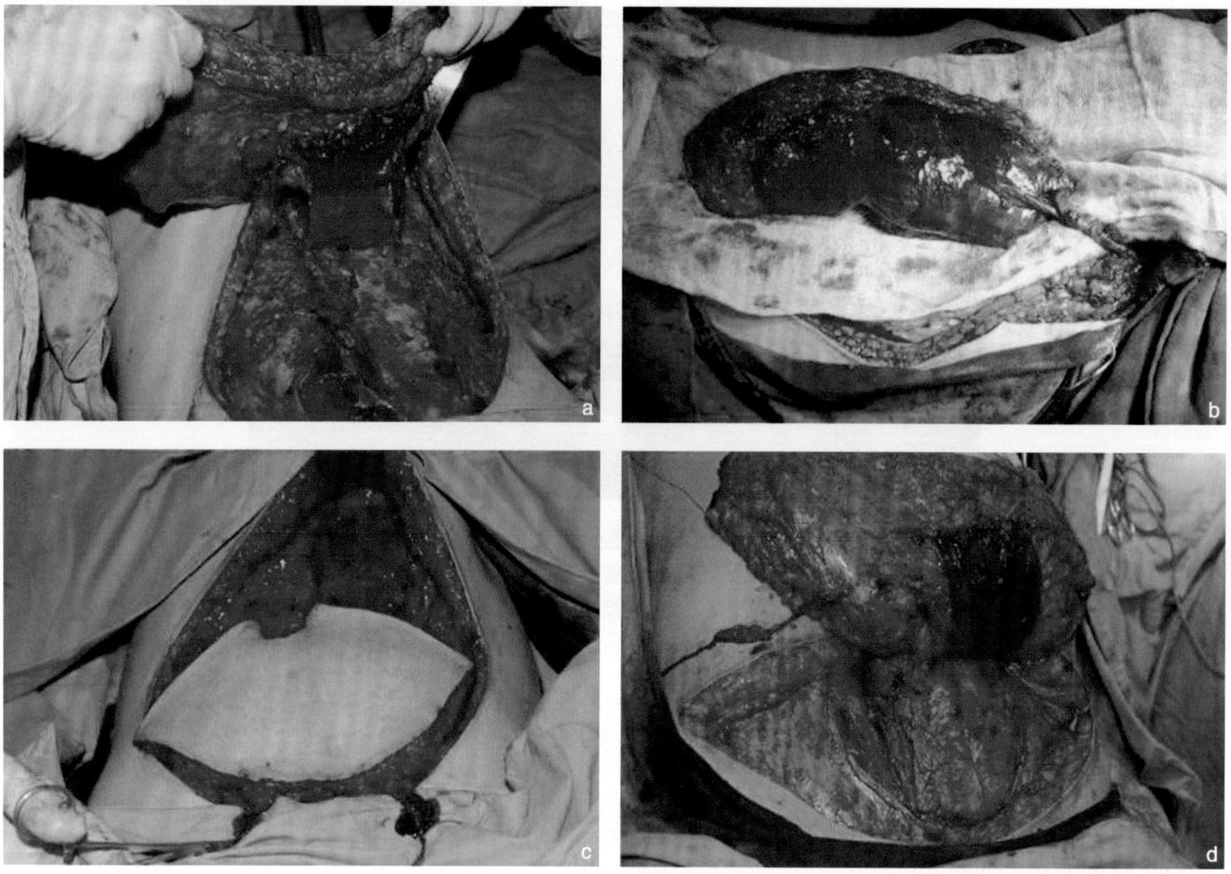

图 31.5 TRAM 不同形式

a. 带蒂 TRAM；b. 游离 TRAM；c. 带蒂 TRAM+ 腹壁浅静脉；d. 带蒂 TRAM+ 游离 DIEP

（三）供区

1. **供区缝合** 先以生物补片修复 TRAM 供区缺损的前鞘区域并间断缝合加固，向两侧广泛游离皮下组织至肋缘（图 31.6）。

2. 患者改屈髋屈膝半卧位后，重新定位脐的位置并留置 2 根高负压引流管，分层缝合皮肤、皮下组织，腹带包扎减压。

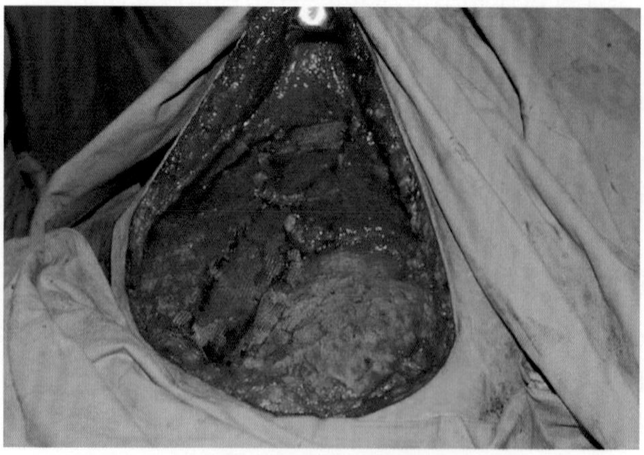

图 31.6 TRAM 供区前鞘以补片修补

三、术后处理

1. 术后加强补液扩容、抗感染、营养支持治疗。

2. 术区烤灯照射保暖，患者保持半坐位卧床休息 9 天，体位保持屈髋屈膝位以减小皮瓣术区张力。

3. 予塞来昔布镇痛、肝素抗凝、广谱抗生素抗感染治疗等。

4. 术后 1～3 天每小时观察 1 次皮瓣血运，术后第 4 天起每 4 小时观察 1 次皮瓣血运，如发生皮瓣淤血、肿胀，及时行血管危象探查及处理。

5. 术后 1 周内采用无渣饮食，术后第 2 天开始鼓励患者进行床上双下肢抬腿、膝踝关节屈伸活动，预防血栓形成。术后第 7 天开始指导患者下床活动。

6. 创面采用半暴露换药处理，保持伤口干燥、会阴部清洁。

7. 根据引流液情况，拔除引流管。

四、注意事项

1. TRAM 转移过程中避免蒂部血管扭曲受压，在显露腹壁上血管位置之后可以将蒂部多余腹直肌切断，从而最大程度改善皮瓣的移动度。

2. 保持皮瓣下引流通畅，避免血肿发生和死腔形成。

3. TRAM 切取后缺损形成腹壁薄弱区应给予生物补片修补并加固，防止腹壁疝发生。

4. 两侧皮瓣充分潜行游离，半坐位屈髋屈膝位闭合供区创面。分层充分负压引流，缝合皮肤避免两侧“猫耳”形成。

5. 脐部移位重建位置要精确，避免卡压导致脐坏死。

6. 腹部捆绑腹带，减小供区张力。

7. 对不同形式的 TRAM 术式要熟练掌握其适应证，步步为营，留有后路，才能确保手术安全。

（宋达疆）

第三十二章　腹壁下动脉穿支皮瓣

腹壁下动脉穿支皮瓣（DIEP）是对传统横行腹直肌肌皮瓣的改良。1984 年，Taylor 等人发表了关于腹壁下动脉血管的解剖学研究成果，临床医生意识到下腹部皮肤可能仅依靠一根粗大的脐旁穿支血管供血即可完全成活。1989 年，Koshima 和 Soeda 在临床验证了这一设想，首次报道了无需携带腹直肌的腹壁下动脉穿支皮瓣，应用腹壁下动脉穿过腹直肌的穿支血管作为血管蒂，不用携带腹直肌同样可以切取与横行腹直肌肌皮瓣相同大小的皮岛，这是文献中出现的第一例真正意义上的穿支皮瓣，具有重要的历史意义。1992 年，Koshima 等又报道了 13 例以腹壁下动脉脐旁穿支血管为蒂的游离皮瓣。1994 年，Allen 和 Treece 报道了 22 例应用腹壁下动脉穿支皮瓣进行乳房再造，将腹壁下动脉穿支皮瓣的应用扩展到了乳房重建的领域。Blondeel 对腹壁下动脉穿支皮瓣的解剖进行了深入研究，对皮瓣切取技术进行了改良。腹壁下动脉穿支皮瓣保留了腹直肌的功能，降低了供区损伤，逐渐成为乳房再造的“金标准”。

腹壁下动脉在腹股沟韧带上缘水平自髂外动脉发出，向上、向内走行，从腹直肌外侧进入腹直肌，腹壁下动脉有 2 条伴行静脉，可以用于显微血管吻合。进入腹直肌后，腹壁下动脉分出外侧支和内侧支，大多数患者的外侧支较为粗大，少数情况下腹壁下动脉不发出分支。Bloodeel 发现每个患者一侧腹部都存在 2～8 支口径大于 0.5mm 的腹壁下动脉穿支血管，大部分穿支血管分布在脐旁的一个长方形区域里（上界位于肚脐上 2cm，下界位于肚脐下 6cm，内、外侧界分别位于肚脐外侧 1cm 和 6cm），双侧的穿支血管呈不对称分布。位于外侧的穿支血管一般较为粗大，且在肌肉中走行距离较短，所以剥离较为简单，与之伴行的感觉神经也较为粗大，但以外侧的穿支血管为蒂携带整个下腹部皮瓣需要跨越两个穿支体区，所以远端的皮肤血液灌注往往不可靠；以靠近中线的穿支血管为蒂，可以获得较好的皮瓣血液灌注，但是这些穿支血管在肌肉内走行较长，需要将肌肉劈开并作广泛剥离。因此，临床医生多选取口径粗大、距离中线比较近的外侧穿支血管作为皮瓣的血管蒂。

一、手术适应证

1. 头颈部　半舌或者全舌再造，头颈部大面积的复杂软组织缺损修复，半侧颜面萎缩的面部凹陷填充。

2. 躯干　乳房切除后乳房再造，先天性乳房发育不全的乳房重建，胸腹壁缺损重建。

3. 四肢　四肢大面积的复合组织缺损修复。

二、具体步骤

（一）术前设计

术前进行腹部 CT 血管造影，观察腹壁下动脉穿支血管穿出深筋膜的位置、血管在肌肉内的走行和血管的口径，选择合适的穿支血管，并在患者下腹部进行相应穿支位置的标记。根据缺损大小设计双侧对称的腹部皮瓣，避免引起术后腹部畸形，一般皮瓣的上界在脐上水平，下界在耻骨联合上皱褶水平，外侧界为两侧髂前上棘连线。术前应用捏握试验来预估皮瓣切取的宽度（图 32.1）。一般腹壁下动脉穿支皮瓣可以设计成宽度为 12～15cm、长度为 30～45cm 的梭形皮瓣。

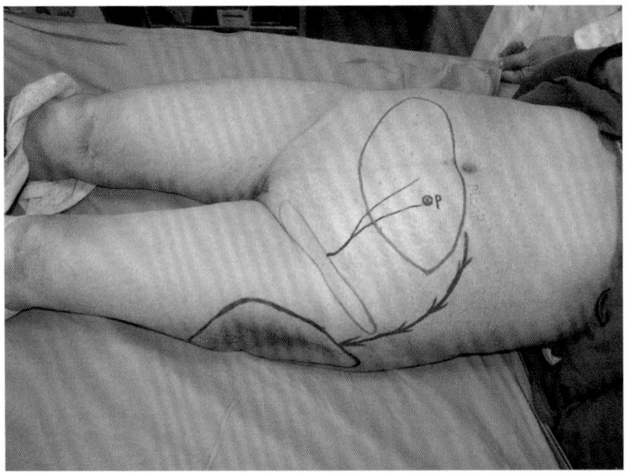

图 32.1　**术前皮瓣设计**

（二）皮瓣切取

1. 切开　一般在全麻下进行腹壁下动脉穿支皮瓣的切取，患者取仰卧位，双侧上肢内收置于躯干两侧。先作肚脐周围的环形切口，再作皮瓣的上、下缘切口，垂直切开皮肤到深筋膜。

2. 腹壁浅静脉的处理　作下缘切口时注意保护和剥离双侧的腹壁浅静脉，术前 CT 血管造影可以清晰显示腹壁浅静脉的位置。由于腹壁皮肤具备两套静脉回流系统，如果腹壁下动脉伴行静脉无法为皮瓣提供足够的静脉回流，则可以吻合一组腹壁浅静脉增加皮瓣回流。将腹壁浅静脉剥离 2～3cm，应用血管夹夹闭备用。

3. 动脉　腹壁下动脉穿支皮瓣血管蒂的剥离可以分为三个层面：深筋膜上、肌肉内和肌肉下。

（1）深筋膜上剥离：在腹外斜肌筋膜浅层，由外侧向内侧剥离掀起一侧的皮瓣，剥离到腹直肌外侧缘时小心操作，寻找术前标记的穿支血管，找到相应的穿支血管后，评估穿支血管动脉口径、搏动和伴行静脉的情况，如果穿支血管的口径较小，不足以为皮瓣提供足够的血液灌注，则可以剥离同一纵线上的多个穿支血管来增加皮瓣血液灌注。将穿支血管周围的脂肪从深筋膜表面剥起，显露出穿支血管自腹直肌前鞘的穿出点，沿腹直肌肌束方向剪开腹直肌前鞘，暴露穿支血管进入腹直肌的位置，并开始在肌肉内进行逆向剥离（图 32.2）。

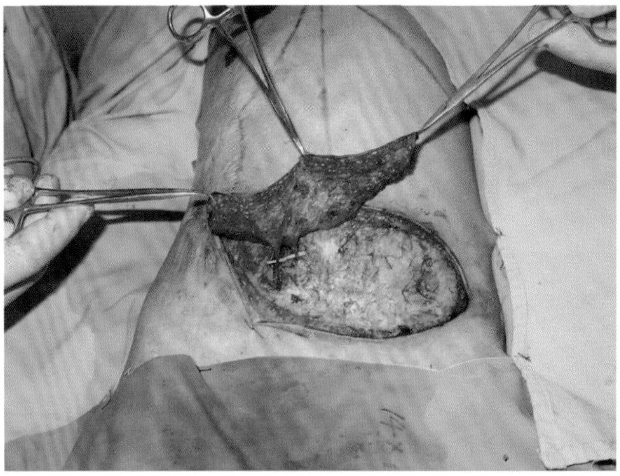

图 32.2　**显露腹壁下动脉穿支**

（2）肌肉内剥离：在穿支血管穿出肌肉的位置纵向劈开腹直肌，以便于穿支血管的剥离，先剥离穿支血管表面的肌肉，结扎切断穿支血管发出的肌肉分支，剥离至腹壁下动脉主干，找出穿支血管在肌肉内的走行方向，然后再分离穿支血管基底的肌肉，将穿支血管从肌肉内游离出来。在此过程中注意保护行走在穿支周围的支配腹直肌的运动神经，如果不得不切断运动神经，则可以在皮瓣切取后将神经进行吻合，从而最大程度降低腹直肌功能损害。如缺损在皮瓣供区的附近，此时可以不再进一步剥离血管，将皮瓣以螺旋桨转移方式转移至受区（图 32.3）。

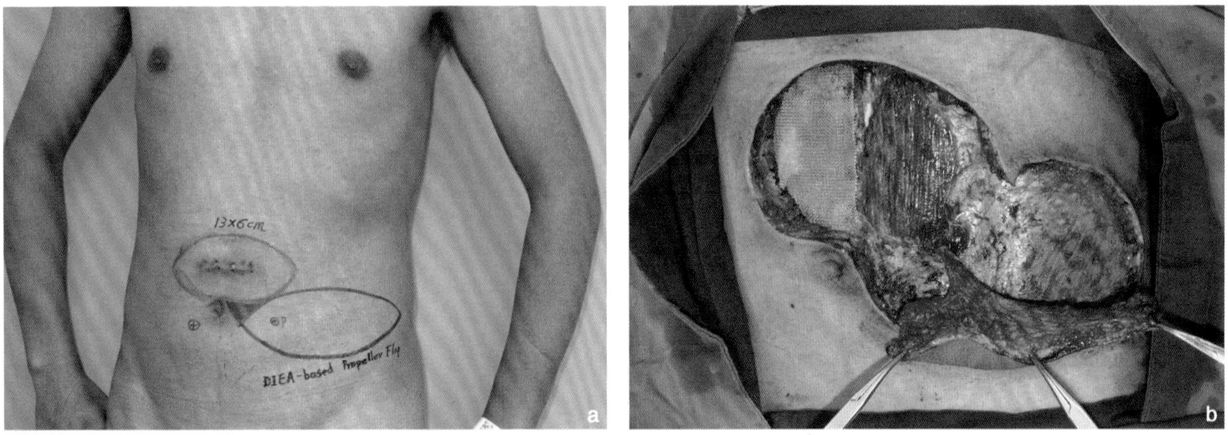

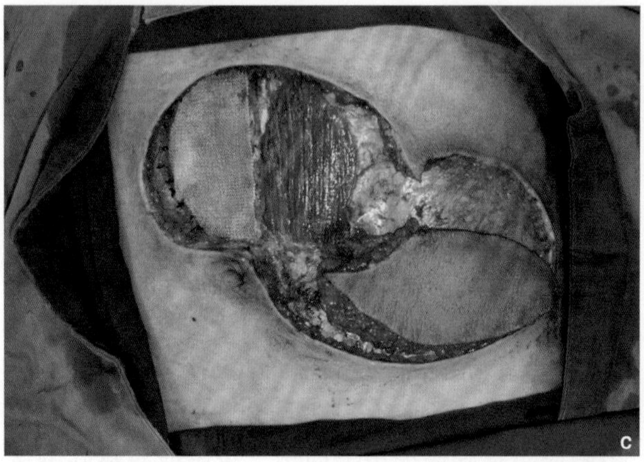

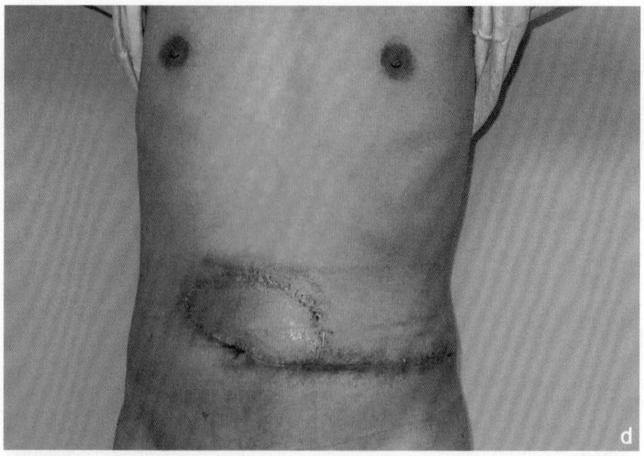

图 32.3 **腹壁下动脉穿支螺旋桨皮瓣修复腹部皮肤软组织缺损**

a. 术前显示肿瘤侵及上腹部，术前皮瓣设计；b、c. 术中应用补片修复肿瘤切除后肌肉缺损，找到缺损周围的腹壁下动脉穿支血管并作逆向剥离，掀起皮瓣备转移；d. 应用腹壁下动脉穿支螺旋桨皮瓣 180° 旋转修复腹部肿瘤切除后皮肤缺损

（3）肌肉下剥离：剥离腹直肌外侧缘，显露腹壁下血管主干，将腹直肌由外侧向内侧剥起，游离腹直肌腹侧的腹壁下血管束，结扎切断分支，分离血管束与剥离完成的穿支血管汇合，在剥离腹直肌外侧缘时注意保护进入肌肉的节段神经。向近端剥离腹壁下血管束主干，直到获得足够长的血管蒂。

4. 皮瓣剥离 血管蒂剥离完成后，在确认穿支血管可以为皮瓣提供充足血运的情况下，掀起对侧腹壁上剩余的皮瓣部分；如果怀疑供血不足，则可以同法剥离对侧腹壁下动脉的穿支血管和主干。将皮瓣完全掀起，结扎切断腹壁下血管主干，并准备与受区准备好的血管进行显微吻合。如为带蒂皮瓣转移，则将皮瓣通过皮下隧道或者开放隧道转移至受区（图 32.4）。

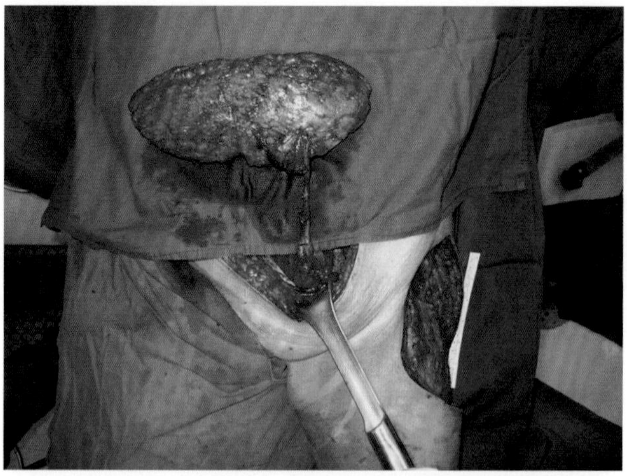

图 32.4 **腹壁下动脉穿支皮瓣修复髋部皮肤软组织缺损**

掀起腹壁下动脉穿支皮瓣，剥离穿支血管和腹壁下动脉主干，通过皮下隧道转移腹壁下动脉穿支皮瓣修复大腿外侧肿瘤切除后缺损

5. 供区处理 将打开的腹直肌前鞘进行连续缝合，关闭前鞘切口，将皮肤切口以上的腹壁皮肤自深筋膜浅面向上剥离至剑突和肋下缘水平，注意保护腹壁上动脉发出的穿支血管以确保掀起的上腹部皮瓣血液供应，将上腹部皮瓣向下推进，关闭下腹部供区缺损，并在皮瓣合适的位置作 2～3cm 长的纵行切口，修薄切口周围的脂肪层，将肚脐从纵切口中拉出与皮瓣缝合。分别在皮瓣的上、下缘水平放置负压引流。

6. 受区处理 切除病损，创面止血，剥离受区血管，以备吻合。如为乳房再造，一般选用胸廓内动脉作为受区血管。

7. 皮瓣固定和血管神经吻合 将腹壁下动脉穿支皮瓣转移至受区，先处理血管蒂，避免血管蒂旋转扭曲，将皮瓣与受区暂时缝合固定，将血管蒂与受区血管吻合。如移植带感觉的皮瓣，则可以将与穿支血管伴行的感觉神经与受区神经吻合。所有神经血管的吻合均在放大 10 倍的显微镜下进行。血管神经吻合完毕后，评估血管吻合质量，确认吻合口血流通畅，妥善摆放血管蒂，避免扭曲打折。最后，皮瓣完全放置于受区，如为乳房重建，还需要进行皮瓣塑形。

8. 受区皮瓣下放置负压引流，供区和受区松软敷料包扎。

三、术后处理

1. 严格卧床，上身抬高，下肢取屈膝屈髋位，以减小供区切口张力。术后 72 小时内紧密观察皮瓣血运，术后 3～5 天拔除引流管。

2. 常规使用解痉、抗凝和抗生素药物。

（臧梦青　刘元波）

第三十三章　肩胛皮瓣

肩胛皮瓣历史悠久并极具生命力，因其具有血管解剖恒定、皮瓣颜色质地好、毛发生长稀疏、厚度适中、供瓣区瘢痕隐蔽，以及可以形成多种形式的复合组织瓣等优点，肩胛皮瓣在修复重建领域的应用非常广泛。

1898 年，Manchot 观察到来自肩胛下动脉，通过三边孔间隙供应肩胛骨上方区域皮肤终末血管的存在。Saijo 于 1978 年首次提出了“scapular flap”（肩胛皮瓣）这一概念，他认为旋肩胛动脉有一横行的血管分支，并由此提出了水平走行的肩胛皮瓣设计方式。1979 年，Gibert 和 Teot 于巴黎实施了首例肩胛皮瓣的游离移植手术。1982 年，Nassif 又提出了“parascapular flap”（肩胛旁皮瓣）的设计方式，即以旋肩胛动脉降支血管为血管蒂，皮瓣的长轴沿着肩胛骨外侧缘进行设计。由于这种皮瓣切取方式可以切取更长的皮瓣，并且供瓣区更容易关闭，因此，肩胛旁皮瓣成为目前肩胛皮瓣（以旋肩胛动脉为源动脉的皮瓣）最流行的切取方式。随着旋肩胛动脉三个主要皮肤分支的陆续发现，其他一些肩胛皮瓣（以旋肩胛动脉为血管蒂的皮瓣）的切取方式，如向乳房下皱襞或上臂延伸的肩胛皮瓣等，也相继被提出，从而使肩胛皮瓣的设计更加灵活。

我国第一例肩胛皮瓣是在 1983 年由中国医学科学院整形外科医院的李式瀛、李森恺教授等完成。皮瓣的设计与 1982 年 Urbaniak 的设计相仿，并严格遵循了 Urbaniak 提出的设计原则。

肩胛皮瓣的血供来源是旋肩胛动脉皮肤分支，旋肩胛动脉是肩胛下动脉的主要分支之一。肩胛下动脉自腋动脉发出后，在距离血管起点 4cm 处分成旋肩胛动脉和胸背动脉。旋肩胛动脉通过三边孔，沿肩胛骨的外侧缘向后走行。此后，旋肩胛动脉发出很多分支。其皮肤分支在胸背筋膜内主要分成升支、水平支和降支：升支向内上斜行，沿肩胛冈至冈上窝，内径平均为 0.6mm；水平支在小圆肌和冈下肌的深筋膜浅层，在肩胛冈下约 2cm 处，与肩胛冈平行向内走行，最终到达距离胸椎 2～3cm 的位置，内径平均为 0.4mm；最为恒定的分支血管是旋肩胛动脉降支，该分支在肩胛骨外缘背面内侧数厘米处，沿肩胛骨的外侧缘向下走行，直到肩胛下角，内径平均为 0.8mm。旋肩胛动脉在分出皮肤分支之前，还发出分布到肩胛下肌肉的分支，以及 3～4 支供应肩胛骨外缘的分支。

旋肩胛动脉的升支与颈横动脉、肩胛上动脉和颈浅动脉之间存在吻合，其中颈横动脉与肩胛上动脉穿出点的位置，均位于肩胛冈上缘上方 1cm 的平行线上；水平支主要与肋间动脉的后支相吻合；降支主要与肋间动脉和胸背动脉的肌皮穿支相吻合。旋肩胛动脉的皮支和颈横动脉、颈浅动脉、肋间动脉以及胸背动脉的穿支在胸背筋膜中构成筋膜血管网。

近年来，更多对于肩胛皮瓣的研究显示存在更多血管分支的可能性。1997 年，Siebert 报道了前支血管的存在，并认为通常情况下，这一分支是旋肩胛动脉降支血管的近端分支血管之一，降支自旋肩胛动脉皮支分出后，沿肩胛骨外侧缘向下走行，主干血管在深筋膜层走行 4～7cm 后进入皮瓣浅层，沿途发出 2～3 条斜向前方的分支。这些前支血管分布于同侧侧胸，延伸至腋前线，终于乳房下皱襞。此外，刘元波等提出，还可能存在向上臂内侧延伸的分支。

旋肩胛动脉降支的出现率为 100%，降支血管沿肩胛骨外侧缘向下，到达肩胛下角，长度为（10.1 ± 1.7）cm；水平支的出现率为 93.3%，在肩胛骨后面水平走行，长度为（9.5 ± 1.9）cm；前支的出现率为 86.7%，向前通过腋前线，长度为（6.5 ± 1.6）cm；升支的出现率为 40.0%，其朝向肩胛冈，长度为（6.4 ± 2.1）cm。在这些皮肤分支中，以降支为主导者占 60.0%，以水平支为主导者占 40.0%。前支和升支偶有缺如，并且即使存在，其内径也小于降支或水平支。

通常情况下，旋肩胛动脉和其皮支都有两条伴行静脉，且一粗一细。这些伴行静脉的出现率为 100%，外径较动脉细，与浅静脉间有丰富的交通支，浅、深静脉共同构成了旋肩胛动脉皮瓣的静脉回流。

一、手术适应证

1. 作为带蒂皮瓣转移可以用于同侧腋窝、侧胸壁、颈部软组织缺损的修复，或上臂近端皮肤软组织缺损的覆盖，以及携带肩胛骨形成复合瓣用于软组织缺损合并骨缺损的修复治疗。

2. 作为游离皮瓣，可远位移植修复躯体软组织缺损，或携带部分肩胛骨形成复合组织瓣，用于骨 - 皮肤软组织复合伤的修复重建。

二、具体步骤

（一）术前设计

患者取直立位，在上肢和肩部处于放松的状态下，标记出肩胛冈，肩胛骨的内、外侧缘和肩胛下角。首先通过以下方法找到三边孔：将示指顺腋后线置于患者的腋窝内，拇指在腋后皱襞向上延伸大约 2cm 处，于肩胛骨外缘可触及大、小圆肌之间的凹陷，拇指与示指之间即为三边孔。应用多普勒超声血流测定仪进一步确定三边孔的位置，并探测出旋肩胛动脉主干及其升支、降支和横支的位置和走行，进行标记。其次，于受区设计软组织切除范围，并制作布样。最后，患者取侧卧位（供瓣区位于上方），根据布样的形状，以三边孔的位置作为皮瓣的中心点，设计长轴为水平的肩胛皮瓣，或长轴顺肩胛骨外缘走行的肩胛旁皮瓣，及其他形式的以旋肩胛动脉为蒂的皮瓣。皮瓣的宽度尽量小于 15cm，以便供瓣区可以直接缝合关闭。

（二）皮瓣切取

依照术前的皮瓣设计，沿切口设计线切开皮肤、皮下组织，于深筋膜浅层进行剥离。按照皮瓣血管蒂逆行解剖方式，由内至外或由下至上，向三边孔的位置进行解剖。切断旋肩胛动脉分布到后背肌肉和肩胛骨的分支血管，向深层解剖血管蒂，一直到三边孔处。直视下将旋肩胛动脉向三边孔深部作钝性分离。在三边孔内仔细剥离，显露出旋肩胛动脉及其两条伴行静脉。根据受区情况，剥离至获得需要的血管蒂长度。在切断血管蒂之前，对皮瓣最远端真皮的出血情况进行检视，如果存在血供不足的情况，可将这一部分皮瓣修剪成全厚皮片，在手术结束时，按照全厚皮片的处理方法，将这一部分皮瓣进行包堆包扎。根据受区的位置，如果需要切取较薄的皮瓣，可对皮瓣进行即刻修薄。若为游离移植，在受区准备完毕后，即可缝扎、切断血管蒂，形成以旋肩胛动脉为血管蒂的肩胛 / 肩胛旁皮瓣。对皮瓣血管蒂断端进行适当修剪，尽可能在患者体位变换之前，将皮瓣转移到受区，以缩短皮瓣的缺血时间。此时，供瓣区组可对供瓣区进行止血和简单缝合处理。皮瓣移至受区后，先将皮瓣与受区创面皮缘缝合固定数针。将肩胛 / 肩胛旁皮瓣的动、静脉与受区的动、静脉行端端吻合或端侧吻合。供瓣区通常直接缝合予以关闭，或缩小创面后，另行中厚皮片游离移植进行修复。可根据术区大小，放置橡皮片引流数根。供瓣区加压包扎，受区包扎时，注意留出观察窗口，便于术后对皮瓣血运进行观察（图 33.1、图 33.2）。

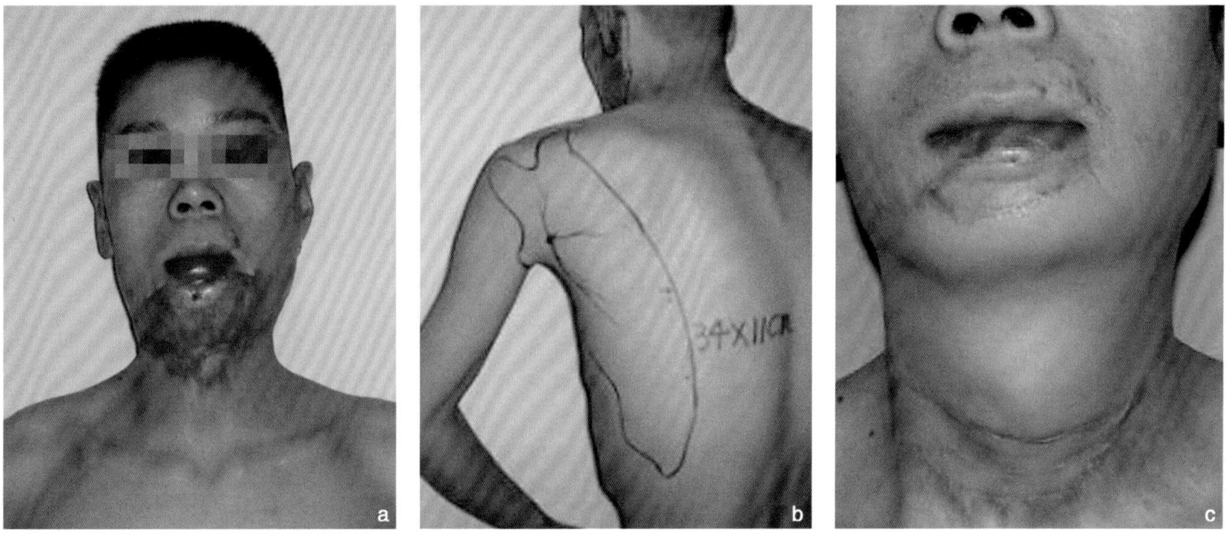

图 33.1　**肩胛皮瓣游离移植修复颈部瘢痕**

a. 术前颈部瘢痕挛缩；b. 肩胛皮瓣设计；c. 肩胛皮瓣游离移植后

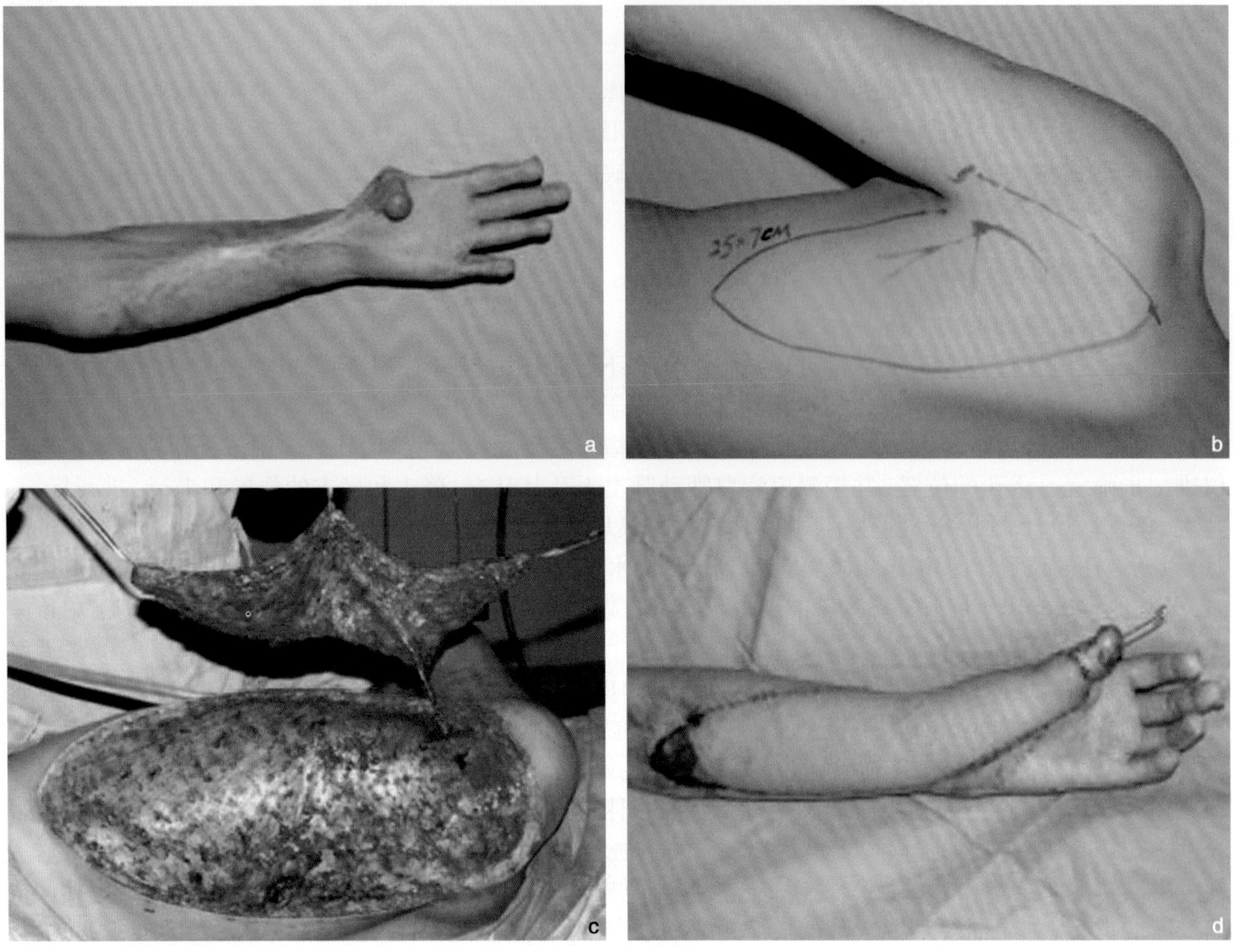

图 33.2 **肩胛皮瓣游离移植**

a. 术前像，显示前臂瘢痕挛缩；b. 肩胛旁皮瓣设计，皮瓣大小为 25cm×17cm；c. 术中像，肩胛皮瓣的切取，并对皮瓣进行即刻修薄；d. 术后像，显示挛缩完全松解

三、术后处理

若转移了游离的肩胛皮瓣，在手术后，将患者送入麻醉恢复室，提供安静、温暖的恢复环境（室温 25℃），常规给予低分子右旋糖酐和抗炎补液治疗，并由经验丰富的医护人员进行观察和护理。尤其注意观察皮瓣的颜色、温度、张力大小，以及毛细血管充盈情况。一旦出现血肿或血管危象，根据情况进行快速处理。术后供瓣区同侧上肢及肩关节制动 5 天。手术后 48～72 小时，观察无明显渗血后，拔除引流。术后 10～14 天，拆除切口缝合线。

（朱 珊 刘元波）

第三十四章　髂腹股沟皮瓣和旋髂浅动脉穿支皮瓣

1972年，McGregor和Jackson通过对轴型皮瓣的研究，提出基于旋髂浅血管的带蒂髂腹股沟皮瓣用于修复手部和前臂远端2/3软组织的严重损伤，获得了良好的临床效果，解决了以往皮瓣不能同时兼顾伤口覆盖和关节不能早期活动的问题。此后，他们进一步对髂腹股沟皮瓣进行了深入研究，描述了该皮瓣供养血管的起源、走行、穿支部位以及血管的变异，为髂腹股沟皮瓣的进一步发展奠定了解剖学基础。

1973年，Daniel等和杨东岳等先后在临床上成功施行了髂腹股沟皮瓣的游离移植，这是人类医学史上第一个获得成功的游离皮瓣，具有重要的历史意义。由于髂腹股沟皮瓣部位隐蔽，绝大多数患者的供区可直接缝合关闭，所以该皮瓣一经问世，就在儿童和年轻女性患者中广泛应用。然而，旋髂浅血管的起源、走行变异大，血管蒂较短，管径细小，解剖和吻合困难，使该皮瓣并未获得进一步推广。

进入"穿支皮瓣时代"后，随着对皮瓣血供的不断深入研究，以主干血管为基础的肌皮瓣或筋膜皮瓣命名方式逐渐退出了历史舞台。旋髂浅动脉及其穿支的解剖特点逐渐被认识清楚，部分髂腹股沟皮瓣的命名逐渐被旋髂浅动脉穿支皮瓣（SCIP）所替代，该皮瓣由日本的Koshima于2004年首先报道，可以视为改良的髂腹股沟皮瓣。对于肢体软组织缺损，单纯的髂腹股沟皮瓣或穿支皮瓣就可以修复。但对一些较复杂的创面，如复合组织缺损、多处或较大面积软组织缺损等，就需要根据病情设计"个性化"的髂腹股沟皮瓣进行修复，如分叶皮瓣、骨皮瓣、缝匠肌肌蒂髂骨骨皮瓣等。

总体而言，髂腹股沟皮瓣和旋髂浅动脉穿支皮瓣的优点包括：供区隐蔽、可直接缝合、切取面积大、供区损伤小等，尤其是旋髂浅动脉浅支为蒂的穿支皮瓣厚度薄、质地均匀，近年来该皮瓣在四肢创伤和颌面外科中的应用日渐增多。此外，以旋髂浅动脉深支为蒂的穿支皮瓣还可以携带肌肉和髂前上棘，进行复合组织移植。髂腹股沟皮瓣和旋髂浅动脉穿支皮瓣的缺点包括血管蒂短、动脉管径细小、存在血管解剖变异，穿支皮瓣解剖层次的辨别和血管的游离需要积累经验等。因此，掌握髂腹股沟皮瓣的解剖特点，灵活设计皮瓣，术中根据不同的血管走行，予以仔细解剖，即可有效规避髂腹股沟皮瓣和旋髂浅动脉穿支皮瓣的各种不足，该皮瓣仍不失为一个优选的皮瓣。

髂腹股沟区及其周围包括下腹部和大腿近端的皮肤供养血管主要包括以下四组：旋髂浅动脉（SCIA）、腹壁浅动脉（SIEA）、旋髂深动脉（DCIA）和旋股外侧动脉（LCFA）。这四组动脉具有各自的主要供养区域，但又互有丰富的交通支关联。腹壁浅动脉主要供养下腹部皮肤，旋髂深动脉主要供养髂前上棘的外上部分皮肤，旋股外侧动脉主要供养大腿前外侧皮肤，位于这三者中间的髂腹股沟区皮肤则主要由旋髂浅动脉供养。

旋髂浅动脉多数（83.5%）独立发自股动脉前外侧，少数起源于股浅动脉、股深动脉和旋股外侧动脉。旋髂浅动脉发出点大致位于腹股沟韧带下方2～3cm，发出后斜行向外上走行。旋髂浅动脉主干直径约1.5mm，长度为1～2cm，在缝匠肌内侧缘的内侧分为深、浅两支。旋髂浅动脉浅支也称为内侧穿支，浅支浅出深筋膜的范围位于耻骨结节外侧4.5cm，近端1.5cm为中心的纵形椭圆（4.2cm × 2cm）内。浅支解剖相对恒定，其分布类型有两种，一种为锚型（anchoring type），另一种为轴型（axial type）。锚型分布占56%，该型浅支穿出深筋膜后，于皮下形成血管网，不向髂前上棘走行；轴型分布占44%，该型浅支于浅筋膜内向髂前上棘方向走行至侧腹壁，沿途发出穿支。目前临床上多数旋髂浅动脉穿支皮瓣是以旋髂浅动脉浅支血管蒂为血供来源。深支走行于肌膜浅层或穿入肌筋膜进入并营养缝匠肌近端，同时继续向外走行至缝匠肌外侧缘再穿外侧肌筋膜浅出，向髂前上棘和阔筋膜外侧浅层走行。深支沿途发出皮穿支、缝匠肌肌支和髂骨支。解剖灌注研究显示，旋髂浅动脉浅支的主要穿支灌注范围在腹股沟韧带的外侧半，而深支的主要穿支灌注范围在髂前上棘下外侧和缝匠肌外侧缘的外侧。

髂腹股沟皮瓣的营养动脉具有典型的互补特征，即同一级别的一组动脉，其中之一粗大，相应的另一根动脉就变得细小，两根动脉起着共同营养相应区域的作用。常见的互补动脉有三组，分别为旋髂浅动脉和腹壁浅动脉、旋髂浅动脉和旋髂深动脉，以及旋髂浅动脉的浅支和深支。因此，在解剖游离皮瓣的营养动脉时，如果某一动脉细小，甚至缺如，则应考虑到其互补特性，寻找与其对应的另一根动脉。

髂腹股沟皮瓣有深、浅两套静脉回流系统。旋髂浅静脉和腹壁浅静脉组成浅层静脉回流系统，而各营养动脉的伴行静脉组成其深层静脉回流系统。旋髂浅静脉和腹壁浅静脉是髂腹股沟皮瓣的主要回流静脉，两者常在近端汇成一根大的回流静脉，可用于皮瓣静脉回流吻合。

髂腹股沟皮瓣为修复性而非功能性皮瓣，其皮肤感觉支配来自 T_{12} 和 L_1 神经的终末感觉支，无法用于制作感觉皮瓣。

腹部和股部浅筋膜层次与旋髂浅血管和穿支的解剖关系密切。腹部浅筋膜分为两层，即浅层的Camper 筋膜和深层的 Scarpa 筋膜。Scarpa 筋膜的范围在中线处附着于白线，向下在腹股沟韧带下方一横指处附着于股部阔筋膜。旋髂浅血管浅支从深筋膜浅出后，走行于浅筋膜的深层和浅层之间，因此，旋髂浅动脉浅支为血管蒂的皮瓣掀起层次位于浅筋膜的深层和浅层之间，进而可以获得薄而均匀的穿支皮瓣。

一、手术适应证

1. 游离皮瓣 ①四肢各个部位中大面积的皮肤缺损；②手部多部位不规则创面，需要异形皮瓣或多叶皮瓣修复；③手部各关节尤其是虎口区皮肤缺损。

2. 带蒂皮瓣 ①前臂远端 2/3 和手部皮肤缺损；②手部游离皮瓣、指再植或再造失败需二期处理的创面。

二、具体步骤

（一）旋髂浅动脉穿支皮瓣

本部分主要介绍以旋髂浅动脉浅支为蒂的 SCIP 皮瓣。

1. 皮瓣设计 确定髂前上棘和耻骨结节，其连线为腹股沟韧带。在腹股沟韧带下方 2～3cm，股动脉搏动处即为旋髂浅动脉的起始点，该点与髂前上棘的连线为旋髂浅动脉浅支的体表投影，即为皮瓣设计的轴线。股动脉体表投影为皮瓣的内侧缘，皮瓣的外侧缘根据受区情况而定，但是一般要求在髂前上棘以外部分的长宽比保持 1∶1 的比例，以免皮瓣远端缺血坏死。

确定好皮瓣的边界之后，用样布将受区的伤口大小和形状复制于腹股沟区。皮瓣的切取范围要比受区实际范围大 1～2cm，具体依据受区软组织缺损的严重程度、供区皮瓣的臃肿程度来定。此外，需要注意将旋髂浅动脉浅支浅出深筋膜的部位设计在皮瓣范围内。

2. 皮瓣切取 SCIP 皮瓣切取既可以先从外侧显露皮瓣层次，由外向内掀起皮瓣；也可以先从皮瓣内侧游离血管蒂。

（1）显露皮瓣层次：切开皮瓣的外下方皮肤和皮下浅筋膜，仔细辨别浅筋膜深层和浅层之间的间隙。两层之间有一层薄筋膜层，在该筋膜层的深面从外下侧向内侧掀起皮瓣。

（2）显露静脉：切开皮瓣内侧缘，显露旋髂浅静脉。该静脉粗大，游离并牵开保护。

（3）显露动脉：以旋髂浅静脉为解剖标记，在皮瓣内侧缘的浅筋膜层显露旋髂浅动脉浅支。沿浅支向近端游离，显露深支和主干。

（4）游离皮瓣：将皮瓣完全剥离，仅保留血管蒂。血管夹夹闭旋髂浅血管深支，观察血运良好后，结扎并切断深支。分别在旋髂浅动脉和旋髂浅静脉的最近端，紧贴主干血管结扎切断。

（5）受区处理：皮瓣的动、静脉依次和受区动、静脉吻合。旋髂浅动脉管径细小，可以通过机械扩张、受区动脉缩口或端侧吻合等方式解决吻合口不匹配的问题。

（6）关闭供区：通常宽度 9～10cm 以内的供区可以直接分层缝合（图 34.1）。

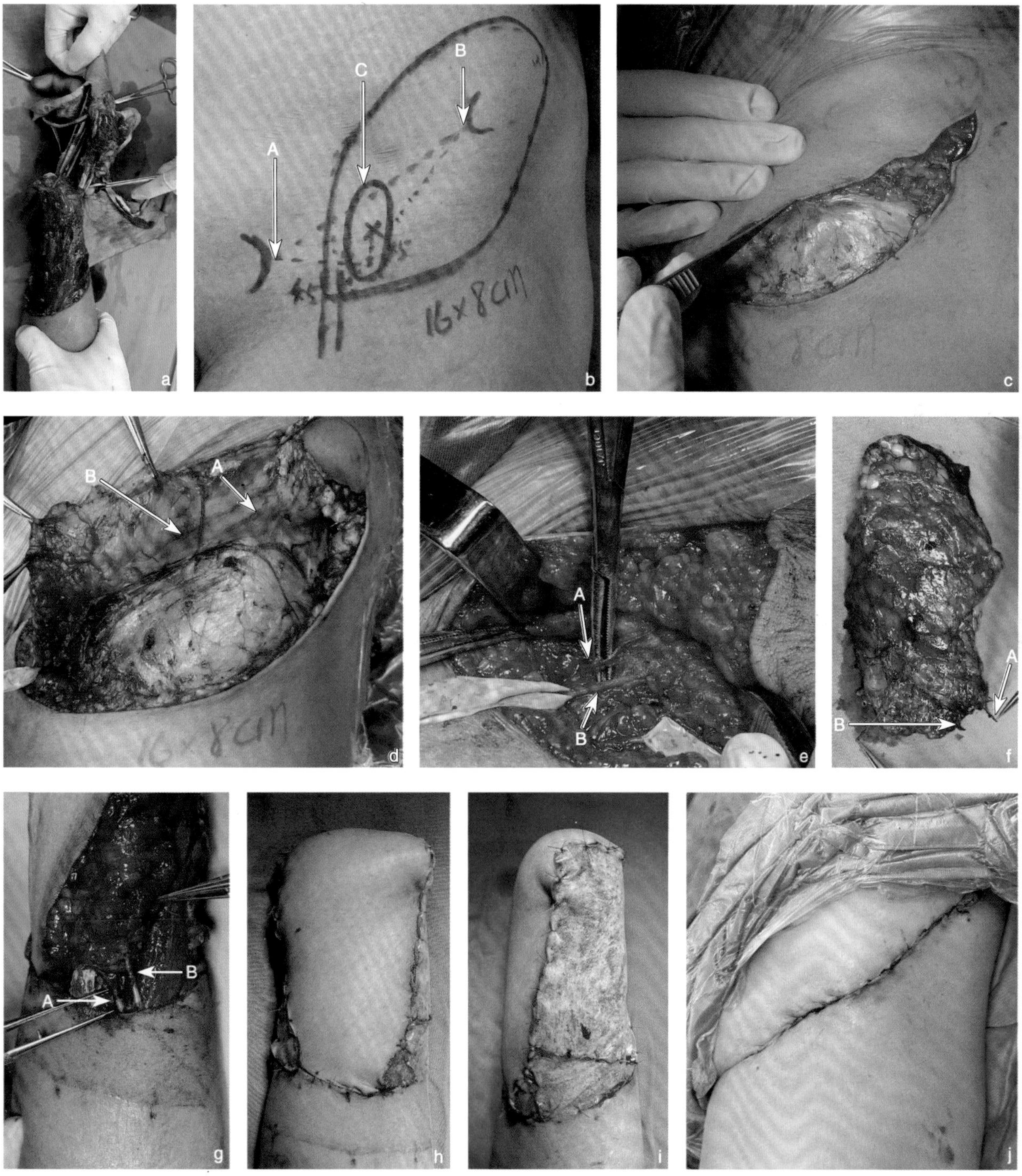

图 34.1　**旋髂浅动脉浅支为血管蒂的 SCIP 皮瓣切取**

a. 手部毁损伤，前臂创面，拟行 SCIP 皮瓣覆盖前臂掌侧和远端；b. 皮瓣设计，箭头 A 为耻骨结节，B 为髂前上棘，C 为旋髂浅动脉浅支浅出深筋膜的部位；c. 切开皮瓣外下侧的皮肤和浅筋膜，仔细辨别浅筋膜深层和浅层之间的间隙；d. 浅筋膜浅层掀起后的皮瓣层次，A 为旋髂浅动脉浅支，B 为旋髂浅静脉；e. 皮瓣蒂部显露旋髂浅动脉浅支（A）和旋髂浅静脉（B）；f. SCIP 皮瓣完整切取，A 为旋髂浅动脉浅支，B 为旋髂浅静脉；g. 前臂中段吻合血管，A 显示桡动脉口径缩小后和旋髂浅动脉吻合，B 显示旋髂浅静脉和头静脉吻合，二者的管径相对匹配；h、i. 皮瓣覆盖创面后体位像，其他创面行人工真皮覆盖；j. 供区直接缝合

（二）髂腹股沟皮瓣

1. 皮瓣设计 髂腹股沟皮瓣切取层次较深，皮瓣相对较厚。可以旋髂浅动脉浅支为蒂，也可以旋髂浅动脉浅支和深支为蒂。皮瓣的设计类似于旋髂浅动脉穿支皮瓣。

2. 皮瓣切取 先从皮瓣的外侧切开皮肤和皮下组织，从深筋膜浅层向内游离。髂前上棘和缝匠肌是游离髂腹股沟皮瓣的重要解剖标志。继续向内侧游离皮瓣直至缝匠肌内侧缘，找到浅支发出点，予以保护，其近端即为旋髂浅动脉主干。仔细切开主干周围的深筋膜，继续向近端游离直至其在股动脉的发出点。

切取皮瓣和游离皮瓣营养动脉时，无需探查和分离其伴行静脉。当营养动脉游离至主干时，其伴行静脉亦可清楚显露，需要予以保护并做好标记。游离至皮瓣内侧缘时，通常可在旋髂浅动脉浅层找到更为粗大的皮下静脉，即旋髂浅静脉，该静脉为皮瓣的主要回流静脉，与旋髂浅动脉的伴行静脉互为备用，或两者同时作为回流静脉。

血管蒂游离并观察皮瓣血运良好后，翻转皮瓣，修整皮瓣周围多余的脂肪组织。如受区软组织缺损较浅，需要超薄皮瓣覆盖，可在头戴放大镜或手术显微镜下进行皮瓣修整，保留皮瓣重要营养血管，切除多余脂肪等组织。

皮瓣切取后，供区伤口可直接缝合，如缝合时张力较大，可屈髋屈膝缝合（图 34.2）。

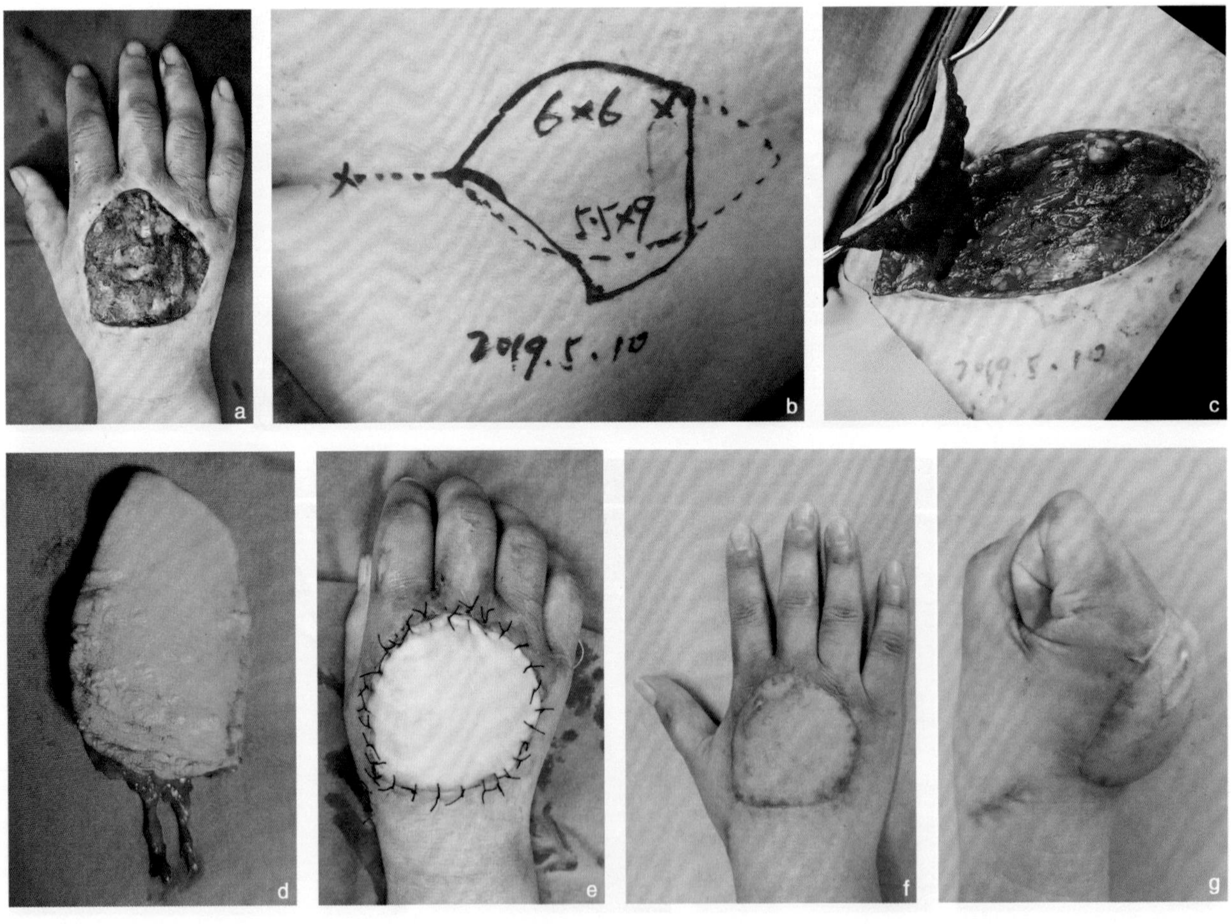

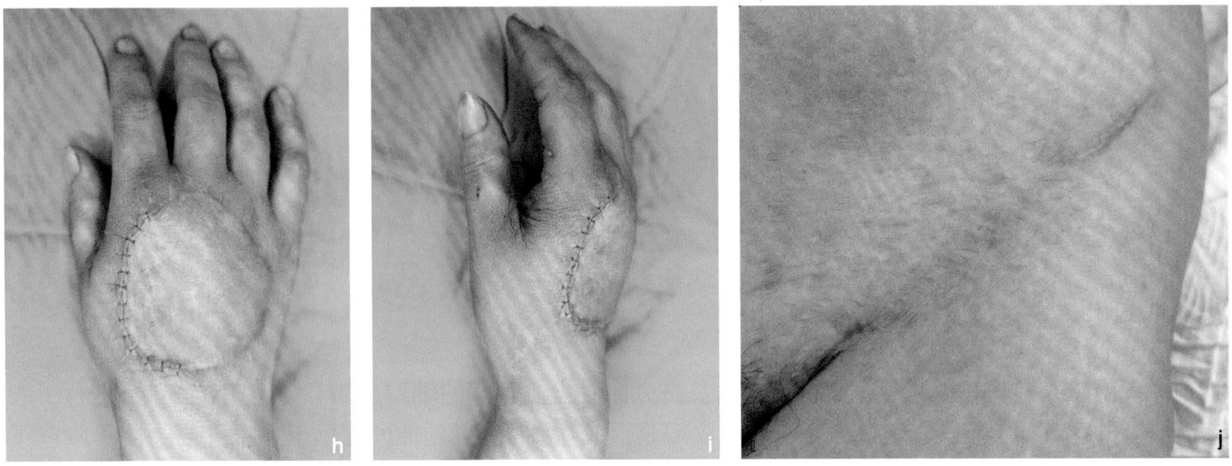

图 34.2　**髂腹股沟皮瓣切取**

a. 手背创面；b. 皮瓣切口设计；c. 掀起皮瓣，游离血管蒂；d. 完整切取皮瓣；e. 皮瓣覆盖创面即刻；f、g. 皮瓣修整前体位相，皮瓣臃肿；h、i. 皮瓣修薄后体位像；j. 供区隐蔽，瘢痕较轻

三、术后处理

1. 严格卧床，患肢制动，烤灯持续照射，术后 5 天拔除引流条。
2. 供区患肢屈髋屈膝，以减轻供区皮肤缝合张力。
3. 常规使用解痉、抗凝和抗生素药物。

（杨　辰　李　斌　杨　勇）

第三十五章　胸脐皮瓣

胸脐皮瓣或称脐旁皮瓣是以腹壁下动脉及脐旁穿支为血管蒂的轴型皮瓣。1983 年，Taylor 进行了腹壁下血管的解剖研究，并首先在临床应用该皮瓣获得成功，提出可延伸的腹壁下血管皮瓣。由于腹壁下血管在脐旁发出许多肌皮穿支分布于皮肤，1984 年，范启申、钟世镇等对 46 具尸体的腹壁下血管进行了研究，发现腹壁下血管在脐旁有一最大分支，与腹壁成 45° 走向肩胛下角，且平行于肋骨走行，与肋间动脉的外侧皮支吻合，形成胸脐支，供养外上腹部和侧胸的皮肤，故将在此区形成的皮瓣命名为胸脐皮瓣。1987 年，范启申在国内首先将胸脐皮瓣应用于临床，将这一皮瓣规范化。胸脐皮瓣可带蒂旋转修复邻近创面，又可游离移植修复远位缺损，是一种用途广泛的多功能皮瓣。

胸脐皮瓣的优点为：带腹壁下血管的胸脐皮瓣血管蒂长，穿支位置比较恒定，解剖分离皮瓣相对比较简单，术中一般不需要变换体位。提供的组织量大，可与背阔肌肌皮瓣媲美，可以修复面积巨大的毁损性创面；对于不大的创面，供瓣区可直接缝合，位置也比较隐蔽。设计灵活，可根据修复的需要切取复合皮瓣、嵌合皮瓣、分叶皮瓣和血流桥接皮瓣等，如可携带部分腹直肌填塞缺损腔隙，还可设计成血流桥接皮瓣，在修复肢体有大血管损伤的毁损性创面时，既可重建肢体血流，又可同时修复创面等。腹壁下血管的胸脐皮瓣缺点为：切取皮瓣后，尤其是同时切取部分腹直肌后，腹壁力量明显减弱，特别是半环线以下没有腹直肌后鞘的部位，术后容易发生腹壁疝。因此，如果不需要携带腹直肌填塞创面缺损腔隙，在解剖分离皮瓣时都在放大镜下将血管蒂从腹直肌分离出来，不损伤肋间神经、尽量少带腹直肌，减少对闭合后腹壁强度的损害，而且切取皮瓣后均采用聚丙烯补片、复合补片或 ADM 来加强腹壁力量，从而减少术后腹壁疝发生的风险。

一、手术适应证

1. 四肢大面积复杂性皮肤软组织缺损、重要组织外露等。
2. 头面、颈部复杂性皮肤软组织缺损、重要组织外露等。
3. 躯干复杂性皮肤软组织缺损、重要组织器官外露等。
4. 复杂性瘢痕挛缩畸形修复、骨髓炎修复、器官再造等。

二、具体步骤

1. 脐旁穿支点定位　术前均用多普勒超声血流探测仪探测，并在信号最强处做标记，其中最明显的脐旁穿支位于脐旁 2～4cm，脐下 2～3cm 处。如果患者情况允许的话，最好行腹壁下、上动脉 CT 血管造影（CTA）或数字减影血管造影检查，以明确脐旁穿支位置和腹壁下、上动脉的血管情况等。

2. 皮瓣设计　以腹股沟韧带中点附近触及股动脉搏动处（A 点）与脐旁穿支处（B 点）的连线为腹壁下血管轴线，以 B 点与肩胛下角（C 点）的连线为皮瓣轴线（图 35.1）。根据清创后创面大小及形状设计皮瓣，通常皮瓣的切取范围要大于受区 2cm 左右，皮瓣最远端可至腋中线。

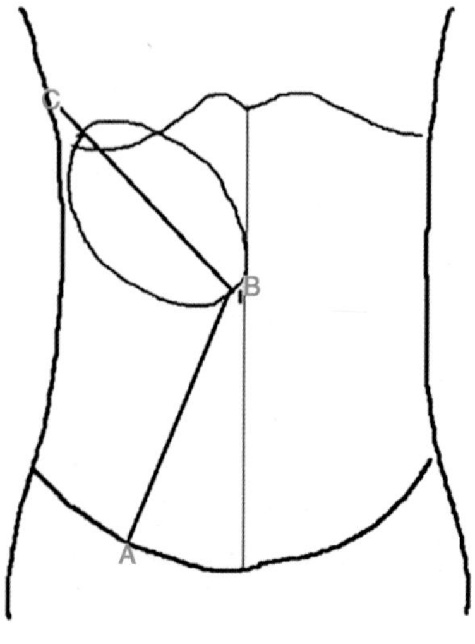

图 35.1　带腹壁下血管的胸脐皮瓣设计示意图

3. 皮瓣切取　切开皮瓣外缘和上、下缘皮肤，从腹外斜肌表面掀起皮瓣，至腹外斜肌腱膜与腹直肌前鞘交界处。于脐旁附近寻找并确定 1 条或 2 条较粗大穿支后，确认穿支进入皮瓣，再自穿支血管穿出腹直肌前鞘处外侧纵行切开腹直肌前鞘，循穿支逆向解剖至腹壁下动、静脉血管主干。根据血管蒂需要的长度解剖分离腹壁下血管主干。再切开皮瓣内侧，将胸脐皮瓣除血管蒂外整个掀起，根据需要皮瓣可带蒂或游离移植。在分离脐旁血管穿支时，在血管及穿支周围可保留少部分前鞘及腹直肌，以免损伤血管及穿支。如果需要填塞创面较大的缺损腔隙，可携带部分腹直肌。

4. 皮瓣移植　带蒂移植可修复腹股沟、髂部、髋部以及大腿中上段的毁损性创面，带蒂移植时将腹壁下动脉血管蒂游离至所需的长度，通过皮下隧道将皮瓣转移覆盖创面。不能行带蒂移植修复的创面，均可以行游离胸脐皮瓣移植。检查皮瓣血运良好后结扎并切断腹壁上动脉远端及腹部下动脉近端，将皮瓣完全游离下来。将皮瓣的腹壁下动脉主干与创面近端受区动脉行端端或端侧吻合；腹壁下静脉（一般为 2 根）或腹壁浅静脉与创面受区 1 根浅静脉和 1 根动脉伴行静脉或 2 根动脉伴行静脉行端端吻合；如果设计为血流桥接皮瓣，还需将皮瓣远端的腹壁上动脉主干与创面远端动脉行端端吻合，血管吻合完毕，检查皮瓣和手部血运良好后缝合皮瓣切口，皮瓣下放置橡皮引流条引流。

5. 供瓣区的处理　切取的皮瓣宽度在 10cm 以内，供区可直接缝合，大于 10cm 可行植皮术或接力皮瓣修复。如供瓣区可直接拉拢缝合，先用可吸收线间断缝合残留腹直肌层及腹直肌前鞘，采用聚丙烯补片或复合补片加强腹壁，然后直接拉拢缝合封闭伤口，切口下放置引流管引流。如供瓣区不能完全缝合封闭，先用可吸收线间断缝合残留腹直肌层及腹直肌前鞘，用脱细胞异体真皮基质加强腹壁，无法直接缝合创面于大腿取中厚皮移植覆盖，间断缝合固定，打包适当加压（图 35.2、图 35.3）。

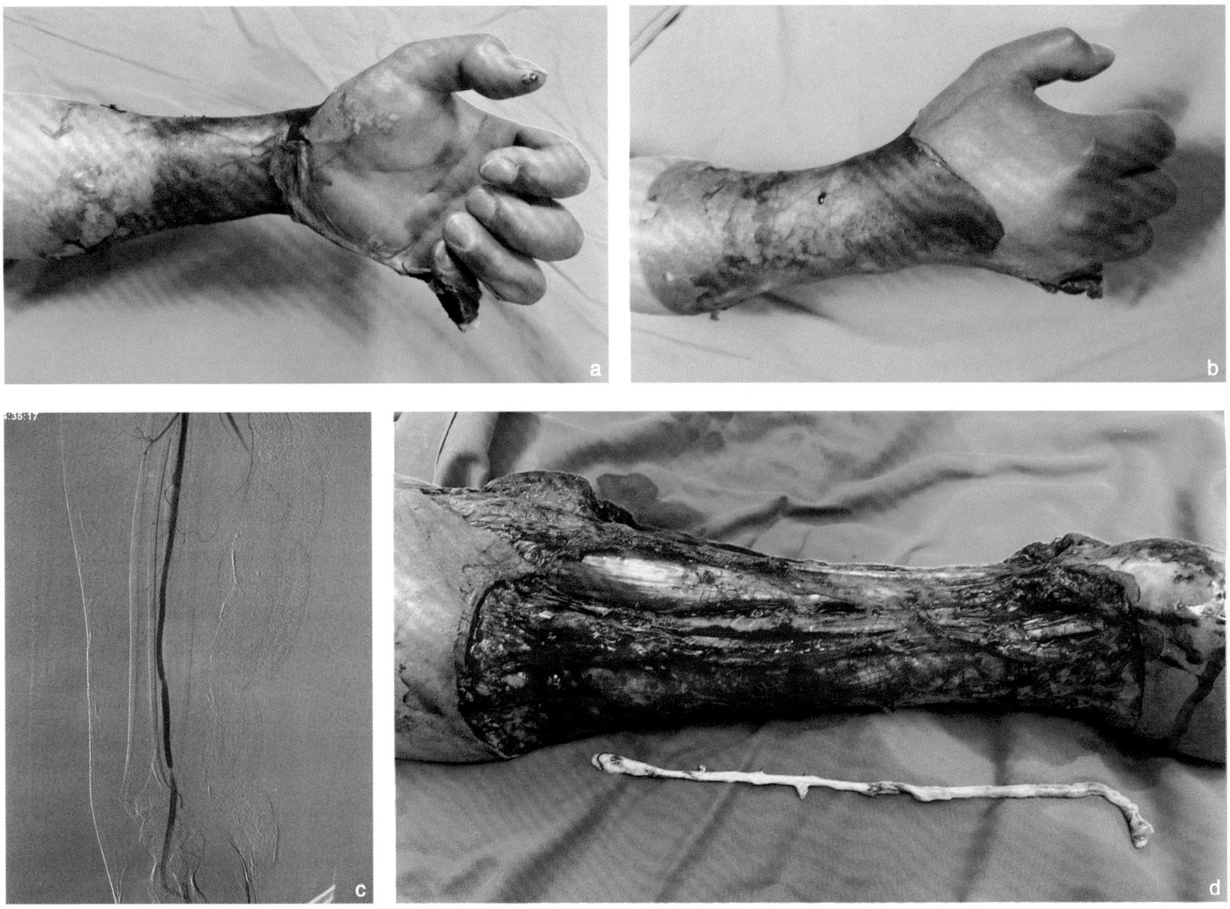

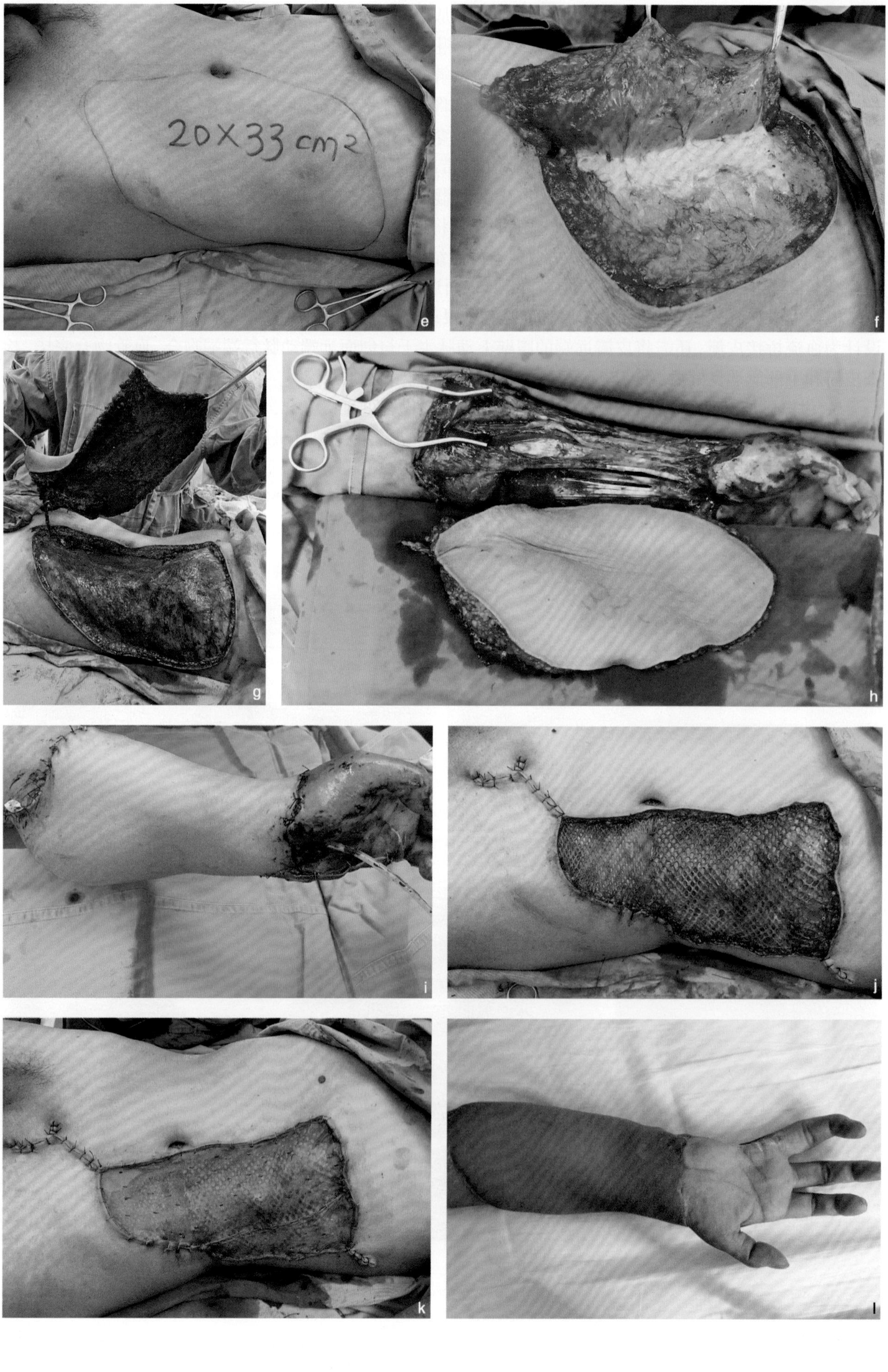
20X33 cm2
e
f
g
h
i
j
k
l

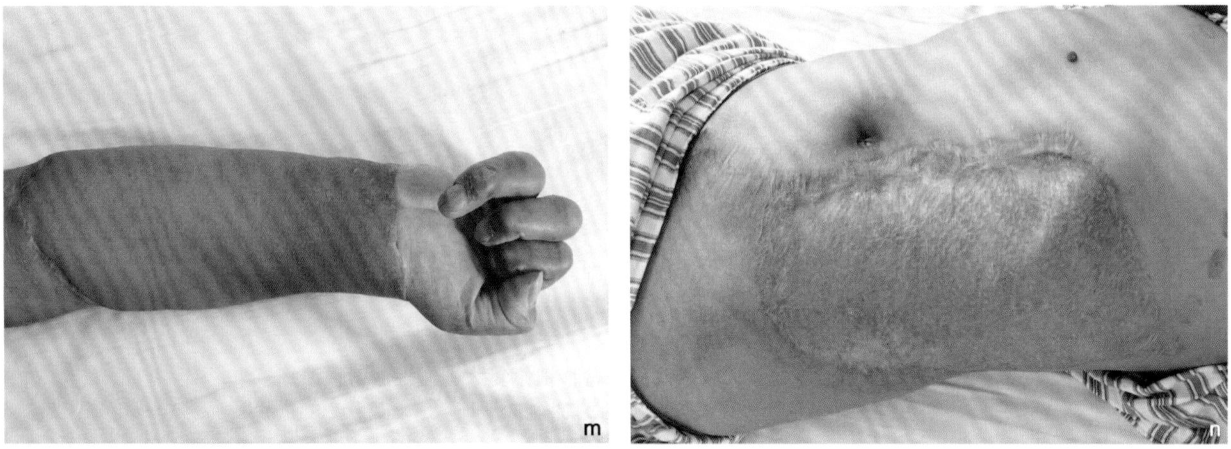

图 35.2　带腹壁下血管的胸脐皮瓣游离移植修复严重腕部电烧伤

a、b. 右腕部环匝状电烧伤三型，手血管危象；c. 血管造影显示尺动脉未显影，桡动脉 2 处狭窄；d. 腕部清创，大隐静脉移植重建桡动脉；e. 腹壁下血管的胸脐皮瓣设计；f. 皮瓣从外侧掀起，显露脐旁穿支；g. 皮瓣切取；h. 皮瓣待移植；i. 皮瓣移植后血运好；j～l. 供瓣区部分缝合，部分采用 ADM 与自体薄皮片移植；m. 术后 1 年随访，供瓣区愈合良好，无腹壁疝形成；n. 腕部皮瓣成活好，右手功能好

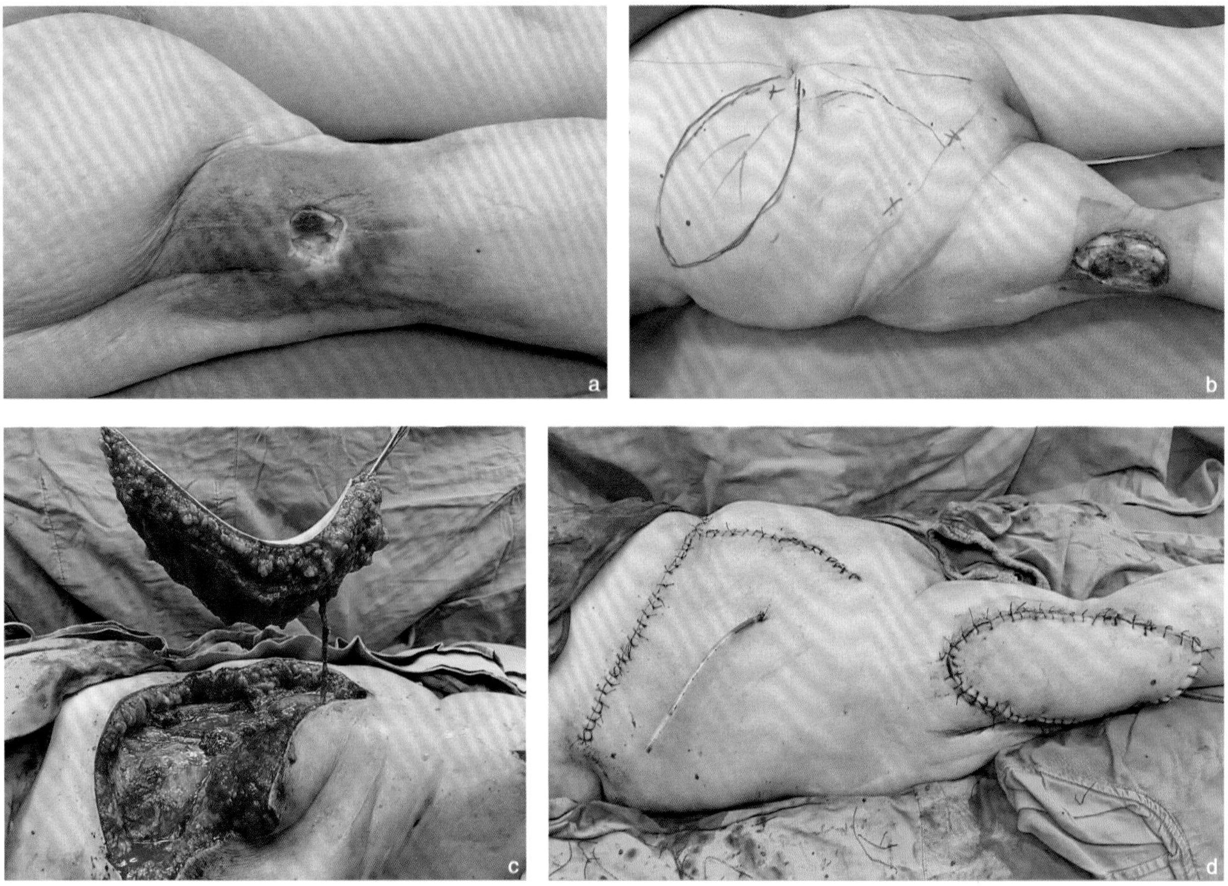

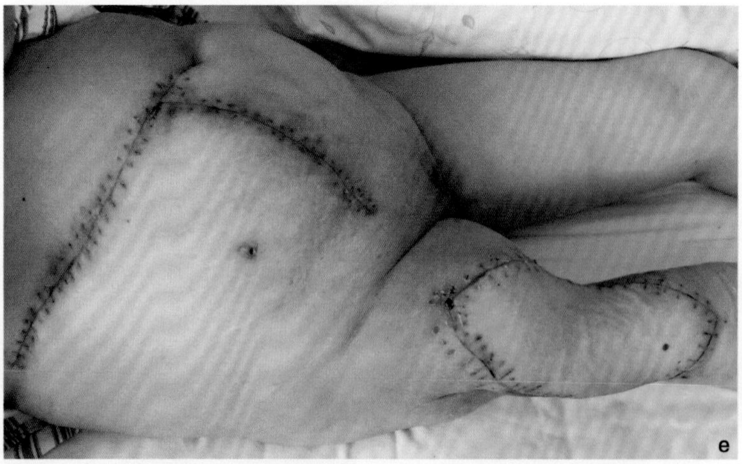

图 35.3 **腹壁下血管的胸脐皮瓣带蒂移植修复大腿慢性放射性溃疡**

a. 右大腿中部慢性放射性溃疡；b. 清创与带蒂腹壁下血管的胸脐皮瓣设计；c. 皮瓣切取；d. 皮瓣转移后血运好，供瓣区直接拉拢缝合；e. 术后 1 个月复查，皮瓣成活，切口愈合好

三、术后处理

1. 术后 1 周内每天需要适当输液，使患者有充足的血容量以保证皮瓣的灌注。
2. 根据细菌培养结果及创面感染情况应用合适的抗生素治疗 1 周左右。
3. 室温尽量保持在 25℃左右，皮瓣局部应用 60W 烤灯照射保温，以免皮瓣血管痉挛。
4. 术后 3 天内应用止痛药对症治疗。
5. 如为游离移植，术后当天即应用罂粟碱防止血管痉挛，术后第 1 天开始应用低分子肝素抗凝，防止血栓形成。
6. 观察皮瓣血运至术后第 8 天左右。

（沈余明）

第三十六章　颞顶筋膜瓣

颞区的解剖层次从外往内依次为皮肤、皮下组织、颞浅筋膜（颞顶筋膜）、疏松组织间隙、颞深筋膜（包含颞筋膜浅层、颞筋膜脂肪层、颞筋膜深层、颞筋膜深脂肪层）、颞肌、颅骨外膜。颞顶筋膜瓣又称颞浅筋膜瓣，颞浅筋膜主要由颞浅动脉及其终末分支的额支与顶支供血，是头颈部唯一可用的有带筋膜瓣。颞浅动脉起始位置恒定，始于腮腺内下颌颈平面下后方，在外耳道软骨和颞下颌关节囊之间疏松的筋膜内浅出并越过颧弓，在颧弓上大约 2cm 处分为额支、顶支。额支与顶支大约以 60° 夹角分出，沿途发出许多分支并相互吻合形成血管网。颞浅静脉注入下颌后静脉，其与动脉属于伴行不紧密类型，颞浅静脉 87% 走在动脉的浅面后方，越向上越与动脉远离。临床上根据需要可以制作成 4 种类型的颞浅筋膜瓣：①在额部单纯含颞浅动脉额支的筋膜瓣；②在颞部单纯含颞浅动脉顶支的筋膜瓣；③包含颞浅动脉额支及顶支在内的较大筋膜瓣；④在颞浅动脉颞颌关节处切断主干，分别以颞动脉的额支 / 顶支或额、顶双蒂设计逆流颞顶筋膜瓣。其中①～③型可以根据需要制作成带蒂筋膜瓣或吻合血管的游离筋膜瓣。颞顶筋膜瓣除柔韧度高、能够随意转折变形外，还有位置表浅、血管走行恒定、血供丰富、供瓣区隐匿等优点。颞顶筋膜瓣最早于 1898 年用于眼睑成形，后来作为带蒂瓣主要用于外耳再造、软骨支架外露修复以及口颊部修复，Stow 等 2010 年提出颞顶筋膜瓣在侧颅底重建修复中的新应用。随着显微外科技术的发展，其应用还拓展到关节修复、气管重建及包裹软骨行喉修复。

一、手术适应证

1. 小耳畸形的耳廓再造。
2. 颅底重建。
3. 眼眶的眶底或眶周重建。
4. 面部凹陷修复及预防腮腺术后 Frey 综合征（耳颞综合征）。
5. 喉、气管重建。
6. 全身其他部位筋膜或关节囊缺损的修复。

二、具体步骤

本章以下颌骨外伤致颞颌关节畸形愈合张口受限，采用带蒂颞浅筋膜瓣行颞颌关节重建为例进行详述（图 36.1）。

1. 采用颞部发际内 - 耳屏前弧形切口　切开皮肤及皮下组织并翻瓣，充分显露腮腺、颞浅筋膜与颞浅动脉以及分支（图 36.2a），制作大小为 8cm × 7cm 的以颞浅动脉为血管蒂包含额支及顶支的筋膜瓣（图 36.2b）。

2. 沿耳屏前分离腮腺组织，找到面神经主干，小心解剖面神经各分支并妥善保护（图 36.3a、b），用橡皮筋拉起面神经，分离腮腺深叶组织并充分显露下颌骨升支及融合骨化的颞颌关节（图 36.3c）。

3. 按照术前规划的切取范围，3D 打印下颌骨及钛板模型，术中精确比对需要切除病变颞颌关节范围，用电钻精准磨除病变的下颌骨髁突及颅底颞颌关节凹增生骨化的骨质（图 36.4a、b）。再次用预成形钛板比对重建颞颌关节位置及牙齿咬合关系是否与术前设计精准一致（图 36.4c、d）。电钻磨除病变骨质是一个漫长且精细的过程，需要全程注意 3 点：①面神经的妥善保护，不能过度牵拉及电钻误伤；②颅底骨质应保留至少 2mm 以上厚度以利于重建关节凹，并防止术后人工关节长期磨损突破颅底骨质引起严重颅内并发症；③颅底骨质应磨成比人工关节头稍大的碟状凹形，以防止后期新建关节脱位。

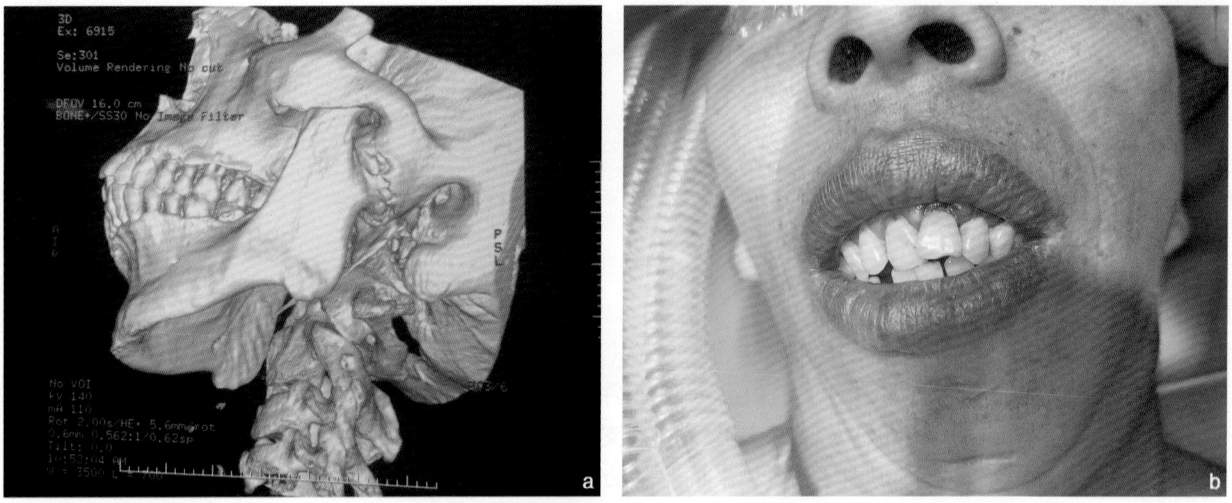

图 36.1 **颞颌关节畸形愈合致张口受限**

a. 颞颌关节畸形愈合导致张口受限患者的颌骨重建CT；b. 颞颌关节畸形愈合导致张口受限患者体位像

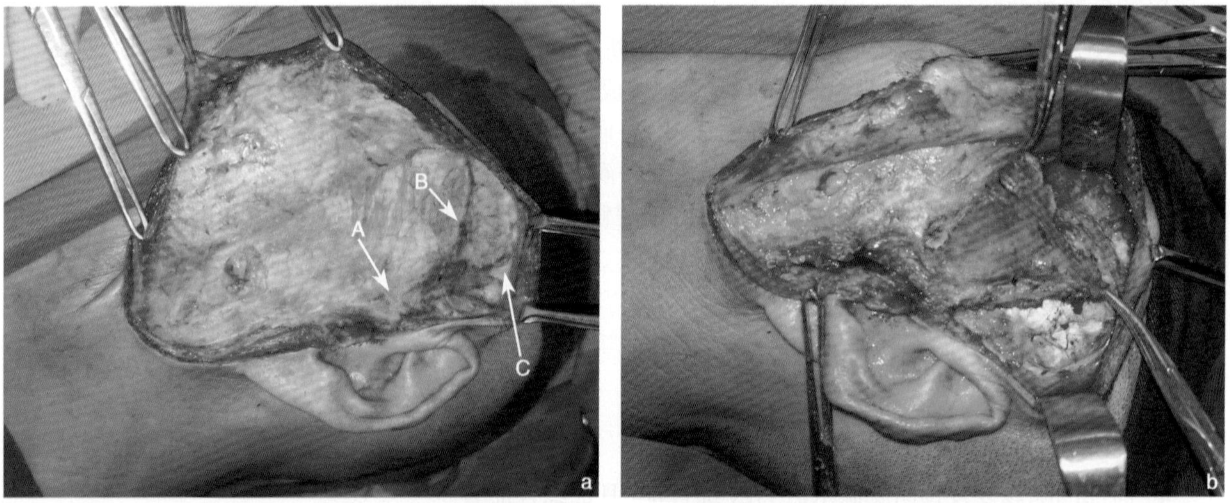

图 36.2 **颞顶筋膜瓣的制作**

a. 作颞部发际内 - 耳屏前弧形切口，掀起皮肤，显露颞浅动脉主干（箭头 A）、颞浅动脉额支（箭头 B）及颞浅动脉顶支（箭头 C）；b. 根据术前评估所需筋膜瓣的大小，制作大小为 8cm×7cm 的以颞浅动脉为血管蒂包含额支及顶支的筋膜瓣备用

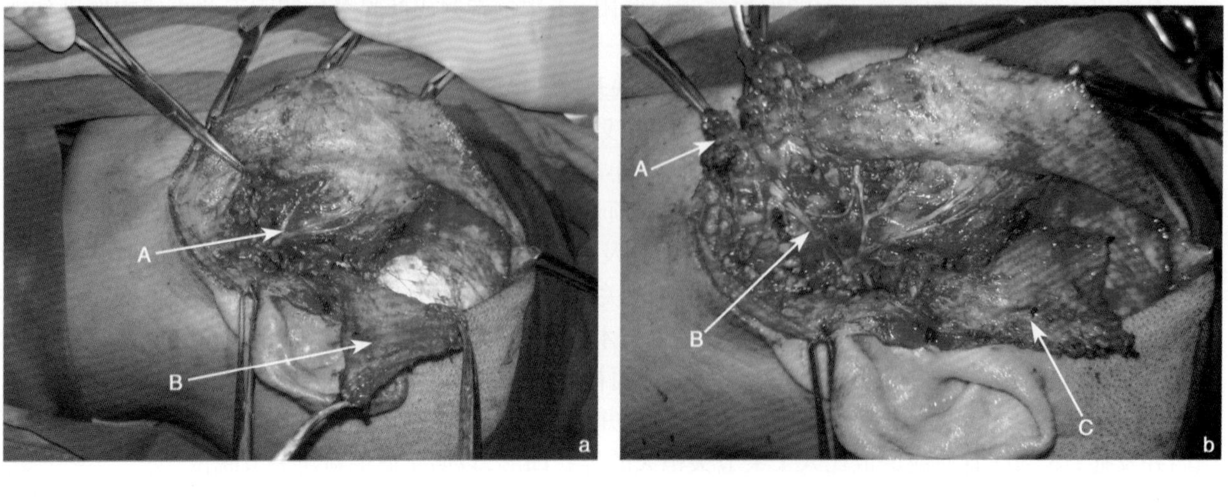

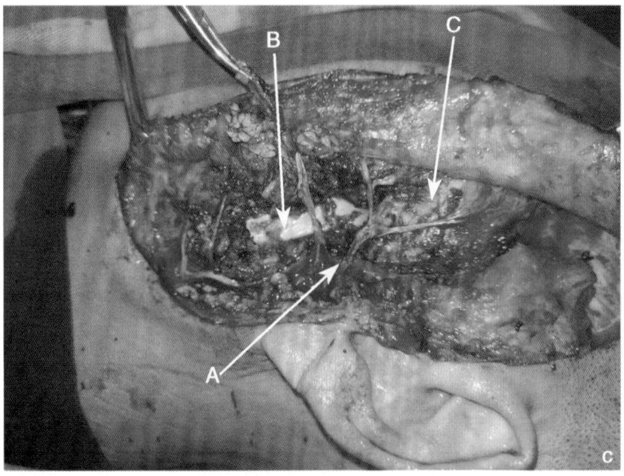

图 36.3 下颌骨升支及融合骨化的颞颌关节显露

a. 沿耳屏前分离腮腺浅叶，寻找面神经分支，显露面神经颞面干（箭头 A），制作好的颞顶筋膜瓣（箭头 B）置于一旁备用；b. 进一步分离腮腺浅叶组织（箭头 A），显露面神经下颌缘支（箭头 B）、其他面神经分支及主干，备用的颞顶筋膜瓣（箭头 C）置于一旁；c. 用橡皮筋拉起面神经，切除腮腺深叶组织，显露保护面神经颞面干（箭头 A）等其他面神经分支，充分保留下颌骨升支（箭头 B）及融合骨化的颞颌关节（箭头 C）

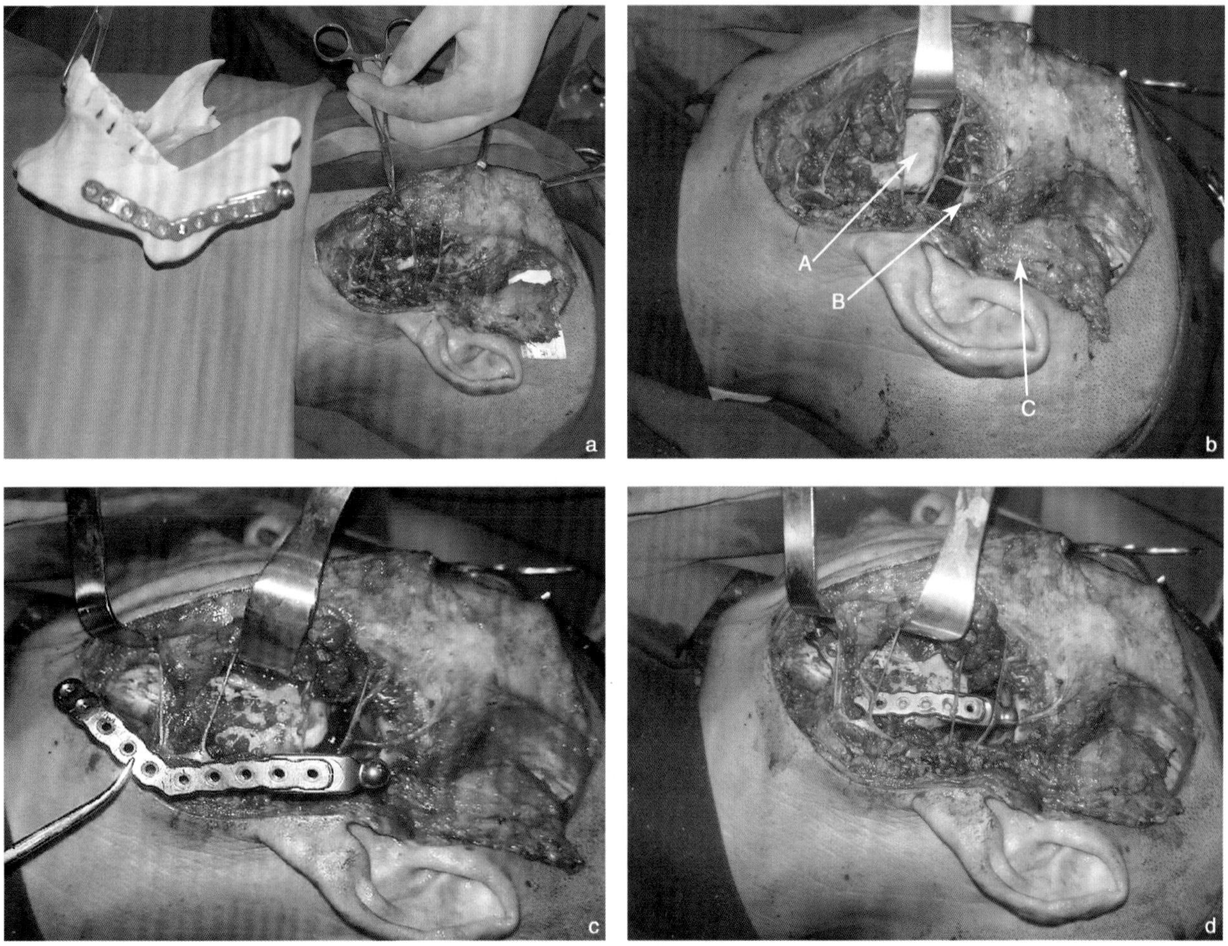

图 36.4 3D 打印技术辅助下精准切除病变颞颌关节

a. 术前已经 3D 打印好下颌骨及钛板模型，术中精确比对需要切除病变颞颌关节范围；b. 电钻精准磨除病变的下颌骨髁突及颞颌关节凹增生骨化的骨质，显露下颌骨升支残端（箭头 A），残余颞颌关节凹（箭头 B）及制备的颞顶筋膜瓣（箭头 C）；c、d. 再次用预成形钛板比对重建颞颌关节位置及牙齿咬合关系是否与术前设计精准一致

4. 取同侧耳屏软骨(携带的软骨膜可以不用去除)包裹在制作好的颞顶筋膜瓣远端，作为新建关节的关节盘，将筋膜瓣转移到残余颞颌关节凹处，再次精准对位咬合关系后螺钉固定人工关节(图 36.5)。

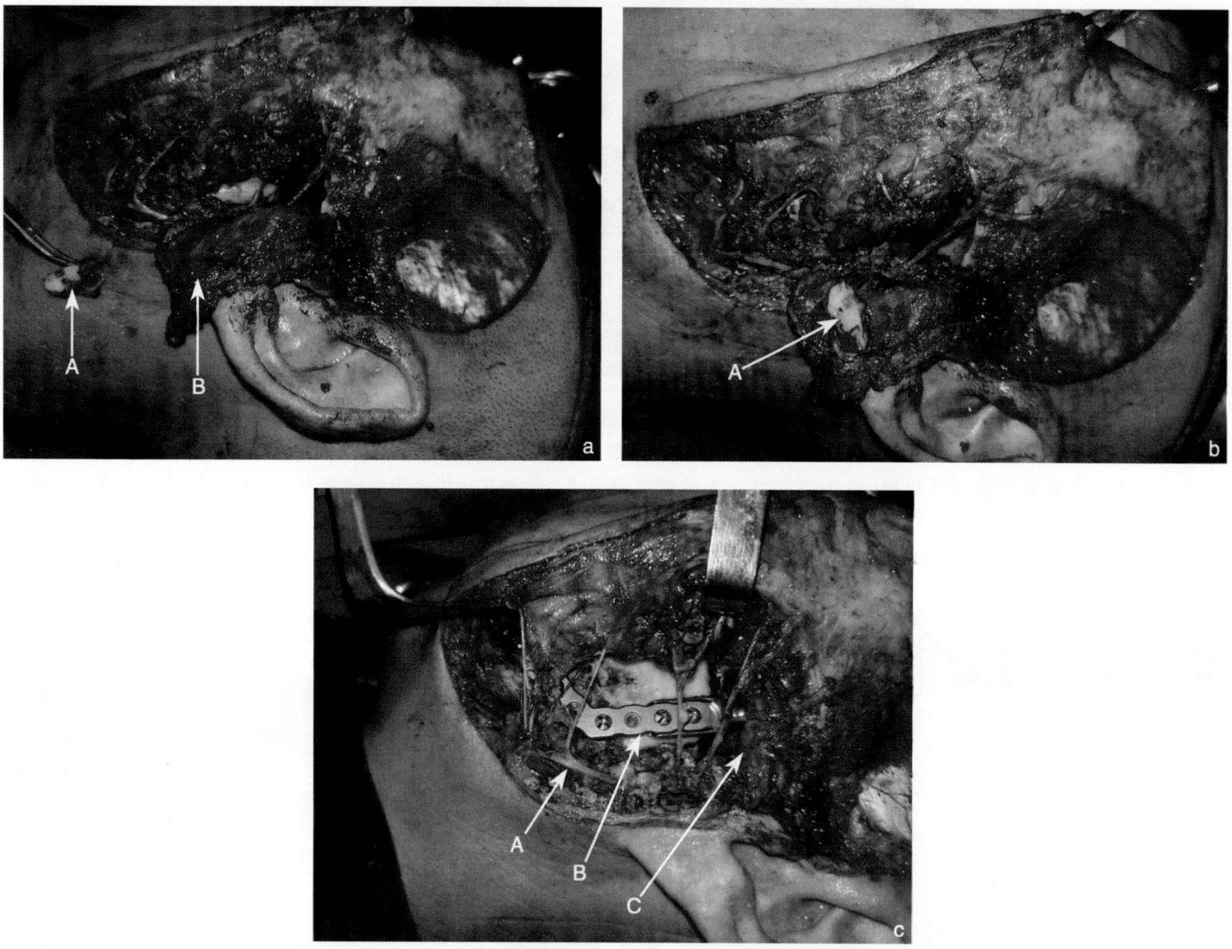

图 36.5 **颞下颌关节重建**

a. 切取耳屏软骨(箭头 A)备用，并整理制备好的颞顶筋膜瓣(箭头 B)；b. 将制作好的耳屏软骨(箭头 A)置于颞顶筋膜瓣远端并包裹缝合固定，作为新建关节的关节盘；c. 保护好面神经(箭头 A)，将制作的新建关节盘置入残余颞颌关节凹处，再次精准对位咬合关系后，用螺钉固定人工关节在下颌骨升支(箭头 B)和新建的关节盘(箭头 C)上

5. 面神经与钛板之间需要放置明胶海绵分隔并保护神经，创面置入负压引流管一根，分层缝合皮下及皮肤结束手术。

三、术后处理

1. 按照腮腺二类手术切口原则，术后常规使用第一代头孢菌素抗炎 48 小时后停药。

2. 由于创面大，腮腺扰动，渗出多，有时还合并涎瘘，引流管常需要放置到术后 3～5 天，待出现淡黄色引流液且 24 小时少于 15ml 才能拔除。

3. 术后 1 周内软食，不能过度张口；可用松紧带托住下颌，术后 2 周开始逐渐进行张口训练(图 36.6)。

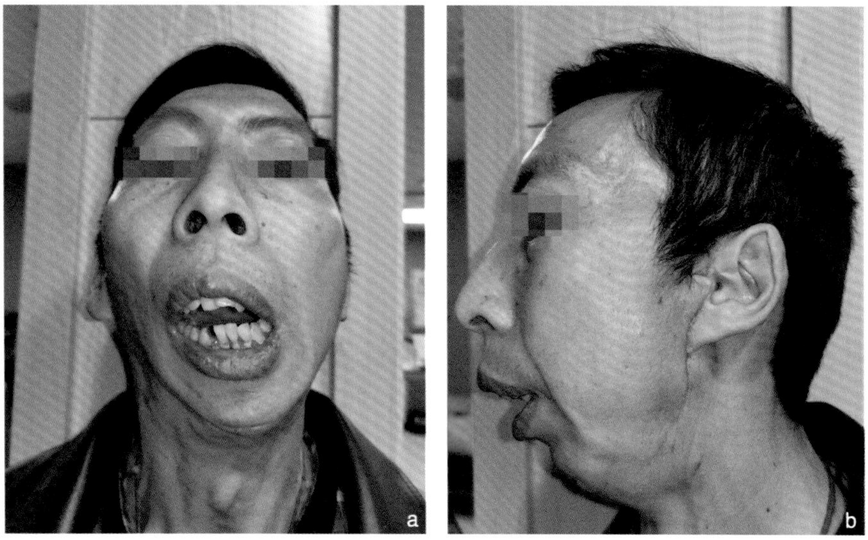

图 36.6　**术后张口训练**

a. 患者正面观；b. 患者侧面观

（陈　飞　刘　均）

第三十七章　大网膜瓣

大网膜由四层腹膜形成，是连接胃与横结肠的类似围裙状的结构，含有丰富的血管、淋巴管。大网膜上缘附着于胃大弯，遮蔽在小肠、结肠等腹腔脏器前方，覆盖胃前、后壁的腹膜自胃大弯和十二指肠起始部下延，形成大网膜的前两层，约至脐以下平面即折向上成为后两层，包绕横结肠后与横结肠系膜相续连。成人大网膜的这四层腹膜常已愈合在一起。由胃网膜左、右动脉沿胃大弯吻合形成的胃网膜动脉弓纵向发出分支支配大网膜，主要分支包括网膜左动脉、网膜中动脉及网膜右动脉，动脉与静脉同名并伴行。大网膜瓣可制作成带蒂瓣及吻合血管的游离瓣，带蒂大网膜瓣可以修复部分胸壁及用于容量较小的乳房重建。游离大网膜瓣可以修复头顶、颅底、四肢等远处创面缺损。大网膜瓣可制作面积大小：长度为胃边缘的中点至网膜最长处延伸线的距离，宽度为网膜左右边缘中点的距离，最大可以制作面积34.5cm × 49.5cm，中位面积20cm × 26cm（图37.1）。

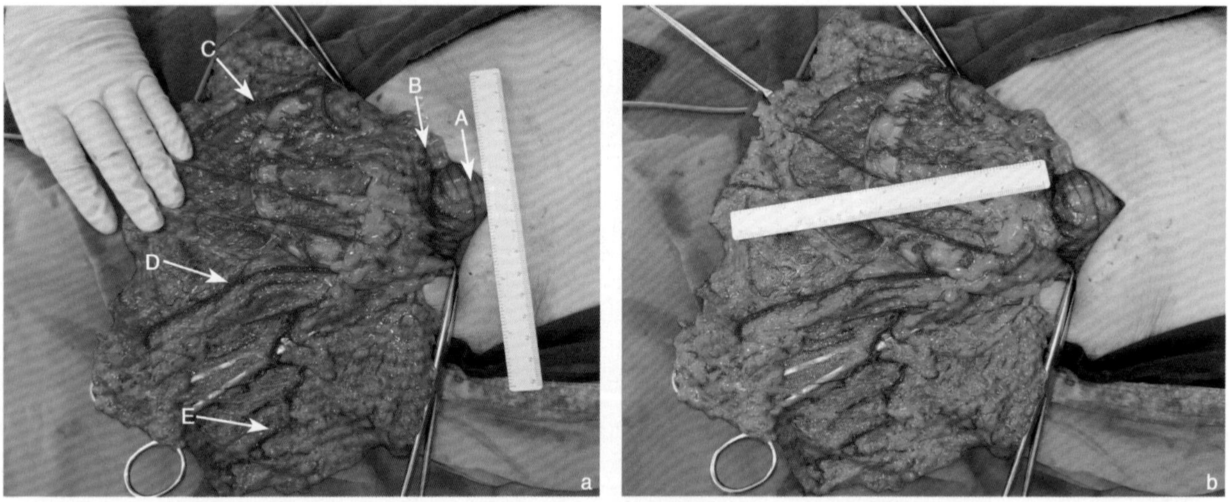

图37.1　大网膜瓣血管解剖

a、b. 大网膜瓣的血管组成。A为胃大弯，B为胃网膜动脉弓，C为网膜左动脉，D为网膜中动脉，E为网膜右动脉

一、手术适应证

1. 大面积缺损的创面覆盖（如头皮撕脱伤、胸壁肿瘤术后巨大缺损）。
2. 咽旁颅底恶性肿瘤术后巨大缺损修复。
3. 乳房重建。

二、具体步骤

1. 平卧位，自剑突到脐部连线作4～5cm纵切口（图37.2a），切开皮肤，逐层分离皮下组织及腹直肌鞘（图37.2b），确认腹膜后提起并切开腹膜，向腹腔内放入切口保护套（图37.2c）。

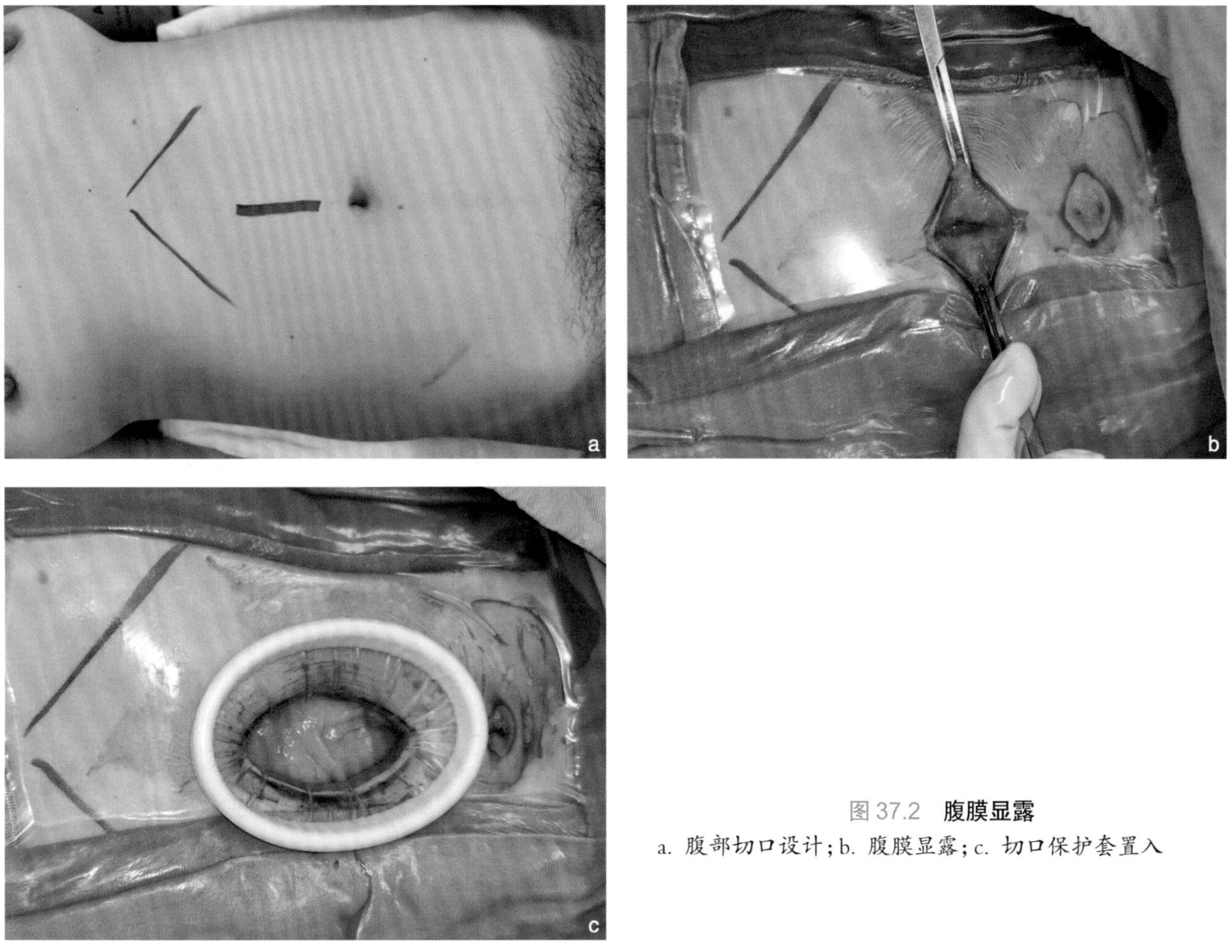

图 37.2　**腹膜显露**
a. 腹部切口设计；b. 腹膜显露；c. 切口保护套置入

2. 用分离钳钳夹横结肠处大网膜，上提，辨清胃、横结肠、大网膜和胃大弯动脉弓（图 37.3a）。向上翻转大网膜，显露横结肠，仔细分离大网膜与横结肠，注意保护横结肠外膜完整（图 37.3b）。

3. 横结肠充分游离后，向下翻转大网膜，显露胃大弯，辨认从大网膜血管弓垂直发出的网膜左动脉与网膜右动脉。根据需要组织量大小，可以单独用网膜左动脉或网膜右动脉为血管蒂制作大网膜瓣，但上述血管管径较小，吻合不便。临床制作游离瓣过程中常携带部分胃大弯的大网膜血管弓。自胃大弯处向右分离大网膜，紧贴胃壁将大网膜自胃大弯离断，大网膜的血管弓须完整保留到大网膜，向右分离到幽门环时为分离的止点，结扎右侧大网膜血管弓（图 37.3c）。大网膜右半部分前后两层贴合紧密，分离右半部分时应警惕误伤横结肠系膜及结肠中动脉。用超声刀或电刀向左分离至脾胃韧带并离断，在此期间注意寻找胃网膜左动、静脉并妥善保护。根据需要离断左侧大网膜血管弓，完整取出大网膜瓣（图 37.3d）。

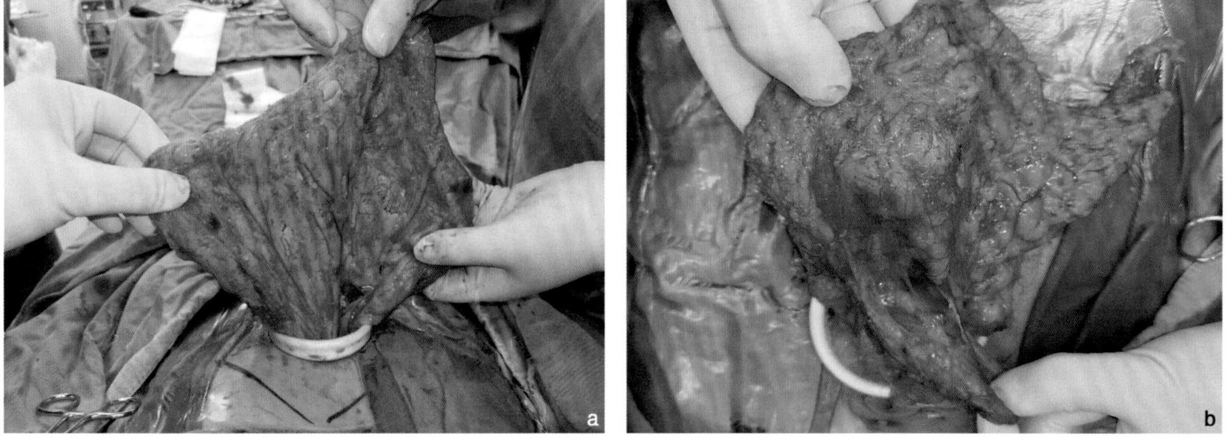

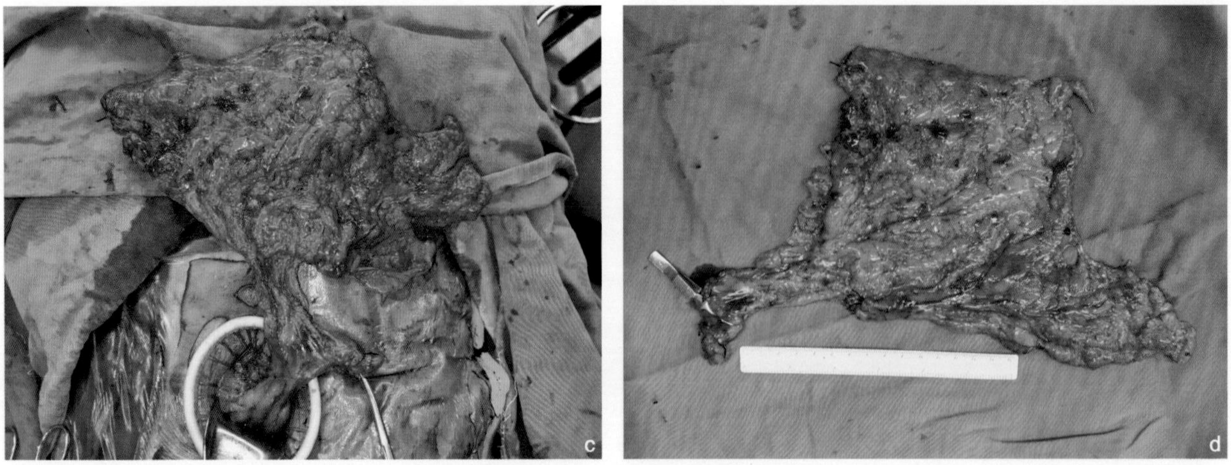

图 37.3 **大网膜瓣制作**

a. 识别胃、横结肠、大网膜和胃大弯动脉弓；b. 显露横结肠；c. 显露右侧大网膜血管弓；d. 完成大网膜瓣制作

4. 供区处理 充分止血，清点器械及纱布无误后间断缝合，逐层关闭腹腔。腹部一般不用安置引流管。

5. 受区肿瘤切除及修复 本例患者为修复咽旁颅底腺样囊性癌切除后巨大缺损。可以分 2 组人同时进行手术，采用左侧口角颌下 Z 形切口，拔除尖牙，颏孔前锯断下颌骨并外旋，分离保护舌下神经及舌神经、迷走神经，将咽旁间隙、翼腭窝、颞下窝处肿瘤连同蝶骨大翼、鼻咽及口部左侧壁黏膜、颈外动脉二腹肌以上部分及分支一并切除（图 37.4）。将制作好的大网膜瓣修复鼻咽部及口咽部缺损，并折叠填充咽旁间隙及颅底缺损（图 37.5）。

6. 血管吻合 将大网膜瓣动脉与面动脉用 8-0 血管缝线间断缝合，大网膜瓣静脉与面静脉用 2.0mm 微血管吻合器吻合（图 37.6）。

7. 准确复位下颌骨，用 2 枚钛板妥善固定，复位时除下颌骨对位对线外，还要重点关注咬合关系并妥善保护颏神经（图 37.7a）。颈部安置 2 根引流管，分层缝合皮下及皮肤（图 37.7b）。

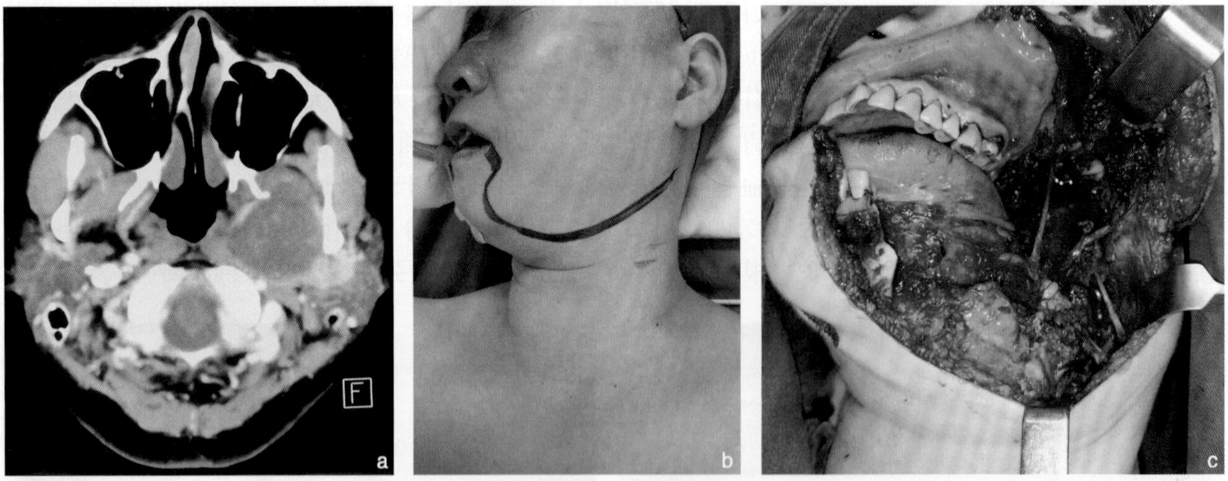

图 37.4 **咽旁颅底肿瘤切除**

a. 咽旁颅底恶性肿瘤 CT 表现；b. 咽旁颅底肿瘤切除的切口设计；c. 咽旁颅底肿瘤切除后的咽部缺损及咽旁颅底缺损

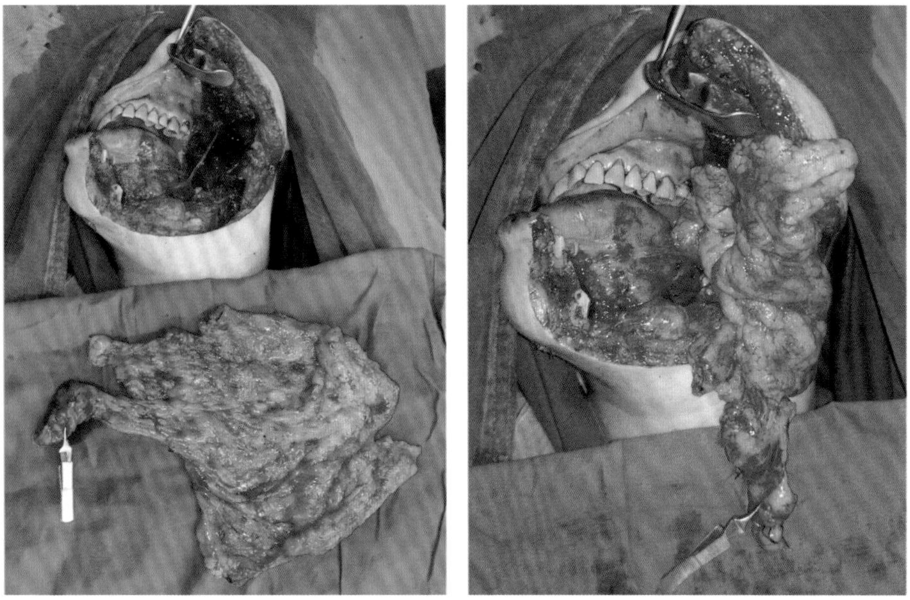

图 37.5　游离大网膜瓣修复咽部缺损并填充咽旁间隙及颅底缺损

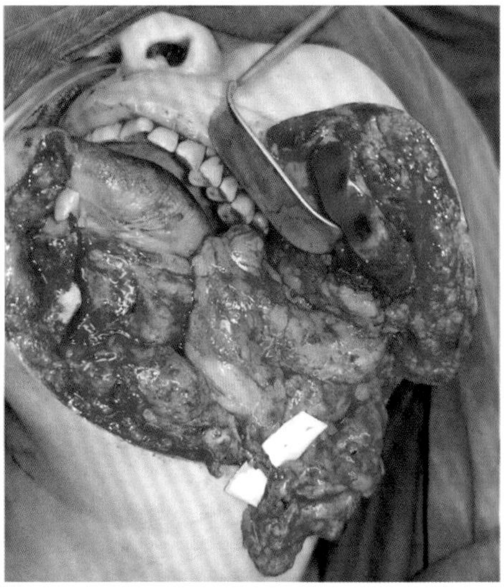

图 37.6　大网膜瓣血管吻合

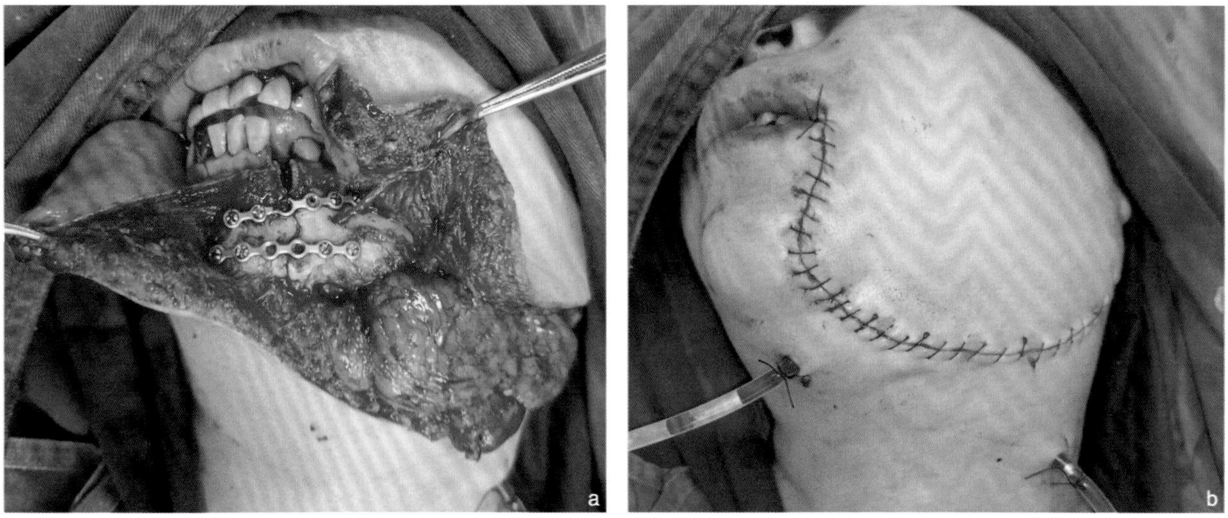

图 37.7　颌骨固定及皮肤切口关闭

a. 确保咬合关系的前提下，钛板固定下颌骨；b. 缝合面部皮肤切口

三、术后处理

1. 术后按照二类切口，用第二代头孢菌素抗炎3天，若无继发感染可停用抗生素。
2. 每2小时由护士通过口腔内观察大网膜瓣血供情况。
3. 注意口腔护理及气管切开护理，吸尽口腔内分泌物，防止分泌物浸泡大网膜瓣。

（陈 飞 刘 均）

第三十八章　上臂外侧皮瓣

上臂外侧下段皮肤质地薄而柔软，由桡侧副动脉发出多根穿支供应，可以设计成单纯皮瓣或复合皮瓣。在命名上一直沿用上臂外侧穿支皮瓣或桡侧副动脉穿支皮瓣，1984 年，Katsaros 等人首次将侧臂游离皮瓣描述为一种可用于多种重建的多功能游离皮瓣，普遍用于上肢重建，可以逆行带蒂或游离切取。该皮瓣非常适于覆盖需要薄皮瓣的缺损，特别是手背。该皮瓣不携带深筋膜与臂外侧肌间隔，不牺牲肱深动脉主干，质地薄而柔软，外形美观，是临床上常用的穿支皮瓣之一。

桡侧副动脉大部分起自肱深动脉，少数发自旋肱后动脉或直接源于肱动脉，伴随桡神经沿桡神经沟下行至三角肌止点下约 4cm 分为前支和后支。前支与桡神经伴行穿外侧肌间隔经肱桡肌和肱肌间达肘前部，发出分支主要支配肌肉和关节，位置较深，与皮瓣关系不大。后支紧贴臂外侧肌间隔后方，在肱三头肌和肱桡肌之间下行并逐渐浅出分布于上臂外侧下半部及前臂外侧上部皮肤，其终末端至肱骨外上髁处与桡侧返动脉终末支吻合。后支的深支穿臂外侧肌间隔下行并分支支配肱骨下 1/3 段外侧半前面的骨膜。桡侧副动脉有 2 支伴行静脉，管径略粗于动脉。皮瓣的感觉神经为上臂后侧皮神经，近端与前臂后侧皮神经会合，由桡神经发出（图 38.1）。

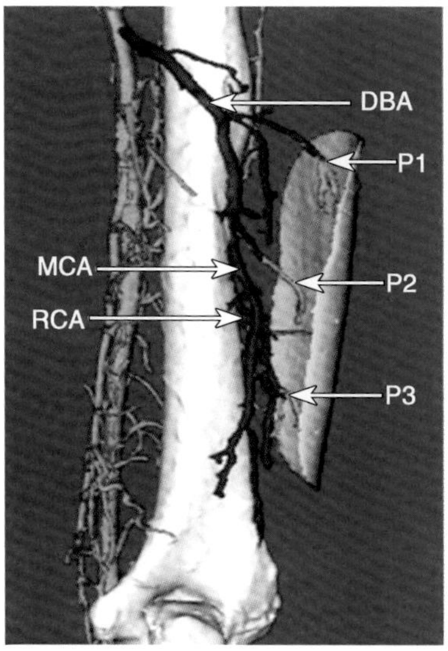

图 38.1　**桡侧副动脉穿支皮瓣三维重建解剖**

DBA. 肱深动脉；RCA. 桡侧副动脉；MCA. 中副动脉；P1. 肱深动脉的穿支；P2、P3 桡侧副动脉的穿支

一、手术适应证

1. 逆行带蒂转移可修复肘关节周围及前臂创面。
2. 游离移植适合修复手部、腕部、颌面部、颈部等部位的中小面积浅表创面。
3. 设计为各种分叶组合皮瓣可修复复杂创面。
4. 携带邻近肱骨骨瓣构成复合组织瓣，可修复骨质缺损。

二、具体步骤

1. 皮瓣设计　以三角肌止点与肱骨外上髁顶点连线为皮瓣轴线，依据受区创面大小、形状、所需血管蒂长度于该轴线设计皮瓣，皮瓣上界可达三角肌粗隆平面，下界达肱骨外髁下缘平面，前后界不超过臂的中线。使用样布剪出缺损形状，将样布置于上臂外侧皮瓣的轴线上。如需要分叶皮瓣，则两块皮瓣均沿轴线放置，必要时可以超过肘关节，到达前臂近端。

（1）点：三角肌止点、肱骨外上髁顶点。

（2）线：三角肌止点与肱骨外上髁顶点连线。

（3）面：以远端桡侧副动脉穿支为旋转点，修复肘部创面。

2. 皮瓣切取　从皮瓣后缘开始切开皮肤至深筋膜，自深筋膜以浅分离至外侧肌间隔，可见多根桡侧副动脉穿支，确定穿支血管包括在皮瓣内，逆行追踪穿支直至看到桡侧副动脉走行于外侧肌间隔，然后仔细向近端分离，可以很容易看到臂后侧皮神经、前臂后侧皮神经从桡神经发出，沿着皮神经向近端找到桡神经主干及桡侧副动脉血管蒂。然后沿皮瓣前缘切开，同法解剖至臂外侧肌间隔会合，显露穿支，于穿支穿出点旁切开深筋膜，显露臂外侧肌间隔，将肱三头肌、肱桡肌向后牵，肱肌向前牵，沿着穿支向深层解剖，双极电凝处理沿途分支，切断结扎前支，分离至桡侧副动脉，束间分离臂后侧皮神经与前臂后侧皮神经，前臂后侧皮神经可游离后保留。证实皮瓣血运可靠后，根据受区所需确定血管神经蒂长度并断蒂，结扎桡侧副血管分支。分叶皮瓣分离时注意保护桡侧副动脉的终末支，此时终末支浅出至肘关节外侧形成血管网。

3. 供区处理 皮瓣切取宽度小于 6cm 时，供区可以直接关闭，若大于 6cm 建议使用中厚皮片植皮。强行缝合可能造成伤口疼痛或骨筋膜室压力增高。

4. 受区处理 供区皮瓣移植至受区创面，显微镜下将桡侧副动、静脉分别与受区血管吻合，臂后侧皮神经或前臂后侧皮神经与受区皮神经缝合。桡侧副动脉管径为 1.5～2.0mm，与桡动脉吻合时可以选择端端或端侧吻合，其中端侧吻合更有利于保护受区的主要血管。皮瓣供区创面彻底止血后，皮缘稍作游离，尽量直接缝合，必要时植皮修复（图 38.2～图 38.4）。

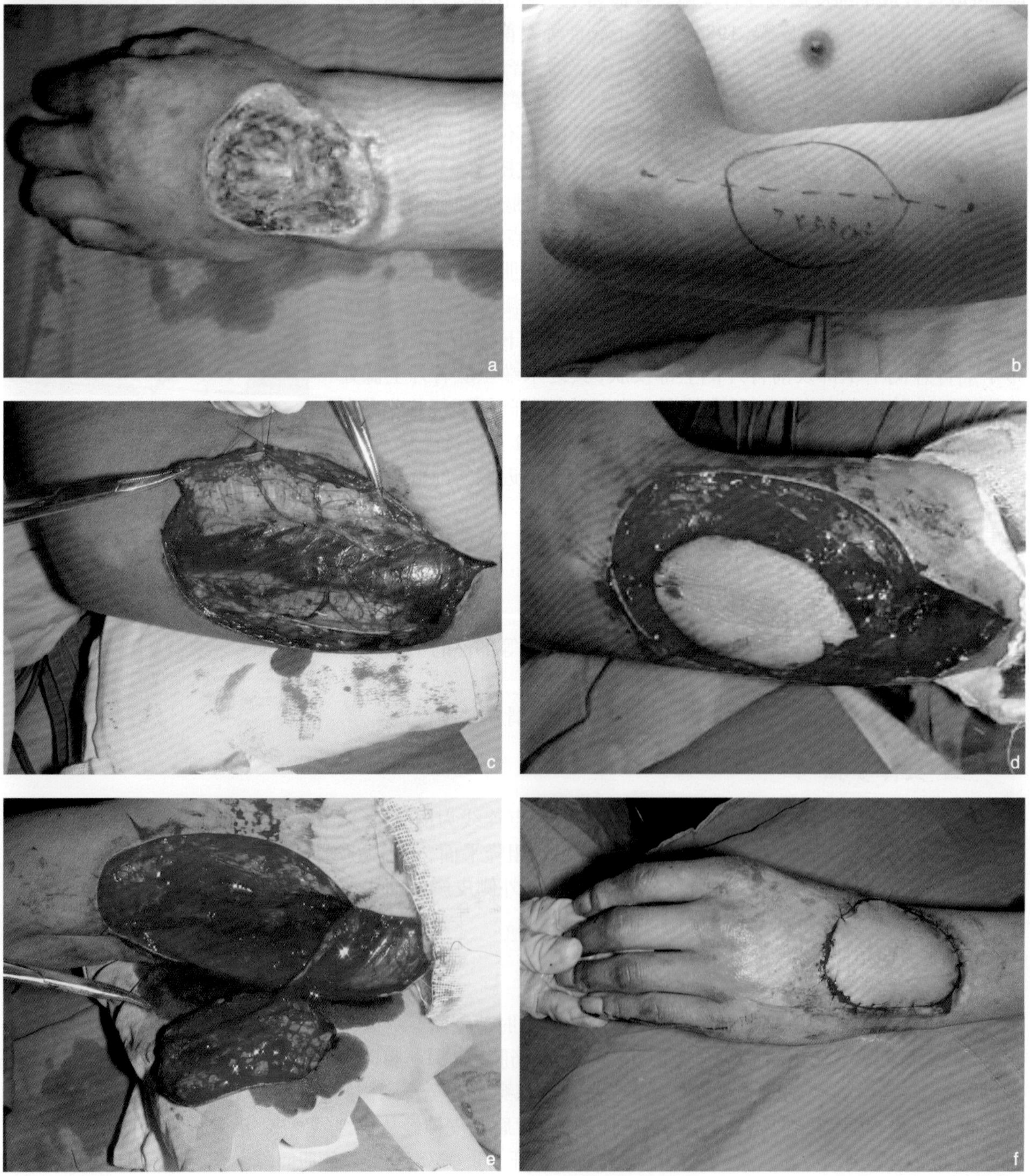

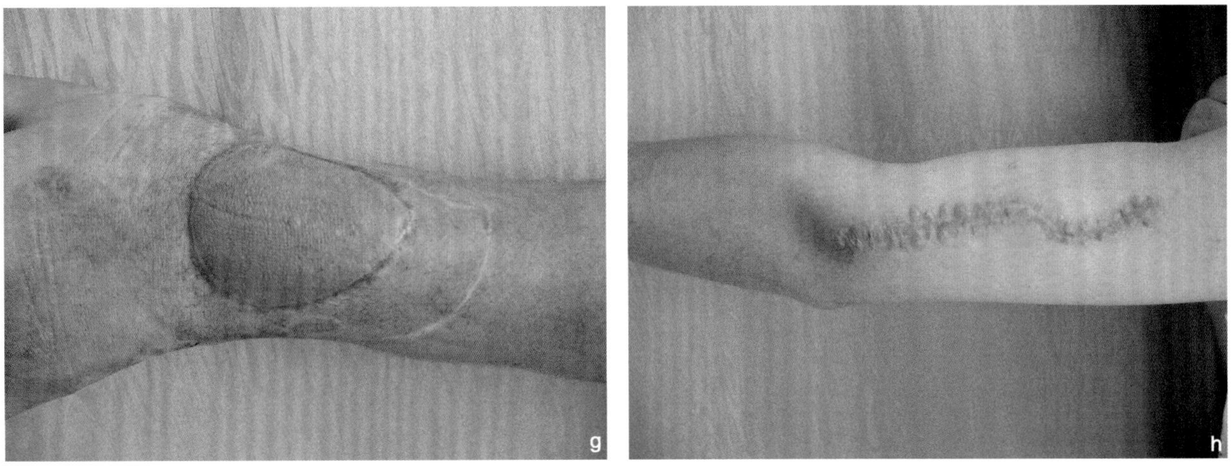

图 38.2　**上臂外侧皮瓣修复手背皮肤缺损**

a. 左手腕背皮肤缺损，伸肌腱外露，面积 6cm×5cm；b. 以三角肌止点与肱骨外上髁连线为轴线，在同侧上臂外侧设计 7cm×5.5cm 皮瓣；c. 切开皮瓣后侧缘，在神经下方游离皮瓣，可以清楚显示皮瓣穿支血管，通常 3～4 根，并且在外侧肌间隔看到桡侧副动脉主干；然后沿血管蒂向近端分离，结扎营养肌肉的血管分支；d. 切开皮瓣前缘，仅留血管蒂不相连，观察皮瓣色泽红润；e. 将血管蒂分离至需要的长度备用；f. 将皮瓣覆盖受区，血管蒂经皮下隧道与受区血管吻合，桡侧上副动脉与桡动脉端侧吻合，伴行静脉分别与头静脉及桡动脉伴行静脉断端吻合；g. 术后 1 年随访，皮瓣厚薄适中，外观满意；h. 供区直接关闭，留下线性瘢痕

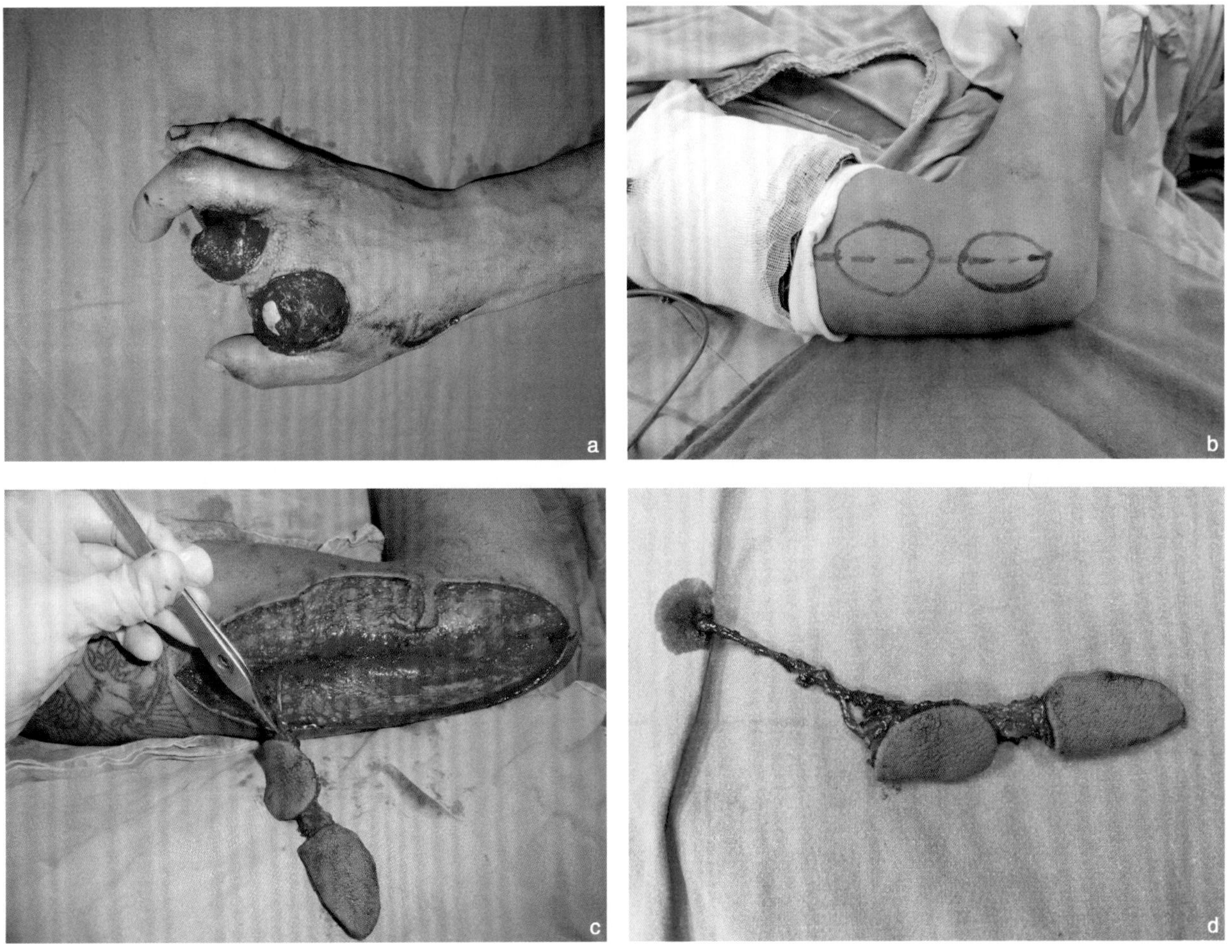

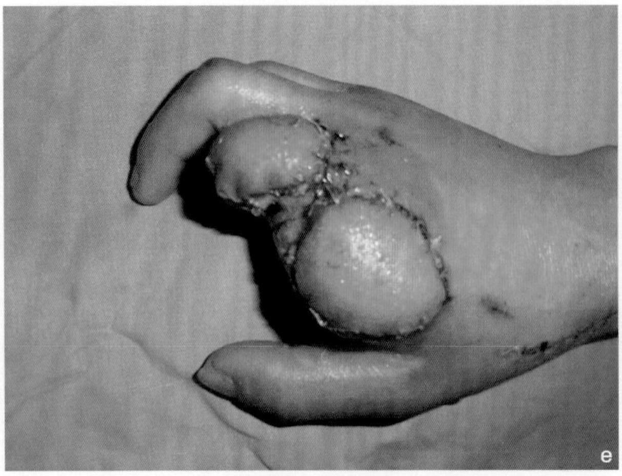

图 38.3 上臂外侧分叶皮瓣修复两处缺损

a. 27 岁男性，右手示、中指机器毁损伤术后，两处皮肤缺损；b. 在上臂外侧以外侧肌间隔为轴线设计分叶皮瓣；c. 皮瓣游离后，双叶之间保留了部分筋膜组织，断蒂前观察血运情况；d. 断蒂，两个分叶之间为桡侧副动脉血管蒂，血管蒂长 6cm；e. 皮瓣经皮下隧道分别覆盖两处缺损，桡侧副动脉与桡动脉、伴行静脉与头静脉断端吻合，皮瓣顺利成活

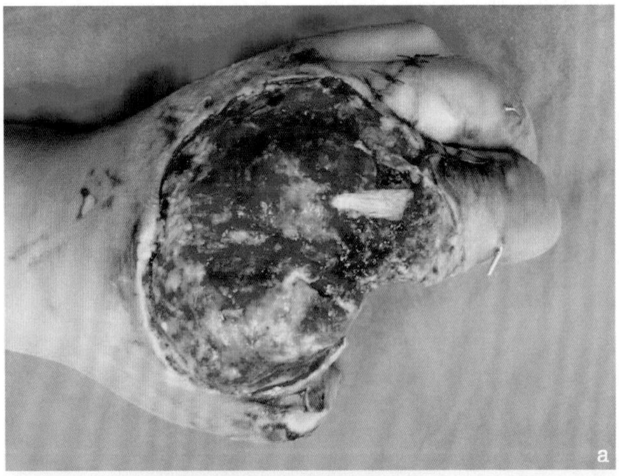

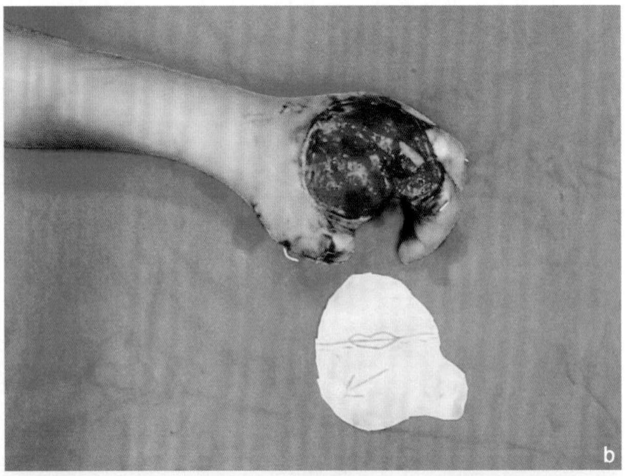

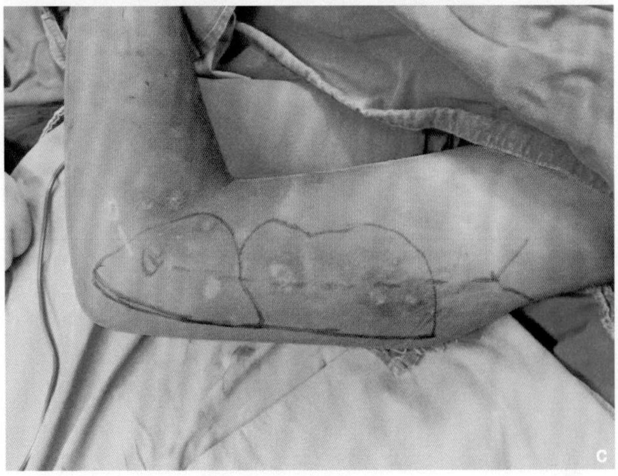

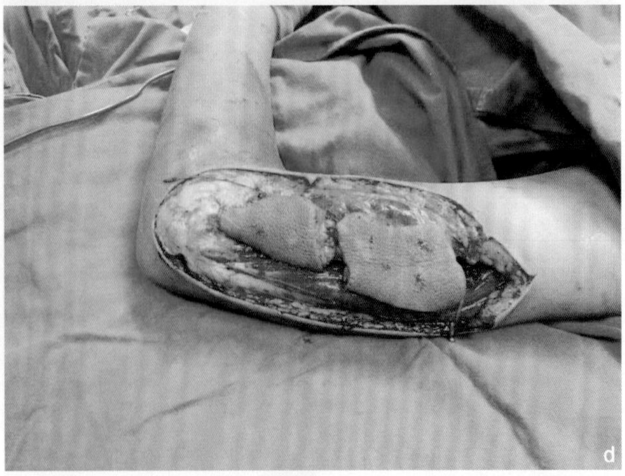

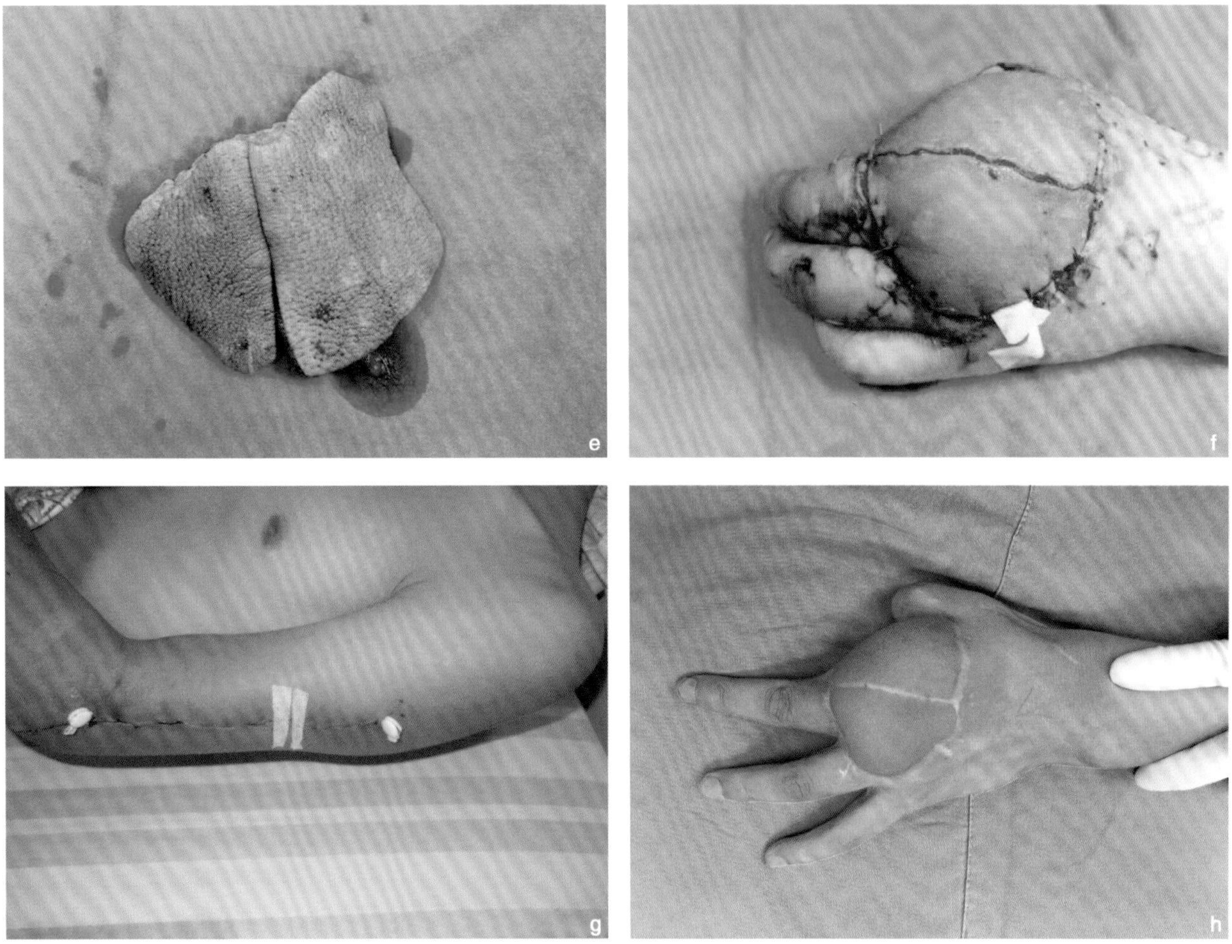

图 38.4　**上臂外侧 KISS 分叶皮瓣修复较大面积缺损**

a. 31 岁男性，工作中左拇指、示指毁损伴手背皮肤缺损，伸肌腱外露，缺损面积较大约 8cm×7.5cm；b. 根据实际缺损形状剪出样布，为类圆形，直接切取将导致供区无法直接关闭，故设计 2 块 KISS 皮瓣；c. 在同侧上臂外侧设计 2 块较小的皮瓣（KISS 皮瓣），注意 2 块皮瓣都以血管投影为轴线；d. 游离 2 块皮瓣后，仅留血管蒂相连，观察皮瓣色泽红润；e. 断蒂后将 2 块皮瓣拼接呈样布形状；f. 2 块皮瓣组合后覆盖创面，桡侧副动、静脉与桡动脉及头静脉吻合；g. 供区皮肤直接关闭，采用皮下美容缝合；h. 2 年后随访，外观及皮瓣质地满意

三、主要优点和缺点

1. 优点　①该穿支皮瓣既可带蒂转移，也可游离移植；②不牺牲主干血管，切取后不影响主干血管，穿支血管稳定、变异少，其直径相对较粗，解剖方便快捷；③质地较薄而柔软，供区较隐蔽，可同时切取嵌合骨瓣和肌瓣，皮肤切口多能直接缝合；④该皮瓣可带臂外侧皮神经恢复感觉功能；⑤于单侧肢体臂丛神经阻滞麻醉下即可进行手术，患者易于接受。

2. 缺点　①皮瓣可切取面积较小，为了能闭合供区创面，一般皮瓣宽度不宜超过 5cm，不适合修复大面积创面；②可切取肱骨骨瓣比较小，只能切取公估外髁附近部分骨质和骨膜，不适合修复四肢和躯干大块骨缺损；③肥胖患者皮瓣皮下脂肪也较厚，尽管可以穿支为中心进行阶梯状修薄，但是皮瓣有时还是比较臃肿，尤其对于修复手足部表浅创面，需二期修薄；④切断皮神经后，皮瓣供区有少数会较长时间遗留麻木、疼痛等不适症状；⑤供区位于上臂，术后于上臂中下段形成瘢痕，对外观要求高的女性患者不太适合。

四、注意事项

1. 先切开皮瓣后缘，从深筋膜表面向前分离皮瓣显露穿支更为方便。
2. 头静脉为过路静脉，对皮瓣的静脉回流没有帮助，皮瓣切取时不应牺牲头静脉。

3. 臂后侧皮神经为皮瓣的感觉神经，但其近端与前臂后侧皮神经近端会合，应在显微镜下分离，以避免损伤两支皮神经。

4. 臂外侧不够隐蔽，皮瓣切取宽度一般不超过5cm，避免张力缝合或皮肤移植而遗留瘢痕。

5. 桡侧副动脉与桡神经有一段伴行，手术操作过程中动作要轻柔，注意保护好桡神经。

五、术后处理

1. 72小时内严格卧床，每小时观察皮瓣血运，烤灯保暖，术后3～5天相对卧床。

2. 常规使用解痉、抗凝和抗生素药物。

（李学渊 蒋 玮）

第三十九章　上臂内侧皮瓣

1981 年，Newsom 首先应用游离上臂内侧皮瓣修复口腔鼻窦瘘，其采用的供血动脉为尺侧上副动脉。此后多数学者研究发现，臂内侧皮肤的血供来源于肱动脉和尺侧上副动脉发出的肌间隔穿支，肱骨髁上 2～4cm 区域内尚有尺侧返动脉的穿支供应臂内侧皮肤。临床解剖学研究发现臂内侧区域有恒定穿支，平均存在 6.3 个穿支，血管口径平均为 0.95mm，且在距肱骨内上髁 8.9cm 纵轴线上有一固定粗大皮肤穿支，目前报道的上臂内侧皮瓣的最大面积为 22cm × 15cm。臂内侧皮肤薄而松弛，色泽与质地优良，接近手部皮肤，可携带臂内侧皮神经重建皮瓣的感觉恢复，可用于局部带蒂转移修复面颈部、腋窝、上臂近端、肘部、前臂近端等部位的皮肤软组织缺损，采用游离移植主要用于手部皮肤软组织缺损的修复重建。但是臂内侧供皮面积有限，对于大面积的皮肤缺损不能做到满意的修复，且该区域皮肤松弛耐摩擦性较差，对于易摩擦部位，修复后容易破溃，尽量不作为首选。对于女性或爱美人士来说，臂内侧也是身体暴露部分，可遗留较大瘢痕，需谨慎选用。此外，尺侧上副动脉与尺神经伴行，游离切取时注意勿损伤。

臂内侧上部的皮肤穿支主要由腋动脉、肱动脉、肱深动脉、尺侧上副动脉等发出，皮支较为细小，血管蒂短，且手术操作不方便，临床上较少应用。臂内侧中下部的皮肤穿支主要由尺侧上副动脉、尺侧下副动脉、肱动脉和尺侧返动脉发出。尺侧上副动脉大多数起自肱动脉，少数起自于肱深动脉或尺动脉，起始处外径平均为 1.7mm，血管蒂长 5～14cm，多数发出 1～4 个皮支供应臂内侧皮肤。尺侧下副动脉起自肱动脉下段，主要与前臂内侧皮神经及贵要静脉伴行，沿途发出皮支营养臂内侧下部皮肤，起始处口径平均 0.9mm，多数发出 1～5 个皮支营养皮肤。肱动脉在臂中下部肌间隙斜向下方发出 0～5 个穿支营养皮肤，平均口径 0.7mm。当尺侧上副动脉细小或无皮支时，尺侧下副动脉代偿性粗大，其穿支较多或较为粗大。同样当尺侧上、下副动脉的穿支粗大时，肱动脉的直接皮肤穿支则细小或缺如，反之亦然。尺侧上副动脉管径粗、行程长，最适合作为上臂内侧皮瓣的血管蒂，但也有可能出现无皮支或皮支细小的可能。有学者将上臂三等分，分为近、中、远三等分段，发现穿支出现率分别为 95.6%、100%、86.7%。

当尺侧上副动脉全程都有皮支发出时，上臂内侧皮瓣的设计切取范围可以从腋窝前缘至肘关节的整个臂内侧区域，尺侧上副动脉没有可以利用的皮支时，以尺侧下副动脉或肱动脉直接皮肤穿支为蒂时皮瓣上界根据穿支情况略向下移。皮瓣的静脉有深、浅两套系统，一套是动脉的伴行静脉，一套是浅静脉即贵要静脉及其属支。皮瓣的感觉神经中上部为臂内侧皮神经，下部为前臂内侧皮神经的分支。

一、手术适应证

1. 逆行带蒂转移可修复肘关节周围及前臂创面。
2. 游离移植适合修复手部、腕部、颌面部、颈部等部位的中小面积浅表创面。
3. 设计为各种分叶组合皮瓣可修复复杂创面。
4. 携带邻近肱骨骨瓣构成复合组织瓣，可修复骨质缺损。

二、具体步骤

1. 皮瓣设计　皮瓣切取前，术前常规使用彩色多普勒超声探测确定穿支的发出部位。

（1）点：以臂内侧肌间隙穿支穿出点为皮瓣的中心。

（2）线：皮瓣的轴线为肱二头肌肌间沟，即腋窝中点与肱骨内侧髁和肘窝中点连线的中点连线。

（3）面：臂内侧前群与后群肌间隙的前侧，尺侧上副动脉与尺神经伴行，穿支也都在肌间隔前方发出。

2. 皮瓣血管蒂选择 尺侧上副动脉管径粗且行程长，与尺神经伴行，以其为血管蒂设计上臂内侧皮瓣最为合适，但是尺侧上副动脉常会出现皮支细小或缺如的情况，而解剖学的研究也证实，当尺侧上副动脉穿支细小或缺如时，尺侧下副动脉就会代偿性增粗，可以利用其穿支设计皮瓣。尺侧上副动脉与尺侧下副动脉的穿支均细小或缺如时，肱动脉的直接皮肤穿支较多且粗大，可以以肱动脉的直接皮肤穿支设计切取皮瓣。靠近肘关节平面尚有尺侧返动脉的皮肤穿支可以利用（图 39.1）。

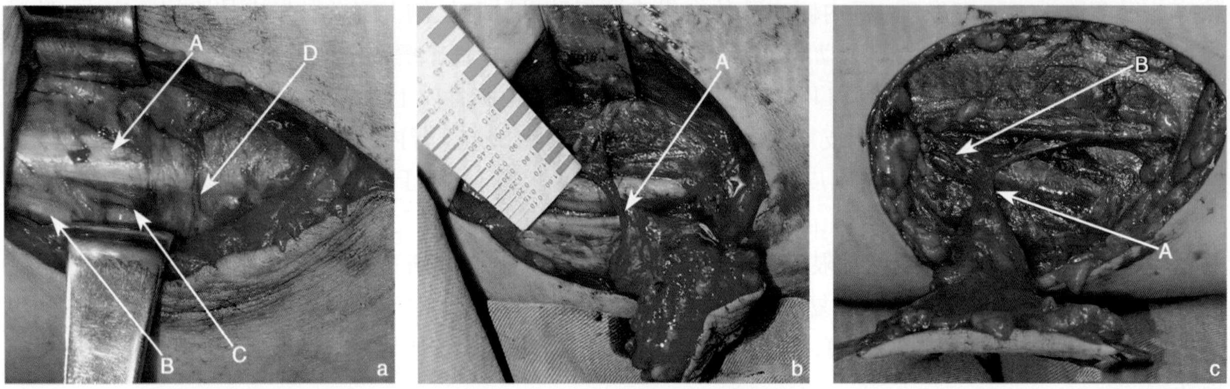

图 39.1 上臂内侧皮瓣血管蒂的选择

a. A 为尺神经，B 为前臂内侧皮神经，C 为尺侧上副动脉，D 为肱动脉发出的皮肤穿支；b. A 为肱动脉穿支主干，口径达 1.6mm；c. A 为穿支，B 为尺侧上副动脉

3. 皮瓣切取 以尺侧上副动脉穿支为蒂的游离皮瓣为例，介绍皮瓣的切取步骤。

（1）体位：患者仰卧位。

（2）皮瓣内侧缘：首先切开皮瓣内侧缘，达深筋膜层，在深筋膜深层，肱二头肌浅层向外侧掀起皮瓣。

（3）穿支和源动脉的显露、游离：皮瓣掀起至股二头肌肌间隙时，透过肌间隔仔细探查寻找皮肤穿支，重点关注体表穿支定位的部位是否有穿支入皮。确认穿支的位置后，逆行法追溯源动脉，注意保护好与源动脉伴行的尺神经，小心游离切取血管蒂。

（4）穿支的游离技巧：根据穿支的走行小心游离，进入皮瓣内的穿支先不要结扎切断，等所有穿支暴露清楚后再行取舍。皮瓣的深面有尺神经、肱动脉、正中神经等走行，穿支游离过程中注意做好保护。

（5）切开皮瓣外侧缘：皮瓣血管蒂游离至所需要的长度，切开皮瓣外侧缘，此时仅留血管蒂和皮瓣相连，观察皮瓣血供，血运良好者可以开始处理受区。

（6）血管断蒂：受区处理完毕后，按照所需血管蒂长度高位断蒂。

（7）血管吻合：皮瓣移至受区，皮缘简单缝合数针固定皮瓣，皮瓣的动、静脉分别和受区的动、静脉进行吻合。

（8）供区处理：皮瓣宽度小于 6cm 时，供区多可以直接缝合，当供区宽度较大，直接缝合有困难时，可以采用全厚皮片移植修复，或皮瓣修复供区（图 39.2）。

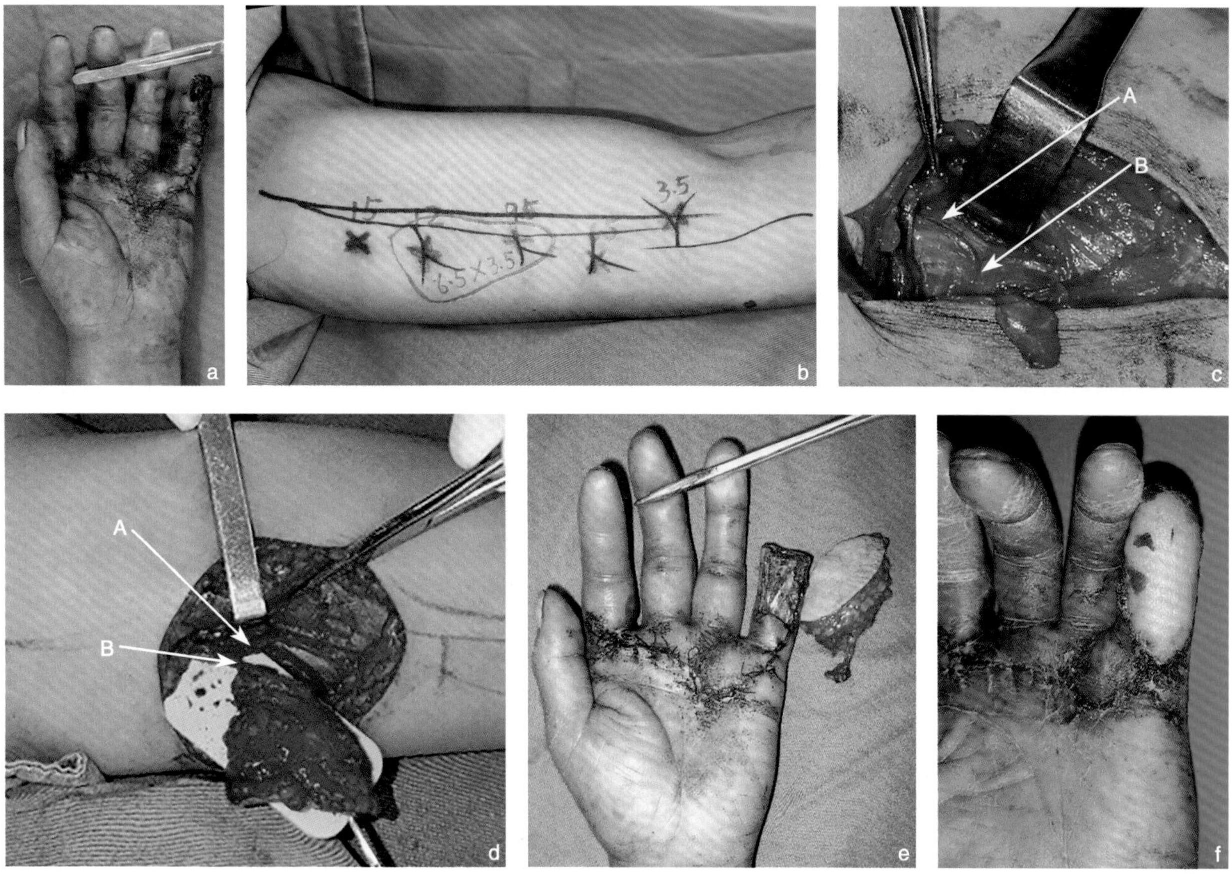

图 39.2　**上臂内侧皮瓣切取**

a. 左小指末节指体坏死、掌侧皮肤坏死；b. 上臂内侧皮瓣设计；c. 皮瓣切取，箭头 A 为尺侧上副动脉，B 为皮肤穿支；d. 箭头 A 为尺侧上副动脉，B 为皮肤穿支；e. 皮瓣切取修复创面；f. 术后皮瓣成活良好

三、术后处理

术后患者严格卧床，患肢石膏固定，常规灯烤，应用解痉药物、抗凝药物和抗生素。

（巨积辉　金光哲　周　荣）

第四十章　桡动脉皮瓣

桡动脉皮瓣是杨果凡等于 1979 年首次报道，采用游离移植应用于临床，故又称“中国皮瓣”。李吉等于 1982 年最早对桡动脉皮瓣进行了系统解剖学研究。桡动脉皮瓣由桡动脉分支供血，桡动脉多于桡骨颈处发自肱动脉，沿前臂桡侧下行在拇长展肌和拇短伸肌腱深面转向腕背侧。桡动脉干在前臂部分平均长（215.3 ± 2.7）mm。桡动脉根据与肱桡肌关系分为掩盖部与显露部，显露部位于桡侧腕屈肌腱与肱桡肌腱之间，平均长（101.4 ± 4.8）mm，显露部向上被肱桡肌覆盖部位称为掩盖部，平均长（111.7 ± 3.4）mm。桡动脉平均口径不同部位有所区别，下端以掌浅支发出点上方处测量为（2.4 ± 0.1）mm，中部以掩、显两部交界处测量为（2.3 ± 0.1）mm，上端桡侧返动脉发出点下方处测量为（2.7 ± 0.1）mm。桡动脉走行沿途发出分支（皮穿支）在显露部为 4～18 支之间，平均为（9.6 ± 0.7）支，其中 7～12 支者最多；掩盖部的皮支数在 0～10 支之间，平均为（4.2 ± 0.4）支，其中 1～6 支者最多。桡动脉皮瓣有深、浅 2 套静脉回流系统（桡静脉及头静脉），桡静脉为 2 条，左右伴行于桡动脉两侧。桡动脉皮瓣可切取大小，根据解剖学研究可以包括整个前臂皮肤并可延至肘上，达上臂的下 1/3，临床上有报道可达 35cm × 14cm。桡动脉皮瓣不仅血管口径粗、解剖变异少，而且前臂皮下脂肪少、皮瓣厚薄均匀易塑形、质地柔韧、色泽与头面部匹配好。以上显著优点，使其广泛用于口腔颌面部、口咽及下咽部、气管、食管等全身多处缺损修复。由于桡动脉皮瓣位置浅表、手术操作简便，在显微外科界又被作为游离皮瓣的“入门皮瓣”，问世至今 40 余年，仍在临床广泛应用，经久不衰。桡动脉皮瓣主要缺点是牺牲了一条主要血管（桡动脉），供瓣区需要植皮并遗留影响美观的瘢痕。

一、手术适应证

1. 口腔颌面部缺损。
2. 全鼻再造。
3. 口咽及下咽部缺损。
4. 气管及颈段食管缺损。
5. 阴茎再造。
6. 四肢中小范围皮肤缺损需要皮瓣移植覆盖时。
7. 利用桡动脉皮瓣长而粗的血管特性，作为桥接皮瓣使用。

二、具体步骤

1. 在肘窝中点与腕部桡动脉搏动点作一连线，在该纵轴线上设计皮瓣。上端可达上臂下 1/3 水平，但上界应不超过肘窝下 2cm，下界不超过腕横纹，两侧宽度可达前臂周径的 3/4（图 40.1a）。常规驱血带于上臂处驱血，桡动脉皮瓣制作时为达到无血创面，成人上肢止血带的压力维持在 250～300mmHg，也可根据血压估算，上肢的止血带压力比收缩压高 50～75mmHg，充气后记录时间，时限为 1 小时，间隔 10 分钟后可重复使用。

2. 切开皮瓣上缘皮肤及皮下组织，按照皮瓣轴线延长并寻找到头静脉，分离至需要长度（图 40.1b），其中皮肤分离范围：尺侧达桡侧屈腕肌腱浅面，桡侧达肱桡肌腱浅面，根据需要再次确定皮瓣大小后沿画线边缘切开（图 40.1c、d）。

3. 显露并结扎皮瓣远端桡动、静脉(图 40.1e),游离血管蒂和皮瓣深面,在桡动、静脉的深面掀起皮瓣,分离前臂外侧皮神经及桡神经浅支并妥善保护,沿桡动脉走行自下而上剥离至掩盖部(图 40.1f、g)。沿途用超声刀封闭桡动、静脉的肌支(图 40.1h),注意保护进入皮瓣的桡动脉皮支与头静脉,若需要较长血管蒂,可牵拉开掩盖部的肱桡肌,继续向上剥离血管至所需长度(图 40.1i～k)。

4. 放开驱血带,检查皮瓣血运情况并妥善止血(图 40.1l、m)。在血管蒂近端结扎并切断桡动、静脉及头静脉,完成皮瓣切取,为利于手部的静脉回流及保证前臂的功能,需要保留贵要静脉及其表面皮肤不予切取。

5. **供区处理**　切取腹部全厚皮片,修剪掉脂肪后移植于前臂创面,皮片需用尖刀戳洞以利引流(图 40.1n、o)。油纱打包方法同尺动脉皮瓣。为减少前臂供瓣区瘢痕及减少植皮,有很多改良。例如荷包缝合、皮肤扩张,以及王少新等采用制备游离桡动脉皮瓣同期取桡动脉皮瓣缺损区域的邻近尺侧双叶瓣修复供瓣区缺损,可避免桡动脉皮瓣供区植皮。为减少纵向切口影响美观,Ahmed 等报道了一种针对纵向延长切口的改良,通过 2 个 1.5cm 的横切口建立皮下隧道暴露桡动脉,获取桡动脉皮瓣血管蒂;李萌等则采用不做纵向切口,单纯切开皮瓣缘后,用超声刀从皮瓣远心端分离形成左右皮下隧道,最后可获取 5～8cm 长的血管蒂。

6. **受区处理**　本例患者为下咽后壁癌的修复重建,常规气管切开,行颈部淋巴结清扫后,声门旁入路切除下咽后壁肿瘤(图 40.1p、q)。用桡动脉皮瓣皮肤面朝向咽腔,间断缝合关闭咽腔,并用颈前带状肌加固(图 40.1r、s)。

7. **血管神经吻合**　桡动脉与甲状腺上动脉行端端吻合,8-0 血管缝线间断缝合 12 针;桡静脉与甲状腺上静脉行端端吻合,9-0 血管缝线间断缝合 8 针;头静脉与颈外静脉行端端吻合,8-0 血管缝线间断缝合 12 针。桡动脉皮瓣有深、浅两套静脉回流系统(桡静脉及头静脉),术中行单静脉还是双静脉吻合,单静脉吻合是吻合头静脉还是伴行的桡静脉,一直存在争议。从文献报道来看 ,吻合单一静脉即可满足皮瓣血流。但很多学者在临床实践中,还是常采用同时吻合头静脉及一根桡静脉的双静脉吻合模式。

8. **引流包扎**　颈部常规放置负压引流管一根,注意不能把吻合小血管吸到侧孔内导致血流障碍。颈部用纱布覆盖,不能加压以免压迫皮瓣血管。

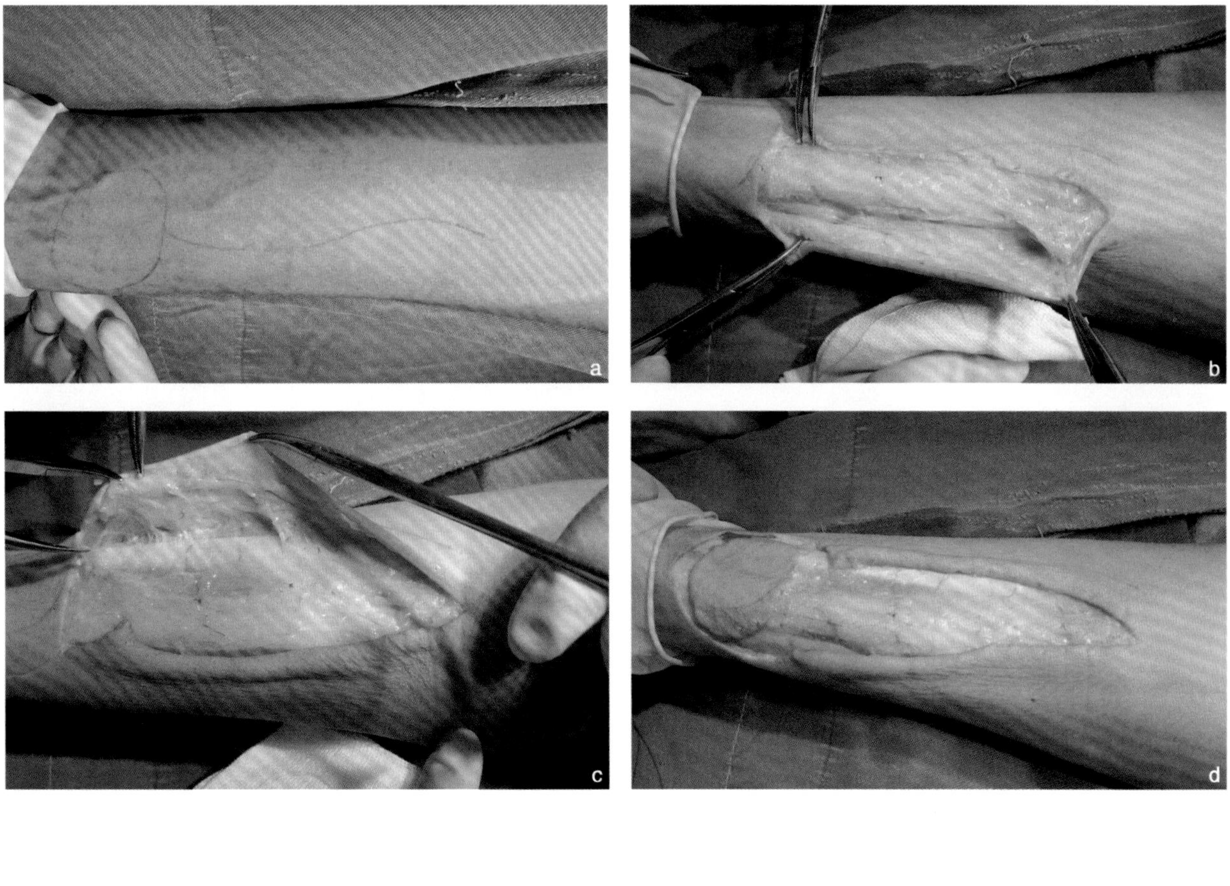

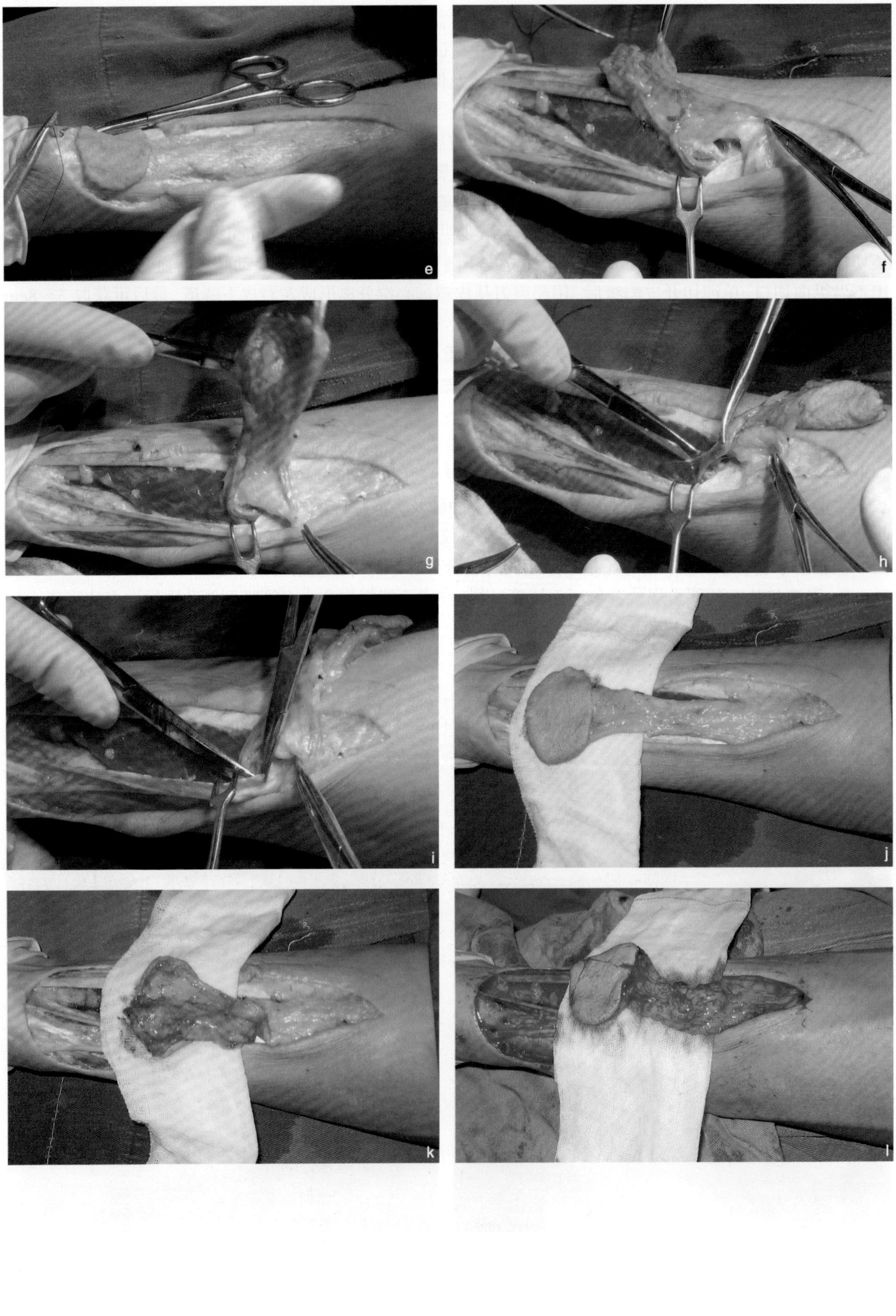
e
f
g
h
i
j
k
l

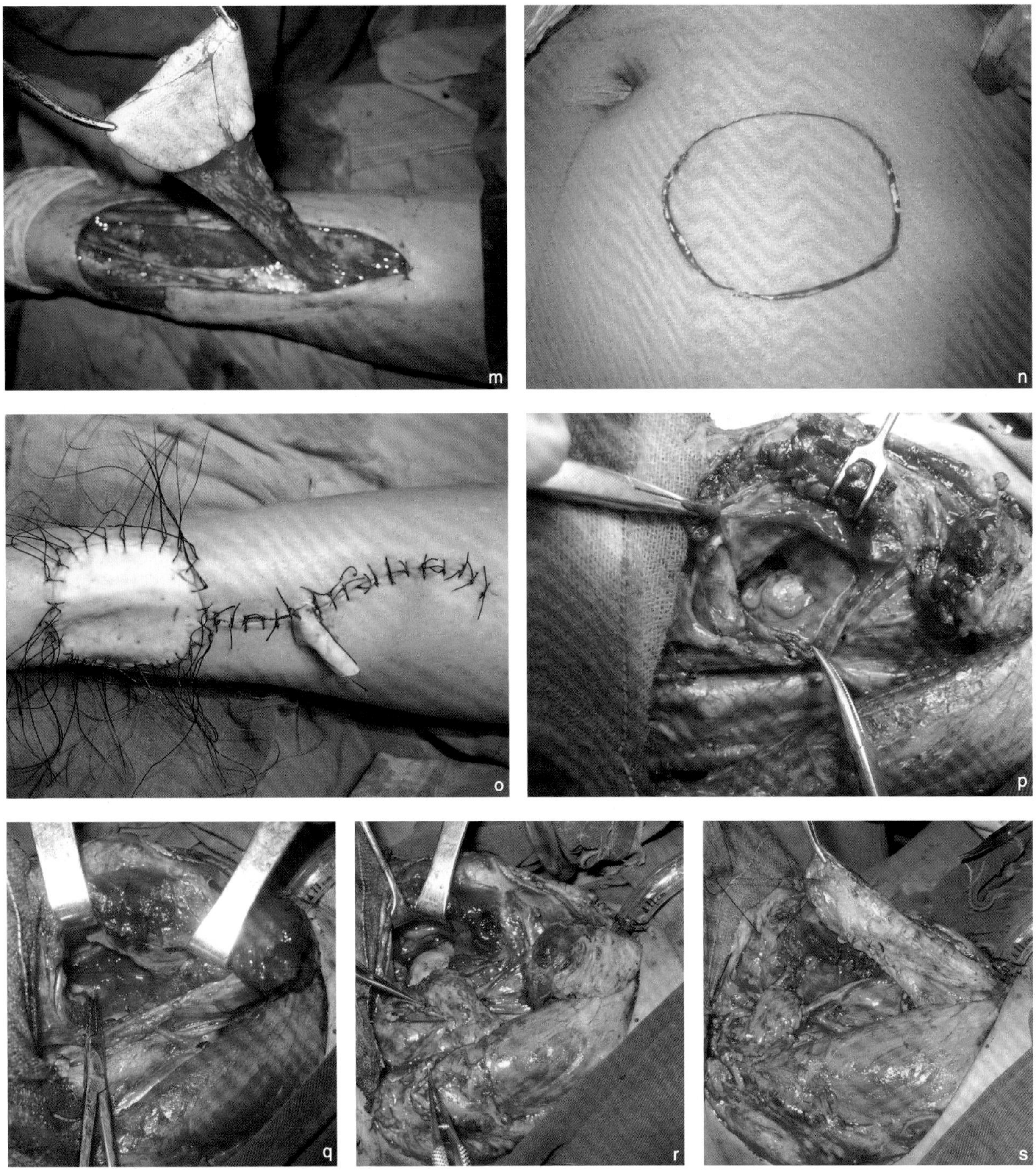

图 40.1 **桡动脉皮瓣修复下咽后壁癌切除后创面**

a. 桡动脉皮瓣的切口设计；b. 显露头静脉；c、d. 蒂部皮肤在真皮下向两侧掀起；e. 结扎皮瓣远端的桡动脉和伴行静脉；f~k. 从远端向近端游离皮瓣和血管蒂；l、m. 松止血带，观察皮瓣血运；n、o. 切取腹部全厚皮片，覆盖前臂供区；p、q. 切除下咽后壁肿瘤；r、s. 桡动脉皮瓣皮肤面朝向咽腔，修复下咽后壁创面，间断缝合关闭咽腔，并用颈前带状肌加固

三、术后处理

1. 术后常规应用第二代头孢菌素，48 小时后评估有无继发感染决定是否需要继续使用。

2. 术后不需要使用任何抗凝剂。皮瓣修复咽腔，无法通过肉眼观察，可以采用便携式超声每天 1 次床旁观察吻合血管通畅程度，术后第 3 天行电子喉镜检查皮瓣颜色，2 次检查皮瓣色泽均正常，无淤血表现可不用再检查。

3. 气管切开常规护理。

4. 颈部引流管 24 小时引流量小于 15ml，且引流液为淡黄色时可以拔管。

（陈 飞 刘 均）

第四十一章　尺动脉皮瓣

尺动脉皮瓣是以尺血管为蒂的皮瓣，在桡动脉皮瓣的启发下，于1984年由李柱田首先报道。尺动脉皮瓣可以作为游离皮瓣或带蒂皮瓣，可修复手部、上肢及口腔颌面部、口咽、下咽及颈段食管等多处区域。该瓣面积大，血管恒定且血蒂长、口径较大，供瓣区较前臂桡侧皮瓣隐蔽且毛发少。根据国人解剖学测量，成年男性前臂长度为（23.6±0.4）cm，尺动脉走行在自肱骨内上髁向豌豆骨连线上，尺动脉干全长平均约21.6cm，根据尺动脉在前臂被尺侧腕屈肌及指浅屈肌掩盖与否，将尺动脉分为掩盖部与非掩盖部，掩盖部长（12.8±1.2）cm，非掩盖部长（10.9±1.1）cm，尺动脉在起始部、中部、尺骨茎突平面的口径依次为3.9mm、2.7mm和2.3mm。尺动脉发出5～9个皮穿支动脉，非掩盖部发出皮支的数目多于掩盖部，但管径细于掩盖部。文献报道，尺动脉皮穿支在近、远端分别有两个较为集中的穿支群，分别位于距肱骨内上髁以下8cm和豌豆骨以上4cm左右。尺动脉腕上皮支为直接皮穿支，其向内或者向下走行于尺侧腕屈肌腱下方，于尺神经表面跨过，在尺侧腕屈肌与尺侧腕伸肌间隙穿出进入皮肤，起点处直径为（1.3±0.1）mm，为尺动脉所有皮支中最粗的一支。该皮支进入皮肤后再恒定地纵向分为上行支和下行支，下行支起始口径较上行支粗大，与尺神经手背支伴行，经尺骨茎突前方进入手背尺侧，继续沿小鱼际与第五掌骨背侧下行达掌指关节。上行支为皮瓣的营养血管，沿豌豆骨与肱骨内上髁连线方向向前臂近侧延伸，可达3～12cm。尺动脉皮瓣静脉与动脉同名，回流到尺静脉。伴行静脉一般为2条，位于尺动脉两侧。最粗的腕上皮支有2条伴行静脉，口径约为1.5mm。皮瓣的感觉主要由前臂内侧皮神经支配。

一、手术适应证

1. **带蒂转移**　修复手掌、腕部、手背、拇指、虎口及前臂桡侧以及肘部缺损。
2. **游离移植**　口腔颌面部、口咽、下咽及颈段食管等多处区域。

二、具体步骤

1. **尺动脉皮瓣设计**　豌豆骨与肱骨内上髁连线为设计皮瓣的轴线，根据创面大小及形状设计皮瓣（图41.1）。

2. **尺动脉皮瓣制作**　上肢驱血带固定于上臂，先沿前臂中线处切开皮肤皮下，显露桡侧腕屈肌（41.2a），沿皮瓣下缘切开，显露掌长肌腱及前臂内侧皮神经（图41.2b），沿皮瓣尺侧缘切开，显露尺侧腕屈肌。小心显露尺动脉腕上皮支的上行支与下行支（图41.2c），超声刀沿皮瓣边缘离断下行支（图41.2d）。切开皮瓣上缘（图41.2e），分离皮肤，充分显露尺侧腕屈肌及指浅屈肌与尺动脉交叉的掩盖部。在皮瓣上、下边缘处可见贵要静脉（图41.2f），可以结扎或根据需要保留在皮瓣内（图41.2g），若皮瓣过大，其长度超过15cm，可保留

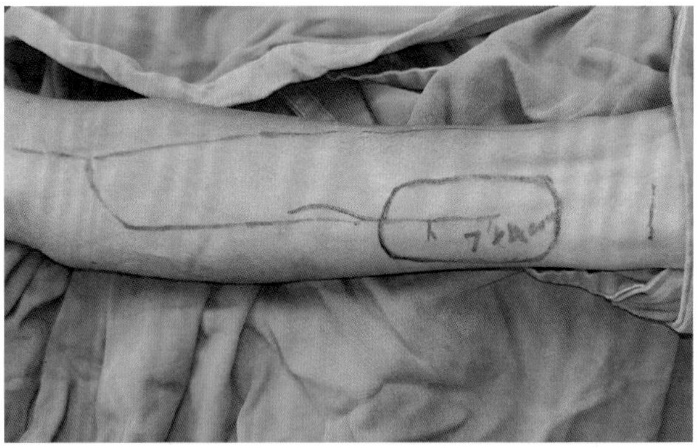

图41.1　尺动脉皮瓣设计

贵要静脉于皮瓣内，以便与受区静脉吻合增加皮瓣静脉回流。显露尺动脉的皮瓣穿支血管（图 41.2g），牵拉尺侧腕屈肌腱，显露尺神经及与之紧密伴随走行的尺动、静脉。为防止尺动脉与皮下组织间脱离，皮瓣必须要在深筋膜与肌膜间锐性分离（图 41.2h）。结扎尺动脉远心端（图 41.2i、j），小心分离尺动、静脉，妥善保护好尺动脉皮瓣穿支血管，超声刀离断尺动脉沿途发出的肌支（图 41.2k）。原则上应尽可能多保留尺动脉进入皮瓣的穿支，但若皮瓣制作不大时，仅保留一个上皮支与尺动、静脉相连就可以满足皮瓣血供。血管蒂分离到需要长度后，放开驱血带，观察皮瓣血供并用双极电凝对创面仔细止血（图 41.2l～n）。断血管蒂，皮瓣制作完成（图 41.2o）。

3. 供区处理　一般皮瓣宽度小于 5cm 可直接缝合，大于 5cm 需要全厚皮片植皮（图 41.3）。

4. 受区处理　本例患者为 $T_3N_1M_0$ 下咽癌患者，已经行颈部淋巴结清扫及右侧口咽侧壁、右侧梨状窝内外壁、右侧杓区、右侧声带喉室及室带切除的患者，切缘已经病理证实为阴性。将制作好的尺动脉皮瓣皮肤面朝向咽喉腔，间断缝合修复咽喉部创面缺损（图 41.4）。

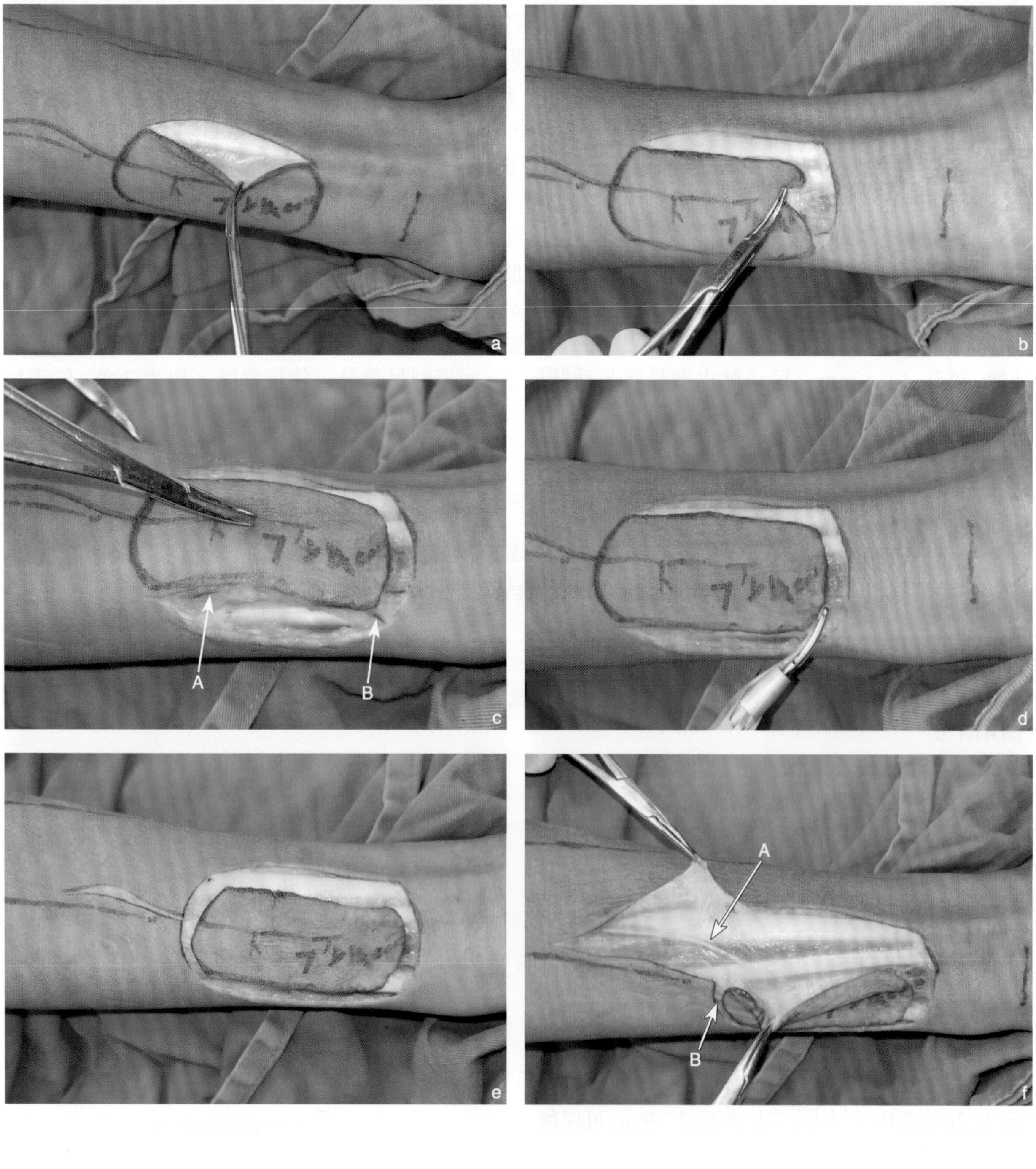

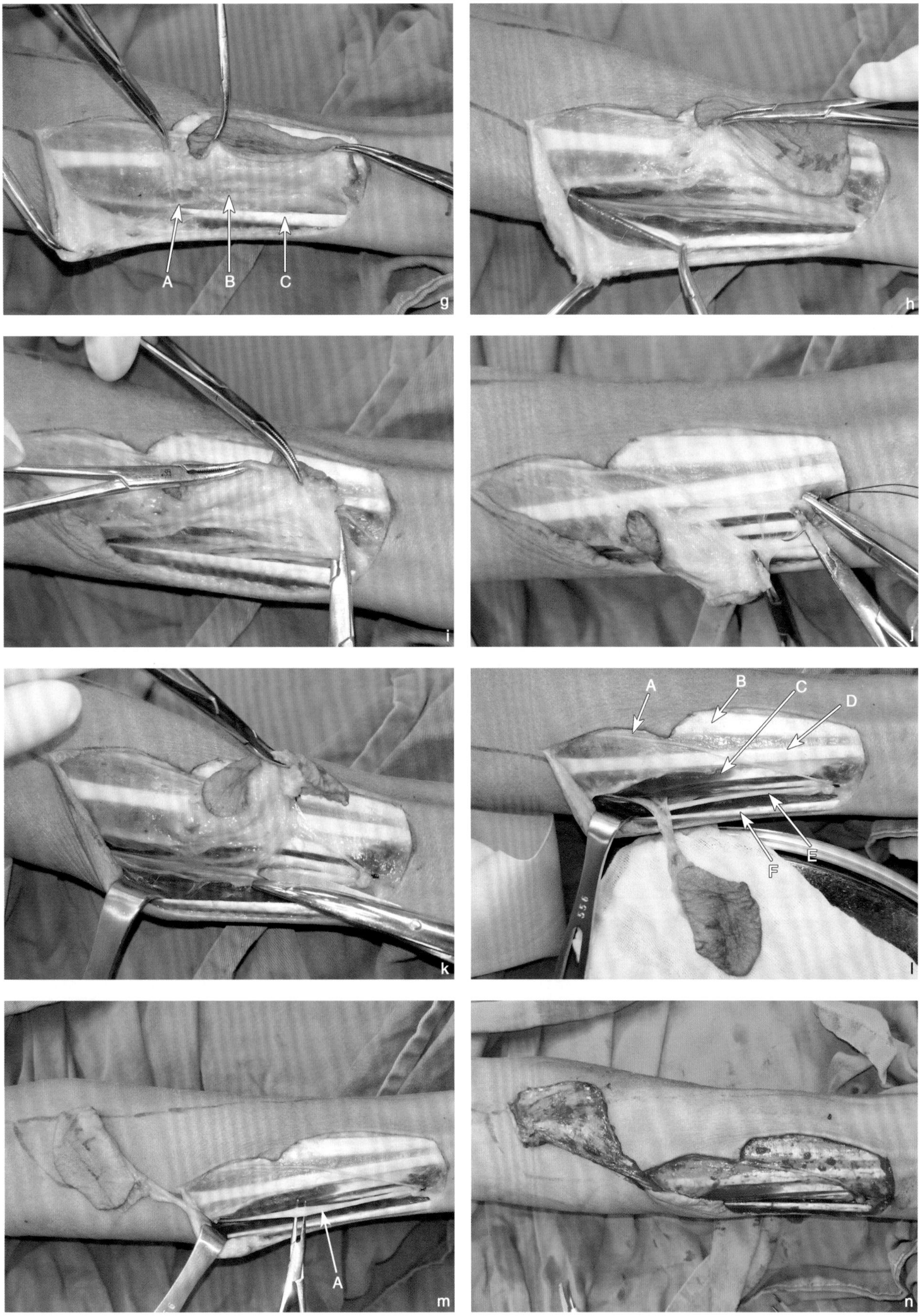
A
B
C
g
h
i
j
k
A
B
C
D
E
F
l
A
m
n

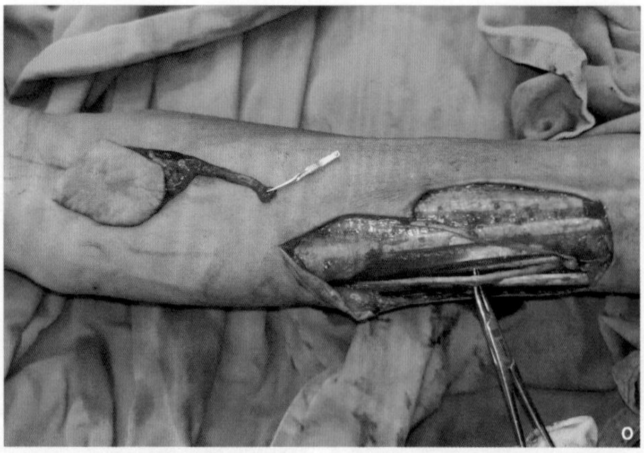

图 41.2 尺动脉皮瓣制作

a. 皮瓣桡侧纵行切开皮肤及皮下，显露桡侧腕屈肌；b. 皮瓣下缘切开，显露掌长肌腱及前臂内侧皮神经；c. 皮瓣尺侧缘切开，显露尺侧腕屈肌，显露尺动脉腕上皮支的上行支（箭头 A）与下行支（箭头 B）；d. 离断尺动脉腕上皮支的下行支；e. 皮瓣上缘切开；f. 皮瓣上、下边缘处可见贵要静脉，箭头 A 为前臂内侧皮神经，箭头 B 为贵要静脉；g. 显露尺动脉的皮瓣穿支血管，箭头 A 和 B 为动脉的皮瓣穿支血管，箭头 C 为尺侧腕屈肌；h. 在深筋膜与肌膜间锐性分离皮瓣；i、j. 结扎尺动脉远心端；k. 分离尺动、静脉；l～n. 保护皮瓣穿支血管，分离尺动、静脉血管蒂，放开驱血带，观察皮瓣血供并用双极电凝止血，箭头 A 为前臂内侧皮神经，箭头 B 为桡侧腕屈肌，箭头 C 为指浅屈肌，箭头 D 为掌长肌，箭头 E 为尺神经，箭头 F 为尺侧腕屈肌；o. 完成尺动脉皮瓣制作

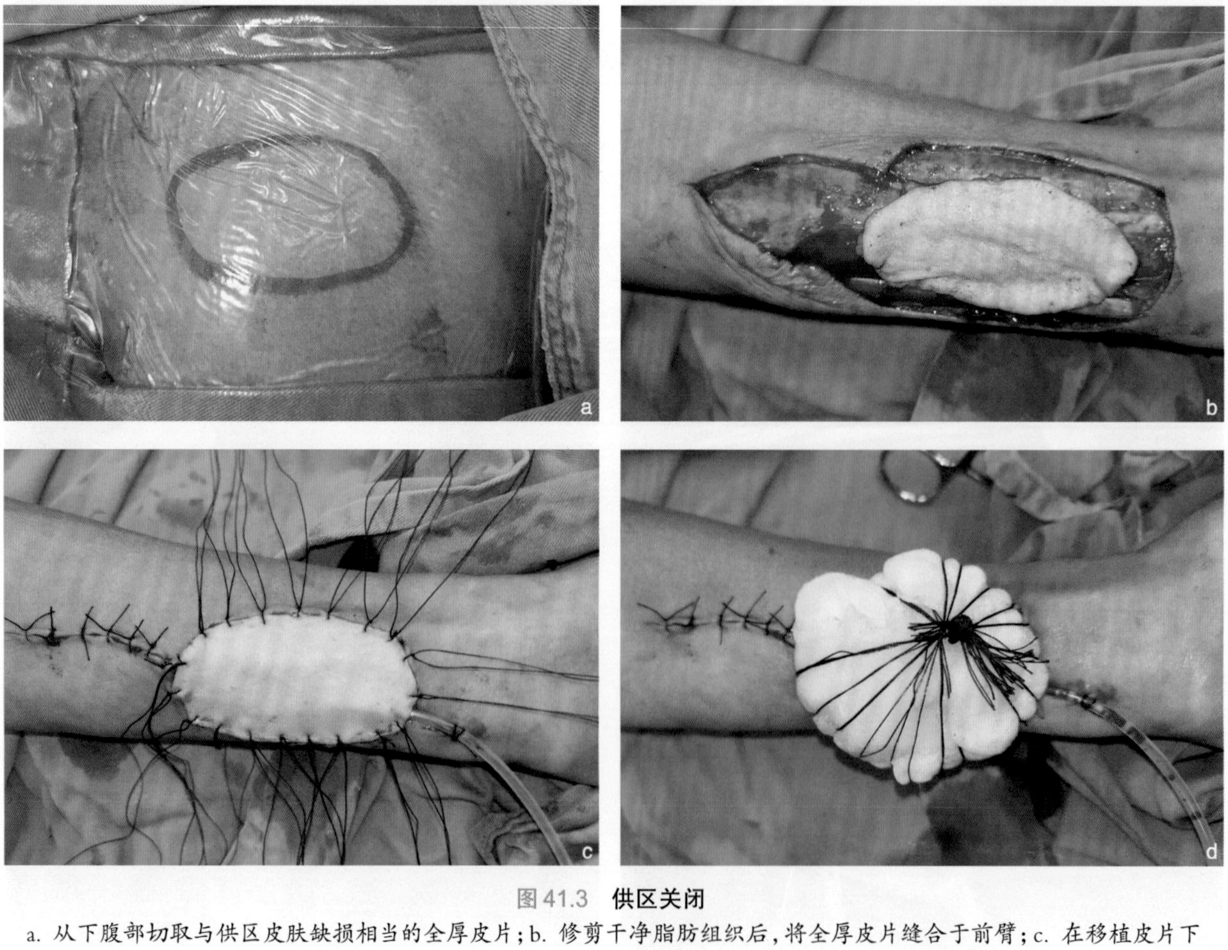

图 41.3 供区关闭

a. 从下腹部切取与供区皮肤缺损相当的全厚皮片；b. 修剪干净脂肪组织后，将全厚皮片缝合于前臂；c. 在移植皮片下安置负压引流管 1 根，并与周围皮肤缝合，修复创面；d. 碘仿纱条适度加压打包，妥善固定移植皮片

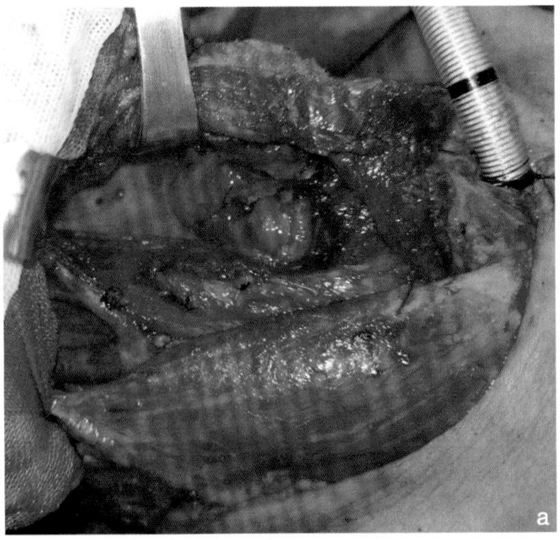

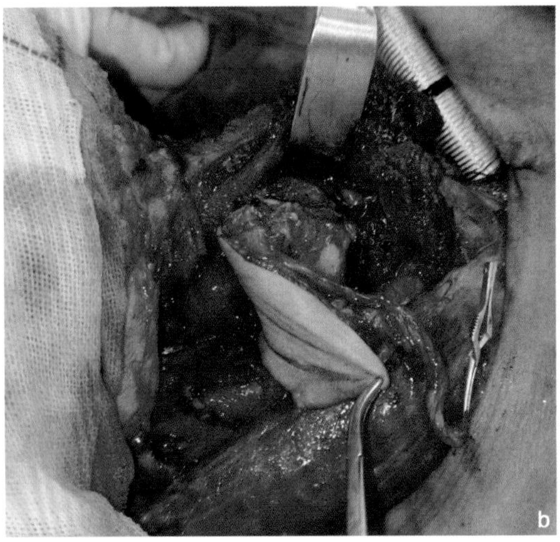

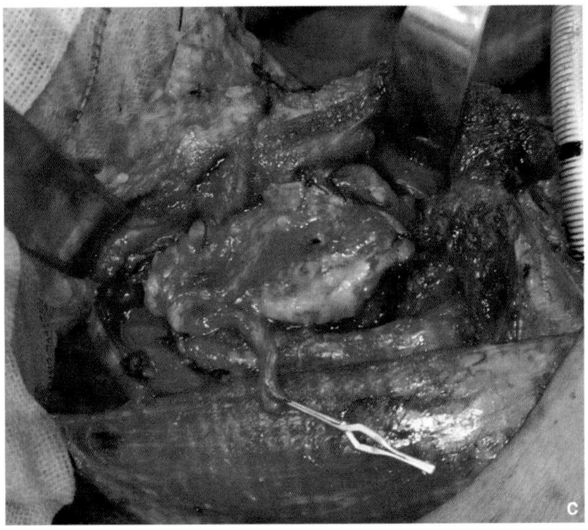

图 41.4　**游离尺动脉皮瓣修复咽喉腔缺损**
a. 癌切除后，咽喉腔缺损；b. 游离尺动脉皮瓣修复喉腔缺损；c. 游离尺动脉皮瓣修复下咽缺损

5. 血管吻合　尺动脉与甲状腺上动脉用 8-0 血管缝线行间断缝合，尺静脉常为 2 根，伴行在尺动脉两侧。1 根尺静脉与面前静脉采用 9-0 缝线行连续缝合，1 根尺静脉与面后静脉用 1.5mm 微血管吻合器进行血管吻合（图 41.5）。

6. 引流包扎　颈部双侧淋巴结清扫区域各摆放 1 根负压引流管，右侧颈部引流管注意离吻合的血管

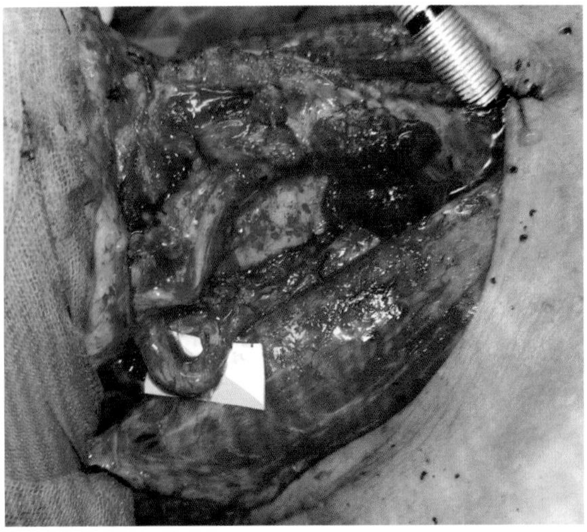

图 41.5　**皮瓣血管吻合**

要有一定距离，避免负压将小血管吸到侧孔内导致皮瓣血流障碍。颈部用纱布覆盖，不能加压以免压迫皮瓣血管。

三、术后处理

1. 术后常规第二代头孢菌素抗炎48小时后再评估有无继发感染，决定是否需要继续使用抗生素。

2. 术后不需要使用任何抗凝剂。皮瓣修复咽腔，无法通过肉眼观察，可以采用便携式超声每天1次床旁观察吻合血管通畅程度，术后第3天可以行电子喉镜检查皮瓣颜色。

3. 气管切开常规护理。

4. 颈部引流管24小时引流量小于15ml，且引流液为淡黄色时可以拔管。

（陈 飞 刘 均）

第四十二章 股前外侧皮瓣

股前外侧皮瓣（anterolateral thigh flap，ALTF）是目前临床上最常用的游离皮瓣之一。我国学者在股前外侧皮瓣的基础研究和临床应用中做了大量的原创性工作。1984年，徐达传报道了股前外侧皮瓣的解剖学研究，对该皮瓣的应用解剖，包括皮动脉数量、管径、发出位置、供血面积等进行了详细描述。1984年，宋业光等和罗力生等分别发表了股前外侧皮瓣的临床应用研究。同年，高建华报道了股前外侧皮瓣主要皮肤血管的体表定位，首次提及采用多普勒超声探测皮动脉的方法，并确立了股前外侧皮瓣的划线定位方法。20世纪90年代，随着更大宗病例的报道和穿支皮瓣概念的引入，股前外侧皮瓣在临床上得到了进一步认可和推广。2009年，Wong等提出斜支的概念，并在临床上切取以斜支为血管蒂的股前外侧皮瓣获得成功，使股前外侧皮瓣的供血动脉不再局限于旋股外侧动脉降支。2013年开始，唐举玉等陆续提出了flow through、显微削薄、联体、分叶、嵌合穿支皮瓣的概念，并进行了组合式皮瓣的系列研究，使股前外侧皮瓣的应用更加灵活。目前，股前外侧皮瓣广泛应用于创伤和修复重建领域，也被称为“万能皮瓣”。

股前外侧皮瓣血供来源于旋股外侧动脉的分支。旋股外侧动脉多数起自股深动脉，是股深动脉向大腿外侧发出的一个短干，随即发出升支、横支、降支、斜支等主要分支。升支发出后在股直肌与髂腰肌之间向外上走行，主要营养阔筋膜张肌、股中间肌、股直肌、髂嵴前外侧部等，并发出皮支营养大腿近端前外侧皮肤。横支多数与升支共干发出，走行于股直肌深面，营养大腿前外侧上部的皮肤，主干主要分布于大转子前外侧部和股骨上段骨膜。降支发出后在股直肌与股中间肌之间下行，分为内侧支和外侧支。内侧支沿股直肌内侧缘向远端走行，沿途支配股直肌、股中间肌及股内侧肌的外侧部，终末支参与膝关节网的组成；外侧支沿股直肌外侧缘向外下行走，沿途发出分支营养股外侧肌、股直肌、股中间肌，以及大腿中段和远段股前外侧区域的皮肤。在横支与降支之间，可能出现的斜行分支即为Wong提出的斜支，出现比例为35%。该支可直接自旋股外侧动脉发出，也可与降支共干。斜支发出后斜向外侧走行，营养股外侧肌的近端、阔筋膜张肌，以及大腿前外侧区近段的皮肤。升支、横支、降支、斜支的伴行静脉多为2条，伴行静脉外径较动脉管径粗大。各主要分支均有股神经的肌支与其伴行。

股前外侧皮瓣主要的血供来源为旋股外侧血管的降支和斜支。降支向远端和外侧走行时，沿途发出多个肌皮穿支，穿经股外侧肌和阔筋膜，营养大腿前外侧皮肤。其中最为恒定的穿支为第一肌皮穿支，位于髂前上棘和髌骨外上角连线（髂髌连线）中点处。第一肌皮穿支远端的穿支依次为第二和第三肌皮穿支。降支的皮穿支多数为肌皮穿支，少数为肌间隙穿支。斜支穿支的入皮处多位于髂髌连线近端2/5处，多数为肌间隙穿支。旋股外侧动脉降支起始处的血管直径为2～3mm；斜支起始处的动脉管径相对细小，为1.5～2mm。股前外侧皮瓣血管蒂长度为6～20cm，降支穿支血管蒂长，斜支穿支血管蒂短。血管蒂为一动两静，动脉居中，血管蒂与股神经的相关肌支伴行（图42.1）。

穿支的定位和血管的游离是股前外侧皮瓣切取过程中的重点和难点。穿支定位时，需要强调两个间隙，即股直肌和股外侧肌间隙、股直肌和股中间肌间隙。股直肌和股外侧肌间隙是探查皮瓣穿支的关键部位，而股直肌和股中间肌是旋股外侧动脉降支和斜支主干走行的间隙。多数情况下，术中在股直肌和股外侧肌间隙能够发现穿支，若未能探及皮瓣穿支时，需要结合旋股外侧动脉降支和斜支主干上发出分支的部位和方向来进行穿支位置的判断。穿支血管游离时，由于肌皮穿支细小，穿经股外侧肌时走行并

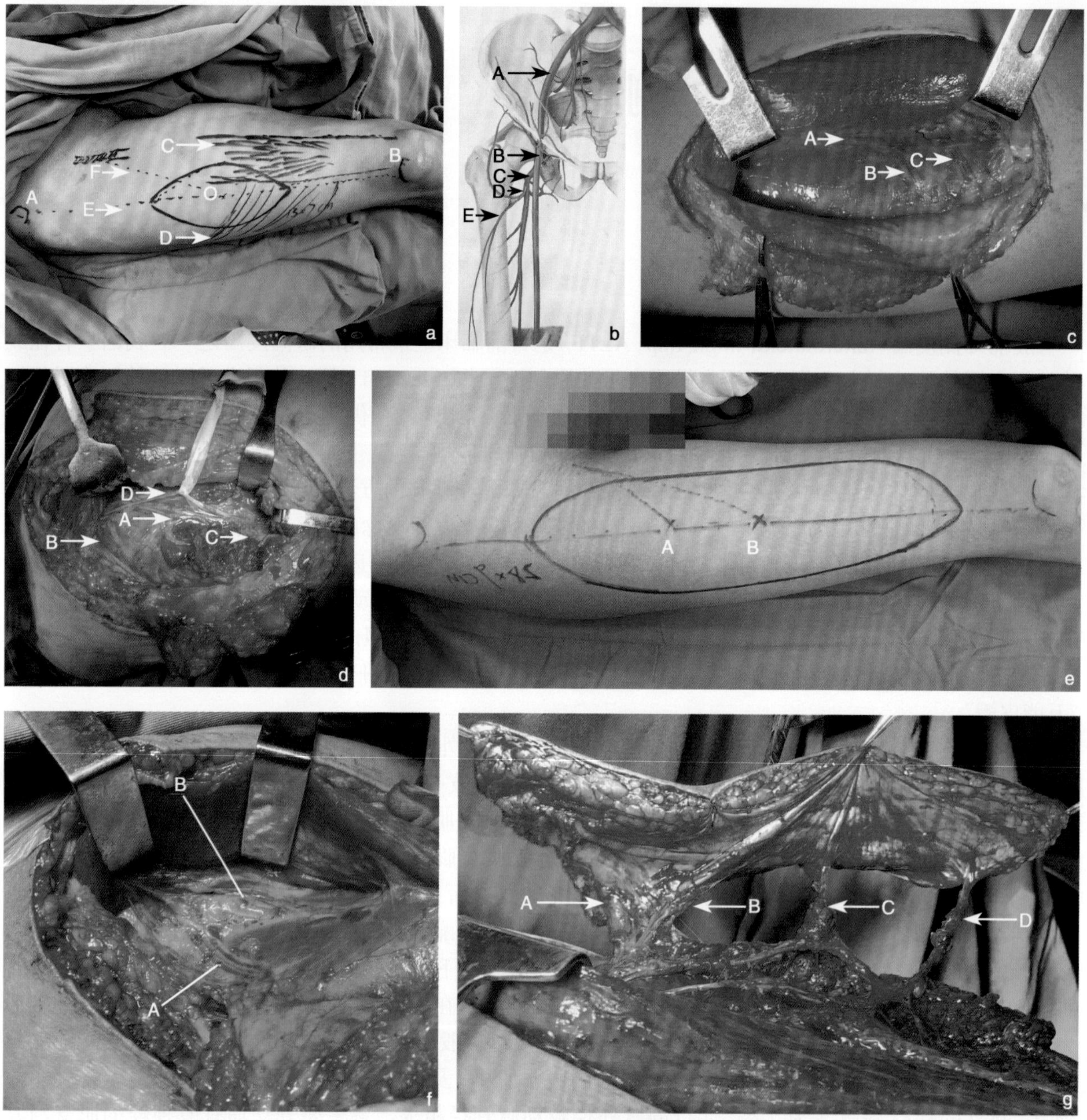

图 42.1 **股前外侧皮瓣的血供**

a. A 为髂前上棘，B 为髌骨外上角，O 为二者中点，即第一肌皮穿支的体表投影，A 和 B 间的连线 E 为股外侧肌和股直肌间隙，C 为股直肌，D 为股外侧肌，F 对应的虚线为旋股外侧动脉降支的体表投影；b. 箭头 A 为髂外动脉，B 为股动脉，C 为股深动脉，D 为旋股外侧动脉，E 为旋股外侧动脉降支；c. A 为旋股外侧动脉降支主干，位于股直肌和股中间肌之间，B 为第一肌皮穿支，C 为第二肌皮穿支；d. A 为旋股外侧动脉降支主干，B 为高位穿支的近端主干，C 为第二肌皮穿支，D 为股神经的股外侧肌肌支，与旋股外侧动脉降支伴行；e. A 为斜支穿支的入皮点，多位于髂髌连线近端 2/5 处，B 为降支第一穿支的入皮点，位于髂髌连线中点；f. A 为斜支主干，B 为降支主干；g. A 和 B 为斜支的皮穿支，C 和 D 为降支的皮穿支

不规律，因此肌皮穿支游离有一定难度，需要仔细观察穿支走向，结扎切断分支，避免游离肌皮穿支时造成损伤。

股前外侧皮瓣具有很多优点，包括：血管解剖恒定，血管蒂为非主干血管，血管蒂较长，皮瓣切取范围大，覆盖方式灵活，可以同期修复受区感觉，供区损伤相对较小，以及切取体位方便等。旋股外侧动脉为股深动脉的分支，穿支恒定出现，穿支缺如率仅 1.8%。由于有多个穿支供应皮瓣血运，因此，一方面皮瓣可以切取的范围很大，从 10cm × 8cm～40cm × 20cm；另一方面，股前外侧皮瓣的覆盖方式多样，如穿支分叶皮瓣、筋膜分叶皮瓣、flow through 皮瓣、超薄皮瓣，以及超大皮瓣等。股外侧皮神经的外侧支经过股前外侧区域，如果受区需要重建感觉，可以将股外侧皮神经带入皮瓣。股前外侧皮瓣仰卧位切取，患者体位摆放方便。通常情况下切取宽度小于 9cm 的股前外侧皮瓣，供区可以直接闭合。

一、手术适应证

1. 游离股前外侧皮瓣可用于覆盖全身各部位深部组织外露的创面，尤其是头面部和四肢创面。

2. 带蒂股前外侧皮瓣可用于修复下腹部、腹股沟、髋部、阴囊、阴道、会阴、坐骨，以及膝关节等部位的创面。

二、常规股前外侧皮瓣的切取

（一）皮瓣设计

皮瓣设计时，注意将下肢置于中立位。

1. **点**　以第一肌皮穿支或斜支入皮点为皮瓣中心，即髂前上棘和髌骨外上角连线中点处或连线近端 2/5 处。

2. **线**　皮瓣轴线为髂髌连线，即髂前上棘和髌骨外上角连线，该线为股外侧肌和股直肌的间隙；腹股沟中点与髂前上棘和髌骨外上角连线中点的连线为旋股外侧动脉降支的体表投影。

3. **面**　旋股外侧血管主干和穿支血管分别位于两个平面。股直肌和股中间肌间隙，旋股外侧动脉降支和斜支主干走行的平面；股直肌和股外侧肌间隙，肌皮穿支位于该间隙外侧。

4. **术前穿支定位**　可以采用多普勒超声在股外侧区进行穿支血管的定位并做好相应的体表标记；也可以利用血管造影或 CTA 进行穿支的定位和穿支走行的预判。

（二）常规皮瓣切取

以旋股外侧血管降支为蒂的皮瓣为例，介绍股前外侧皮瓣的切取步骤。

1. **体位**　患者仰卧位。

2. **皮瓣内侧缘**　首先切开皮瓣内侧缘，达阔筋膜。在阔筋膜深层，股直肌肌膜浅层向外侧掀起皮瓣。

3. **肌皮穿支和旋股外侧动脉降支的显露**　皮瓣掀起至股直肌和股外侧肌间隙时，透过肌间隔仔细探查肌皮穿支。确定肌皮穿支的位置后，向内侧牵开股直肌，显露股直肌深面的旋股外侧血管降支主干。沿肌皮穿支切开穿支浅层的股外侧肌，全程显露肌皮穿支和旋股外侧动脉降支。

4. **肌皮穿支和旋股外侧动脉降支的游离**　沿肌皮穿支向旋股外侧动脉降支主干进行仔细游离。血管蒂主干游离前需要充分游离股神经的股外侧肌肌支，并用橡皮条牵开保护。当旋股外侧动脉降支近端显露困难时，可以沿血管蒂的体表投影，切开皮瓣近端的皮肤，牵开股直肌，充分暴露血管蒂的近端部分。

5. **肌皮穿支的游离技巧**　肌皮穿支血管细小，分离较困难。在游离肌皮穿支之前，需充分显露肌皮穿支的完整走行。穿支游离时，用橡皮条牵引保持适当张力，仔细进行分支结扎和穿支游离。当穿支游离经验不足时，可以距离肌皮穿支 5mm 左右，利用双极电凝切断肌肉，保留肌皮穿支周围一定范围的肌袖，避免造成穿支血管的损伤。

6. **切开皮瓣外侧缘**　血管蒂完整游离后，切开皮瓣外侧缘，此时仅存血管蒂和皮瓣相连。观察皮瓣血运，若血运稳定，则可以开始处理受区。

7. **血管断蒂**　受区处理完毕后，于旋股外侧血管降支的起始处，结扎并切断血管蒂。

8. 皮瓣移位至受区，临时固定皮瓣后，皮瓣的动、静脉分别与受区血管进行吻合。

9. 供区皮瓣宽度小于 9cm 时，可以直接缝合。当供区宽度较大，直接缝合困难时，取对侧腹股沟全厚皮片游离移植，或皮瓣修复供区（图 42.2）。

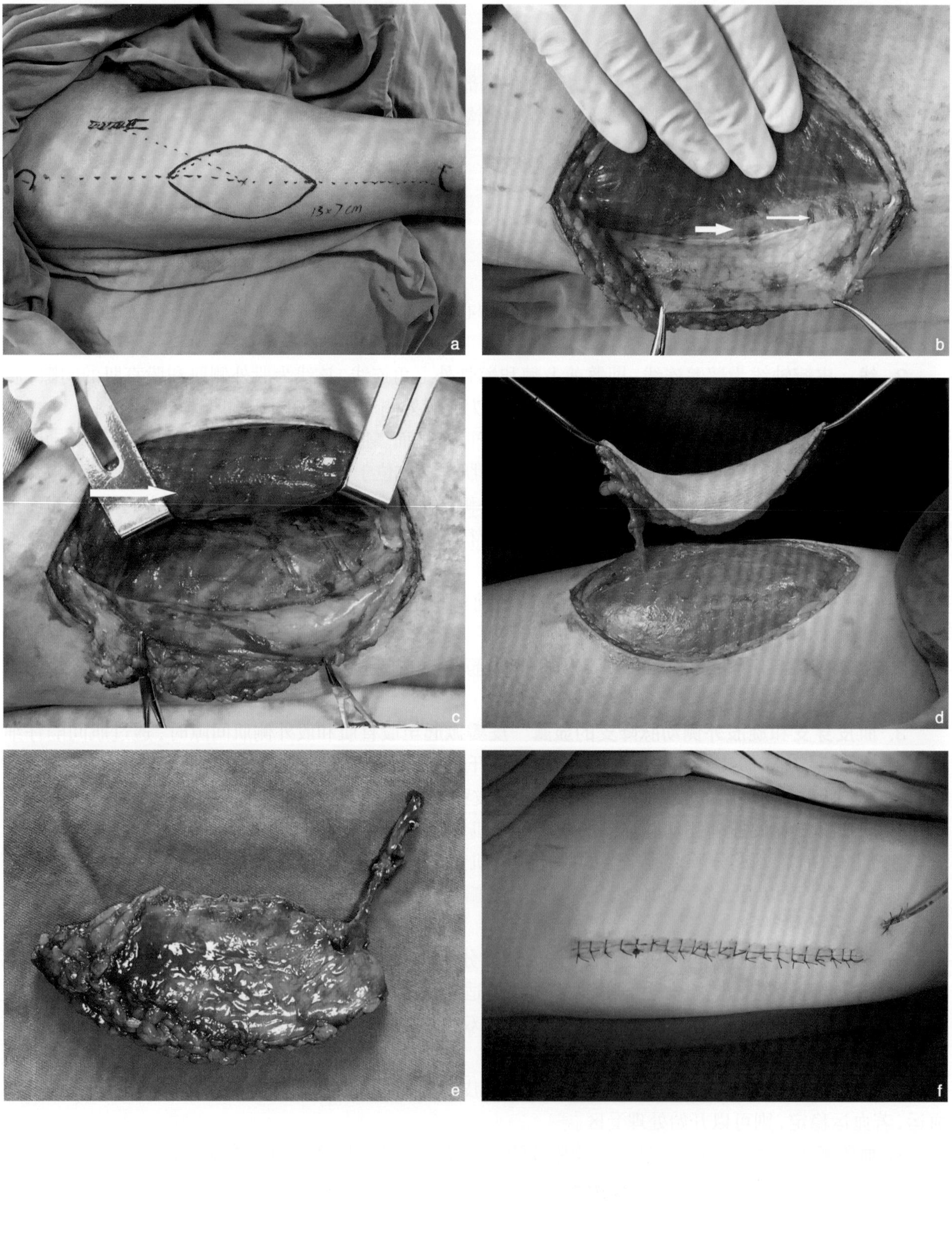
a
b
c
d
e
f

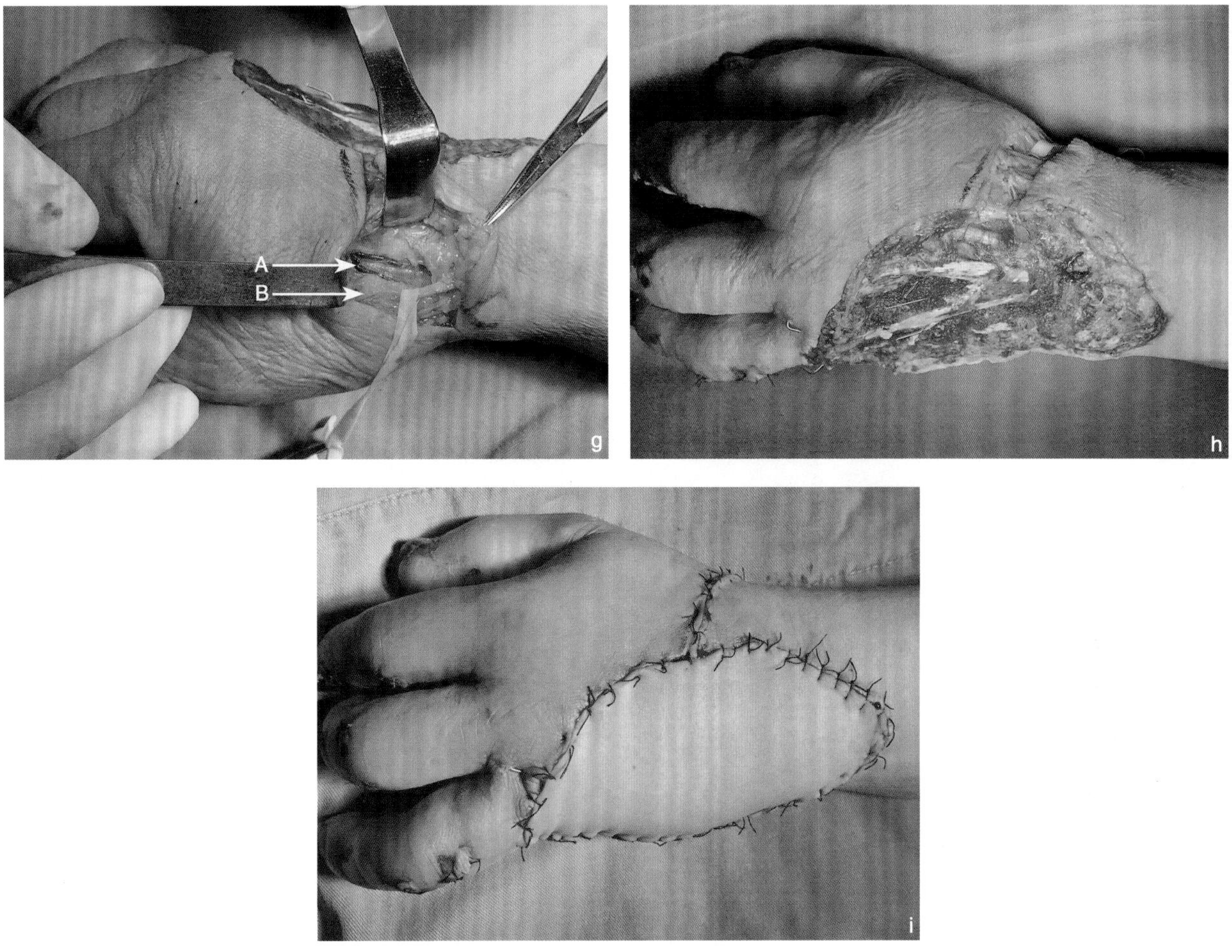

图 42.2　**常规股前外侧皮瓣的切取**

a. 皮瓣设计；b. 内侧缘切开皮瓣，从阔筋膜深面掀起，至股直肌和股外侧肌间隙（粗箭头），显露肌皮穿支（细箭头）；c. 向内侧牵开股直肌，显露旋股外侧动脉降支主干和肌皮穿支；d. 游离旋股外侧动脉降支主干和肌皮穿支；e. 观察皮瓣血运稳定后，切取皮瓣；f. 供区直接缝合；g. 受区在鼻烟窝处显露桡动脉（A）和头静脉（B）；h、i. 皮瓣修复受区创面后的体位像

三、分叶皮瓣的切取

分叶皮瓣多用于修复两处相邻创面，或为了直接关闭供区，切取窄长形皮瓣，分叶后重新组合皮瓣形状覆盖创面。分叶皮瓣的解剖基础为，旋股外侧血管降支和斜支具有多个穿支，平均为 1.4～4.3 支，利用不同穿支能够营养相应的皮瓣区域，进行皮瓣的分叶。通过吻合一组血管蒂，提供多个分叶皮瓣的血供。

（一）皮瓣设计

1. 点　为各穿支位置。确定穿支常用的方法包括术前多普勒超声、CTA，以及术中探查。术前检查可能存在特异性低、假阳性率高，以及穿支管径无法准确判定等问题，因此穿支的确定不能完全辅助检查。需要将术前检查结果与术中探查穿支具体情况结合来进行皮瓣的分叶设计。

2. 线和面的设计原则同常规股前外侧皮瓣的设计。

（二）皮瓣切取

1. 皮瓣切取和穿支的显露步骤同常规股前外侧皮瓣的切取。

2. 术中尽量多地保留皮瓣穿支。

3. 皮瓣的分叶主要依据创面数目、面积，以及穿支的数目和直径等因素。基本要求是分叶皮瓣面积与皮瓣的血液灌注量成正比，即每块分叶皮瓣的面积与穿支的数目和管径成正比。

4. 皮瓣切开分叶后，需观察每块分叶皮瓣的血运，确定血运稳定后，进行血管蒂主干断蒂。

5. 皮瓣放置和缝合前，注意避免血管蒂的扭曲和缠绕（图 42.3）。

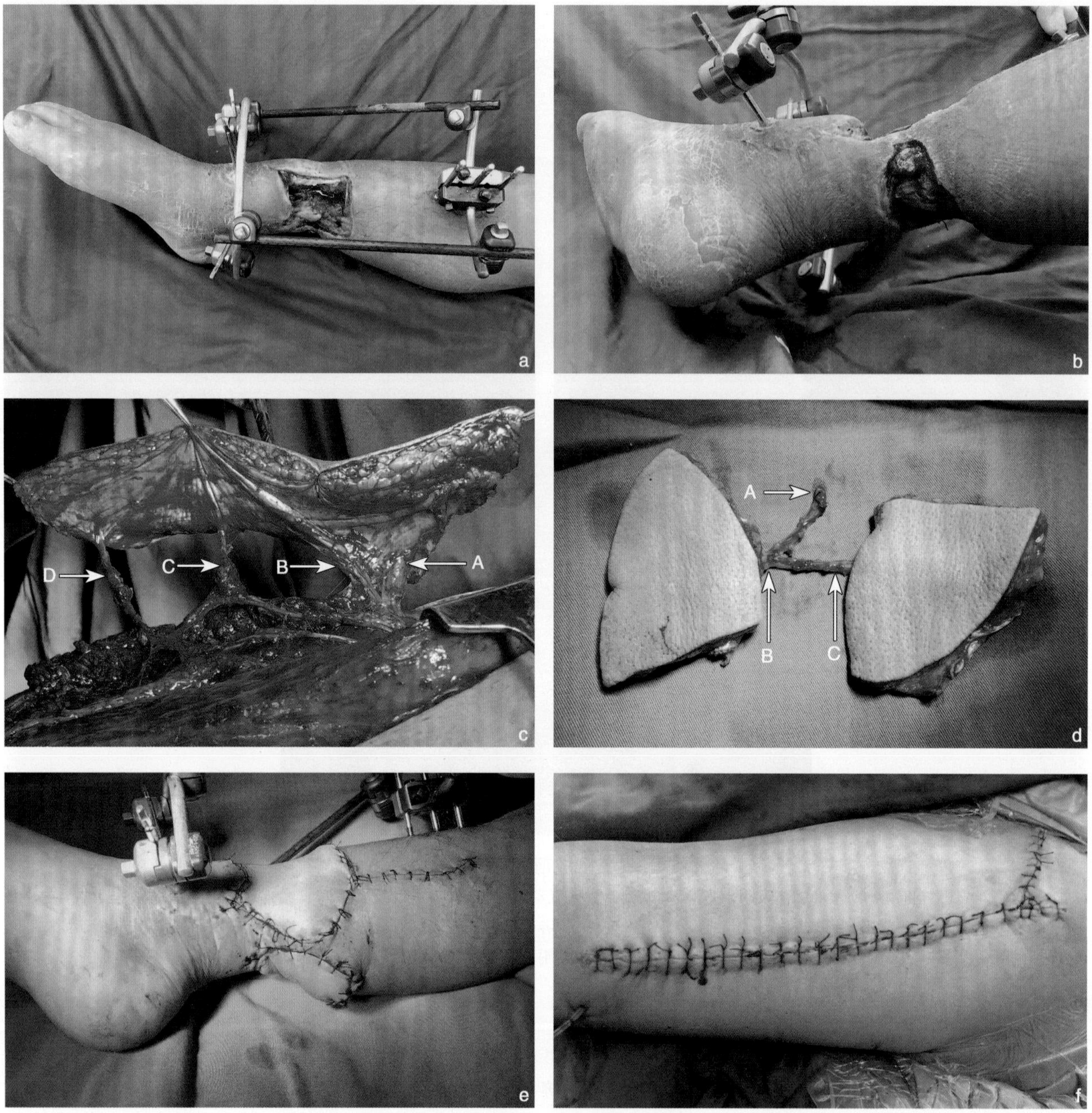

图 42.3 **分叶股前外侧皮瓣的切取**

a、b. 小腿远段胫前和胫后创面，深部组织外露；c. 切取股前外侧皮瓣，术中共发现并游离 4 支穿支，A 和 B 为斜支的皮穿支，C 和 D 为降支的皮穿支；d. 按照创面的形状面积和穿支的分布进行分叶，A 箭头为旋股外侧血管的主干，B 和 C 分别为分叶皮瓣的血管蒂；e. 分叶皮瓣分别覆盖胫前和胫后创面；f. 大腿供区处直接关闭

四、flow through 皮瓣的切取

为了重建或保全患肢的血运，可以通过 flow through 的方式应用股前外侧皮瓣，即在修复创面的同时，重建肢体远端的血供。股前外侧皮瓣作为 flow through 皮瓣的解剖基础包括：①旋股外侧动脉降支长度较长，为 22.5～37.1cm；②旋股外侧动脉远端和近端的直径均可供吻合，近端为 2.2～4.0mm，远端为 0.9～1.8mm。因此，通过吻合近端和远端血管，既可以满足皮瓣血供，又能够同时重建肢体远端或其他部位的血供。

（一）皮瓣设计

皮瓣点、线、面均参考常规股前外侧皮瓣。

（二）皮瓣切取

1. 皮瓣切取和穿支的显露步骤同常规股前外侧皮瓣的切取。

2. 术中确定创面血管缺损的长度后，在游离旋股外侧动脉降支远端部分时，充分向远端游离。通常情况下，切取旋股外侧血管降支主干的长度应当大于创面动脉缺损长度 2cm 以上。

3. 皮瓣移植后，旋股外侧动脉降支的近端和远端分别和受区创面内动脉的近端和远端吻合（图 42.4）。

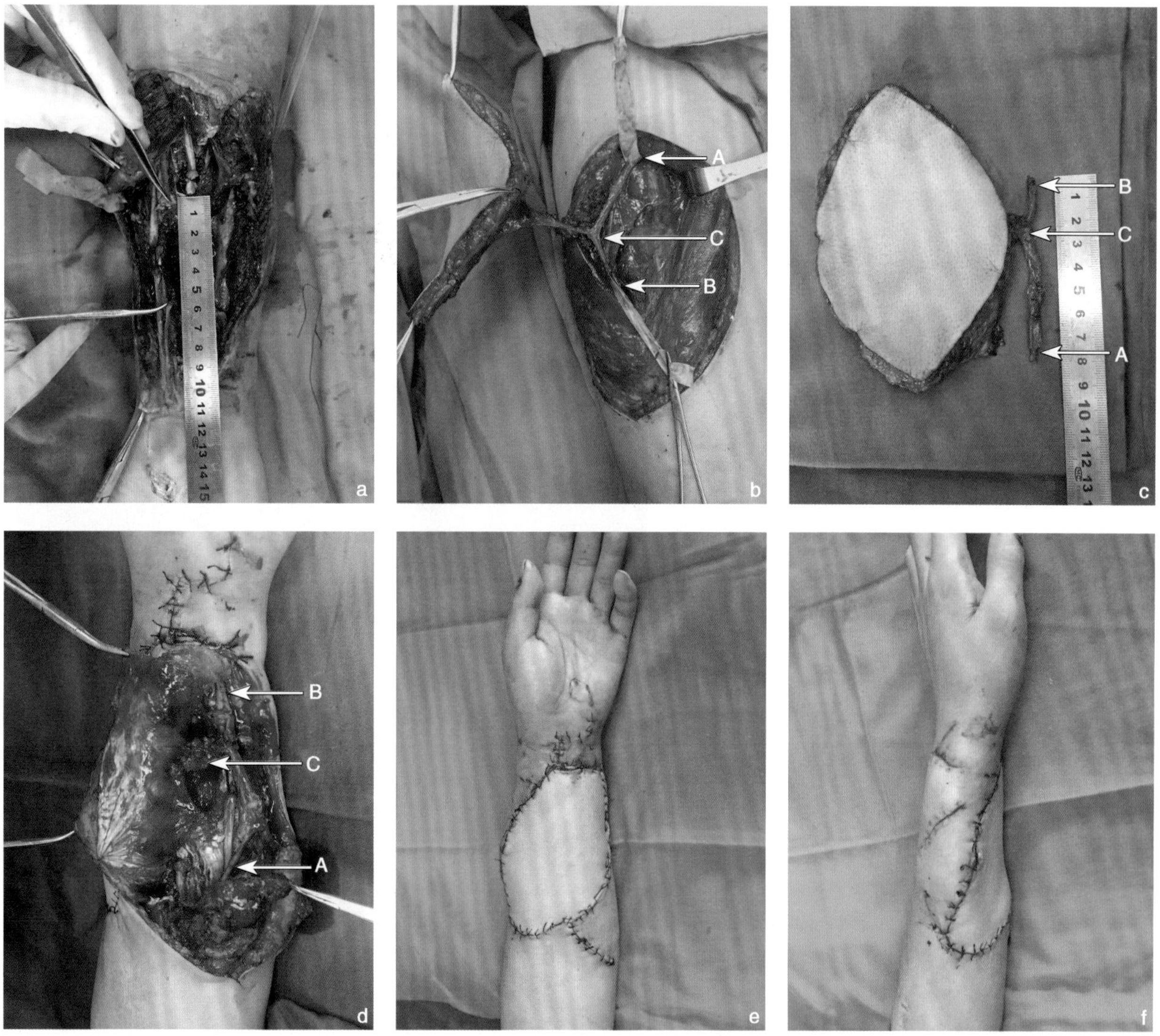

图 42.4　flow through 股前外侧皮瓣的切取

a. 前臂创面，尺动脉缺损 6cm；b. 切取 flow through 股前外侧皮瓣，箭头 A 为旋股外侧血管降支近端，B 为旋股外侧血管降支远端，C 为皮瓣穿支发出部位；c. 完整切取皮瓣及血管蒂，箭头 A 为旋股外侧血管降支近端，B 为旋股外侧血管降支远端，C 为皮瓣穿支发出部位；d. 动脉的吻合情况，箭头 A 为旋股外侧动脉降支近端与尺动脉近端吻合部位，B 为旋股外侧动脉降支远端与尺动脉远端吻合部位，C 为皮瓣穿支；e、f. 术毕肢体远端和皮瓣血供良好

五、削薄皮瓣的切取

随着对穿支体解剖研究的深入，穿支血管在皮内的走行和交通特点逐渐清晰。削薄皮瓣也成为近年来股前外侧皮瓣切取的重要方式之一。

旋股外侧血管降支的皮肤穿支在穿经阔筋膜后，主要在浅筋膜深层和真皮下层形成血管网，供养局部皮肤。因此在阔筋膜浅层进行皮瓣的削薄安全可行。削薄皮瓣和常规切取方式比较，显著降低了供区的并发症，并且改善了皮瓣修复后的外观，减少二次皮瓣修整的概率。其主要的优点如下：①保留完整的阔筋膜；②保留皮神经，包括股外侧皮神经和股中间皮神经；③皮瓣的切取面积减小，供区直接缝合的可能性增加；④皮瓣削薄缩容减少了皮瓣所需的灌注负荷；⑤受区外观改善，无需二期皮瓣修整。尽管削薄皮瓣的优点众多，但在切取削薄皮瓣时难度增加，其主要的不足包括：①皮瓣切取层次不位于间隙，出血较多，视野不佳；②穿经阔筋膜区域的穿支解剖困难；③皮瓣削薄层次要求经验丰富，不适合初学者；④手术时间相对较长。

削薄皮瓣切取时，可以在接近穿支的部位纵行切开阔筋膜，在阔筋膜深面显露穿支穿经阔筋膜的部位。然后，在血管穿支平面横行切开阔筋膜，彻底显露和游离穿支穿经阔筋膜区域。这样操作可以相对降低穿支解剖和游离的难度，避免损伤血管（图 42.5、图 42.6）。

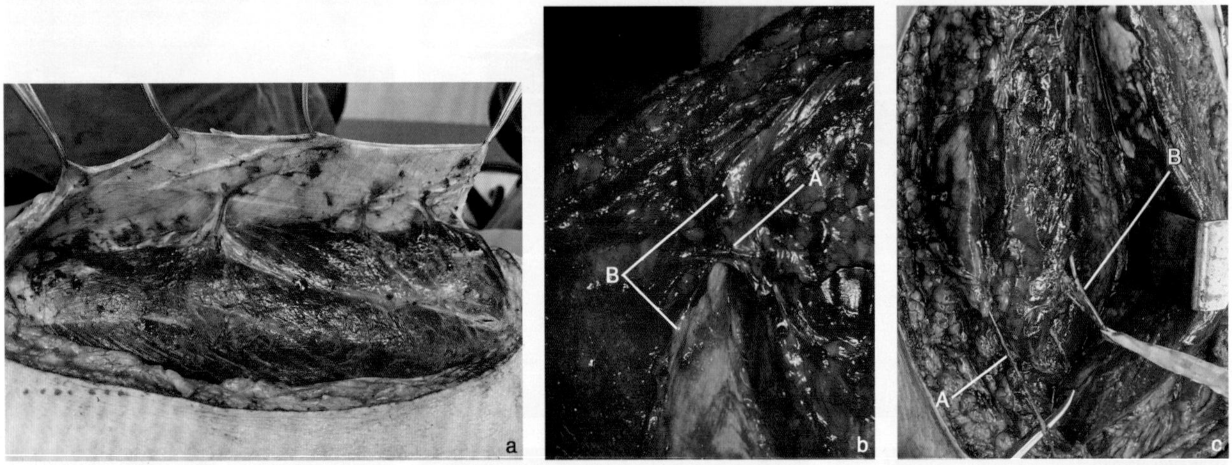

图 42.5　削薄股前外侧皮瓣的切取要点

a. 接近穿支的部位纵行切开阔筋膜，在阔筋膜深面显露穿支穿经阔筋膜的部位；b. 血管穿支平面横行切开阔筋膜（B），彻底显露和游离穿支（A）穿经阔筋膜区域；c. 完整保留股外侧皮神经（A）和股外侧肌肌支神经（B）

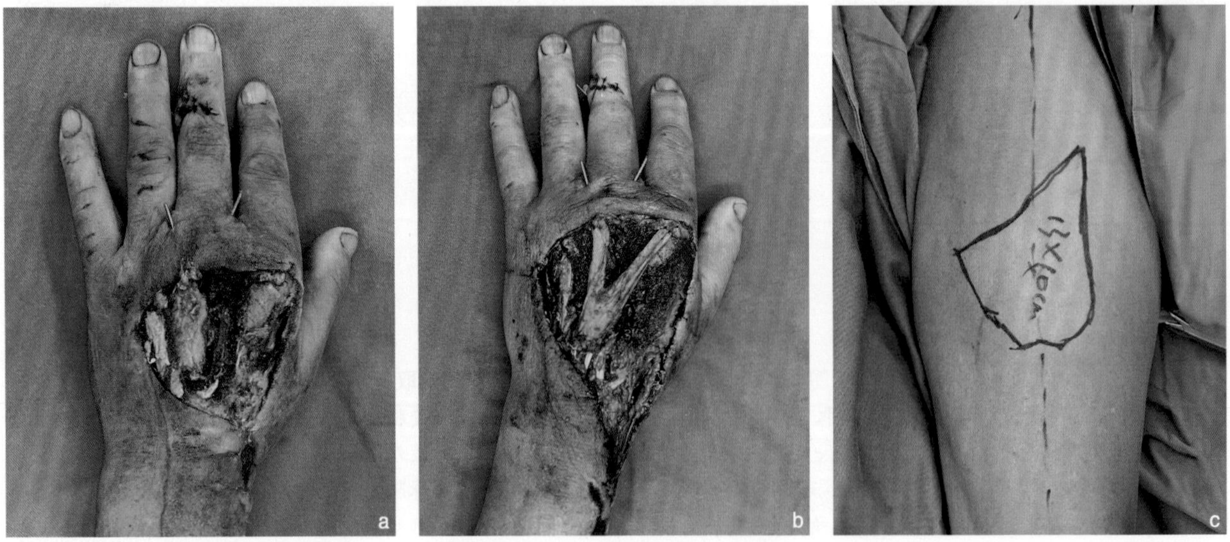

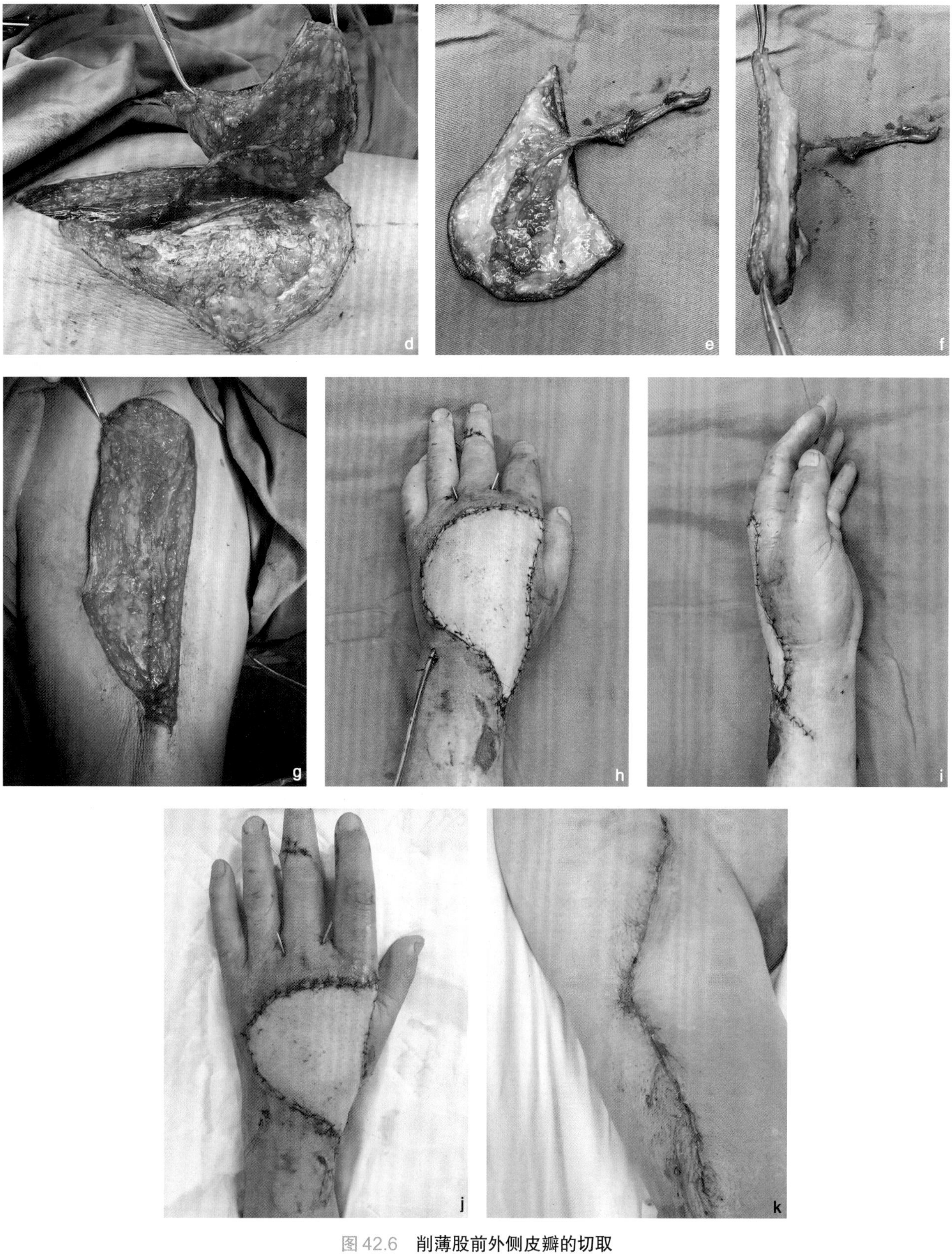

图 42.6　**削薄股前外侧皮瓣的切取**

a、b. 手背创面，伸肌腱缺损修复；c. 股前外侧皮瓣设计；d. 阔筋膜浅层切取皮瓣；e、f. 皮瓣进一步削薄；g. 完整修复阔筋膜；h、i. 削薄皮瓣修复创面后皮瓣平整，外观好；j、k. 术后5天皮瓣受区和供区

六、术后处理

1. 术后患者严格卧床，患肢石膏制动，常规烤灯，应用解痉药物、抗凝药物和抗生素。
2. 供区引流管术后3～5天拔除。

（杨 勇 巨积辉）

第四十三章　股后侧皮瓣

股后侧皮瓣的血供主要来自臀下动脉和股深动脉，其所属血管纵横交错形成网状，同时与旋股内、外侧动脉所属血管形成链接，又称“臀部十字吻合”。大腿后、内侧作为供区的皮瓣临床应用较少，虽然是非常好的潜在、隐蔽供区，但因体位等原因一直以来被忽视，一般仅应用于压力性损伤和臀周会阴缺损的修复。1980 年，Taylor 报道了以股深动脉第一至三穿支为蒂的股后侧皮瓣带蒂转移修复臀周会阴部软组织缺损，但后来因多种原因临床上未能广泛应用。2010 年，Allen 等提出以股深动脉穿支为蒂切取的股内侧皮瓣，并命名为股深动脉穿支皮瓣。2016 年，穆籣等在国内完成首例股深动脉穿支皮瓣用于乳房再造病例。显微外科解剖和研究报道证明，供应大腿后、内侧的血管主要来源于股深动脉及其所属穿支，血管蒂最长可达 13cm（平均 9.9cm），这一特点决定了该区域皮瓣既可局部应用又可游离移植，而且可切取皮瓣组织量大，皮瓣宽度在 7cm 以内可以直接闭合供区，穿支皮瓣不窃取肌肉，可以最大程度减小供区损伤。大腿后、外侧皮瓣，Maruyama 和 Taylor 等在 20 世纪 80 年代报道过以股深动脉第一至三穿支为蒂的股后外侧皮瓣带蒂转移修复臀周会阴部创面，但因皮瓣穿支血管较深，蒂部较短，手术体位等原因，临床应用较少。

臀下动脉起自髂内动脉，与股后侧皮神经伴行（皮神经的营养血管），走行于股后正中线的深筋膜下，于臀横纹下 4～5cm 进入皮下组织，后发出 1～4 个筋膜皮支，并与多个筋膜穿支动脉吻合，纵向血管链可延伸至腘横纹上 8cm。

股深动脉在股三角发出旋股外侧动脉、旋股内侧动脉后，向下行走行于长收肌浅面和耻骨肌深面之间，出股三角后沿股骨嵴下行，向后发出肌间隙穿动脉穿支，紧贴股骨嵴处穿过短收肌肌腱（第一、二、三穿动脉）或大收肌肌腱（第四穿动脉），进入股外侧肌间隔。股深动脉发出的穿动脉及所属支，在股后筋膜层形成血管链。股深动脉第一穿动脉体表定位为坐骨结节下方 8cm，臀大肌下缘和二头肌长头之间。股深动脉第三穿动脉最粗大，其体表定位在大转子与胫骨外侧髁连线的中点、股外侧肌和股二头肌之间的肌间沟处，约在股骨内外、侧髁连线上 8cm 处，在股骨内、外侧髁连线上方 10cm 处穿出，7cm 处穿出深筋膜。

一、手术适应证

1. 带蒂或游离皮瓣修复下肢股后侧、腘窝，以及足跟等创面。
2. 带蒂修复骶尾部、股骨大转子、坐骨结节等部位压力性损伤创面。

二、具体步骤

1. 皮瓣设计　以股深动脉第三穿支为蒂的股后外侧皮瓣为例。术前用多普勒超声探测股后穿动脉位置并做标记，探测点位于大腿后正中、股骨内、外侧髁连线上 8～10cm 处。设计皮瓣时，尽量靠大腿外侧，根据受区组织缺损形状和面积设计皮瓣。近臀部皮下脂肪厚，尽量较少皮瓣切取范围。

2. 皮瓣切取　按设计好的皮瓣，先切开皮瓣下外侧缘，从外侧切开皮肤直至阔筋膜表面，并在此层面剥离，该层次为疏松结缔组织易于分离，定位点附近注意保护血管网及血管蒂，确定外侧肌间沟的位置，见到第三穿动脉穿出深筋膜，注意保护血管链的升降支。切开皮瓣边缘，依旧在阔筋膜表面分离，直至血管蒂，蒂部无特殊需要尽量不要裸化。切开皮瓣上缘，注意保护股后侧皮神经，切开皮瓣在阔筋膜表面分离，至整体皮瓣只有血管蒂尚未游离。

切开阔筋膜，并沿外侧肌间沟向上下牵拉开，进入肌间隔。注意保护血管，向两侧拉开股外侧肌，可见血管蒂行走在肌间隔肌膜下。切开肌膜，解剖游离血管蒂，根据需要血管蒂的长度，可切开股骨嵴肌间隔附着处，进一步游离血管蒂至足够长度(图43.1)。

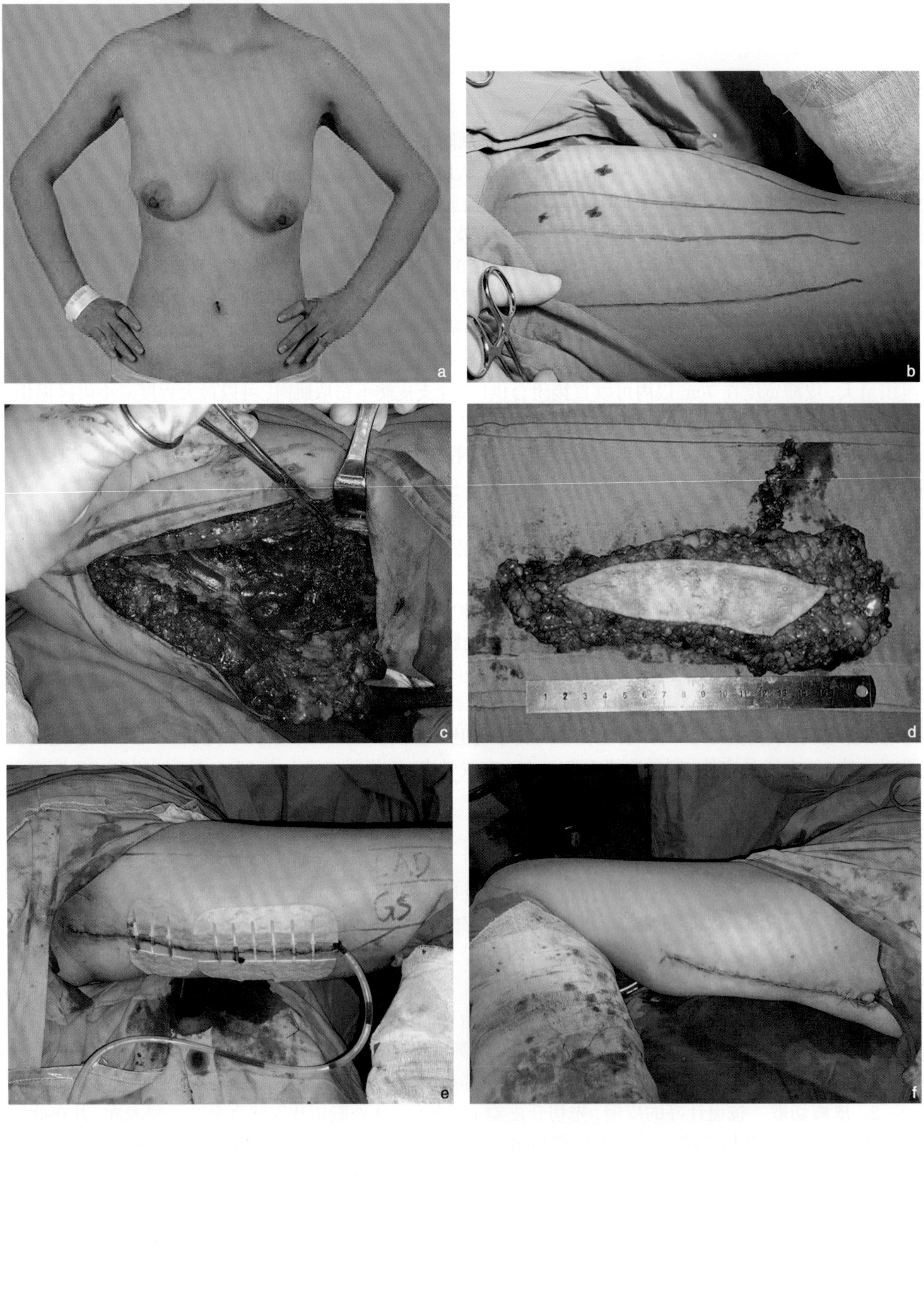

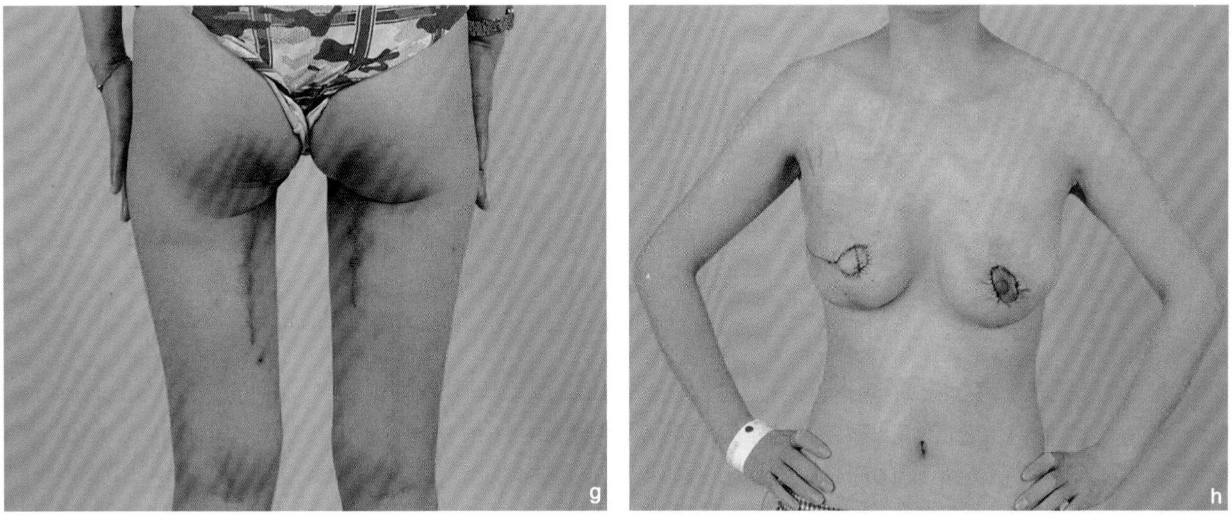

图 43.1　**股后侧皮瓣移位再造乳房**

患者女，41 岁，右侧乳房肿块穿刺确诊为右侧乳腺浸润性导管癌，行右侧乳腺癌改良根治 + 双侧股后内侧穿支皮瓣移植再造乳房术。a ~ h. 彻底切除乳腺组织并行腋窝淋巴结清扫，彻底止血并保留胸外侧动静脉、胸背血管、胸廓内动脉及其伴行静脉备用。切取双侧大腿内侧纵行股后内侧穿支皮瓣转移修复乳房缺损并填塞深部腔隙，左侧穿支血管蒂与右侧胸外侧动、静脉近端端端吻合，右侧穿支血管蒂与右侧胸廓内动、静脉近端端端吻合。左侧皮瓣面积为 20.0cm × 11.0cm，厚 3.8cm，穿支血管蒂长度为 11.2cm，动脉管径为 1.6mm，静脉管径为 2.4mm，质量为 235g；右侧皮瓣面积为 22.0cm × 11.0cm，厚 4.2cm，穿支血管蒂长度为 12.1cm，动脉管径为 1.7mm，静脉管径为 2.5mm，质量为 275g。皮瓣供区直接拉拢闭合，无张力状态下分层美容缝合。患者术后病程稳定，皮瓣成活良好，供区愈合良好。随访 8 个月，未见乳腺癌复发，再造乳房外形满意。大腿供区外观功能好，仅遗留线性瘢痕，未见明显并发症

（冯　光）

第四十四章　股薄肌肌皮瓣

股薄肌是功能重建领域应用最早且至今仍是使用最为广泛的供体肌肉之一。1952 年，Pickerell 等报道了利用股薄肌转位重建肛门括约肌。1956 年，该团队又利用股薄肌治疗尿失禁。1970 年，Orticochea 将股薄肌肌皮瓣转移至足底，并且认为皮瓣的血供来源于股薄肌。1972，Orticochea 介绍了应用股薄肌肌皮瓣重建阴茎。此后，有多位学者报道利用股薄肌肌皮瓣修复膀胱阴道瘘，以及直肠切除术后，股薄肌移位至会阴等。1976 年，Harii 等通过血管吻合的方式，利用游离股薄肌肌皮瓣修复三种不同的缺损：面部缺损、胫前不稳定瘢痕和头皮缺损。

1975 年，Manktelow 和 McKee 首先进行了吻合神经的股薄肌游离移植，用于重建 Volkmann（福尔克曼）挛缩患者的屈指功能。开创了功能性游离肌肉移植（FFMT）的先河。1976 年，Harii 等报道使用股薄肌重建麻痹的面部表情肌肉。1979 年，Ikuta 等首先报道利用股薄肌重建臂丛神经损伤患者的屈肘功能。此后，股薄肌移植成为重建臂丛神经患者屈曲、伸直肘关节，以及重建抓握等功能的重要手段。Doi 等进一步报道了双股薄肌移植在臂丛神经不可修复损伤患者肢体功能重建方面的应用。目前，股薄肌是 FFMT 领域中最常用的供体肌肉，多用于肢体功能重建和面部表情肌的功能重建。

股薄肌位于大腿内侧，在内收肌群中位于大收肌和长收肌的浅层，层次最浅。股薄肌的起点位于耻骨联合的下半部和耻骨下支的内侧。肌肉呈扁平状，向远端逐渐移行为腱性。股薄肌肌腱穿经股骨内侧髁的后方，止于胫骨近端的内侧面（鹅足）（图 44.1）。主要作用为髋内收，同时也参与屈髋、屈膝及髋内旋功能。

股薄肌血供为多节段供血，主要血供来源于近端的血管蒂。该血管蒂多由内收肌动、静脉发出（来源于股深动、静脉），也可由其直接发出，少数从旋股内侧血管发出。血管蒂位于距腹股沟 7～12cm 处，该血管蒂走行于长收肌和大收肌间隙，位于长收肌深面和大收肌浅层。血管蒂的入肌点位于耻骨结节下方 8～10cm 处。血管蒂长度 6～8cm，近端动脉直径 1.6～1.8mm，静脉直径 1.5～2.5mm，通常为 1 动 2 静（图 44.1）。

股薄肌运动神经支来源于闭孔神经前支（L_2～L_4）。神经支进入肌肉的位置位于血管蒂近端 2～3cm 处，神经支与肌肉夹角为 45°～60°。运动神经支可在长收肌和大收肌之间的近端切断，以增加供体神经

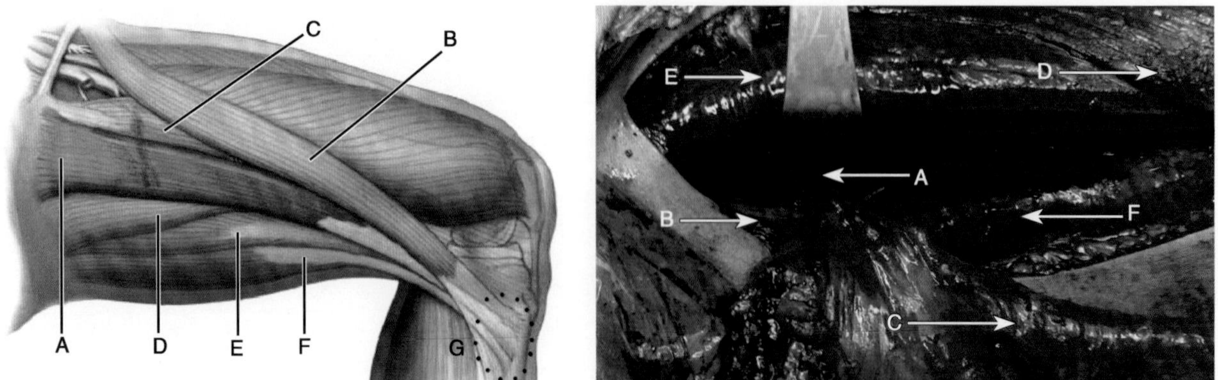

图 44.1　**股薄肌的解剖**

a. A 为股薄肌，B 为缝匠肌，C 为长收肌，D 为大收肌，E 为半膜肌，F 为半腱肌，G 区域为鹅足；b. A 为股薄肌血管蒂，B 为股薄肌运动神经支，C 为股薄肌，D 为缝匠肌，E 为长收肌，F 为大收肌

的长度。该运动神经支也发出分支至长收肌和大收肌，当需要较长的神经蒂时，可以进行神经支的束间分离，以获取更长的股薄肌运动支（图 44.1）。

股薄肌作为功能重建应用最广泛的肌肉，具有如下优点：第一，股薄肌解剖恒定，血管和神经的变异概率很小。第二，肌肉体积小，既可以用于肢体的功能重建，也可以用于空间有限的面部修复。第三，股薄肌的运动神经支可以分为 2～3 支，因而可以切取 30%～40% 的肌肉，适合用于面部肌肉的重建。第四，股薄肌的滑程长达 5cm，能够满足需要长滑程的功能重建，如屈指功能重建等。最后，供区可以直接闭合，大腿内侧瘢痕可接受，并且无供区的功能缺损。

一、手术适应证

作为功能性游离肌肉移植，股薄肌移位常用于下列重建：

1. 臂丛神经损伤的屈肘、伸肘、屈指和伸指功能重建。
2. Volkmann 挛缩的屈指功能重建。
3. 面部表情肌功能重建。

二、具体步骤

1. 肌（皮）瓣设计

（1）点：血管蒂的入肌点位于距离耻骨结节 8～10cm 处，以入肌点为中心设计皮岛。

（2）线：耻骨结节至胫骨内侧髁的连线。

（3）面：皮岛面积需保证供区皮肤能够直接缝合，通常皮岛宽度小于 4cm。

2. 肌（皮）瓣切取

（1）体位：患者侧卧位，膝关节屈曲 90°，髋关节充分外旋。此姿势下可见长收肌紧绷，紧贴其内后方的肌肉即为股薄肌，捏握时可触发股薄肌收缩，明确肌肉走向。

（2）切取方式：通常有两种切取方式，即近端切取和远端切取。近端切取多用于面部表情肌功能重建时的部分股薄肌切取；远端切取多用于肢体功能重建时股薄肌的全长切取。本章以股薄肌全长切取为例，介绍股薄肌的切取方法。

（3）切口设计：股薄肌全长切取时多采用三个切口，大腿近端的皮岛切口、大腿远端切口、鹅足切口。

（4）大腿近端的皮岛切口：向远端牵拉股薄肌腱性部分，再次明确股薄肌位置。距离耻骨结节 8cm 处为中心，设计皮岛切口，通常宽度 4cm，长度 6～10cm。由于股薄肌较窄，切取皮岛时可以多切取皮下组织，以保障皮岛的血供。切开皮岛前缘和深筋膜，向前侧牵开缝匠肌，显露长收肌。自长收肌肌膜深面掀起皮岛和股薄肌，至长收肌和大收肌间隙。切开皮岛后缘切口，自大收肌肌膜深面掀起皮岛和股薄肌，至长收肌和大收肌间隙。

（5）大腿远端切口：沿肌皮瓣轴线在大腿远段 1/3 作 4cm 纵行切口，通过牵拉止点处的股薄肌肌腱，定位该处的股薄肌肌腱。肌腱位于深筋膜和缝匠肌深面，为圆柱形。两处切口肌腱相互牵拉，确定股薄肌后，手指进行肌腱周围的钝性分离。切断鹅足处股薄肌止点，并从大腿远端切口抽出备用。对于皮下组织较厚的患者，肌肉定位困难时，可以贯通大腿切口和皮岛切口，便于准确切取。

（6）鹅足切口：胫骨内侧髁斜行或纵行切口 3～4cm，显露缝匠肌腱膜。切开缝匠肌腱膜后，显露深面的股薄肌肌腱和半腱肌肌腱。股薄肌肌腱位于前方，半腱肌肌腱位于后方。

（7）血管神经蒂的显露和游离：在长收肌和大收肌间隙分离血管蒂，血管蒂横行走行，一动两静。股薄肌运动神经支也位于该间隙，该神经支于血管蒂的近端 2cm 处入肌，与肌肉走行呈 45°～60° 夹角。首先在长收肌和大收肌间隙显露游离血管蒂的远端。然后，用绷带条牵开长收肌，在长收肌和耻骨肌与短收肌间隙进一步显露和游离血管蒂的近端。仔细结扎处理供应周边内收肌的血管分支，并尽量游离至其股深血管起始处，以获取更长的血管蒂长度和更大的吻合管径，通常血管蒂长度为 6～8cm，神经支长度为 8～12cm。

（8）切断股薄肌起点：手指钝性分离大腿远端和近端切口间股薄肌浅层的皮下组织，并将股薄肌远端从皮岛切口内抽出。向远端牵拉股薄肌止点，于耻骨支处切断股薄肌起点，并完全游离肌肉。切断起点时应注意此处为薄片状附着，避免层次过深切断其他肌肉起点。此时仅血管蒂和神经蒂与肢体相连。

（9）完整切取股薄肌：观察股薄肌及皮岛血运稳定后，处理受区。待受区准备完毕后，切断血管和神经蒂，并将肌皮瓣移位受区。在固定股薄肌的起止点后，血管和神经分别进行吻合。术中注意减少肌肉缺血的时间（图 44.2、图 44.3）。

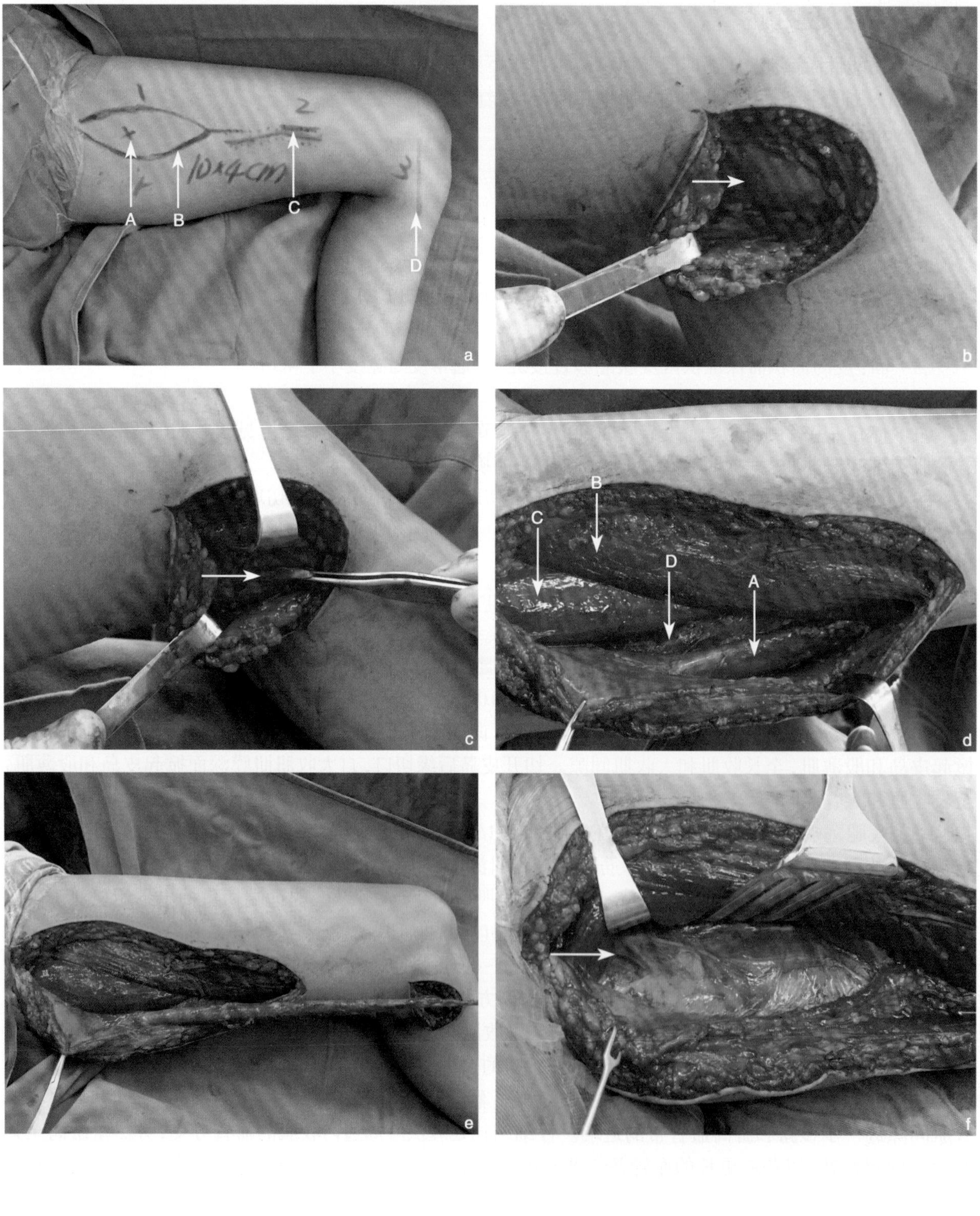

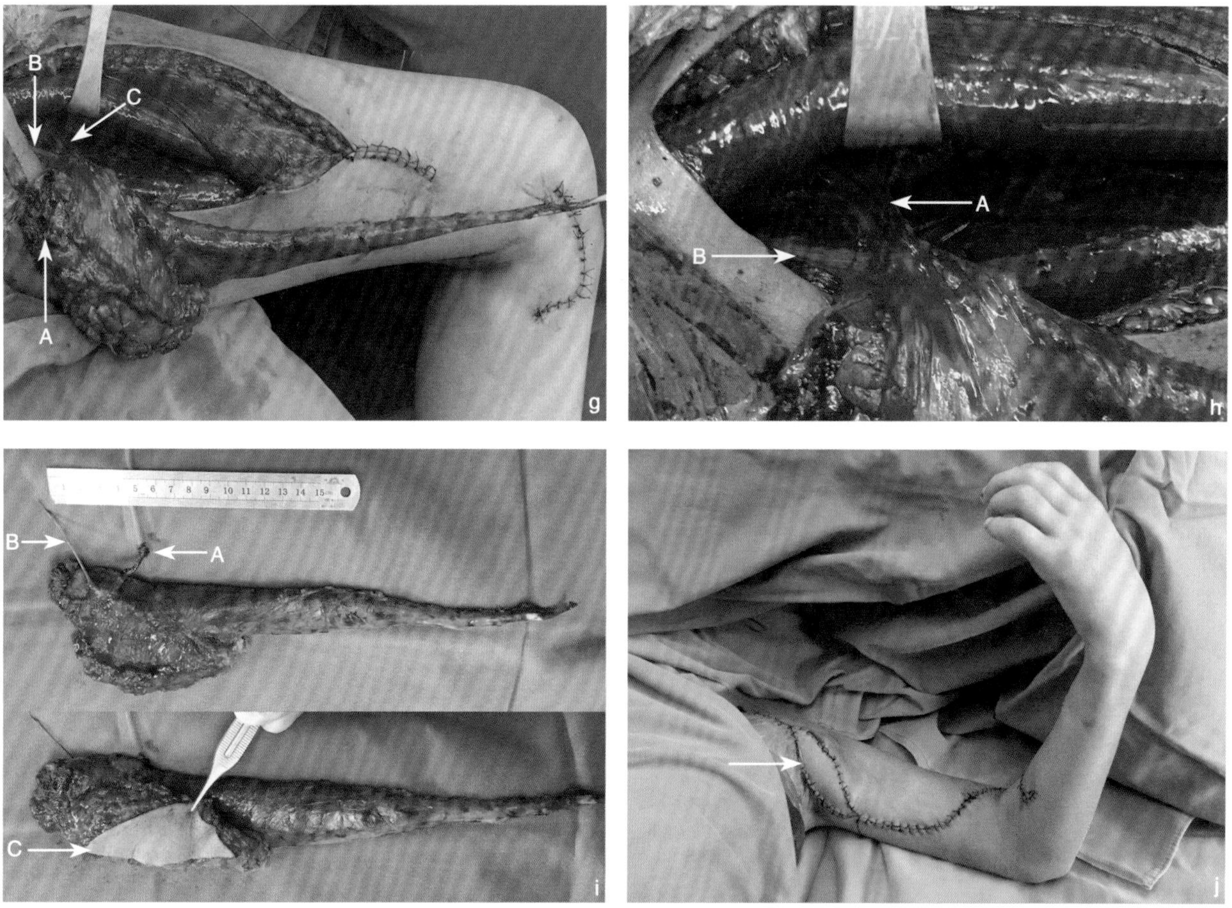

图 44.2　**全长股薄肌肌皮瓣的切取**

a. A 为股薄肌血管蒂入肌点，也是皮岛的中心，B 为皮岛切口，C 为大腿远端切口，D 为鹅足切口；b. 鹅足切口，显露缝匠肌腱膜；c. 切开缝匠肌腱膜，探及位于深面偏前方的股薄肌肌腱；d. 皮岛切口和大腿远端切口切开后，所见肌肉解剖，A 为股薄肌，B 为缝匠肌，C 为长收肌，D 为大收肌；e. 将股薄肌止点从近端切口抽出备用；f. 长收肌与大收肌间隙显露股薄肌的血管神经蒂；g. 切断股薄肌位于耻骨下支和耻骨联合处的起点（A），B 和 C 分别为神经蒂和血管蒂；h. 充分游离血管蒂（A）和神经蒂（B）；i. 断开血管神经蒂，完整切取全长股薄肌，箭头 A 为血管蒂，箭头 B 为神经蒂，箭头 C 为皮岛；j. 股薄肌移植重建屈肘屈指功能，箭头为股薄肌皮岛

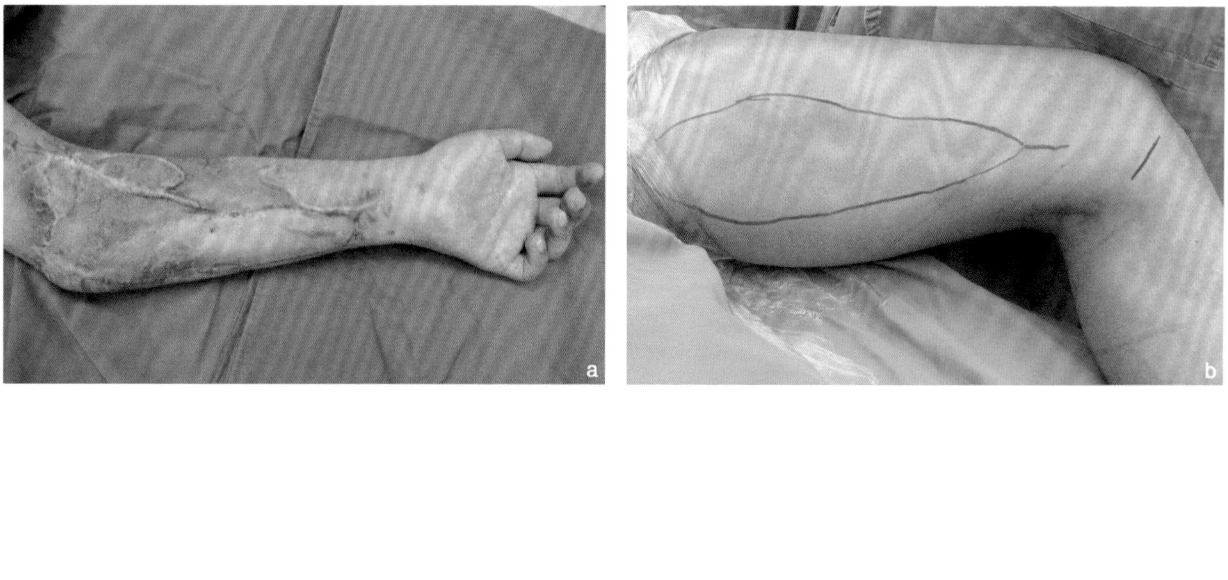

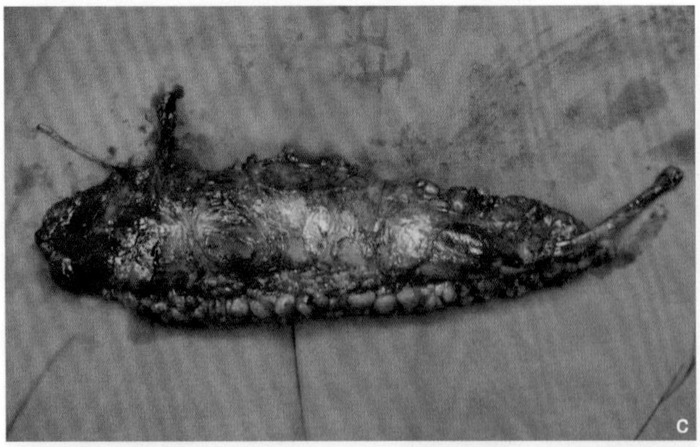

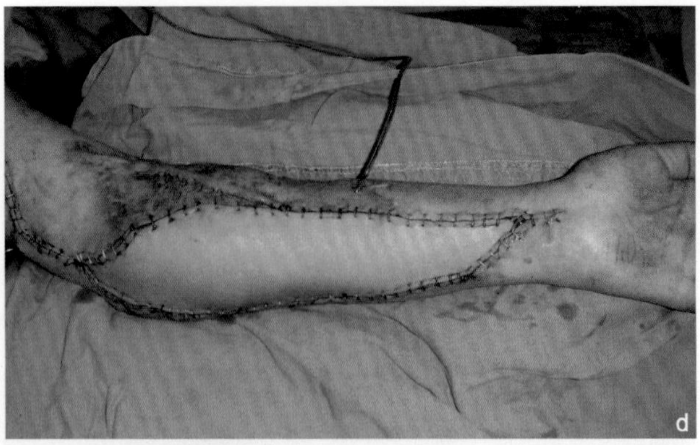

图 44.3 **股薄肌肌皮瓣移植重建屈指功能**

a. 前臂机器伤致屈指功能受限和前臂掌侧瘢痕；b. 肌皮瓣切口设计；c. 完整切取股薄肌肌皮瓣；d. 股薄肌肌皮瓣覆盖瘢痕切除后创面，同时重建屈指功能

三、术后处理

1. 游离肌皮瓣术后严格卧床，患肢石膏制动，常规烤灯，密切观察皮岛血运。
2. 应用 7～10 天解痉药物、抗凝药物和抗生素。
3. 大腿引流管放置 3～5 天拔除。

（李 峰 杨 勇）

第四十五章　腓动脉穿支皮瓣

1984 年，顾玉东等首先报道游离腓动脉穿支皮瓣获得成功，并指出在小腿后外侧肌间隔内发出多条皮动脉，尤其以第二皮动脉的外径最为粗大，其体表投影位于腓骨头下方约 15cm 处，外径约 1.8mm。宋修军等通过解剖学研究发现，小腿外侧 3/4 的皮支浅出点位于腓骨头下方 7～21cm 范围内，因此认为以腓骨小头下方 14.5cm 处为中心设计皮瓣比较容易携带穿支血管。目前多数的研究认为腓动脉最为粗大的穿支为比目鱼肌肌皮穿支，较为恒定地出现在腓骨中点为圆心的 2cm 半径的圆内。其血管蒂长度可以达到 5～7cm（图 45.1）。

腓动脉穿支位置较为恒定，皮瓣设计也较为简单，供区损伤小，皮瓣较薄，尤其适合修复手足部创面，临床上报道的单一穿支皮瓣面积可达 15cm × 10cm，携带多穿支的皮瓣面积可以达到 32cm × 15cm。

腓动脉穿支皮瓣可以作为游离皮瓣修复手足部中小面积的皮肤软组织缺损，也可以作为带蒂皮瓣修复足踝部的皮肤软组织缺损，还可以形成携带腓骨的嵌合骨皮瓣修复伴有骨缺损的创面。

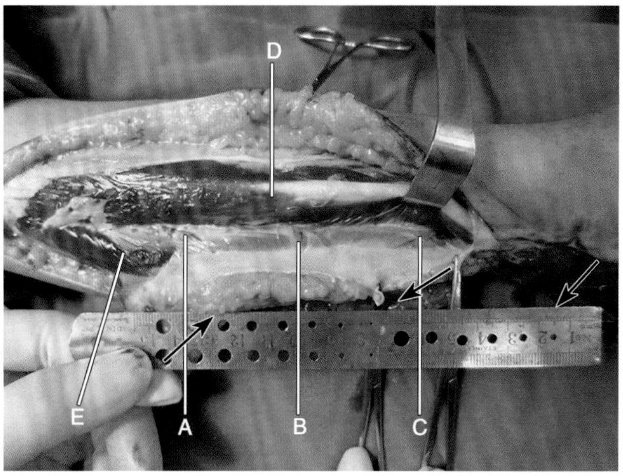

图 45.1　**腓动脉穿支的解剖**

A～C 为外踝上 5～6cm 间、10cm、14cm 分别发出的穿支，D 为腓骨长肌，E 为比目鱼肌

腓动脉穿支皮瓣的优点是：腓动脉穿支多、容易定位，位置恒定，皮瓣容易切取，可以结合彩色多普勒超声进行穿支的探查定位，术前能够准确预知穿支位置；皮瓣切取不损伤下肢的主干动脉，对肢体血供干扰小；皮瓣内携带深、浅两套静脉系统，静脉回流得到充分保证；皮瓣的血管蒂较长，适合设计成游离皮瓣或带蒂皮瓣进行相应的创面修复；皮瓣与手足部皮肤质地相近、肤色一致，修复后外形较薄，不臃肿；供区损伤小，皮瓣宽度较小时可以直接缝合，术后仅遗留线状瘢痕；可以设计成嵌合骨皮瓣用于修复复合组织缺损的创面；可以携带感觉神经用于皮瓣的感觉重建。缺点是：小腿外侧源动脉众多，血管之间的变异较多，切取时需要分清肌间隙及层次，并准备好应变策略。

腓动脉穿支解剖比较恒定，但是也不能排除血管变异的情况，术前常规采用彩超或多普勒超声进行穿支定位很有必要，能够最大程度减少操作的盲目性。腓动脉的穿支以肌皮穿支居多，因此在游离血管蒂的过程中携带肌袖一同切取，可以预防穿支的损伤及血管痉挛的发生。皮瓣切取面积较大者，尽量多地携带穿支，对于皮瓣远、近端的完全成活是必不可少的，可以形成以腓动脉主干作为血管蒂，2～3 个穿支入皮的血管链皮瓣修复创面。

一、游离腓动脉穿支皮瓣

（一）皮瓣设计

皮瓣切取前常规使用彩超或多普勒超声探测确定穿支的发出部位。

1. 点　以腓骨长短肌与比目鱼肌肌间隙穿支穿出点为皮瓣的中心，在腓骨头下 14.5cm 处为中心设计皮瓣，具体以穿支定位点作为参考依据。

2. 线　皮瓣的轴线为腓骨小头与外踝尖连线。

3. 面 小腿外侧肌群的浅层切取皮瓣，血管蒂追溯要在腓骨长短肌与比目鱼肌肌间隙进行。

4. 术前穿支定位 采用多普勒超声或彩超在小腿外侧区进行定位并做好相应的体表标记，定位轴线为腓骨头与外踝尖连线。

（二）皮瓣切取

1. 体位 患者仰卧位。

2. 皮瓣内侧缘 根据穿支定位点作为皮瓣的中心，首先切开皮瓣内侧缘，达深筋膜层，先找到腓骨长短肌与比目鱼肌肌间隙，在深筋膜深层向外侧掀起皮瓣。

3. 穿支和源动脉的显露 皮瓣掀起至腓骨长短肌与比目鱼肌肌间隙，透过肌间隔仔细探查寻找肌皮穿支，重点关注体表穿支定位的部位是否有肌皮穿支入皮。确认穿支的位置后，牵开肌间隙，逆行法追溯显露穿支及腓动脉。

4. 肌皮穿支和腓动脉主干的显露 沿肌皮穿支向腓动脉主干进行仔细游离。游离至腓动脉自腓骨后方绕出的位置后，再往近端游离困难。

5. 肌皮穿支的游离技巧 根据穿支的走行小心游离，进入皮瓣内的穿支先不要结扎切断，等所有穿支暴露清楚后再行取舍。穿支游离时，保持血管蒂适当的张力，仔细进行分支结扎和穿支游离。必要时携带部分肌袖一同切取以防损伤穿支。

6. 切开皮瓣外侧缘 皮瓣血管蒂游离至所需要的长度，切开皮瓣外侧缘，此时仅留血管蒂和皮瓣相连，观察皮瓣血供，血运良好者则可以开始处理受区。

7. 血管断蒂 受区处理完毕后，按照所需血管蒂长度，高位断蒂。

8. 血管吻合 皮瓣移至受区，皮缘简单缝合数针固定皮瓣，皮瓣的动、静脉分别和受区的动、静脉进行吻合。

9. 供区处理 皮瓣宽度小于 4cm 时，供区多可以直接缝合，当供区宽度较大，直接缝合有困难时，可以采用全厚皮片移植修复，或皮瓣修复供区（图 45.2）。

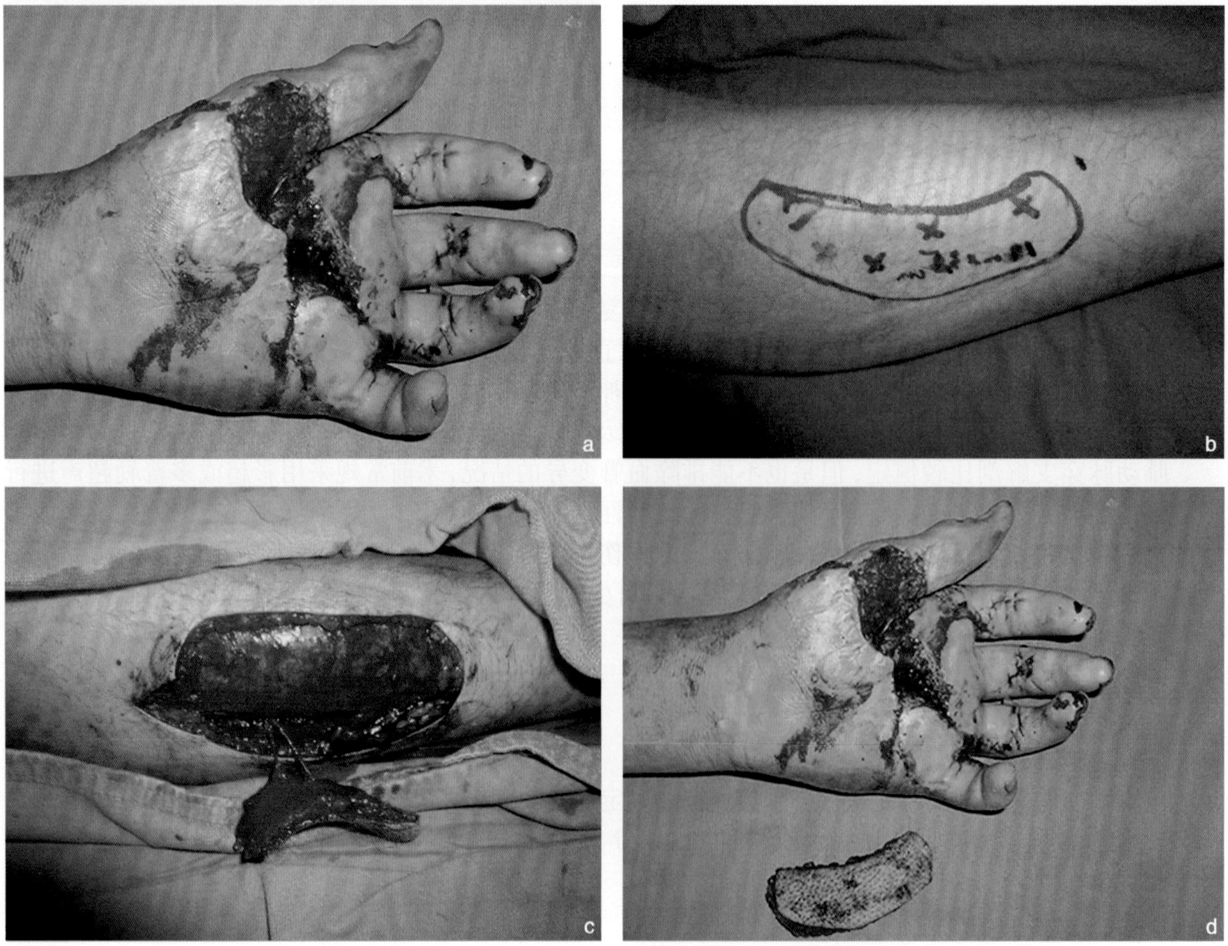

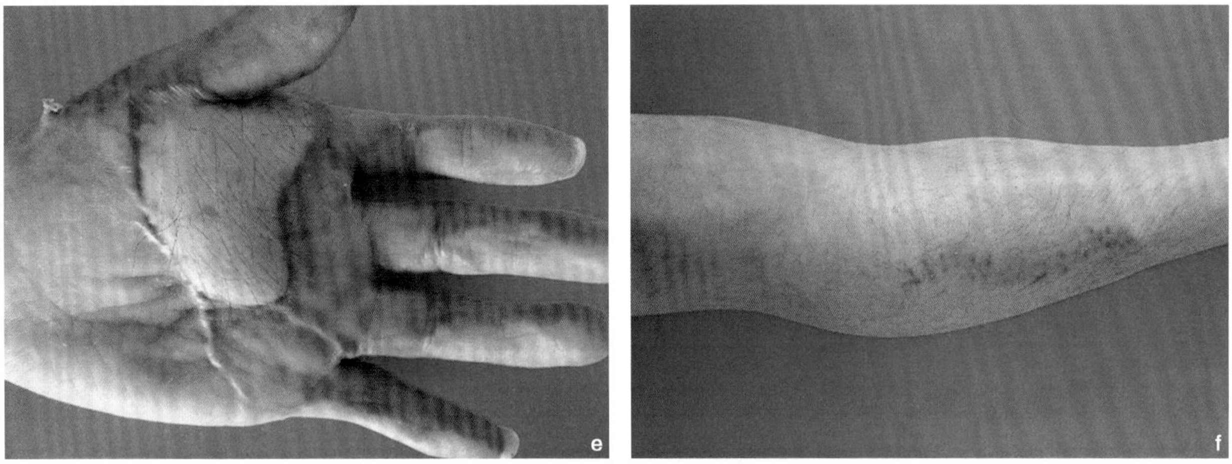

图 45.2 **游离腓动脉穿支皮瓣的切取**

a. 手掌及拇指桡侧创面；b. 皮瓣设计及穿支定位情况；c. 皮瓣切取及穿支显露；d. 皮瓣移植修复创面；e. 皮瓣修复术后 2 个月外观；f. 皮瓣供区愈合情况

（三）术后处理

术后患者严格卧床，患肢石膏固定，常规灯烤，应用解痉药物、抗凝药物和抗生素。

二、带蒂腓动脉穿支皮瓣

（一）皮瓣设计

皮瓣切取前常规使用彩超或多普勒超声探测确定穿支的发出部位。

1. 点 根据创面情况以腓骨长短肌与比目鱼肌肌间隙穿支穿出点为皮瓣的旋转点，一般于轴线外踝尖上 5～7cm 有较为恒定的腓动脉终末穿支，具体以穿支定位点作为参考依据。

2. 线 皮瓣的轴线为腓骨小头与外踝尖连线。

3. 面 小腿外侧肌群的浅层切取皮瓣，血管蒂追溯要在腓骨长短肌与比目鱼肌肌间隙进行。

4. 术前穿支定位 采用多普勒超声或彩超在小腿外侧区进行定位并做好相应的体表标记，定位轴线为腓骨头与外踝尖连线。

（二）皮瓣切取

1. 体位 患者仰卧位。

2. 皮瓣蒂部 根据穿支定位点作为皮瓣的旋转点，首先切开皮瓣蒂部，皮肤向外侧牵拉后显露腓骨长短肌与比目鱼肌肌间隙。

3. 穿支和源动脉的显露 蒂部掀起至腓骨长短肌与比目鱼肌肌间隙，透过肌间隔仔细探查寻找穿支。确认穿支的位置，并观察穿支的走行、口径，评估该穿支的供血能力，牵开肌间隙，追溯显露穿支及腓动脉。穿支细小者，向近端或远端重新寻找粗大的穿支。

4. 肌皮穿支的游离技巧 根据穿支的走行小心游离，进入皮瓣内的穿支先不要结扎切断，等所有穿支暴露清楚后再行取舍。穿支游离时，保持血管蒂适当的张力，仔细进行分支结扎和穿支游离。必要时携带部分肌袖一同切取以防损伤穿支。

5. 切开皮瓣边缘 蒂部血管显露清楚，确定能为皮瓣供血后，切开皮瓣的边缘，肌膜浅层切取游离皮瓣，皮瓣逆向掀起后游离血管蒂至所需要的长度，此时仅留血管蒂和皮瓣相连，观察皮瓣血供。

6. 覆盖创面 皮瓣血供良好者，开明道或暗道转移至创面缝合，注意蒂部不要出现压迫，必要时可以设计成螺旋桨式减轻蒂部的张力。

7. 供区处理 皮瓣宽度小于 4cm 时，供区多可以直接缝合，当供区宽度较大，直接缝合有困难时，可以采用全厚皮片移植修复，或皮瓣修复供区（图 45.3）。

（三）术后处理

术后患者严格卧床，患肢石膏固定，应用抗生素等药物治疗。

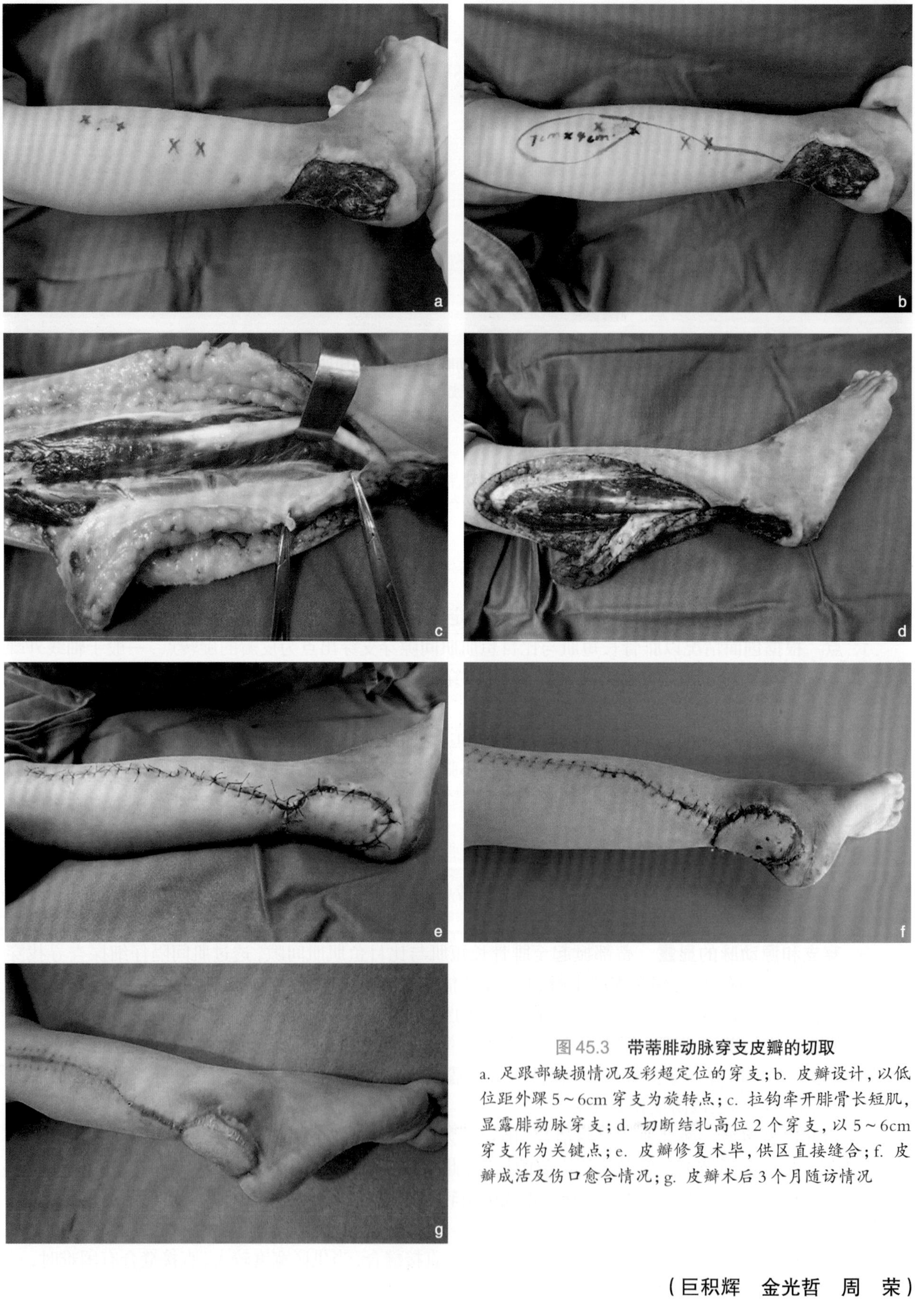

图 45.3 **带蒂腓动脉穿支皮瓣的切取**

a. 足跟部缺损情况及彩超定位的穿支；b. 皮瓣设计，以低位距外踝 5～6cm 穿支为旋转点；c. 拉钩牵开腓骨长短肌，显露腓动脉穿支；d. 切断结扎高位 2 个穿支，以 5～6cm 穿支作为关键点；e. 皮瓣修复术毕，供区直接缝合；f. 皮瓣成活及伤口愈合情况；g. 皮瓣术后 3 个月随访情况

（巨积辉 金光哲 周 荣）

第四十六章　腓肠内侧动脉穿支皮瓣

腓肠内侧动脉穿支皮瓣（MSAP）是一种利用穿过腓肠肌的肌皮穿支血管供血的皮瓣，源血管为营养腓肠肌内侧头的腓肠内侧动脉。此皮瓣由西班牙的Cavadas在2001年最早使用并报道。

MSAP具有的优势包括：①与其他部位穿支皮瓣相比，皮瓣质地优良、不臃肿；②血管位置较恒定，切取相对较容易；③可以获得较长的血管蒂；④修复创面后，皮瓣中筋膜组织有利于深部肌腱滑动和关节运动；⑤如果皮瓣宽度不超过7cm，可以直接缝合供瓣区，无需进行植皮封闭。缺点：①在供瓣区能够缝合前提下，皮瓣的面积较小；②即使一期闭合，供瓣区仍局部遗留明显瘢痕，常使人难以接受，尤其是女性患者。

腓肠内侧动脉发自腘动脉，为腓肠肌内侧头提供血运，并发出穿支血管分布于表面皮肤。腓肠内侧动脉进入腓肠肌内侧头，在肌肉近侧部分发出外侧和内侧2个分支，并与腓肠肌的运动神经伴行。66%的穿支血管发自腓肠内侧动脉的外侧支，34%的穿支血管发自腓肠内侧动脉内侧支。

对于穿支血管位置及分布范围有多篇文献报道，韩国的H.H.Kim根据20具尸体的40条小腿解剖发现，主要穿支血管位于腘横纹中点和腓肠肌内侧头中点连线上，有2支粗大穿支，第一穿支血管位于上述连线距腘横纹中点8cm处，第二穿支点位于距腘横纹中点15cm处。大部分（85.4%）明显的穿支血管于距离腘窝1/5～1/3小腿长度范围内进入腓肠肌内侧头。韩国的Jong Woo Choi报道应用游离MSAP修复头面部创面经验，主要的腓肠内侧动脉穿支血管位于腘横纹下方垂直距离6～15cm（平均9.1cm）的范围内，将腘横纹中点至跟腱作一连线为后正中线，穿支血管距后正中线的水平距离为1～5cm（平均2.7cm）。大部分明显的腓肠内侧动脉穿支血管位于一个三角形范围内，此三角形由腘横纹中点至跟内侧的连线和腘横纹中点至跟腱的连线所构成。

血管蒂的可用长度为5～12cm，平均为8cm。腓肠内侧动脉管径约2mm，一般有2条伴行静脉，静脉口径在2～4mm之间。

一、手术适应证

1. 通过游离移植可以修复四肢及头颈部中等面积的皮肤软组织缺损，特别适用于手、足、腕部及踝关节深部组织外露创面，以及头颈部肿瘤切除后的口咽部重建。

2. 通过源血管蒂的岛状皮瓣转移可以修复膝关节周围尤其髌前区、胫骨中上段皮肤缺损。

二、具体步骤

（一）解剖线标记及穿支点定位

根据体表解剖标志标记点和线：首先标记腘横纹，从腘横纹中点与跟腱中点作垂直连线，然后画线腓肠肌内、外侧头远侧部分边缘。在腘横纹中点与内踝中点之间作一连线，腓肠内侧动脉即沿此假想线走行。

通过多普勒超声或超声显像方法可以定位出第一、第二穿支血管。第一穿支点：在假想线上距腘横纹中点8cm处为圆心，作半径2cm的圆，穿支血管位于此圆远侧半圆范围内。第二穿支点：在假想线上距腘横纹15cm处为圆心，作半径3cm的圆，穿支血管位于此圆范围内（图46.1）。

（二）皮瓣切取

1. 体位　仰卧位，髋关节外展、外旋，膝关节屈曲、外旋90°。

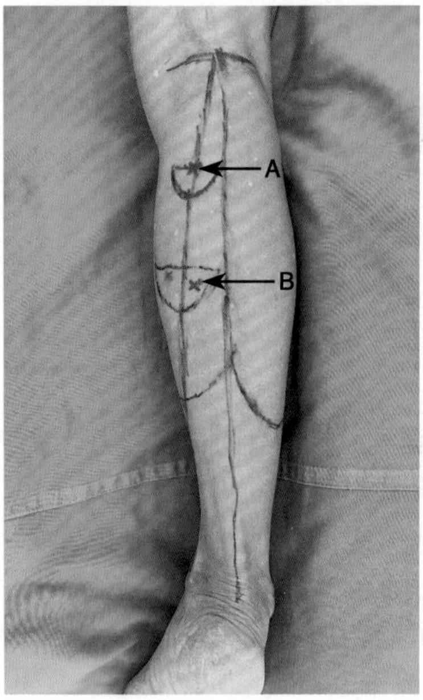

图 46.1 解剖标记及多普勒超声定位穿支点
箭头 A 为第一穿支点，箭头 B 为第二穿支点

2. 创面清创 上止血带，将创面（图 46.2a）彻底清创，去除坏死组织，肌腱、骨、内固定外露，足部 X 射线评估跖骨情况（图 46.2b），根据术前血管造影情况（46.2c）在足背切开皮肤探查足背动脉、伴行静脉及浅静脉备用（46.2d）。

3. 皮瓣设计 根据缺损创面的大小设计皮瓣，皮瓣大小 7cm × 5cm（图 46.2e），设计时通常使穿支血管位于皮瓣一角，以增加皮瓣蒂部的有效长度。

4. 皮瓣切取 切取皮瓣时，可使用止血带，以加快手术进度，但松止血带时，需仔细检查血管的肌支，防止出血。首先从皮瓣前缘切开皮肤，可保留一条皮瓣浅静脉（图 46.2g 箭头 A），于腓肠肌内侧头与深筋膜之间分离，寻找术前定位的穿支血管。找到穿支血管后，切开皮瓣后侧缘，形成穿支皮瓣，在肌肉内逆行追踪穿支血管至腓肠内侧动脉主干，结扎进入肌肉的肌支血管，这些分支血管可以应用微型止血夹进行结扎或应用双极电凝进行烧灼。如果需要增加组织量填塞死腔，可保留腓肠内侧动脉的一个肌支从而携带一块肌肉（图 46.2f 箭头 A），形成嵌合瓣（图 46.2f）。游离足够血管蒂部，切断血管蒂（图 46.2g）。将皮瓣游离移植，覆盖创面，肌瓣填塞至足背腔隙（图 46.2h 箭头 A）。将皮瓣动脉与足背动脉端侧吻合，两根静脉应用微血管吻合器分别与足背动脉的伴行静脉和足背浅静脉吻合（图 46.2i），血运良好，浅静脉结扎未再吻合。皮瓣宽度为 5cm，供瓣区直接缝合（图 46.2j）。若皮瓣宽度大于 7cm，需植皮封闭供瓣区。将皮瓣与创面完全缝合，放置橡胶引流条（图 46.2k）。

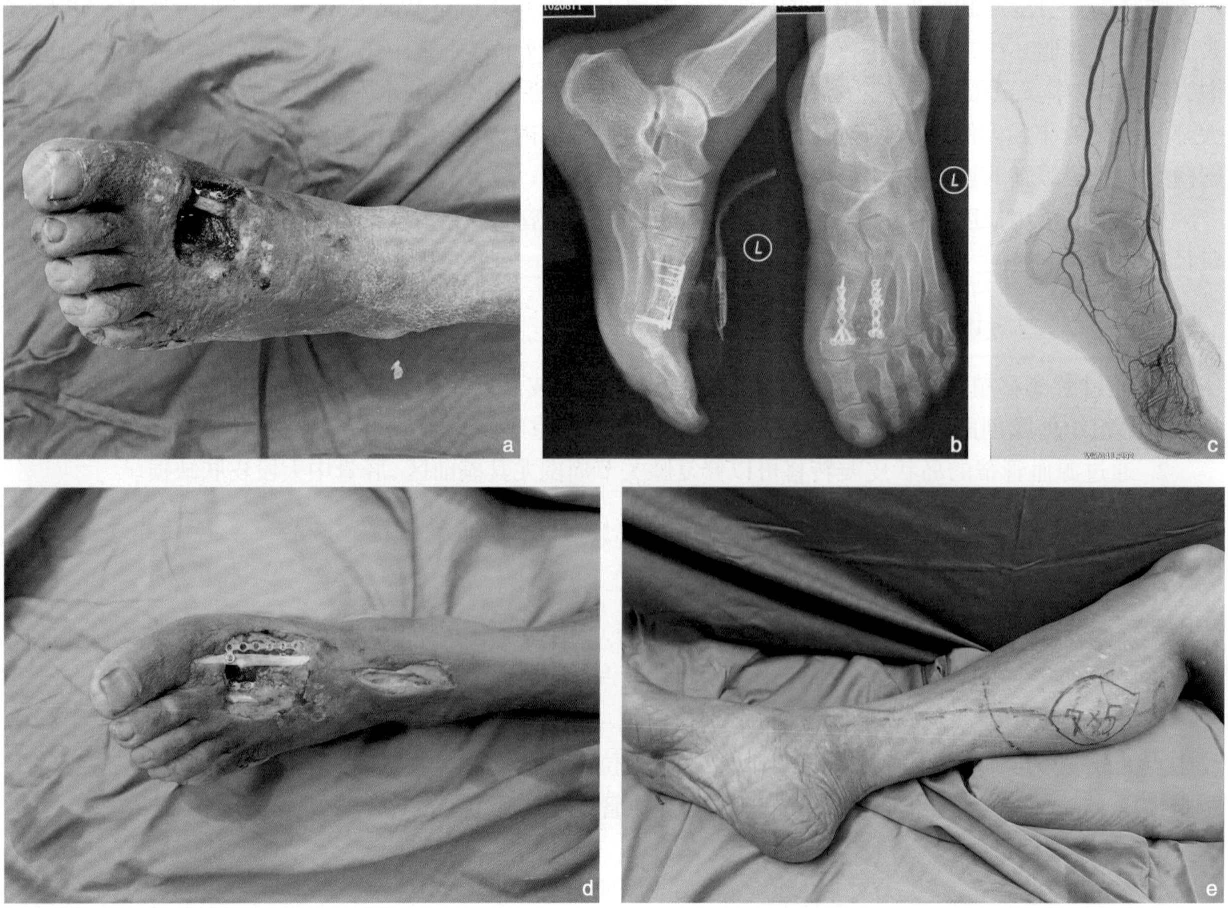

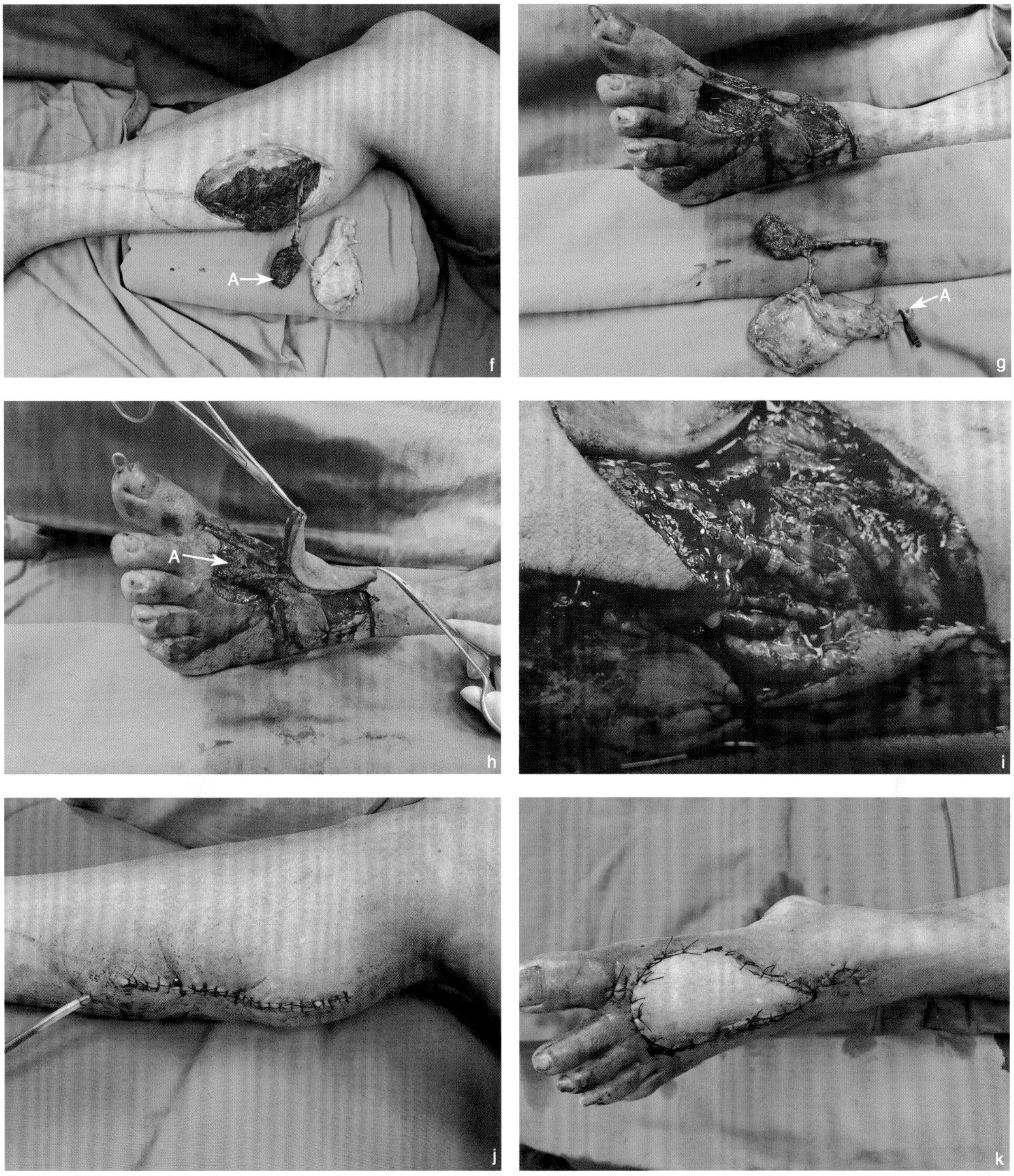

图 46.2　**腓肠内侧动脉穿支皮瓣的切取和应用**

a. 足背创面，皮肤、骨、肌腱、内固定外露；b. 足部 X 射线显示第一、第二跖骨骨折内固定；c. 足部动脉造影显示足背动脉及胫后动脉通畅；d. 创面彻底清创，解剖足背受区血管；e. 在小腿设计腓肠内侧动脉穿支皮瓣，皮瓣大小 7cm×5cm；f. 切取皮瓣，携带一块腓肠肌（箭头 A），形成嵌合瓣；g. 游离足够长度血管蒂部，切断形成游离腓肠内侧动脉穿支皮瓣；h. 皮瓣游离移植至创面，肌瓣填塞腔隙（箭头 A）；i. 皮瓣动脉与足背动脉端侧吻合，两根静脉应用微血管吻合器分别与足背动脉的伴行静脉和足背浅静脉吻合；j. 供瓣区直接拉拢缝合，放置抗压引流管 1 根；k. 将皮瓣与创面间断缝合

5. 注意事项

（1）腓肠内侧动脉穿支在肌肉内部走行较多，需要仔细逆行解剖穿支，防止误伤，这是手术关键。

（2）MSAP 容易发生静脉回流不畅的现象，因此手术时可解剖皮瓣内的浅静脉，予以保留，吻合完血管蒂及伴行静脉后，观察皮瓣血运，若出现回流障碍，可增加一条静脉回流通路，保证皮瓣成活。

（3）作为岛状旋转覆盖膝关节周围创面，通常需要较长的血管蒂，因此在设计皮瓣时，尽量应用远端的第二穿支点，可以获得足够长的血管蒂，最长可获得 17cm。

（4）遇到解剖变异，没有发现大的穿支血管时，应停止皮瓣切取，选择其他部位的皮瓣。

（5）对于直接缝合的供瓣区，需术后密切关注患者小腿的张力、患者主观痛觉，以及小腿缝合是否出现张力性水疱，以防止小腿后侧肌间隔骨筋膜室综合征的发生。如出现相关情况，需及时拆线减张处理。

三、术后处理

1. 严格卧床，患肢制动，烤灯持续照射保温，术后 2～3 天拔除引流条及引流管。
2. 常规使用解痉、抗凝和抗生素药物。术后 2 周拆线。

（杜伟力）

第四十七章　足底内侧皮瓣

足底内侧皮瓣最早应用于重建足跟部缺损，目前逐渐转变为重建手部掌侧皮肤缺损的常用皮瓣之一。1975 年，足底内侧皮瓣最早以筋膜瓣的形式被报道用于修复足跟部缺损。1979 年，Shanahan 等开始使用带神经的足底内侧皮瓣修复足跟部缺损。1984 年，Oberlin 等也报道使用足底内侧岛状皮瓣修复足跟部缺损、内踝部缺损及跟腱下部分缺损。2002 年，Takahashi 等报道 1 例 52 岁慢性前足溃疡的男性，使用以足底内侧动脉浅支为蒂的逆行岛状皮瓣成功修复。随着近些年显微外科技术的进步以及穿支皮瓣概念的提出，足底内侧皮瓣逐渐被应用于手指腹部皮肤缺损。

足底内侧皮瓣血供来源于足底内侧动脉，而足底内侧动脉起自胫后动脉。胫后动脉是足底血供的来源，其穿过踝管，在屈肌支持带下方进入足底，在此分为 2 个主要动脉：足底内侧动脉和足底外侧动脉，分别走行于足底纤维束间韧带的上方和下方。在踝管内，足底内侧动脉在趾短屈肌和䠂展肌间的肌间隔深处穿行，位于䠂长屈肌肌腱内侧，伴随足底内侧神经走行。足底内侧动脉在舟骨结节水平继续分支为深支（内侧）和浅支（外侧），以及 1 个小的关节支，此处血管变异较多。Macchi 等在 13 具解剖标本中发现，54% 的标本为粗大的浅支和细小的深支（type A），38% 的标本仅有 1 个浅支（type B），另外 8% 的标本为粗大的深支和细小的浅支（type C）。在舟骨结节分出深、浅支之后，分别从 2 支动脉发出穿支血管进入相应皮肤区域。跖内侧神经来源于胫神经，其伴随足底内侧动脉走行于䠂外展肌和趾短屈肌之间，分支支配䠂短屈肌，并延续为䠂趾胫侧趾神经，跖内侧神经可为足底内侧皮瓣提供感觉支配。皮瓣的静脉为足背静脉，也可为足底内侧动脉的伴行静脉。

足底内侧皮瓣作为修复手部掌侧最常用的游离皮瓣之一，具有如下优点：①此皮瓣为无毛皮肤，质地更为接近手掌及指掌侧皮肤；②皮瓣可携带神经重建手指感觉；③足底内侧动脉解剖较为恒定，解剖较为表浅，术后并发症相对较低；④皮瓣的切取部位为非负重区，较为隐匿，对患者影响较小。唯一不足是供区不能直接缝合，需要全厚皮片游离移植，部分患者供区植皮后色素沉着较为明显。

一、手术适应证

（一）作为游离皮瓣常用于下列重建

1. 手指指掌侧及手掌部皮肤缺损修复。
2. 全身其他部位需要皮肤耐磨的中等面积皮肤软组织缺损修复。

（二）作为带蒂皮瓣常用于下列重建

1. 足跟部、内踝及跟腱下部分皮肤缺损修复。
2. 逆行岛状皮瓣修复前足皮肤缺损。

二、具体步骤

（一）皮瓣设计

1. 点　皮肤穿支的发出部位距离皮瓣轴线起点（内踝下 1cm）6～7cm，位于䠂展肌和趾短屈肌之间，以此为中心设计皮瓣。

2. 线　轴线为内踝尖下方 1cm 至第一跖骨头跖底面的中心。

3. 面　皮瓣设计沿轴线两侧的非负重区域，通常面积小于 10cm × 6cm。

（二）皮瓣切取

1. 体位 患者仰卧位，膝关节屈曲 90°，髋关节充分外旋。此姿势下充分露出足底内侧非负重区。

2. 切取方式 皮瓣切取时，首先切开血管蒂部和皮瓣内侧缘皮肤，显露踇展肌，并在踇展肌浅层向两侧掀起血管蒂部位的皮肤。皮瓣近端显露血管蒂结构，包括胫后血管、足底内侧血管深支和浅支，以及足底外侧血管。沿足底内侧血管深支，切开或牵开踇外展肌，向远端显露血管蒂直至皮瓣近端缘。皮瓣于踇展肌肌膜下从外侧向内侧掀起，至踇长屈肌腱鞘管。皮瓣远端需要显露的结构包括踇长屈肌腱、第一趾底总动脉、第一趾底总神经。远、近端结构显露后，切开皮瓣的内侧缘，分别在皮瓣的远、近端沿血管蒂主干向皮瓣中部游离，在趾短屈肌和踇展肌肌间隙显露粗大皮穿支，并完整切取皮瓣。如需重建感觉功能，可以切取足底内侧皮神经。供区皮肤缺损取同侧腹股沟全厚皮片游离移植（图 47.1、图 47.2）。

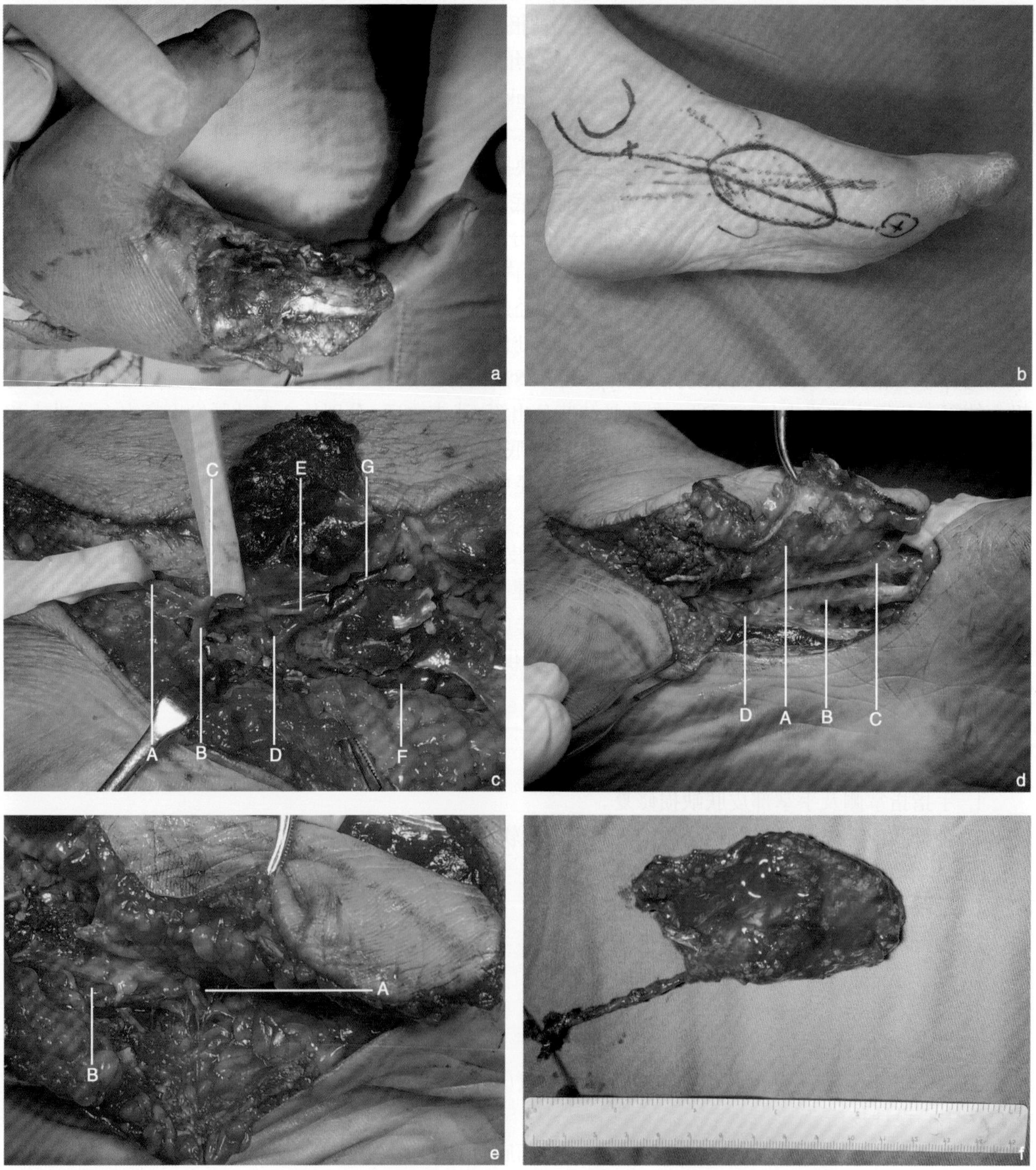

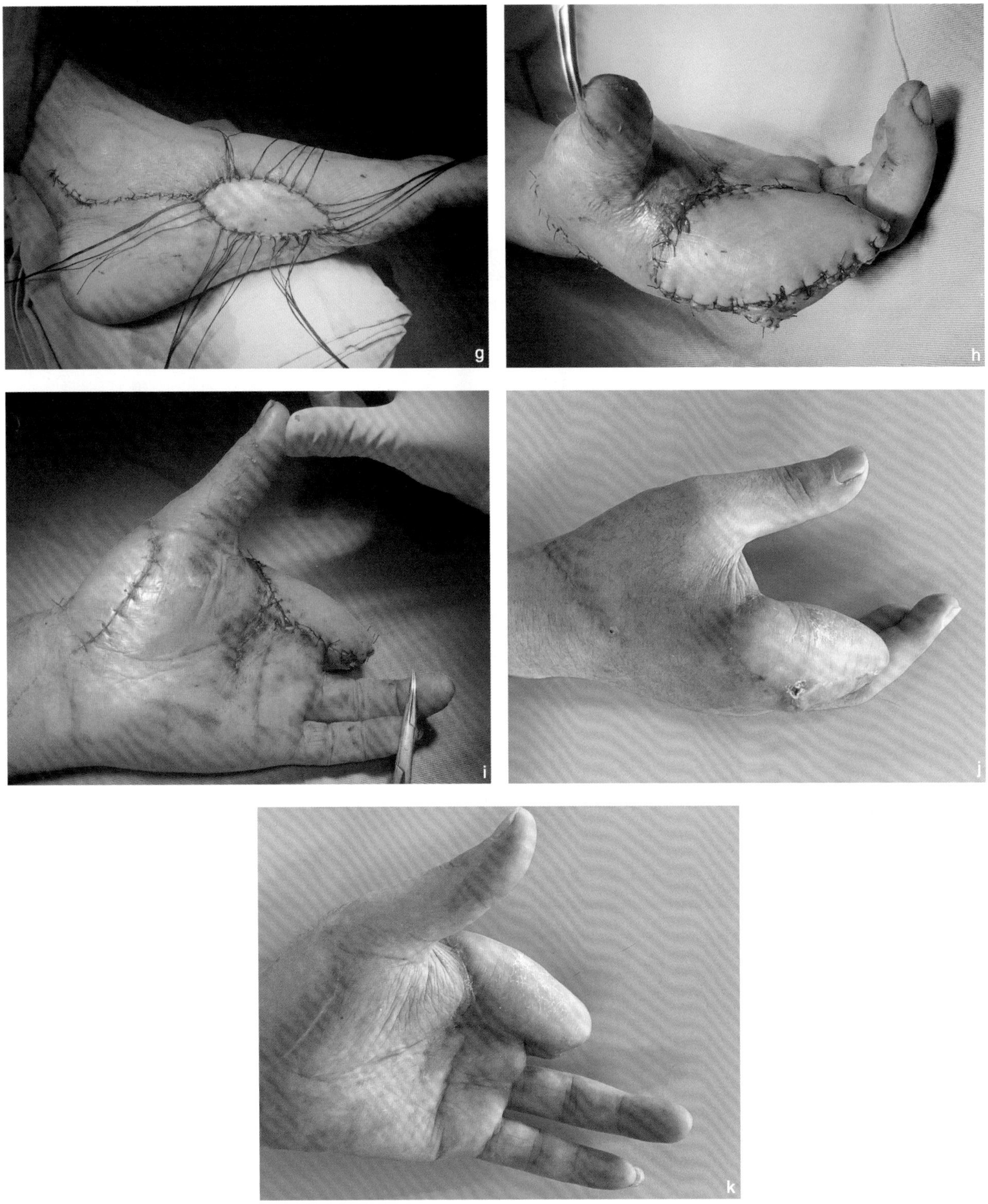

图 47.1　**游离足底内侧皮瓣修复手部皮肤缺损**

a. 右手桡掌侧皮肤缺损；b. 肌皮瓣切口设计；c. 显露近端血管，A 为胫后动脉，B 为足底外侧动脉，C 为足底内侧动脉，D 为足底内侧动脉浅支，E 为足底内侧动脉深支，F 为足底内侧动脉浅支伴行静脉，G 为足底内侧动脉深支伴行静脉；d. 显露远端神经，血管皮穿支位于踇趾胫侧趾神经胫侧，A 为皮瓣穿支，B 为踇长屈肌腱；C 为踇趾胫侧趾神经；D 为第一趾总神经；e. 切开皮瓣外侧缘显露皮瓣穿支；f. 完整切取足底内侧皮瓣；g. 供区游离植皮覆盖；h. 术后即时桡侧观；i. 术后即时掌侧观；j. 随访皮瓣成活桡侧观；k. 随访皮瓣成活掌侧观

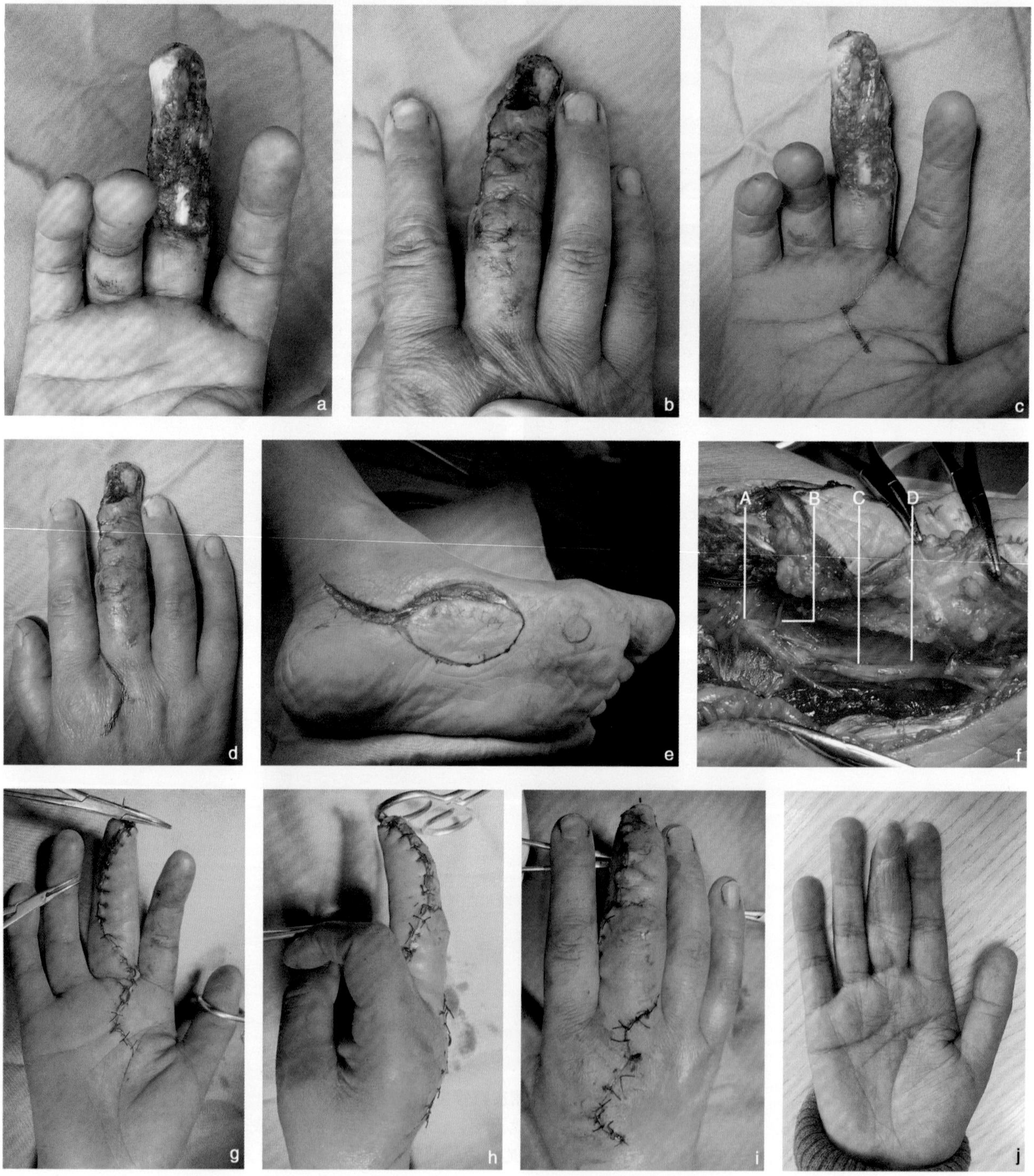
a
b
c
d
e
A
B
C
D
f
g
h
i
j

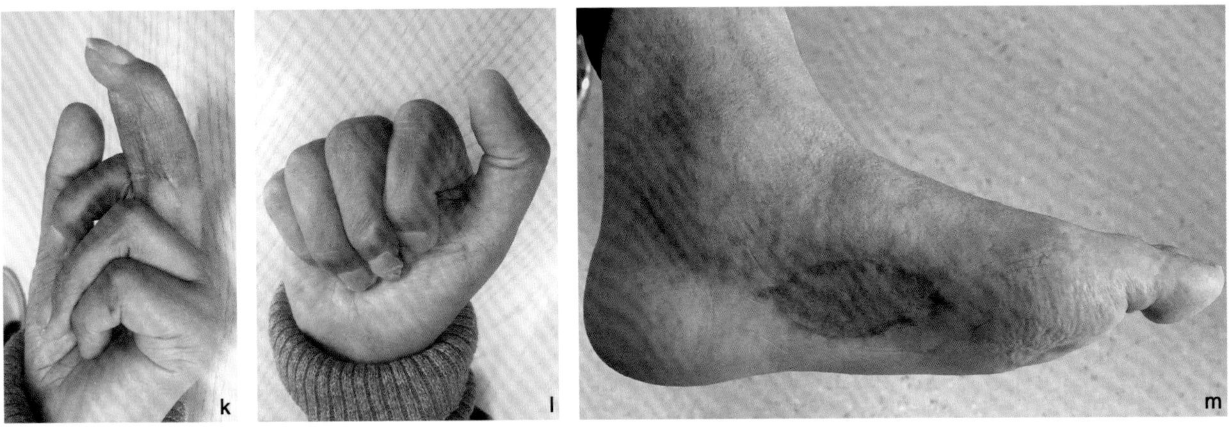

图 47.2 **游离足底内侧皮瓣修复手指掌侧皮肤缺损**

a、b. 右中指掌侧皮肤缺损；c. 清创后可见屈肌腱外露，掌侧切口示意图寻找指动脉；d. 背侧切口示意图寻找指背静脉；e. 切取足底内侧皮瓣；f. 显露并游离皮穿支，A 为足底内侧动脉深支，B 为皮穿支，C 为跖内侧神经，D 为第一趾总神经；g～i. 皮瓣游离覆盖后术中即时体位像；j～m. 术后 6 个月受区和供区体位像

三、术后处理

1. 游离皮瓣术后严格卧床，患肢石膏制动，常规烤灯，密切观察皮瓣血运。
2. 应用 7～10 天解痉药物、抗凝药物和抗生素。
3. 皮瓣供区植皮处术后 10～14 天拆包。

（李 峰 杨 勇）

第四十八章　足背皮瓣

足部胫侧三列足趾、跖骨和足背皮肤由足背动脉供血，因此，可以在足背动脉和大隐静脉的基础上切取足背皮瓣。足背皮瓣具有血管相对恒定，管径粗大，血管蒂长度充分，皮瓣较薄，柔韧性好等特点，同时有可靠的神经支配，适合手部创面。但由于供区创伤相对较大，植皮后远期瘢痕挛缩和色素沉着比较明显，因此限制了该皮瓣的广泛应用。近年来，随着人工真皮在临床上的应用，在一定程度上解决了受区的问题，但对于较大面积的供区创面，仍需要二次植皮手术关闭创面。

足背皮瓣的血供来自胫前动脉 - 足背动脉 - 第一跖背动脉系统，足背动脉是胫前动脉的延续，走行于跗骨浅层，于第一跖骨基底水平分为第一跖背动脉和足底深支，第一跖背动脉走行于䠀短伸肌深层，沿第一、二跖骨间隙向远端走行。足背动脉和跖背动脉沿途发出多个细小的皮肤穿支营养足背皮肤。根据第一跖背动脉的走行部位和特点，Gilbert（1976 年）将第一跖背动脉分为三型。Gilbert Ⅰ型走行于第一背侧骨间肌表面，Gilbert Ⅱ型位于肌肉内，Gilbert Ⅲ型位于肌肉深层或缺如。术前了解跖背动脉的分型非常重要，可以通过血管造影明确（图 48.1）。Gilbert Ⅲ型的病例不适合切取足背皮瓣。足背拥有广泛分布的浅静脉网，皮瓣静脉回流也较为广泛，以胫侧的足背静脉 - 大隐静脉系统为主。足背皮肤的神经支配主要为腓浅神经的终末支。此外，腓深神经的终末支与第一跖背动脉伴行，支配第一趾蹼区的皮肤。

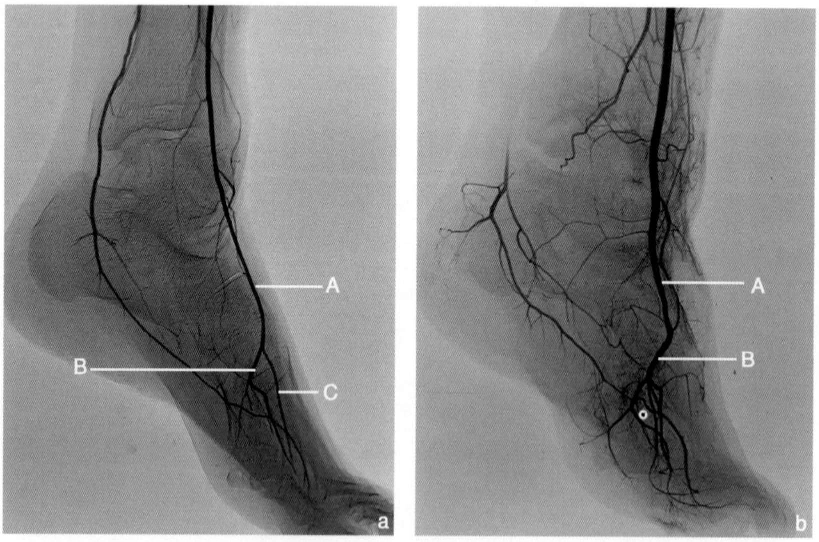

图 48.1　术前血管造影显示跖背动脉分型

a. 跖背动脉为 Gilbert Ⅰ型，A 为足背动脉，B 为为足底深支，C 为跖背动脉；b. 跖背动脉为 Gilbert Ⅲ型，跖背动脉缺如或极细小，A 为足背动脉，B 为足底深支

一、手术适应证

1. 中小面积的手部皮肤缺损。
2. 全身中小面积创面，并且要求皮瓣较薄的部位。

二、具体步骤

（一）皮瓣设计

皮瓣设计时，以胫前动脉 - 足背动脉 - 第一跖背动脉的体表投影为皮瓣轴线；以第一、二跖骨间隙近1/3 处为皮瓣中心，根据受区面积设计皮瓣，皮瓣近端 S 形切口。

（二）皮瓣切取

1. 静脉　切开皮瓣近端 S 形切口，向两侧掀起足背皮肤，在皮瓣近端缘显露、游离足背静脉和大隐静脉。

2. 动脉　Z 形切开下伸肌支持带，牵开足踇长伸肌，在皮瓣近端显露并游离胫前动脉和足背动脉。

3. 皮瓣　牵开并保护皮瓣近端血管蒂。切开皮瓣的胫侧边缘，自踇长伸肌肌腱浅层掀起皮瓣，直至第一、二跖骨间隙。切开皮瓣的腓侧边缘，自趾长伸肌腱浅层掀起皮瓣。牵开或切断踇短伸肌，显露游离第一跖背动脉，结扎并切断足底深支和皮瓣远端的第一跖背动脉及分支。注意保护足背动脉和跖背动脉细小的皮肤穿支，完整切取皮瓣。

4. 神经　需要重建受区感觉时，可以同时切取腓浅神经，制成带感觉神经的皮瓣。

5. 神经缝合和血管吻合　神经端端缝合。血管则首先吻合动脉，待明确大隐静脉回血后，吻合静脉。所有神经缝合和血管吻合均在 8～10 倍的显微镜下进行，9-0 无创伤缝线吻合。

6. 供区关闭　宽度较窄的供区，可以直接缝合；不能直接缝合的供区创面，人工真皮覆盖。

7. 切口内放置引流条，松软敷料包扎，石膏固定患肢（图 48.2）。

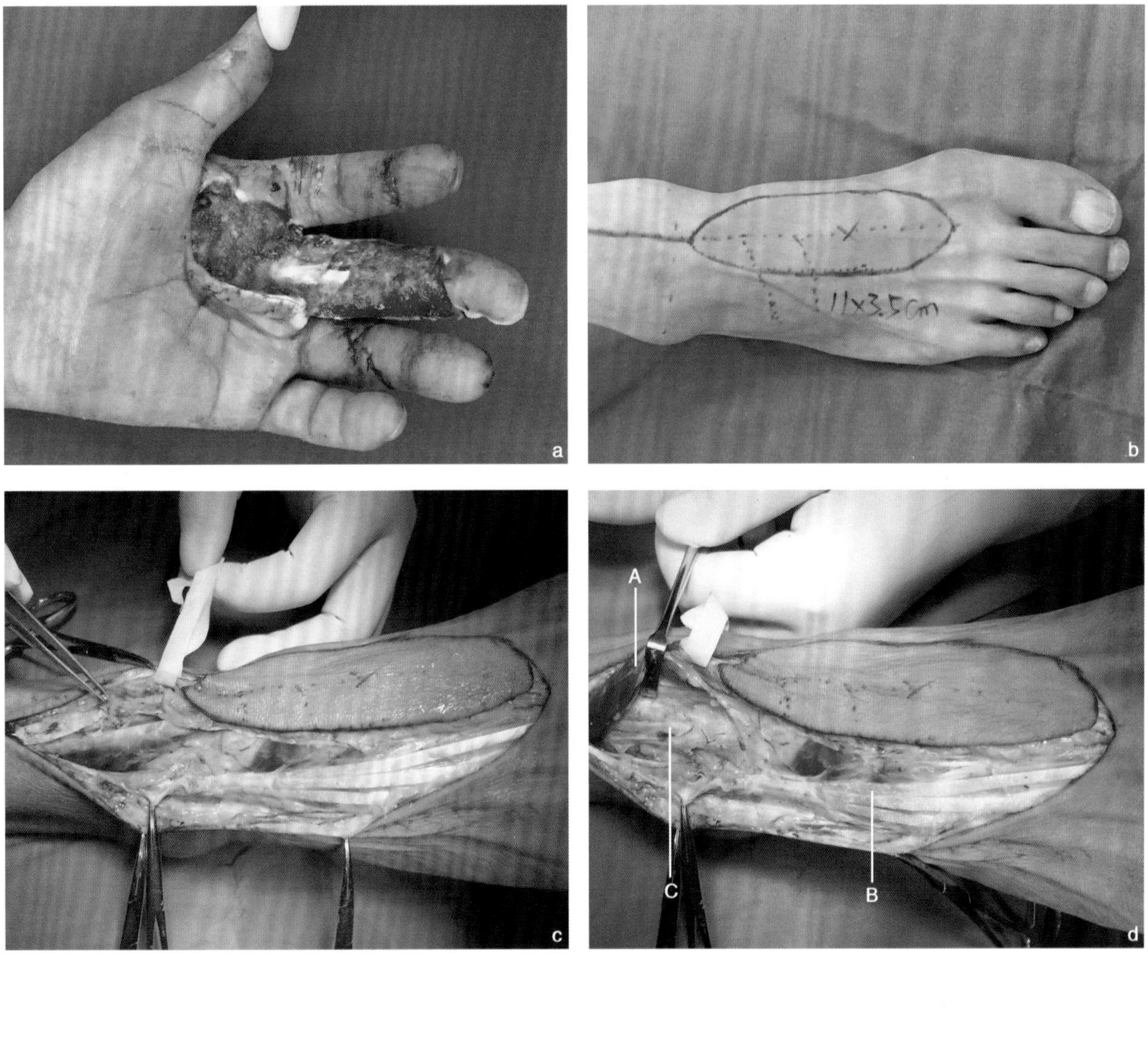

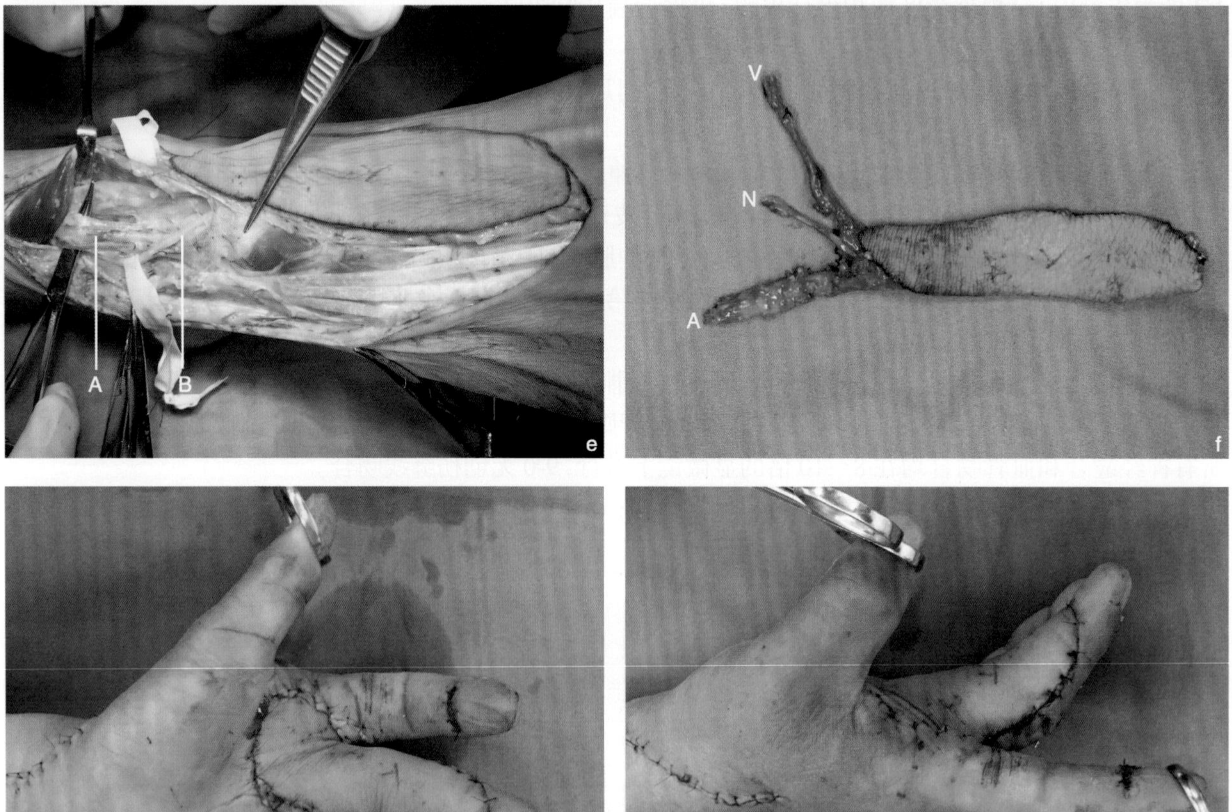
A
B
e
V
N
A
f
g
h
i
j

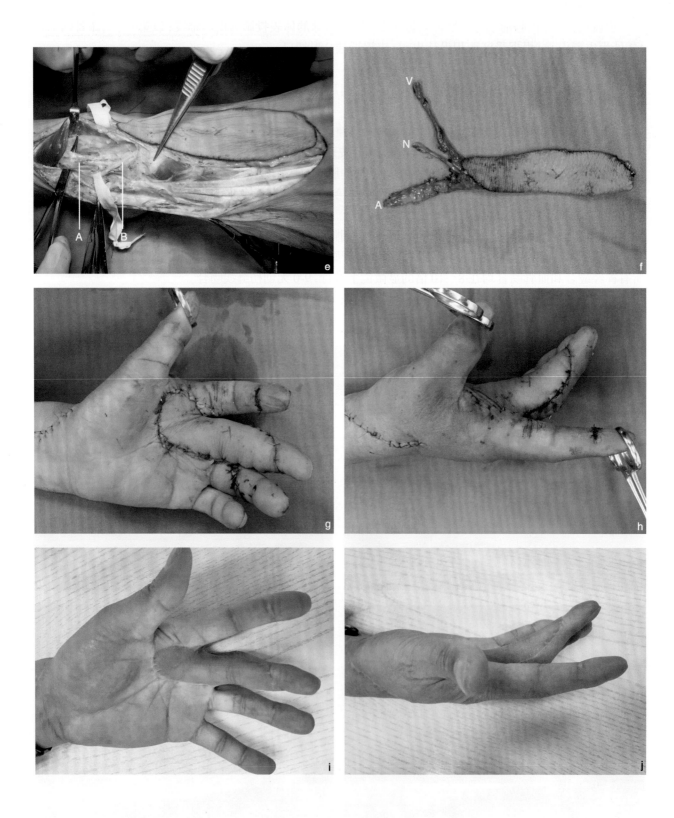

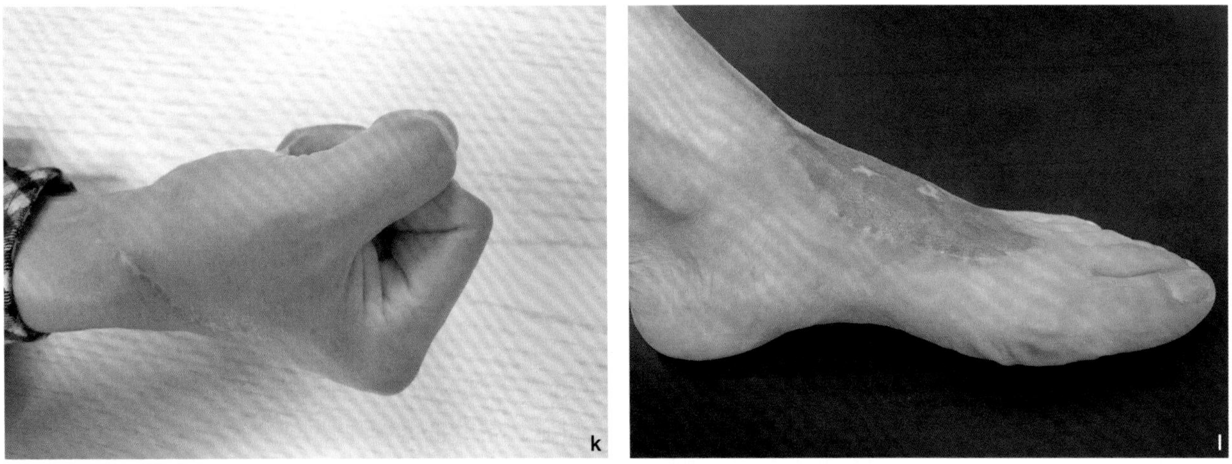

图 48.2　**足背皮瓣修复手掌及中指掌侧皮肤缺损**

a. 手掌及中指掌侧皮肤缺损；b. 根据足背动脉 - 第一跖背动脉轴线及受区情况设计皮瓣切口；c. 显露并游离大隐静脉（橡皮条所牵）；d. 牵开足踇长伸肌肌腱（A）显露胫前动脉和足背动脉（C），B 为趾长伸肌腱；e. 游离胫前动脉和足背动脉（A），以及腓浅神经（B）；f. 皮瓣游离完成，标记动脉（A）、静脉（V）和神经（N）；g、h. 足背皮瓣与受区缝合完成；i～k. 皮瓣完全愈合后皮肤外观与手部功能；l. 供区植皮完全成活，可见局部色素沉着

三、术后处理

1. 严格卧床，患肢制动，烤灯持续照射，术后 5 天拔除引流条。
2. 常规使用解痉、抗凝和抗生素药物。
3. 人工真皮覆盖供区的病例，术后 3 周中厚皮片修复。

（李　斌　杨　勇）

第四十九章　踇趾甲皮瓣

踇趾甲皮瓣是拇指和手指缺损重建及脱套伤修复的重要方式。常规踇趾甲皮瓣主要用于拇指重建，缩容踇趾甲皮瓣或改良踇趾甲皮瓣主要用于重建手指，短血管蒂的部分踇趾甲皮瓣主要用于再造指端。

拇指重建需要兼顾外观和功能两个方面。拇指的重建方式很多，包括虎口加深、骨皮管成形、复合皮瓣移植、示指踇化、足趾移植和踇趾甲皮瓣等。踇趾具备趾甲，外观相对接近拇指，是拇指再造中最常用的术式之一。

19 世纪末，Nicoladoni 历时 4 周，通过分阶段和带蒂的方式，将足趾移位至手指。1966 年，杨东岳首先成功完成第二足趾游离移植重建拇指，真正开启了足趾移位至手指的时代。1968 年，Cobbett 将足踇趾移位重建拇指。此后，Buncke、O' Brien、庄永青和魏福全等也分别报道了再造拇指的成功病例。目前，足趾移位仍然是再造拇指的首选术式。

1980 年，Morrison 利用足踇趾趾甲、踇趾甲皮瓣和传统的骨移植重建拇指，术后获得了非常满意的外观。但该术式的缺点是牺牲了指间关节的活动度。尽管如此，由于踇趾甲皮瓣在再造拇指的外观和功能上取得了良好的效果，目前该术式在临床上应用广泛，尤其适合拇指脱套伤和掌指关节水平以远的拇指缺损（图 49.1）。

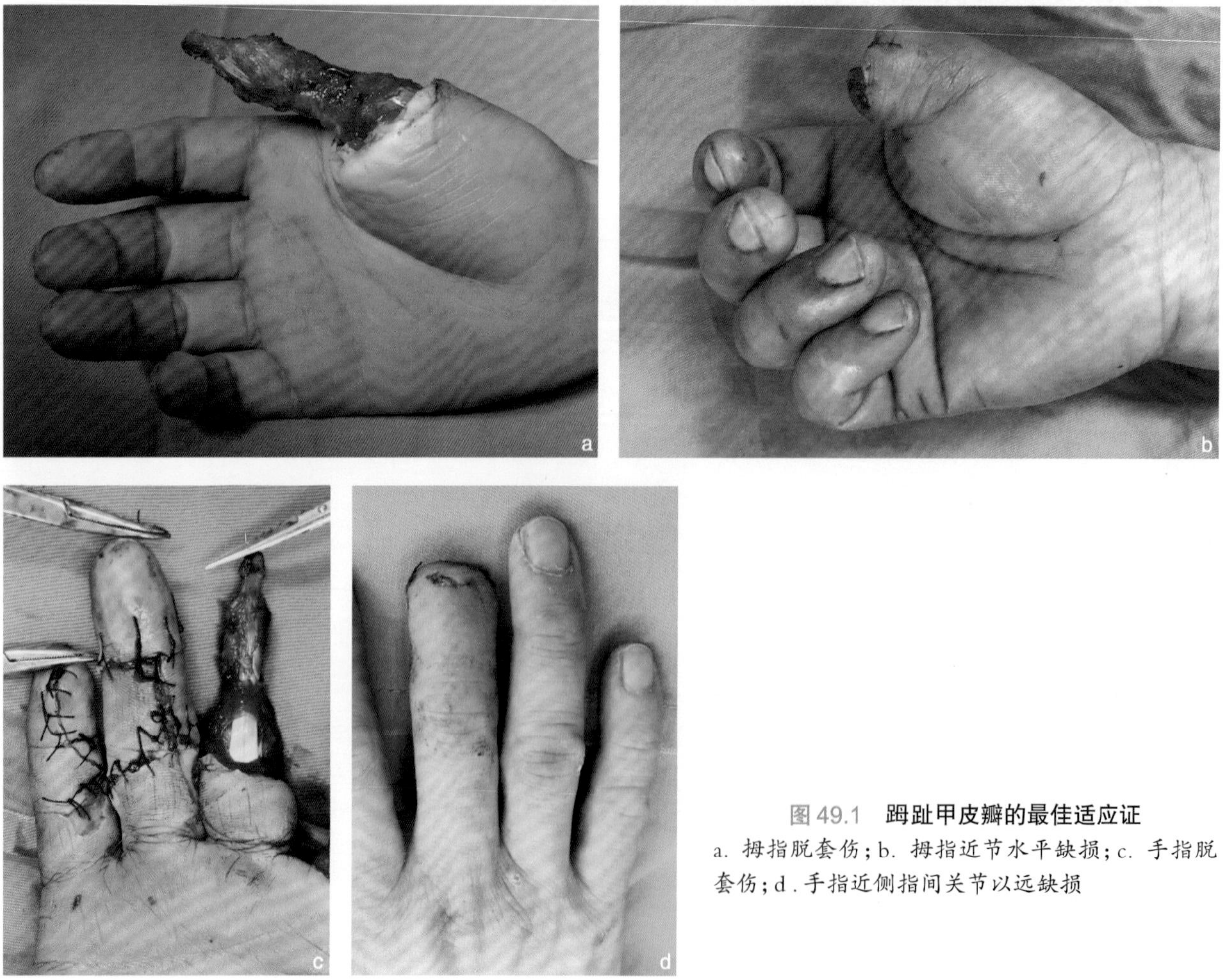

图 49.1　**踇趾甲皮瓣的最佳适应证**

a. 拇指脱套伤；b. 拇指近节水平缺损；c. 手指脱套伤；d . 手指近侧指间关节以远缺损

拇指依据缺损的平面分为六度（程国良），Ⅰ度为远节指骨水平，Ⅱ度为指间关节水平，Ⅲ度为近节指骨水平，Ⅳ度为掌指关节水平，Ⅴ度为掌骨水平，Ⅵ为腕掌关节水平。其中，Ⅲ度缺损是拇指重建最多的类型，近节指骨远段为$Ⅲ_1$度，近节指骨近段为$Ⅲ_2$度，二者在踇趾甲皮瓣的设计上略有不同。

手指的重建既往多采用第二足趾。然而，第二足趾的形状、趾甲面积和骨关节长度均和手指差别较大，因此，重建后手指的外观与正常手指差异较大。近年来，国内的一些显微外科医生对传统踇趾甲皮瓣进行改良，尤其是在趾甲切取和甲侧皱襞的设计上进行了改进，结合利用第二足趾骨关节或髂骨重建手指骨关节，显著改善了再造手指的外观和功能。因此，对于手指脱套伤，以及手指缺损，尤其是近侧指间关节以远的手指缺损，缩容或改良的踇趾甲皮瓣可以作为首选的重建方式（图 49.1）。

踇趾甲皮瓣的血供体系主要由浅筋膜的深层静脉和足背动脉 - 跖背动脉 - 趾底动脉构成。足背浅筋膜中的静脉由深、浅两个静脉网构成，浅筋膜中深层静脉网为趾背静脉 - 足背静脉 - 大隐静脉，构成踇趾甲皮瓣的回流系统；而浅筋膜中浅层静脉网通常需要保留在足背皮肤中。踇趾甲皮瓣的动脉血供主要来自足背动脉 - 跖背动脉 - 趾底动脉系统，足背动脉是胫前动脉的延伸，足背动脉向远端移行为第一跖背动脉。第一跖背动脉从深面绕过第一背侧骨间肌起点后，走行于第一跖骨和第一背侧骨间肌之间，并逐渐浅出。距离趾蹼缘 1～2cm 水平，第一跖背动脉与第一趾底总动脉汇成踇趾和第二趾的趾底动脉（图 49.2）。

指端再造用于重建部分甲床、爪粗隆和指腹缺损的病例。指端再造需要组织块较小，仅切取部分踇趾甲皮瓣，包括部分甲床、指端和指腹皮肤、远节趾骨爪粗隆、腓侧趾神经，以及短蒂的趾底动脉和甲缘静脉 - 趾蹼间静脉所构成的复合组织。由于血管常常采用短蒂的形式，因此血管的选择，尤其是静脉回流系统和前述的拇、手指再造切取的踇趾甲皮瓣有所不同（图 49.2）。

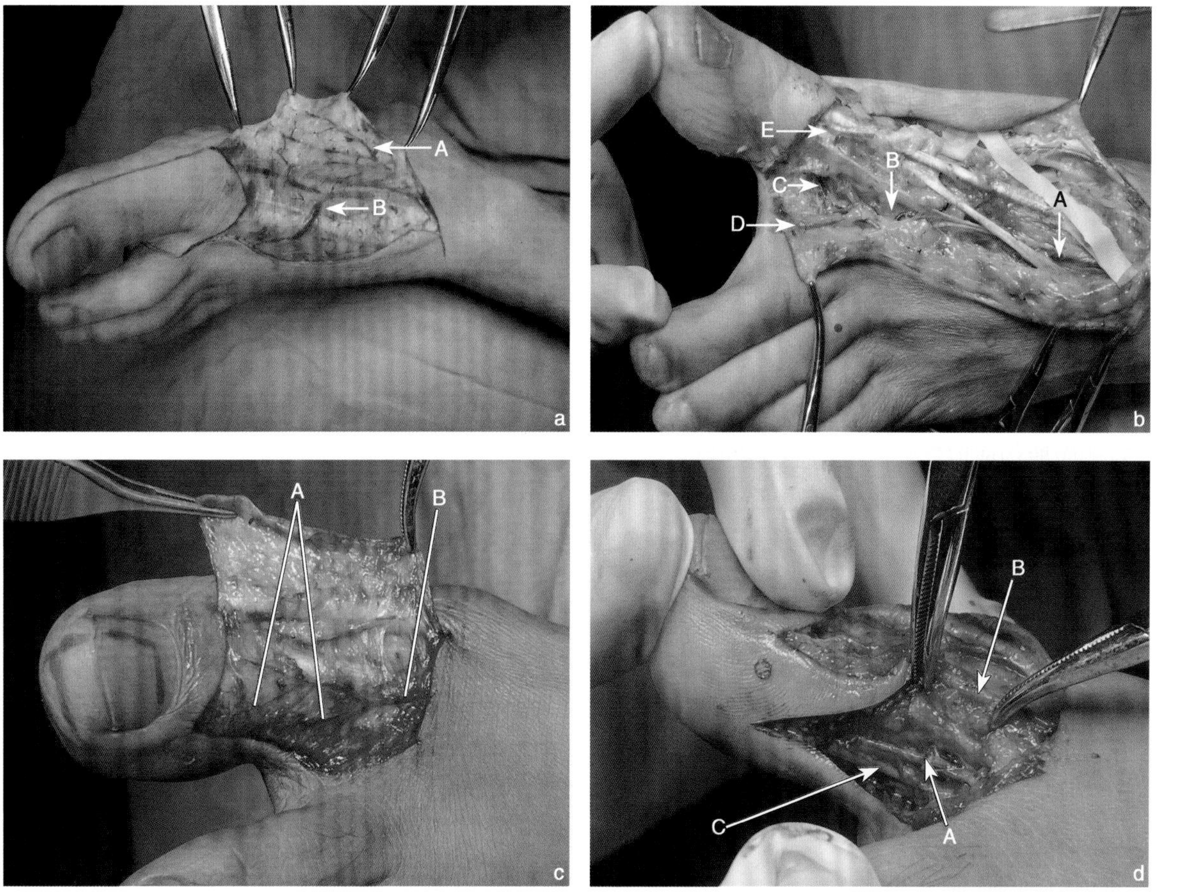

图 49.2　**踇趾甲皮瓣和部分踇趾甲皮瓣的血供**

a. 踇趾甲皮瓣的静脉回流为浅筋膜中的深层静脉（箭头 B），即趾背静脉 - 足背静脉 - 大隐静脉，浅筋膜中的浅层静脉（箭头 A）通常保留在掀起的足背皮瓣中；b. 踇趾甲皮瓣的动脉血供为足背动脉（箭头 A）- 第一跖背动脉（箭头 B）- 趾底动脉（箭头 C），箭头 D 为趾蹼间静脉，箭头 E 为趾背静脉；c. 踇趾部分甲皮瓣的静脉回流系统为甲缘静脉 - 趾蹼间静脉（浅筋膜浅层），箭头 A 为甲缘静脉，B 为趾蹼间浅静脉；d. 部分踇趾甲皮瓣中的血管和神经 A 为腓侧趾动脉，B 为静脉，C 为腓侧趾神经本章重点介绍踇趾甲皮瓣用于拇指再造、手指再造和指端再造。

一、拇指再造

(一)手术适应证

1. 拇指脱套伤。

2. 掌指关节水平以远的拇指缺损。

(二)具体步骤

1. 切口 切取同侧踇趾甲皮瓣,将血管神经蒂放置于再造拇指尺侧,再造拇指外观好,同时重建了拇指尺侧的感觉。根据拇指缺损的范围,设计踇趾甲皮瓣的皮肤切口。胫侧皮条宽度15mm左右,皮条可以适当靠近趾底,该皮条耐磨并存在正常感觉,有助于减少对供区功能的影响。

2. 静脉 从远端向近端显露。首先切开远端的足背皮肤,真皮下剥离皮瓣,显露趾背静脉。继续向近端切开皮肤,在浅筋膜深层静脉网的浅层向两侧掀起足背皮瓣,将细小的浅层静脉保留在足背皮肤中,并仔细结扎、切断二者间的交通支。完整暴露踇趾甲皮瓣的静脉回流系统后,结扎并切断各分支,从趾背静脉游离至大隐静脉,牵开备用。

3. 动脉 通常从近端向远端显露。牵开位于踇长伸肌腓侧的踇短伸肌,即可显露其深面的足背动脉。沿足背动脉 - 跖背动脉 - 趾底动脉向远端分离,沿途的分支包括弓状动脉、足底深支、跖背动脉发出的皮支和肌支,以及趾背动脉。距离趾蹼缘1～2cm水平,第一跖背动脉与第一趾底总动脉汇成踇趾和第二趾的趾底动脉。跖背动脉走行判断困难时,也可以从趾蹼处由远端向近端进行分离。完整显露并游离足背动脉 - 跖背动脉 - 踇趾趾底动脉系统,并结扎各主要分支。常规需要结扎的动脉分支包括弓状动脉、足底深支、第二足趾趾底分支、第一趾底总动脉,以及踇横动脉。若跖背动脉为Ⅲ型,则需要纵行切开足底皮肤,改用腓侧的跖底动脉 - 趾底动脉供血系统。

4. 踇趾甲皮瓣的剥离 首先剥离跖侧甲皮瓣,注意将胫侧趾底的血管神经束保留在胫侧的皮条内。于踇趾屈肌腱鞘管的浅层掀起跖侧踇趾甲皮瓣,直至腓侧甲缘。掀起过程中需要结扎位于近节趾骨的踇横动脉,游离腓侧趾神经并切断标记。此后,剥离背侧甲瓣。先剥离背侧的近端部分,直至踇长伸肌腱止点,注意将趾背静脉完整保留在甲瓣中;背侧远端部分剥离时,紧贴趾骨骨膜用骨膜起子从胫侧剥离甲床及甲基质。剥离至趾甲腓侧后,咬骨钳于屈、伸肌腱止点的远端切断远节趾骨,完整剥离踇趾甲皮瓣。通常情况下,由于血管痉挛,需要用温热盐水纱布湿敷踇趾甲皮瓣,待踇趾甲皮瓣红润后,再结扎并切断足背动脉和大隐静脉,完全切取踇趾甲皮瓣。

5. 供区处理 胫侧皮条充分游离,移位至趾底后缝合固定,同时覆盖外露的趾骨远端。其余的创面切取对侧腹股沟或取髂骨区域的全厚皮片游离移植,打包固定。

6. 受区处理 拇指脱套伤患者,切除远节爪粗隆即可;拇指缺损患者,需要切取对侧髂骨条植骨。拇指残端尺侧的指神经游离并标记备用。血管吻合部位位于鼻烟窝,充分显露头静脉和桡动脉腕背支。

7. 踇趾甲皮瓣的固定和血管神经的吻合 踇趾甲皮瓣摆放在轻度旋前的位置,并缝合固定,便于拇、示指对捏。血管蒂经皮下隧道引至鼻烟窝处。踇趾甲皮瓣腓侧的趾神经和拇指尺侧的指神经端端吻合。首先吻合动脉,即足背动脉与桡动脉腕背支吻合,明确大隐静脉回血后,将大隐静脉与头静脉吻合。所有神经血管的吻合均在放大8～10倍的显微镜下进行,9-0缝线吻合。

8. 切口内放置引流条,松软敷料包扎,石膏固定患肢(图49.3、图49.4)。

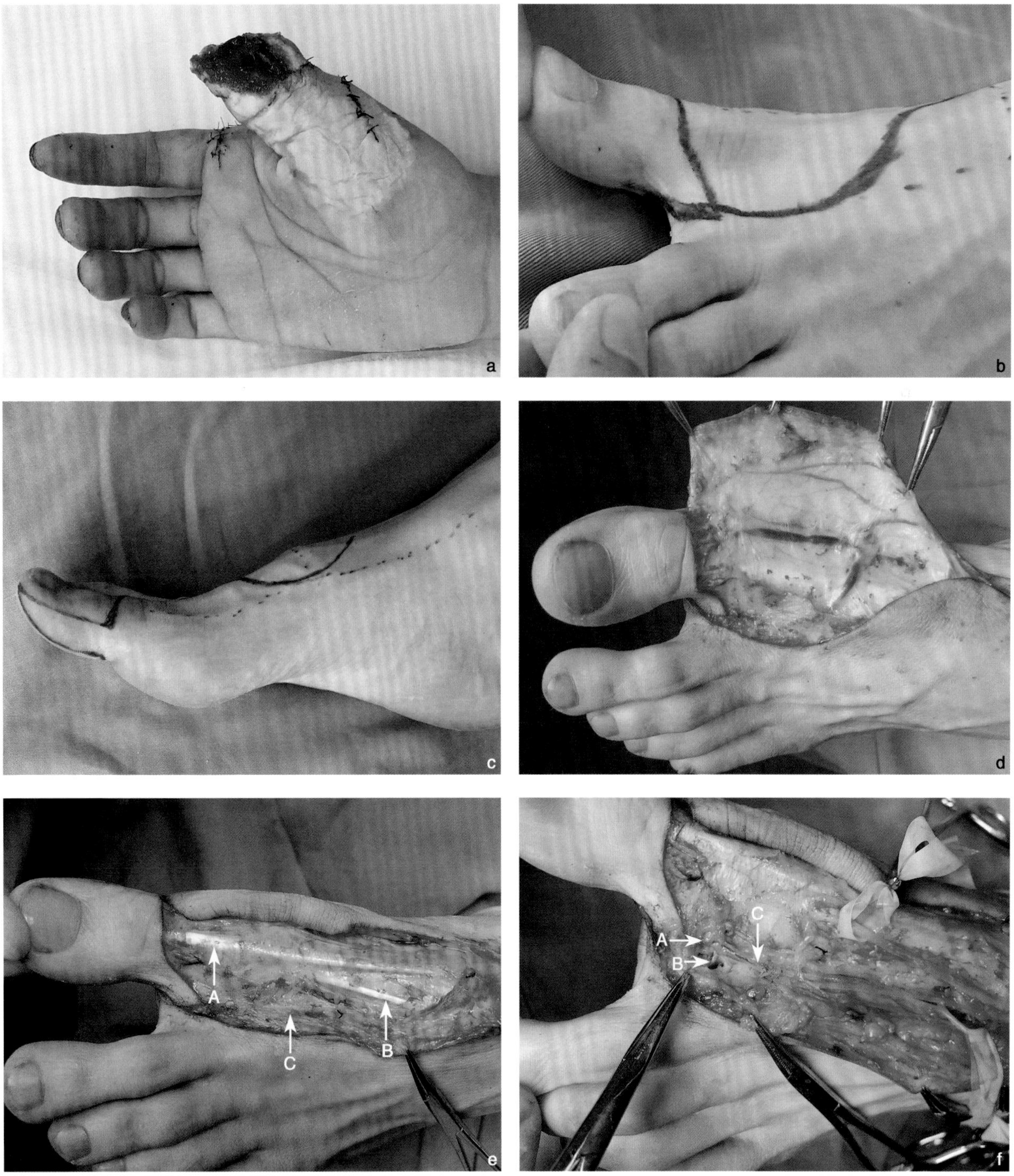
a
b
c
d
A
B
C
e
A
B
C
f

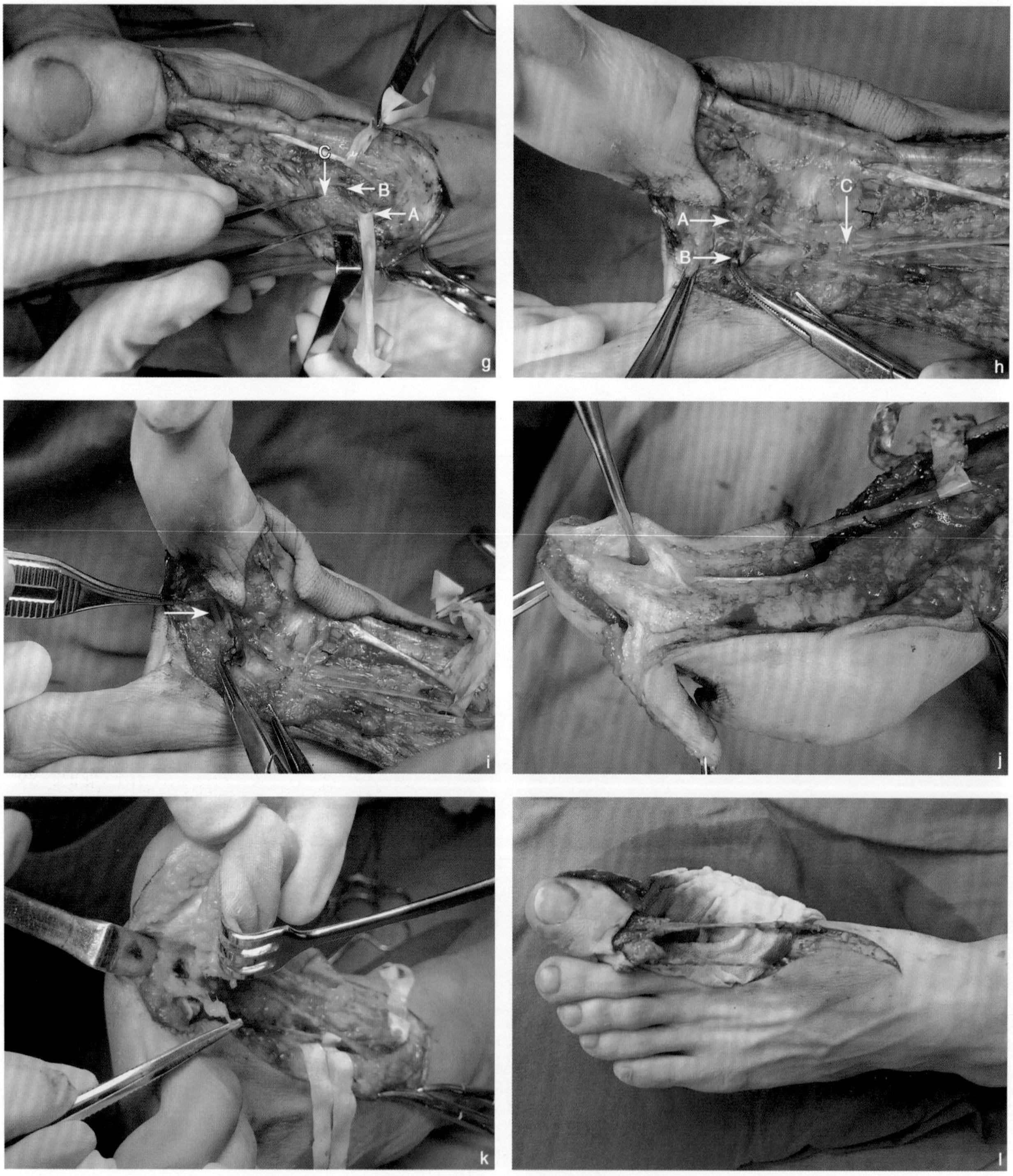
C
B
A
g
A
B
C
h
i
j
k
l

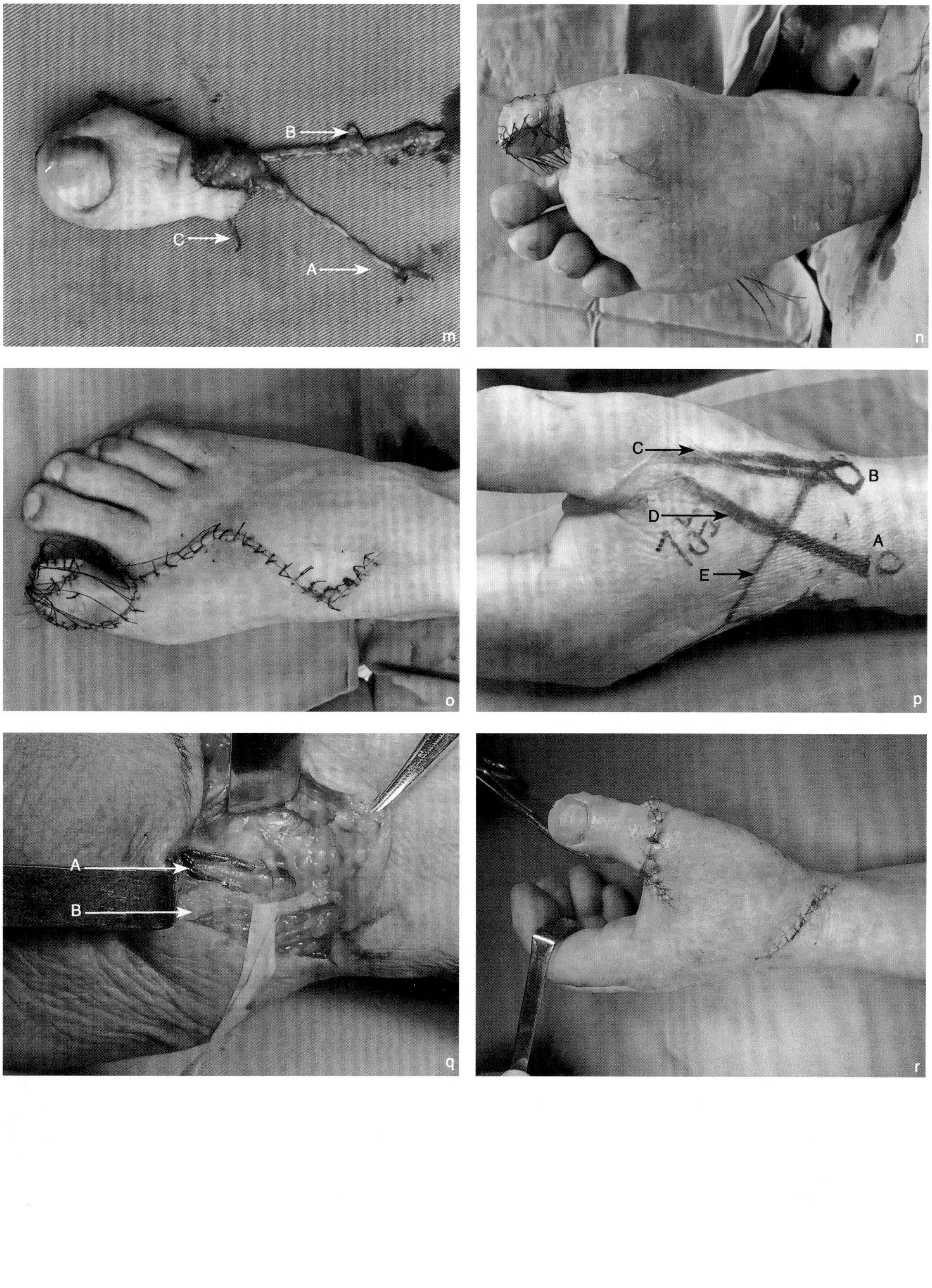
B
C
A
m
n
o
C
B
D
A
E
p
A
B
q
r

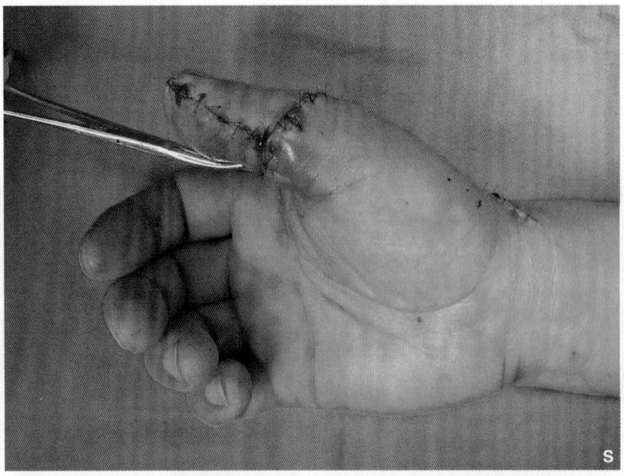

图 49.3 Ⅲ$_1$ 度拇指缺损踇趾甲皮瓣再造拇指

a. Ⅲ$_1$ 度拇指缺损；b、c. 术前依据拇指缺损设计踇趾甲皮瓣的皮肤切口，胫侧皮条宽度至少 1cm，腓侧三角瓣长度 2cm；d. 掀起足背皮肤，显露浅筋膜深层的静脉，而浅筋膜浅层的静脉保留在足背皮瓣中；e. 显露足背动脉 - 跖背动脉（箭头 C），A 和 B 分别为足踇长伸肌腱和踇短伸肌腱；f. 全程显露足背动脉 - 跖背动脉（箭头 C）- 趾底动脉（箭头 A），箭头 B 为第二趾趾底动脉；g. 结扎并切断足底深支（箭头 B）；h. 结扎并切断第二趾的趾底动脉（箭头 B）；i. 游离趾固有神经；j. 剥离背侧踇趾甲皮瓣；k. 剥离掌侧踇趾甲皮瓣；l. 踇趾甲皮瓣完整剥离后，温盐水纱布湿敷，直至血管解痉，甲皮瓣颜色红润；m. 切取踇趾甲皮瓣，A 为动脉，B 为静脉，C 为趾底神经；n. 将胫侧皮条移位至趾底，并缝合固定；o. 其余供区创面，取对侧腹股沟或取髂骨区域的全厚皮片游离移植；p. 血管的吻合部位在解剖鼻烟窝，箭头 C 和 D 分别为踇短伸肌腱和踇长伸肌腱，箭头 E 为皮肤切口；q. 箭头 A 为鼻烟窝处的桡动脉背侧支，箭头 B 为头静脉；r、s. 为拇指再造术后的体位像

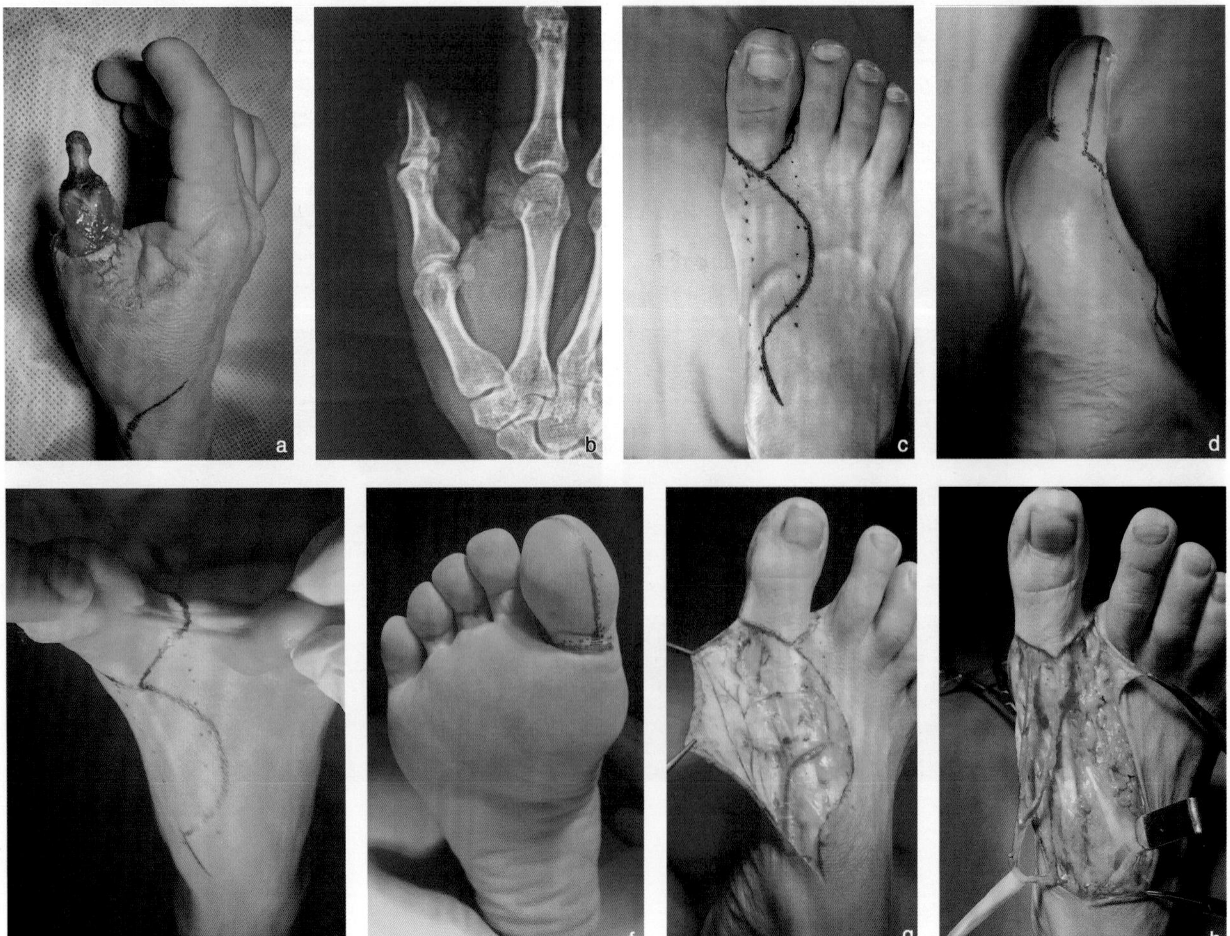

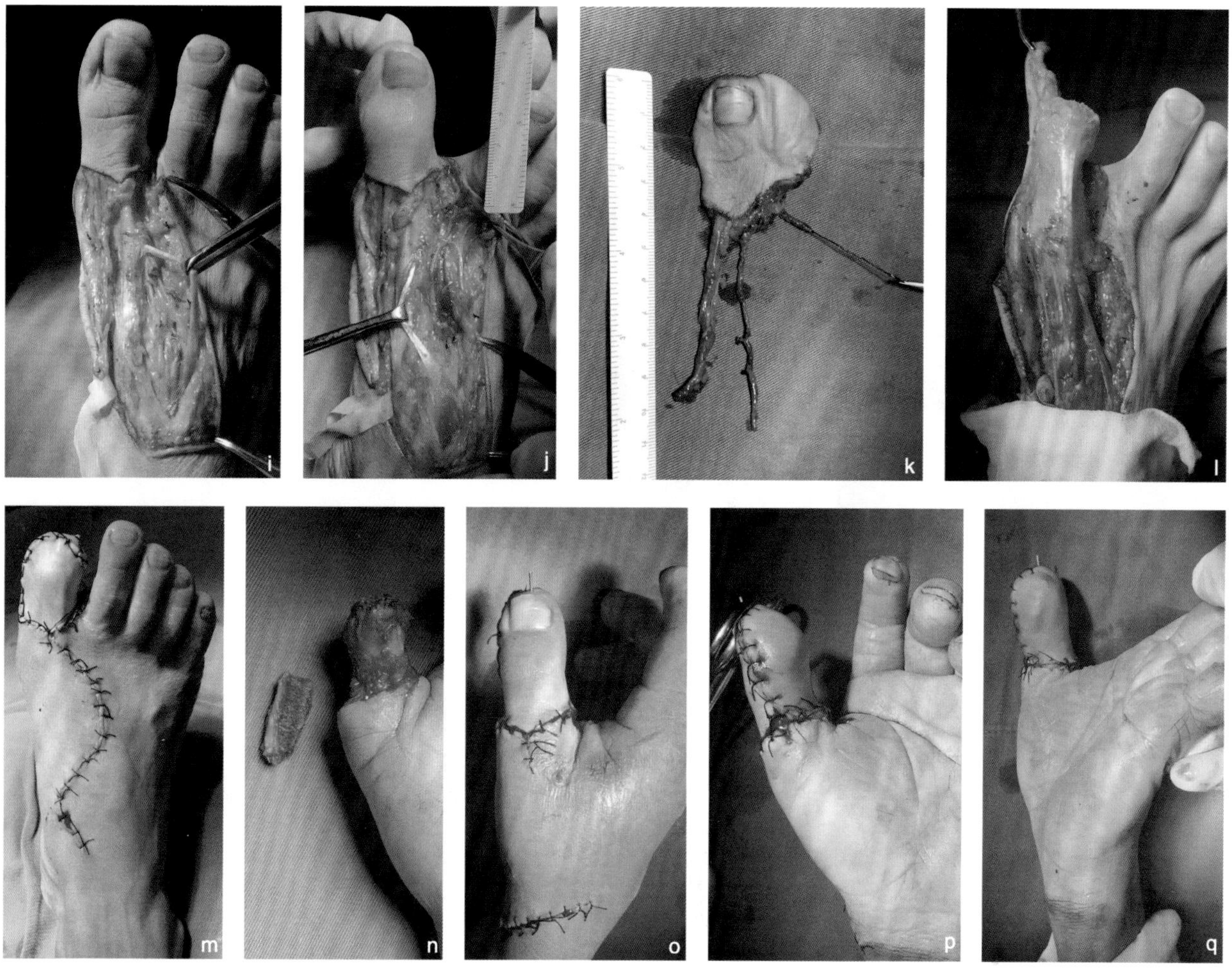

图 49.4　$Ⅲ_2$ 度拇指脱套伤踇趾甲皮瓣再造拇指

a、b. $Ⅲ_2$ 度拇指脱套伤，清创后 8 天 c～f. 术前依据拇指的缺损设计踇趾甲皮瓣的皮肤切口，依次为背侧、胫侧、趾蹼和跖侧切口，胫侧皮条宽 15mm；g. 掀起足背皮肤，显露浅筋膜中的深层静脉，浅筋膜的浅层静脉保留在足背皮瓣中；h. 牵开静脉，暴露深面的踇长伸肌腱和踇短伸肌腱；i. 全程切开踇短伸肌腱并牵开，显露足背动脉 - 跖背动脉；j. 跖背动脉距离趾蹼 2cm 处，与第一趾底总动脉汇成踇趾和第二足趾的趾底动脉；k. 结扎并切断血管分支，完整切取踇趾甲皮瓣；l. 踇趾甲皮瓣切除后供区外观，除远节趾骨远端有骨面暴露外，其余深部组织均有良好的软组织覆盖；m. 胫侧皮条移位至趾底，并翻折覆盖远节趾骨外露部分，其余创面取全厚皮片移植覆盖；n. 切除拇指远节指骨远端的坏死部分，取髂骨条移植；o～q. 拇指再造术后的体位像

二、手指再造

（一）手术适应证

1. 手指脱套伤。
2. 不同平面的手指缺损。

（二）具体步骤

1. 切口　缩容踇趾甲皮瓣的切口设计和重建拇指的踇趾甲皮瓣有所不同，差异主要在三个方面。

（1）需要设计用于重建甲侧皱襞的胫侧舌形皮瓣。

（2）按照术前测量宽度，切取部分甲床和甲基质。

（3）对于手指缺损平面位于近端的病例，需要切取第二趾胫侧皮瓣，用于覆盖再造手指的近端掌侧部分。

2. 其他步骤类似踇趾甲皮瓣重建拇指，请参看前文内容（图 49.5）。

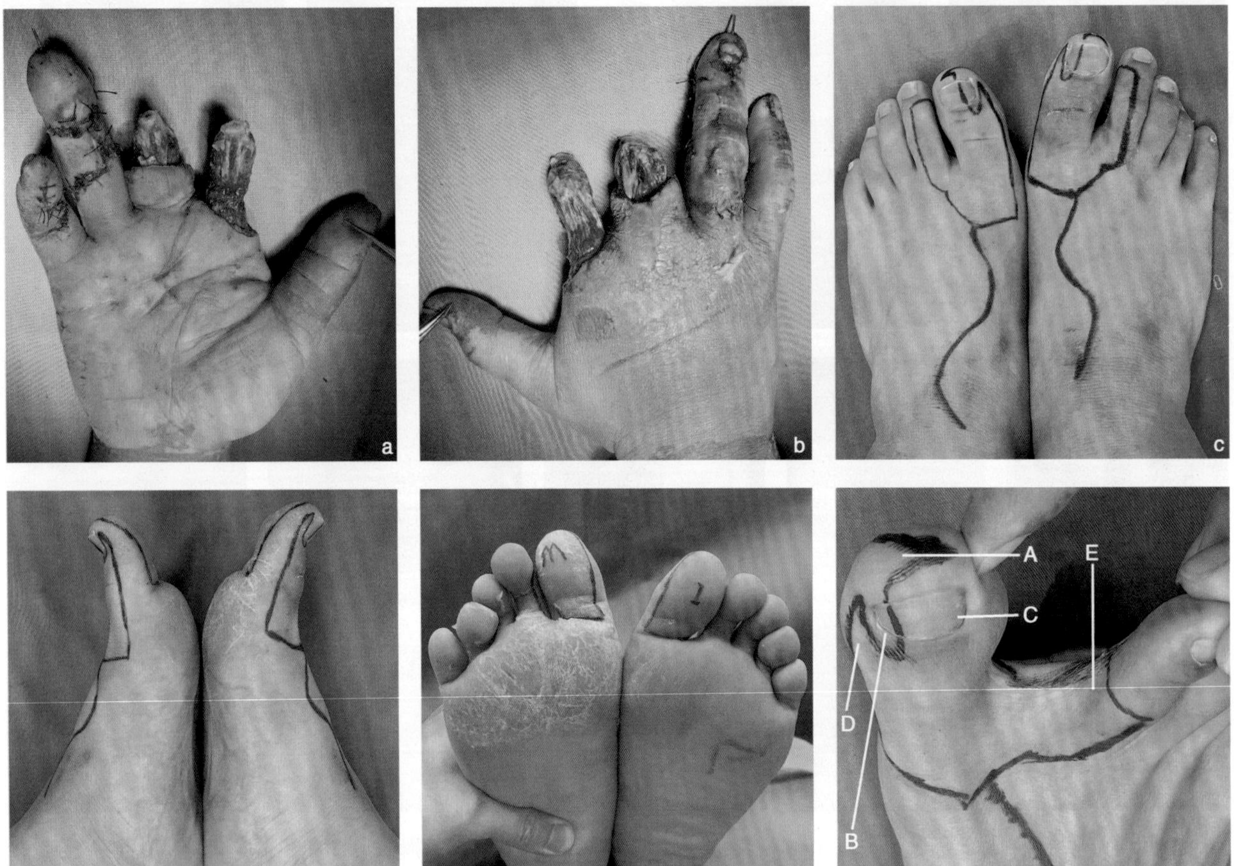
a
b
c
d
e
A
C
E
D
B
f
g
h
B
A
i

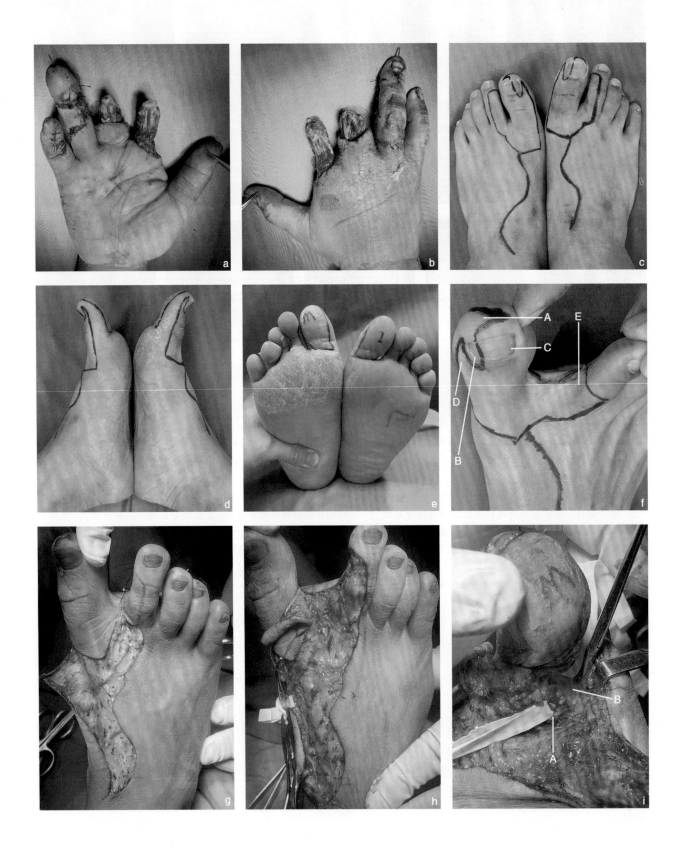

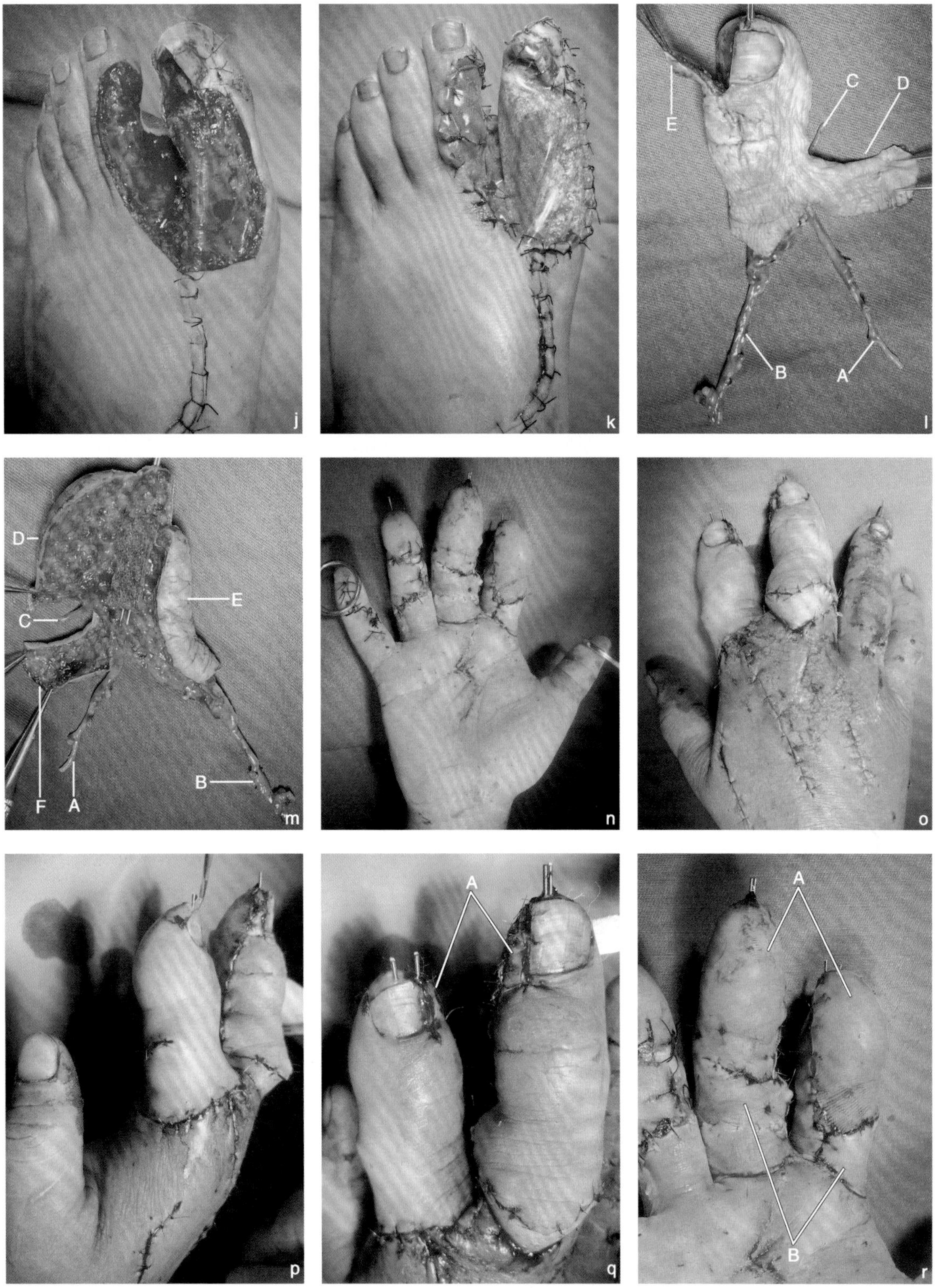

图 49.5　缩容蹈趾甲皮瓣再造手指

a、b. 示指和中指缺损；c～e. 术前依据手指缺损设计缩容蹈趾甲皮瓣的皮肤切口；f. A 为保留的胫侧皮条，B 为保留的甲基质和甲床，C 为切取的缩容蹈趾甲皮瓣，D 为用于重建甲侧皱襞的舌形皮瓣，E 为足第二趾胫侧皮瓣，用于覆盖再造手指的掌侧部分；g. 掀起足背皮肤，显露浅筋膜深层的静脉；h. 显露足背动脉 - 跖背动脉 - 趾底动脉；i. A 为蹈趾腓侧趾底动脉，B 为蹈趾腓侧趾神经；j、k. 蹈趾甲皮瓣切取后的供区，人工真皮覆盖；l. 缩容蹈趾甲皮瓣，A 为动脉，B 为静脉，C 为趾底神经，D 为第二趾胫侧皮瓣，E 为胫侧舌形皮瓣；m. 缩容蹈趾甲皮瓣，A 为动脉，B 为静脉，C 为趾底神经，D 为趾腹皮瓣，E 为趾背皮瓣，F 为第二趾胫侧皮瓣；n～p. 手指再造术后的体位像；q. 再造手指的背侧观，A 为胫侧舌形瓣用于重建甲侧皱襞；r. 再造手指的掌侧观，A 为蹈趾趾腹重建的指掌侧，B 为第二趾胫侧皮瓣重建指掌侧部分

三、指端再造

指端再造需要切取𧿹趾部分甲皮瓣。由于选择短血管蒂，因此，多需要根据手指的优势动脉所在侧别选择𧿹趾部分甲皮瓣侧别。通常拇指和示指选择同侧𧿹趾甲皮瓣，环指和小指选择对侧𧿹趾甲皮瓣，中指两侧均可。

（一）手术适应证

指端缺损病例。

（二）具体步骤

1. 切口设计 依据指端缺损范围，在𧿹趾上依次设计甲床腓侧部分切口、指端指腹皮肤切口、腓侧三角形皮蒂、趾蹼切口，以及趾背辅助切口。

2. 静脉 切开趾背和趾蹼背侧切口，真皮下剥离皮肤，显露甲缘静脉和趾蹼间静脉，游离并裸化静脉。

3. 动脉 在趾蹼间切口内游离腓侧趾底动脉，切断并结扎𧿹横动脉，近端游离至所需长度，通常在第一跖底动脉分叉的远端平面。

4. 神经 游离腓侧趾神经备用。

5. 甲床 拔除趾甲，按照术前设计，切开甲床切口，并将甲床在趾骨表面向两侧少量剥离。

6. 跖侧皮瓣 切开跖侧皮肤切口，并在指骨浅层适当剥离。注意将趾端的动脉弓保留在跖侧皮瓣内。

7. 截骨 依据所需指骨的大小用骨刀截取远节趾骨的爪粗隆部分。

8. 受区处理 手指动脉优势侧远节和中节水平的侧正中切口。PIP 水平掌侧横行切开 8mm，在指动脉神经束的浅层掀起掌侧皮瓣；PIP 水平背侧向近端弧形切开 2cm，真皮下掀起皮肤，显露指背静脉。

9. 指端的组装 将切取的部分𧿹趾甲皮瓣移位至受区，克氏针固定趾骨和指骨，6-0 无创伤线缝合甲床。

10. 血管和神经的吻合 动脉吻合平面位于 PIP 或中节基底，蒂长约 5cm；静脉吻合平面位于 PIP 或近节远端，蒂长 6～9cm。趾 - 指神经端端缝合。

11. 供区关闭 切除部分远节趾骨，利用胫侧皮条和人工真皮关闭供区创面（图 49.6）。

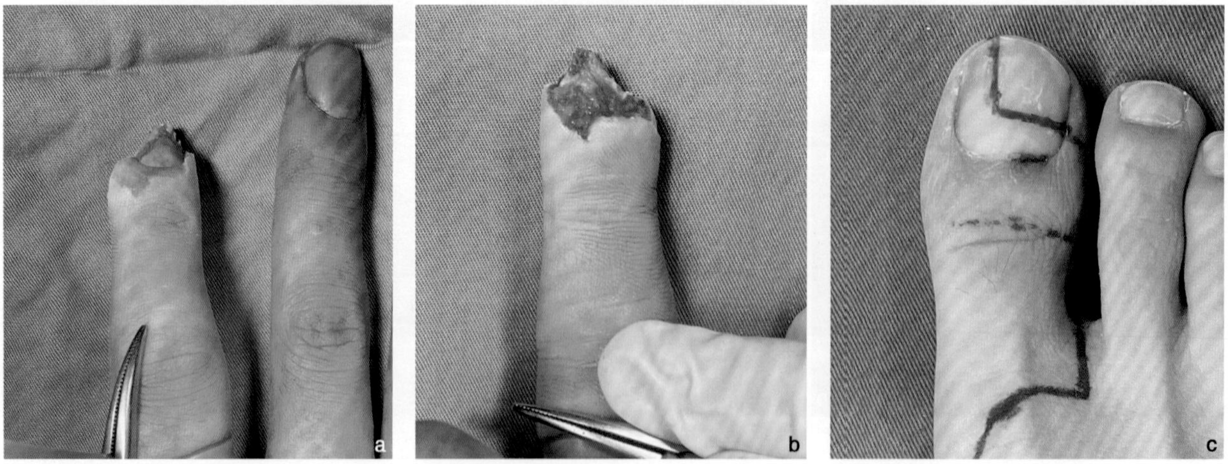

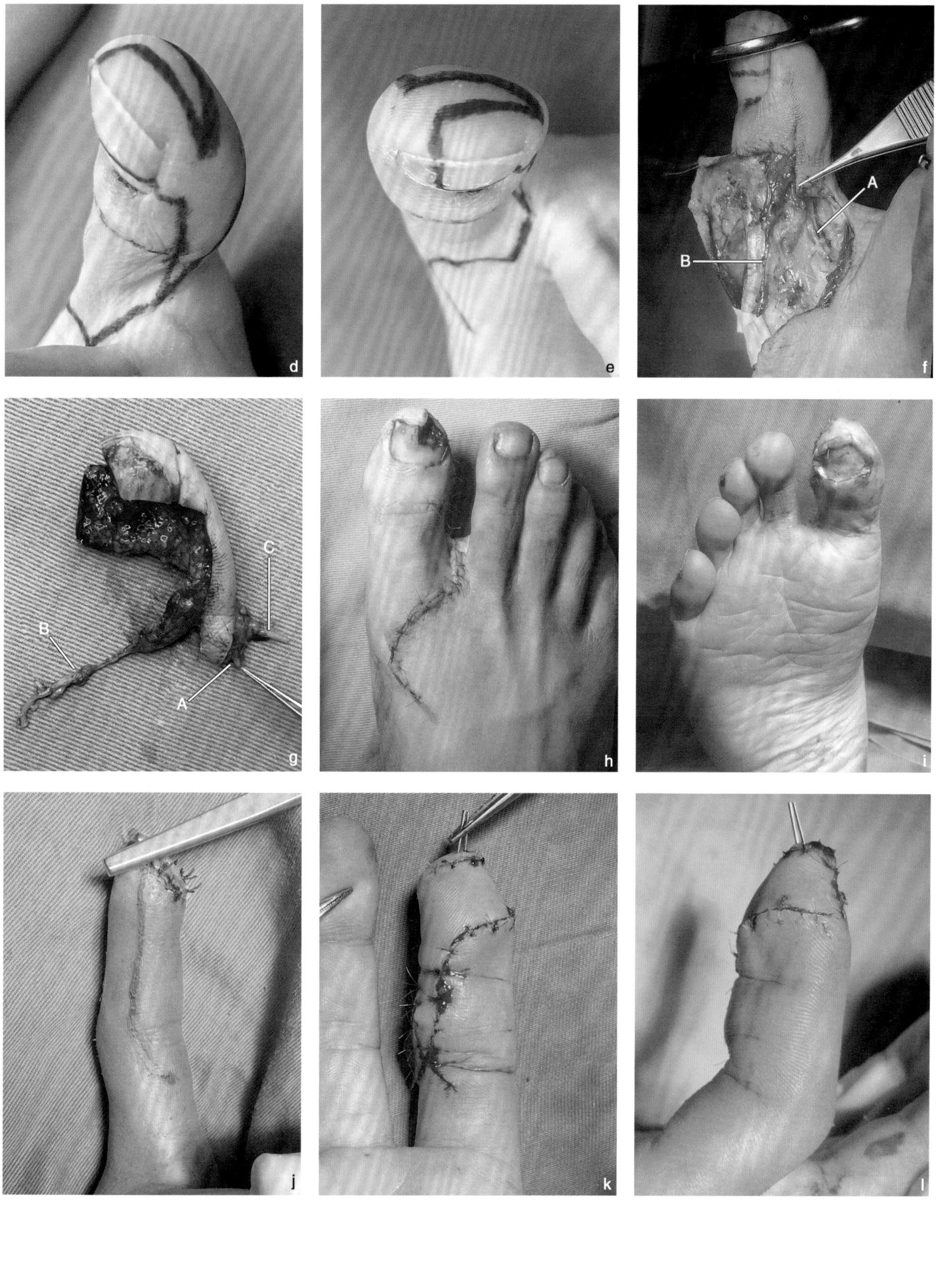
d
e
A
B
f
C
B
A
g
h
i
j
k
l

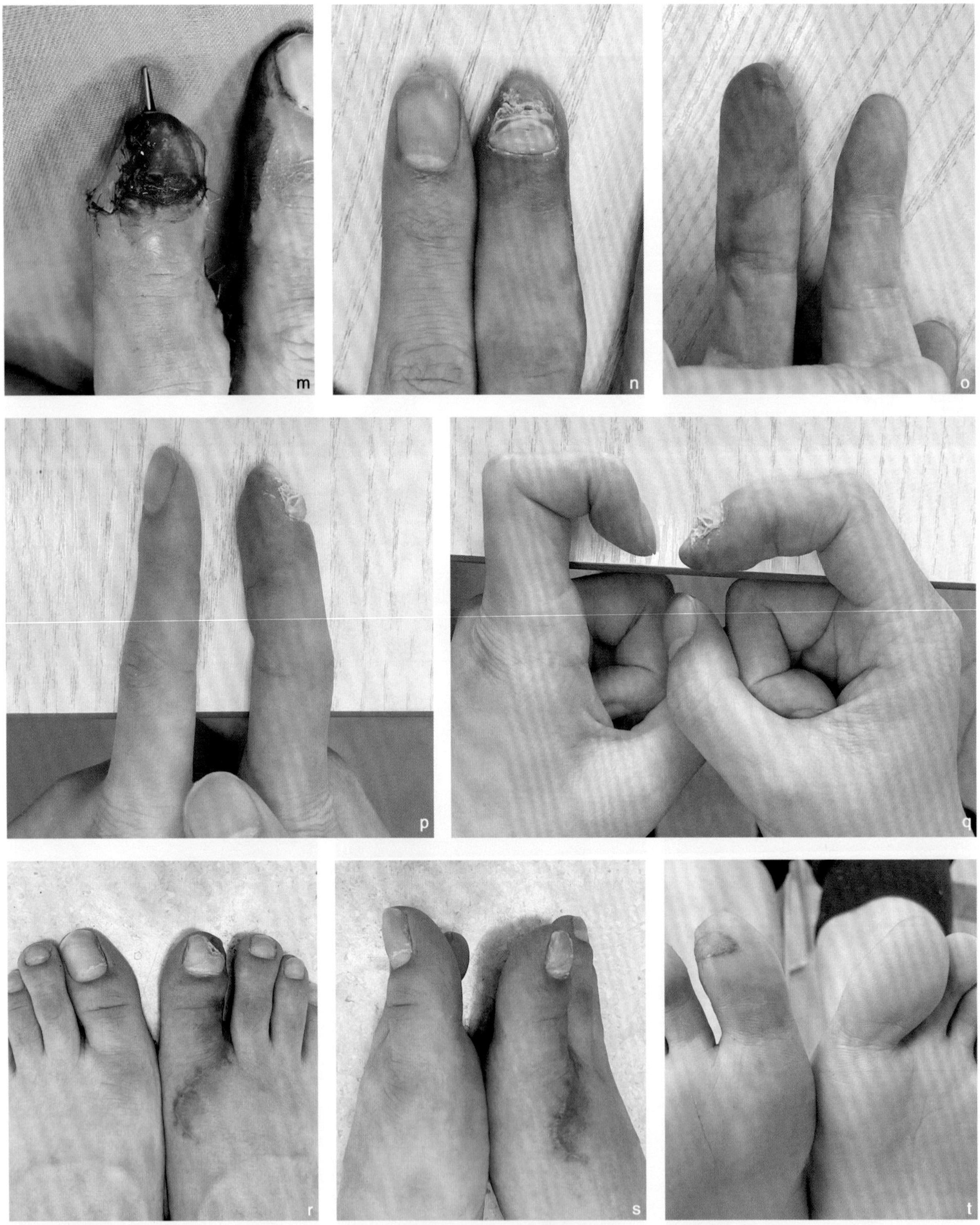

图 49.6 **踇趾部分甲皮瓣再造指端**

a、b. 示指指端缺损；c～e. 术前依据指端缺损设计踇趾部分甲皮瓣的皮肤切口；f. A 为腓侧趾动脉，B 为甲缘静脉 - 趾蹼间静脉；g. 完整切取踇趾部分甲皮瓣，A 为动脉，B 为静脉，C 为神经；h、i. 修整关闭供区；j. 受区切口；k～m. 指端再造术后即刻外观；n～t. 术后 3.5 个月再造指端和供区体位像

四、术后处理

1. 严格卧床，患肢制动，烤灯持续照射，术后 5 天拔除引流条。
2. 常规使用解痉、抗凝和抗生素药物。
3. 直接皮瓣或植皮修复供区，也可以使用人工真皮覆盖供区，术后 3 周中厚皮片修复。

（杨　勇）

第五十章　踇趾腓侧皮瓣

踇趾腓侧皮瓣是以踇趾腓侧趾足底固有动脉为蒂，在踇趾腓侧区切取的皮瓣，其最初形式为 1990 年方光荣首先报道的趾腹皮瓣，因静脉切取困难，常常被迫放弃手术或术后易发生静脉危象，经临床改良为踇趾腓侧皮瓣。皮瓣的动脉为踇趾腓侧趾足底固有动脉，该动脉由第一跖背动脉和趾底总动脉汇合后发出，沿踇趾跖底腓侧与趾神经伴行走向趾端，在趾腹与踇趾胫侧趾足底动脉形成血管网。因此皮瓣切取时，既可以选择第一跖背 - 踇趾腓侧趾足底固有动脉或第一跖背动脉 - 趾背动脉，也可以选择趾足底总动脉 - 踇趾腓侧趾足底固有动脉。皮瓣的静脉有深、浅两组，深静脉与动脉相伴行，较为细小；浅静脉由趾端的浅静脉汇聚而成，口径较为粗大、表浅，紧贴真皮下行走。因多为修复手指指腹缺损并重建精细感觉，需将踇趾腓侧趾足底固有神经一同切取（图 50.1）。

踇趾腓侧皮瓣属于微型皮瓣，其具有血管恒定、血供充足、手术切取相对简单、手术时间短等优点，携带感觉神经，修复手指指腹缺损后可以恢复精细感觉，多可以获得两点辨别觉的恢复，且外形饱满，有

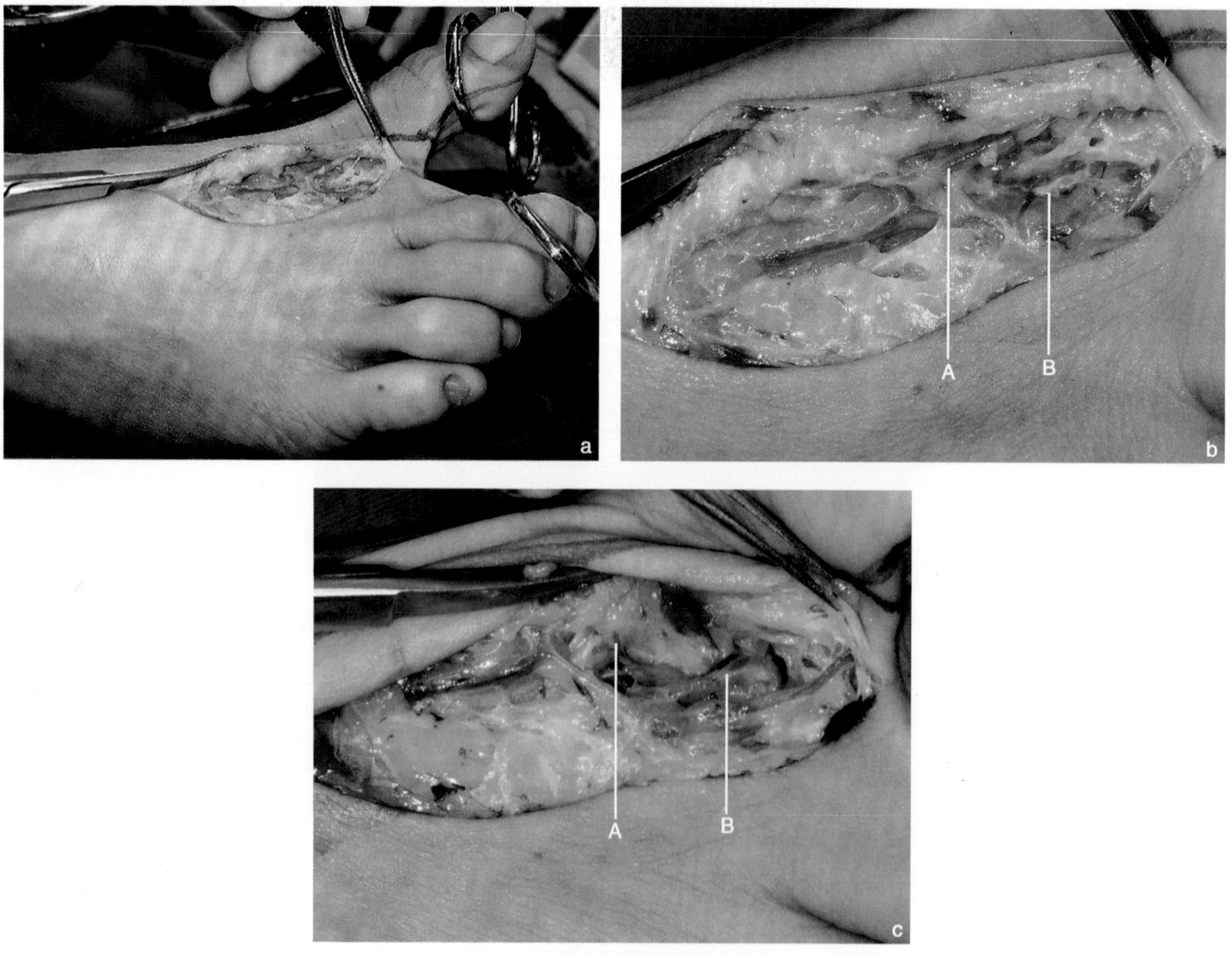

图 50.1　踇趾腓侧皮瓣的血供

a. 显露皮下浅静脉网；b. A 为进入皮瓣的浅静脉，B 为第一跖背动脉；c. A 为趾背动脉，B 为踇趾腓侧趾足底固有动脉

螺纹，手足同源，利用相似的结构和组织获得生理性的修复，恢复逼真的手指外观。踇趾腓侧皮瓣供区隐蔽，损伤小，对供区功能和外形影响小。缺点是切取面积较大时，不能直接缝合，需要进行植皮修复；切取踇趾腓侧动脉、神经后，对踇趾血供和感觉有一定的影响，当皮瓣切取超越跖侧正中线，植皮后容易形成瘢痕影响行走；皮瓣的静脉切取比较费力，且浅静脉比较表浅，切取时要注意勿损伤；供区植皮后部分患者可能出现皮缘瘢痕增生或挛缩的现象，术前要做好沟通。

一、常规踇趾腓侧皮瓣

（一）手术适应证

多用于修复手指的指腹缺损。

（二）具体步骤

1. 皮瓣设计　术前需要精确设计，血管蒂要求长者，术前使用彩超、多普勒超声探测或血管造影确定第一跖背动脉是否存在变异。采用样布精确测量后在踇趾腓侧画出皮瓣轮廓及近端切口延长线。

（1）点：以踇趾腓侧侧方中线的中点作为关键点。

（2）线：皮瓣的轴线为踇趾腓侧侧方中线，皮瓣前后界以不超过跖侧正中线为宜，以避免术后对踇趾负重功能造成影响。

（3）面：皮瓣的切取层面背侧为伸肌腱膜浅层，跖侧为屈肌腱鞘浅层，注意切取时血管神经要包含在皮瓣内，防止血管神经与皮瓣分离。

2. 皮瓣切取

（1）体位：患者仰卧位。

（2）浅静脉显露和切取：根据画好的皮瓣近端切口线，切开皮肤及皮瓣前缘，达深筋膜层，显露并锐性分离进入皮瓣的浅静脉、趾背静脉，保留之间的交通静脉，结扎无关的属支，越靠近趾蹼静脉层次越浅，解剖分离时要做好保护，向近端解剖至较粗大的浅静脉，根据所需要的长度备用。

（3）踇趾腓侧动脉、神经的显露、切取：在静脉的深面显露第一跖背动脉，趾蹼以远显露踇趾腓侧趾足底动脉及神经。切开皮瓣后缘，向近端锐性分离至第二趾胫侧趾足底固有动脉、趾底动脉、跖背动脉分叉处，根据受区情况及所需要的血管蒂长度进一步显露、切取。血管蒂要求比较长时可以携带第一跖背动脉或趾足底总动脉一起切取游离。

（4）血管断蒂：受区处理完毕后，按照所需血管神经蒂长度，高位切断踇趾腓侧趾足底固有神经，结扎、切断第二趾胫侧趾足底固有动脉，放松止血带，皮瓣通血5分钟后高位断蒂。

（5）血管吻合及神经缝合：皮瓣移至受区，显微镜下以动脉、神经为轴心，去除多余的皮下组织，避免蒂部臃肿及皮瓣臃肿，皮缘简单缝合数针固定皮瓣，皮瓣的动、静脉分别和受区的动、静脉进行吻合。显微镜下，皮瓣内的腓侧趾神经与受区的指神经进行缝合。

（6）供区处理：踇趾腓侧皮瓣切取后，供区很难直接缝合，采用全厚皮片移植修复（图50.2）。

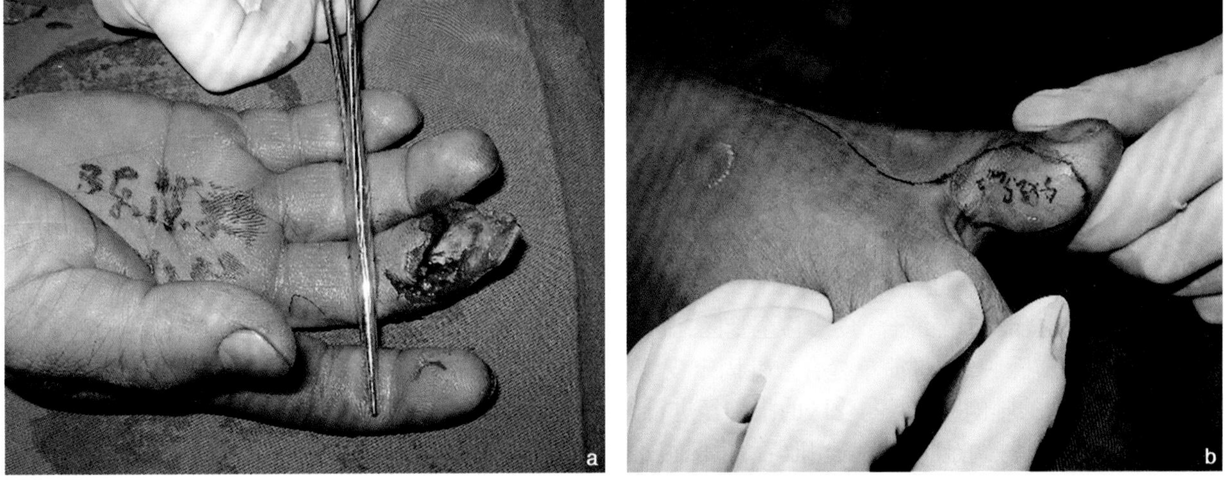

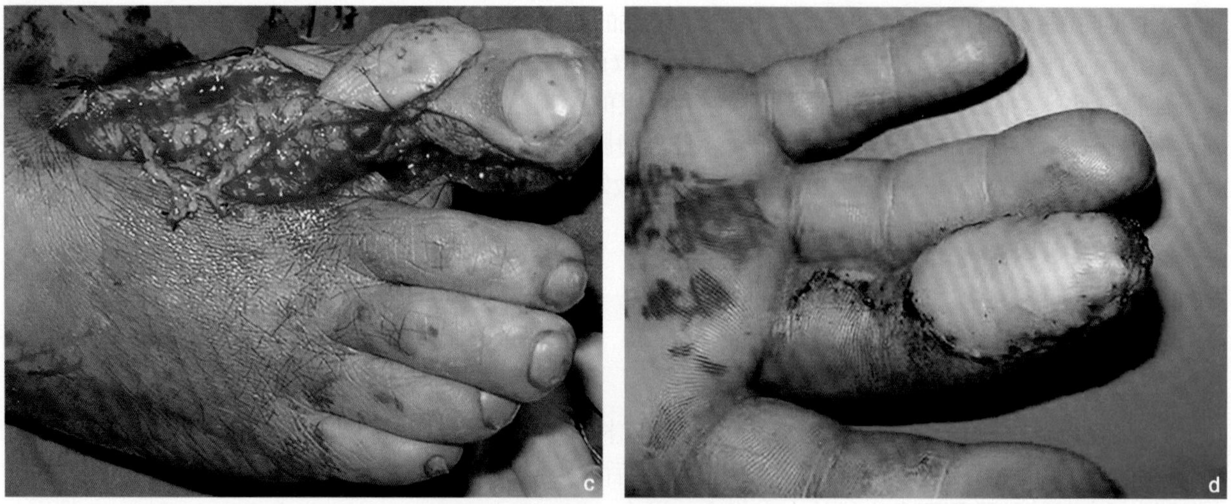

图 50.2 常规踇趾腓侧皮瓣的切取

a. 右中指指腹缺损；b. 踇趾腓侧皮瓣设计；c. 踇趾腓侧皮瓣切取；d. 修复术后皮瓣成活，指腹外形饱满

二、第一跖背 - 趾背动脉踇趾腓侧皮瓣

（一）手术适应证

多用于修复手指的指腹缺损，尤其是皮肤缺损范围较长的创面修复。

（二）具体步骤

第一跖背 - 趾背动脉踇趾腓侧皮瓣为改良术式，即皮瓣内不携带踇趾腓侧趾足底固有动脉，而是携带踇趾腓侧趾背动脉，因趾背动脉口径较细小，因此需要携带第一跖背动脉。术前需行彩超或多普勒超声检查明确第一跖背动脉是否存在变异或缺如情况。仍然需要携带踇趾腓侧趾足底固有神经。

1. 皮瓣设计

（1）点：以第一跖背动脉发出趾背动脉处为关键点，一般距第一、二趾蹼前缘 1.0cm 处。

（2）线：以踇趾趾端腓侧与第一、二跖骨基底交界处连线为轴线，皮瓣前后界以不超过前后正中线为宜，以避免术后对踇趾负重功能造成影响。

（3）面：皮瓣的切取层面背侧为伸肌腱腱浅层，跖侧为屈肌腱鞘浅层，注意切取时血管神经要包含在皮瓣内，防治血管神经与皮瓣分离。

2. 皮瓣切取

（1）体位：患者仰卧位。

（2）浅静脉显露和切取：因靠近足背远端，浅静脉的切取相对容易，且口径也明显粗大，根据画好的皮瓣近端切口线切开皮肤及皮瓣前缘，达深筋膜层，显露并锐性分离进入皮瓣的浅静脉、趾背静脉，保留之间的交通静脉，结扎无关的属支，向近端解剖至所需要的长度备用。

（3）踇趾腓侧神经的显露、切取：同常规踇趾腓侧皮瓣切取方法。

（4）第一跖背 - 踇趾腓侧趾背动脉的显露、切取：在静脉的深面显露第一跖背动脉，并向远端显露踇趾腓侧趾背动脉。切开皮瓣边缘，小心游离趾背动脉，见其进入皮瓣后，伸肌腱表面游离皮瓣，根据受区情况及所需要的血管蒂长度进一步显露、切取。

（5）血管断蒂：受区处理完毕后，按照所需血管蒂长度，高位切断踇趾腓侧趾足底固有神经，注意勿损伤第二趾胫侧固有神经，可以事先锐性分离两神经后再切取腓侧神经，结扎、切断第一跖背动脉，放松止血带，皮瓣通血 5 分钟后高位断蒂。

（6）血管吻合及神经缝合：皮瓣移至受区，显微镜下以动脉、神经为轴心，去除多余的皮下组织，避免蒂部臃肿及皮瓣臃肿，皮缘简单缝合数针固定皮瓣，皮瓣的动、静脉分别和受区的动、静脉进行吻合。显微镜下，皮瓣内的腓侧趾神经与受区的指神经进行的缝合。

（7）供区处理：踇趾腓侧皮瓣切取后，供区很难直接缝合，采用全厚皮片移植修复（图 50.3）。

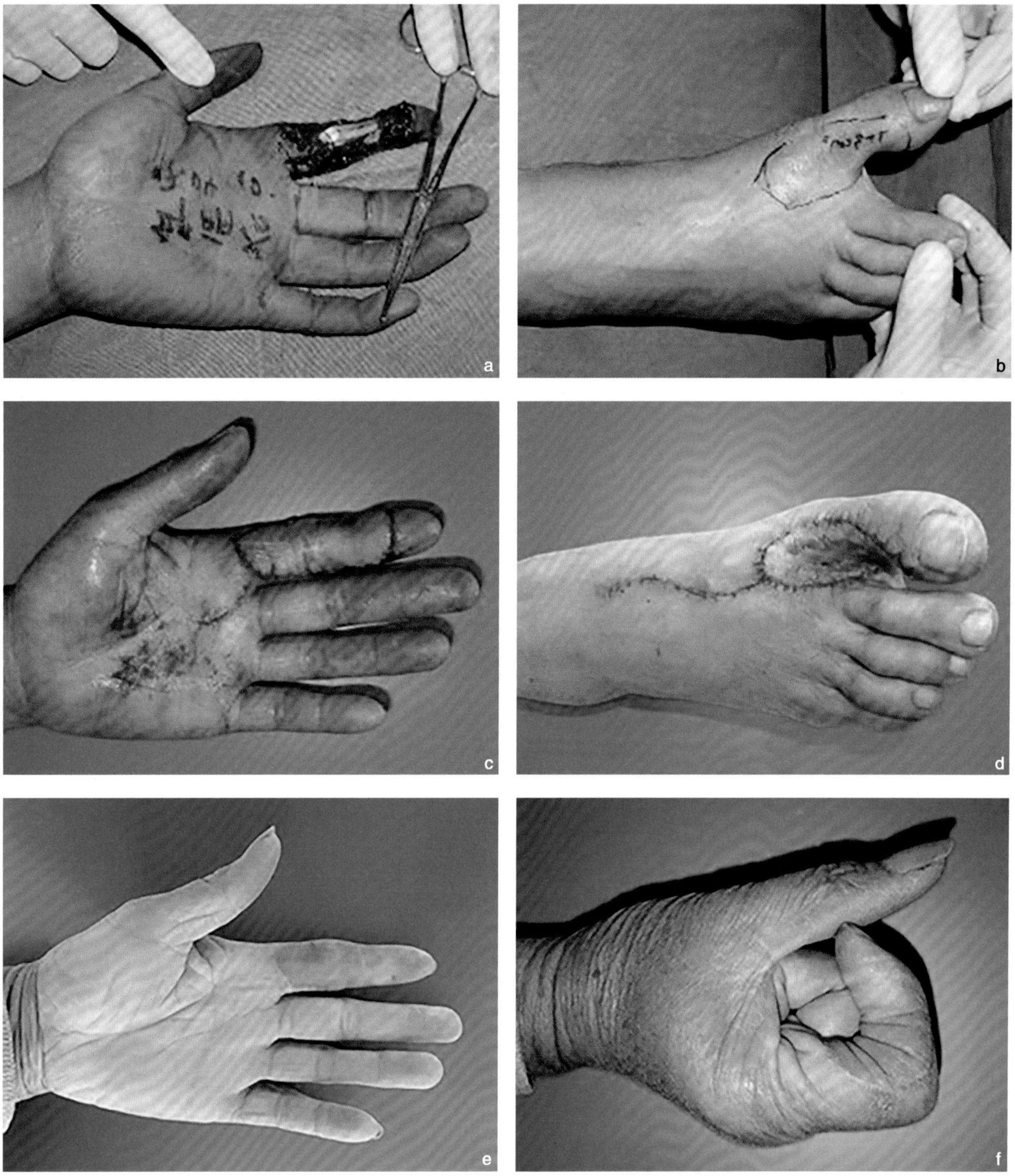

图 50.3　**第一跖背 - 趾背动脉踇趾腓侧皮瓣的切取**

a. 右示指指腹缺损；b. 第一跖背 - 趾背动脉踇趾腓侧皮瓣设计；c. 踇趾腓侧皮瓣修复术后皮瓣成活；d. 足供区植皮成活；e. 术后 2 年示指指腹外形满意；f. 术后 2 年示指屈曲功能恢复满意

三、术后处理

1. 术后患者严格卧床，患肢石膏固定，常规灯烤，应用解痉药物、抗凝药物和抗生素。
2. 严密观察皮瓣的血液循环情况，及时发现和处置血管危象。

（巨积辉　金光哲　周　荣）